Francis Haskell
Die Geschichte und ihre Bilder

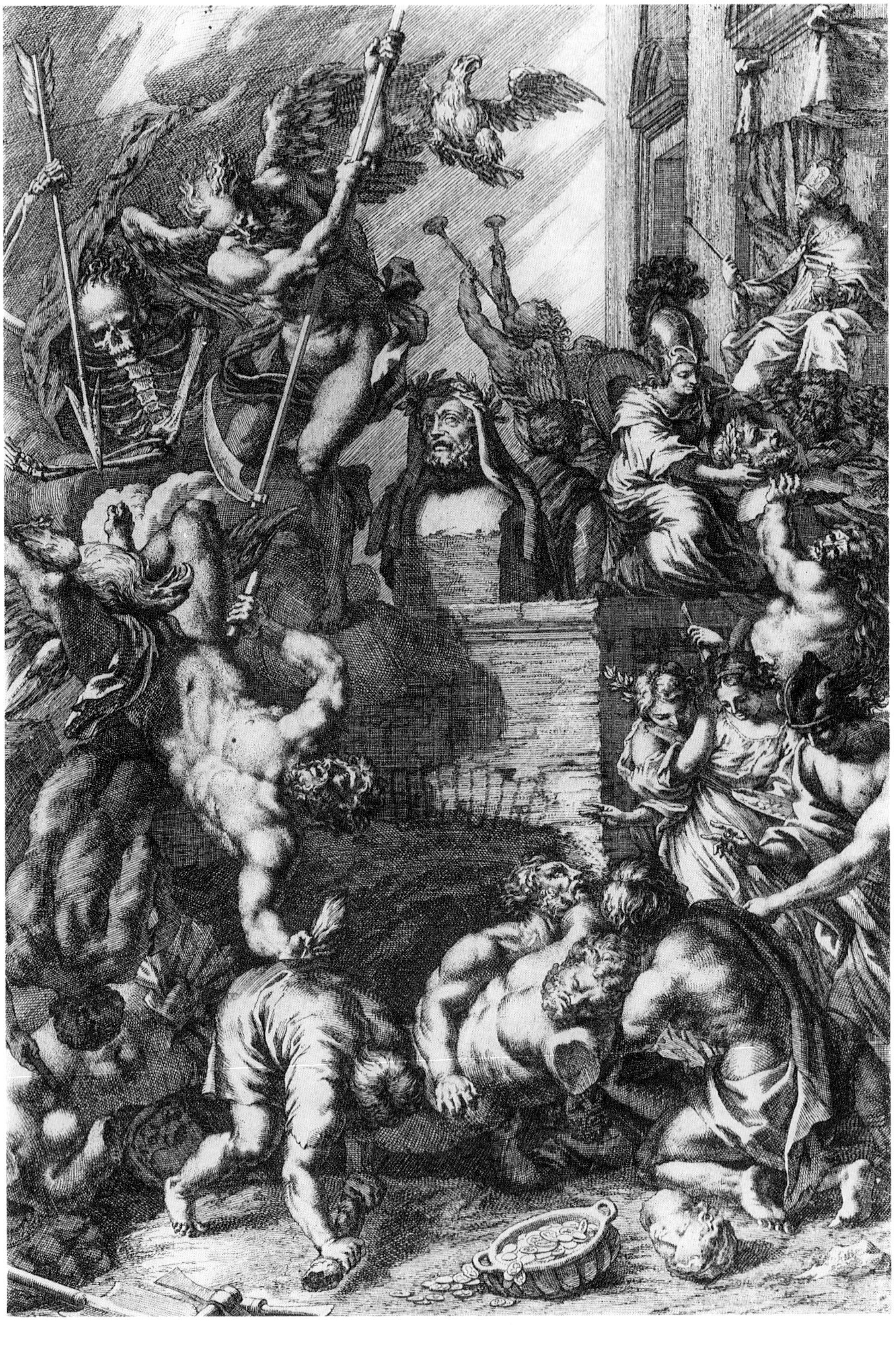

Francis Haskell

Die Geschichte und ihre Bilder

Die Kunst und die Deutung der Vergangenheit

Aus dem Englischen übersetzt von
Michael Bischoff

Verlag C. H. Beck München

Frontispiz: Joachim von Sandrart, ‹Iconologia Deorum›, 1680, Frontispiz. Auf der linken Seite die antike Welt, die von der Zeit in den Abgrund geschleudert wird, auf der rechten die Wiederentdeckung ihrer Überreste durch die Malerei und die Bildhauerkunst sowie Herkules, Merkur und Minerva. Dieser Stich stellt eine freie Adaption der 1645 von Rubens gestalteten Titelgraphik zu einer Neuausgabe der Gesammelten Werke des Altertumsforschers Hubert Goltz dar, die bei Plantin in Antwerpen verlegt wurde.

Die Deutsche Bibliothek – CIP-Einheitsaufnahme

Haskell, Francis:
Die Geschichte und ihre Bilder : die Kunst und die Deutung der Vergangenheit / Francis Haskell. Aus dem Engl. übers. von Michael Bischoff. – München : Beck, 1995
Einheitssacht.: History and its images <dt.>
ISBN 3-406-39187-7

Der Übersetzung liegt folgende Ausgabe zugrunde:
Francis Haskell, History and its Images: Art and the Interpretation of the Past, Yale University Press, New Haven/London 1993

Mit 262 Abbildungen, davon 19 in Farbe

ISBN 3 406 39187 7

Satz und Druck: Appl, Wemding
Gedruckt auf alterungsbeständigem, aus chlorfrei gebleichtem Zellstoff hergestelltem Papier
Printed in Germany

Inhalt

Für Nick,
der so manchen Gedanken in diesem Buch wiedererkennen wird,
denn es nahm in meiner Vorstellung bereits Gestalt an,
während wir gemeinsam an einem früheren Buch arbeiteten.

Danksagung

Mein Dank gilt einer großen Zahl von Menschen, die mir über viele Jahre hinweg geholfen haben, dieses Buch zu schreiben, indem sie meine Fragen beantworteten, mir Ideen eingaben und Informationen lieferten, den Zugang zu Materialien eröffneten, die sich in ihrer Obhut befanden, und mir die zunehmend schwierigere Aufgabe erleichterten, Abbildungen zu beschaffen. Im einzelnen möchte ich nennen: den verstorbenen Jean Adhémar, David Alexander, Jonathan Alexander, Gerald Aylmer, Janet Backhouse, A. Balis, B. C. Barker-Benfield, Martin Brooke, Patricia Fortini Brown, Kevin Butcher, Andrea Buzzoni, Lorne Campbell, Antoine Caron, John Cherry, Timothy Clayton, Richard Cooper, Paul Culot, John Cunnally, Carol Dowd, John Fleming, Jonathan Franklin, Lodovico Franzoni, Burton Frederickson, Carlo Ginzburg, Pascal Griener, Enriqueta Harris, Colin Harrison, Anne Holly, Hugh Honour, Christopher Howgego, Michael Inwood, André Jammes, Mark Jones, Martin Kauffmann, Michael Kauffmann, Bram Kempers, Cathy King, Marion Koninck, Thomas Kren, Peter Krückmann, Sheila Lee, Anton van der Lem, Willy de Loup, Claire Lyons, Elizabeth McGrath, Neil McWilliam, Elly Miller, Bertrand Meyrab, Christian Michel, Sir Oliver Millar, Jennifer Montagu, George Painter, Renan Pollès, Krzystof Pomian, Dominique Ponneau, Alex Potts, die verstorbene Menna Prestwich, Marcia Reed, Marianne Roland Michel, Ruth Rubinstein, Antoine Schnapper, Salvatore Settis, François Souchal, Andrew Stewart, Franco Strazzullo, Dirk de Voss, Lucy Whitaker, Jon Whiteley, Linda Whiteley, Marek Zgorniak, Zdzislaw Zygulski. Ganz sicher habe ich viele Namen ausgelassen, und dafür möchte ich mich bei allen Betroffenen aufrichtig entschuldigen. Außerdem war es mir leider nicht möglich, die Namen all derer festzuhalten, die während meiner Vorlesungen für mein Buch wichtige und zuweilen entscheidende Aspekte angesprochen haben.

Eine Reihe von Institutionen und Einzelpersonen hat mir in so gewichtigem Maße geholfen, daß ich ihnen hier meinen besonderen Dank aussprechen möchte. Eine unerwartete Einladung des Getty Museums zu einem dreimonatigen Aufenthalt als Gastwissenschaftler kam genau im richtigen Augenblick; ohne die idealen Bedingungen, unter denen ich in Santa Monica arbeiten durfte (und zu denen die freundliche Hilfsbereitschaft des Personals ebenso wie die Möglichkeiten der dortigen Bibliothek beigetragen haben), hätte ich dieses Buch nicht fertigstellen können. In Oxford waren natürlich die Bibliotheken des Ashmolean Museum und des Department of the History of Art sowie die Duke Humphrey Bibliothek des Bodleian Institute von unschätzbarem Nutzen – und das gilt insbesondere für die unermüdliche Hilfe, die mir die dortigen Mitarbeiter zuteil werden ließen. Mein besonderer Dank geht an die Bibliothek des Warburg Institute und an die London Library, wobei letztere schon deshalb hervorzuheben ist, weil Douglas Matthews, der dort als Bibliothekar tätig ist, so freundlich war, das Register für dieses Buch anzufertigen.

Ein ausgezeichneter Aufsatz des verstorbenen Arnaldo Momigliano, auf den ich im folgenden immer wieder direkt oder indirekt verweisen werde, hat mir wertvolle Anregungen gegeben und mich veranlaßt, einigen darin aufgeworfenen Fragen genauer nachzugehen; ich bedaure zutiefst, daß ich so wenig Gelegenheit hatte, mit ihm darüber zu diskutieren. Ernst Gombrich war unter den Teilnehmern, als ich zum erstenmal die dreiteilige Vorlesung hielt, aus der sich dieses umfangreiche Buch entwickelt hat; er ermutigte mich und gab mir manchen guten Rat, doch sein Einfluß auf meine Arbeit ist weit größer, als ich es in diesen wenigen Worten zum Ausdruck bringen kann. Nicholas Penny, dem ich dieses Buch widme, las das gesamte Manuskript und machte zahlreiche Verbesserungsvorschläge – für die verbliebenen Schwächen und Fehler bin ich jedoch allein verantwortlich. Linda Klinger gestattete mir großzügig, ihre Dissertation über Paolo Giovio zu lesen (und zu plündern); ich bin sicher, ihre Arbeit wird nicht lange ungedruckt bleiben. Die Freundlichkeit, Geduld und Effizienz, mit der Sheila Ballard Ordnung in eine lange Reihe chaotischer Entwürfe brachte, gab mir den Mut weiterzuarbeiten, wenn mich das Gefühl beschlich, ich sollte das ganze Projekt besser aufgeben. Die beharrliche Freundschaft und Ermutigung, die ich von John Nicoll und Gillian Malpass erfahren habe, machten es wieder einmal zu einem Vergnügen und einem zutiefst befriedigenden Erlebnis, von Yale University Press verlegt zu werden. Was ich meiner Frau verdanke, reicht zu tief, als daß ich es in Worte fassen könnte.

Einleitung

I.

Über weite Strecken der aufgezeichneten Geschichte haben Männer und Frauen in enger Nachbarschaft mit Bildwerken gelebt, die von früheren Generationen geschaffen worden waren – mit Bildwerken, die in ihrer allgemeinen Erscheinung als solche zwar erkennbar, in ihren besonderen Merkmalen jedoch zuweilen von verwirrender Fremdartigkeit waren. Höhlenmalereien und von Hieroglyphen bedeckte Obelisken, Tempelskulpturen und mit Fresken ausgemalte Paläste, riesenhafte steinerne Statuen und winzige Figurinen aus Bronze oder Ton, verzierte Keramikgegenstände, Münzen, Altarbilder, Grabmäler – diese und andere Artefakte waren seit langem vertraute Begleiter in allen bewohnten oder ehemals bewohnten Regionen der Erde und gaben Anlaß zu den unterschiedlichsten Reaktionen, die von ehrfürchtigem Schrecken bis zu Habgier, von Nostalgie bis zu bloßer Neugierde oder auch Gleichgültigkeit reichten. Und gelegentlich wandte der Historiker sich ihnen zu, wenn er eine Legende, eine Fabel oder eine gut bezeugte Erzählung verifizieren oder in Frage stellen wollte, die durch mündliche Überlieferung oder in geschriebenen Texten aus der Vergangenheit überkommen war. Als Herodot im 5. Jahrhundert v. Chr. erfuhr, daß sich im Tempel von Tainaron ein Weihgeschenk des Arion befinde, «ein ehernes Weihbild, nicht eben groß ..., ein Mensch, der auf einem Delphin reitet», da faßte er größeres Zutrauen in den Wahrheitsgehalt einer von den Korinthern und den Lesbiern erzählten Geschichte, die von der Flucht des berühmten Sängers vor den Morddrohungen seiner Schiffsmannschaft und von seiner Rettung aus dem Meer durch einen musikliebenden Delphin berichtete. Andererseits verwarf er bei seinem Aufenthalt in Ägypten die Überlieferung, wonach – zweitausend Jahre zuvor – Mykerinos, der Sohn des Cheops, seine eigene Tochter vergewaltigt hatte. Seine Zweifel gründeten zum Teil in einem Bildwerk, denn als man ihm die Figuren zeigte – «übergroße Menschenbilder aus Holz, etwa zwanzig an der Zahl, in nackter Gestalt», von denen man glaubte, sie stellten Sklavinnen dar, denen man die Hände abgehackt hatte, weil sie so nachlässig gewesen waren, dem König den Zugang zu dem Mädchen zu gestatten, da sah er, «daß ihre Hände aufgrund des Alters abgefallen sind; lagen sie doch neben ihren Füßen, noch zu meiner Zeit».[1]

Gut tausend Jahre später zeichnete ein anderer griechischer Historiker, Prokop von Caesarea, ein lebendiges Bild der Römer seiner Zeit, die trotz der Auflösungserscheinungen um sie herum «eifrig bemüht» waren, «sämtliche Denkmäler der alten Zeit zu pflegen und zu schützen, damit nichts von dem früheren Glanze Roms zugrunde» ginge. Als Beweis ihres ausgeprägten Traditionsbewußtseins beschrieb er ausführlich und voller Ehrfurcht «das Schiff des Äneas, des Stadtgründers», das immer noch am Ufer des Tiber aufbewahrt wurde, «völlig unversehrt ..., wie wenn es eben erst von der Hand seines unbekannten Meisters fertig geworden wäre».[2]

Mit der Zeit lehnten es jedoch seriöse Historiker immer häufiger ab, für die Deutung der Vergangenheit auf Kunstwerke und sonstige Artefakte zurückzugreifen. Und nach etwa weiteren tausend Jahren wurden geschriebene Aufzeichnungen im Gefolge der Wiederentdeckung großer Teile der antiken Literatur im 15. Jahrhundert zu den wichtigsten Geschichtsquellen. Außerdem galt das Interesse der Historiker weniger der genauen Darstellung der Vergangenheit als dem Versuch, moralische oder vernunftgemäße Lehren daraus abzuleiten, und so überließ man – darauf ist schon häufiger hingewiesen worden[3] – das Studium der Bildwerke den «Altertumsforschern», deren oft einfallsreiche und zuweilen brillante Untersuchungen anfangs kaum Einfluß auf die Geschichtsschreibung ausübten. Obwohl diese Altertumsforscher ebenso wie die meisten Kunstkenner – Gelehrte, die den Anspruch erheben konnten, sich im Studium von Bildwerken auszukennen – theoretische Fragen mieden, hoben sie doch stets die Bedeutung ihrer Forschungen für die Geschichtsschreibung hervor. Wie extravagant viele ihrer Behauptungen oft zum Ausdruck gebracht wurden und wie wenig überzeugend die dafür vorgetragenen Argumente auch sein mochten, so sollten schließlich doch viele Anerkennung finden, als die Historiker aus verschiedenen Gründen ihr Interessenspektrum an der Vergangenheit erweiterten und ihnen klar wurde, wie wichtig die Arbeiten ihrer verachteten Berufsgenossen für die Entwicklung eines neuen, umfassenderen Ansatzes gewesen waren. Denn bevor der Historiker sinnvollen Gebrauch von einer historischen Quelle visueller Art machen kann – so unscheinbar oder einfach sie sein mag –, muß er wissen, was er da vor sich hat, ob es echt ist, wann und zu welchem Zweck es geschaffen wurde, und er muß sogar wissen, ob man es für schön hielt. Auch muß er zumindest in Ansätzen Kenntnisse über die Umstände, Konventionen und Beschränkungen besitzen, die zu jeder Zeit bestimmten, was in der Kunst dargestellt werden konnte, und dasselbe gilt für die technischen Mittel, die dem bildenden Künstler zur Verfügung standen, um seinen Vorstellungen Ausdruck zu verleihen. Dieses Buch befaßt sich deshalb mit dem Verlauf eines langen Dialogs, der manchmal wie ein Gespräch zwischen Tauben und manchmal mit großer Schärfe geführt wurde, aber zuweilen auch durch Augenblicke entspannter Unbekümmertheit geprägt war – ein Dialog, der sich entwickelte und weiterhin entwickelt, weil manche unbeirrt die These vertreten und bestätigt wissen wollen, daß ein Kunstwerk eine wertvolle historische Quelle darstellen kann.

Zweifellos vermag diese Frage vollkommen ablehnende Reaktionen auszulösen. Jeder, den Kunst in irgendeiner Weise bewegt, wird schon oft das Gefühl gehabt haben, das Erlebnis des Schauens sei sein eigener und durchaus zureichender Lohn – ein Lohn, dem jede Analyse nur Abbruch tue. Man hat den Historikern (oft zu Recht) vorgeworfen, sie verließen sich grob und unsensibel allein auf die Ikonographie – sie ignorierten den subtilen Oberflächenreiz, die feine Zeichnung, die Harmonie oder Disharmonie der Farben, die phantasievolle Verwandlung der Realität und alle jene virtuosen Momente, die von entscheidender Bedeutung für das Kunstwerk sein können, das sie gerade interpretierten; allenfalls gesteht man ihnen das Recht zu, sich mit den zerstörten, fragmentarischen, abseitigen Werken, mit Erzeugnissen der Massenproduktion und mit zweitrangigen Produkten zu beschäftigen. In einem späteren Kapitel werden wir sehen, daß diese Einstellung tatsächlich ihre Auswirkungen auf die historische Forschung gehabt hat. Doch auch wenn es durchaus verständlich ist, daß man das Mißfallen der Kunstliebhaber und selbst Kunsthistoriker an jenen teilt, die große Werke der Bildhauerei oder Malerei als «historische Dokumente» benutzen, so vergessen wir dabei doch allzuleicht, daß so manches Kunstwerk gerade zu diesem Zweck geschaffen wurde und eben deshalb die Zeiten überdauert hat (oder zuweilen auch zerstört worden ist). Mit Blick auf die Verwüstung, die dem Zusammenbruch des Römischen Reiches folgte, schrieb Vasari: «Und hätten nicht Maler- und Bildhauerwerke den Nachgeborenen die Bildnisse derer vor Augen gestellt, welche man dadurch ehrte und zu verewigen dachte, so würde bald das Andenken der einen wie der anderen ganz erloschen sein. Der Bildnisse und Inschriften wegen wurden manche erhalten, die sich an öffentlichen und Privatgebäuden fanden: an Amphitheatern, Theatern, Bädern, Wasserleitungen, Tempeln, Obelisken, Kolossen, Pyramiden, Bögen, Zisternen, an den öffentlichen Schatzkammern und endlich an Gräbern ...»[4] Auch ist das Wissen um die Bedeutung, die sie als historische Zeugnisse für uns haben – statt des Wissens um die Bedeutung, die sie als soziale oder politische Dokumente für die Zeitgenossen besaßen –, zuweilen gerade der Preis, den zu zahlen wir uns gefaßt machen müssen, wenn wir einige der größten Kunstwerke in ihrer ganzen Tragweite erfassen wollen – so etwa die Fresken von Ambrogio Lorenzetti im Palazzo Pubblico von Siena, die das gute und das schlechte Regiment zeigen. Und selbst wenn wir uns Gemälden ganz anderer Art zuwenden – zum Beispiel den Genrebildern niederländischer Meister des 17. Jahrhunderts –, so fragt sich, ob denn die Vorstellung völlig abwegig sei, Adrian van Ostade, David Teniers und Jan Steen hätten möglicherweise jene Ambitionen geteilt, die Hegel ihrer Kunst später mit so viel Sympathie und Scharfsinn zuspricht, wenn er sagt, hier würden «die wandelnde Natur in ihren fliehenden Äußerungen, ein Strömen des Wassers, ein Wasserfall, schäumende Meereswogen, ein Stilleben mit dem zufälligen Blitzen der Gläser, Teller usf., die Außengestalt der geistigen Wirklichkeit in den besondersten Situationen, eine Frau, die beim Licht eine Nadel einfädelt, ein Halt von Räubern in zufälliger Bewegung, das Augenblicklichste einer Gebärde, die sich schnell wieder verzieht, das Lachen und Grinsen eines Bauern ... gefesselt und zur Anschauung gebracht. Es ist ein Triumph der Kunst über die Vergänglichkeit, in welchem das Substantielle gleichsam betrogen wird um seine Macht über das Zufällige und Flüchtige.»[5]

Weigerten wir uns, solche Erinnerungen und solche Kontingenz aufzurufen – würden statt dessen eine schöne Büste des Kaisers Nero oder Jan van Eycks Porträt des Arnolfini und seiner Frau betrachten, ohne uns der Tatsache bewußt zu sein, daß solche Werke uns möglicherweise einen Zugang zu weit zurückliegenden Epochen eröffnen können –, dann könnte dies der Intensität unserer Wahrnehmung Abbruch tun. Denn wenn es auch zutrifft, daß vielen Bildwerken von historischem Interesse jede künstlerische Qualität abgeht, so folgt daraus doch nicht, daß der Satz auch in seiner Umkehrung gilt. Stilwandlungen werfen ganz eigene und besonders geartete Fragen der Vergangenheit auf, und wenn wir uns bei der Betrachtung der feinen, durchscheinenden Rosa- und Blautöne in Pontormos ‹Grablegung Christi› (die in unseren Augen so provozierend mit dem irren Gesichtsausdruck der in diese Farben gekleideten Personen kontrastieren) nicht fragten, was dieses Bild uns – falls denn überhaupt etwas – über die religiösen Überzeugungen des Künstlers und seiner Florentiner Auftraggeber enthüllt, so müßten wir dem Spektrum unserer ästhetischen Reaktionen ohne Zweifel willkürliche Grenzen setzen. Und dennoch war das Verfahren, Kunstwerke in der Hoffnung zu prüfen, über sie einen Kontakt zur Vergangenheit herzustellen, diskontinuierlich und schwierig, auch voller Fallgruben und Irrwege. Allzuoft hat man sich zu einem visuellen Ansatz, der an sich spontan und direkt erscheint, allein deshalb entschlossen, um etwas zu ergänzen, was man bereits aus der schriftlichen Überlieferung kannte. Natürlich haben viele Zivilisationen späteren Generationen nur solche Zeugnisse hinterlassen, die man sehen, fühlen und abmessen kann, und selbst wo dies nicht der Fall ist, hat es Zeiten gegeben, in denen das Sehen einen weit gangbareren Weg zum Verständnis der Vergangenheit zu bieten schien als das Lesen. Aber vielfach wird auch vergessen, welch erratischer Vorgang das Überdauern der meisten visuellen Zeugnisse gewesen ist und wie leicht er uns in die Irre führt. Außerdem muß auch das Sehen zuerst in komplexen Schritten erlernt werden, und dieses Buch wird sich zu einem Großteil mit der Klärung dieser Schritte befassen.

Die Schwierigkeiten – wie auch die Freuden –, die damit verbunden sind, wenn wir solcherart sehen lernen und unseren Nutzen aus dieser Erfahrung ziehen, sind ohne Zweifel in den Hintergrund gedrängt worden durch die vertrauensselige Achtung, die visuelle Zeugnisse uns einflößen, seit Photographie, Film und Fernsehen die gebräuchlichen Mittel zur Aufzeichnung des zeitgenössischen Lebens geworden sind.[6] Die Tatsache, daß die Kamera durchaus lügen *kann,* wurde schon in den ersten dreißig Jahren nach ihrer Erfindung erkannt und auch genutzt.[7] Doch obwohl unser Jahrhundert zahlreiche Fälle photographischer Verzerrung der Realität zu Propagandazwecken kennt[8] und obwohl Photographien wie allen Bildern eine ausgeprägte Vieldeutigkeit innewohnt,[9] sind Zweifel angebracht, ob diese Beschränkungen in bezug auf unsere Zeit und erst recht in bezug auf frühere Zeiten allgemein bewußt sind. «Die Idee der Kamera», so heißt es in einem kürzlich erschienenen Aufsatz, «ist inzwischen derart tief in unserer Vorstellung von der Vergangenheit verwurzelt, daß der Schnappschuß als Inbegriff des Authentischen gilt, als vollwertiger Ersatz dafür, *daß wir selbst dort gewesen wären.* Photographien sind die populäre Historiographie unserer Zeit; sie vermitteln nichts Geringeres als die Realität . . .; historisches Wissen erweist seinen wahren Wert in seiner Photographierbarkeit.»[10]

Deshalb wird auch allzu rasch unterstellt, viele der aus früheren Zeiten überkommenen Bildwerke seien dazu geschaffen worden, ähnlichen dokumentarischen Zwecken zu dienen. Obwohl mancher Künstler einst befürchtete, die Photographie bedeute den Tod der Malerei, und obwohl die Photographie der Malerei tatsächlich einen großen Teil ihrer Funktionen genommen hat, insbesondere was die Aufzeichnung zeitgenössischer Ereignisse betrifft, so stärkte diese Entwicklung paradoxerweise für den Historiker den Beweischarakter sämtlicher Bilder, auch solcher, die weit vor der Erfindung der Photographie entstanden sind. Die Entwicklung photographischer Techniken zur Aufzeichnung der Gegenwart fiel mit einer wachsenden Bereitschaft zusammen, die Vergangenheit in Gemälden, Skulpturen und Graphiken zu visualisieren.

Selbst Bilder, die keinerlei Bezug zu bestimmten Ereignissen besitzen, haben unseren Zugang zur Vergangenheit ganz allgemein erweitert. Die mit bunten Abbildungen versehenen Schutzumschläge, unter denen die Verlage gerne die obskursten und abstrusesten historischen Texte verstecken, sind ein sprechender, wenngleich oberflächlicher Beweis dafür, daß jedes echte Gemälde aus der betreffenden Zeit diese Zeit wie Prousts Madeleine auf magische Weise wieder zum Leben erwecken kann. Tatsächlich läßt sich die phantasieanregende Wirkung historischer Illustrationen bis ins 17. und 18. Jahrhundert zurückverfolgen. Doch erst in der zweiten Hälfte des 19. Jahrhunderts entfalteten Theorien, wie sie Hegel und andere entwickelt hatten und wonach «die Künste insgesamt der wahrste Ausdruck der Gesellschaft sind», zum ersten Mal eine Breitenwirkung. 1871 vertrat Paul Lacroix, einer der ersten Produzenten reich illustrierter Werke über das Alltagsleben früherer Zeiten, diese These mit den Worten: «Von allem, was eine Epoche späteren Zeiten hinterlassen kann, vermag die Kunst sie noch am lebendigsten zu repräsentieren . . .; die Künste einer Epoche machen sie lebendig und enthüllen sie uns.»[11] Der fortdauernde, ja noch immer wachsende Erfolg dieser Formel läßt sich in jeder guten Buchhandlung überprüfen.

Kommerzielle Überlegungen sind vielleicht nicht der einzige Grund für die schönen Reproduktionen, mit denen sich historische Untersuchungen, Lehrbücher und sogar Monographien heute so gerne schmücken. Es ist inzwischen geradezu Mode geworden, schon die bloße Vorstellung in Frage zu stellen, man könne Vergangenheit verstehen – geschweige denn erklären oder beurteilen; statt dessen fordert man uns auf, fiktive Darstellungen zu betrachten, die von interessierter Seite für ihre Zwecke erfunden worden sind. Diese These ist nicht neu. In einem Aufsatz, dem ich unendlich viel verdanke, hat der verstorbene Arnaldo Momigliano gezeigt, daß schon frühere Altertumsforscher gegen eine ältere Version dieser Theorie antraten, als sie sich Münzen und Monumenten zuwandten, um greifbare Beweise dafür zu erlangen, daß die Berichte über die Vergangenheit, die sie in ihren Büchern gefunden hatten, zutrafen oder – selten genug – auch einmal falsch waren.[12] Sollte der heutige Skeptizismus die Historiker in ähnlicher Weise ermuntert haben, mit etwas mehr Sympathie auf die Künste zu blicken, so sind die Zeiten günstig. Gute Reisemöglichkeiten, die wachsende Zahl der Museen und Ausstellungen, die Öffnung privater Sammlungen und vor allem die verbesserten Techniken der photographischen Reproduktion haben die visuellen Künste so verfügbar gemacht wie nie zuvor.

Aber auch die potentiellen Gefahren, die einem allzu augenbetonten Herangehen an die Vergangenheit innewohnen, sind in den letzten Jahren deutlicher zutage getreten und auch häufig aufgezeigt worden. In seinem vorzüglichen Essay ‹Holländische Kultur im siebzehnten Jahrhundert›, den er in seinem letzten Lebensjahrzehnt schrieb und 1941 veröffentlichte, beklagte Johan Huizinga die «geistige Verschiebung», die der «einseitig ästhetische Blick» auf die Geschichte bewirkt habe.[13] Zwar hatte er selbst schon ein Menschenalter früher in ‹Herbst des Mittelalters› Bedenken gegen eine solche Betrachtungsweise geäußert, gleichzeitig aber mehr als jeder andere seriöse Historiker zu deren Ausbreitung beigetragen. So muß denn seine Ernüchterung, auf die wir im letzten Kapitel dieses Buches ausführlicher eingehen werden, all jene beträchtlich beeindruckt haben, die von seinen Leistungen fasziniert waren. Noch verwirrender dürften zahlreiche, bislang noch nicht allgemein bekannte Hinweise von Kunsthistorikern gewesen sein, daß möglicherweise nicht so sehr die Vergangenheit eine Fiktion sei als vielmehr eben jene Künste, auf die man sich bezog, um die Existenz der Vergangenheit zu beweisen. In den letzten Jahren haben zahlreiche, zum Teil recht tendenziöse Untersuchungen mit unterschiedlichem Erfolg zu beweisen versucht, daß selbst Bilder, von denen man früher annahm, sie zeigten etwas, das nur ein «unschuldiges Auge» zu sehen vermöchte, tatsächlich das Ergebnis einer bewußten oder unbewußten Manipulation gewesen seien: niederländische Genreszenen und Stilleben zum Beispiel oder

Landschaften von Constable und den Impressionisten, aber auch und sogar in besonderem Maße Photographien. Zudem hat es nicht an Historikern gefehlt, die mit Nachdruck auf einen Umstand hingewiesen haben, dessen Implikationen bis vor kurzem ganz offensichtlich keine ausreichende Beachtung gefunden haben. Die meisten großen Kunstwerke, die auf uns gekommen sind, wurden für eine relativ begrenzte Zahl privilegierter Auftraggeber geschaffen, deren Wünschen sie gerecht werden sollten. Auf einer fundamentaleren, psychologischen Ebene hat Ernst Gombrich vor den Gefahren gewarnt, die mit dem von ihm so genannten «physiognomischen Trugschluß» verbunden sind.[14] «Wer würde», so fragte er, «bei einem Besuch in Ravenna mit seinen feierlichen Mosaiken so leicht daran denken, daß es auch in Byzanz lärmende Kinder gab, und wer denkt an die hageren Bauern von Flandern, wenn er vor einem Rubens steht?» Das wäre gewiß ein «harmloser Trugschluß, bestärkte er nicht den falschen Eindruck, die Menschheit habe sich als Ganzes ebenso dramatisch und durchgreifend geändert wie die Stile in der bildenden Kunst».

Wie wir gesehen haben, ist dieser Trugschluß vergleichsweise neuen Datums. Liest man die Kommentare zeitgenössischer Beobachter zu der erstaunlichen Vielfalt der Kunststile, deren buntes Gemisch man bereits in zahllosen europäischen Städten des 17. oder 18. Jahrhunderts antreffen konnte – einen antiken Portikus neben einer gotischen Kirche, ein barockes Fresko über einem byzantinischen Mosaik, Grabmäler der unterschiedlichsten Formen in ein und derselben Familienkapelle –, dann kann man nur mit Verwunderung feststellen, wie selten diese Veränderungen die historische Phantasie ansprachen (obwohl sie natürlich oft bemerkt und gelegentlich auch aufgezeichnet wurden). Richter über Geschmack und Moral mochten billigen oder verwerfen, doch die Frage, ob unterschiedliche Stile Ausdruck unterschiedlicher Glaubensvorstellungen, Zielsetzungen oder Leistungen sein mochten, stellten nur relativ wenige. Zu ihnen gehörte Daniel Defoe, der irgendwann vor 1724 die Kathedrale von Winchester besuchte und aus diesem Anlaß bemerkte: «Das Äußere der Kirche ist so schlicht und grobschlächtig, als hätten seine Erbauer jeglichen Schmuck verachtet oder als wäre William of Wickham ein Quäker gewesen oder zumindest ein Quietist.»[15] Etwa um dieselbe Zeit meinte Roger North noch launiger, die Säulen der Kathedrale von Durham seien bekannt für den Eindruck von Größe, Kraft und Vernunft, den sie vermittelten, «als hätte ein außergewöhnlich kühner und kluger Barbar sie einst erdacht».[16]

Eine bestimmte Art von Architektur gemahnte schon von jeher lebhaft an die Vergangenheit: die Ruine. Darüber gibt es eine umfangreiche Literatur, und 1973 hat eine sehr schöne Studie den Einfluß herausgearbeitet, den die Zerstörung der Klostergebäude und Klosterbibliotheken während der Reformation auf die Geschichtsschreibung und Altertumsforschung in England ausgeübt hat.[17] Doch trotz all der bitteren Klagen über diesen Vandalismus nahm offenbar niemand – weder in rühmender Absicht noch im Sinne eines Vorwurfs – den Anblick der verbliebenen Ruinen zum Anlaß, um auf so offenkundige Aspekte hinzuweisen wie auf den Reichtum oder die Größe der Mönche, die einst in diesen Klöstern gewohnt, oder auf die Kunstfertigkeit der Handwerker, die für sie gearbeitet hatten.

Ruinen beschwören eine sehr allgemeine Vergangenheit, die zutiefst mit Gedanken über die Vergänglichkeit irdischer Macht und die Hinfälligkeit aller menschlichen Errungenschaften durchtränkt ist. Erst angesichts der gewaltigen Dimensionen der Mauern und zerfallenden Gebäude in Rom, das so viel größer war als die halb verlassene Stadt, in der man sich während des Mittelalters und der Frührenaissance eingerichtet hatte, verband sich die moralisierende Sicht mancher Besucher mit nostalgischen Gefühlen und führte zu der «historischen» Feststellung, daß die ehemaligen Bewohner der Stadt gewiß einem ganz anderen Menschenschlag angehört haben müßten als die Bevölkerung, die nun dort lebte. Obwohl auch die Ruinen solche Gedanken eingegeben haben mochten, erwuchsen sie doch vor allem aus dem Ruf der Stadt, wie ihn literarische Quellen tradiert hatten.

Ich brauche wohl kaum darauf hinzuweisen, daß man selbst zu Zeiten der Renaissance archäologische Forschungen hätte durchführen können, die weit aufschlußreichere Erkenntnisse erbracht hätten als diese Gemeinplätze, und daß solche Forschungen seither – und insbesondere in den letzten Jahren – eine überragende Rolle bei der Aufhellung jener Bereiche vergangener Gesellschaften gespielt haben, über die wir keine oder nur unzulängliche oder offenkundig irreführende Schriftzeugnisse besitzen.

In diesem Buch möchte ich mich indessen vor allem mit den bildenden Künsten beschäftigen und zu einem geringeren Teil auch mit der Baukunst, jedoch nur sehr wenig mit Archäologie. Gewiß, die Grenze zwischen Kunstgeschichte und Archäologie ist nicht immer eindeutig zu ziehen, aber sie läßt sich in erster Linie an der Bedeutung erkennen, die man dem Begriff der Qualität beimißt. Das ästhetische Urteil muß den Kern jeder seriösen Erörterung von Kunstfragen bilden,[18] und das gilt selbst für eine Untersuchung, die sich (wie die folgende) nicht unmittelbar zum Ziel setzt, einen Beitrag zur Kunstgeschichte im üblichen Wortsinn zu leisten. Dennoch: wenn wir uns einer bestimmten grundsätzlichen Fragestellung zuwenden, die sich aus der potentiellen Bedeutung der Künste als Quelle historischer Forschung ergibt, ist solch ein Urteil gar nicht möglich. Seit gut zweieinhalbtausend Jahren ist die bloße Existenz der Kunst (oder zumindest dessen, was wir Kunst nennen) als bedeutsame historische Tatsache anerkannt. Die römischen Kaiser erfuhren gelegentlich Lob für die schiere Größe der von ihnen in Auftrag gegebenen Bauwerke, ohne daß dabei die Frage der Qualität eine Rolle gespielt hätte, und als das Christentum keiner Verfolgung mehr ausgesetzt war, wurde die Kunstförderung ein zentrales Thema der Geschichtsschreibung und der biographischen Literatur. Den Anfang machte Eusebius, der «Vater der Kirchengeschichte», mit seiner Lebensbeschreibung Konstantins, und mit gut informiertem Enthusiasmus folgte Prokop diesem Beispiel mit seiner detaillierten Darstellung der Baulichkeiten, die Kaiser Justinian hatte errichten lassen. Auch in sehr viel dürftigeren Quellen wie dem ‹Liber Pontificalis› werden der Bau und die Ausschmückung von Kirchen häufig als die bedeutsamsten (und zuweilen einzigen) Merkmale des Pontifikats eines Papstes genannt. Dieses Konzept war so einflußreich, daß es nahezu ohne Unterbrechung bis zu den neuesten Papstgeschichten, etwa der Ludwig von Pastors, fortwirkte, und zwar in einem Maße, wie wir es in den Lebensbeschreibungen weltlicher Herrscher nur selten antreffen. Ganz ähnlich führen auch mittelalterliche Chroniken häufig große Künstler wie Giotto unter den bedeutendsten Bürgern der von ihnen gefeierten Städte auf,[19] und wenn sich berühmte Bilder, Skulpturen oder Bauwerke in diesen Städten befanden, so wurde dies als wichtige Tatsache verzeichnet, selbst wenn man keine konkreten Beispiele anführte. Auch diese Tradition erwies sich als äußerst langlebig – man denke nur an Voltaires ‹Le Siècle de Louis XIV› oder eine Vielzahl moderner Lehrbücher –, und im 19. Jahrhundert galt die bloße Existenz (fast ebensosehr wie die Qualität) einer eigenen künstlerischen Schule als aufschlußreichster Gradmesser für die Bedeutung eines Landes in der Vergangenheit.

2.

Bislang habe ich mich mit dem Hintergrund dieses Buches und mit einigen Fragen befaßt, die darin aufgeworfen werden. Da sie so verschieden, so kontrovers und so schwierig sind, will ich kurz mit einigen allgemeinen Hinweisen erläutern, wie ich vorzugehen gedenke.

In dieser Untersuchung über den Einfluß des Bildes auf das historische Denken habe ich mich vor allem darum bemüht, den Charakter der vorhandenen Bildwerke und das Vorgehen jener Historiker aufzuzeigen, die sich in ihrem Denken von ihnen beeinflussen ließen. Dieser Ansatz hat den Aufbau des Buches insgesamt wie auch in seinen Teilen entscheidend bestimmt. So behandeln die ersten vier Kapitel, die unter der gemeinsamen Überschrift ‹Die Entdeckung des Bildes› zusammengefaßt sind, einige heidnische und christliche Altertümer sowie eine Reihe mittelalterlicher Artefakte, die den Historikern von missionarischen Altertumsforschern zur Beachtung empfohlen, von diesen jedoch weitgehend ignoriert wurden. Aber in den nachfolgenden Kapiteln über den ‹Umgang mit dem Bild›, in denen ich die Leistung einzelner Historiker diskutiere, die tatsächlich mit Einsicht und Begeisterung auf die bildenden Künste reagierten (wie Jules Michelet und Johan Huizinga), habe ich dann ausführlich auch die verschiedenen Sammlungen beschrieben, die diese Reaktionen auslösten, so das Musée des Monuments Français und die Ausstellung der altniederländischen Malerei, die 1902 in Brügge stattfand. Natürlich ist mir bewußt, daß es hier um bedeutsame theoretische Fragen geht, und ich hoffe, ich habe sie nicht ungebührlich vernachlässigt; aber ich bin überzeugt, daß der Versuch, den Empfindungen und Argumenten einzelner Historiker bei der Betrachtung bestimmter Kunstwerke nachzugehen, noch die besten Aussichten bietet, auch den abstrakteren Theorien gerecht zu werden, die in diesem Buch diskutiert werden. Ich möchte sogar behaupten, wenn wir nicht wissen, welche Bilder, Skulpturen oder Bauwerke diese und andere Historiker vor Augen hatten, werden wir vielfach weder die eigentliche Substanz ihrer Schlußfolgerungen verstehen noch die weitreichenden Theorien, die man daraus ableiten könnte.

So ehrgeizig die Ziele dieses Buches bereits sind, sie wären noch ehrgeiziger gewesen, wenn ich versucht hätte, mich allein auf jene Personen und Kunstschulen zu beschränken, über die meine Kenntnisse aus eigener Beschäftigung stammen. Der Kern meines Untersuchungsgegenstandes läßt sich nur erfassen, wenn meine Fragestellungen in verschiedenen Epochen an verschiedenen Orten und auf der Grundlage unterschiedlicher Quellen greifen oder versagen. Die Altertumsforscher des Spätmittelalters und der Renaissance, mit denen das Buch beginnt, fühlten sich einer internationalen Gemeinschaft zugehörig, die alle herkömmlichen, durch Nationalität, Religion oder Klassenzugehörigkeit gezogenen Grenzen außer acht ließ; die Historiker des 19. und 20. Jahrhunderts, mit denen das Buch schließt, waren sich gleichfalls der Tatsache bewußt, daß ihnen ein weites Spektrum von Kunstwerken und Artefakten zur Verfügung stand, das über alle herkömmlichen, an Nationalität, Zeit und Stand gebundenen Begrenzungen hinausreichte. Jeder Versuch, einer solchen Fülle verschiedenartigen Materials gerecht zu werden, wäre für mich (wie für jeden anderen Autor) völlig aussichtslos – und für den Leser wohl unerträglich. Ich habe mich deshalb bemüht, einige der besonders ermüdenden Konsequenzen abzumildern, die sich aus meinem Entschluß ergeben, ein allzuweites Spektrum abdecken zu wollen. Um meinen Text zusammenhängender oder sogar lebendiger zu machen, habe ich mich, wenn ich die Wahl zwischen verschiedenen Kunstwerken oder Historikern als Beleg für einen bestimmten Ansatz hatte, vielfach für diejenigen entschieden, auf die ich mich bereits an früherer Stelle in anderem Kontext bezogen hatte, und habe dafür andere übergangen, die ebensoviel dazu hätten beisteuern können.[20] Außerdem habe ich aus den Arbeiten dieser Historiker nur solche Passagen aufgegriffen, die in unmittelbarem Zusammenhang mit den hier interessierenden Fragen stehen: wer Montesquieu oder Gibbon bewundert, der sollte nicht erstaunt oder gar verärgert sein, wenn ich hier Aspekten ihres Werkes besonderes Gewicht beilege, die ansonsten nur als sekundäre Momente ihrer Gesamtleistung gelten können. Und in einigen Kapiteln wie dem fünften über ‹Fragen der Interpretation› liefere ich allenfalls ein paar Fingerzeige auf grundlegende Probleme, die rasch das ganze Buch hätten füllen können, wenn ich ihnen ausführlich nachgegangen wäre. Doch weder dieser noch andere Notbehelfe vermochten mir aus der größten Schwierigkeit zu helfen, vor die ich mich gestellt sah.

An welchem Punkt ich meine Untersuchungen beenden sollte, diese Frage beunruhigte mich, noch bevor ich überhaupt richtig damit begonnen hatte. Der Anfang war kein Problem: Petrarca bot sich fast von selbst an, wie er sich so vielen anderen Autoren angeboten hatte, die den Ursprüngen eines neuen Vorgehens im Bereich der Geisteswissenschaften nachspüren wollten. Aber daran schlossen sich keine Historiker an, die entweder einen so wesentlichen Beitrag zur Lösung der von diesem Vorgehen aufgeworfenen Probleme geleistet oder die mit verschiedenen, diesem Vorgehen zugrundeliegenden Annahmen so nachhaltig aufgeräumt hatten, daß ich mich auf ihr Urteil hätte stützen können, um meine eigenen Überlegungen zu einem Ende zu bringen. Im Gegenteil. Während ich dieses Buch schreibe, ertönt allenthalben um mich her die Forderung nach neuen Formen der Zusammenarbeit zwischen Historikern und Kunsthistorikern.[21] Gewöhnlich bleibt es bei der Forderung, aber es gibt auch ein paar wirklich interessante Antworten, obwohl ich nicht viele Autoren kenne, die sich mit den hier aufgeworfenen Fragen beschäftigen.[22] Ich habe Teile der entsprechenden Literatur mit großem Gewinn gelesen und mich dazu bei Gelegenheit auch schriftlich geäußert;[23] doch meine Untersuchung mit Petrarca zu beginnen und dann medias in res mit einer Aneinanderreihung künstlich zusammengefügter Buchbesprechungen zu enden, das hätte denn doch einen falschen Eindruck von den Dingen vermittelt, um die es hier geht. Und obwohl mir bewußt ist, wieviel seit dem Tod Johan Huizingas über dieses Thema geschrieben worden ist, habe ich mich dennoch dafür entschieden, mein Buch mit einer Betrachung seiner großen Leistung abzuschließen. Die Gründe für diese Entscheidung wird das letzte Kapitel deutlich machen. Hier sei nur gesagt, daß Huizinga mich beeindruckt hat, weil er der erste wirklich große Historiker ist, der ein wichtiges Geschichtswerk geschrieben hat, das sich auf die bildenden Künste stützt und dabei Stil- und Qualitätsfragen gebührende Beachtung schenkt – und zugleich der letzte, der die Probleme, vor die er sich bei diesem Versuch gestellt sah, mit solchem Scharfsinn erörtert hat: Probleme, die noch heute jedem Historiker auf den Nägeln brennen würden, der sich an eine ähnliche Aufgabe heranwagen wollte.

3.

Von einem Medizinhistoriker erwartet niemand, daß er in der Lage ist, Leibschmerzen zu kurieren. Sollten wir also vom Historiker einer bestimmten historischen Methode verlangen, daß er die Probleme löst, die diese Methode aufwirft? Als ich vor ein paar Jahren in Paris eine Vorlesung über das Thema dieses Buches hielt, bemerkte ein Student, ich hätte einen Gutteil meiner Zeit darauf verwandt, einigen großen Historikern implizit den Vorwurf zu machen, sie hätten den Künsten nicht genügend Beachtung geschenkt, und die restliche Zeit damit verbracht, anderen implizit vorzuwerfen, ebendies auf wenig überzeugende Weise in zu großem Maß getan zu haben. Ich möchte auf diese vollkommen zutreffende Beobachtung zurückkommen und dabei versuchen, die oben gestellte Frage zu beantworten. In den folgenden Kapiteln will ich erkunden, wie, wann und warum Historiker darauf verfielen, sich auf das ungeheuer verführerische Verfahren einzulassen, die Vergangenheit oder zumindest Spuren davon über die Betrachtung des Bildes zu vergegenwärtigen, das die Vergangenheit von sich selbst hinterlassen hat. Das hat mich veranlaßt, eine lange Debatte – der Ausdruck «Debatte» liegt mir mehr als der Ausdruck «Kritik» – mit vielen herausragenden und gedankenreichen Autoren zu führen, die sich, teils mit Sympathie, teils gleichgültig oder eher widerwillig, wesentlichen hier auftretenden Fragen zugewandt haben. Dieser Debatte und auch dem wenigen, was ich in dieser Einleitung zu den nur selten anerkannten, aber oft wertvollen Forschungen der Altertumskundler des 16. und 17. Jahrhunderts gesagt habe, wird der Leser, wie ich hoffe, ein paar Hinweise entnehmen, wie wir uns diesen Fragen am ehesten nähern können – aber es macht mir nicht über Gebühr zu schaffen, daß mein Buch so abrupt und zudem mit einem Fragezeichen endet. Ein paar Punkte sind zweifellos unstreitig und im übrigen auch tröstlich für all jene, die meinen, wie auf den meisten anderen Gebieten menschlichen Tuns liege die Weisheit auch in der Wissenschaft in der Mitte zwischen den Extremen. Einerseits läßt sich der ehrgeizige Plan des unerfahrenen Hippolyte Taine, sich bei der «Geschichtsschreibung auf Gemälde statt auf literarische Quellen» zu stützen, nicht verwirklichen; die Dokumente, die uns die bildenden Künste bieten, mögen, wie John Ruskin meinte, «unwiderlegbar» sein, doch sie sind – das wird auf den folgenden Seiten immer wieder deutlich werden – keineswegs leicht zu entschlüsseln. Andererseits ist die Auffassung, wonach die Künste stets eine Überzeugung, ein Denken oder ein politisches Geschehen ‹widerspiegeln›, die sich leichter verstehen lassen, wenn man sich an geschriebene Texte hält, zumindest ebenso unhaltbar. Was wir als Kunst bezeichnen, vermag der Historiker in der Tat am besten zu interpretieren, wenn er es in Verbindung mit anderen verfügbaren Zeugnissen untersucht; aber die Kunst hat auch eine eigene ‹Sprache›, die wir nur verstehen können, wenn wir ihre verschiedenen Zielsetzungen, Konventionen, Stile und Techniken ergründen. Eine fruchtbare Zusammenarbeit zwischen Historikern und Kunsthistorikern kann nur auf der vollen Anerkennung der notwendigen Unterschiede zwischen ihren jeweiligen Ansätzen basieren und nicht, wie oft behauptet, auf dem vergeblichen Anspruch, diese beiden Ansätze seien letztlich identisch.

Von Vorsicht zu sprechen wäre reichlich verwegen in einem Buch, dessen Unschärfen nur allzu deutlich machen, wie wenig dieser Grundsatz hier Pate gestanden hat. Eines möchte ich indessen sagen: Als ich dieses Buch begann, hatte ich vor, ihm den Titel ‹*The Arts and the Historian*› (Die Künste und der Historiker) zu geben; als die Hälfte hinter mir lag, schien mir der Titel ‹*The Arts and the Historical Imagination*› (Die Künste und die historische Vorstellungskraft) die dargestellten Inhalte genauer und – paradoxerweise – weniger anspruchsvoll zu vermitteln;[24] und erst als ich das Buch abgeschlossen hatte, kam mir der gegenwärtige Titel ‹*History and its Images*› (Die Geschichte und ihre Bilder) in den Sinn, der mir noch am ehesten jene Balance zwischen künstlerischem Schaffen und historischer Forschung auszudrücken scheint, die den Kern meiner Arbeit ausmacht.

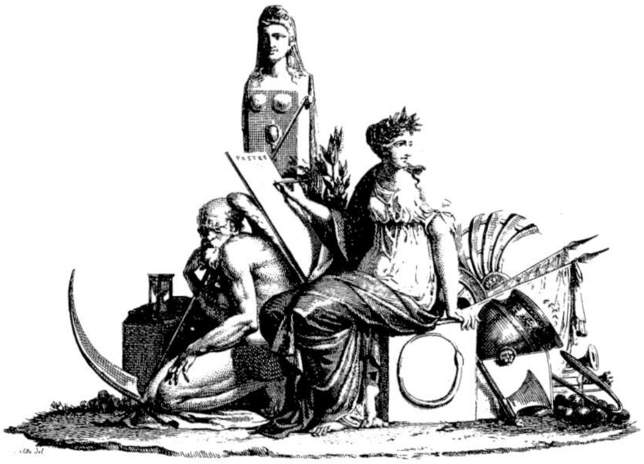

Erster Teil

Die Entdeckung des Bildes

I

Die frühen Numismatiker

Als Petrarca die Biographien der spätrömischen Kaiser las, stieß er eines Tages auf den Hinweis, Gordianus der Jüngere, der von 238 bis 244 n.Chr. regierte, sei von gefälligem Äußeren gewesen. «Wenn das wahr ist», schrieb er an den Rand seiner Ausgabe der ‹Historia Augusta›, «dann beschäftigte er einen schlechten Bildhauer» [*si hoc verum fuit, malum habuit sculptorem*].[1] Dieser scheinbar triviale Kommentar ist in Wirklichkeit ein bedeutsamer Meilenstein in der Entwicklung des historischen Denkens, denn Petrarca mißt hier einem Bildwerk nicht nur fast dasselbe Gewicht als geschichtliche Quelle bei wie einem schriftlichen Zeugnis, sondern stellt auch fest, daß beide nicht übereinstimmen.

Obwohl dieser Verweis auf eine Münze – wie wir annehmen (Abb. 1) – oder möglicherweise auch auf eine falsch beschriftete Büste in einem solchen Zusammenhang äußerst ungewöhnlich war, kommentierte Petrarca seine Bücher häufiger mit Beobachtungen, die seinem ausgeprägten Interesse an Münzen entsprangen.[2] In der Regel sah er sich Münzen an, um zu überprüfen, was er gelesen hatte (zum Beispiel Angaben über das Aussehen eines Kaisers), doch manchmal korrigierte er den geschriebenen Text auch anhand der so gewonnenen Erkenntnisse; allerdings bezog er sich dabei in der Mehrzahl der bislang bekannten Fälle auf die Inschrift und nicht auf die Abbildung des Vergleichsstücks.

Im 15. Jahrhundert entstanden viele bedeutende Sammlungen römischer Münzen, doch dauerte es noch lange, bis man auf sie zurückgriff, um Probleme aus dem Bereich der Literatur und der Geschichte zu lösen.[3] Petrarcas gelegentliche Forschungen auf diesem Gebiet blieben viele Jahrhunderte lang unbekannt (auch wenn seine Begeisterung für Münzen und Medaillen einige Aufmerksamkeit auf sich zog), und so ging niemand seinen leisen Zweifeln hinsichtlich der gefälligen Erscheinung des Kaisers Gordianus nach. Die Entdeckung, Herausgabe und Veröffentlichung so vieler verstreuter Schriftquellen zu Ereignissen der Antike verhalfen den römischen Historikern zu gewaltigem Ansehen, das nahezu zwei Jahrhunderte anhielt und nur selten einmal in Frage gestellt wurde.[4] Obwohl die Gelehrten immer größeres Geschick entwickelten, wenn es darum ging, die auf den Münzen abgebildeten Personen zu identifizieren, und

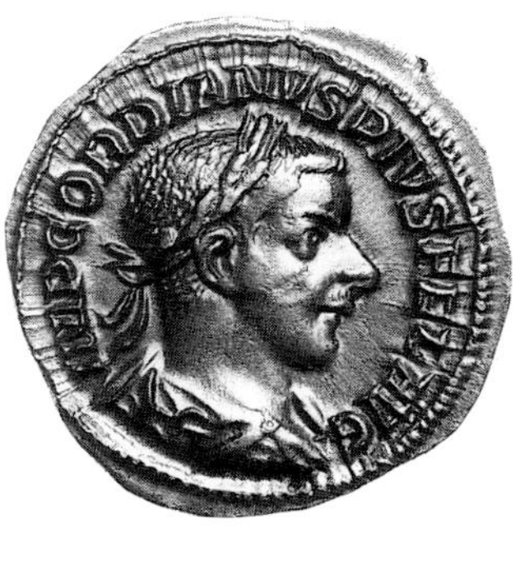

1. Aureus des Kaisers Gordianus III. (238–244 n.Chr.), Oxford, Ashmolean Museum

obwohl sie solche Abbildungen manchmal benutzten, um Abschriften oder später dann gedruckte Ausgaben der Schriften von Livius, Sueton, Plutarch und anderen Schriftstellern zu illustrieren, so geschah das doch eher zur Ausschmückung und zur Verdeutlichung als zur Ergänzung, geschweige denn Korrektur dieser Autoren. Die eindringliche Aufmerksamkeit, die Flavio Biondo und seine Nachfolger den materiellen Überresten des antiken Rom schenkten, änderte denn auch kaum etwas an der Tatsache, daß der Triumph des Humanismus, soweit es das Studium der Vergangenheit betraf, vor allem ein Triumph des Wortes war. Dem Bild wurde eine gänzlich untergeordnete Rolle als mögliche Erkenntnisquelle zugewiesen.

In den ersten Jahrzehnten des 16. Jahrhunderts erschienen unter anderem in Italien und Deutschland Bücher über die Kaiser und andere berühmte Persönlichkeiten der Antike, die durchgängig mit angeblich echten Porträtdarstellungen nach Münzbildnissen illustriert waren. Aber erst mehr als eine Generation später begann man, einen entschiedenen Anspruch auf die historische Bedeutung von Bildwerken zu erheben, denn so lange dauerte es, bis man die Münzkunde als ernstzunehmenden Zweig der Gelehrsamkeit anerkannte. Zwar hatten die Statuen, Triumphbögen und Siegessäulen, die man in Rom und einigen anderen Städten ausgegraben hatte, immer schon großen Eindruck gemacht, doch boten Münzen den leichtesten Zugang zu Abbildungen, die den Untergang der Antike überdauert hatten – Abbildungen zumal, die sich sicher datieren ließen. Sie waren in großer Zahl vorhanden und – trotz sehr unterschiedlicher Preise – nicht nur in Italien, sondern auch in den entlegensten Teilen Europas für Sammler erreichbar. Tatsächlich gehört die hingebungsvolle Pflege der Numismatik im 16. und 17. Jahrhundert zu den größten, aber am wenigsten beachteten Leistungen der Renaissance auf dem Gebiet der Gelehrsamkeit, vergleichbar nur mit den zeitgenössischen Entwicklungen im Bereich der Herausgabe antiker Texte.

Aus schwer erklärlichen Gründen erschienen um die Mitte des 16. Jahrhunderts in Frankreich, Deutschland, Italien und Flandern zur selben Zeit gleich mehrere überaus bedeutsame Werke, die sich mit dieser neuen Wissenschaft befaßten. Dieser neue Zweig der wissenschaftlichen Forschung übersprang Ländergrenzen, ideologische Unterschiede und Klassenschranken, und wir finden sogar immer wieder den Hinweis, das Studium der Münzen und Medaillen wäre eine Beschäftigung, die eines Mannes von Stand und Bildung würdig sei.[5] Ruf und Einfluß dieser wegbereitenden Werke überdauerten auch das Erscheinen zahlloser ähnlicher Abhandlungen in den folgenden anderthalb Jahrhunderten, so daß sie immer wieder überarbeitet und aufgelegt wurden. Einen gewissen Eindruck von Umfang und Bedeutung dieser Bewegung gewinnen wir, wenn wir einen Blick auf ihre zentralen Gestalten werfen.

Guillaume Rouillés ‹Promptuaire des médailles› erschien erstmals 1553 in Lyon und war Margarete von Savoyen, der Schwester Heinrichs II. von Frankreich und Gönnerin Ronsards, gewidmet. Rouillé brachte gleichzeitig drei Ausgaben heraus – in Französisch, Italienisch und Latein –, die er alle selbst verfaßt hatte; er war einer der beiden führenden Verleger der Stadt und arbeitete häufig mit Partnern in Italien und Spanien zusammen. Für die Herstellung seiner Bücher, die sowohl in das Gebiet der Jurisprudenz, der Medizin, der Theologie als auch in das der Geschichte und der Archäologie fallen, konnte er die besten Drucker und Künstler der Stadt verpflichten, darunter Corneille de La Haye.[6]

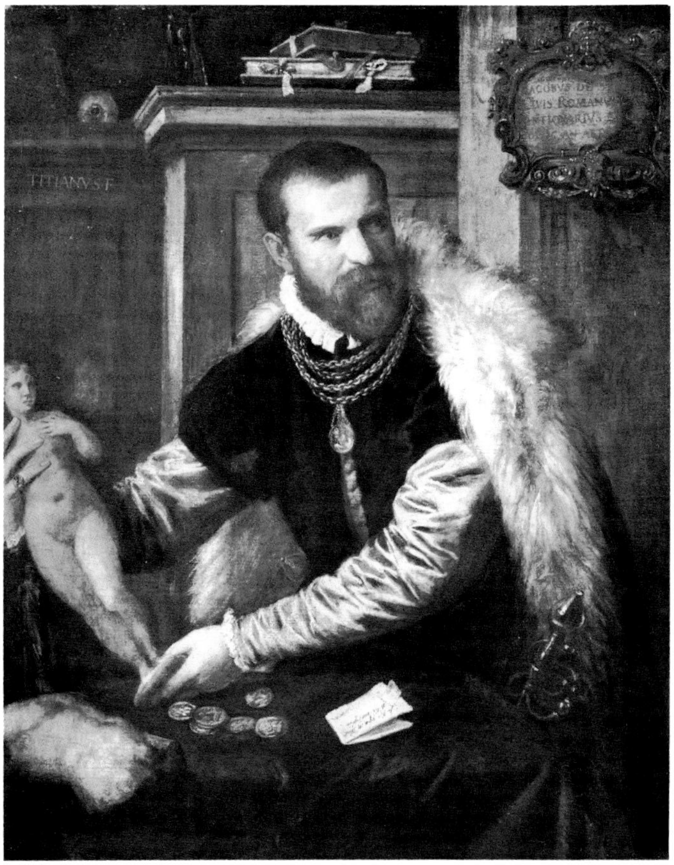

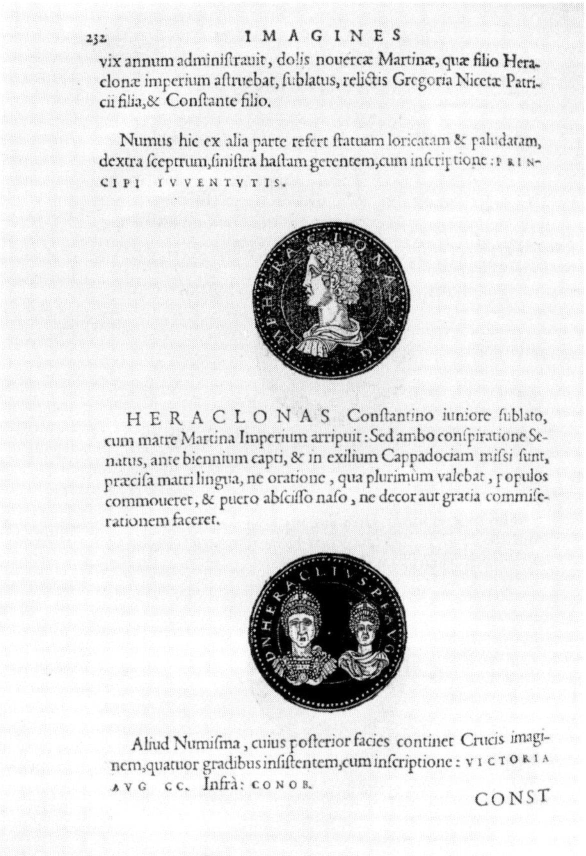

232 IMAGINES

vix annum administrauit, dolis nouercæ Martinæ, quæ filio Heraclonæ imperium astruebat, sublatus, relictis Gregoria Nicetæ Patricii filia, & Constante filio.

Numus hic ex alia parte refert statuam loricatam & paludatam, dextra sceptrum, sinistra hastam gerentem, cum inscriptione: PRINCIPI IVVENTVTIS.

HERACLONAS Constantino iuniore sublato, cum matre Martina Imperium arripuit: Sed ambo conspiratione Senatus, ante biennium capti, & in exilium Cappadociam missi sunt, præcisa matri lingua, ne oratione, qua plurimum valebat, populos commoueret, & puero abscisso naso, ne decor aut gratia commiserationem faceret.

Aliud Numisma, cuius posterior facies continet Crucis imaginem, quatuor gradibus insistentem, cum inscriptione: VICTORIA AVG CC. Infrà: CONOB.

CONST

2. Tizian, Jacopo Strada, Wien, Kunsthistorisches Museum

3. Jacopo Strada, ‹Epitome Thesauri Antiquitatum›, Lyon 1553, Nachdruck Zürich 1557

Gleichfalls 1553 brachte Jacopo Strada, Höfling, Amateurarchitekt, Kunsthändler, Altertumskundler und Sammler, der sechsundvierzig Jahre früher in Mantua geboren worden war und den Tizian ein Jahrzehnt später in einem seiner schönsten Porträts verewigte (Abb. 2), in Lyon auf eigene Kosten eine französische und eine lateinische Ausgabe seiner ‹Epitome du Trésor des Antiquitez› heraus; eine deutsche Ausgabe folgte 1557 in Zürich.[7] Dieses ausgesprochen elegante Buch – die Köpfe und Inschriften auf den abgebildeten Münzen stehen vor einem tiefschwarzen Hintergrund (Abb. 3) – reproduzierte eine Auswahl aus den dreißig Bänden numismatischer Zeichnungen von Julius Cäsar bis zu Kaiser Karl V., die er kompiliert hatte, als er für Hans Jakob Fugger, ein Mitglied der Augsburger Bankiersfamilie, tätig war. Strada vermerkte, daß er ursprünglich die Absicht gehabt habe, ein weitaus umfangreicheres Werk zusammenzustellen, das jeweils eine ausführliche Lebensbeschreibung des betreffenden Kaisers enthalten sollte, gefolgt von der Beschreibung sämtlicher Münzen und Medaillen, die ihm zuzuordnen waren. Doch er zögerte, ein solches Buch herauszubringen, als er erfuhr, daß ähnliche Projekte bereits in Rom und Venedig in Vorbereitung waren. Als diese Werke dann auf sich warten ließen, hatte er beschlossen, seine eigene Zusammenfassung ohne weitere Verzögerung in Druck zu geben. Im Unterschied zu manchen anderen Autoren hatte er nicht nur Material aus bereits existierenden Büchern kopiert, und er hatte auch keine Darstellungen erfunden, wenn er keine authentischen Abbildungen hatte auffinden können; vielmehr ließ er in solchen Fällen den Platz für die Abbildung leer; und schließlich hatte er die Arbeit seines Kupferstechers sorgfältig überwacht. Sein Buch bringt nur die Vorderseiten der Münzen und Medaillen, doch er arbeitete bereits an einem weiteren, das auch die Rückseiten enthalten sollte. Tatsächlich fand Strada aber nie die Gelegenheit, dieses oder das meiste andere Material zu veröffentlichen, das er sein Leben lang gesammelt hatte, um sein äußerst ehrgeiziges Vorhaben einer wissenschaftlichen Erforschung der Münzen zu verwirklichen. Auch mit einem anderen geplanten Buch, von dem er sagte, «ich beziehe die Medaillen auf die Wahrheit der Geschichte» *(je rapporte les Médailles à la vérité de l'Histoire),* scheint er nicht sehr weit gekommen zu sein. Die Beschreibungen, die er in der ‹Epitome› gibt, sind ebenso nüchtern wie die Abbildungen (und sogar noch informativer); der Wert des Buches beruht zum Teil auf der Wiedergabe zahlreicher spätrömischer und frühmittelalterlicher Münzen, die eher für die Habsburger und deren Wunsch, ihre kaiserliche Abstammung herauszustellen, von Interesse waren als für italienische Sammler und Liebhaber, denen es um die Geschichte der Antike ging.

In Lyon stand Strada in engem Kontakt mit Guillaume du Choul, für dessen «prächtiges» Haus mit seiner Sammlung von Gold-, Silber- und Bronzemünzen er große Bewunderung äußerte; und zwei oder drei Jahre später, das heißt 1555/56, veröffentlichte Rouillé die erste – französische – Ausgabe von du Chouls ‹La Religion des anciens romains›, der 1558 eine italienische Übersetzung folgte.[8] Über du Choul wissen wir kaum mehr, als er in diesem und seinen übrigen Werken selbst mitteilt. Er stammte aus einer adligen Familie und bekleidete königliche Ämter. Er hatte Italien besucht und war gewiß ein begüterter Mann; viele der von ihm beschriebenen Münzen waren von den Bauern, die auf seinen Besitzungen arbeiteten, gefunden und ihm übergeben worden. Zweifellos war er ein erfahrener Numismatiker, der in seinem Buch die Absicht verfolgte, mit Hilfe von Münzen (und anderen Bildquellen) Licht in die Götterwelt und die Vielzahl der religiösen Zeremonien zu bringen, von denen in der antiken Literatur die Rede war. Die großangelegte Studie über römische Altertümer, die Franz I. bei ihm in Auftrag gegeben hatte, wurde nie veröffentlicht, offenbar existiert nur der erste Band, und zwar in Gestalt eines prächtig illustrierten Manuskripts[9] (Abb. 4). Daraus wird deutlich, daß du Choul die Absicht hatte, sich auf das Zeugnis von «Medaillen, Grabmälern, Triumphbögen und Bauwerken» *(médailles Pompes Triumphes Edifices)*[10] zu stützen und dabei auf höchst originelle Weise eine chronologisch geordnete Geschichte der römischen Kaiser mit der Behandlung bestimmter Themen (zum Beispiel Zirkusspiele und Tempel) zu verbinden, wie sie sich im Zuge seiner Darstellung ergaben. Zwei solcher Exkurse – über militärische Befestigungsanlagen und über Bäder – wurden veröffentlicht; die Abhandlung über die Befestigungsanlagen gelangte zu einiger Berühmtheit.[11]

Andere Vorhaben, die er im Sinn hatte, sollten erst lange nach seinem Tod von anderen Altertumskundlern verwirklicht werden. Dennoch ist von du Chouls Forschungen genügend erhalten geblieben, um uns den Schluß zu erlauben, daß er, wie wir später noch sehen werden, wahrscheinlich den ehrgeizigsten, interessantesten und einfallsreichsten Beitrag zu dieser Frühphase numismatischer Gelehrsamkeit geleistet hat. Allerdings nicht den einflußreichsten. Diese Ehre gebührt Enea Vicos ‹Discorsi sopra le medaglie de gli antichi› (Abb. 5), die in ihrer ersten Ausgabe gleichfalls 1555 veröffentlicht wurden, sieben Jahre nach einer illustrierten Anthologie antiker Münzen, die er in Zusammenarbeit mit Antonio Zantani verfaßt hatte.[12] Vico gehörte einer adligen Familie in Parma an und hatte sich zu einem ausgezeichneten, überaus produktiven Kupferstecher entwickelt. Danach wandte er sich dem Studium der Antike zu – womit in erster Linie Münzen und Medaillen gemeint waren – und erwarb sich so viel Ansehen, daß man ihn mit der Verwaltung des Münzkabinetts der Este in Ferrara betraute. Es heißt, er sei an einem Schlaganfall gestorben, als er dem Herzog eine antike Vase brachte. Doch dieser Vorfall ereignete sich erst 1567, und zuvor hatte er zum Glück eine Reihe prachtvoller und interessanter Abhandlungen verfaßt.[13]

Im Jahr 1557 erschienen in Antwerpen drei getrennte Ausgaben – in lateinischer, italienischer und deutscher Sprache – einer großartigen Sammlung von Porträts römischer

4. Guillaume du Choul, Der Autor übergibt Franz I. sein Werk ‹Des Antiquités romaines›, Manuskript, Turin, Biblioteca Reale

5. Enea Vico, ‹Discorsi sopra le medaglie de gli antichi›, Venedig 1555, Oxford, Bodleian Library, Donce VV 65: Widmungsblatt für Cosimo I.

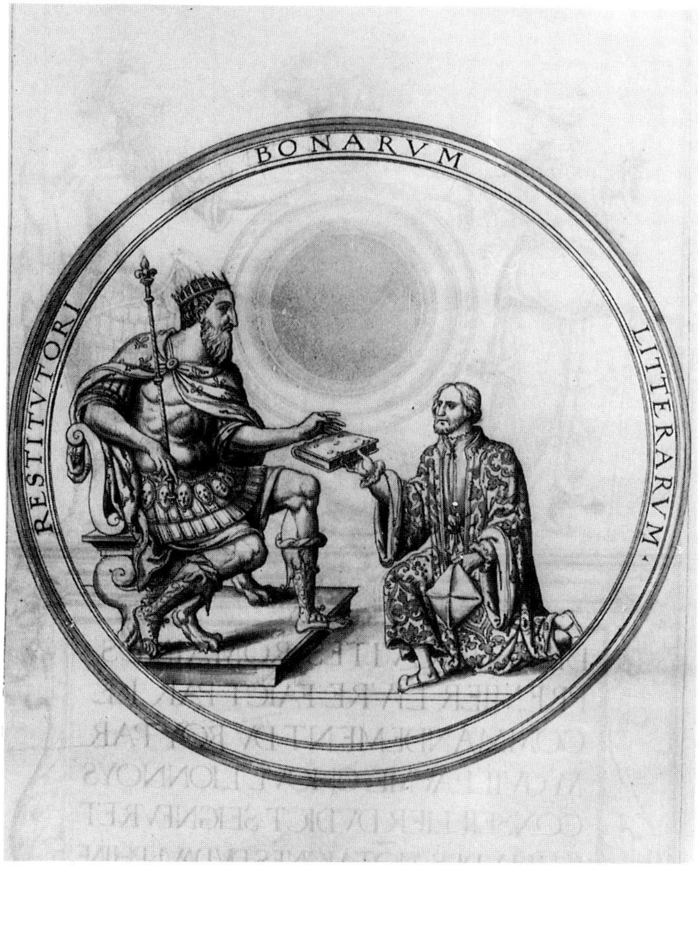
BONARVM
RESTITVTORI
LITTERARVM.

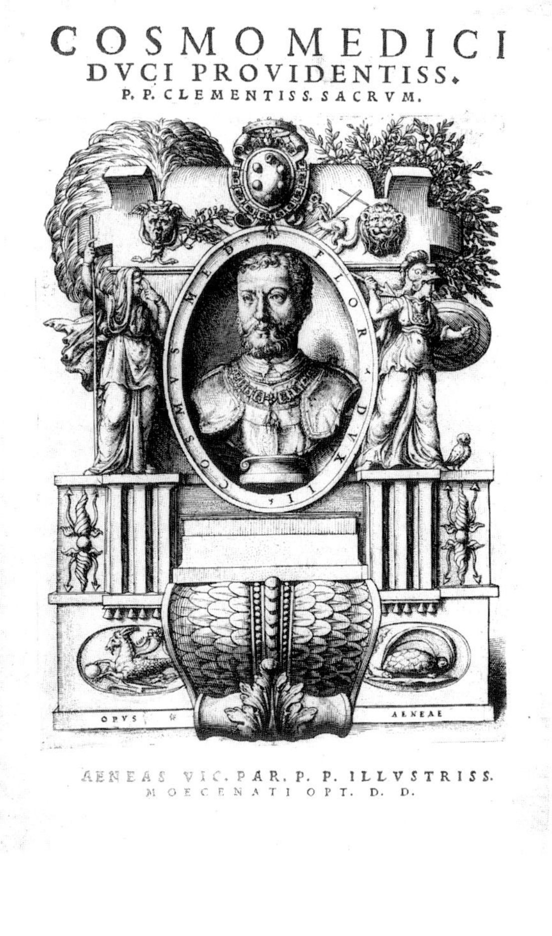
COSMO MEDICI
DVCI PROVIDENTISS.
P. P. CLEMENTISS. SACRVM.
OPVS
AENEAE
AENEAS VIC. PAR. P. P. ILLVSTRISS.
MOECENATI OPT. D. D.

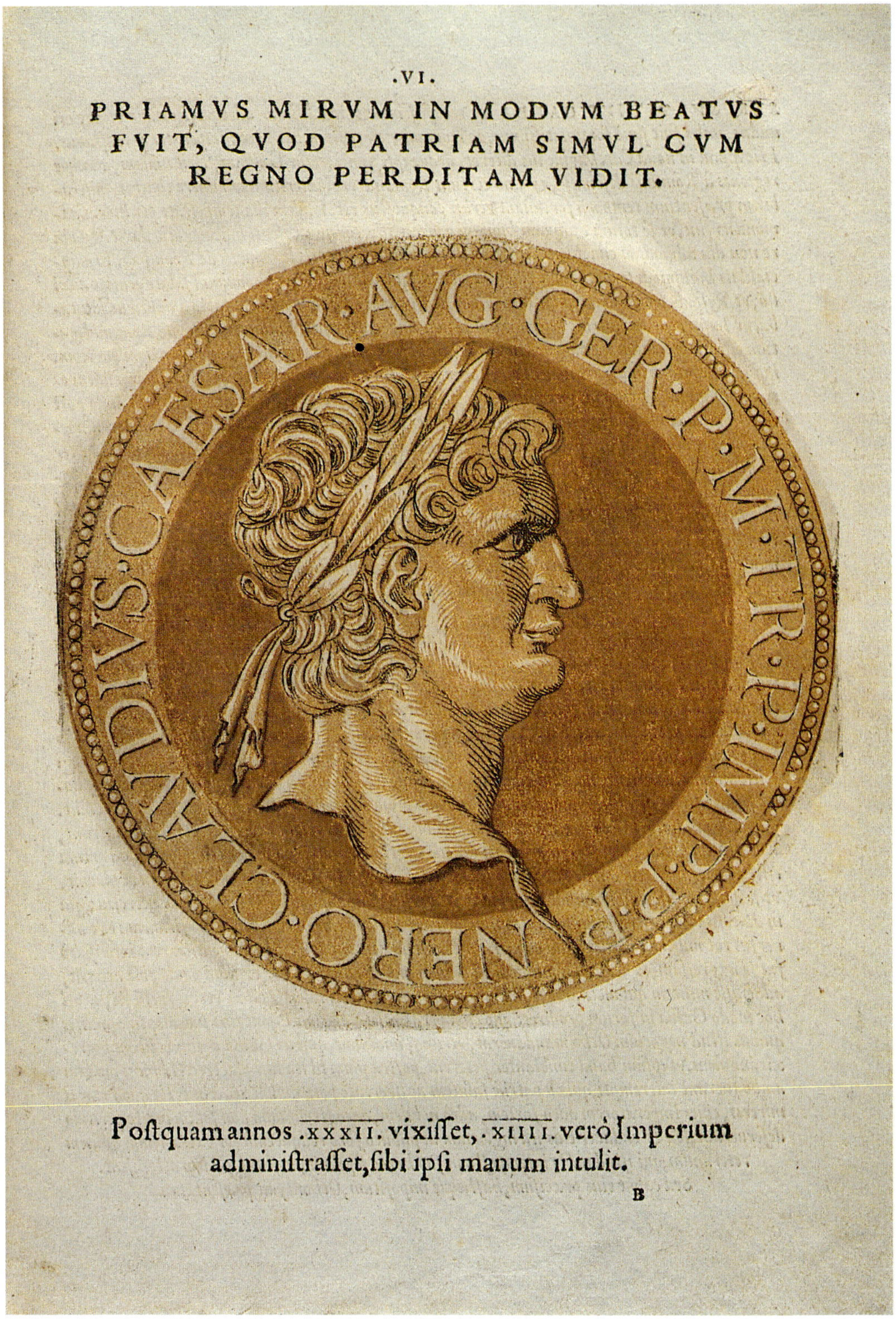
.VI.

PRIAMVS MIRVM IN MODVM BEATVS FVIT, QVOD PATRIAM SIMVL CVM REGNO PERDITAM VIDIT.

Poſtquam annos .XXXII. vixiſſet, .XIIII. verò Imperium adminiſtraſſet, ſibi ipſi manum intulit.

B

6. Hubert Goltz, ‹Vivae Omnium fere Imperatorum Imagines›, Antwerpen 1557, Oxford, St. John's College Library: Nero

und deutscher Kaiser, von Julius Cäsar bis zu dem noch lebenden Ferdinand I., in freier Adaptation nach deren Münzen geschaffen von dem holländischen Künstler Hubert Goltz,[14] der seinen Namen in Goltzius latinisiert hatte, ein Onkel des weitaus berühmteren Hendrick Goltzius. Goltz hatte sich bei Lambert Lombard in Lüttich zum Maler ausbilden lassen; über die Technik, die er beim Druck seiner Platten anwandte, streiten die Gelehrten noch heute. Ihre Wirkung ist überwältigend. Jede Seite seiner Foliobände zeigt jeweils nur eine einzige, stark vergrößerte Münze (mit einem Durchmesser von etwa achtzehn Zentimetern), in lohfarbenem Gelbbraun, während der Rand, der die Inschrift trägt, etwas heller gehalten ist; hinzu kommen einige weiße Glanzlichter. (Abb. 6) Die Münzen, die ihm als Vorlagen dienten, lassen sich zum größten Teil noch identifizieren, auch wenn er gelegentlich Merkmale verschiedener Exemplare miteinander verband und ausschließlich solche Stücke abbildete, die sich in hervorragendem Zustand befanden. Die Charakteristika sind zupackend und scharf herausgearbeitet. Nur wenige Bildwerke des 16. Jahrhunderts vermitteln auf so lebhafte Weise den erhabenen Eindruck, den die antike Welt und die Überreste kaiserlicher Macht auf spätere Zeiten machten. Die meisten der Münzen, die Goltz für diese erste Ausgabe kopierte, stammten aus örtlichen Sammlungen, insbesondere aus der des berühmten Geographen Ortelius; doch der Erfolg des Buches – es wurde 1559 ins Französische und 1560 ins Spanische übersetzt – veranlaßte ihn, mehrere hundert Münzkabinette in Frankreich, Italien, Deutschland und den Niederlanden zu besuchen, um neues Material ausfindig zu machen. In den folgenden Jahren veröffentlichte er eine ganze Reihe schöner Bände, die vielfach in Neuland vorstießen und größte Bewunderung fanden. Antonis Mor war derart beeindruckt von dem Band über Augustus, von dem Goltz ihm 1574 ein Exemplar zum Geschenk machte, daß er (in weniger als einer Stunde) ein Porträt von ihm malte (Abb. 7). Im 17. Jahrhundert wurden seine Werke bei Plantin sorgfältig wiederaufgelegt, während Goltz nach einer Serie von Unglücken und geschäftlichen Mißerfolgen anscheinend verarmt gestorben war.

Unter den Sammlern, die Goltz besucht hatte, war auch Sebastiano Erizzo, Angehöriger einer der führenden Patrizierfamilien in Venedig.[15] Erizzo hat zahlreiche Schriften veröffentlicht, darunter auch einen Band Novellen, doch Aufmerksamkeit verdient er heute wie damals vor allem wegen seiner numismatischen Studien. In seinem prachtvoll ausgeschmückten Haus im Sprengel San Moisè hatte er bis zu seinem Tod im Jahr 1585 nahezu zweitausend Münzen und Medaillen und über tausend Bücher zusammengetragen, und diese Sammlungen waren den meisten auf diesem Gebiet bewanderten Gelehrten wohlbekannt. 1559, im Alter von vierunddreißig Jahren, veröffentlichte Erizzo seinen ‹Discorso sopra le medaglie›, der während der folgenden vierzehn Jahre noch in drei anderen, erweiterten Ausgaben erscheinen sollte.

Diese Aufzählung früher Abhandlungen und Anthologien ließe sich noch beträchtlich verlängern, auch wenn viele wichtige numismatische Werke, die zur selben Zeit von so namhaften Persönlichkeiten wie Annibale Caro, Pirro Ligorio (der Erizzos Sammlungen kannte) und anderen geplant wurden, niemals das Licht der Öffentlichkeit erblickten.[16] Der österreichische Arzt und Altertumsforscher Wolfgang Lazius etwa, der sich mit seiner 1546 erschienenen Geschichte der Stadt Wien einen Namen gemacht hatte und der einige Jahre später ein eindrucksvoll illustriertes Buch über die Völkerwanderungen nach dem Zusammenbruch des Römischen Reiches schrieb, ließ

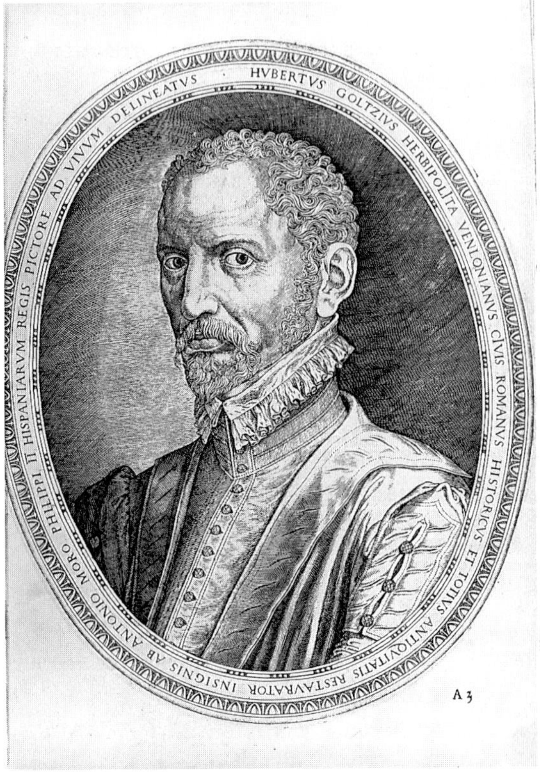
HVBERTVS GOLTZIVS HERBIPOLITA VENLONIANVS CIVIS ROMANVS HISTORICVS ET TOTIVS ANTIQVITATIS RESTAVRATOR INSIGNIS AB ANTONIO MORO PHILIPPI II HISPANIARVM REGIS PICTORE AD VIVVM DELINEATVS
A 3

7. Hubert Goltz, Sicilia, et Magna Graecia, Brügge 1576: Kupferstich nach dem von Anthonis Mor gemalten Goltz-Porträt, heute im Musée des Beaux-Arts, Brüssel

sich 1558 auf ein Projekt ein, das die Katalogisierung der in der kaiserlichen Sammlung bewahrten Münzen zum Ziel hatte. Jacopo Strada war der Ansicht, daß seine Qualifikationen für diese Aufgabe nicht ausreichten, doch hinderte das Lazius nicht, noch im selben Jahr das erstaunlich ehrgeizige Projekt eines vollständigen Verzeichnisses sämtlicher erhaltener Münztypen der Antike anzukündigen. Er schätzte deren Zahl auf etwa 700000, und obwohl es bei dem bloßen Plan blieb, erregte das Vorhaben doch große Aufmerksamkeit, und sei es nur deshalb, weil es in ganz Europa Gelehrten und Sammlern, die auf demselben Gebiet, aber an kleineren Aufgaben arbeiteten, ein anregendes Beispiel gab.[17]

Selbst dieser kurze Blick auf einige der wichtigeren Veröffentlichungen und Projekte gerade nur eines halben Jahrzehnts macht deutlich, daß Adlige und Künstler, Nordeuropäer und Italiener, Liebhaber und Berufsgelehrte sich gleichermaßen auf diese neue Art von Forschung einließen, die eine Fülle bislang unbekannter visueller Quellen zutage förderte. Überdies hat es den Anschein, daß sie alle miteinander in Kontakt standen, von den Beiträgen der anderen wußten und bereit waren, erstaunlich harmonisch zusammenzuarbeiten, auch wenn sie abweichende Auffassungen vertraten. Doch schon bald wies der Strom ernstzunehmender Untersuchungen, der weiterhin aus den Druckerpressen in Frankreich, Italien und den Niederlanden floß, eine gewisse Verengung des Sozialstatus der beteiligten Gelehrten auf. Es dauerte nicht lange, da beanspruchten Ärzte die führende Rolle,[18] und obwohl die meisten Menschen jener Zeit von ihren Ärzten wohl besseren Rat in Fragen des Münzwesens als in solchen der Verdauung hätten bekommen können, fragt man sich doch unwillkürlich, ob die medizinische Ausbildung so vieler Numismatiker des 16. und 17. Jahrhunderts nicht zumindest teilweise der Grund für das umfangreiche Spezialwissen gewesen ist, das diesen Wissenszweig damals auszeichnete.

Nahezu ausnahmslos haben die hier genannten und viele andere Autoren hervorgehoben, daß der Hauptgrund für das Studium der Münzen in dem Wert liege, den diese für die Historiker besäßen. Gäbe es keine Münzen, Inschriften und «wundervolle Ruinen», schrieb Enea Vico, dann würden wir vielleicht sogar daran zweifeln, daß die großen Ereignisse, von denen die Chronisten Roms berichten, überhaupt stattgefunden haben.[19] Wissen über Geschichte, so bemerkte der Staatsmann Sebastiano Erizzo, sei die notwendigste aller menschlichen Kenntnisse, vor allem gelte dies für Fürsten und Politiker; doch seien die geschriebenen Geschichten vielfach mit Mängeln behaftet oder voreingenommen, und deshalb sei das Studium der Bauwerke, Inschriften und antiken Medaillen aus Gold, Silber und anderen Metallen besonders wichtig.[20] Wenn sein Korpus der antiken Münzen einmal abgeschlossen sei, behauptete Lazius in dem kleinen Vorspann, der als einziger Teil des Werks jemals im Druck erschien, werde das Werk einen Schlüssel zu den kompliziertesten Fragen der Geschichte bieten.[21]

Doch die Hindernisse, die derart ehrgeizigen Vorhaben im Wege standen, waren gewaltig. Zunächst einmal war nicht ganz klar, worum es sich bei den Zeugnissen tatsächlich handelte. Enea Vico war davon überzeugt, daß die von ihm gesammelten und in Kupfer gestochenen Gegenstände als Zahlungsmittel benutzt worden waren; doch Sebastiano Erizzo war anderer Ansicht und behauptete, das meiste dessen, was seine Zeitgenossen für gewöhnliche Münzen hielten, sei zu Zeiten des Kaiserreiches als Gedenkmedaillen geprägt worden. Andere Autoren mischten sich in die Debatte ein, und gegen Ende des Jahrhunderts galt Vicos Auffassung allgemein als die richtige. Doch auch wenn Vico den eigentlichen Verwendungszweck der römischen Münzen kannte, schmälerte dies seine Achtung vor ihnen in keiner Weise; so vertrat er mit Nachdruck die These, die Würde des kaiserlichen Abbildes hätte es in der Antike verboten, diese Münzen ins Bordell zu tragen.[22] Tatsächlich ist die ganze Diskussion nicht nur deshalb interessant, weil sie Licht auf die Methoden der damaligen Gelehrten wirft, sondern auch, weil sie uns eindringlich vor Augen führt, mit welcher Hochachtung man die Überreste der Vergangenheit betrachtete – «diese unsterblichen Stücke, diese kleinen Zufluchtsorte des Andenkens großer Männer, diese geheiligten Vermächtnisse der Tugend und Größe» *(ces pièces immortelles, ces petits aziles de la mémoire des Grands-hommes, ces depôts sacrez de la vertu et de la gloire)*, wie sie ein Jahrhundert später einmal beschrieben werden sollten.[23] Gerade die Verehrung, die man den antiken Münzen entgegenbrachte, sollte, wie wir noch sehen werden, auch der Grund dafür sein, daß sie die Forscher zuweilen in die Irre führten.

Eine weitere Frage, mit der man sich beschäftigte, war die nach dem Ursprung der Münzen. So gab es eine Theorie, die behauptete, die Münzen seien von Tubalkain, dem Sohn der Zilla, erfunden worden, von dem es in der ‹Genesis› heißt, er sei der «Stammvater aller Erz- und Eisenschmiede».[24] Angesichts solcher Vorstellungen war es nicht ganz abwegig, wenn Erasmus meinte, eine Münze gesehen zu haben, die auf der einen Seite Noah und seine Söhne beim Verlassen der Arche und auf der anderen

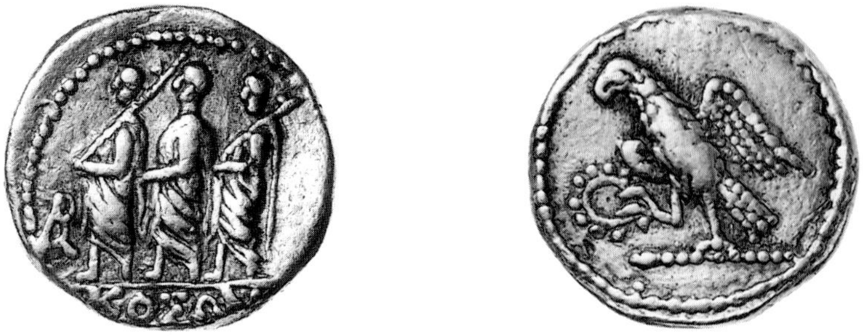

8, 9. Gold–Stater, Olbia, letztes Drittel 1. Jahrhundert v. Chr. Vorderseite: drei Männer in römischen Togen, Rückseite: ein Adler auf einem Zepter und in einem Fang einen Kranz; Kopie nach einer römischen Münze, die Lucius Junius Brutus und seine Liktoren darstellt. Oxford, Ashmolean Museum

Seite die Taube mit dem Ölzweig zeigte, während es sich tatsächlich um Brutus und seine Liktoren beziehungsweise den römischen Adler handelte[25] (Abb. 8, 9).

Daß die Numismatiker des 16. und 17. Jahrhunderts sich häufig durch bewußte Fälschungen täuschen ließen, ist bekannt und von späteren Generationen vielfach aufgezeigt worden. Seltener wird dabei auf die Tatsache hingewiesen, daß die bemerkenswerte Qualität vieler Fälschungen, die auf uns gekommen sind, ein sprechendes Zeugnis ablegt von den Fähigkeiten und dem Kenntnisreichtum der Handwerker, die sie anfertigten, wie auch der Gelehrten, die sich von ihnen täuschen ließen; und viele dieser Fälscher wurden ihres Talents wegen von führenden Autoren der Zeit zutiefst bewundert. In jedem Fall aber ist diese Frage (der man in den Diskussionen um die Numismatik während der Renaissance ein viel zu großes Gewicht beigemessen hat) ohne Bedeutung, wenn man sie mit der Tatsache vergleicht, daß diese Numismatiker mit ganz wenigen Ausnahmen trotz der Kühnheit ihrer Behauptungen nicht daran interessiert waren, die Münzen in ihren historischen Forschungen als Quellen zu benutzen, wie es Petrarca und einige wenige andere Gelehrte gelegentlich getan haben. Sie nahmen vielmehr das, was sie bereits über die Vergangenheit wußten, um das, was sie auf den Münzen sahen, besser zu verstehen, und einige von ihnen wollten eine Vorlagensammlung zusammentragen, die den Künstlern ihrer Zeit von Nutzen sein sollte. Bei diesem zweiten Unterfangen waren sie außerordentlich erfolgreich. Die Abbildungen antiker Münzen, die Enea Vico und seine Nachfolger veröffentlichten und interpretierten, wurden die wichtigste Quelle, auf die sich die Künstler bezogen, wenn sie so abstrakte Tugenden wie Liberalitas, Clementia oder Caritas darstellen wollten, und die allegorische Darstellungsweise erfuhr dadurch einen Wandel, der Bestand haben sollte. In der nachfolgenden Generation beteiligten sich zahllose Altertumskundler an der Erarbeitung solcher Personifikationen, und sie korrespondierten darüber miteinander quer durch ganz Europa. Tatsächlich drängte die Entschlüsselung der Symbole und Allegorien, die sich auf den Rückseiten der Münzen und Medaillen befanden, alle übrigen Erwägungen beinahe in den Hintergrund. Theorien über ihre Bedeutung füllen die nahezu zweieinhalb Jahrzehnte (von 1559 bis 1583) währende Korrespondenz zwischen Don Antonio Agustín, dem großen spanischen Juristen und Erzbischof von Tarragona, und Fulvio Orsini, dem Bibliothekar der Farnese in Rom.[26] Schon lange bevor die Darstellungsweisen solcher Symbole dann im 17. Jahrhundert ihre Kodifizierung in ikonographischen Lexika fanden, hatten Männer wie die genannten deren Bedeutung bereits herausgearbeitet.

Paradoxerweise führten aber die Methoden, mit deren Hilfe diese Ergebnisse erarbeitet wurden, dazu, daß die Gebildeteren unter den Numismatikern die Erscheinung und manchmal sogar die Existenz des Bildes in ihrer Bedeutung herunterspielten, denn in den allermeisten Fällen stützte man sich bei der Identifizierung auf geschriebene Texte oder auf die Inschriften auf den Rückseiten der Münzen und Medaillen. Das schlagendste Beispiel für dieses Vorgehen lieferte Costantino Landi, der zur selben Gelehrtengeneration gehörte wie Vico, du Choul oder Erizzo und der seine Deutungen der Symbolik römischer Münzen 1560 in einem ohne jede Illustration gedruckten Buch vorlegte. Aber selbst Agustín, dessen gelehrte und lebendige Dialoge über antike Medaillen erstmals 1590 erschienen und bald schon in zahlreichen Ausgaben und Übersetzungen die Forschungen aller seiner Vorgänger für weite Kreise zugänglich machten, interessierte sich weit weniger für das Bild als für den Text.

Es trifft zwar zu, daß auch er es für wertvoll erachtete, sich von den Bildnissen tugendhafter Männer inspirieren zu lassen, und daß er selbst der Betrachtung des lasterhaften Nero oder eines so sonderbaren Wesens, wie es das Krokodil ist, Interesse abgewinnen konnte. Aus seinen Äußerungen spricht sogar ein gewisser Sinn für die unterschiedliche künstlerische Qualität der von ihm untersuchten Medaillen, und er erkannte auch, wie viele bedeutende und noch erhaltene Statuen oder sonstige Monumente darauf abgebildet waren. Aber wenn er die Behauptung aufstellt, man solle sich eher auf Medaillen und ihre Inschriften als auf Bücher verlassen, dann bezieht er sich nicht auf ansonsten unbekannte historische Informationen, die man nur solchen Quellen entnehmen kann, sondern lediglich auf Fragen der Schreibweise.[27]

Als der französische Reisende und Altertumsforscher Jacob Spon, der wahrhaft Sinn für natürliche Schönheit, für die Kunst und den Wandel der Stile besaß, ein Jahrhundert später auf solche Fragestellungen zurückblickte, da gelangte er im wesentlichen zu demselben Schluß. Er verteidigt sein Vorgehen gegen den Vorwurf, es habe keinen Sinn, bei der Erforschung der antiken Geschichte auf geborstenen Marmorplatten oder halbverwitterten Steinen nachzusehen, da man zu denselben Ergebnissen gelangen könne, wenn man die Bücher in seiner Bibliothek studiere, und er wendet ein, gerade die großen Gelehrten des 16. Jahrhunderts hätten sich bei ihren Studien nicht allein auf Bücher verlassen. Vielmehr hätten sie Inschriften, Medaillen und Manuskripte herangezogen, «die antiken Gravuren und endlich all die Mittel, deren die Antike sich bedient hat, um ihre Geschichte der Nachwelt zur Kenntnis zu bringen» *(les Grâvures antiques, et enfin tous les Moyens dont l'Antiquité s'est servy pour faire connoître son Histoire à la Posterité)*.[28] Das klingt bemerkenswert, doch in Wahrheit dachte Spon hier vor allem an die Bemühungen um Textgenauigkeit.

Die magische und manchmal auch zerstörerische Attraktivität bloßer Gelehrsamkeit erstickte zunehmend die weiterhin wiederholten ambitionierten und einfallsreichen Äußerungen über die besondere Bedeutung der Münzen für den Historiker. Wenn es um die Überlieferung eines antiken Textes ging, war der Historiker bereit anzuerkennen, daß es beträchtliche Unterschiede geben konnte zwischen dem, was Münzen zeigten, und dem, was man in Manuskripten oder gedruckten Büchern finden konnte, die gut ein Jahrtausend jünger waren. Doch weiter wollte er zumeist nicht gehen. Denn wie wir heute sehen, bereitete es den Gelehrten des 16. und 17. Jahrhunderts unüberwindliche Schwierigkeiten, die Tatsache anzuerkennen, daß die von den Autoren beschriebene und die auf Medaillen dargestellte Geschichte durchaus verschieden – oder gar unvereinbar – sein konnten. Ganz gleich, welche Vorbehalte diese Gelehrten auch in den Vorworten ihrer Abhandlungen äußern mochten, im Hauptteil ihrer Werke galt ihnen die Autorität der antiken Historiker als unantastbar. Andererseits waren auch die Münzen Primärquellen, deren Zeugnis nicht in Frage gestellt werden konnte. Irgendwie mußte man beide miteinander in Einklang bringen, denn wie wir später noch sehen werden, konnte sich niemand vorstellen, daß eine der beiden Quellen oder gar beide falsch seien oder daß beide vielleicht ganz unterschiedliche Dinge mitteilten – einfach deshalb, weil sie ganz unterschiedlichen Zwecken gedient hatten.[29]

Und so kam es, daß man Bildwerke immer seltener als Quellen heranzog, die jene geläufigeren Formen von Geschichte, wie sie Bücher tradierten, hätten in Frage stellen, bestätigen oder gar modifizieren können; bestenfalls mochten sie eine Ergänzung beitragen oder bei der Lösung kleinerer Probleme helfen. So erfahren wir denn, daß Polydore Vergil, der später zum Historiker Englands wurde, in seinem unerhört populären Werk ‹De inventoribus rerum› nicht hätte bekennen müssen, wie sehr ihn die Zahl der Räder an antiken Streitwagen verwirrte, wenn er sich mit den antiken Münzen beschäftigt hätte.[30] Enea Vico, von dem diese Bemerkung stammt, bot allerdings zahlreiche präzise (und nicht nur allgemein formulierte) Beispiele wertvoller Hinweise, die Historiker aus dem Studium antiker Medaillen hätten gewinnen können. Aber solchen Fragen ging man nur selten nach, und jene Altertumsforscher, die sich nicht auf abstruse Erklärungen der Symbolsprache beschränkten, befaßten sich vor allem mit Einzelheiten der Kleidung, der Bewaffnung oder der Zeremonien – sämtlich Fragen, die zeitgenössische Historiker kaum interessierten (die Künstler jedoch außerordentlich faszinierten, wie das Beispiel von Rubens besonders anschaulich belegt). Gestritten wurde viel über diese Fragen, doch Außenstehenden erschienen diese Streitereien trivial und pedantisch sowie ohne jede intellektuelle Substanz.

Münzen – und Monumente aller Art – behielten dennoch eine herausragende Bedeutung, weil sie bestätigten, daß die Vergangenheit, die in den Büchern aufgezeichnet war, tatsächlich existiert hatte und nicht nur eine Aneinanderreihung von Erfindungen darstellte, über die sich voreingenommene Historiker stritten. Charles Patin hat es in folgende Worte gefaßt (veröffentlicht 1665, zwei Jahre, bevor er ins Ausland fliehen mußte, nachdem man ihn wegen Handels mit subversiven Büchern zum Tod durch den Strick verurteilt hatte): «Man kann sagen, ohne Medaillen stünde die Historie ohne jeden Beweis da und würde von vielen entweder für das Produkt der heftigen Empfindungen von Historikern gehalten, die über ihre eigene Zeit geschrieben haben, oder für die bloße Überlieferung alter Berichte, die ebenso falsch wie voreingenommen sein könnten.»[31] Und dennoch waren jene, die weiterreichende historische Fragen aufwarfen, zunehmend der Überzeugung, daß es der Information, die Münzen und Medaillen boten, an Substanz mangele.

Tatsächlich mehren sich nach 1680 in verschiedenen Teilen Europas Hinweise, die dafür sprechen, daß die Dinge – soweit es den Historiker betraf – nicht besonders gut standen. Die Skepsis galt weniger der Bedeutung der Münzen als solcher, sondern der Art und Weise ihrer bisherigen Deutung. Dabei ging es nicht um unbedeutende Fehler und Irrtümer, sondern um weit ernstere Dinge. Am deutlichsten sprach dies Ezekiel Spanheim (Abb. 10) aus, der größte deutsche Numismatiker, aber auch ein kluger Beobachter der zeitgenössischen europäischen Verhältnisse und ein Diplomat, der die letzten Jahre seines Lebens als Gesandter des Kurfürsten von Brandenburg in London verbrachte und in Westminster Abbey begraben liegt. Manche Berufsgelehrte, so warnte er 1683, widmeten ihre ganze Zeit und all ihre Mittel den Medaillen.[32] Auf fast allen anderen Gebieten seien sie ahnungslos und wüßten nicht einmal, was sie mit den Ergebnissen ihrer Forschung anfangen sollten.

«Ich meinesteils habe immer geglaubt, daß es ebenso gefährlich und verwerflich ist, sich allein auf Medaillen zu verlassen wie sie zu verachten; die erste Einstellung zeugt von einem Mangel an Verstand, die zweite von reiner Ignoranz oder lächerlichen Vorurteilen. Wir wollen es ganz offen sagen: Es ist ein Unglück, daß die meisten gelehrten Kritiker den Medaillen keine Aufmerksamkeit geschenkt haben, während die Mehrzahl der Medaillenkundler und Altertumsforscher keine Gelehrten waren; erstere mangels Gelegenheit oder weil sie nicht erkennen, welchen Nutzen diese Forschungen haben könnten, oder schließlich, weil ihnen die Muße dazu fehlt; letztere dagegen, weil sie sich damit begnügen, aus ihrer Beschäftigung einen Beruf oder ein Geschäft zu machen. Natürlich nehme ich Antonio Agustín und Fulvio Orsini von diesen beiden Kennzeichnungen aus – aber ansonsten nur noch sehr wenige.»

Spanheim hatte recht mit seiner Einschätzung, daß die großen Hoffnungen, mit denen man sich ein Jahrhundert zuvor an die Erforschung der Münzen gemacht hatte, nicht in Erfüllung gegangen waren, weil man sie zum Selbstzweck erhoben und von umfassenderen historischen Interessen losgelöst hatte. Obwohl, wie wir noch sehen

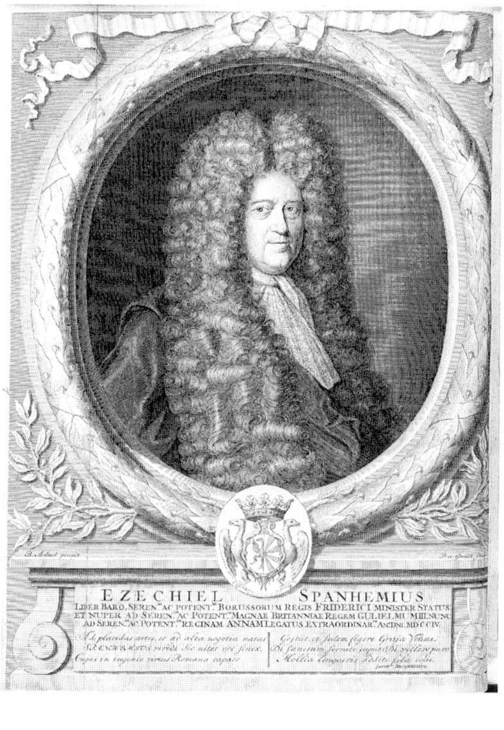

10. Ezekiel Spanheim, ‹Dissertationes de praestantia et usu numismatum Antiquorum›, London 1706: Bildnis Spanheims

werden, einiger Scharfsinn, aber auch einiges an absurder Bemühung auf den Versuch verwandt wurde, die Bedeutung der Rückseiten zu entschlüsseln, stellte doch niemand explizit die grundlegende Frage, welchem Zweck denn diese Bilder ursprünglich hatten dienen sollen.[33] Und obwohl man die Schönheit der Abbildungen auf den Medaillen oft außerordentlich bewunderte, sah man doch letztlich den Nutzen, den sie für den Historiker haben konnten, nicht in ihrer künstlerischen Qualität, sondern in den Inschriften begründet. Eine Formel aufgreifend, die vielfach auf Embleme angewandt wurde, schrieb der französische Numismatiker Louis Jobert – ein begeisterter Bewunderer Spanheims – gegen Ende des 17. Jahrhunderts in einer Abhandlung, die in viele Sprachen übersetzt wurde: «So müssen wir in der Inschrift die Seele der Medaillen erblicken und in den Figuren den Körper» *(Ainsi l'on doit regarder la légende comme l'âme de la médaille, et les Figures comme le corps)*[34] – und in der Praxis hatten die Numismatiker dies auch akzeptiert. So hatte Joseph Addison ganz recht, wenn er in den einflußreichen Bemerkungen, die er einige Jahre später über die Beschäftigung mit Münzen machte, die Behauptung aufstellte, sie seien «eine Art Druck», bevor die Druckkunst erfunden wurde. Mit ihrer Hilfe habe Monsieur Vaillant «eine Geschichte entwirrt, die der Welt verloren gegangen war, als er aus einer kleinen Sammlung von Münzen eine Chronik der syrischen Könige erstehen ließ»,[35] denn wie alle Numismatiker hatte Vaillant sich in seinen bedeutsamen historischen Forschungen hauptsächlich auf die Inschriften und weniger auf die Abbildungen gestützt. Man sah in den Medaillen in erster Linie Texte – Texte, die sehr viel verläßlicher sein konnten als überkommene historische Schriften, aber dennoch Texte. Aus diesem Grunde können die numismatischen Forschungen als solche in diesem Buch keine so gewichtige Rolle spielen, wie man vielleicht erwartet hätte.

Dennoch läßt sich ihr indirekter Einfluß kaum überschätzen. Das Studium der Münzen gab Altertumskundlern und Historikern erstmals den Gedanken ein, daß figurative Quellen sie in einen engen, anregenden Kontakt mit Bereichen der Vergangenheit zu bringen vermochten, die auf anderen Wegen offenbar nicht zugänglich waren. In den meisten Fällen eröffnete ihnen erst die Beschäftigung mit den Münzen den Zugang zur Bedeutung der Marmorskulpturen und anderer bildlicher Zeugnisse, deren Entschlüsselung weitaus größere Schwierigkeiten bereitete, weil die Objekte vielfach keinerlei Inschriften trugen. Die numismatische Forschung war darüber hinaus auch unlösbar mit der Suche nach ganz anderen Quellen verbunden, die nicht weniger attraktiv für Gelehrte und Liebhaber waren, und ihre Methoden bieten uns wertvolle Hinweise, wie wir uns diesem weiteren Feld nähern können; denn schon eine kurze Prüfung der umfangreichen Literatur und des Bildmaterials, das sich dem Interesse an Münzen und Medaillen verdankt, wird zeigen, daß sich die betreffenden Bücher in zwei Gruppen aufteilen lassen, in Porträtsammlungen nämlich und in Abhandlungen, die ihr Hauptaugenmerk auf die religiösen, historischen, allegorischen und topographischen Informationen legen, die sich aus der Beschäftigung mit den Rückseiten gewinnen lassen. Ohne allzusehr fehlzugehen, können wir diesen Maßstab bei der Prüfung des Bildmaterials anlegen, das den Historikern des 16. und 17. Jahrhunderts zur Verfügung stand.

2

Porträts aus der Vergangenheit

1. Medaillensammlungen und Sammlungen von Bildnissen in Medaillenform

Über viele Jahrhunderte waren Porträts die wichtigste und vielfach die einzige Bildquelle aus der Vergangenheit, die Lesern – und Autoren – von historischer Literatur durchgängig zur Verfügung stand. In der Antike hatten Historiker sich nur sehr selten einmal auf das Zeugnis von Statuen berufen, wenn sie das Aussehen von Menschen beschreiben wollten, die vor ihrer Zeit gelebt hatten.[1] Doch im Spätmittelalter, als sich das Interesse an der Rekonstruktion der antiken Welt erstmals einstellte und auch artikuliert wurde, waren es natürlich Münzen und Medaillen, die eine einzigartig reichhaltige und – wie man damals glaubte – authentische Informationsquelle über die äußere Erscheinung von Kaisern und anderen Persönlichkeiten boten, mit denen man aus der schriftlichen Überlieferung bereits vertraut war. Schon bevor Petrarcas Beispiel die Begeisterung für Münzen auslöste und die Forschung anregte, hatte man römische Münzen als Quellen für die Ausschmückung und damit für die anschauliche Interpretation von Geschichtswerken benutzt. Um 1320 illustrierte der Veroneser Geistliche Giovanni Mansionario seine ‹Historia Imperialis› mit Porträts römischer Kaiser.[2] Nur der letzte Teil seines Manuskripts ist erhalten geblieben, doch können wir daraus ersehen, daß Mansionario sich redlich bemühte, von den ihm erreichbaren Quellen allein die verläßlichsten heranzuziehen (Abb. 11), auch wenn die Identifizierung von Münzen aus dem 3. und 4. Jahrhundert später noch vielen Generationen von Numismatikern beträchtliche Schwierigkeiten bereiten sollte. Natürlich waren seine Bemühungen keineswegs immer erfolgreich; er machte eine Reihe von Fehlern, und manchmal setzte er für einen Kaiser einfach das Bild eines anderen ein, wenn er – so müssen wir annehmen – keine entsprechende Münze finden konnte. Mansionario und wahrscheinlich auch andere Au-

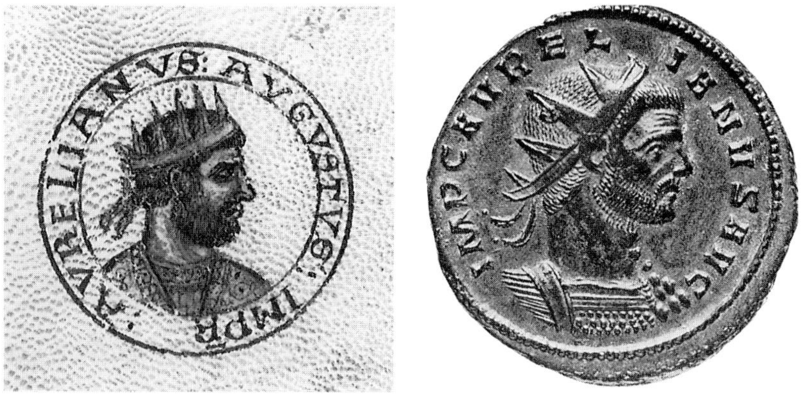

11a, b. Giovanni Mansionario, ‹Historia Imperialis›, um 1320, Vatikanische Bibliothek, MS Chig. I., VII, 259, f. 24v: Kopf des Kaisers Aurelian (270–275), nach einer Münze

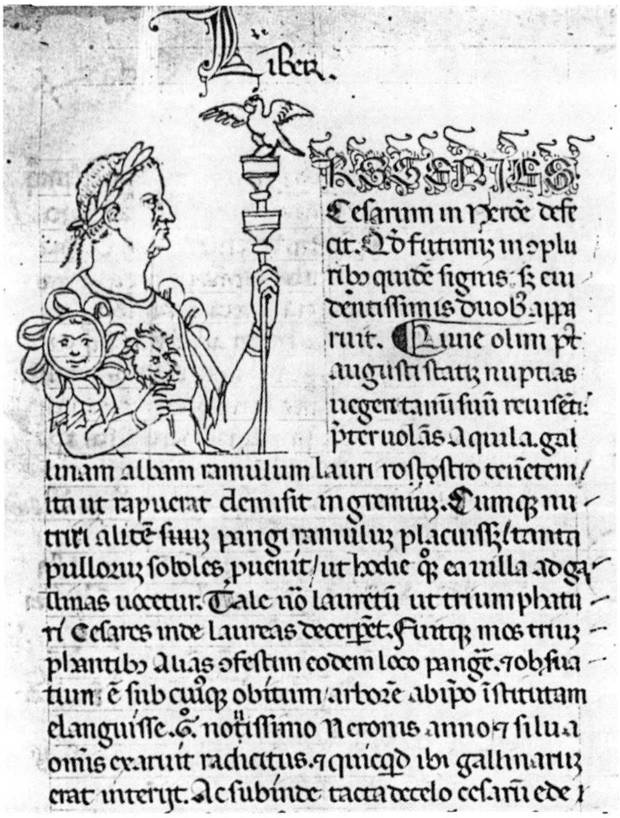

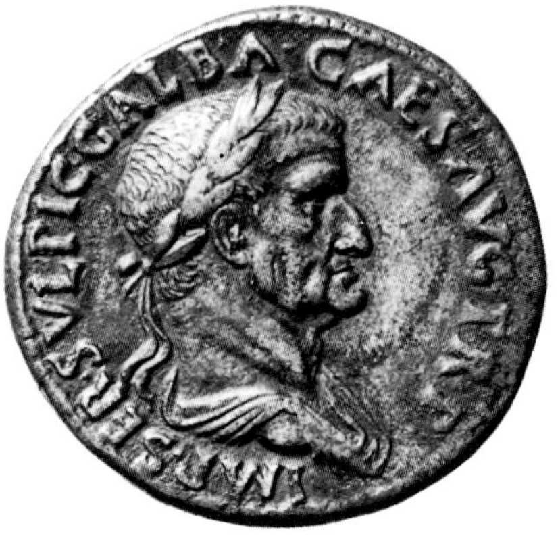

12a, b. Sueton, ‹De Vita Caesarum›, um 1350, Fermo, Biblioteca Comunale, MS 81, f. 40v: ‹Porträt› des Kaisers Galba in Halbfigur, nach einer Münze

toren dienten dann im 14. und 15. Jahrhundert Malern und Bildhauern als Quelle, die danach ihrerseits Porträts römischer Kaiser in viel größerem Format schufen.

Werke dieser Art sollten im wesentlichen Anschaulichkeit vermitteln; ein noch interessanteres Beispiel für die bildliche Darstellung der Vergangenheit bieten uns die Zeichnungen eines unbekannten Künstlers, die in Fermo die Zeiten überdauert haben und wahrscheinlich um 1350 entstanden sind.[3] Sie waren als Illustrationen für ein Manuskript des ‹Lebens der Cäsaren› von Sueton gedacht und stellen den ersten bekannten Fall dar, in dem authentisches Material für diese Zwecke benutzt wurde. Doch obwohl die Köpfe sehr sorgfältig (und mit beträchtlicher Genauigkeit) nach den jeweiligen Münzen kopiert wurden, wird dies nicht unmittelbar deutlich, denn die Kaiser sind als Halbfiguren dargestellt, und außerdem wurden Attribute hinzugefügt (Abb. 12), die nicht immer auf erhaltene Münzen zurückgehen, sondern offenbar aus Textquellen erschlossen wurden. Später, als Münzen und Medaillen größere Wertschätzung genossen, wurde dieser Prozeß vielfach umgekehrt, so daß man Porträts, die aus den unterschiedlichsten Quellen – einschließlich der Phantasie – stammten, die Form von Medaillen gab, um ihre Authentizität zu suggerieren.

Später wurde es dann üblicher, Manuskripte des Sueton (und manchmal auch anderer antiker Autoren) mit Illustrationen zu versehen, die auf Münzen zurückgingen. Ein besonders schönes Exemplar (Abb. 13) schuf um 1470 der Paduaner Schreiber Bartolomeo

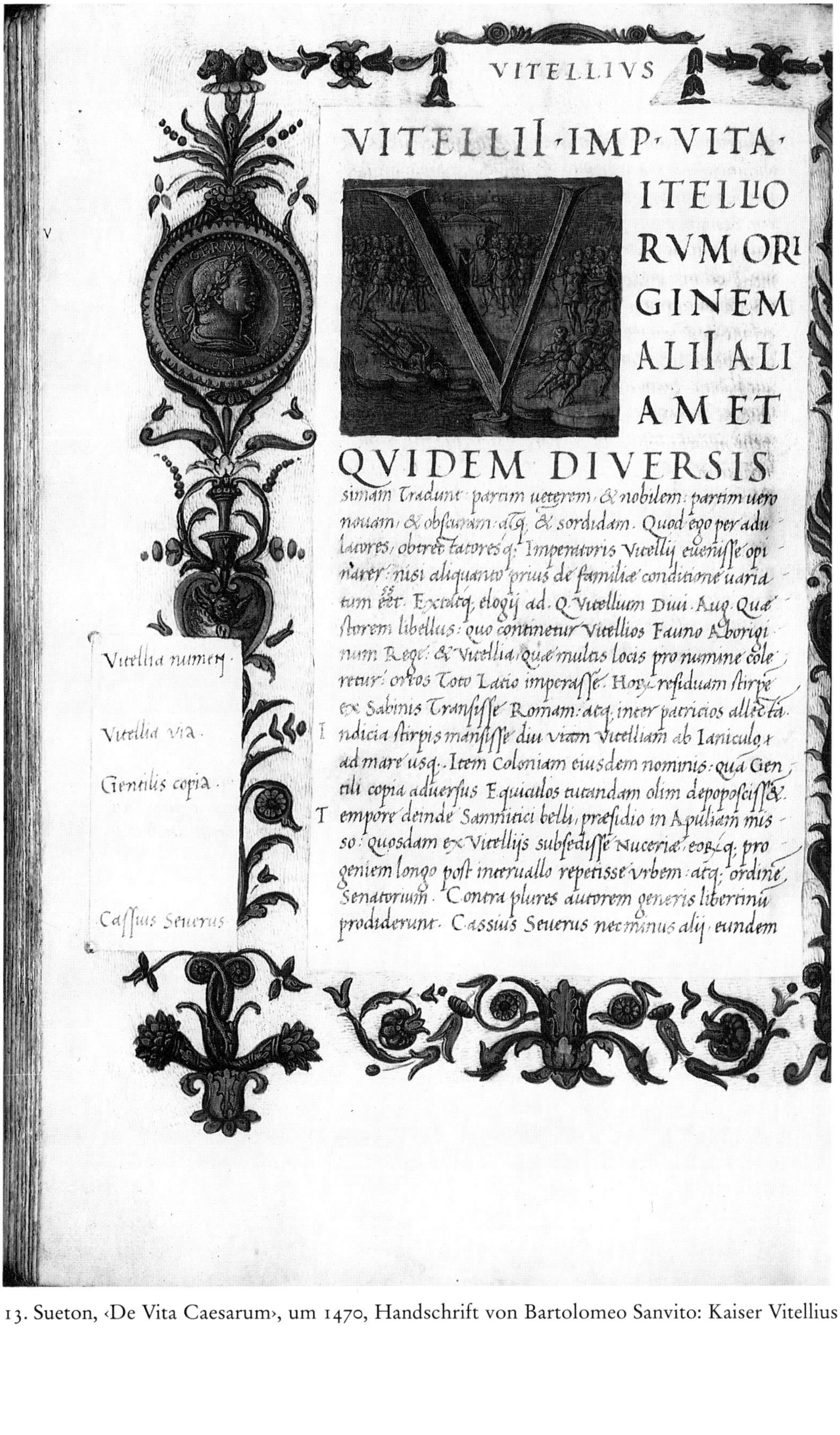
VITELLIVS

VITELLII·IMP·VITA·

VITELLIORVM ORIGINEM ALII ALIAM ET

QVIDEM DIVERSIS

simam tradunt: partim ueterem & nobilem: partim uero
nouam & obscuram atq. & sordidam. Quod ego per adu
latores obtrectatoresq. Imperatoris Vitellij euenisse opi
narer: nisi aliquanto prius de familiae conditione uaria
tum esset. Extatq. elogij ad Q. Vitellium Diui Aug. Quae
storem libellus: quo continetur Vitellios Fauno Aborigi
num Rege & Vitellia, quae multis locis pro numine cole
retur: ortos toto Latio imperasse. Horum residuam stirpe
ex Sabinis transisse Romam: atq. inter patricios allecta.
Indicia stirpis mansisse diu viam Vitelliam ab Ianiculo
ad mare usq. Item coloniam eiusdem nominis: quam Gen
tili copia aduersus Equiculos tutandam olim depoposcissent.
Tempore deinde Samnitici belli, praesidio in Apuliam mis
so: quosdam ex Vitellijs subsedisse Nuceriae, eorumq. pro
geniem longo post interuallo repetisse urbem atq. ordine
Senatorium. Contra plures autorem generis libertinu
prodiderunt. Cassius Seuerus nec minus alij eundem

Vitellia numen.
Vitellia via.
Gentilis copia.
Cassius Seuerus

13. Sueton, ‹De Vita Caesarum›, um 1470, Handschrift von Bartolomeo Sanvito: Kaiser Vitellius

Sanvito, ein Freund Bembos;[4] doch obwohl Medaillenkabinette bereits in Mode gekommen waren und in großer Zahl existierten, gelang es keineswegs immer, eine genaue Vorstellung von der äußeren Erscheinung berühmter Männer zu gewinnen, und dieser Mangel an Originalen führte zu einer umfangreichen Produktion künstlerisch freier Umsetzungen oder phantasievoller Fälschungen. Für uns sind sie vor allem deshalb bedeutsam, weil sie uns einiges über das Interesse beziehungsweise eher Desinteresse verraten, das Sammler, Künstler und Gelehrte der Renaissance an der physiognomischen Ausprägung von Charakterzügen hatten. Erst später wurde es zu einem beliebten Zeitvertreib, historische Porträts auf der Grundlage literarischer Beschreibungen zu interpretieren. So schrieb zum Beispiel ein englischer Reisender des 17. Jahrhunderts nach einem Rombesuch über eine – auffallend schwache – Marmorgruppe, die Nero mit seiner Amme darstellen sollte, daß Nero, «obwohl noch sehr jung, einen recht grausamen Gesichtsausdruck zeigte».[5] Als Künstler dann die ersten Porträts des jungen Caracalla anzufertigen begannen – offenbar aus der Phantasie und ohne antike Vorbilder –, da zeigten sie einen Jungen, den man einfach nur als reizend bezeichnen kann.[6] Zwar war man bereits in der Antike fest davon überzeugt, daß sich der Charakter eines Menschen in seinen Gesichtszügen spiegele, aber wie wir noch sehen werden, spielte diese Vorstellung bis weit ins 16. Jahrhundert hinein in Diskussionen über die Porträtkunst kaum eine Rolle.

Trotz der bislang angeführten Beispiele und zahlreicher anderer, die ich ausgelassen habe, erschien erst 1517 die erste umfangreiche Sammlung von ‹Bildern berühmter Personen› (‹Illustrium Imagines›), die nachweislich auf antiken Medaillen basierte.[7] Der wichtigste Kompilator und Gelehrte, der für dieses elegante Werk verantwortlich zeichnete, war mit großer Sicherheit Andrea Fulvio, bekannt vor allem deshalb, weil er mit Raffael bei der Erforschung der Altertümer Roms zusammengearbeitet hatte. Das Buch enthielt insgesamt mehr als zweihundert Porträts, die zeitlich von Alexander dem Großen, dem allerdings ein Bildnis des doppelgesichtigen römischen Gottes Janus vorangestellt war, bis zu Konrad reichten, dem Kaiser des Heiligen Römischen Reiches, der von 911 bis 918 regierte.

In der überwiegenden Mehrzahl zeigten diese Porträts römische Kaiser sowie (in der Frühzeit) deren Frauen und andere Mitglieder ihrer Familien; daneben auch einige herausragende Persönlichkeiten, die keine Herrscher waren, zum Beispiel Cicero. Und schließlich finden sich ein paar recht seltsame Auslassungen, darunter Karl der Große – obwohl nur wenige Jahre vor Erscheinen des Buches eine überzeugende Medaille mit seinem Porträt geschaffen worden war.[8] Gerade dieser Anflug von Willkür vermittelt den Eindruck – und sollte dies vielleicht auch –, daß Fulvio für seine Wiedergaben nur solche historischen Persönlichkeiten ausgewählt hatte, von denen authentische Porträts vorlagen. Dieser Eindruck verstärkt sich noch durch die Anwendung eines Verfahrens, das später auch von anderen Autoren nachgeahmt wurde. Von Zeit zu Zeit ließ er den Raum unter der Beschreibung einer Persönlichkeit leer (etwa bei Cossutia, der ersten Frau des Julius Cäsar), um damit auszudrücken, daß man bis dahin noch kein wahres Bild von ihr gefunden hatte. Andererseits wird ein Bildnis abgedruckt (das der Antonia Augusta, der Mutter des Kaisers Claudius, Abb. 14), obwohl an der Stelle, die für den Text vorgesehen war, nichts über sie stand – als hätte man die Münze abgebildet, weil sie offenkundig echt war, während die abgebildete Person für die Geschichte

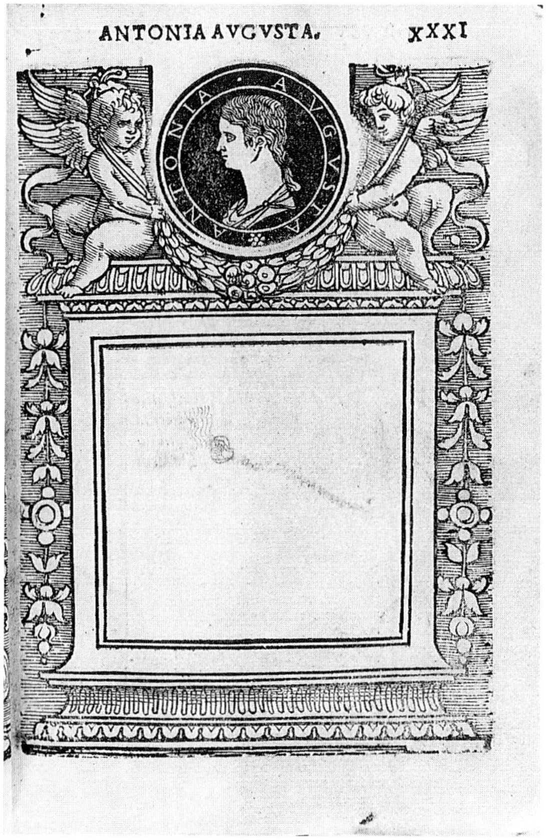

14. Andrea Fulvio, ‹Illustrium Imagines›, Rom 1517: Antonia Augusta

belanglos erschien. Tatsächlich waren viele Medaillen (wie etwa diejenige Ciceros) reine Erfindungen, und die Zahl der Phantasieschöpfungen nimmt im letzten Teil des Buches, in dem es um die Zeit nach dem Untergang des Weströmischen Reiches geht, beträchtlich zu. Dennoch hatte Fulvio das erste umfassende und scheinbar plausible Werk mit Bildnissen all jener Herrscher geschaffen, deren Leistungen allen Gebildeten bekannt waren, und sein Buch fand viele Plagiatoren und Nachahmer, obwohl die Züge der darin Abgebildeten fast immer völlig nichtssagend und sich manchmal sogar zum Verwechseln ähnlich waren.

Die berühmteste – oder berüchtigtste – unter diesen Kompilationen habe ich bereits erwähnt: es ist Guillaume Rouillés ‹Promptuaire des médailles des plus renommées personnes qui ont esté depuis le commencement du monde, avec une briève description de leurs vies et faicts, recueillie des bons auteurs›, das erstmals 1553 in Lyon erschien, und zwar in französischer, lateinischer und italienischer Sprache.[9] Zeitlich und inhaltlich war es noch umfassender angelegt als Fulvios ‹Illustrium Imagines›, denn die erste Abbildung zeigt Adam (Abb. 15) und die letzte den noch lebenden König Heinrich II. von Frankreich. Außerdem stellen die vielen hundert Illustrationen nicht nur Herrscher dar, sondern auch Künstler (wie Raffael und Michelangelo) und Philosophen (wie Diogenes und Marsilio Ficino), dazu noch Noah, Jesus Christus, Judas Ischariot und Mohammed. In seiner Zueignung an den Leser erklärt Rouillé, daß er stets den

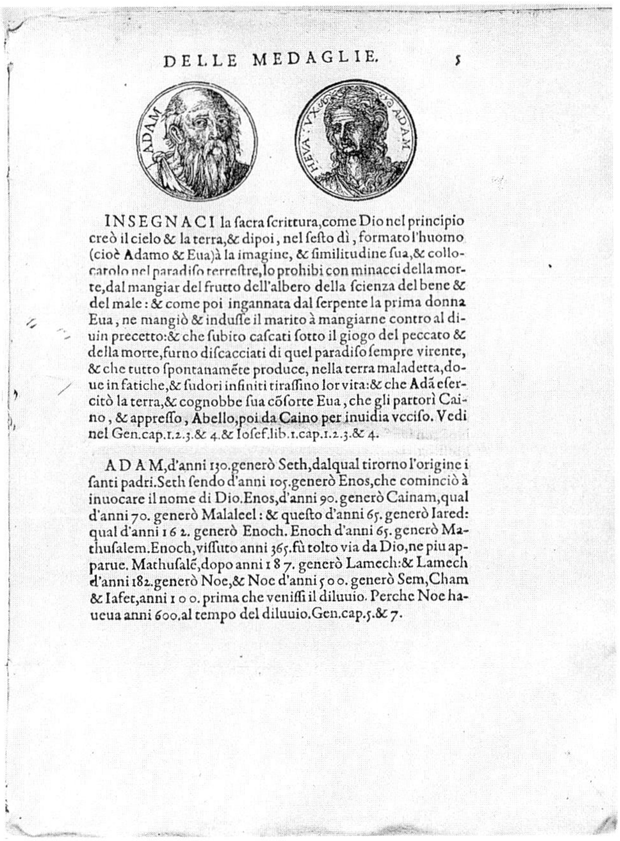

DELLE MEDAGLIE. 5

INSEGNACI la ſacra ſcrittura, come Dio nel principio creò il cielo & la terra, & dipoi, nel ſeſto dì, formato l'huomo (cioè Adamo & Eua) à la imagine, & ſimilitudine ſua, & collocatolo nel paradiſo terreſtre, lo prohibi con minacci della morte, dal mangiar del frutto dell'albero della ſcienza del bene & del male: & come poi ingannata dal ſerpente la prima donna Eua, ne mangiò & induſſe il marito à mangiarne contro al diuin precetto: & che ſubito caſcati ſotto il giogo del peccato & della morte, furno diſcacciati di quel paradiſo ſempre virente, & che tutto ſpontanamẽte produce, nella terra maladetta, doue in fatiche, & ſudori infiniti tiraſſino lor vita: & che Adã eſercitò la terra, & cognobbe ſua cõſorte Eua, che gli partorì Caino, & appreſſo, Abello, poi da Caino per inuidia vcciſo. Vedi nel Gen.cap.1.2.3.& 4.& Ioſef.lib.1.cap.1.2.3.& 4.

ADAM, d'anni 130. generò Seth, dalqual tirorno l'origine i ſanti padri. Seth ſendo d'anni 105. generò Enos, che cominciò à inuocare il nome di Dio. Enos, d'anni 90. generò Cainam, qual d'anni 70. generò Malaleel: & queſto d'anni 65. generò Iared: qual d'anni 162. generò Enoch. Enoch d'anni 65. generò Mathuſalem. Enoch, viſſuto anni 365. fù tolto via da Dio, ne piu apparue. Mathuſalẽ, dopo anni 187. generò Lamech: & Lamech d'anni 182. generò Noe, & Noe d'anni 500. generò Sem, Cham & Iafet, anni 100. prima che veniſſi il diluuio. Perche Noe haueua anni 600. al tempo del diluuio. Gen.cap.5.& 7.

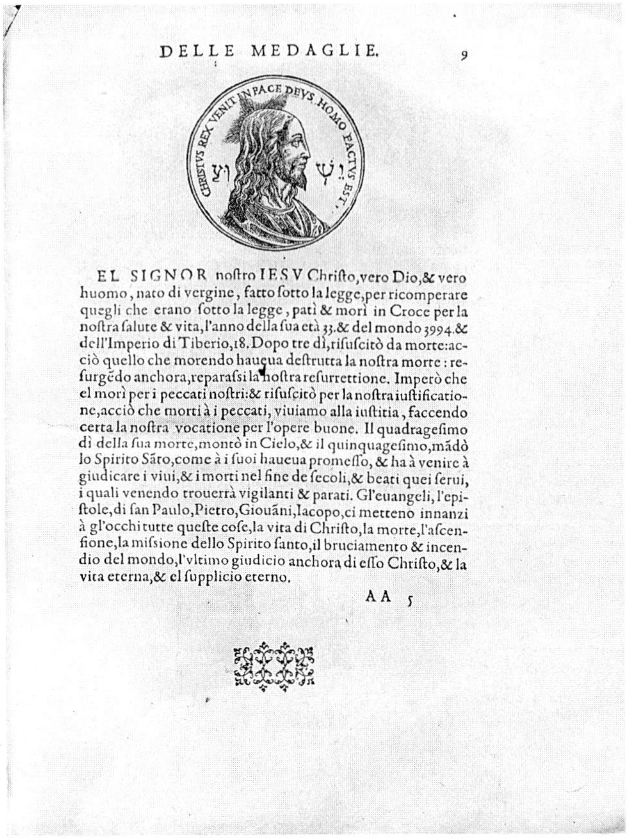

DELLE MEDAGLIE. 9

EL SIGNOR noſtro IESV Chriſto, vero Dio, & vero huomo, nato di vergine, fatto ſotto la legge, per ricomperare quegli che erano ſotto la legge, patì & morì in Croce per la noſtra ſalute & vita, l'anno della ſua età 33. & del mondo 3994. & dell'Imperio di Tiberio, 18. Dopo tre dì, riſuſcitò da morte: acciò quello che morendo haueua deſtrutta la noſtra morte: reſurgẽdo anchora, reparaſsi la noſtra reſurrettione. Imperò che el morì per i peccati noſtri: & riſuſcitò per la noſtra iuſtificatione, acciò che morti à i peccati, viuiamo alla iuſtitia, faccendo certa la noſtra vocatione per l'opere buone. Il quadrageſimo dì della ſua morte, montò in Cielo, & il quinquageſimo, mãdò lo Spirito Sãto, come à i ſuoi haueua promeſſo, & ha à venire à giudicare i viui, & i morti nel fine de ſecoli, & beati quei ſerui, i quali venendo trouerrà vigilanti & parati. Gl'euangeli, l'epiſtole, di ſan Paulo, Pietro, Giouãni, Iacopo, ci metteno innanzi à gl'occhi tutte queſte coſe, la vita di Chriſto, la morte, l'aſcenſione, la miſsione dello Spirito ſanto, il bruciamento & incendio del mondo, l'vltimo giudicio anchora di eſſo Chriſto, & la vita eterna, & el ſupplicio eterno.

AA 5

15. Guillaume Rouillé, ‹Prontuario de le Medaglie›, 2. Auflage, Lyon 1577: «Porträts» von Adam und Eva

16. Guillaume Rouillé, ‹Prontuario de le Medaglie›, 2. Auflage, Lyon 1577: «Porträt» von Jesus Christus

besten Rat gesucht und sich große Mühe gegeben habe, authentische Bilder zu finden, und wenn von einem Kaiser mehrere Medaillen erhalten geblieben seien, so habe er sich für die wahrhaftigste entschieden. So wenig überzeugende Porträtillustrationen wie einige der von Rouillé abgedruckten Bildnisse waren auch vor ihm schon oft genug veröffentlicht worden; Rouillé unterscheidet sich von seinen mittelalterlichen Vorläufern jedoch durch den Versuch, Kleidung und Haltung von unterschiedlichen Personen und zu verschiedenen Zeiten zu differenzieren, während man in einigen deutschen Publikationen aus den letzten Jahren des 15. Jahrhunderts selbst römische Kaiser durch Standardtypen in zeitgenössischer Kleidung darstellte.[10]

Rouillé räumte allerdings ein, daß er bei Adam, Abraham und den Patriarchen auf geschriebene Quellen und seine schöpferische Phantasie habe zurückgreifen müssen, ebenso wie Phidias bei Homer Inspiration gesucht habe, um die Gestalt des «unsichtbaren Jupiter» zu erahnen. Doch auch wenn viele der abgebildeten Medaillen reine Erfindungen waren – wie man schon bald erkannte –,[11] konnten doch einige der unwahrscheinlichsten Berühmtheiten, deren Züge im ‹Promptuaire› und ähnlichen Werken

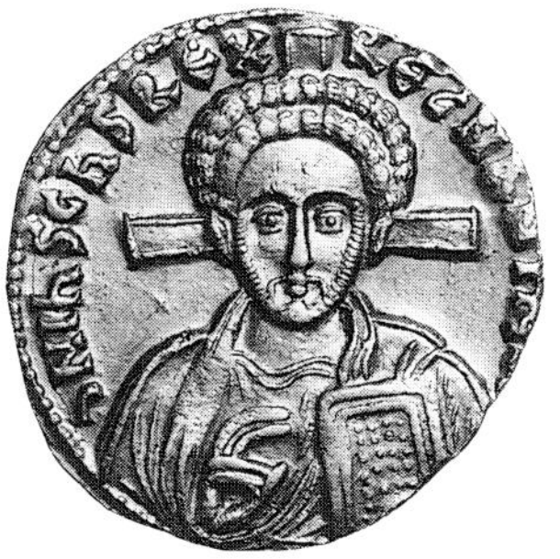

17. Solidus des oströmischen Kaisers Justinian II. (685–695) mit Christuskopf auf der Rückseite, Oxford, Ashmolean Museum

wiedergegeben waren, ein gewisses Maß an Glaubwürdigkeit beanspruchen – was dem heutigen Betrachter nicht immer bewußt sein mag. So erkannte man bald, daß der Christuskopf zuerst auf byzantinischen Münzen des 7. Jahrhunderts und danach immer wieder, bis fünf Jahre vor dem Untergang des Oströmischen Reiches, vorgekommen war[12] (Abb. 16, 17). Du Choul erhielt solch eine Münze – ganz anderer Art als die bei Rouillé wiedergegebene – aus Konstantinopel, «durch die Hilfe eines meiner Freunde» *(par le moyen dung mien amy)*,[13] und es ist durchaus möglich, daß beide diese Bildnisse für sehr viel älter hielten, als sie tatsächlich waren, so daß sie den Porträts Authentizität beimaßen. Es kann nicht überraschen, daß man von hellenistischen Schaumünzen mit dem Kopf Homers glaubte, sie seien zu Lebzeiten des Dichters entstanden; und obwohl Numismatiker des 16. Jahrhunderts durchaus anerkannten, daß Münzen mit den Bildnissen prominenter Römer, die vor Julius Cäsar gelebt hatten, nur posthum geprägt worden sein konnten, war es nicht gänzlich abwegig, wenn man annahm, sie seien möglicherweise nach den wächsernen Ahnenbildnissen geschaffen worden, von deren Verehrung in den römischen Familien man wußte.[14] Bei zeitgenössischen Gestalten konnte Rouillé sich vielfach auf Zeichnungen stützen, die George Reverdy und Corneille de la Haye nach dem Leben angefertigt hatten und die dann für ihn in Form von Medaillen gestochen wurden.[15] Bei allen Zweifeln hinsichtlich der Authentizität, zu denen der ‹Promptuaire› Anlaß gibt, leistete Rouillé dennoch bedeutende Pionierarbeit auf dem Gebiet der Portraitpublikationen. Er stützte sich auf unterschiedliche Quellen, und er nahm ein abenteuerlich breites, weit über das übliche hinausreichendes Spektrum von Personen auf, denn Paolo Giovios große Sammlung gemalter Porträts in Como, von der später in diesem Kapitel noch die Rede sein wird, war noch nicht im Druck erschienen, und selbst Kopien der Bilder waren noch nicht allgemein verfügbar.

Rouillés Formel, Kopien echter Münzen und Medaillen – oder manchmal auch von Bildnissen in Form von Medaillen – zu publizieren, um die Illusion von Authentizität zu erzeugen, stellte ein beliebtes und häufig nachgeahmtes Verfahren für jene zahllosen Werke mit historischen Porträts und zugehörigen Texten unterschiedlicher Länge bereit, die während des 16. und 17. Jahrhunderts überall in Europa herauskamen. Ein Großteil dieser Veröffentlichungen konzentrierte sich dabei auf Herrscher und deren unmittelbare Familienangehörige, doch es gab auch Zusammenstellungen von Heerführern, Kirchenfürsten, Reformatoren, Schriftstellern und anderen Gruppen herausragender Persönlichkeiten. Die Raison d'être für die meisten dieser reich illustrierten Werke war dieselbe, wie sie auch bei den herkömmlichen Geschichtswerken dieser Zeit gerne angeführt wurde: die Züge großer Persönlichkeiten könnten ebenso wie deren Taten späteren Generationen als Quelle der Inspiration dienen.[16] So gesehen, war ein Porträt im selben Maße eine historische Tatsache wie der Bericht über einen militärischen Sieg. Keiner der Kompilatoren solcher Bücher kam offenbar auf den Gedanken, es könne falsch sein, die äußere Erscheinung eines so verkommenen Menschen für die Nachwelt aufzuzeichnen, wie Nero es gewesen war: «verächtlich, ein Verhängnis für die Republik, Feuer und Verderben für die Menschen» *(detestable, pernicieux à la republique, et flambeau et perdition des hommes).*[17] In jedem Falle hätte der ganz verständliche Wunsch nach einer vollständigen Porträtsammlung – und vielleicht auch eine gewisse Faszination des Bösen – dafür gesorgt, solche Einwände zu ignorieren. So verlieh man denn Guten und Bösen gleichermaßen Unsterblichkeit in zahllosen Illustrationen, deren Qualität eher vom Können des Stechers abhing als von der moralischen Größe der Abgebildeten. Außerdem hatte Enea Vico – zu Recht – darauf hingewiesen, daß Neros Münzen zu den schönsten gehörten, die unter den römischen Kaisern überhaupt geprägt worden waren.[18]

Der Eindruck, daß Medaillen als Vorlage für die Porträts in den illustrierten Anthologien gedient hatten, ist nicht überall so ausgeprägt wie bei Rouillés ‹Promptuaire›. Ein Gesicht in Profil- oder gelegentlich auch Enface-Ansicht, das von einer kreisförmigen Umrandung umgeben war, konnte schon ausreichen, um diesen Eindruck zu erzeugen, und vielfach wurden Porträts auch in dieser Weise abgebildet, selbst wenn gar kein Zweifel daran bestand, daß eine derartige Medaille nie existiert hatte. In Italien wurde diese Konvention strenger befolgt, wie ein Vergleich zwischen zwei historischen Handbüchern zeigt, die mit Porträts aller großen Männer – und vielfach auch Frauen –, von Adam bis in die Zeit des Autors, illustriert waren und das ganze 17. Jahrhundert hindurch sowie noch darüber hinaus gesucht blieben. Beide stammten von Jesuiten. Obwohl der überaus produktive Orazio Torsellino, der viele Jahre am Collegio Romano lehrte, 1598 starb, erschienen auch nach seinem Tode noch erweiterte und auf den neuesten Stand gebrachte Ausgaben seines ‹Ristretto dell'historie del mondo›, das erstmals in seinem Todesjahr publiziert worden war. In einer dieser Ausgaben, die 1634 in Rom erschien, heißt es in einem Hinweis an den «klugen Leser», er werde darin «die Abbilder der größten Männer» finden, «welche die Fülle der Jahrhunderte hervorgebracht hat».[19] Unter den Bildnissen sind solche von Abraham, Moses, Samson, Salomon, Cäsar, Brutus, Trajan, Dante und vielen anderen, und alle sind bewußt so dargestellt, als hätte man sie von Münzen kopiert oder zumindest danach geschaffen (Abb. 18) – was bei einigen, zum Beispiel dem Bildnis Neros, tatsächlich auch der Fall war. Auf der anderen Seite enthielt eine gut zwei Jahrzehnte später in Köln erschienene Ausgabe der ‹Flosculi historici delibati› von Jean de Bussières, die erstmals 1649 in Lyon publiziert worden waren, eine noch größere Zahl von «Porträts», stellte die Protagonisten der Weltgeschichte jedoch auf weit exotischere Weise dar.[20] Zwar sind die Porträts auch hier von kreisförmigen Rahmungen umgeben, aber abgesehen von den antiken Römern versuchte man nicht ernsthaft den Eindruck zu erwecken, daß jemals Medaillen existiert hätten, und Numismatikern wäre sogleich aufgefallen, daß es selbst für die römischen Köpfe vielfach keine Originalvorlagen gab (Abb. 19). Keines der beiden Bücher war für eine breitere Öffentlichkeit bestimmt – das in Köln erschienene war in

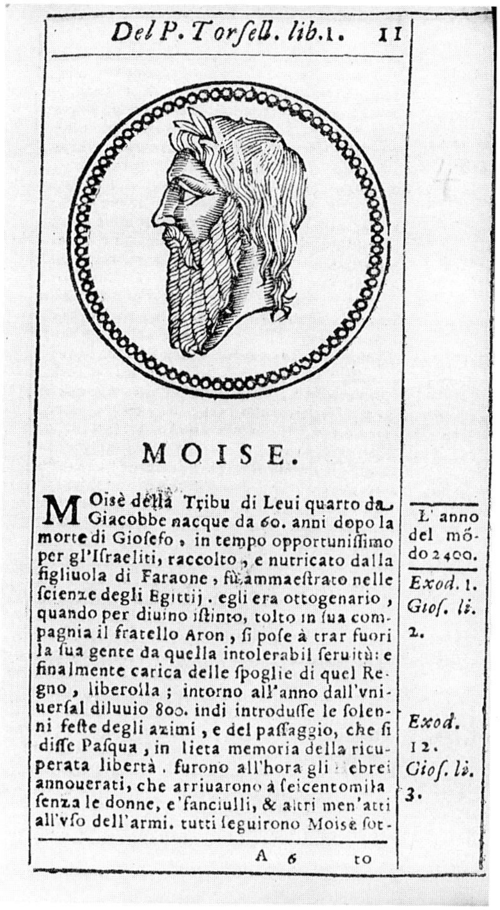
Del P. Torſell. lib. 1. 11

MOISE.

MOiſè della Tribu di Leui quarto da Giacobbe nacque da 60. anni dopo la morte di Gioſefo, in tempo opportuniſſimo per gl'Iſraeliti, raccolto, e nutricato dalla figliuola di Faraone, fù ammaeſtrato nelle ſcienze degli Egittij. egli era ottogenario, quando per diuino iſtinto, tolto in ſua compagnia il fratello Aron, ſi poſe à trar fuori la ſua gente da quella intolerabil ſeruitù: e finalmente carica delle ſpoglie di quel Regno, liberolla; intorno all'anno dall'vniuerſal diluuio 800. indi introduſſe le ſolenni feſte degli azimi, e del paſſaggio, che ſi diſſe Paſqua, in lieta memoria della ricuperata libertà. furono all'hora gli Ebrei annouerati, che arriuarono à ſeicentomila ſenza le donne, e'fanciulli, & altri men'atti all'vſo dell'armi. tutti ſeguirono Moisè ſot-

L'anno del mõdo 2400.

Exod. 1.
Gioſ. li. 2.

Exod. 12.
Gioſ. li. 3.

A 6 to

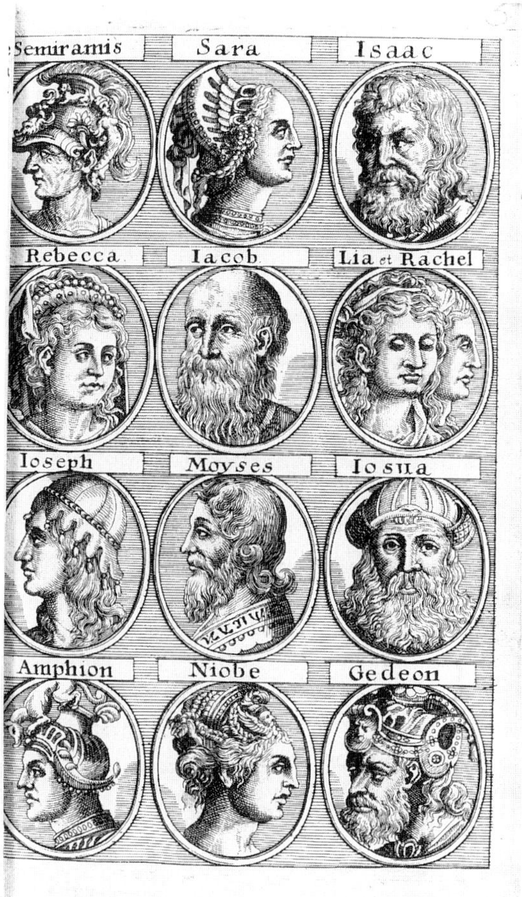

18. Orazio Torsellino, ‹Ristretto dell'historie del mondo›, Rom 1634: Moses

19. [Jean de Bussières], ‹Flosculi historici delibati›, Köln 1656: Moses und andere Gestalten des Alten Testaments sowie der antiken Geschichte und Mythologie

Latein verfaßt –, und ein Leser, der sich für das Aussehen des Moses interessierte, wäre erstaunt gewesen, wenn er die beiden «Porträts», die ihm dort angeboten wurden, miteinander verglichen hätte (Abb. 18, 19). Keiner der Autoren erklärte auch nur in Ansätzen, auf welche Quellen er sich bei der Anfertigung dieser und anderer in seiner Sammlung erschienener Bildnisse gestützt hatte.

Andere Autoren sowohl früherer als auch späterer Werke zeigen da größeres Entgegenkommen. So wählte Antoine du Verdier für die Porträts in seiner ‹Prosographie ou description des personnes insignes› aus dem Jahr 1573 eine an Medaillen erinnernde Form und schön gestaltete lateinische Inschriften. Doch wie schon Rouillé, so machte auch er deutlich, daß sie nicht nach dem Leben gezeichnet, sondern von ihm und seinen Mitarbeitern nach literarischen Quellen entworfen worden waren. Tatsächlich hatte er sie zum Teil gerade deshalb in seine Sammlung aufgenommen, weil sie in bisher veröffentlichten Medaillensammlungen fehlten – was kaum verwundern kann, zeigen sie doch neben Marsilio Ficino und anderen geläufigen Gestalten den Teufel sowie

Adam und Eva, wenn auch nicht, wie Verdier zu seinem Bedauern feststellt, Messalina und Papst Silvester, die der Stecher versprochen, aber noch nicht geliefert hätte.[21]

Andere Autoren waren da – zumindest in der Theorie – anspruchsvoller und erklärten, sie stützten sich auf Medaillen, nach denen sie «mit Fleiß in den besten Münzkabinetten des Königreichs Frankreich und anderswo gesucht» hätten;[22] und im 17. Jahrhundert finden wir gelegentlich Herausgeber der antiken Historiographen, die sich eingehend über ihre Gründe für die Verwendung bestimmter Medaillen auslassen. So etwa die Brüder Dacier, als sie die schönen – aber kaum überzeugenden – Illustrationen ihrer Ausgabe des Plutarch aus dem Jahr 1695 erörterten; sie taten dies allerdings hauptsächlich wegen des Spotts, den den man über sie ausgegossen hatte, weil sie den Kopf des lasterhaften Commodus mit dem des tugendhaften Marc Aurel verwechselt hatten, als sie dessen ‹Selbstbetrachtungen› herausgaben. «Ich weiß nicht, ob das wahr ist, und es schert mich auch gar nicht», so ereiferten sie sich, «ich wundere mich nur, daß ein so gelehrter Mann, der doch Besseres zu tun hätte, seine Zeit mit solch einer Kritik vertut, die, selbst wenn sie zuträfe, seiner nicht würdig ist.»[23]

Daß die Daciers ihren unglücklichen Irrtum herunterspielen wollten, ist natürlich verständlich; doch ihre Begründungen waren ungewöhnlich. Die meisten Gebildeten – und nicht nur die Altertumsforscher – hielten in der Öffentlichkeit an der Überzeugung fest, daß authentische Ähnlichkeit bei den Abbildungen großer Persönlichkeiten erstrebenswert sei, so seltsam die Mittel auch gewesen sein mögen, die sie privatim einsetzten, um an solche Bildnisse zu kommen oder sie anzufertigen. Illustrationen aus früheren Werken wurden beständig plagiiert und für neue Zwecke eingesetzt, viele Medaillen wurden gefälscht, viele andere zum Gedenken an Persönlichkeiten neu geschaffen, die zu ihren Lebzeiten niemals auf solche Weise geehrt worden waren. Über all das erfahren wir jedoch nur selten etwas aus erster Hand; deshalb ist das Zeugnis des flämischen Kupferstechers Jacques de Bie so aufschlußreich, der 1636 sein Werk ‹La France métallique› herausbrachte, das Bildnisse sämtlicher Könige von Frankreich enthält und von beträchtlichem Interesse für die Historiker war. De Bie war ein leidenschaftlicher Bewunderer des «unvergleichlichen Goltzius», dessen Werke er neu herausgab,[24] und mit Nachdruck erklärte er, daß er Goltz' Beispiel folgen und überall dort leere Stellen lassen wolle, wo er keine echten Münzen habe ausfindig machen können, um sich nicht der «Geringschätzung von Kunstliebhabern» schuldig zu machen, indem er «frivole und kapriziöse Bilder» abdrucke.[25] In seinem recht voluminösen Vorwort zu ‹La France métallique› erläuterte er, da es klar sei, daß die Franzosen nun den Vergleich mit den Römern auf allen Gebieten aufzunehmen vermöchten, habe er sich vorgenommen, ihre Geschichte auf dieselbe Weise zu erzählen, «wie die Altertumsforscher die Geschichte Roms abgehandelt haben», nämlich mit Hilfe der Bilder, die man auf ihren Medaillen finde und die von unnachahmlicher Schönheit seien. Je weiter er in die Geschichte zurückgegangen sei, desto schwerer sei es jedoch gewesen, authentische Medaillen ausfindig zu machen, und es sei ihm keine begegnet, die aus der Zeit vor Karl dem Großen stamme. Angesichts dieser Umstände habe er sich entschlossen, mit Hilfe von Freunden passende – das heißt dem antiken Muster entsprechende – Rückseiten erfundener Medaillen der ersten zwölf Könige von Frankreich zu zeichnen (Abb. 20). Offenbar hatte er sie ursprünglich nicht veröffentlichen wollen, obwohl er zutiefst bedauerte, daß «so viele edle Taten auf unterschiedliche Weise je nach Verpflichtung oder

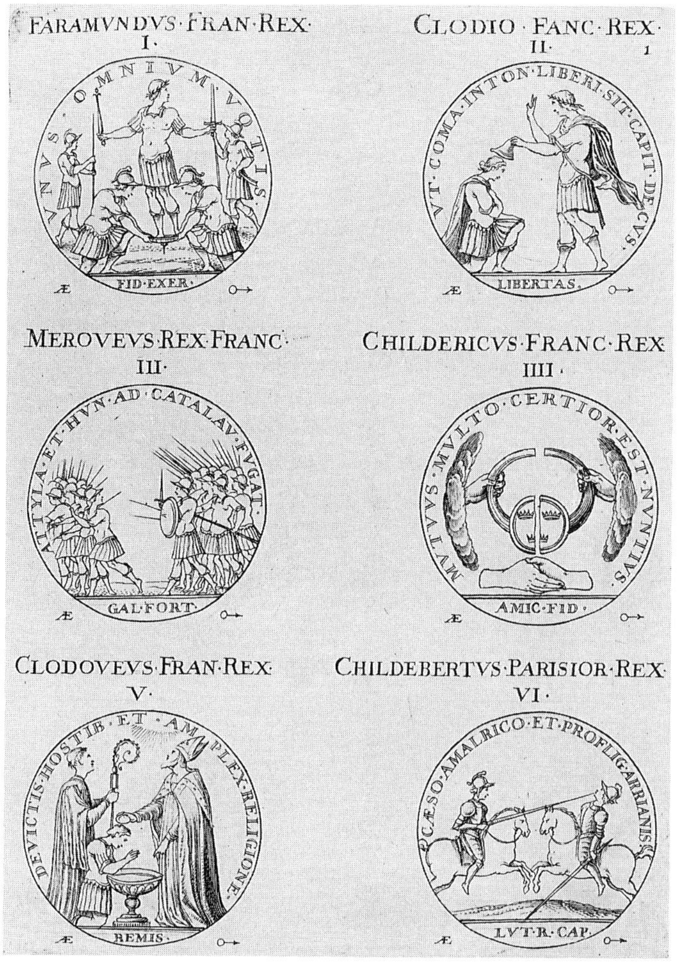

20. Jacques de Bie, ‹La France métallique›, Paris 1636: Rückseiten von Münzen, die angeblich von Pharamond und anderen frühen französischen Königen geprägt worden waren

Schmeichelei der Autoren beschrieben worden waren und dennoch nicht die solide Festigkeit echten, unzersetzlichen Metalls erreicht haben». Doch da hatte er das unerwartete Glück, Claude Frémy zu begegnen, einem «ausgezeichneten Handwerker und Wachsmodellierer», der bereits unabhängig von seinen Bemühungen Medaillenporträts dieser ersten Könige Frankreichs angefertigt hatte, wobei er sich auf antike Gräber und Skulpturen stützte. Sie kamen schließlich überein, zusammenzuarbeiten, und das Ergebnis ihrer gemeinsamen Arbeit wurde in ‹La France métallique› publiziert. De Bie betont ausdrücklich, da diese Medaillen der Öffentlichkeit unzugänglich seien, bestehe die Gefahr, daß mancher dächte, auch die späteren Bildnisse beruhten nicht auf Originalen, «obwohl sie dies zum überwiegenden Teil tun»,[26] und so ließ er nicht nur leere Stellen, sondern gab bei den authentischen Medaillen, die er publizierte, auch den Aufbewahrungsort an. Doch diese scheinbare Offenhcit hinsichtlich der Quellen seines Bildmaterials, deren bewußter oder unbewußter Zweck wohl darin bestand, die Ansprüche anderer Veröffentlichungen herabzusetzen, vermochte die besser informierten Gelehrten seiner Zeit nicht auf Dauer zu täuschen, und bald schon wurde er von Peiresc und anderen heftig kritisiert.[27]

Als Charles Patin Ende der sechziger Jahre des 17. Jahrhunderts Deutschland besuchte, traf er in Ulm einen gewissen Herrn Schermeier, der an der Herausgabe einer Universalgeschichte arbeitete, die mit Medaillen illustriert werden sollte; da dieser nicht für sämtliche Zeiten entsprechende Beispiele fand, schlug er vor, sich ausgiebig auf Rouillés ‹Promptuaire› und de Bies ‹La France métallique› zu stützen. «Ich nutzte meine französische Direktheit», schreibt Patin, «um ihm klarzumachen, daß diese beiden Bücher keinerlei Ansehen genießen und daß Gelehrten, vor allem aber Sammlern, die zahlreichen Fälschungen mißfallen, die darin enthalten sind ... Er schien recht erstaunt, daß er solches von zwei Werken hören mußte, die er sehr schätzte.»[28]

2. Medaillen als Quellen für andere Formen des Porträts

Antike Münzen und Medaillen konnten natürlich auch für wichtigere Zwecke verwendet werden als für die Illustration von Porträtsammlungen oder von Ausgaben klassischer Texte. Schon sehr viel früher, nämlich spätestens um die Mitte des 15. Jahrhunderts, hatte man erkannt – als einer der ersten vielleicht Flavio Biondo –, daß solche Münzen, auf denen ja stets der Name der abgebildeten Person verzeichnet war, unschätzbare Dienste bei der Identifizierung der zahllosen Marmor- oder Bronzestatuen und -büsten leisteten, die mehr oder weniger unbeschädigt oder auch nur in Bruchstükken die Zeiten überdauert hatten und keine nähere Bezeichnung trugen.[29] Es wäre interessant zu wissen, wann Fremdenführer in Rom mit der Praxis begannen – von der wir erst aus viel späterer Zeit hören –, antike Münzen bei sich zu tragen, wenn sie Besucher durch die Sammlungen unbezeichneter Büsten und Statuen führten, die man in der Stadt besichtigen konnte.[30]

Und es ist gewiß ein äußerst reizvoller Gedanke, daß Jacopo Strada, von dessen numismatischen Interessen und Veröffentlichungen schon die Rede war, vielleicht der erste Gelehrte gewesen ist, der von seinen Fachkenntnissen auf dem Gebiet der Münzen und Medaillen Gebrauch machte, um systematisch bestimmte römische Köpfe und deren Fälschungen aufzuspüren, sie zu identifizieren und zu erwerben. Es gibt keinerlei Beweise für diese These, und es sind nicht einmal Belege in Sicht, die sie stützen könnten, aber wir wissen, daß Strada von Anfang an intensiv am Aufbau der ersten umfassenden Sammlung von Porträtskulpturen beteiligt war, die im 16. Jahrhundert in Europa entstand: die Büsten und Statuen, die Herzog Albrecht V. von Bayern von 1566 an bei einer Reihe italienischer Kabinette für das eigens dafür errichtete Antiquarium in seiner Münchener Residenz erwarb. Das Antiquarium nahm das Erdgeschoß eines Gebäudes ein, dessen Obergeschoß man einer Bibliothek vorbehielt – eine Verbindung von Geschriebenem und Visuellem, die von großer kulturgeschichtlicher Bedeutung war.[31]

Strada war der Hauptagent des Herzogs bei Suche und Ankauf antiker Stücke; er fertigte auch Zeichnungen für die Gestaltung der großartigen Halle an, in der sie ausgestellt werden sollten, und war höchstwahrscheinlich auch verantwortlich für die ursprüngliche Aufstellung der Stücke.[32] Porträts spielten von Anfang an eine hervorragende, wenn auch nicht ausschließliche Rolle in der herzoglichen Sammlung,[33] doch erst lange nachdem Strada aus dem Dienst geschieden war, wurden die Köpfe der Kaiser

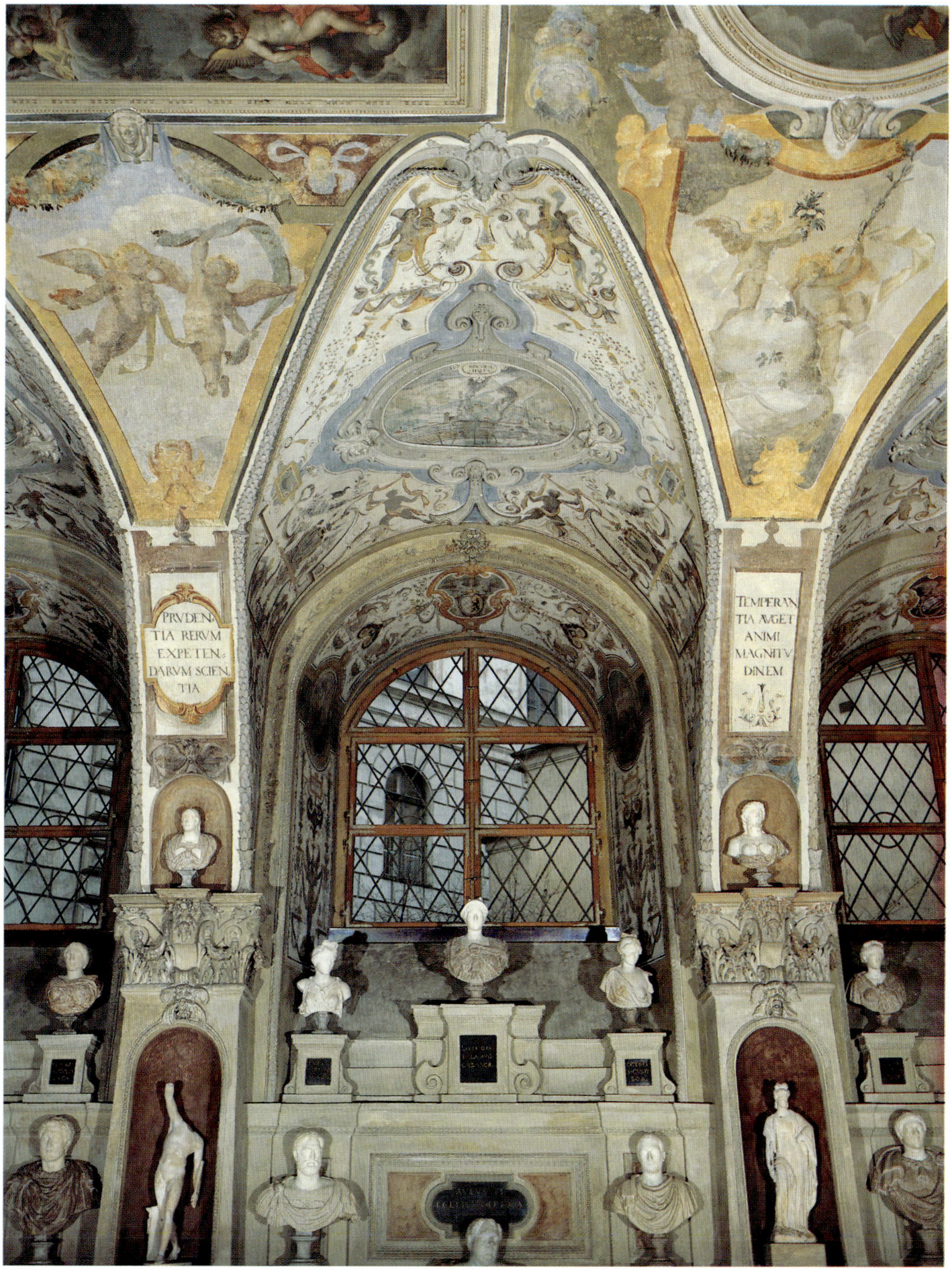

21. München, Antiquarium der Residenz

und ihrer Familien in annähernd chronologischer Reihenfolge auf Marmorsockeln aufgestellt, in die jeweils der Name der betreffenden Person eingemeißelt war.[34] Die Anregung zu einer solchen Anordnung stammte natürlich aus den zeitgenössischen Medaillenbüchern – aus dem von Strada, aber auch aus anderen; daraus ergab sich die unvermeidliche Notwendigkeit, wie in den Münzkabinetten eine möglichst lückenlose Folge aller Kaiserporträts zusammenzubringen, von Cäsar bis zu Gratian, mit dem die Serie schloß. Leider wissen wir nicht, ob Strada selbst an eine so wohlgeordnete Sammlung gedacht hatte, und da so viele Büsten, die man zu seiner Zeit und später im Antiquarium betrachten konnte, heute verschwunden sind oder nicht mehr identifiziert werden können, läßt sich auch nicht mehr überprüfen, inwieweit sie tätsächlich den in zeitgenössischen Publikationen wiedergegebenen Zusammenstellungen entsprachen.[35] Wir wissen jedoch, daß Strada sich intensiv um die Restaurierung der Skulpturen kümmerte, die man vornahm, bevor sie nach München gebracht wurden,[36] und zwar in Wien, wo Strada seine einmalige Sammlung von Zeichnungen nach römischen Münzen aufbewahrte. Er hätte also genügend Gelegenheit gehabt, seinen Handwerkern Anweisung zu geben, diskret einige Änderungen an einer beschädigten Büste vorzunehmen, um sie in ein Porträt zu verwandeln, das in der herzöglichen Sammlung noch fehlte.

Wie dem auch gewesen sein mag, Tatsache bleibt, daß man als Liebhaber der Geschichte und der Inspiration, die sie vermittelte, vor dem Ende des 16. Jahrhunderts nur als Gast der bayerischen Wittelsbacher die Möglichkeit gehabt hätte, eine scheinbar vollständige Sammlung von Marmorköpfen all jener römischen Kaiser und ihrer Familien zu sehen, über die man bei Sueton, Tacitus und anderen Geschichtsschreibern so viel und ausführlich gelesen hatte. Die Ordnung in diesem Antiquarium scheint noch recht zufällig gewesen zu sein,[37] aber die Wirkung war offenbar überwältigend. Unter einem reich im italienischen Stil verzierten Gewölbe standen die Büsten einander auf hohen Marmorsockeln an den Längsseiten der Halle gegenüber (Abb. 22). Jede trug eine elegante, farbige Marmordraperie, man hatte die Porträts in symmetrischen Gruppen zwischen den Wandvorlagen zusammengefaßt, indem man die Büsten in Nischen eingepaßt und auf unterschiedlich hohe Sockel gestellt hatte[38] (Abb. 21). Die Sockel trugen in römischen Lettern Inschriften, aus denen der Besucher ersehen konnte, daß er ein Bildnis von Julius Cäsar oder Caligula, von Trajan oder Julian Apostata vor sich hatte. Nirgendwo außerhalb Roms – und vielleicht nicht einmal dort – war das Römische Reich der Kaiserzeit so bildmächtig dargestellt wie im Münchener Antiquarium – und diese Leistung wäre gar nicht denkbar gewesen ohne eine sorgfältige numismatische Forschung.

In Italien unterhielt Strada unter anderem auch Beziehungen zum Kreis um Fulvio Orsini, jenem Gelehrten, der den ersten ernsthaften Versuch unternehmen sollte, eine umfangreiche Zusammenstellung antiker Porträts zusammenzutragen, die teilweise, wenn auch nicht ausschließlich, auf Münzen basierte.[39] 1529 als unehelicher Sohn eines Mitglieds des mächtigen Adelsgeschlechts der Orsini in Rom geboren, verbrachte er einen großen Teil seines Lebens im Hause des Kardinals Farnese, der um die Mitte des 16. Jahrhunderts zu den kultiviertesten Kunstförderern in Rom gehörte. Orsini betätigte sich als Diplomat und beriet Farnese in Kunstfragen, doch am besten kennt ihn die Nachwelt als Sammler von Altertümern aller Art – er besaß an die 900 Gemmen, 58 Marmorbüsten und Flachreliefs, dazu 2500 Münzen und Medaillen[40] – sowie von

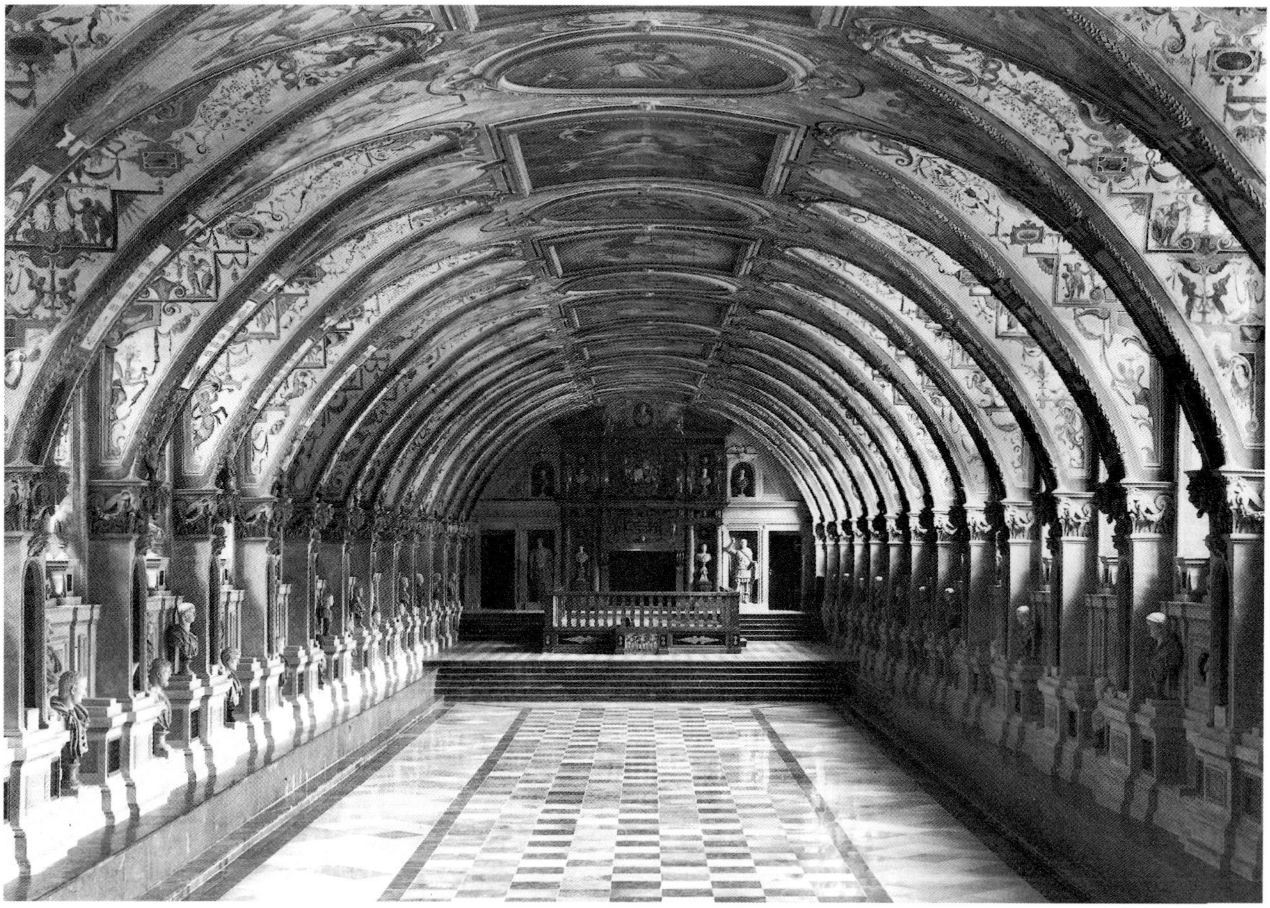

22. München, Antiquarium der Residenz

Büchern (seine Bibliothek soll besser ausgestattet gewesen sein als die des Vatikans),[41] wobei sich sein Ansehen gerade auch auf den Gebrauch gründete, den er von diesen Schätzen machte.

Orsini stand in Kontakt mit vielen der führenden Gelehrten Europas, war aber auch selbst ein großer Gelehrter, auch wenn er seine Forschungen nicht gerne publizierte. In seinen ‹Imagines et Elogia Virorum Illustrium›, die erstmals 1570 und dann noch mehrfach in erweiterten Ausgaben sowohl vor als auch nach seinem Tod erschienen, legte er jedoch eine Untersuchung zur antiken Porträtkunst vor, die weitaus systematischer war als alles, was man bis dahin zusammengestellt hatte.

Die Illustrationen dieses Werkes unterscheiden sich durch ihre Unmittelbarkeit deutlich von den meisten anderen, die wir aus der altertumskundlichen Literatur des 16. Jahrhunderts kennen. Wenn ein Sammler die vielen Publikationen durchgeblättert hatte, in denen ihm makellos vollständige Münzen präsentiert wurden, sauber in ein symmetrisches Muster gepreßt, von Schmuckrahmen mit komplizierten Verzierungen, allegorischen Figuren, Fabelwesen oder Girlanden umgeben, dann muß ihn die brutale

Deutlichkeit, die vielen der Orsini-Tafeln eigen ist, erschreckt haben: eine beschädigte und kopflose Herme, eine Statue ohne Arme, ein fragmentarisches Relief, eine Büste, deren Augäpfel nicht aufgebohrt sind, auf einem Sockel mit griechischer Inschrift, ein paar Münzen und Gemmen unterschiedlicher Größe – und zuweilen sogar mehrere solcher Abbildungen auf derselben Seite.

In erster Linie neu an Orsinis Vorgehen war, daß er sich auf so viele verschiedene Quellen stützte. Fast jede dieser Quellen war einzeln zuvor schon von anderen Autoren erforscht worden; Orsinis Pionierleistung bestand darin, die epigraphische Forschung mit der Erforschung von Münzen, Statuen, Büsten und anderen Bildwerken zu verbinden, um so herauszufinden, wie berühmte Persönlichkeiten der Antike wirklich ausgesehen hatten. Deshalb bringt er vielfach mehr als ein Porträt der von ihm abgehandelten Personen – im Falle des Sokrates etwa bildet er drei verschiedene Marmorköpfe und eine Statue in sitzender Haltung ab. Zwar hatte man in Sammlungen von Kaiserporträts schon häufig mehrere Beispiele für jeden Kaiser gebracht, doch nie zu Vergleichszwecken wie bei Orsini. Außerdem war Orsini bereit, Porträts ein und derselben Person in ganz unterschiedlichen Ausformungen aufzunehmen. Über Hesiod teilt er mit, welches Bild seiner äußeren Erscheinung antike literarische Quellen vermitteln, und zeigt dazu eine Marmorbüste, einen geschnittenen Stein und einen Hermenschaft, in den sein Name eingemeißelt ist (Abb. 23). Es trifft wohl zu, daß die verstümmelten

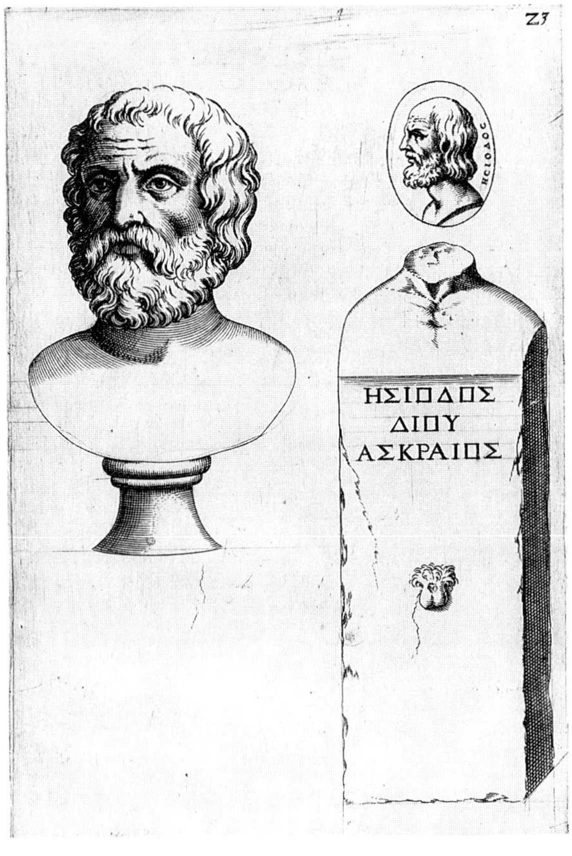

23. Fulvio Orsini, ‹Imagines et Elogia Virorum Illustrium›, Rom 1570: Hesiod

Genitalien auf dem Hermenschaft kaum etwas zur Identifizierung Hesiods beitragen dürften, doch Orsini war sich – sehr zu Recht – darüber im klaren, daß vielfach die falschen Köpfe auf solche mit Inschriften versehenen Sockel aufgesetzt worden waren.

Noch bemerkenswerter wird Orsinis Leistung – und die der zahlreichen Gelehrten, die mit ihm zusammenarbeiteten – durch die Tatsache, daß er seine Kraft gerade auf jene Bereiche wie Griechenland und die römische Republik konzentrierte, die von den Numismatikern weitgehend vernachlässigt worden waren, weil sie sich in erster Linie mit dem leichter zugänglichen Gebiet der Kaiserporträts beschäftigten. Außerdem – und anders als die meisten seiner Vorgänger oder Zeitgenossen – erforschte Orsini das soziale Umfeld und die Ursprünge des Porträts ebenso wie seine Verwendung in privaten Bibliotheken, als öffentliches Denkmal und ähnliches.

Wenn wir Orsinis Buch und seine späteren Ausgaben sowie die durch sie ausgelöste Korrespondenz betrachten, so drängt sich der Eindruck auf, daß wir es hier lediglich mit den Bruchstücken eines weitaus ehrgeizigeren Planes zu tun haben – was kaum überraschen kann, wenn man hört, er habe nur zwanzig Tage auf die Druckvorbereitungen für die Ausgabe von 1570 verwendet.[42] Auch lange nach der Veröffentlichung der ‹Imagines et Elogia› erforschte und sammelte er noch immer antike Porträts aller Art. Zwar beabsichtigte er, eine umfassende Studie über dieses Thema zu schreiben; dazu kam es jedoch nicht, und erst als der flämische Künstler Dirk Galle an ihn herantrat, stellte sich wieder die Frage nach der Nutzung dieses neuen Materials. Galle fertigte eine Serie von 246 Zeichnungen der Porträts an, die sich im Besitz von Orsini, Kardinal Farnese und anderen Sammlern befanden, dann kehrte er in seine Heimatstadt Antwerpen zurück, um sie zu stechen.[43] Im Jahre 1598 veröffentlichte er 151 dieser Stiche – allerdings war Orsini ein wenig enttäuscht, denn er hatte sich gewünscht, daß alle Zeichnungen samt seinen eigenen Anmerkungen veröffentlicht würden. Doch die eigentliche Schwäche des neuen Werkes lag in einem Gestaltungsmerkmal, auf dem Galle ausdrücklich bestanden hatte. In nur drei Fällen druckte er mehr als ein Porträt für eine einzelne Person ab, auch wenn er weiterhin unterschiedliche Quellen wie Büsten, Münzen, Gemmen und Statuen heranzog. Galle hatte Angst, der Abdruck verschiedener Porträts, die alle den Anspruch erhoben, ein und dieselbe Person abzubilden, könnte das Vertrauen in die Glaubwürdigkeit des gesamten Projektes untergraben[44] –, und tatsächlich sind die Diskrepanzen zuweilen allzu deutlich, als daß man manche Zuordnungen noch akzeptieren könnte.

Dennoch lag die Bedeutung der ersten Ausgabe des Werkes von Orsini für die zukünftige Forschung auf diesem Gebiet gerade in der Vielfalt der darin wiedergegebenen Porträts; die Neuausgaben enthielten zwar eine größere Zahl von Abbildungen, die zudem auch noch von besserer Qualität waren und den Ruf des Werkes als vollständigste und am sorgfältigsten recherchierte ikonographische Sammlung rechtfertigten, aber in vielerlei Hinsicht sind die Darstellungen weit weniger interessant als die der Ausgabe von 1570.

3. Jenseits der Medaille: Porträtsammlungen

Die wichtigsten Quellen für das äußere Erscheinungsbild antiker Persönlichkeiten waren Münzen und Büsten, doch prominente Gestalten der Spätantike und des Frühmittelalters konnte man auch auf Mosaiken, auf Fresken und in anderen Medien dargestellt finden. Aber zu einem Zeitpunkt, zu dem das Interesse an römischen Münzen bereits weit verbreitet war, konnten solche gröberen Darstellungen kaum Aufmerksamkeit auf sich ziehen. Natürlich waren die Päpste während des ganzen Mittelalters und der Renaissance häufig abgebildet worden, in vollständiger Abfolge, in kleinen Gruppen oder einzeln, doch hatte man – anders als im ähnlich gelagerten Fall der Kaiser – nur wenige oder gar keine Anstrengungen darauf verwendet, lebensechte Abbilder zu fertigen, die auf authentische Quellen zurückgingen. Unter den ausdrucksstarken Terrakottaköpfen der 170 Päpste, von Christus bis zu Papst Lucius (1181–1185), die Ende des 15. Jahrhunderts – möglicherweise als Teil einer vollständigen Sammlung – für die Kathedrale von Siena geschaffen wurden und die hoch oben an den Wänden des Hauptschiffes zu sehen sind (Abb. 24), befand sich bis 1600 denn auch der Kopf der legendären Päpstin Johanna. In diesem Jahr verwandelte man ihn auf Anordnung des amtierenden Papstes Clemens VIII. in den des Papsts Zacharias, dessen Pontifikat von 741 bis 752 währte und der vielleicht zunächst ausgelassen worden war.[45]

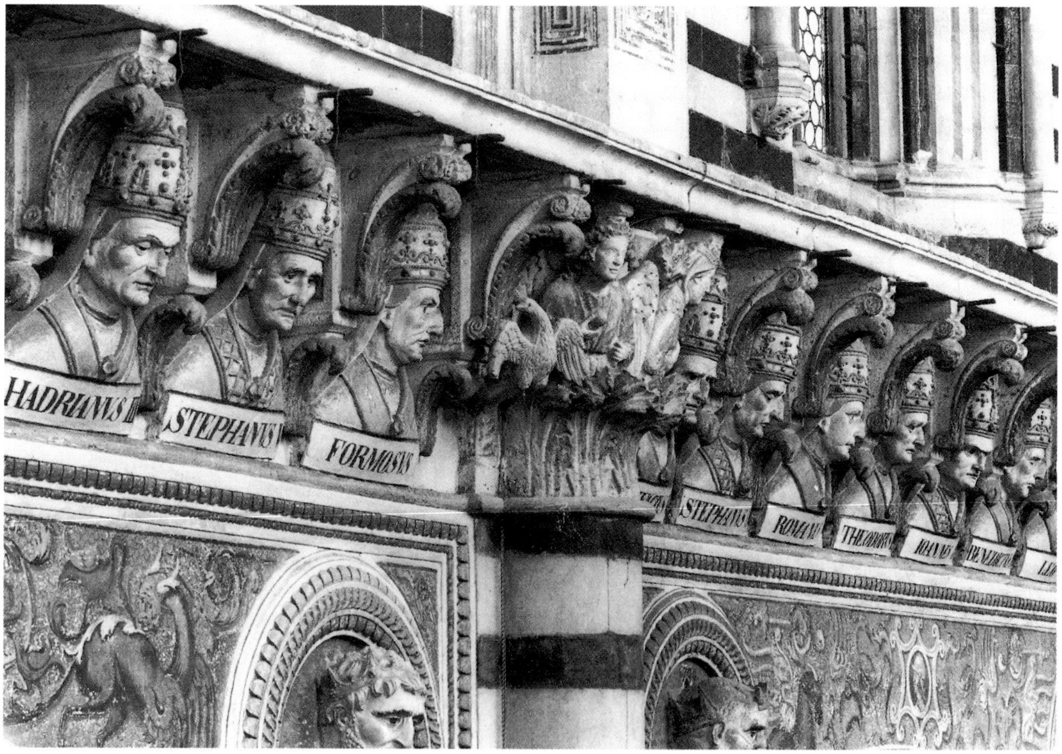

24. Dom von Siena, Detail der Wand des Hauptschiffs mit Terrakottabüsten von Päpsten, spätes 15. Jahrhundert

In der Epoche der Gegenreformation versuchte man, auf die entstellten und übermalten Originalquellen zurückzugreifen, sofern sie noch erhalten waren, und getreue Kopien von ihnen anzufertigen. Die wichtigste dieser Quellen war eine Folge von Brustbildern der frühen Päpste, die als Fresken auf die Langhauswände der antiken Basilika S. Paolo fuori le mura gemalt worden waren. Die Serie, an deren Anfang der hl. Petrus steht, soll im 5. Jahrhundert begonnen und bis ans Ende des 7. Jahrhunderts fortgesetzt worden sein.[46]

Diese Köpfe fanden bei Theologen eine gewisse Aufmerksamkeit, doch entsprachen sie kaum den Anforderungen eines kultivierten Geschmacks. Einer der führenden Gelehrten und christlichen Altertumskundler der Zeit, Onofrio Panvinio, ließ einige davon in verkleinertem Format stechen und malen,[47] aber erst 1634 wurden die Bildnisse von S. Paolo systematisch kopiert. Allerdings hatte man schon lange davor, nämlich 1580, einen Teil von ihnen für ein Werk gezeichnet, das den Anspruch erhob, eine vollständige Sammlung authentischer Porträts sämtlicher Päpste zu bieten. Die treibende Kraft hinter diesem Projekt war gleichfalls Panvinio gewesen, der die biographischen Hinweise beisteuerte. Die Abbildungen gingen auf eine Vielzahl von Quellen zurück und stammten von Giovanni Battista de' Cavalieri[48] (Abb. 25). Schon viele Jahre zuvor hatte Cavalieri, der um 1525 in der Nähe von Trient geboren worden war und wahrscheinlich schon als sehr junger Mann nach Rom übersiedelte, große Sammlungen mit Abbildungen der wichtigsten antiken Monumente und Skulpturen der Stadt zusammengestellt, und 1583 sollte er eine vollständige Sammlung von Porträts der römischen Kaiser publizieren.[49] So war er denn wohl die wichtigste Einzelgestalt des ganzen 16. Jahrhunderts, die einem breiteren Publikum in ganz Europa die Persönlichkeiten und Monumente der glorreichen Vergangenheit seiner Wahlheimat in Bildern zugänglich machte.

Der stärkste Anreiz für die Publikation von Bildnissammlungen aller Art rührte jedoch aus dem gewaltigen internationalen Ansehen jener nahezu vierhundert Porträts, die Paolo Giovio zusammengetragen hatte und die sich nun zum größten Teil in seiner Villa am Stadtrand von Como befanden, auf einem Seegrundstück, das einst Plinius dem Jüngeren gehört hatte.[50] Giovio – Arzt, Historiker, Höfling und Bischof (Abb. 26) – war 1483 in Como geboren worden und sollte im Laufe seines Lebens Zeuge zweier der dramatischsten Ereignisse der italienischen Geschichte werden: der Plünderung Roms im Jahr 1527 und der Krönung Kaiser Karls V. drei Jahre später in Bologna. Er war ein intelligenter Mann mit großen gesellschaftlichen Ambitionen, und seit früher Jugend scheint er Interesse an den Künsten gehabt zu haben.[51] Doch erst 1521 hören wir zum erstenmal von seiner Absicht, eine Gemäldesammlung aufzubauen, und damals hatte er bereits mit der Verwirklichung dieses Vorhabens begonnen. Er wollte die Räume, die er in Florenz bewohnte, wo er bei Kardinal Giulio de' Medici, dem späteren Papst Clemens VII., in Diensten stand, mit Porträts italienischer Schriftsteller schmücken, die zum größten Teil – wenn nicht sogar alle – bereits tot waren; er besaß schon Bildnisse von Dante, Petrarca, Boccaccio, Pico della Mirandola, Marsilio Ficino und einigen anderen.[52] Auf diese Weise Inspiration bei philosophischen Lehrern zu suchen, war keineswegs neu – Federico da Montefeltros Studiolo in Urbino war hier ein einschlägiges Vorbild – , neu war auch nicht, daß man zur Ehre großer Persönlichkeiten Bildnisse von ihnen malen ließ, wie es bereits zahlreiche, im Mittelalter entstan-

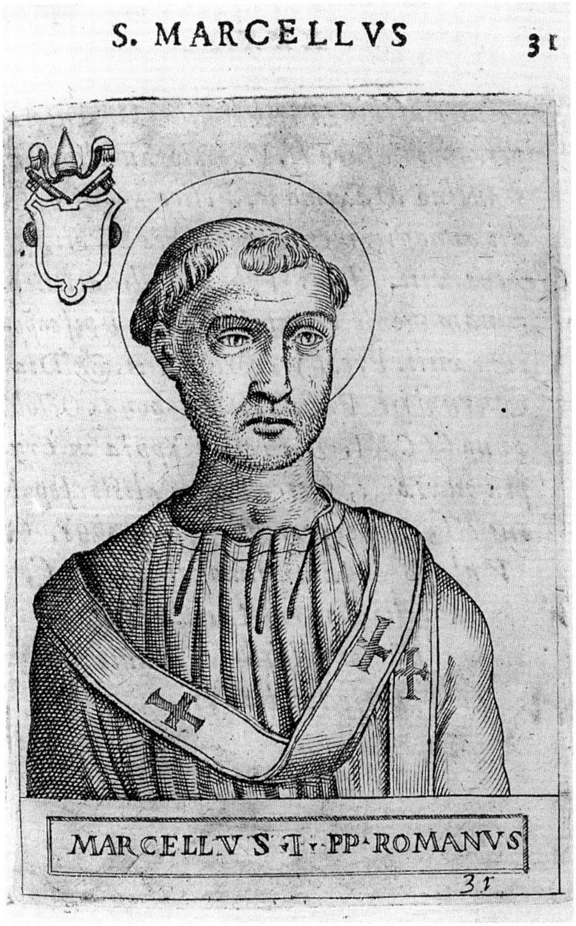

25. Giovanni Battista de' Cavalieri, ‹Omnium Romanorum Pontificum Icones›, Rom 1595: der hl. Marcellus

dene Zyklen antiker und späterer Heroen belegen. Doch auch wenn solche Vorbilder ebenso wie andere, die aus der Antike stammten, eine Rolle gespielt haben müssen, so war Giovios Sammlung doch ganz anders.

Giovio baute seine Sammlung nicht systematisch nach einem vorformulierten Programm auf, und wenn er eigens erwähnt, eine große Zahl von Porträts, nach denen er suchte – zum Beispiel von Guarino, Polydore Vergil, Reuchlin und anderen[53] –, habe er nicht bekommen können, so scheint sich damit zu bestätigen, daß er, anders als viele seiner Rivalen und Nachahmer, nicht bereit war, Bildnisse herstellen zu lassen, die allein seiner Phantasie entsprungen waren oder bestenfalls mit literarischen Quellen übereinstimmten. Im Gegenteil, dem Großherzog von Toskana teilte Giovio mit, da er der Welt zeigen wolle, daß die Porträts «wahrhaft und getreulich nach den Originalen angefertigt sind, werde ich die nötigen Belege beifügen und für jedes Bild beschreiben, wonach es geschaffen worden ist, so daß jedermann, der dies wünscht, es selbst nachprüfen kann».[54] Mit nur ganz wenigen Ausnahmen, die nach Giovios Aussage direkt nach dem Leben gemalt sind, waren sämtliche Porträts in seiner Sammlung Kopien bereits existierender Bildnisse. Doch diese Quellen waren von unterschiedlichster Art. Es handelte sich um Münzen und Medaillen, Zeichnungen, Holzschnitte und Gemälde in Form von Miniaturen, Ölbildern oder Fresken und um Skulpturen aus Holz und Marmor, teils Büsten, teils ganzfigurige Darstellungen. Jedes der aus solchen Quellen stammenden Porträts war mit dem Namen der abgebildeten Person versehen, selbst das Format war in gewissen Grenzen bereits vorgegeben, auch wenn man sich nicht allzu streng an diesen Rahmen hielt.[55]

Je mehr Porträts Giovio zusammenbrachte – durch Kauf, durch direkte Auftragsvergabe (bei Kopisten und nur ganz selten bei namhaften Künstlern) oder durch die Vermittlung von Freunden –, desto ehrgeiziger wurde er; sein Streben nach Vollständigkeit, schreibt er, wurde «so teuer, daß es fast an Wahn grenzte».[56] Er veränderte den ursprünglichen Charakter seiner Sammlung, indem er seine Aufmerksamkeit verstärkt auf lebende Persönlichkeiten richtete und sich nicht mehr auf Literaten beschränkte. Mit besonderem Eifer suchte er nun nach Bildnissen von Herrschern und Kriegsherren, vor allem nach solchen der Sultane und ihrer Umgebung. Dieser Wunsch ging auf wunderbare Weise in Erfüllung, als er zunächst um 1535 in den Besitz eines «*concorso nobile*» führender Mitglieder des osmanischen Hofes gelangte, der wahrscheinlich in Italien nach in Istanbul angefertigten Zeichnungen gemalt worden war, und dann, ein Jahrzehnt später, als es ihm gelang, von Virginio Orsini ein Kästchen aus Ebenholz und Elfenbein zu erwerben, in dem sich elf Sultansminiaturen befanden. Sie waren durch den Großadmiral Haireddin «Barbarossa» nach Marseille gelangt, und dieser war auch unter anderen auf dem «concorso» abgebildet, den Giovio bereits besaß. Er ließ die Miniaturen auf Leinwand kopieren und damit auf das Format vergrößern, das er für seine Sammlung vorgegeben hatte.[57]

Ab 1535 schickte Giovio seine Bilder von Rom und Florenz nach Como in das Haus der Familie. Zwei Jahre später ließ er außerhalb der Stadt eigens eine Villa errichten, um genügend Raum für ihre Hängung zu haben; allerdings verblieb offenbar ein Teil in dem Stadtpalast, den er geerbt hatte, und in einem angrenzenden Haus, das er 1543 kaufte.[58] Das internationale Interesse an seinem Projekt war bereits so groß, daß er Bau und Ausschmückung der Villa teilweise aus Mitteln bestreiten konnte, die

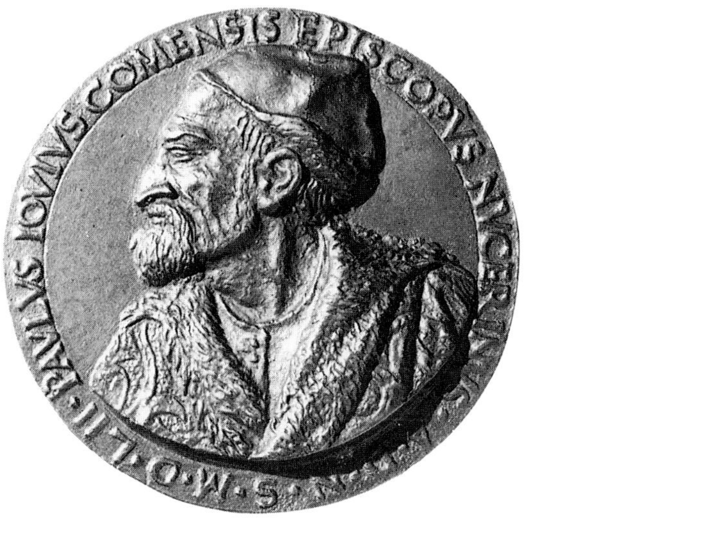

26. Francesco da Sangallo, Medaille mit Porträt des Paolo Giovio, London, British Museum

Franz I. von Frankreich, Cosimo I. von Florenz, Alfonso d'Avalos und andere Fürsten bereitstellten. Vollständig fertiggestellt war die Villa 1543; damals wurde sie jedoch bereits zwei Jahre benutzt.

Die Villa bestand offenbar aus einem zweistöckigen Gebäude, das locker um einen Hof gruppiert war. Die meisten Räume waren bestimmten Motiven gewidmet – dem Ruhm, der Ehre, den Sirenen, Minerva, Merkur und anderen heidnischen Gottheiten – und mit entsprechenden Fresken ausgemalt.[59] Die Porträts müssen recht weitläufig und nicht besonders systematisch über das Gebäude verteilt gewesen sein, doch die meisten befanden sich in einer großen Halle mit Terrasse und Blick über den See. Sie war mit Darstellungen Apollos und der Musen ausgemalt und bildete das «Museum», wie Giovio selbst und seine Zeitgenossen den Raum sofort nannten. Besuchern erschien diese Halle «wie ein Wunder».[60]

Giovios Sammlung wuchs nun immer schneller, und auch die Größe der Bilder nahm zu.[61] Unter jedem Porträt hing ein kleines Pergament mit einer kurzen Lebensbeschreibung der abgebildeten Person;[62] die Bildnisse waren in vier Gruppen eingeteilt, auch wenn dem die Anordnung auf den Wänden nicht unbedingt entsprach. An erster Stelle standen Menschen, die für ihren «schöpferischen Geist» bekannt und bereits tot waren; es folgten die noch Lebenden; Künstler und Geistesgrößen («*faceti*»); schließlich Päpste, Könige und Heerführer, die sich im Frieden und im Krieg hervorgetan hatten.[63]

Die Qualität der Porträts in dieser Sammlung war höchst unterschiedlich, doch Besitzer und Besucher waren allzusehr an den abgebildeten Persönlichkeiten interessiert, als daß sie dieser Umstand bekümmert hätte. Giovio besaß einige nach dem Leben gemalte Porträts (oder zumindest Fassungen solcher Bildnisse), die Künstler vom Rang eines Bronzino oder Tizian gemalt hatten. Bei der überwiegenden Mehrzahl jedoch handelte es sich um Kopien zweitrangiger Maler, deren Namen nicht überliefert worden sind, nach Vorlagen, deren Qualität ihrerseits eher zweifelhaft war. Wie die erhaltenen Bilder belegen, muß das allgemeine Niveau insgesamt niedrig gewesen sein.

Die Verläßlichkeit der Porträts, die bald als kanonisch galten, zeigte da schon größere Unterschiede. Wie wir gesehen haben, war Giovio nicht bereit, Phantasiebildnisse anfertigen zu lassen, wenn authentische Vorbilder nicht aufzufinden waren, und wir wissen von einigen Fällen, in denen er ernsthafte Anstrengungen unternahm, um an solche Vorbilder heranzukommen. Wenn er zum Beispiel behauptet, sein Bildnis von Hannibal stamme von einer Originalbronze, die Hannibal auf einem Elefanten zeige und die er vor der Plünderung Roms im Jahre 1527 in der Sammlung der Isabella d'Este gesehen habe,[64] so bezieht er sich damit offenbar auf eine Medaille, die einen Mann auf einem Elefanten zeigt und wahrscheinlich tatsächlich aus der Zeit des karthagischen Vorstoßes nach Italien um 216 v. Chr. stammt (Abb. 33); außerdem überprüfte er seine Identifizierung, indem er die Medaille mit einer Marmorbüste an der Fassade der Kathedrale von Messina verglich, von der man ebenfalls glaubte, daß sie Hannibal darstelle.[65] Manchmal stützte er sich auf eindeutige und vertrauenswürdige Quellen – Uccellos Fresko in der Kathedrale von Florenz für das Bildnis des Sir John Hawkwood und Melozzo da Forlìs Fresko, das sich heute im Vatikan befindet und Sixtus IV. bei der Ernennung Platinas zu seinem Bibliothekar zeigt (Abb. 27, 29) und das dem Bildnis des Bartolomeo Platina (Abb. 28) wie auch dem Porträt des Pietro Riario, eines Neffen des Papstes,[66] zugrunde liegt. Gelegentlich begab sich Giovio auch selbst an Orte, von

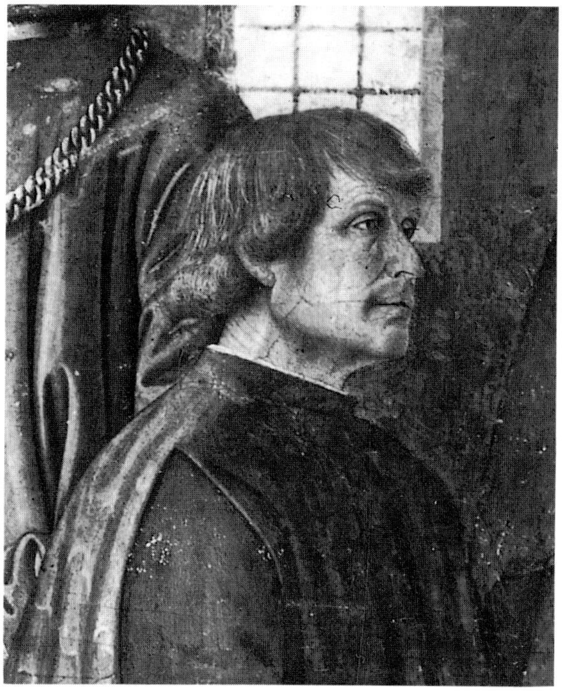

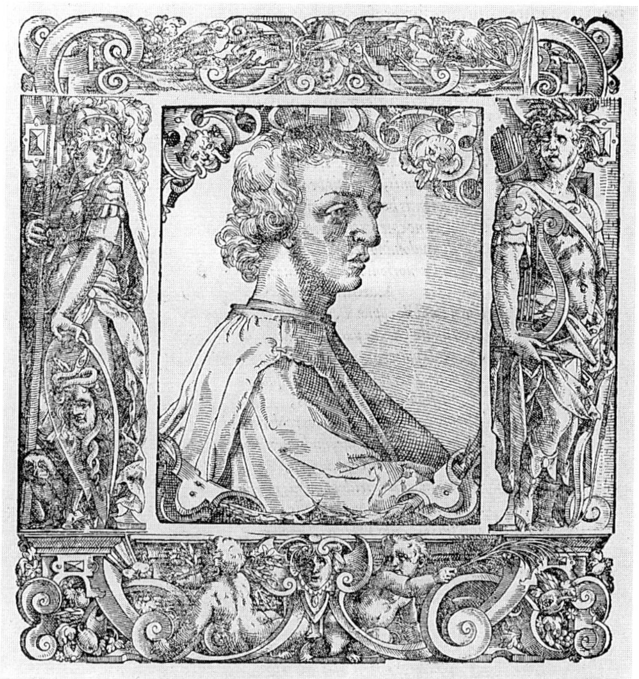

27. Bartolomeo Platina, Ausschnitt aus Abb. 29

28. Paolo Giovio, ‹Elogia Virorum literis illustrium›, Basel 1577: Bartolomeo Platina

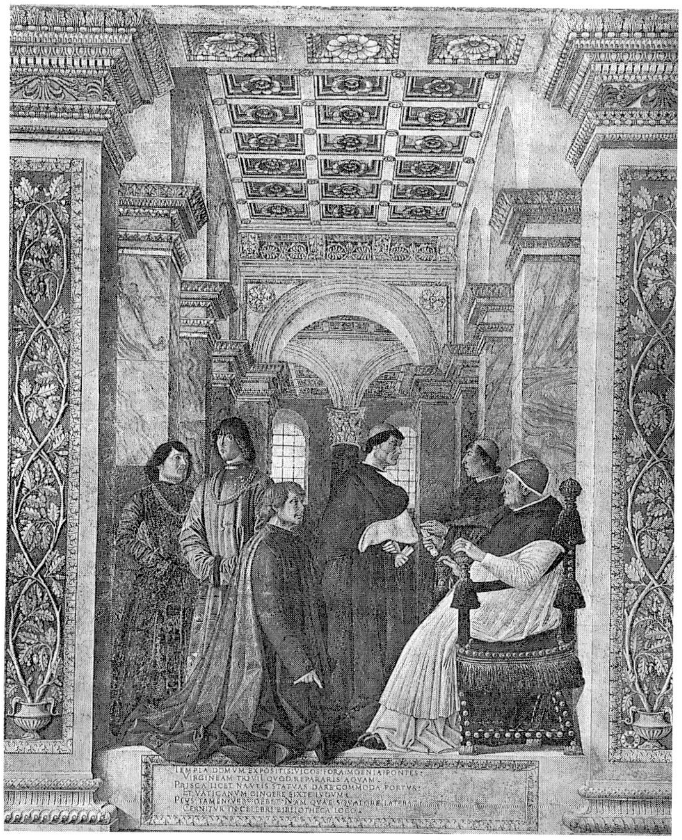

29. Melozzo da Forlì, Papst Sixtus IV. mit seinen vier Neffen und seinem Bibliothekar Bartolomeo Platina (kniend), um 1480; auf Leinwand übertragenes Fresko, Rom, Vatikan, Pinakothek

denen er sich befriedigende Ergebnisse versprach, wie den Campo Santo in Pisa, um dort Bestimmungen vorzunehmen, die aber nicht immer überzeugen.[67] Er war auch ohne weiteres bereit, Bildnisse als lebensecht zu akzeptieren, die erst lange nach dem Tod der dargestellten Personen angefertigt worden waren. Für seinen Farinata degli Uberti (Abb. 31), der das Oberhaupt der Ghibellinen in Florenz gewesen war und von 1201 bis 1266 gelebt hatte, diente das Fresko berühmter Männer als Vorlage, das Andrea del Castagno um 1449 fertiggestellt hatte[68] (Abb. 30, 32). Giovio konnte stets so argumentieren, daß spätere Bildnisse historischer Persönlichkeiten – auch einige der Fresken im Vatikan, die seine eigenen Freunde oder Zeitgenossen wie Raffael und seine Nachfolger geschaffen hatten – nach authentischen Münzen und Medaillen gemalt worden seien.[69] Gerade die Medaillen besaßen solche Autorität, daß chronologische Erwägungen dahinter zurückstanden. Das Porträt des Attila in Giovios Museum geht auf eine Medaille aus dem 15. Jahrhundert zurück, die ihn mit Hörnern und überlangen Ohren darstellte.[70]

Auch wenn Giovio bei den Porträts von Schriftstellern in seiner Sammlung weniger entgegenkommend war als bei den Bildnissen von Herrschern, gab er in der Regel doch den Begräbnisort der dargestellten Person an.[71] Oft verglich er auch die literarischen und die Bildquellen, die ihm zur Verfügung standen, und zog daraus Schlüsse hinsichtlich des Aussehens der betreffenden Persönlichkeit. Dennoch muß Giovio sehr wohl gewußt haben, daß trotz der Sorgfalt, mit der er bei seinen Nachforschungen vorging, und trotz seiner Ablehnung offenkundiger Phantasieschöpfungen viele seiner ‹Porträts› durchaus keine lebensechten Abbilder darstellten, sondern nach den Vorstellungen geschaffen worden waren, die man sich von der porträtierten Person aufgrund des Wissens über ihr Leben und ihre Taten machte. Es ist aber keineswegs sicher, daß alle seine Zeitgenossen diesen Bildern mit derselben Vorsicht begegneten.

Das Museum in Como erregte sowohl nördlich als auch südlich der Alpen große Aufmerksamkeit. Die Bilder wurden kopiert und die Kopien ihrerseits kopiert, um den Wünschen anderer Sammler zu genügen, die von Giovios Leistung beeindruckt waren; und es ist durchaus wahrscheinlich, daß auch das Porträt des Admirals Haireddin «Barbarossa» über eine solche Zweit- oder Drittkopie an Rouillé gelangte.[72] Giovio selbst war sehr darauf bedacht, alle seine Porträts oder zumindest die der berühmten Kriegsherren in einem Format stechen zu lassen, das etwas größer war als das der antiken Medaillen, und wenn möglich in Farbe: solch ein Buch, dachte er, werde mehr Interesse finden als alles, was seit der Antike erschienen war.[73] Er ließ farbige Zeichnungen der Mailänder Visconti anfertigen, die dann von Geoffroy Tory in Kupfer gestochen und 1549, zusammen mit Giovios zugehörigen Elogen, in Paris veröffentlicht wurden;[74] doch von den übrigen Porträts wurde nur ein kleiner Teil zu seinen Lebzeiten reproduziert, sieht man von den gemalten Kopien ab, die für bedeutende Persönlichkeiten bestimmt waren.[75]

Erst 1575 und 1577, gut fünfundzwanzig Jahre nach Giovios Tod, wurde eine Auswahl seiner Bilder einer weiteren Öffentlichkeit zugänglich. Die Initiative ergriff Pietro Perna, ein Protestant aus Lucca, der sich in Basel niedergelassen hatte und dort eine Druckerei betrieb, die für die Verbreitung humanistischer Schriften von größter Bedeutung sein sollte.[76] Perna war ein großer Verehrer Giovios und entschloß sich wohl um 1570 dazu, die Porträts aus dessen Sammlung, die nun einer ungewissen Zu-

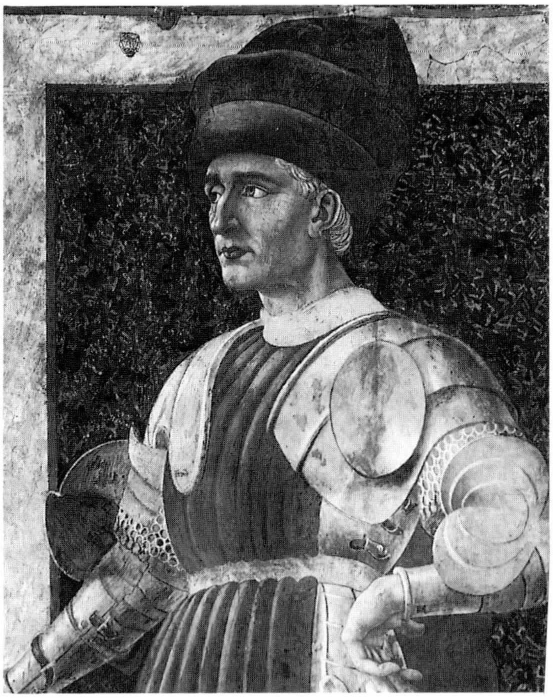

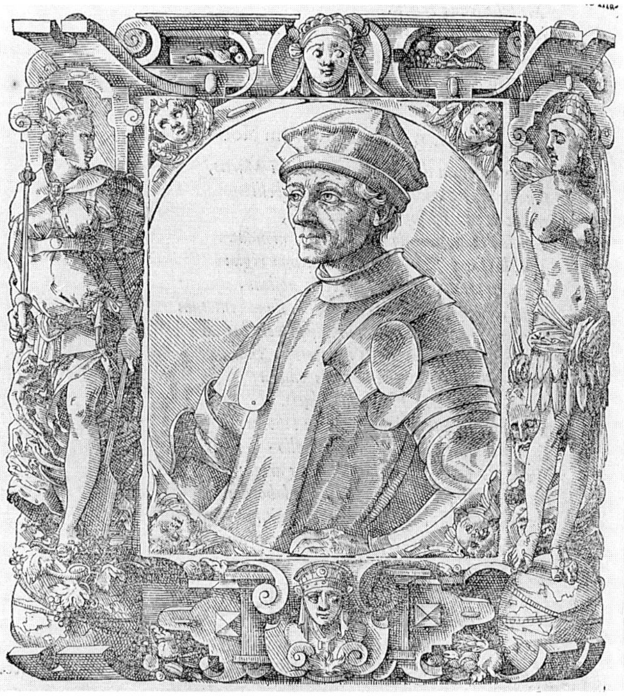

30. Ausschnitt aus Abb. 32

31. Paolo Giovio, ‹Elogia Virorum bellica virtute illustrium›, Basel 1575: Farinata degli Uberti

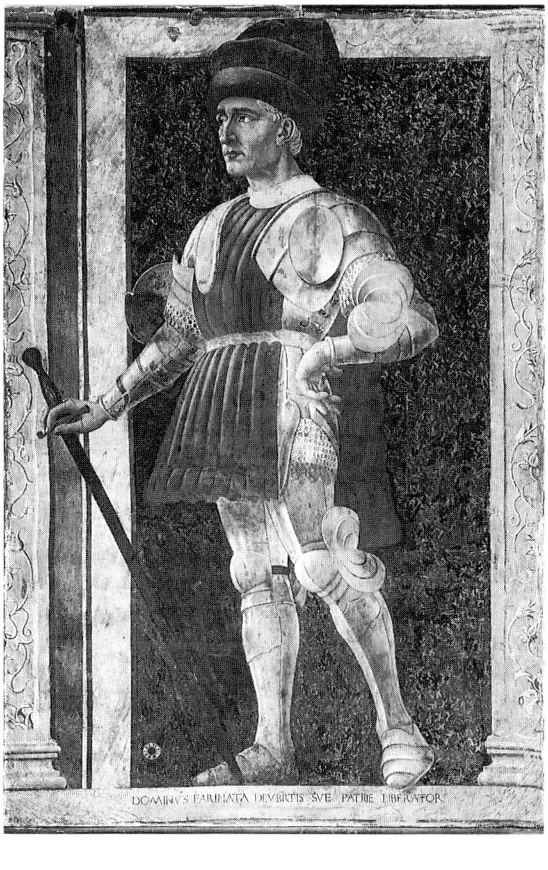

32. Andrea del Castagno, Farinata degli Uberti, um 1449; auf Gipsgrund übertragenes Fresko, Florenz, Sant' Apollonia

kunft entgegensahen, zu reproduzieren.[77] Er schickte Tobias Stimmer nach Como, um dort Zeichnungen anzufertigen, die anschließend in Holz geschnitten wurden. Zusammen mit den Elogen, die Giovio – zu seinem Bedauern – viele Jahre vorher ohne Illustrationen hatte veröffentlichen müssen, wurden die Holzschnitte in zwei Foliobänden gedruckt.[78] Der erste Band enthielt 128 – der insgesamt 150 – Bildnisse von Herrschern, der zweite 62 – der insgesamt 200 – Porträts von Schriftstellern.[79] Schon bald erschienen weitere – teils umgearbeitete und mit bislang unveröffentlichten Holzschnitten versehene – Ausgaben des Werkes,[80] doch den Porträts der Künstler, die sich in Giovios Sammlung befanden, schenkte Perna keine Beachtung; wie wir noch sehen werden, glaubte er wahrscheinlich, ihre Veröffentlichung sei nun nicht mehr notwendig. Die beiden Bücher gehörten bald zu den einflußreichsten des Jahrhunderts – aber auch zu den irreführendsten.

Das Problem liegt weniger darin, daß einige der wunderschönen Holzschnitte keine verläßlichen Kopien der Gemälde aus Giovios Sammlung zu sein scheinen oder daß Stimmer gelegentlich für ein Porträt, das er in das Werk aufnehmen wollte, auf andere Quellen zurückgreifen mußte.[81] Das Problem liegt vielmehr darin, daß gerade Stimmers künstlerische Fähigkeiten sowohl das Durcheinander als auch die Mittelmäßigkeit verdecken, die Giovios Sammlung gekennzeichnet haben müssen – und vielleicht auch die wenigen hervorragenden Werke, die sie enthielt. Die Bände halten sich eher an den Geist der Sammlung als an deren Realität, und es kann nicht verwundern, daß sie stets großen Eindruck auf Historiker wie zum Beispiel Jacob Burckhardt gemacht haben, die beim Gedanken an die italienische Renaissance vor allem die Verehrung einer Reihe hervorragender Menschen im Sinn hatten. Stimmers Holzschnitte zeigen Brustbildnisse von größter Eleganz und Vitalität; sie sind jeweils von einem rechteckigen Rahmen umschlossen, der jedoch so groß, so prachtvoll und so kunstvoll ausgestaltet ist, daß die dargestellte Figur von ihrer Umgebung fast erdrückt wird. Das Repertoire der für diese Rahmen benutzten Schmuckmotive ist indessen begrenzt; zudem werden die Motive offenbar rein zufällig und ohne Rücksicht auf ihre mögliche Bedeutung eingesetzt, die sie für den Charakter des Porträtierten haben könnten. Von ausladendem Rollwerk umrahmt, steht eine barbusige Indianerin, einen Bogen und einen abgeschlagenen Kopf haltend, auf der einen Seite des Rahmens, ein königlicher Krieger auf der anderen, und beide blicken sich gegenseitig an, ohne auf Alexander den Großen, Scipio, Bartolomeo Colleoni, den türkischen Herrscher Amurath, Guiliano de' Medici, Flavio Biondo, den byzantinischen Gelehrten Janos Argyropoulus und viele andere aus Geschichte und Literatur bekannte Gestalten zu achten, die sich eng zwischen ihnen eingeschlossen finden; Wappentiere gehen aufeinander los, halbnackte orientalische Sklaven winden sich in ihrer Qual unter den Heroen, behelmte und spärlich bekleidete Gestalten drehen ihre geschmeidigen Körper in eleganten Windungen und strecken einander über trennende Girlanden hinweg die Hände entgegen. Zwischen ihnen scheinen Hannibal, den Stimmer seltsamerweise mit einem Pferd und nicht mit einem Elefanten darstellt (Abb. 34), und Saladin ihre Unterschiede zu begraben und gemeinsam in der Anonymität ferner Größe zu versinken.

Ohne Zweifel hat Giovios Sammlung auch den Anstoß zu einem der originelleren und ehrgeizigeren Versuche gegeben, der in diesen Jahren unternommen wurde, um eine überzeugende Porträtsammlung von Personen zusammenzustellen, die größten-

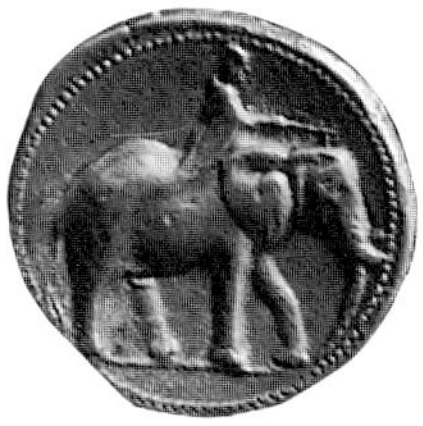

33. Silber-Tetradrachme, Carthago Nova, 3. Jahrhundert v. Chr.: Mann, auf einem Elefanten reitend – in der Renaissance als Darstellung Hannibals interpretiert, Cambridge, Fitzwilliam Museum

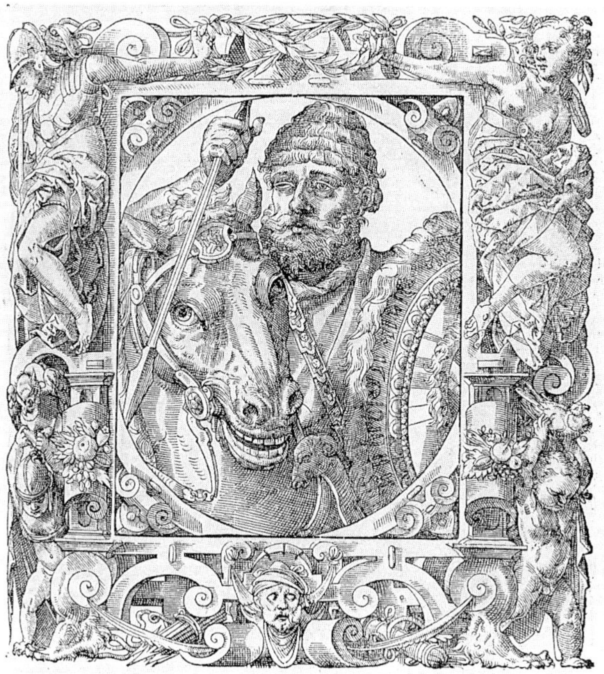

34. Paolo Giovio, ‹Elogia Virorum bellica virtute illustrium›, Basel 1575: Hannibal

teils lange vor ihrem Biographen gelebt hatten. Giorgio Vasari war ein Freund und Schützling Giovios, und er schrieb sein ‹Leben der ausgezeichnetsten Maler, Bildhauer und Baumeister›, wie er selbst sagt, auf Giovios Anraten, nachdem sie über das Museum berühmter Persönlichkeiten in Borgo Vico diskutiert hatten.[82] In der zweiten Ausgabe des Werkes, die 1568 erschien, fügte Vasari jeder Lebensbeschreibung ein Porträt des betreffenden Künstlers hinzu. Wir dürfen annehmen, daß er dabei in gewissem Umfang auf Giovios Sammlung zurückgriff, der inzwischen gestorben war; und wenn das zutrifft, dürfte Perna natürlich kein Interesse gehabt haben, diese Bildnisse in seine Sammlung von Porträts aus Giovios Museum aufzunehmen, die er nur ein paar Jahre später herausbrachte.[83] Zweifellos benutzte Vasari einige von Giovios Methoden zum Aufspüren von Originalquellen.[84] So ließ er häufig Kopien von Werken anfertigen, die aufgrund von Dokumenten, Inschriften oder lokalen Überlieferungen als Selbstbildnisse oder als zeitgenössische Porträts gelten konnten; bei anderen Gelegenheiten teilt er mit, er habe die Gesichtszüge von Künstlern in historischen oder religiösen Szenen identifizieren können, indem er sie mit gemalten oder stukkierten Bildnissen verglich, die sich im Besitz der Nachfahren der Porträtierten befanden. Wir haben allen Grund zu der Annahme, daß diese Behauptung nicht immer streng der Wahrheit entspricht, aber der Anspruch ist für die historische Forschung von beträchtlicher Bedeutung. Die Porträts, die Vasari seinen ‹Lebensbeschreibungen› beigab, sind in der Tat bedeutsam, und zwar zum einen, weil es sich dabei ausschließlich um nachantike Personen handelt, die zudem keine Herrscher waren, und zum zweiten, weil hier nicht der Anspruch erhoben wird, diese Bildnisse gingen auf Medaillen zurück.

Unter den vielen Sammlungen gemalter oder gestochener Bildnisse, die im Gefolge jener von Rouillé und von Paolo Giovio entstanden, verdient André Thevets ‹Pourtraits et vies des hommes illustres› aus dem Jahr 1584 besondere Beachtung, weil der Autor selbst uns recht gut darüber unterrichtet, auf welche Weise diese Sammlung zustande kam.[85] Thevet, der Giovio wegen mancher Ungenauigkeit kritisiert, sagt von sich, er habe besondere Mühe darauf verwandt, authentische Bildnisse einer sehr großen Zahl berühmter Persönlichkeiten der gesamten Weltgeschichte, von der Antike bis in seine eigene Zeit, zu bieten, und auch er ließ die Rahmen leer, wo er kein getreues Abbild finden konnte. Er war bereits über achtzig Jahre alt, als er nach einem bewegten Leben starb; das Buch, an dem er nahezu drei Jahrzehnte gearbeitet hatte, erschien ein Jahr nach seinem Tod. Als Kosmograph des französischen Königs hatte er ausgedehnte Reisen nach Italien, Griechenland, Konstantinopel, Syrien, Ägypten, und auch nach Spanien und Südamerika unternommen. Von dort brachte er für seine Sammlung die Bildnisse einiger Persönlichkeiten mit, deren äußere Erscheinung zwar exotisch, deren Kleidung aber erstaunlich genau festgehalten und teils nach dem Leben, teils nach einem aztekischen Manuskript in seinem Besitz wiedergegeben war.[86] Zu seinen Freunden zählten Rabelais, Ronsard, du Bellay und du Choul, dem er einige der Medaillen schenkte, die er aus dem Nahen Osten mitgebracht hatte,[87] und offenbar scheint er Zugang zu den bedeutendsten Privatsammlungen Frankreichs gehabt zu haben. Dort fand er denn auch viele seiner Quellen: Münzen und Medaillen natürlich, aber auch Familienporträts und vor allem die Zeichnungen von François Clouet, die der Königinmutter Katharina von Medici gehörten. Viel Zeit verbrachte er auch mit dem Besuch von Kirchen und den verschiedensten religiösen Stätten; er ließ Kopien von Grabfiguren, von Bildnissen in illuminierten Handschriften und in einem Falle sogar von einem Wandteppich anfertigen; in seinem Werk werden diese unterschiedlichen Zeugnisse jedoch sämtlich in einem einheitlichen rechteckigen Format wiedergegeben. Aus ganz Frankreich schickten ihm Freunde weiteres Material: von einem ehemaligen Gefangenen, der vierzig Jahre in Marokko verbracht hatte, erhielt er zum Beispiel das Porträt eines arabischen Herrschers; ein Bildnis der Jeanne d'Arc kopierte er nach einem Denkmal in Orléans. Den Abbildungen gab er jeweils Biographien der dargestellten Personen bei.

Thevets zahlreiche Feinde und Kritiker – darunter der Historiker Jacques-Auguste de Thou – warfen ihm Unehrlichkeit, Eitelkeit, Unwissenheit und Leichtgläubigkeit vor. Doch seine außergewöhnlich ehrgeizige Porträtsammlung stützte sich auf ein breiteres Spektrum glaubwürdiger Quellen als alle anderen damals existierenden Sammlungen und bot ein Repertoire an historischen Bildnissen, das seinesgleichen suchte; dazu allerdings auch einige bizarre Anomalien wie das Bild Plinius des Jüngeren bei der Arbeit an seiner reich illustrierten ‹Naturgeschichte› (Abb. 35), die Kopie eines Bildes, «das ich aus Sizilien mitgebracht habe und das sich nur wenig von einem Bild unterschied, welches ich auf Kreta gesehen habe».[88]

Während des ganzen 17. Jahrhunderts ergoß sich aus den Druckerpressen fast aller Länder Europas eine Flut von Stichwerken mit Porträtdarstellungen, die sich nicht darauf berufen konnten, nach zeitgenössischen Medaillen gearbeitet zu sein; die Züge toter oder noch lebender Könige und Kardinäle, Soldaten und Staatsmänner, Dichter und Wissenschaftler wurden einem neugierigen Publikum vorgeführt, das seine Vorstellung von zurückliegenden Epochen offensichtlich zu einem Gutteil aus solchen Wiedergaben bezog. Teilweise lassen sich die Quellen noch leicht benennen. Berühmte Hofpor-

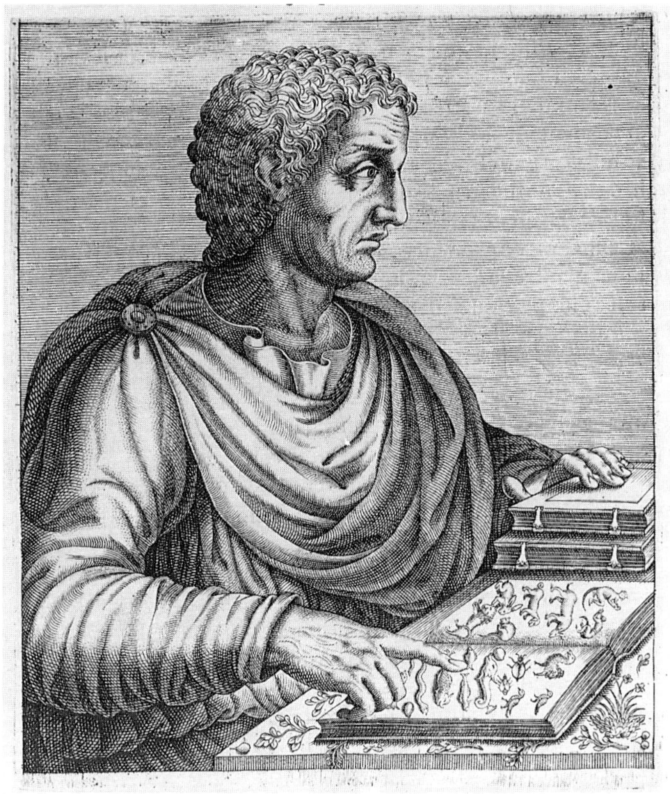

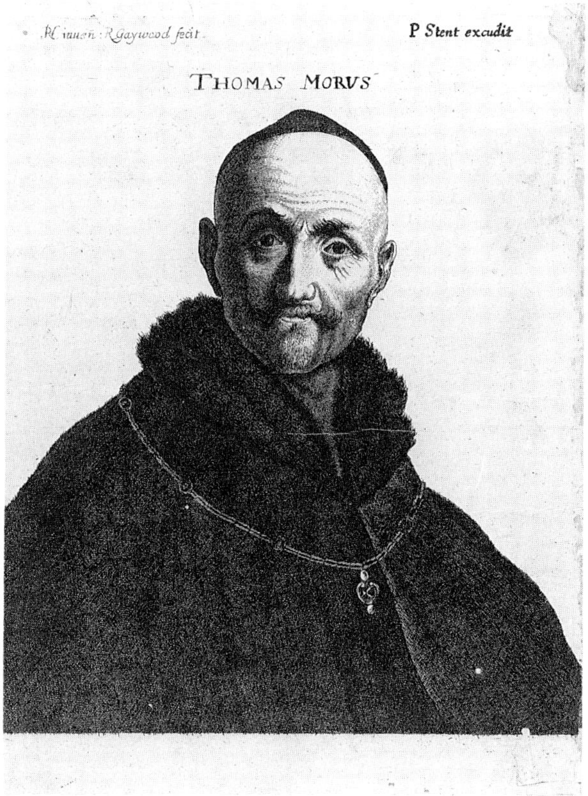

35. André Thevet, ‹Pourtraits et vies des hommes illustres›, Paris 1584: Plinius der Jüngere

36. Peter Stent, ‹Thomas Morus›, London, British Museum

träts von Tizian, Frans Pourbus, Anton van Dyck und anderen großen Meistern wurden als Vorlagen benutzt und willkürlich in jedes nur erdenkliche Format gepreßt, wobei die Herausgeber ganz nach Belieben ihre Quellen angaben oder verschwiegen. Doch läßt sich die Zuverlässigkeit eines mit dem Anspruch auf Lebenstreue auftretenden Bildnisses nur schwer nachprüfen; Gelegenheit zu Betrügereien gab es genug – und sie wurde vielfach skrupellos genutzt. So ließ der Londoner Verleger und Drucker Peter Stent in den vierziger Jahren des 17. Jahrhunderts eine Radierung kopieren, die Rembrandt erst wenige Jahre zuvor geschaffen hatte – möglicherweise ein Porträt seines Vaters –, und gab sie als Bildnis des Thomas Morus aus (Abb. 36), obwohl die Gesichtszüge keinerlei Ähnlichkeit mit jenen von Morus aufwiesen, die durch zahlreiche Fassungen der Holbeinschen Porträts und sogar durch verschiedene Medaillen weithin bekannt waren.[89]

Stent war ungewöhnlich skrupellos – oder ungewöhnlich naiv –, doch wenn Porträts aus sehr weit zurückliegenden Zeiten publiziert wurden, war es offenbar weitaus schwieriger, den Erfindungen der Verleger auf die Spur zu kommen; auch ist nicht klar, ob die Bilder, die sie erfanden, das Publikum täuschen oder lediglich eine allgemeine, auf literarischen Quellen fußende Vorstellung von einer unbekannten Welt hervorrufen sollten. So fragt sich, was die Leser des 16. und 17. Jahrhunderts zum Beispiel

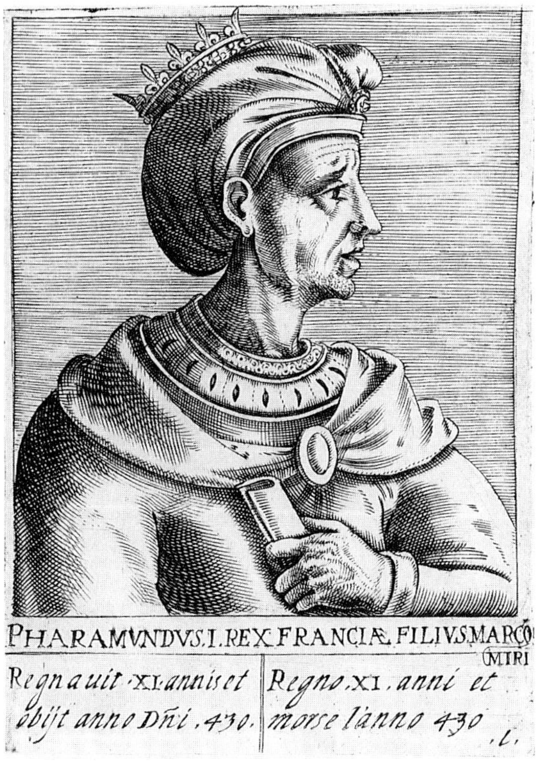
PHARAMVNDVS.I.REX FRANCIÆ FILIVS MARCOMIRI
Regnauit XI annis et obijt anno Dñi. 430.
Regno XI. anni et morse lanno 430

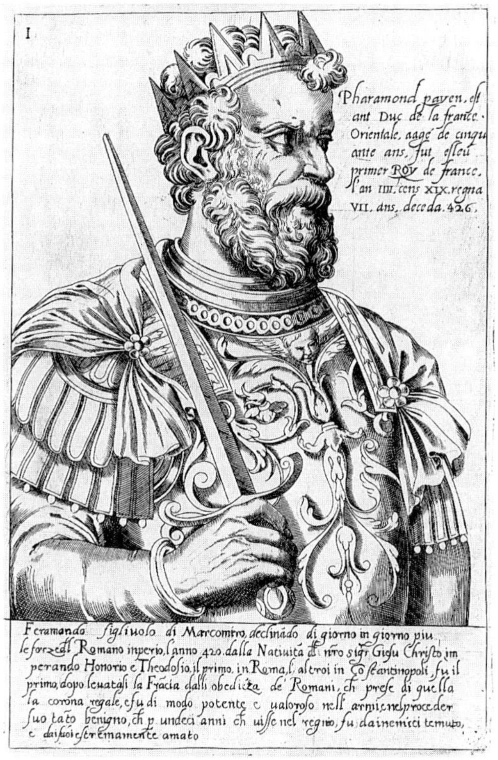
Pharamond payen, est ant Duc de la france Orientale, aagé de cinquante ans, fut esleu primier ROY de france, l'an IIII. cens XIX. regna VII. ans, deceda. 426.

37. ‹Ordo et effigies regum Franciae›, o. O., o. J. (um 1600): Pharamond

38. ‹Cronica Breve de i fatti illustri de' Re di Francia›, Venedig 1588: Pharamond

mit den zahlreichen zeitgenössischen Porträtsammlungen anfingen, in denen man ihnen die französischen Könige, von Pharamond bis in die Gegenwart, vorstellte, um Alter und Kontinuität der französischen Monarchie zu unterstreichen. Bei den neueren Porträts war ein Wiedererkennen nicht schwierig – und selbst heute stellen uns ihre Quellen kaum vor ernsthafte Probleme. Doch wie stand es um Pharamond, von dem man annimmt, daß er im 5. Jahrhundert regierte? Manchmal kennen wir einige Holzschnitte aus dem 15. oder 16. Jahrhundert, die dann später wiederum kopiert wurden,[90] aber wir wissen nicht, ob die Künstler sich dabei ganz auf ihre Phantasie stützten oder ob sie Quellen benutzten, die sie für authentisch hielten oder die zumindest auf einer authentischen Überlieferung beruhten. Doch obwohl selbst Jacques de Bie vorsichtigerweise darauf verzichtete, ein Porträt von Pharamond in seine Sammlung aufzunehmen,[91] wäre es im frühen 17. Jahrhundert ein leichtes gewesen, zumindest zwei – wahrscheinlich aber mehr – bildliche Darstellungen dieses Königs ausfindig zu machen, die sich so grundlegend voneinander unterschieden, daß jeder an der Geschichte Frankreichs interessierte Leser nur verblüfft gewesen wäre. War ihr erster König nun ein ausgemergelter, ängstlich wirkender Mann gewesen (Abb. 37), mit eingefallenen Wangen und einem den Habsburgern ähnlichen Kinn, auf dem die Bartstoppeln sprossen, und hatte er einen orientalischen Turban getragen, auf dem, leicht zurückgesetzt und ein wenig unsicher, eine kleine Krone balancierte?[92] Oder war er ein draufgängerischer Typ (Abb. 38)

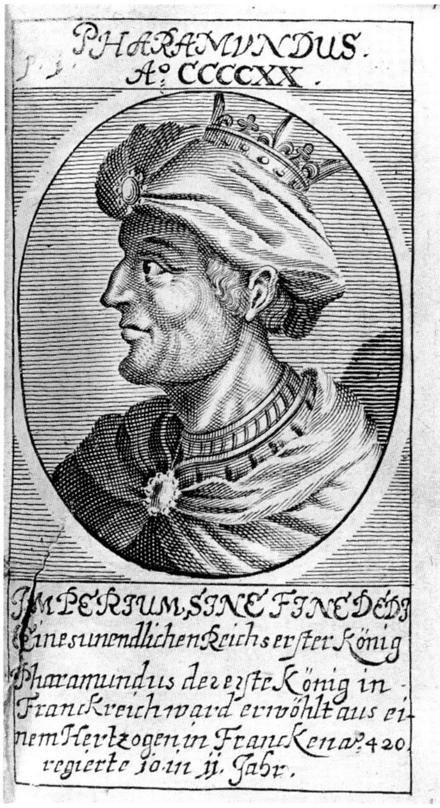
PHARAMVNDUS.
A° CCCCXX.
IMPERIUM SINE FINE DEDI
Eines unendlichen Reichs erster König
Pharamundus der erste König in Franckreich ward erwöhlt aus einem Hertzogen in Francken a°. 420 regierte 10 in 11 Jahr.

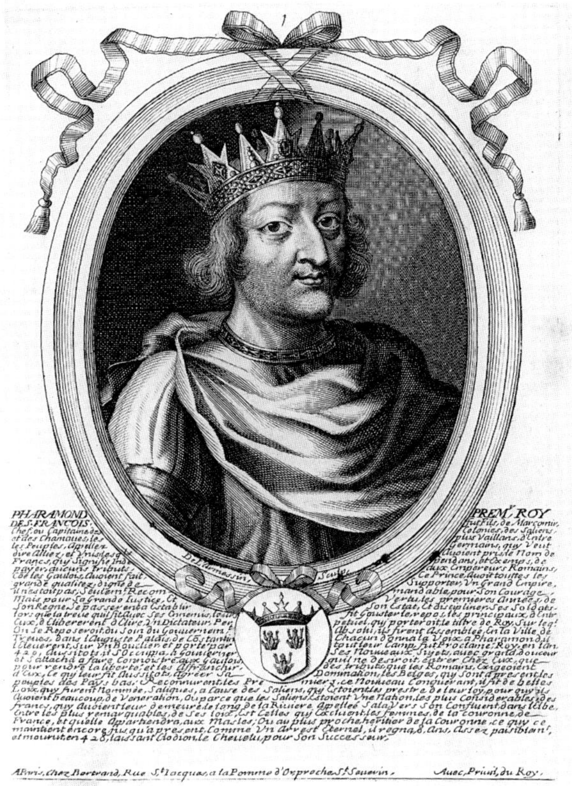
PHARAMOND
PREM.R ROY

39. ‹Der Könige in Frankreich Leben, Regierung und Absterben›, Nürnberg 1671: Pharamond

40. Nicolas de Larmessin, ‹Les Augustes Representations de tous les Roys de France›, Paris 1679: Pharamond

mit kräftigem Bartwuchs, großen Ohren und wildem Blick gewesen, mit einer prächtigen Rüstung angetan, die mit gewaltigen getriebenen Arabesken verziert war?[93] Es liegt nahe, daß in einigen, ähnlich gelagerten Fällen eines der Porträts die übrigen aus dem Felde zu schlagen vermochte und so eine Art Autorität erlangte, die aus seiner beständigen Wiederholung resultierte. Bei Pharamond jedoch scheint dies nicht geschehen zu sein, denn noch im späten 17. Jahrhundert finden wir noch immer das Bild des ‹ängstlichen› Königs[94] (Abb. 39), während in anderen, fast zeitgleichen Veröffentlichungen eine ganz andere Variante erscheint. Verschwunden sind Turban und Bart und auch die einfache eiserne Krone, die nun durch ein gleichfalls noch recht schlichtes, aber mit seinem Edelsteinbesatz doch weitaus eleganteres Exemplar ersetzt ist; dichtes Haar verdeckt die Ohren und fällt bis in den Nacken hinab; dem modernen Betrachter erscheinen zumindest die Augen ein wenig traurig, und ein Anflug von Lächeln spielt um den Mund[95] (Abb. 40).

Ernsthafte Gelehrte wie Peiresc wußten natürlich, wie schwierig es war, Verläßliches selbst über solche Könige zu erfahren, die sehr viel später regiert hatten als Pharamond,[96] und man könnte durchaus die Meinung vertreten, es sei anachronistisch, in dieser Weise über Bilder zu sprechen, denen es nur darum ging, Hinweise auf die Moden einer entfernten barbarischen Vergangenheit zu geben – Bilder also, die unvermeidlich die Auffassungen verschiedener Künstler an verschiedenen Orten und zu verschiedenen Zeiten reflektieren; wie es ja auch anachronistisch wäre, wollte man darüber spekulieren, weshalb ein Alexander der Große, ein Scipio oder ein Cäsar, die in einem zeitgenössischen Bild erscheinen, nicht genau mit jenen ‹Porträts› übereinstimmen, die sich in den Medaillensammlungen eines Enea Vico oder eines Rouillé finden. Tatsächlich aber ist das Problem nicht so einfach, denn im 17. Jahrhundert wußte man bereits sehr genau, daß für historische Porträts ganz andere Konventionen galten als für erzählende Darstellungen.[97] Außerdem machen die Texte der verschiedenen Werke deutlich, daß sie für ein gebildetes Publikum bestimmt waren, das mit ebensolcher Begeisterung die zwischen 1643 und 1651 erschienene, reich illustrierte ‹Histoire de France depuis Faramond jusqu'à maintenant› von François de Mézeray las; und Mézeray setzte an die Stelle, an der das Porträt des Pharamond hätte stehen müssen, eine leere Kartusche und schrieb darunter:

> Du siehst hier nicht das natürliche Abbild
> Jenes Königs, der das Reich der Franzosen gegründet,
> Aber aus allem kannst Du ersehn, daß ihm die Ehre gebührt,
> Als erster Schwert und Gesetz vereint zu haben.
>
> *(Tu ne vois icy la naturelle Image*
> *De ce Roy, qui fonda l'Empire des François*
> *Mais tu peux voir par tout qu'il eust cet avantage*
> *D'avoir joint le premier les Armes et les Loix.)*[98]

Es dauerte nicht lange, da hatte Pharamond mehr als nur seine äußere Erscheinung eingebüßt. Im Jahr 1713 erklärte Père Daniel, Mézerays Nachfolger als führender Historiker Frankreichs, Pharamond sei ein Fürst gewesen, von dem nur der Name und ansonsten so gut wie nichts bekannt sei.[99] Dennoch erschien 1778, mehr als ein halbes Jahrhundert später, sein Bildnis erneut in einer Geschichte Frankreichs, und diesmal mit Gesichtszügen, die vollständig von allen bisher geläufigen Details abwichen.[100]

Die ziemlich mythische Gestalt des Pharamond bereitete natürlich Probleme ganz besonderer Art. Die meisten historischen Porträts, die in den Sammelwerken des 17. Jahrhunderts erschienen, basierten auf weitaus vertrauenswürdigeren Quellen, als sie für das Studium der ersten französischen Könige zur Verfügung standen; und selbst wenn diese Quellen nicht wirklich authentisch waren, konnte man doch beträchtliche Anstrengungen unternehmen, eine überzeugende Illusion der Vergangenheit zu schaffen, indem man der Kleidung, der Haltung, den Gesten und den stilistischen Konventionen größte Aufmerksamkeit schenkte. Sieht man sich ‹La Grande Chronique ancienne et moderne, de Holland etc.› an, die Jean-François Le Petit im Jahr 1601 in Dordrecht herausbrachte,[101] so wird deutlich, daß der Illustrator Christoffel van Sichem sich eingehend mit der flämischen Glasmalerei – und möglicherweise auch den Wandteppichen – des 15. Jahrhunderts auseinandergesetzt hatte, um seine Stiche der frühen Grafen von Holland zu schaffen (Abb. 41). Die Tatsache, daß die meisten von ihnen Jahrhunderte vor der Entstehung des extravaganten und manierierten Stils gelebt hatten, in dem van Sichem arbeitete, dürfte die Leser, die sich die betreffenden Porträts ansahen, kaum gestört haben.

Manchmal aber mußten die Quellen überhaupt erst geschaffen werden. So erschienen zwischen 1640 und 1646 mindestens drei illustrierte Werke, die dem Ruhm des Herrschergeschlechts der Este in Ferrara dienen sollten – zu einer Zeit, da Ferrara bereits seit einem halben Jahrhundert dem Kirchenstaat einverleibt war.[102] Im Jahr 1640 erschienen die ersten fünf von insgesamt fünfundzwanzig geplanten *«memorie»* (Denkschriften) über die «Helden des Hauses Este» von Francesco Berni, der sich zu Beginn ein wenig klagend für die Unvollständigkeit des Bandes entschuldigt. Jeder der etwa zehn Seiten umfassenden Lebensbeschreibungen sind ein Brustbild und ein achtzeiliges Gedicht beigegeben, das die heroischen Eigenschaften des dargestellten Herrschers oder der Herrscherin preist (Abb. 43). Im folgenden Jahr brachte der Drucker Cattarino Doino ein sehr viel schmaleres Werk heraus; es enthielt dreizehn Abbildungen, die jeweils paarweise sechsundzwanzig Mitglieder der Familie Este zeigten und durch kurze biographische Hinweise von Antonio Cariola ergänzt wurden (Abb. 44). Obwohl die Abbildungen in beiden Werken ganz unterschiedliche Formate haben und

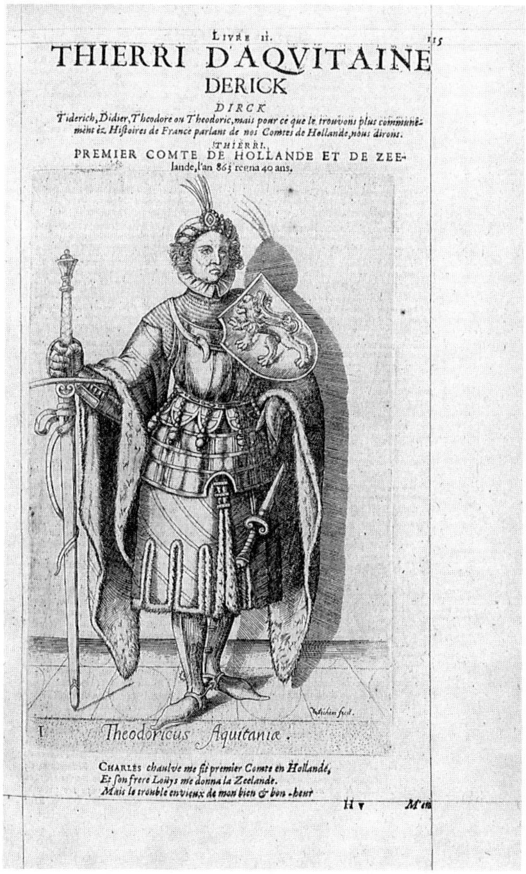
THIERRI D'AQVITAINE
DERICK
DIRCK
PREMIER COMTE DE HOLLANDE ET DE ZEE-
lande, l'an 863 regna 40 ans.
Theodoricus Aquitaniæ.
Charles chaulve me fit premier Comte en Hollande,
Et son frere Louys me donna la Zeelande.
Mais le trouble envieux de mon bien & bon-heur

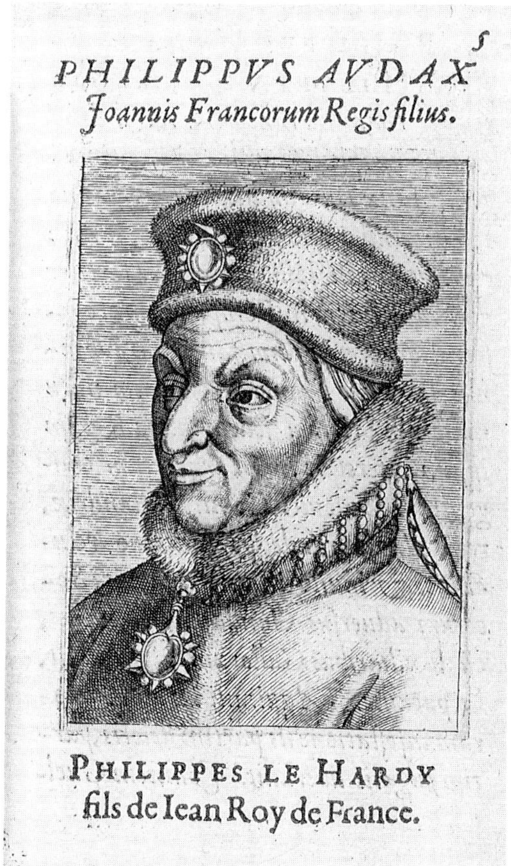
PHILIPPVS AVDAX
Joannis Francorum Regis filius.
PHILIPPES LE HARDY
fils de Iean Roy de France.

41. Jean-François Le Petit, ‹La Grande Chronique ancienne et moderne de Hollande etc.›, Dordrecht 1601: *«Thierri, premier comte de Hollande et de Zeelande, l'an 863 regna 40 ans.»*

42. [Etienne Tabourot], ‹Les Pourtraits des quatre derniers Ducs de Bourgogne›, Paris 1587: Philipp der Kühne

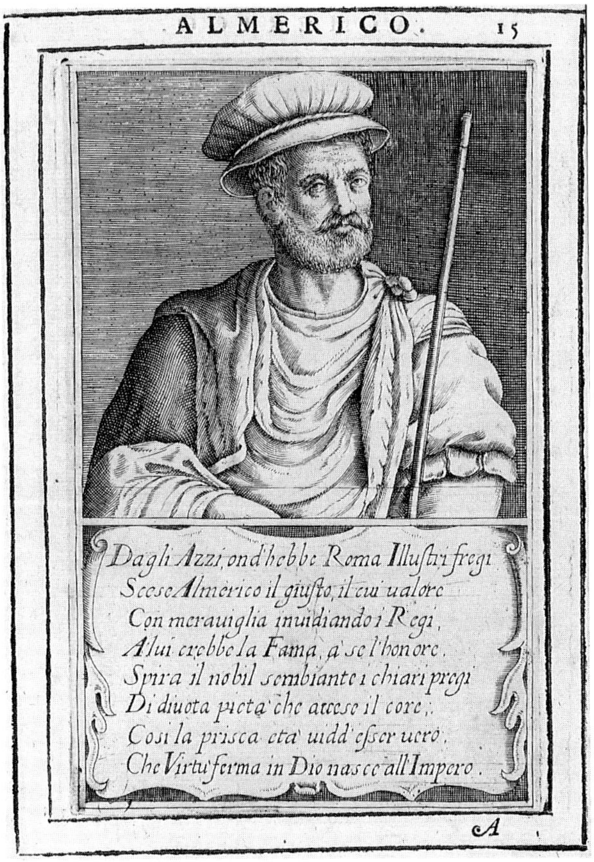
ALMERICO. 15
Dagli Azzi, ond'hebbe Roma Illustri fregi
Scese Almerico il giusto, il cui ualore
Con merauiglia inuidiando i Regi,
A lui crebbe la Fama, a se l'honore.
Spira il nobil sembiante i chiari pregi
Di diuota pietà che accese il core;
Così la prisca età uidd'esser uero.
Che Virtù ferma in Dio nasce all'Impero.
A

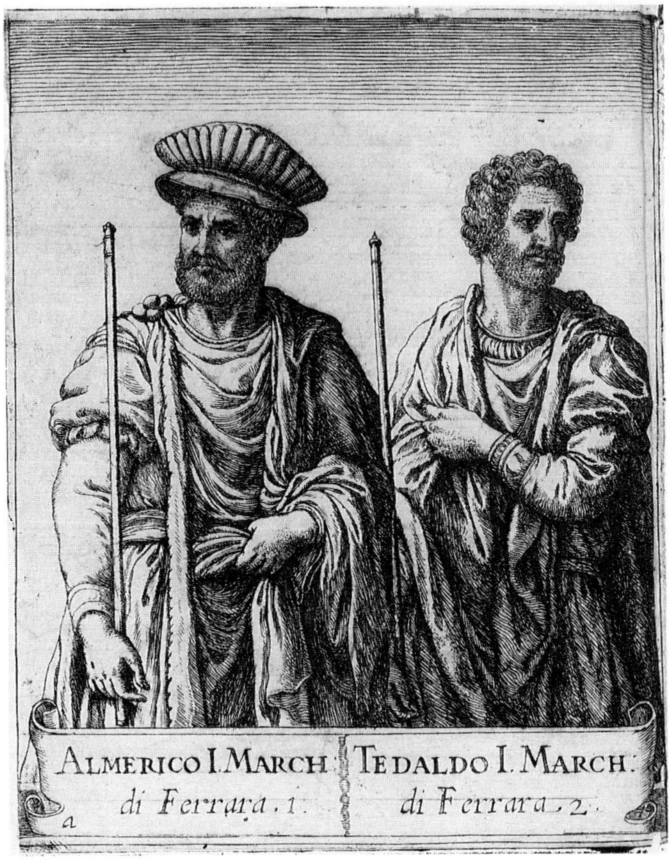
ALMERICO I. MARCH
di Ferrara. 1.
TEDALDO I. MARCH:
di Ferrara. 2.
a

43. Francesco Berni, ‹De gli eroi della serenissima casa d'Este›, Ferrara 1640: Almerico I., Markgraf von Ferrara

44. Antonio Cariola, ‹Ritratti de Ser^{mi} Principi d'Este Sig^{ri} de Ferrara›, Ferrara 1641: Almerico I. und Tebaldo I., Markgrafen von Ferrara

einige spiegelverkehrt wiedergegeben sind oder in anderer Weise modifiziert wurden, ist deutlich erkennbar, daß sie alle – mit einer äußerst merkwürdigen Ausnahme[103] – auf dieselbe Quelle zurückgehen. In einem recht wirren Vorwort teilt Doino mit, er habe zuerst an den Abbildungen für das 1641 erschienene Werk gearbeitet – das zweite, das publiziert wurde –, dann aber an dem von Berni geschriebenen, unvollständigen Buch mitgearbeitet und sich schließlich wieder seinem ursprünglichen Projekt zugewandt, für das er Cariola um einen Text gebeten habe. 1646 erschien dann ein weiterer Band, in dem einige Abbildungen große Ähnlichkeit mit den von Doino fünf Jahre zuvor herausgebrachten aufwiesen, während andere deutlich davon abwichen. Der größte Teil des Textes war indessen bereits vor mehr als einem Jahrhundert von Gasparo Sardi geschrieben worden, einem von Paolo Giovio sehr bewunderten Historiker der Stadt Ferrara.[104]

Die Reihe der dargestellten Herrscher reicht zurück bis ans Ende des 10. Jahrhunderts, und in den Bänden aus den Jahren 1641 und 1646 sind sämtliche Paare – Brüder,

Vettern oder Ehegatten – stehend wiedergegeben. Einige blicken uns an, andere sind einander zugewandt; zwischen manchen scheint eine innige Beziehung zu bestehen, manche wirken eher so, als bemerkten sie die Anwesenheit des mit ihnen Dargestellten gar nicht. Wenn auch Klarheit oder Kohärenz in Haltung und Ausdruck fehlen, so hat man doch einige Mühe auf die Kleidung verwandt. Auch die Familienähnlichkeit wird oft mit solcher Hingabe über die Generationen hinweg herausgearbeitet, daß der Schluß naheliegt, der Künstler sei eigens angehalten worden, jenen besonderen genetischen Zusammenhang hervorzuheben, der als unverzichtbares Merkmal dynastischer Kontinuität galt. Dennoch hat der Künstler durch Nuancen unterschiedlichster Art, etwa indem er einige Personen mit Bart, andere bartlos darstellte, auch versucht, Unterschiede zwischen den verschiedenen Epochen herauszuarbeiten und über die insgesamt erkennbare Gleichförmigkeit hinaus die künstlerischen Stile früherer Epochen anzudeuten. So erinnert das Bildnis des Borso d'Este deutlich an die zahlreichen Porträts dieses Herzogs, die im 15. Jahrhundert entstanden und leicht verfügbar waren. Wir können ziemlich sicher sein, daß die Leser des 17. Jahrhunderts all diese Bildnisse als verläßliche historische Porträts der Familie Este akzeptiert hätten.

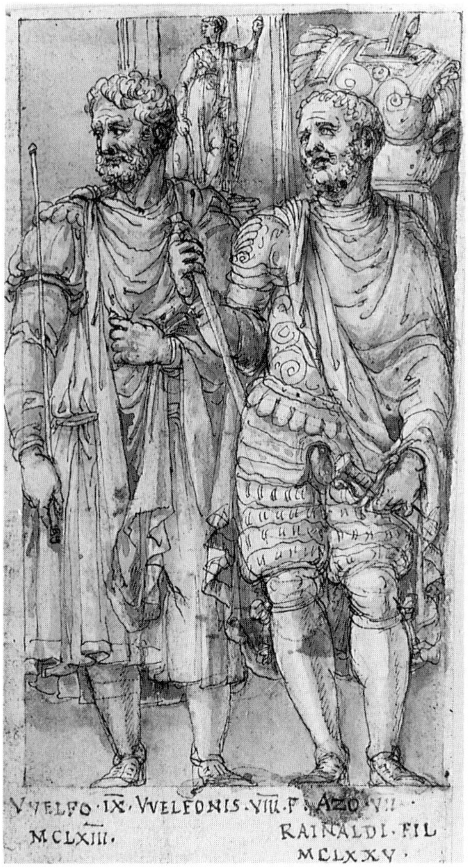

45. Pirro Ligorio, Zeichnung für eine illustrierte Genealogie des Hauses Este; Federzeichnung, über schwarzer Kreide braun laviert, Oxford, Ashmolean Museum

Tatsächlich wissen wir, daß die Abbildungen in allen drei Werken auf großformatige Fresken zurückgehen, die zweihundert Mitglieder des Hauses Este darstellten und erst 1577 von mehreren lokalen Künstlern im Hof des Schlosses von Ferrara gemalt worden waren.[105] Diese Fresken wiederum waren nach Zeichnungen von Pirro Ligorio entstanden, die höchstwahrscheinlich eigens als Vorlagen angefertigt worden waren (Abb. 45), und die Stecher des 17. Jahrhunderts hatten zweifellos Zugang sowohl zu diesen Zeichnungen als auch zu den Fresken. Allerdings hatte Ligorio nicht nur die Herrscher aus dem Hause Este porträtiert, wie es dem Auswahlprinzip der späteren Bücher entsprach, sondern auch andere prominente Mitglieder der Familie. Die Stecher mußten daher sorgfältig auswählen, welche Figuren sie als Modelle heranzogen; dabei mußten häufig Paare getrennt und zugleich auch die Haltung der Figuren verändert werden. So wurden die Porträts in Bernis Werk aus dem Jahr 1640 als Brustbilder ausgeführt, während die beiden anderen Werke die Figuren stehend wiedergeben – allerdings nur bis zu den Knien sichtbar und ohne die architektonischen Hintergründe, vor die Ligorio sie gestellt hatte.

Ligorio war als Nachfolger Enea Vicos im Amt des herzoglichen Antiquars in die Dienste Alfonsos II. von Ferrara getreten, der diese Fresken in Auftrag gab, und sein Ruhm gründete vor allem auf seinen Federzeichnungen, in denen er die Topographie und die verfallenen Monumente des antiken Rom rekonstruierte. Als er in seinen Bildniszeichnungen nun versuchte, eine ihm weit weniger vertraute Welt zu interpretieren und einen überzeugenden Eindruck davon zu vermitteln, arbeitete er anscheinend mit Hofgenealogen zusammen, die ihm möglicherweise auch mittelalterliche Handschriften und Medaillen sowie Fresken aus dem 15. Jahrhundert zugänglich machten. Einige der seltsameren Kostüme, die er zeichnete, sollten wohl deutsch wirken, um so die dynastischen Ansprüche des Hauses Este zu untermauern, an denen Ligorio großes Interesse hatte.[106]

Die Höflinge des Herzogs und andere Leser in Ferrara oder in Modena, der neuen Hauptstadt der Este, hätten wahrscheinlich den Zusammenhang zwischen den Illustrationen in den Werken von Francesco Berni, Antonio Cariola oder Gasparo Sardi und den siebzig Jahre früher gemalten Fresken im Hof des Schlosses von Ferrara erkannt, auch wenn sie Ligorios Zeichnungen wohl kaum gekannt haben dürften. Vielleicht wußten sie sogar, daß diese Fresken ihrerseits von älteren – ihrem Charakter nach stärker römischen – Fresken inspiriert worden waren, die möglicherweise überlieferte oder sogar lebensechte Porträts der frühen Este wiedergaben.[107] Doch außerhalb von Ferrara hatte niemand eine Handhabe, die ideologischen Implikationen zu erfassen, die mit einer so weit zurückreichenden Ahnengalerie verbunden waren. Und so galten die Illustrationen in den drei Büchern wahrscheinlich als direkte Wiedergaben authentischer Porträts.

Im 16. und 17. Jahrhundert haben zahlreiche Herausgeber prachtvoller und offenkundig sehr phantasievoller Porträtsammlungen nachdrücklich betont, welch große Sorgfalt sie bei ihren Nachforschungen hatten walten lassen, und sie wiesen ausdrücklich darauf hin, daß sie «einiges an Arbeit, Mühe und Geld» darauf verwandt hätten, «Siegel, Monumente, Statuen, Gemälde und Bücher» zu überprüfen, um echte Bildnisse veröffentlichen zu können.[108] Gelegentlich werden Quellen allerdings oberflächlich angegeben; so schrieb François Duchesne in seiner ‹Geschichte aller Kardinäle, die von Geburt Franzosen waren› zu einer seiner Illustrationen: «Die Zeichnung für dieses

Porträt hat mir der verstorbene Monsieur Camusat geschickt, der zu Lebzeiten Domherr in der Kathedrale Saint-Pierre in Troyes gewesen ist, dazu ein Mann von großem Wissen und großer Gelehrsamkeit.»[109] Doch schon um 1570 bemühen sich manche Autoren um größtmögliche Genauigkeit bei ihren Angaben zu Quellen und sonstigen Umständen der von ihnen abgedruckten Porträts.

Eines der erstaunlichsten Beispiele hierfür ist zugleich eines der frühesten und kleinsten. Etienne Tabourot, eher für seine komische Dichtung bekannt als für seine Beiträge zur Gelehrsamkeit, veröffentlichte 1587 seinen Duodezband über «les Pourtraits des quatre derniers Ducs de Bourgogne de la Royale Maison de Valois» (die Porträts der vier letzten Herzöge von Burgund aus dem königlichen Hause Valois).[110] Darin erklärte er, die zahllosen gegenwärtig bekannten Porträts der Herzöge seien derartig «unförmig und unproportioniert» *(difformes et disproportionnez)*, daß man meinen könne, sie stellten Possenreißer dar. Tabourot unternahm daher einen bemerkenswerten Schritt – der noch längere Zeit die Ausnahme blieb – und gab einem Maler, Nicolas d'Hoey, den Auftrag, einige wenige absolut sichere Porträts zu kopieren, die er anschließend stechen ließ. In allen Fällen gibt er die Quelle des abgedruckten Bildes an. Für Philipp den Kühnen zum Beispiel (Abb. 42) instruierte er den Künstler, sich sowohl auf die «sehr fein gearbeitete» Marmorstatue des Herzogs auf dessen Grabmal in der Kartause von Champmol bei Dijon als auch auf ein weniger aussagekräftiges Bild in der Nähe des Hochaltars zu stützen; und in ähnlicher Weise kombinierte er zwei Bildnisse im Falle des Johann ohne Furcht. Mit derselben Genauigkeit verfuhr er bei den zwei übrigen Herzögen; so merkte er an, daß eine gute Holzplastik, die «Charles le Guerrier» darstellte, 1575 von den Hugenotten zerstört worden sei. Viele seiner Vorlagen lassen sich heute noch auffinden; dabei zeigt sich, daß sie höchst sorgfältig kopiert wurden.

4. Physiognomie

Immer wieder wurde die Behauptung aufgestellt, Porträtsammlungen der hier genannten Art seien von beträchtlicher Bedeutung für den Historiker. So schrieb Roger de Piles im Jahr 1699, die aufschlußreichsten Kupferstiche seien für den historisch Interessierten die Porträts «von Herrschern, die ein Land regiert haben, und jener Prinzen und Prinzessinnen, die von ihnen abstammen; all derer, die ein hohes Amt in Staat, Kirche, Armee oder Justiz innegehabt haben; derer, die sich Verdienste in einem Berufsstand erworben haben, sowie von Privatleuten, die eine Rolle bei historischen Ereignissen gespielt haben. Den Porträts sind jeweils einige Zeilen Text beigegeben, die Aufschluß über den Charakter der betreffenden Person, ihren Rang, über bemerkenswerte Leistungen und ihren Todestag geben.»[111]

Es fragt sich indessen, weshalb denn historisch denkende Menschen an Porträts dieser Art hätten interessiert sein sollen. Weder Roger de Piles noch einer der vielen anderen Theoretiker, die sich in dieser Richtung äußerten, gaben eine Erklärung, die sonderlich weit über die häufig getroffene Feststellung hinausgegangen wäre, wonach Bildnisse großer Männer ebenso wie die Panegyrika, die den größten Teil des biographischen Schrifttums dieses Jahrhunderts ausmachten, an ihre Tugenden erinnern und zur Nachahmung ermuntern sollten. Wie schon ausgeführt, war dabei die äußere Erscheinung in gewissem Maße irrelevant, die bloße Existenz des Porträts war die eigentliche historische Tatsache. Das aufschlußreichste Kennzeichen all dieser mit biographischen Texten versehenen Porträtsammlungen ist der fehlende Zusammenhang zwischen Bild und Text. So gut wie nie verweist der Biograph auf Eigentümlichkeiten der äußeren Erscheinung, und schon gar nicht werden daraus Schlüsse gezogen. Ganz selten einmal scheinen in seinen Äußerungen die Allgemeinplätze einer halb erinnerten physiognomischen Abhandlung durch – wie sich seine Nachfolger heute vage auf die Freudsche Theorie beziehen mögen –, die dann ihren Niederschlag in irgendeiner konventionellen Feststellung finden. Als Francesco Sansovino 1565 über die Serie von Porträts schrieb, die er seiner Geschichte des Hauses Orsini beigab, bemerkte er: «In diesen Bildnissen hervorragender Männer müssen wir erkennen, daß in der Dynastie der Orsini Größe und Majestät in Haltung und Gesichtszügen zu finden sind, denn da diese Männer von hohem Sinn und großer Tapferkeit waren, haben sie eine breite Stirn und zumeist auch einen sehr großen Mund, beides Kennzeichen großer Beredsamkeit und einer wahrhaft königlichen Erscheinung. Selbst wenn uns nichts außer diesen Porträts von ihnen bekannt wäre, glaubten wir dennoch gewiß, daß sie von hoher und edler Abstammung sind, da wir aus ihren Gesichtszügen (die ein wahres Abbild des Geistes sind) auf die Größe ihrer edlen und hohen Gesinnung schließen können.»[112]

Die frühen Numismatiker wußten natürlich, daß einige der römischen Kaiser ausgesprochen niederträchtig gewesen waren und ihre Münzen daher ein durchaus schmeichelhaftes Bild ihres sittlichen Verhaltens zeichneten. Doch nie suchten diese Gelehrten in den Münzbildnissen nach Beweisen solcher Schmeichelei; wenn überhaupt – denn in den meisten Fällen wurde das Bildnis als irrelevant für das Leben abgetan –, dann suchten sie danach auf den allegorischen Rückseiten der Münzen, auf denen die Kaiser stets als ein Ausbund von Tugend dargestellt und den Göttern gleichgesetzt wurden.[113]

Du Choul ging einmal noch etwas weiter und sprach kurz das Problem an, daß es zu einem Konflikt zwischen dem, was wir über das Leben der Kaiser wüßten, und den Bildern kommen könne, die sie von sich selbst hatten entwerfen lassen[114] – ein Konflikt, der seine eigenen Schlüsse und die seiner Numismatikerkollegen ins Wanken gebracht hätte, hätte man ihn nur richtig thematisiert. Er nennt den Fall des Septimius Severus als typisches Beispiel für die absurden Schmeicheleien, die das unterdrückte Volk von Rom den Kaisern entgegenbrachte. Denn obgleich Severus ein «barbarischer und blutrünstiger Mann» gewesen sei, «empfing er vom Senat – mehr aus Furcht und aus Unterwürfigkeit als aus Hochachtung vor seiner Tugend oder seinen Verdiensten – jene Titel, die ansonsten guten Kaisern verliehen wurden». Doch obwohl du Choul eine Münze des Septimius Severus abdruckt, deren Vorderseite ihn tatsächlich recht blutrünstig darstellt, während die Rückseite, die mit der Inschrift «SPQR OPTIMO PRINCIPI» versehen ist, ihn majestätisch zu Pferde zeigt, zieht er dennoch keinen Schluß aus dem Widerspruch zwischen Bild und Inschrift; sein Kommentar zu den Schmeicheleien gegenüber diesem und anderen Kaisern dürfte vielmehr eher aus literarischen als aus bildlichen Quellen stammen.

Selbst Fulvio Orsini, der, wie wir sahen, die Grundlagen für ein vergleichendes Studium der Porträts legte, indem er mehrere, nach unterschiedlichen Vorlagen reproduzierte Bildnisse derselben Person abdruckte, schließt aus diesen Porträts niemals auf den Charakter oder die Lebensweise der betreffenden Persönlichkeiten. Allenfalls weist er darauf hin, das Bildnis des Marc Anton auf einem Karneol in der Sammlung des Kardinals Farnese – das man durch den Vergleich mit zahlreichen Gold-, Silber- und Bronzemünzen identifiziert hatte – bestätige Plutarchs Aussage, wonach dieser in seiner Jugend «von schönem und liebenswertem Äußeren» gewesen sei.[115]

Im Jahr 1586 hätten Biographen, Historiker und Sammler allerdings schon eher auf die Möglichkeit aufmerksam werden können, Porträts in einer Weise als Informationsquelle über den Charakter der abgebildeten Personen zu nutzen, die weit über die bis dahin gemachten ängstlichen Versuche hinausging. Denn in diesem Jahr brachte der aus Neapel stammende Giovanni Battista della Porta sein Werk ‹De Humana Physiognomonia› (Abb. 46) heraus, das in der Folge noch zahlreiche Ausgaben in Latein, Französisch, Italienisch und anderen Sprachen erleben sollte. Seit der Antike waren schon viele Abhandlungen dieser Art erschienen, doch della Porta, der den meisten früheren Versuchen auf diesem Gebiet äußerst kritisch gegenüberstand, erwarb sich einen Ruf, der alle seine Vorgänger in den Schatten stellte, obwohl sein Beitrag zum Thema über weite Strecken aus früheren Quellen stammte. Zum Teil beruhte der Erfolg des Buches gewiß auch auf dem großen Ansehen, das della Porta bereits als Dichter, Gelehrter und Dramatiker sowie als Autorität auf den Gebieten der Medizin, des Ackerbaus und der Geheimschriften mit einem unverkennbaren Hang zum Okkulten genoß;[116] zum Teil dürfte der Reiz des Werkes allerdings auch darauf beruht haben, daß es sehr reich – und auf sehr bizarre Weise – illustriert war. Unter den darin enthaltenen Porträts befanden sich auch solche, die dem Leser vertraut gewesen sein müssen, stammten sie doch aus einigen der in diesem Kapitel besprochenen Porträtsammlungen. Das Museum des Paolo Giovio, dessen Porträts Perna veröffentlicht hatte, bildete dabei eine besonders ergiebige Quelle.

Della Porta versuchte in seinem Werk aufzuzeigen, daß der Charakter eines Menschen sich am besten deuten lasse, wenn man seine Ähnlichkeiten mit den Zügen jener Tiere analysiere, die ihm am meisten glichen, da jede Tierart in ihrer äußeren Erscheinung durch ihre Naturanlage bestimmt sei.[117] Er illustrierte sein Buch daher mit den Stichen eines Esels, eines Affen, eines Löwen, eines Hundes, eines Chamäleons, «die wir eigens zu diesem Zweck lebendig in unserem Hause hielten»,[118] und einer Reihe anderer Tiere, denen er die Porträts berühmter Persönlichkeiten gegenüberstellte. Diese Porträts stammten zum größten Teil aus einer Sammlung von Büsten und Münzen, die sein Onkel, vor allem aber sein Bruder Giovan Vincenzo zusammengetragen hatte, dessen Ruf als Altertumsforscher nach allgemeiner Überzeugung nur von Fulvio Orsini und Don Antonio Agustín übertroffen wurde.[119] Die Brüder bewohnten gemeinsam ein Haus in dem angesehenen Stadtviertel um die Via Toledo; nach Giovan Vincenzos Tod um 1603 richtete Giovanni Battista dort zwei Räume als Studierzimmer und Museum ein.[120] Als er 1615 starb, umfaßte seine Sammlung neben mancherlei anderen Dingen – wie einem Astrolabium, vielen antiken Vasen und den Ausgaben seiner eigenen Bücher – fünf vollständig erhaltene Porträtstatuen, siebzehn Porträtköpfe, die in Nischen aufgestellt waren – darunter Alexander der Große, Cicero und Augustus –, sowie dreiunddreißig kleinere Figuren und Köpfe, die auf einem umlaufenden Sims in einem der Räume standen. Diese Figuren waren alle aus Marmor. An den Wänden hin-

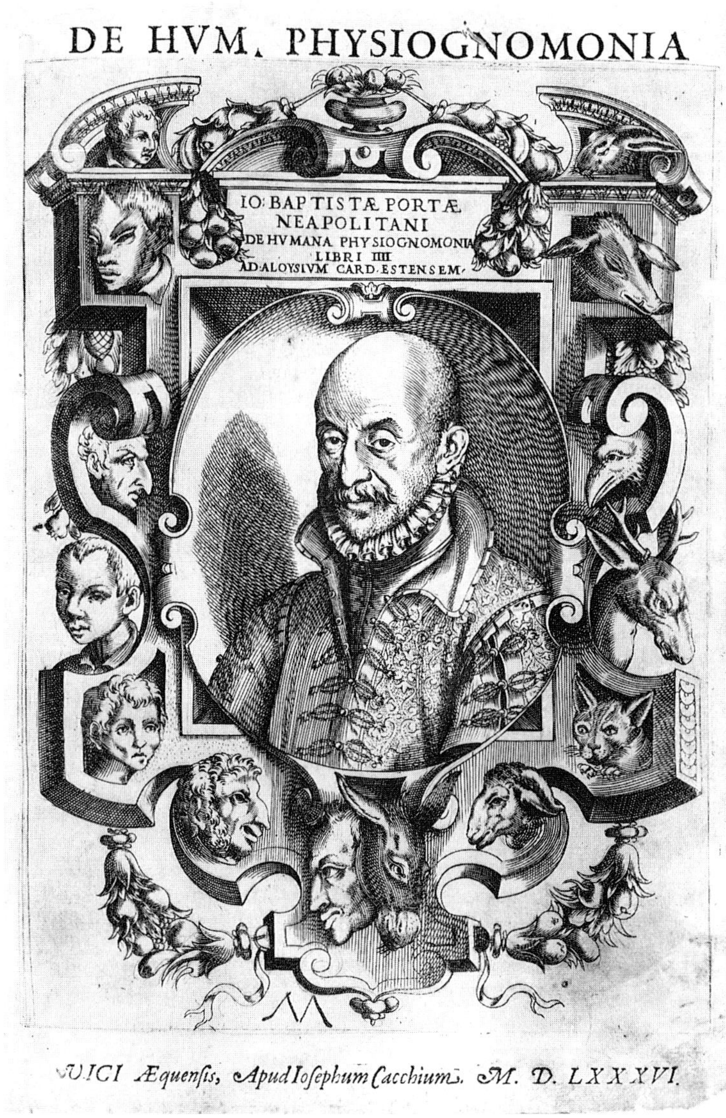

46. Giovanni Battista della Porta, ‹De Humana Physiognomonia›, Vico Equense 1586: Frontispiz mit Porträt des Autors

gen zweiundvierzig Bildnisse der Könige von Spanien und verschiedener Heiliger – alle offenbar im selben Format – und einige Porträts zeitgenössischer Persönlichkeiten, darunter Galilei; ein Kabinettschrank aus Nußbaum barg außerdem eine Sammlung von Medaillen.[121]

Della Portas Vorlagen lassen sich teilweise nicht ganz leicht identifizieren, da er sie gelegentlich recht drastisch veränderte, damit sie zu den Tieren paßten, mit denen er sie vergleichen wollte. Außerdem griff er wie Giovio offensichtlich in vielen Fällen auf Bildnisse zurück, die weit verbreitet waren. Die Porträts des Tamerlan (Abb. 47), des Tyrannen Ezzelino, der im 14. Jahrhundert lebte und dessen Gesichtszüge mit denen eines Jagdhunds verglichen werden (Abb. 48), des Cesare Borgia, des häßlichen, lang-

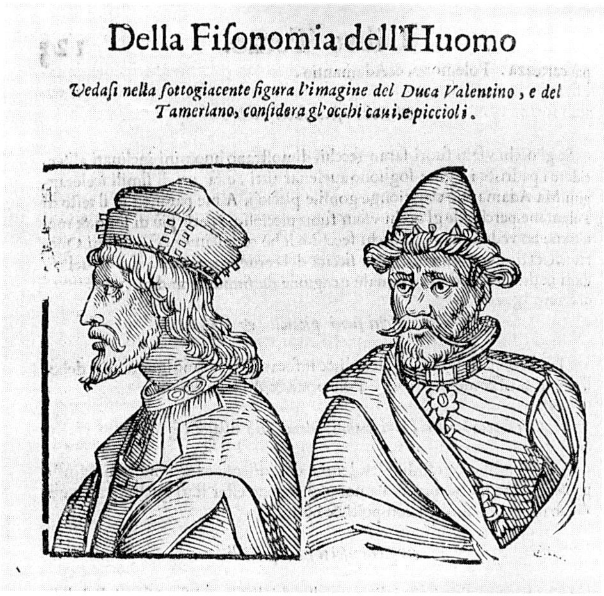
Della Fiſonomia dell'Huomo
Vedaſi nella ſottogiacente figura l'imagine del Duca Valentino, e del Tamerlano, conſidera gl'occhi caui, e piccioli.

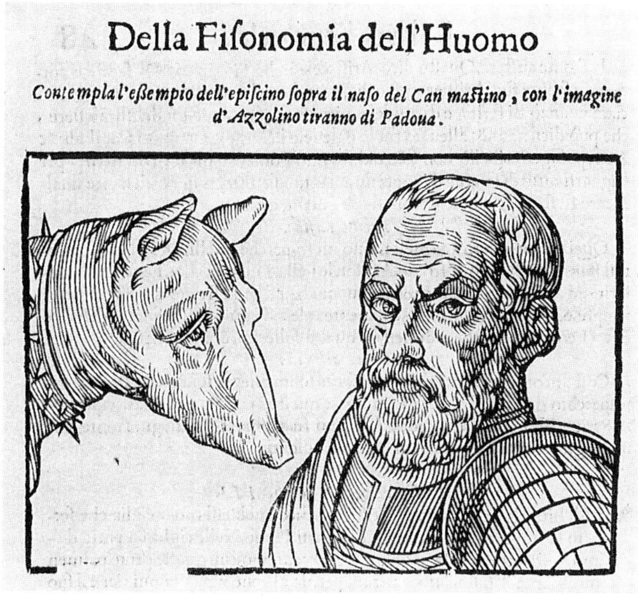
Della Fiſonomia dell'Huomo
Contempla l'eſsempio dell'epiſcino ſopra il naſo del Can maſtino, con l'imagine d'Azzolino tiranno di Padoua.

47. Giovanni Battista della Porta, ‹Della Fisionomia dell'Huomo›, Padua 1622: Cesare Borgia und Tamerlan

48. Giovanni Battista della Porta, ‹Della Fisionomia dell'Huomo›, Padua 1622: Ezzelino, Tyrann von Padua

nasigen Angelo Poliziano – der einem Nashorn gleicht – und des Pico della Mirandola, die in verschiedenen seiner Abhandlungen über Physiognomie zu finden sind, entnahm er wahrscheinlich den leicht zugänglichen Werken von Giovio[122] (Abb. 49, 50).

Offenbar in keinem Falle veröffentlichte della Porta das Porträt einer historischen Persönlichkeit, deren Gesichtszüge nicht zu ihren Charaktereigenschaften gepaßt und den Vorstellungen seiner Zeitgenossen widersprochen hätten: kein aufrechter Mann wurde mit schmalen Augen wie denen des lügnerischen Cesare Borgia dargestellt; kein Schurke hatte die schönen Züge des jungen Pico della Mirandola, der bei verschiedenen Gelegenheiten als Vorbild an Reinheit und Gelehrtheit angeführt wird (Abb. 51). Wo der Gesichtsausdruck – zumindest für den modernen Betrachter – nicht ganz mit dem übereinzustimmen scheint, was die Geschichte über den Charakter der betreffenden Person überliefert, wird der Ausdruck in der Weise interpretiert, daß er zu den tradierten Vorstellungen paßt. Die Kaiserin Faustina, Gattin des Marc Aurel, wird in einem späteren Kapitel dieses Buches noch eine wichtige Rolle spielen. Bei della Porta finden wir sie in Gesellschaft der Messalina (Abb. 52). Die beiden Frauen sind im Profil abgebildet und blicken einander an – beide, so möchte man meinen, ein Ausbund an Rechtschaffenheit und Häuslichkeit. Doch die Magerkeit ihrer Züge und ihr üppiges Haar enthüllte die Verkommenheit der beiden Frauen – eine Verkommenheit, die im Falle der Messalina nur allzu bekannt war, aber auch auf Faustina zutraf, die «soweit ging, mit Gladiatoren und anderen Gemeinen zu schlafen, wie wir aus allen Geschichtsbüchern wissen».[123]

Der letzte Satz ist bezeichnend. Della Porta war ebensowenig wie seine Zeitgenossen der Meinung, man könne den Charakter eines Menschen allein aus dessen Physio-

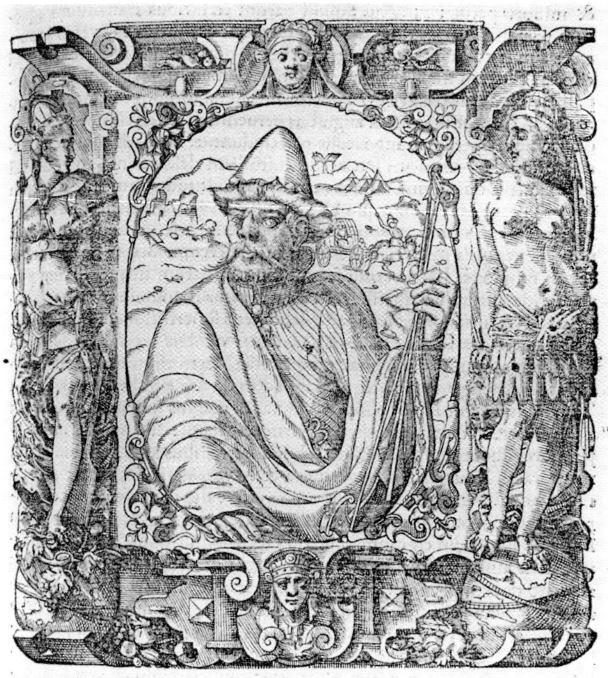

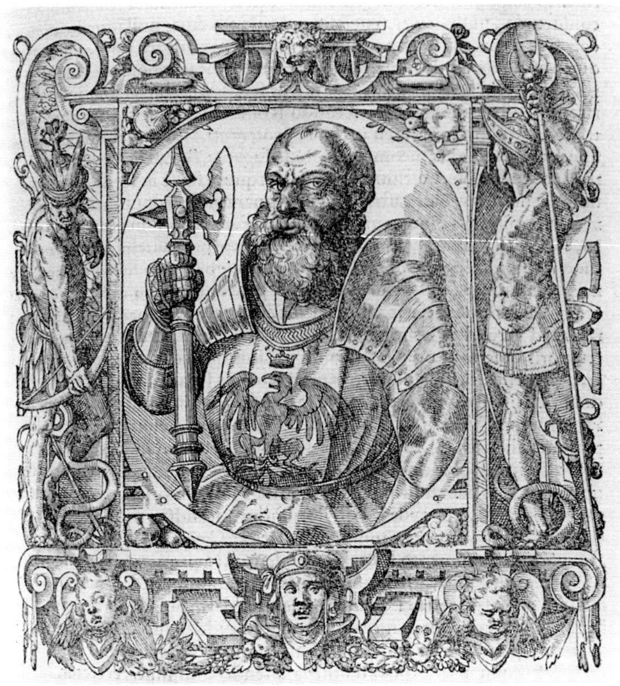

49. Paolo Giovio, ‹Elogia Virorum bellica virtute illustrium›, Basel 1575: Tamerlan
50. Paolo Giovio, ‹Elogia Virorum bellica virtute illustrium›, Basel 1575: Ezzelino, Tyrann von Padua

gnomie erschließen; er glaubte nicht einmal, daß ein Porträt den aus der Lektüre von Geschichtswerken gewonnenen Eindruck modifizieren könne. Auch für ihn standen Text und schriftliche Überlieferung an erster Stelle. Dennoch zeichnen sich seine Abhandlungen unter all den anderen Porträtsammlungen des 16. und 17. Jahrhunderts durch ihre Lebendigkeit aus. Zum erstenmal erleben wir, daß dem Bild nicht nur eine exemplarische, sondern eine führende Rolle zugebilligt wird; zum erstenmal haben wir das Gefühl, daß sich dem Historiker, dem Biographen oder selbst noch dem Altertumsforscher die Möglichkeit eröffnet haben könnte – sei es zum Nutzen oder zum Schaden –, seine Forschungen auf eine breitere Grundlage zu stellen, indem er sich der Hilfsmittel bediente, die della Porta ihm an die Hand gab.

Doch dazu kam es nicht. Das Terrain war gefährlich, kam zuweilen in unangenehme Nähe zur Magie, und della Porta geriet selbst in Schwierigkeiten, obwohl er sich heftig gegen den Vorwurf der Ketzerei verwahrte, der gegen ihn erhoben wurde.[124] Seine Bücher entfalteten eine beträchtliche Anziehungskraft – lösten aber auch Befremden aus. Jacob Spon legte größte Vorsicht an den Tag, als er sich 1683 in einem Aufsatz mit dem vielversprechenden Titel ‹De l'utilité des médailles pour l'étude de la physionomie› (Vom Nutzen der Medaillen für das Studium der Physiognomie) zum Thema äußerte: «Ich möchte nicht den Versuch machen, die Wahrheit der physiognomischen Regeln zu beweisen, die manchmal irreführend sein können. Das überlasse ich den auf diesem Gebiete Kundigen. Ich möchte nur diese allgemeine Regel aufstellen, daß die Natur häufig das Abbild unserer Seele auf unser Gesicht zeichnet und daß gewisse

Züge und Strukturen dahin tendieren, das Temperament des Menschen widerzuspiegeln und Aufschluß über seine Neigungen zu geben.»[125] Spon ging der Frage nicht weiter nach, sondern schloß mit dem Hinweis, daß Altertumsforscher noch nichts über die Physiognomie geschrieben hätten: Jedenfalls scheint kein Beispiel überliefert zu sein, in dem die Zuschreibung eines unbekannten Porträts mit dem Hinweis begründet oder abgelehnt worden wäre, die Gesichtszüge stimmten mit den Charaktermerkmalen, die man der betreffenden Person zuschrieb, überein oder wichen von ihnen ab.

Tatsächlich – das verdeutlicht Spon – sind die wenigen physiognomischen Untersuchungen von Porträts berühmter Persönlichkeiten, denen wir im 17. Jahrhundert begegnen, einfachster Art und haben meist gar nichts mit della Portas Theorien zu tun. Als der französische Autor Jean Tristan 1635 eine Münze mit dem Bild der Faustina betrachtete, war er sich ebenso sicher wie della Porta, daß dieses Bildnis ihren ausschweifenden Charakter beweise – schließlich hatten beide Männer bei denselben römischen Historikern von ihr gelesen –, doch er sah keine Notwendigkeit, fülliges Haar und Magerkeit ins Gespräch zu bringen, als er schrieb: «Ihre Medaillen zeigen sie als eine sehr schöne Frau von solcher Lebhaftigkeit des Ausdrucks, daß man allein schon aufgrund ihrer Physiognomie zu dem Schluß gelangen kann, daß sie lüsterner gewesen ist als ihre Mutter, und dies selbst dann, wenn wir von den Geschichtsschreibern nichts über sie erfahren hätten.»[126]

51. Giovanni Battista della Porta, ‹Della Fisionomia dell'Huomo›, Padua 1622: Pico della Mirandola

52. Giovanni Battista della Porta, ‹Della Fisionomia dell'Huomo›, Padua 1622: Messalina und Faustina

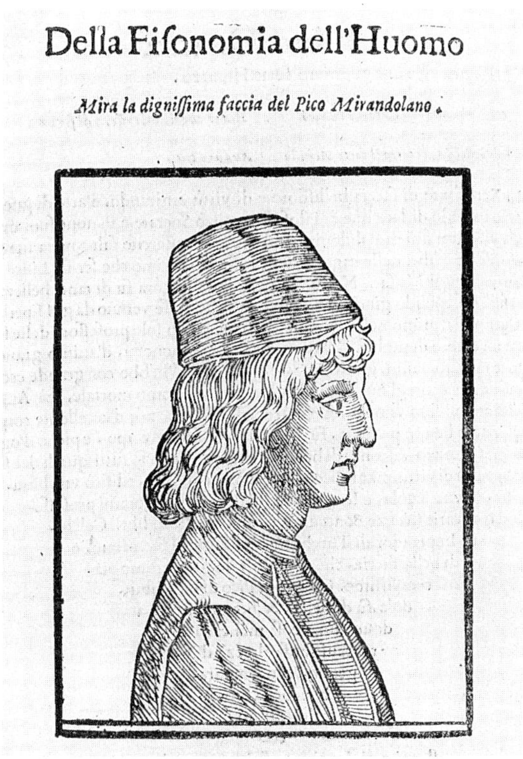
Della Fiſonomia dell'Huomo
Mira la digniſſima faccia del Pico Mirandolano.

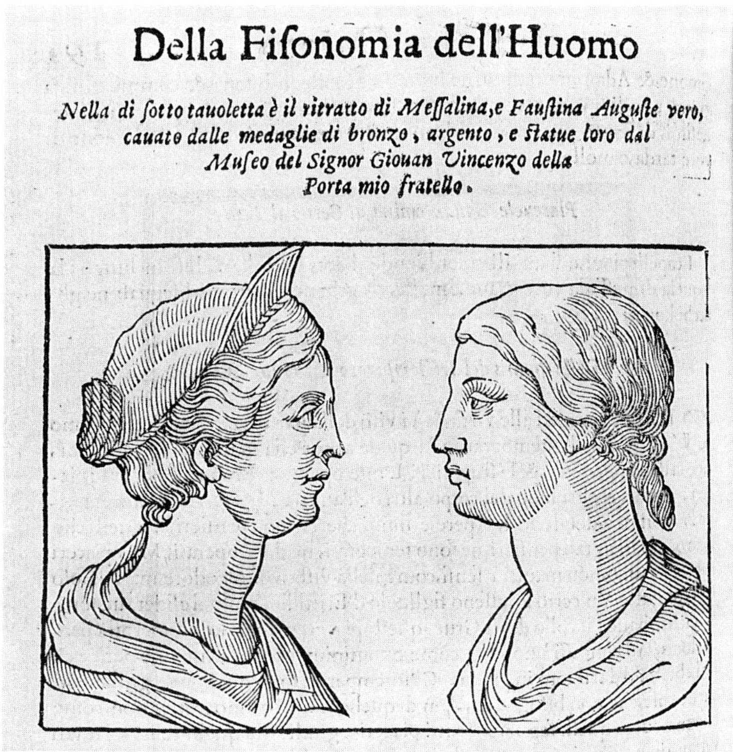
Della Fiſonomia dell'Huomo
Nella di ſotto tauoletta è il ritratto di Meſſalina, e Fauſtina Auguſte vero, cauato dalle medaglie di bronzo, argento, e ſtatue loro dal Muſeo del Signor Giouan Vincenzo della Porta mio fratello.

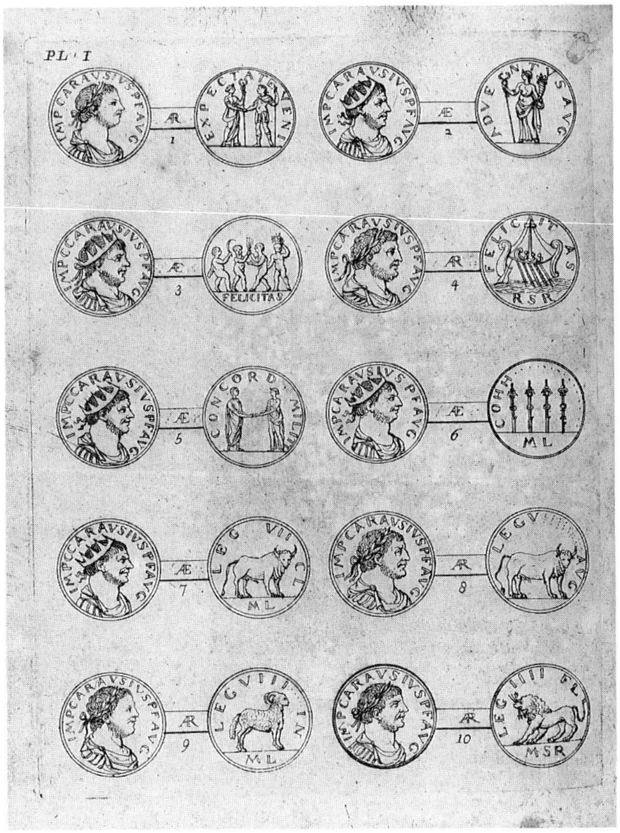

53. Claude Genebrier, ‹Histoire de Carausius . . . Prouvée par les Médailles›, Paris 1740, Oxford, Bodleian Library, Arch. Numm. x, Tafel 1: Münzen des Kaisers Carausius

Erst ganz am Ende des 17. Jahrhunderts stoßen wir auf die ausführlichste all jener Begründungen, die in den vorausgegangenen 150 Jahren für die Veröffentlichung zahlloser Bände historischer Porträts angeführt worden waren. In seinen ‹Numismata› aus dem Jahr 1697 weist John Evelyn nochmals darauf hin, wie wichtig Medaillen für den Geschichtsforscher sein könnten, doch dann erweitert er das Spektrum auch auf andere Arten von Porträts und argumentiert – gestützt auf ein gewisses Maß an physiognomischer Theorie –, daß sich ebenso aus Gemälden, Münzen und Stichen ein getreues und unabhängiges Zeugnis über den Charakter eines Menschen gewinnen lasse. Allerdings muß man sagen, daß die Beispiele, die er zur Stützung seiner These anführt, größeres Gewicht hätten, wenn sie nicht so offenkundig wären. «Wer über die Geschichte der jüngsten Zeit schreibt und liest, vor allem über die des verstorbenen Usurpators Cromwell», so beginnt er, «der möge nur sorgfältig die Falten und Linien seines zweideutigen und falschen Gesichts betrachten (wie es Symmons in seiner Medaille und Lombard in seiner Radierung nach einem überaus lebensechten Gemälde von Walker so präzise wiedergegeben haben), dann wird er darin allenthalben und ohne eines weiteren Kommentars zu bedürfen Charakterzüge wie Falschheit, Dreistigkeit, Grausamkeit und Ehrgeiz höchsten Grades lesen können . . .», während der Ausdruck des «edlen Earl of Strafford, den van Dyk gemalt und Lucas Vosterman in Kupfer gestochen hat, Beständigkeit, Ernsthaftigkeit und Klugheit» verrät. «Bei Heinrich VII., [sic!], den Holbein gemalt hat, [finden wir] einen verschlossenen, trockenen, weisen und bedächtigen Ausdruck, bei seinem Vorgänger Richard III. ein verzerrtes Gesicht, in dem jede Linie Heuchelei, Verschlagenheit und Grausamkeit verrät.» Im selben Stil geht es weiter; er findet «einen steifen, bigotten, förmlichen Blick . . . bei Philipp II. . . ., Scharfsinn und Würde, gepaart mit einem spielerischen Witz bei [Holbeins] Erasmus», und so fort.[127] Evelyns Einstellung zum Porträt – die nur insofern überrascht, als sie erst so spät entwickelt wird – ist ein schönes Beispiel für eine Haltung, die ihre Blütezeit in zahlreichen Biographien des 19. und 20. Jahrhunderts erleben sollte; doch sie erlaubt kaum den Schluß, daß visuelle Zeugnisse mehr vermöchten, als anschaulich zu illustrieren, was aus schriftlichen Quellen bereits bekannt ist.

Wahrscheinlich konnte man sich erst dann auf die Physiognomie stützen, um mögliche Antworten auf historische Fragen zu finden, wenn Schriftquellen nicht existierten. So schrieb in einem 1740 erschienenen, aber offensichtlich schon früher verfaßten Werk mit dem anspruchsvollen Titel ‹Histoire de Carausius, Empereur de la Grande-Bretagne, collègue de Diocletion et de Maximien. Prouvée par les Médailles› der Franzose Claude Genebrier – sehr wahrscheinlich ein Arzt – über einige Münzen mit dem Bildnis dieser wenig dokumentierten Gestalt (Abb. 53):

«Er dürfte kaum älter als fünfzig oder fünfundfünfzig gewesen sein, also noch in einem Alter, in dem er sich auf neue Unternehmungen einlassen konnte. Seine Medaillen zeigen ihn mit einem Bart, wie Kaiser ihn damals trugen. Wenn wir sie betrachten, können wir erkennen, daß er recht kleine Augen hatte, eine Art Adlernase, einen kräftigen Nacken, breite Schultern, ein volles, ziemlich langes Gesicht, ein Doppelkinn und einen kühnen Ausdruck. All dies ist charakteristisch für einen ständig tätigen, energischen Mann mit robustem Temperament, dem Seefahrt und Krieg tägliches Geschäft sind – für einen Mann eben, der gerade diesen beiden Betätigungen seit frühester Jugend nachgegangen war . . .»[128]

Selbst hier benutzt der Autor das Bild, um seine vorgefaßte Meinung zu bestätigen. Dennoch zeichnet sich Genebriers Beobachtung, verglichen mit dem konventionellen Charakter aller vorangegangenen Porträtuntersuchungen, durch eine überraschende Frische aus.

5. Historiker und der Umgang mit Porträts

Doch wie stand es mit den Historikern selbst – mit jenen Historikern, um deren Aufmerksamkeit Verleger, Herausgeber und Altertumsforscher sich mit solchem Eifer und soviel Energie, solcher Beredsamkeit und solcher Phantasie bemühten? Das Muster ist überall dasselbe.

Viele der großen Erzähler unter den Historikern des 16. und 17. Jahrhunderts waren sich des anschaulichen Reizes historischer Porträts sehr wohl bewußt, und mancher unter ihnen trug selbst eindrucksvolle Sammlungen zusammen. Doch weiter wollten sie nicht gehen.

Paolo Giovio bietet selbst ein sprechendes Beispiel solcher Zurückhaltung. Nach eigener Aussage ließ er sich zu seiner ‹Elogia›, deren erste Ausgabe ohne Abbildungen erschien, direkt von den Porträts in seinem Museum anregen,[129] und im wesentlichen dürfte das der Wahrheit entsprochen haben. Es läßt sich indessen zeigen, daß Giovio immer wieder auch ganz reale Bilder beschrieb, die keinem ihm gehörenden Porträt entsprachen:[130] letztlich war es seit langem geübter Brauch, sich auf ein imaginäres Porträt zu stützen, wenn man das Charakterbild eines Menschen in Worten zeichnen wollte. Wir wissen auch, daß er einige seiner Elogen schrieb, bevor er ein Porträt der betreffenden Persönlichkeit ausfindig machen konnte,[131] und in einem oder zwei Fällen blieben alle seine Bemühungen, diesem Mangel abzuhelfen, erfolglos – womit er Pietro Perna in beträchtliche Schwierigkeiten brachte, als dieser sich lange nach Giovios Tod entschloß, dessen Werk in einer illustrierten Neuauflage herauszugeben.[132] Und manchmal beruhten Giovios Beschreibungen historischer Gestalten mit größter Sicherheit nicht auf den gemalten Porträts in seinem Besitz, sondern auf literarischen Quellen.[133] Doch es steht fest, daß Giovio sich in zahlreichen Fällen durch das, was er sah, zu seinen Texten anregen ließ.

Allerdings ermahnte Herzog Cosimo ihn heftig: «Da Wahrheit der Nerv der Geschichte ist, der Ihr in den noch folgenden sechs [Büchern der ‹Historien›] zu dienen aufgerufen seid, wird es schwer sein, Glaubwürdigkeit zu bewahren, wenn Ihr Euch gänzlich der ‹Elogia› zuwendet, in der es Euch in gewisser Weise erlaubt ist, die Wahrheit zu beugen und umzufärben.»[134] Tatsächlich hat man Giovio oft vorgeworfen, «die Wahrheit zu beugen und umzufärben», und zwar sowohl in seinen ‹Historiarum sui Temporis libri XLV›, die schließlich 1550 herauskamen, als auch in seiner ‹Elogia›. Allerdings sah auch er darin zwei verschiedene Zweige seiner schriftstellerischen Tätigkeit. Die ‹Historien› erstreckten sich auf ganz Europa – und sogar auf «die ganze Welt», wie Giovio sich im Vorwort rühmt – durchaus zu Recht, wie das Spektrum seines Werkes beweist. Der endlose erste Satz entspricht dem elegischen Ton, den alle italienischen Historiker – und nicht nur sie – anschlugen, wenn sie auf die nähere Vergangenheit zurückblickten:

«Die ganze Welt lebte damals in Ruhe und Frieden, und nirgendwo war Kriegslärm zu hören; und vor allem Italien (das noch kurz zuvor von inneren Streitigkeiten erschüttert worden war) blühte in Frieden und Ruhe, als ein Krieg heraufzog, der größer und schrecklicher war als alles, was die Menschheit bis dahin erlebt hatte; im Verlaufe weniger Jahre erschütterte dieser Krieg nicht nur ganz Europa, sondern selbst die entlegensten Teile Asiens und Afrikas, und überall vernichtete er die Reiche noch der berühmtesten Nationen.»[135]

Giovios Darstellung nachfolgender Ereignisse bietet viele lebendige psychologische Details und sein reicher, bildhafter Stil wurde allgemein bewundert;[136] doch nie bezieht er sich direkt auf das Zeugnis eines der in seiner Sammlung befindlichen Porträts, wenn er Gesichtszüge oder Ausdruck der wesentlichen Gestalten seiner ‹Historien› beschreibt. Ganz sicher mußte er an sein eigenes Museum denken, als er mit großer Eloquenz die legendäre Plünderung des Medici-Palastes im Jahre 1494 schilderte und den anschließenden Verkauf von «antiken Statuen, Schmuck, Gemmen, die mit wunderbarer Kunstfertigkeit von antiken Handwerkern geschnitten worden waren, Vasen aus kostbarem Stein, goldene, bronzene und silberne Medaillen mit den Bildnissen berühmter Seefahrer»,[137] und trotzdem greift er nie auf die Bestände seines Museums zurück, um seine Erzählung damit anzureichern. Zweifellos regte der Historiker in Giovio den Sammler an, doch ebenso gewiß hatte der Sammler dem Historiker nur wenig zu sagen – so sehr er auch den Elogenschreiber inspiriert haben mag.

Der Fall des Jacques-Auguste de Thou in Frankreich ist in gewisser Weise ähnlich gelagert. Dieser außergewöhnlich humane Mann und Freund Montaignes wurde 1553, ein Jahr nach Giovios Tod, geboren; mit der Niederschrift seiner großen ‹Historiarum sui temporis libri 138› begann er im Jahr 1583.[138] Wie Giovio hatte er an den Ereignissen, die er beschrieb, aus nächster Nähe Anteil; als Politiker und Diplomat kannte er viele der Protagonisten seines Werkes. Während seiner Verhandlungen mit den verfeindeten religiösen Fraktionen seines Landes und im Dienste des zukünftigen Heinrich IV. reiste er viel in Deutschland, Italien und Frankreich.[139] Überall, wohin er kam, bewunderte er die örtlichen Monumente und Kunstschätze, für die er, wie er selbst einmal sagte, «einen sehr feinfühligen Geschmack besaß» *(avoit un goût fort délicat).*[140] Er war ein geschickter Zeichner, der Malern gerne bei der Arbeit zusah,[141] und wahrscheinlich beteiligte er sich auch am Entwurf des Mausoleums für seinen Vater, das er bei Barthélemy Prieur in Auftrag gab – «ein Werk, dessen Schönheit vollkommen an diesen guten Bürger erinnert und das Können des Meisters preist» *(Ouvrage où la beauté du travail renouvelle avec plaisir le souvenir d'un si bon Citoyen et l'excellence de l'Ouvrier).*[142] Er bestieg den Hauptturm des Straßburger Münsters[143] und sah sich in Narbonne Sebastiano del Piombos Altarbild ‹Die Auferstehung des Lazarus› an.[144] In Florenz zeigte ihm Vasari die Stadt. Als sie sich gemeinsam die Porträts der beiden Knaben Giovanni und Garcia de' Medici ansahen, stellte de Thou Vasari die Frage, ob das Gerücht, die beiden seien von ihrem Vater ermordet worden, der Wahrheit entspreche. Vasari schwieg, und de Thou nahm dieses Schweigen als Bestätigung; Heinrich IV. hinderte ihn dann allerdings daran, diesen Sachverhalt in seinen ‹Historien› zu veröffentlichen.[145] In Rom traf er im Palazzo Farnese mit Fulvio Orsini und dessen Kreis zusammen,[146] und in Venedig muß er Erizzo begegnet sein, über den er später voller Begeisterung schrieb.[147] In Brügge fragte er nach Hubert Goltz, doch der war offenbar nicht in der Stadt,[148] und in Augsburg bewunderte er die Paläste und die großen Medaillensammlungen der Fugger.[149] Er selbst besaß die Abhandlungen von Strada, Erizzo, Goltz, Agustín, du Choul, Fulvio Orsini und der wichtigsten anderen Numismatiker der Zeit.

Wohl kein anderer Historiker des Jahrhunderts – Giovio ausgenommen – dürfte derart von Altertumskunde und von Begeisterung für die Künste durchdrungen gewesen sein wie de Thou. Seiner Bibliothek, die eine der größten Privatbibliotheken Europas werden sollte, gliederte er auch 134 gemalte Porträts unterschiedlicher Größe an.[150] Die Sammlung war zwar bei weitem nicht so ehrgeizig wie Giovios Museum – und da keines der Bilder in Kupfer gestochen wurde und alle verloren sind, wissen wir nichts über ihre Qualität –, doch sie umfaßte eine große Zahl von Herrschern seiner Zeit und früherer Epochen, zahlreiche Schriftsteller (von Petrarca bis Ronsard, darunter auch Giovio) sowie große Kirchenmänner und andere prominente Persönlichkeiten. Es war also weit mehr als eine dieser Sammlungen – wie sie damals in Mode kamen –, die Porträts von Freunden, Familienmitgliedern und Berufskollegen enthielten, obwohl auch sie gewiß darin zu finden gewesen sein dürften, ergänzt durch gewisse Loyalitätsbekundungen gegenüber dem Herrscherhaus. De Thou sah in seinen Bildern wahrscheinlich ebenso wie in seinen Büchern notwendige Beigaben zu seiner Arbeit an seinen ‹Historien›. Doch ebensowenig wie Giovio bezieht er sich jemals darauf, um die lebendigen Schilderungen zu ergänzen, die er so häufig vom Charakter und den Taten jener zahlreichen Persönlichkeiten gibt, deren Porträts er «über den Regalen der Bibliothek» hängen sehen konnte, wenn er dort arbeitete.

Der Geist, der de Thous großes Epos durchweht – so lebendig und farbig, so tolerant und dennoch so engagiert –, läßt sich gewiß auch in dem Meisterwerk eines anderen Historikers finden, der ein halbes Jahrhundert später eine Geschichte seiner eigenen, ebenso turbulenten Zeiten schreiben und zu diesem Zweck nach Bildern der daran beteiligten Personen suchen sollte. Begonnen hatte der spätere Lord Clarendon mit dem Kauf von Bildern wahrscheinlich schon während seines Exils in Frankreich und den Niederlanden zwischen 1648 und 1660, doch den weitaus größten Teil seiner großartigen Porträtgalerie erwarb er – durch Schenkung, Kauf oder Bestellung – nach der Restauration; er stattete damit sein prachtvolles, in Picadilly gelegenes Haus aus, das nur kurze Zeit in seinem Besitz war, bevor er 1667 ein zweites Mal ins Exil ging.[151] Die Sammlung umfaßte Porträts von Erasmus, Wolsey und Persönlichkeiten aus der Regierungszeit von Elizabeth und Jakob I.,[152] doch in der überwiegenden Mehrzahl handelte es sich um Personen seiner eigenen Zeit, die er selbst gekannt hatte – und von denen einige inzwischen tot waren wie Laud und Strafford. Ähnlich wie Giovio und wahrscheinlich auch de Thou interessierte er sich mehr für die äußere Erscheinung der abgebildeten Personen als für die Qualität der Bilder, und obwohl er einige sehr schöne Originale von van Dyck und anderen Meistern besaß, waren viele seiner Bilder lediglich Kopien – und ganz gewiß auch als solche erkannt. Clarendon begann seine großartige ‹History of the Rebellion› im Jahr 1646; nachdem er England 1667 verlassen hatte, schrieb er sie vollständig um, erweiterte sie und schloß sie schließlich ab.[153] Die meisten Leser schätzen sie vor allem wegen ihrer Schilderungen der physischen und psychologischen Eigenarten der Protagonisten des Bürgerkriegs, aber – wie Giovio und de Thou – bezog sich auch Clarendon kein einziges Mal auf reale Porträts dieser Persönlichkeiten, die er doch mit solch bildhafter Intensität und so subtilem Wahrnehmungsvermögen beschrieb. Gewiß, als er seine Bildnisse in London zusammentrug, stand er im Mittelpunkt des politischen Lebens und fand keine Zeit, an seiner ‹History› zu schreiben; und als er dann nach Frankreich floh, wo er die Arbeit an seinem Buch wieder aufnahm, mußte er seine Bilder in London zurücklassen. Allerdings war die Weigerung, sich auf Gemälde zu stützen, bei seriösen Historikern – im Unterschied zu den Altertumskundlern – damals zu verbreitet, als daß wir sie allein den Umständen zuschreiben könnten.

Clarendons Enthaltsamkeit sollte noch ein bedeutsames Nachspiel haben. Nahezu dreißig Jahre nach seinem Tod erschien die ‹True Historical Narrative of the Rebellion and Civil Wars in England› in drei unbebilderten Bänden. Man bemerkte rasch das Ungewöhnliche daran. «*Gemälde* bieten uns nicht nur ein Bild der Personen, sondern auch des Charakters großer Menschen», schrieb Jonathan Richardson 1715.[154] «Die Erscheinung des Kopfes und der Ausdruck des Gesichts ganz allgemein geben deutliche Hinweise auf das Denken und illustrieren, was der Historiker ausdrücklich und stärker ins einzelne gehend sagt. Wer eine Charakterdarstellung bei Lord *Clarendon* liest (und gewiß hat es keinen besseren Maler dieser Art gegeben als ihn), dem wird manches noch deutlicher werden, wenn er ein Bild derselben Person von *van Dyck* sieht.» Drei Jahre später wurde berichtet, Clarendon selbst habe geplant, seine ‹History› mit Abbildungen zu versehen, denn 1718 erfuhr Thomas Hearne über einen Bekannten von der Existenz eines dreibändigen Werkes, das «die Köpfe der darin erwähnten Personen» enthalte. «Einige davon hat Hollar gestochen, und er glaubt, daß alle nach Originalgemälden angefertigt wurden. Die Sammlung war von dem großen Lord Clarendon begonnen und von seinem Sohn abgeschlossen worden; er vermachte sie der alten Herzogin von Beaufort, und diese hinterließ sie ihrem Sohn, dem jetzigen Besitzer. Mehrere sind in schwarzer Tusche ausgeführt.»[155] Welche Absichten Clarendon selbst auch gehabt haben mag, es kann kein Zweifel bestehen, daß zusätzlich illustrierte Ausgaben seiner ‹History› sich bald größter Beliebtheit erfreuten und zu den ersten Beispielen dieser Gattung zählten. Ein Jahrzehnt später berichtete Hearne von einem Exemplar, für das Sir Thomas Seabright sechzig Guineen bezahlt hatte.[156] Auch der berühmte Altertumsforscher George Vertue hörte von Clarendon-Bänden, die mit Drucken und Zeichnungen illustriert waren und hohe Preise erzielten;[157] und 1728 konnte ein Katalog ein «Konvolut von zehn Drucken aus der Regierungszeit Karls I.» mit dem Hinweis anpreisen, es handele sich um «äußerst feine Stiche, bei weitem das Beste, was es in bezug auf unsere englische Geschichte gibt; alle haben dieselbe Größe, sie können gerahmt und als Wandschmuck verwendet oder in Lord Clarendons Geschichte eingebunden werden».[158] Als es sehr viel später, in der zweiten Hälfte des 18. Jahrhunderts, durch James Granger Mode wurde, Illustrationen in historische und andere Werke einzubinden,[159] gehörte Clarendon zu den Autoren, die man besonders gerne entsprechend behandelte; sein Buch lieferte auch das Material für den absoluten Höhepunkt dieses Verfahrens: einunddreißig Bände mit 14489 Porträts, mit deren Zusammenstellung Alexander Hendras Sutherland 1795 begann und die sich heute im Ashmolean Museum in Oxford befinden.[160]

Eines der frühesten Werke seriöser Geschichtsschreibung, für das man von Anfang an authentische Illustrationen vorgesehen hatte, war indessen bereits Mitte des 17. Jahrhunderts in Frankreich erschienen. Obwohl das Ergebnis ein wenig durch die Mängel geschmälert wird, die wir in diesem Kapitel bereits angesprochen haben, und die hochgesteckten Erwartungen, die der Autor hegte, nicht ganz rechtfertigt, war das Vorhaben in seiner Konzeption doch so ehrgeizig, daß es Beachtung verdient. François Mézeray wurde 1610 als Sohn eines Wundarztes geboren.[161] Seine Ausbildung erhielt er an der Universität Caen, er ging zunächst zur Armee, trat dann in die Dienste Richelieus und schrieb schließlich seine eindrucksvolle ‹Histoire de France›, die er 1651 abschloß. Einen Gutteil seines weiteren Lebens verbrachte er mit der Herausgabe neuer, erweiterter oder gekürzter Fassungen dieses Werkes. Es brachte ihm Ruhm ein – aber auch einige Schwierigkeiten. Die «Gelehrten» warfen ihm mangelnde Wissenschaftlichkeit und Originalität vor, und er selbst betonte, er habe seine ‹Geschichte Frankreichs› nicht nur für andere Autoren, sondern für die gebildete Gesellschaft geschrieben. Sein Stil wurde später als unelegant und ungeschliffen kritisiert; ein Schicksal, das er mit zahlreichen anderen Autoren teilte, die gelebt – oder zumindest geschrieben hatten –, ehe das «Zeitalter Ludwigs XIV.» seinen Zenith erreichte; vor allem aber handelte er sich Schwierigkeiten mit der Obrigkeit ein, denn seine erfrischende Offenheit brachte ihn in Konflikt mit den orthodoxen Ansichten, die der König und Colbert verordnet hatten.

Mézeray wußte sehr gut, daß er sich zwar auf herkömmliche Quellen stützte, die auch von anderen Historikern benutzt worden waren, daß er sein Thema jedoch auf völlig neue Weise anging. «Wenn der Stoff auch alt ist», schreibt er in seinem Vorwort, «so macht die Kraft, die ich ihm verleihe, ihn doch zu etwas ganz Neuem»;[162] und er stellt fest, wer sich in der Geschichte Frankreichs gut auskennen wolle, der müsse zunächst einmal die Geschichte Europas kennenlernen, «als ganze und in ihren Einzelheiten, die Ursprünge, Taten und Gebräuche aller Staaten, der alten wie der modernen, die Genealogien der hervorragendsten Familien» und, so fährt er in einer bemerkenswerten Passage fort, die Michelet zweifellos gelesen haben muß, «alle Provinzen, Küsten, Wälder, Gebirge, Sümpfe, Flüsse, Straßen und sonstigen topographischen Einzelheiten, ohne deren Kenntnis unser Wissen unweigerlich in die Irre gehen muß. Von Europa als ganzem sollte man dann zum Studium Frankreichs übergehen, und zu diesem Zwekke sollte man gewissermaßen noch das unbedeutendste Schloß, den kleinsten Fluß und das letzte Haus kennen ...» Später macht er den Vorschlag, ein Tagebuch zu führen, in dem man «die neuesten Entdeckungen und *‹lumières›* in den Wissenschaften und Künsten aufzeichnet, deren Kenntnis für die Menschheit nicht weniger nützlich ist als Kriegstaten und politische Ereignisse ... Wissenschaften und Künste zeichnen große Staaten geradeso aus wie Armeen» – Worte, die in der Mitte des 17. Jahrhunderts weitaus überraschender klingen als in den Schriften Voltaires.

Vor dem Hintergrund dieses bemerkenswert frischen Herangehens an die Geschichte sollten wir Mézerays Einstellung gegenüber der Bebilderung sehen, auch wenn die Diskussion uns etwas über den Rahmen eines Kapitels hinausführen wird, in dem es hauptsächlich um Porträts geht. Auf der ersten Seite seines Vorworts erklärt er, «Porträt und Erzählung sind nahezu die einzigen Mittel», mit deren Hilfe wir den Ruhm großer Menschen zu bewahren vermögen, und genau dies sei der wahre Zweck der Geschichtsschreibung. Das Porträt

«zeichnet die Gesichtszüge nach und zeigt das Äußere und die Majestät des Körpers, während die Erzählung von den Taten berichtet und den Charakter darstellt. Und wie das Geschriebene die Leistungen des Fürsten festhält, so kann die Physiognomie seines Gesichts uns erklären, was er aus natürlichem Antrieb tut. Die ‹Geschichte›, die ich geschrieben habe, besteht aus diesen beiden Teilen: Feder und Radiernadel treten in einen edlen Wettstreit darum, wer von beiden Größeres zu leisten vermag, wenn es um die Darstellung der behandelten Gegenstände geht ...»

Anschließend geht er auf die «unerhörten Ausgaben» ein, die ihm die Stiche verursacht hätten, darunter Porträts von Königen und ihren Gemahlinnen – um die sich noch kein anderer Autor gekümmert habe, auch wenn Mézeray anmerkt, die Damen seien zu Heldentaten nicht fähig – und von den Thronfolgern, da es leider unmöglich sei, Bilder aller königlichen Prinzen und Prinzessinnen aufzunehmen. «Was die Porträts angeht, so sind sie anderer Art, als man sie sonst in Büchern findet; nicht die Launen eines Kupferstechers haben sie hervorgebracht, der sie sich hat einfallen lassen, um den Unwissenden zu ergötzen. Vielmehr sind sie so authentisch und nach so guten Originalen geschaffen, daß noch der skeptischste Leser sie selbst überprüfen könnte, denn die Quellen, aus denen sie stammen, sind jeweils angegeben.»

Doch Mézeray geht noch weiter. Er kündigt an, daß er neben den Porträts der Könige und ihrer Familien auch achthundert Medaillen zur Illustration der aufeinanderfolgenden Herrschaftsperioden abbilden werde – und diese Medaillen entnimmt er Jacques de Bies ‹La France métallique›. Was diese Sammlung angeht, verhält er sich indessen

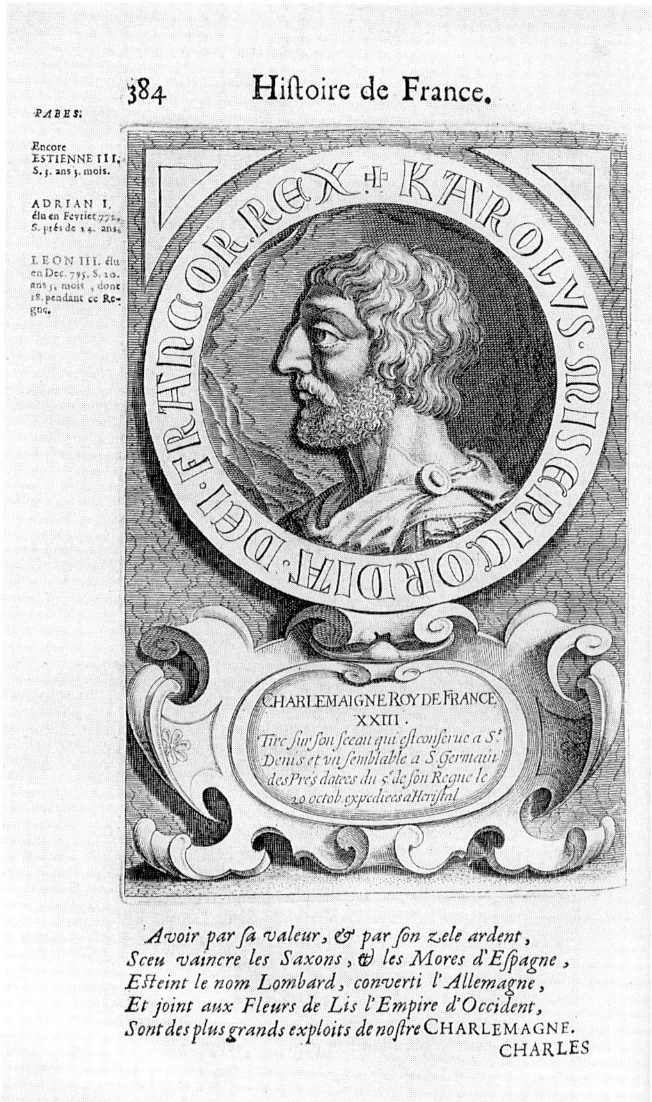
384 Hiſtoire de France.
CHARLEMAIGNE ROY DE FRANCE XXIII.
Avoir par ſa valeur, & par ſon zele ardent,
Sceu vaincre les Saxons, & les Mores d'Eſpagne,
Eſteint le nom Lombard, converti l'Allemagne,
Et joint aux Fleurs de Lis l'Empire d'Occident,
Sont des plus grands exploits de noſtre CHARLEMAGNE.
CHARLES

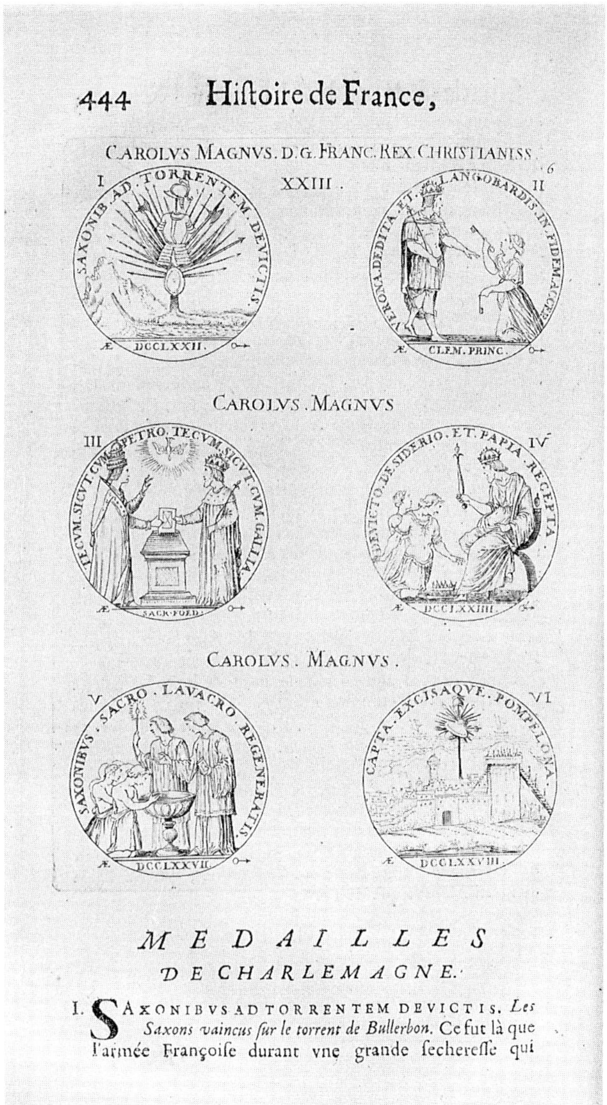
444 Hiſtoire de France,
CAROLVS MAGNVS. D. G. FRANC. REX CHRISTIANISS.
XXIII.
CAROLVS . MAGNVS
CAROLVS . MAGNVS .
MEDAILLES
DE CHARLEMAGNE.
I. SAXONIBVS AD TORRENTEM DEVICTIS. Les Saxons vaincus ſur le torrent de Bullerbon. Ce fut là que l'armée Françoiſe durant vne grande ſechereſſe qui

54. François de Mézeray, ‹Histoire de France›, Paris 1685, Bd. 1: ‹Porträt Karls des Großen›

55. François de Mézeray, ‹Histoire de France›, Paris 1685, Bd. 1: ‹Rückseiten von Medaillen auf Karl den Großen›

alles andere als großmütig; er nennt nicht einmal den Namen des Herausgebers und macht sich über die «wirren Erläuterungen» zu den einzelnen Medaillen lustig; deshalb nimmt er sich vor, sie durch umfassendere und bessere Kommentare zu ersetzen. Daß Mézeray sich auf diese etwas suspekte Quelle stützte, brachte sein Werk in späteren Jahren in Mißkredit, dennoch bleibt es bemerkenswert. Jeder Herrschaftsperiode ist ein Porträt in Form eines Medaillons vorangestellt, das von einem aufwendigen Rahmen umschlossen ist (Abb. 54); dazu ist die jeweilige Quelle angegeben – häufig eine Kirche oder Fontainebleau oder der Louvre, manchmal eine Privatsammlung. Innerhalb der den einzelnen Königen gewidmeten Kapitel finden sich im Text eine oder mehrere Medaillen; stets ist die Rückseite abgebildet, um die größte Tat oder die wichtigsten Leistungen der Dargestellten zu illustrieren (Abb. 55). Diese Rückseiten werden ausführlich erläutert, und so zweifelhaft ihre Authentizität auch sein mag, so ist Mézeray doch zuzustimmen, wenn er behauptet, seine Erläuterungen seien umfassender als alles, was man in früheren Werken dieser Art antreffen könne. Auch die Königin und der Dauphin sind jeweils mit einem Porträt vertreten, letzterer selbst dann, wenn er schon als Kind starb und nur wenige Monate Thronfolger war. Bei den frühen Königen wie Pharamond oder Clodion fehlen jedoch Porträts; es finden sich, wie bereits erwähnt, lediglich leere Medaillons mit Versen darunter; und gelegentlich merkt Mézeray an, daß er für diesen oder jenen Sproß der königlichen Familie kein Porträt habe ausfindig machen können.

In vielerlei Hinsicht bilden die Rückseiten der Medaillen den interessantesten Aspekt des Werkes, denn vor allem bei den frühen Königen sollen sie die historische Darstellung durch authentisches Bildmaterial, das aus der betreffenden Zeit stammt, ergänzen. Zwar dienen diese Abbildungen in den meisten Fällen nur zur Illustration eines Ereignisses, das im Text bereits beschrieben worden ist; doch in einigen Fällen, in denen keine schriftlichen Quellen zur Verfügung stehen, benutzt Mézeray das Bild tatsächlich als wesentliches Zeugnis oder kommt dem doch recht nahe. In den späteren Teilen des Werkes – es umfaßt drei Bände – verändert es seinen Charakter. Sowohl die Porträts als auch die Medaillen der nun behandelten Könige sind weitaus authentischer und genauer – aber auch zahlreicher – als die der früheren; so druckt Mézeray zwölf Medaillenrückseiten für Karl VI. und achtundfünfzig für Heinrich III. ab; außerdem basiert der Text nun auf sehr viel seriöseren Quellen. Dennoch verlieren die Medaillenrückseiten mit wachsender Zahl und Verläßlichkeit viel von ihrer anfangs vorhandenen inneren Beziehung zum Text. Zunehmend finden sich die Abbildungen und die zugehörigen Erläuterungen losgelöst am Ende des jeweiligen Kapitels; sie sind kein integraler Bestandteil des Textes mehr, und da sie in ihrer Darstellung fast ausnahmslos eher allegorischen als narrativen Charakters sind, spielen sie für die direkte Bebilderung des Textes nur eine beschränkte Rolle. Dennoch sind Mézerays ansehnliche Bände wahrscheinlich das wichtigste historische Werk des 17. Jahrhunderts, das – wie tastend auch immer – auf das Zeugnis visueller Quellen zurückgreift.

6. Die Skepsis wächst

Gegen Ende des 17. Jahrhunderts zeigten nicht allein die Historiker generell wenig Neigung, sich bei ihren Schlußfolgerungen auf das Zeugnis von Porträts zu stützen – oder sich ihrer überhaupt zu bedienen. Auch bei anderen Autoren und selbst bei Altertumsforschern – vor allem in England – wuchs die Skepsis gegenüber deren Wert. Zum Teil war dies wohl eine durchaus logische Reaktion auf die deutlich abweichenden und manchmal sogar unvereinbaren Darstellungen historischer Persönlichkeiten in Porträtsammlungen, die von konkurrierenden Herausgebern vorgelegt wurden – von Herausgebern überdies, die in ihren Vorworten offen über die Verantwortungslosigkeit ihrer Konkurrenten herzogen. Es gab indessen wohl noch einen weiteren und zwingenderen

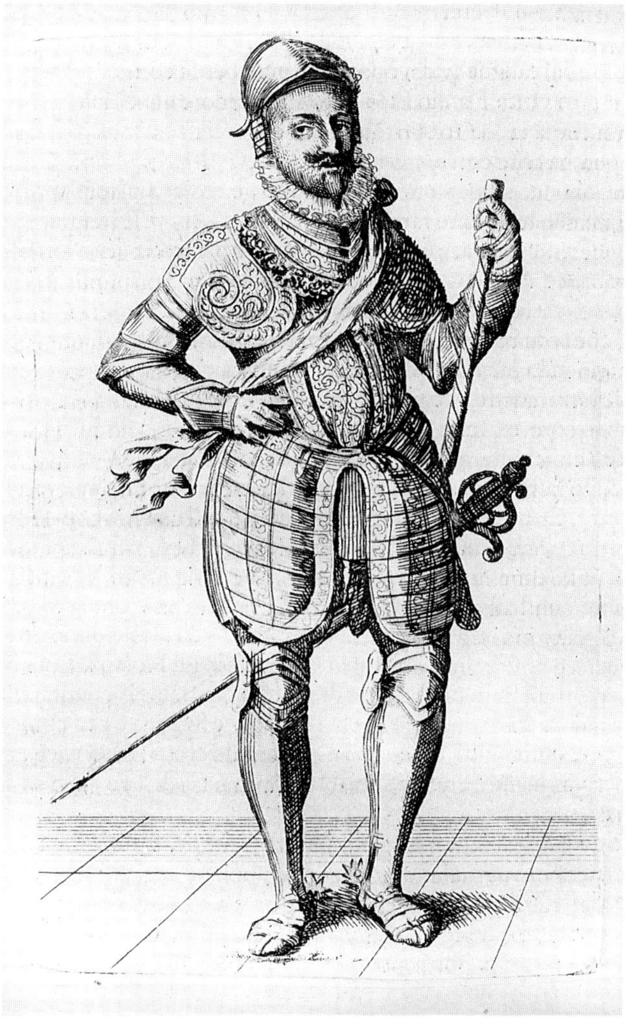

56. Gregorio Leti, ‹Teatro Belgico›, Amsterdam 1690: Karl I. von England

Grund für die wachsenden Zweifel an der Lebenstreue der verfügbaren Porträts, auch wenn gerade die Altertumskundler vielfach nicht bereit waren, ihn zu akzeptieren. Ein Blick auf die Praktiken ihrer eigenen Zeit hätte ihnen die Möglichkeit vor Augen führen können, daß ähnliches auch in der Vergangenheit schon üblich gewesen sei. So war Peter Stent, der erfinderische Londoner Verleger, dem wir bereits begegnet sind, keineswegs der einzige, der bei den für ihn arbeitenden Kupferstechern ein Standardporträt – vielfach zu Pferde – in Auftrag gab, bei dem man im Bedarfsfall lediglich den Kopf auszutauschen brauchte: Auf diese Art ließ sich Richard Cromwell (Abb. 57) mit geringem Arbeitsaufwand und wenig Kosten in Karl II. (Abb. 58) verwandeln.[163]

Wenn man dieses Verfahren auf einer noch weiter vom Original entfernten Stufe anwandte, konnte dies zu sehr sonderbaren Ergebnissen führen. Jeder, der auch nur entfernt eine Vorstellung von Karl I. hatte – und wer hatte dies im Jahr 1690 nicht, als das Bild des zum Märtyrer gemachten Königs weit verbreitet war? –, wäre gewiß verblüfft

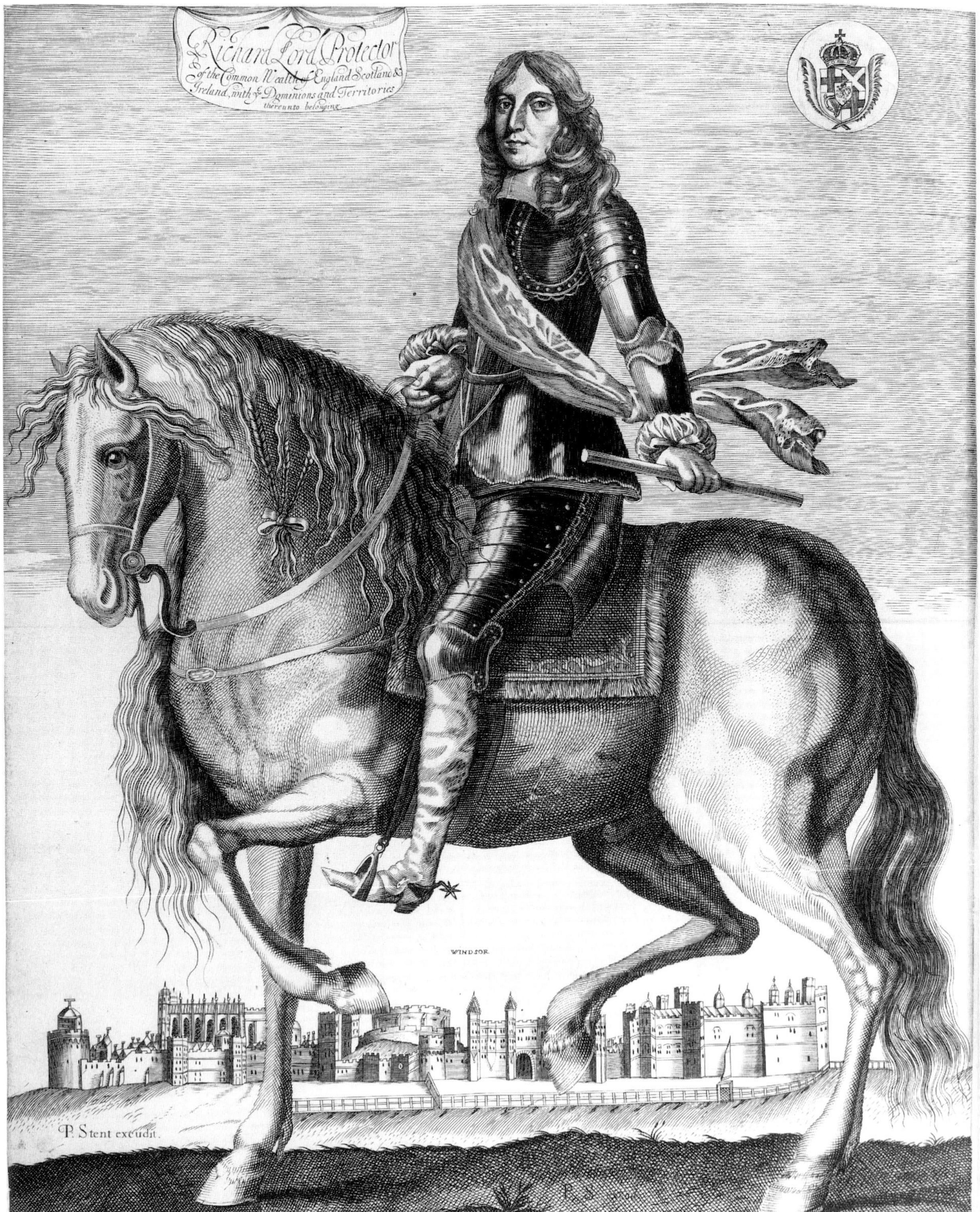
Richard Lord Protector
of the Common Wealth of England Scotland &
Ireland, with ye Dominions and Territories
thereunto belonging
WINDSOR
P. Stent excudit.

57. Peter Stent, Richard Cromwell

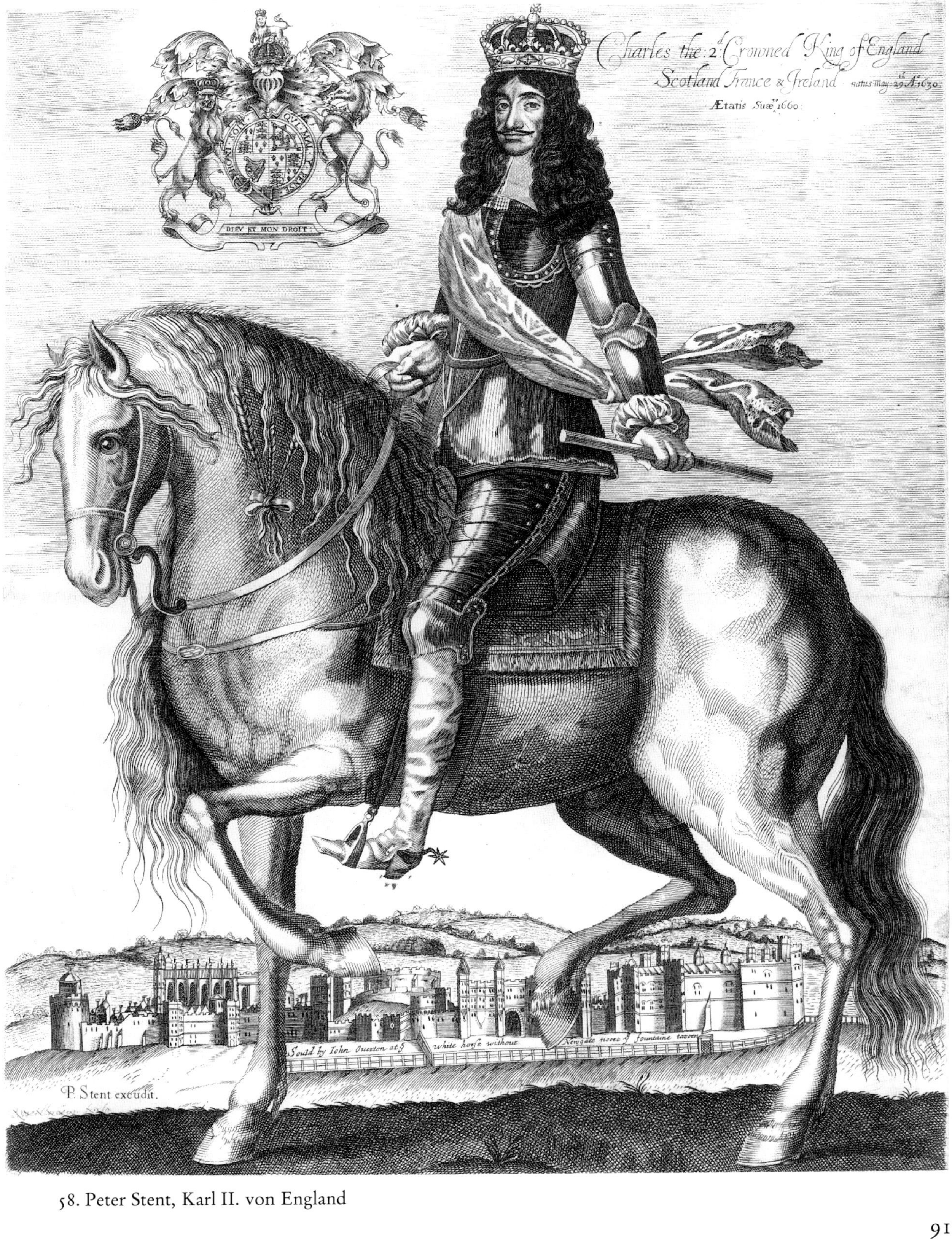
Charles the: 2d: Crowned King of England
Scotland France & Ireland natus May 29th Ao 1630:
Ætatis Suæ 30 1660:
DIEV ET MON DROIT
P. Stent excudit.

58. Peter Stent, Karl II. von England

59. Standbild des Bischofs Fell auf dem Gelände von Nuneham Park, Oxfordshire

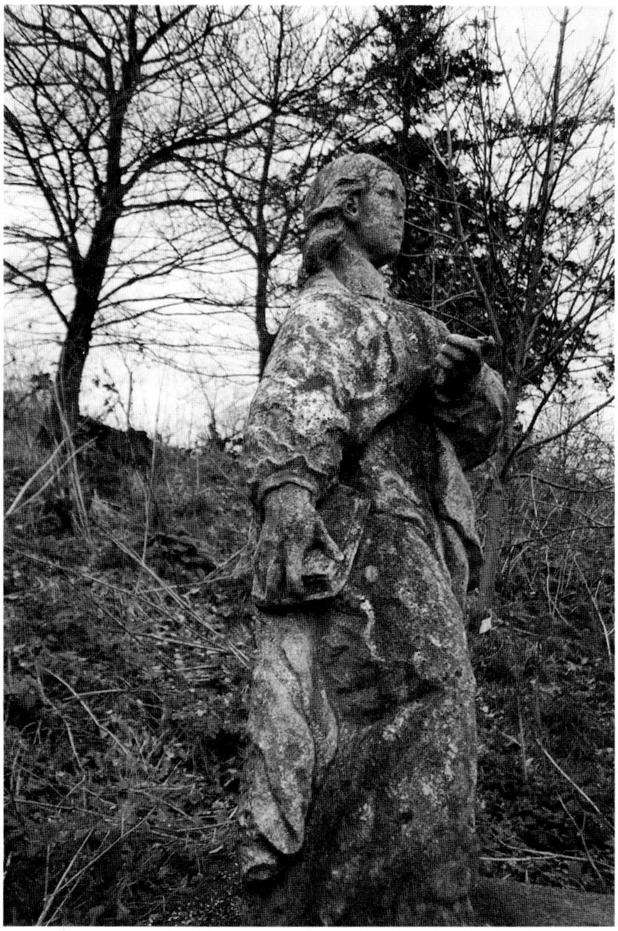

gewesen angesichts des nahezu unkenntlichen Porträts, das in diesem Jahr in Gregorio Letis ‹Teatro Belgico› erschien – es zeigt ihn in einer Rüstung, die ein Jahrhundert zuvor für einen Habsburger entworfen worden war (Abb. 56). Dem in Amsterdam herausgebrachten Werk folgte 1692 die vom selben Autor stammende ‹Historia, e Memorie recondite sopra alla vita di Oliviero Cromuele›, in der viele der Illustrationen keinerlei Ähnlichkeit mit den Personen aufweisen, die sie angeblich darstellen. Es ist kaum wahrscheinlich, daß die Zweifler sich sonderlich von Letis Einlassungen beeindrucken ließen, mit denen er dem häufig gegen ihn erhobenen Vorwurf der Nachlässigkeit und Hast entgegentrat: «Ich schlafe wenig, ich stehe früh am Morgen auf, mache nur wenige Besuche, gehe kaum aus, nehme des Morgens gewöhnlich nur zwei Tassen leichten Kakao zu mir und esse dann erst wieder abends; an drei Tagen in der Woche gehe ich erst zu Bett, wenn ich zwölf Stunden geschrieben habe, und an den übrigen Tagen sind es wenigstens sechs», und so weiter.[164]

Nahezu zwanzig Jahre später nutzte der Altertumskundler Thomas Hearne, als er die Kathedrale von Oxford besuchte, «die Gelegenheit und sah mir die Statue von Bischof Fell an, die gerade erst in einer der Nischen im College, nicht weit von den Räumen des Dekans entfernt, aufgestellt worden war. Der Steinmetz war bei der Arbeit. Alle, die Bischof Fell gekannt haben, sind übereinstimmend der Meinung, daß die Statue ihm nicht ähnlich sieht; er war ein hagerer, ernster Mann, während die Statue ihn als plump und fröhlich darstellt. Ich sagte dem Steinmetz, die Statue sei ihm nicht ähnlich und er mache sie zu plump. Oh, erwiderte er, wir müssen einen schönen Mann machen. Als wollte man sich über den Bischof lustig machen, trägt er bischöfliches Ornat, während die Statue ihn kaum älter als zwanzig darstellt»[165] (Abb. 59).

Wie viele Käufer der Drucke von Peter Stent oder der Bücher von Gregorio Leti und wie viele von denen, die Bischof Fell gekannt hatten, werden ihre Zweifel wohl auch auf die Vergangenheit ausgedehnt haben? Selbst John Evelyn, der davon überzeugt war, daß man viel aus der genauen Betrachtung der Porträts eines Cromwell oder anderer Protagonisten der englischen Bürgerkriege lernen konnte (wenn auch wohl nicht aus den bei Gregorio Leti abgebildeten), wurde gelegentlich von Zweifeln erfaßt. War es nicht möglich, so fragte er, daß die Kaiserporträts auf den Münzen sehr viel schmeichelhafter ausgefallen waren, als es der Wirklichkeit entsprach – geradeso wie Carlo Borromeo in den Porträts seiner Zeit geschmeichelt wurde, fügt er in einem Vergleich hinzu, der jedem seltsam (oder höchst boshaft) vorkommen mußte, der die betreffenden Bilder kannte?[166]

Obwohl die Argumente ein wenig anders ausfallen, enthalten Daniel Defoes Überlegungen anläßlich des Besuchs, den er 1726 in Holyroodhouse machte, das wohl zwingendste Plädoyer, das bis dahin gegen die hier diskutierte Art von Bildern vorgetragen worden war:

«An der Nordseite zieht sich über die gesamte Länge des Hauses eine große Galerie hin, die berühmt ist für die Bilder sämtlicher Könige von Schottland, angefangen bei König Fergus, der 320 vor Christus regiert haben soll. Da aber all diese Bildnisse nach meiner Meinung gar keine Originale sein können und auch nicht den Anspruch erheben, sondern lediglich ein Gesicht und ein Gewand darstellen, die in das Belieben des Malers gestellt sind, also auf bloßen Vermutungen beruhen, sehe ich nichts Kostbares oder überhaupt Wertvolles darin. Was die späteren Könige angeht, mögen die Bildnisse auf alte, erhalten gebliebene Gemälde oder auf Münzen oder Medaillen zurückgehen, und so mag es durchaus sinnvoll sein, sie zu erhalten; und obwohl sie immer wieder kopiert worden sind, hätte es seinen Wert, sie anzuschauen; doch in Wirklichkeit scheint mir das Ganze doch sehr unbedeutend zu sein und keine Bildersammlung, die eines Hofes würdig wäre.»[167]

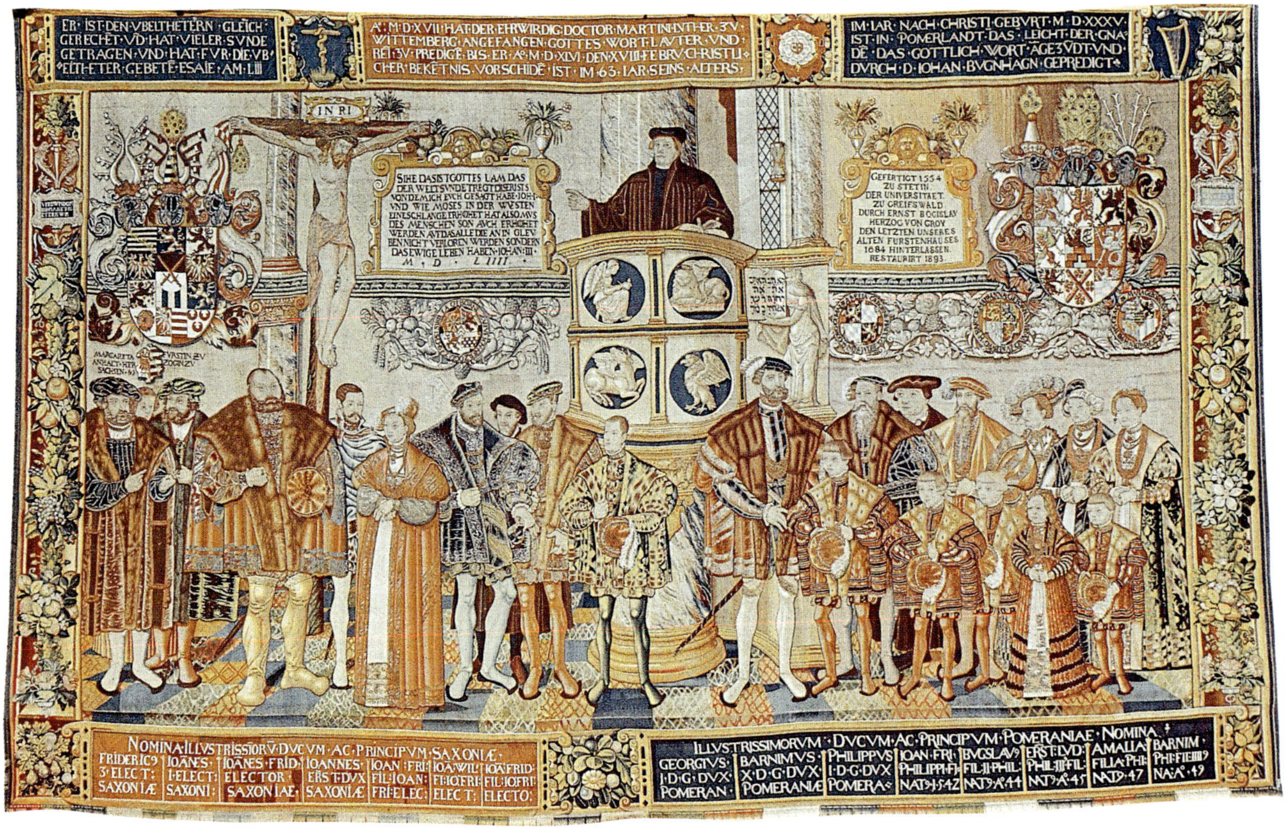
ER·IST·DEN·VBELTHETERN·GLEICH·
GERECHET·VD·HAT·VIELER·SVNDE
GETRAGEN·VND·HAT·FVR·DIE·VB·
ELTHETER·GEBETĒ·ESAIE·AM·LIII
Aº·M·D·X·VII·HAT·DER·EHRWIRDIG·DOCTOR·MARTINI·LVTHER·ZV·
WITTEMBERG·ANGEFANGEN·GOTTES·WORT·LAVTER·VND·
REI·ZV·PREDIGĒ·BIS·ER·Aº·M·D·XLVI·DEN·XVIII·FEBRV·CHRISTLI·
CHER·BEKĒTNIS·VORSCHIDĒ·IST·IM·63·IAR·SEINS·ALTERS·
IM·IAR·NACH·CHRISTI·GEBVRT·M·D·XXXV·
IST·IN·POMERLANDT·DAS·LEICHT·DER·GNA·
DĒ·DAS·GOTTLICH·WORT·AGEZVDT·VND·
DVRCH·D·IOHAN·BVGNHAGN·GEPREDIGT·
INRI
SIHE DAS IST GOTTES LAM DAS
DER WELT SVNDE TREGT DISER IST S
VON DEM ICH EVCH GESAGT HABE·IOH·I·
VND WIE MOSES IN DER WVESTEN
EINE SCHLANGE ERHOHET HAT ALSO MVS
DES MENSCHEN SON AVCH ERHOHET
WERDEN AVF DAS ALLE DIE AN IN GLEV
BEN NICHT VERLOREN WERDEN SONDERN
DAS EWIGE LEBEN HABEN·IOHAN·III·
M·D·LIIII·
GEFERTIGT 1554
ZU STETIN
DER UNIVERSITAET
ZU GREIFSWALD
DURCH ERNST BOGISLAV
HERZOG VON CROY
DEN LETZTEN UNSERES
ALTEN FURSTENHAUSES
1684 HINTERLASSEN.
RESTAURIRT 1893.
NOMINA·ILLVSTRISSIORV·DVCVM·AC·PRINCIPVM·SAXONIÆ·
FRIDERIC9 3·ELECT: SAXONIÆ
IOANES· I·ELECT: SAXONI:
IOANES·FRID· ELECTOR· SAXONIAE·
IOANNES· ERST·DVX SAXONIÆ
IOAN·FRI: FIL·IOAN: FRI·ELEC:
IOA·WIL: FI·IO·FRI: ELECT:
IOA·FRID: FIL·IO·FRI: ELECTO:
ILLVSTRISSIMORVM·DVCVM·AC·PRINCIPVM·POMERANIAE·NOMINA·
GEORGIVS· I·D·G·DVX· POMERAN·
BARNIMVS· X·D·G·DVX· POMERANIÆ
PHILIPPVS I·D·G·DVX POMERA·
IOAN·FRI· PHILIPPI·FI· NAT9·1542
BVGSLAV9 FIL·II·PHIL: NAT9·Aº·44
ERST·LVD: PHIL·III·FIL: NAT9·Aº·45
AMALIA· FILIA·PHI: NAT9·47
BARNIM· PHI·FI·IIII9 NA·Aº·49

60. Peter Heymanns, Martin Luther predigt in Anwesenheit der Fürsten von Sachsen und Pommern, 1554; Wandteppich (446 × 690 cm), Greifswald, Ernst-Moritz-Arndt-Universität

3
Historische Erzählung und Reportage

Die Abbildungen auf den Medaillenrückseiten des Jacques de Bie, die Mézeray zur Illustrierung seiner Geschichte Frankreichs heranzog, waren im wesentlichen allegorischen Charakters, auch wenn das allegorische Element in einigen wenigen Fällen bei der Darstellung eines bestimmten Ereignisses so zurückhaltend ausgebildet war, daß die Abbildung eher den Eindruck ungeschminkter Realität vermittelte. Jedenfalls bestand zu der Zeit, als das Buch erschien, bereits eine lange, wenn auch durchaus nicht bruchlose Tradition, wichtige Ereignisse des öffentlichen Lebens – in unterschiedlichen Techniken – im Bild festzuhalten, die man ganz unmittelbar als Reportage verstehen könnte. So befanden sich an den Wänden der Pfalz Karls des Großen in Ingelheim neben Darstellungen der kühnen Taten antiker Könige und Heroen auch große Gemälde, die Pippins Eroberung von Aquitanien, die Unterwerfung der Sachsen durch Karl selbst und seine Krönung zeigten.[1] Schon zehn Jahre nach der Ermordung des Thomas Becket im Jahr 1170 waren illustrierte Manuskripte im Umlauf, die das Ereignis darstellten[2] (Abb. 61). Prachtvoll illuminierte Bände der ‹Grandes Chroniques de France› aus dem späten 13. und 14. Jahrhundert zeigten Ereignisse der zeitgenössischen Geschichte – die Einkerkerung der Templer, die Krönung Karls V. – sowie Episoden aus dem Leben Karls des Großen und seiner Nachfolger, die damals bereits ferne Vergangenheit waren;[3] in ähnlicher Weise vermischten sich Vergangenheit und Gegenwart in einem reich illustrierten Exemplar der Chroniken des Giovanni Villani aus Florenz, das in der zweiten Hälfte des 14. Jahrhunderts entstanden war.[4] Die Eroberung Englands durch die Normannen wurde in allen Einzelheiten auf einem bestickten Wandteppich festgehalten, und dies zu einer Zeit, als viele der daran Beteiligten noch lebten;[5] Luther als Prediger (Abb. 60), die Gefangennahme Franz I. von Frankreich in der Schlacht von Pavia und den Untergang der spanischen Armada hielt man in herrlichen Wandteppichen fest.[6] Velázquez malte die Übergabe von Breda an Ambrogio Spinola durch Justinus von Nassau kaum zehn Jahre nach dem Ende der Belagerung, und der wenig bekannte Pietro Paolini stellte die Ermordung Wallensteins in einem lebendigen Gemälde dar.[7] (Abb. 62) Die Hinrichtung der Maria Stuart, das Blutbad der Bartholomäusnacht, der Einzug Heinrichs IV. in Paris, all das wurde von Künstlern unterschiedlichster Qualität in Stichen festgehalten und so einem großen internationalen Publikum zur Kenntnis gebracht.

Allerdings ist keine dieser zeitgenössischen Darstellungen wichtiger öffentlicher Ereignisse – so überzeugend sie der Erscheinung nach auch sein mögen – ein wirklicher «Augenzeugenbericht», wie manche Historiker des 19. Jahrhunderts gerne behaupteten; außerdem wurden viele Ereignisse ähnlicher Bedeutung gar nicht von Künstlern festgehalten;[8] und in jedem Falle bildeten Szenen wie die oben erwähnten eine kleine Minderheit gegenüber Sujets, die seit langem geläufig waren und aus der Bibel, dem Leben der Heiligen oder aus der griechischen und römischen Literatur stammten. Dennoch sollten zumindest einige der öffentlich zugänglichen Wiedergaben eher lokaler Er-

61. Frühste bekannte Darstellung der Ermordung Thomas Beckets im Jahr 1170, um 1180, London, British Library, MS Cotton, Claudius B 11, f. 341

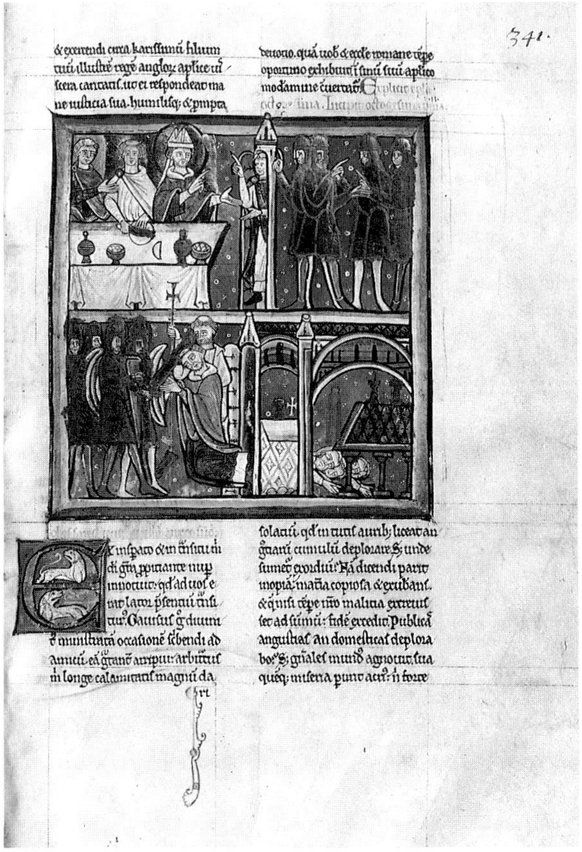

62. Pietro Paolini, Ermordung Wallensteins im Jahr 1634, um 1634, Lucca, Palazzo Orsetti

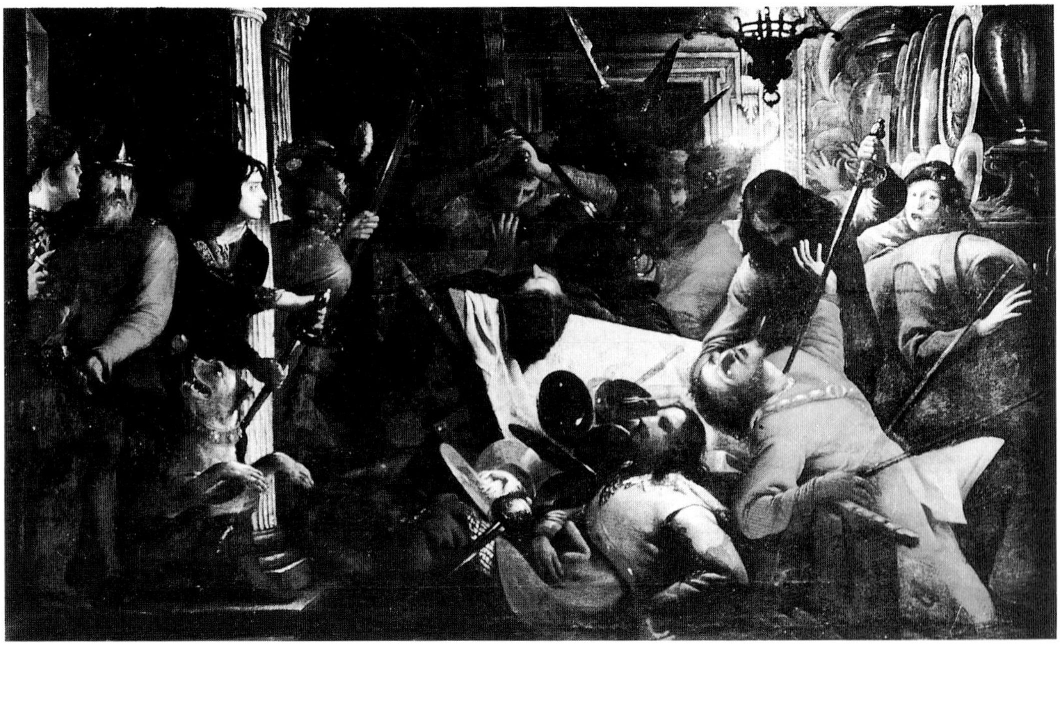

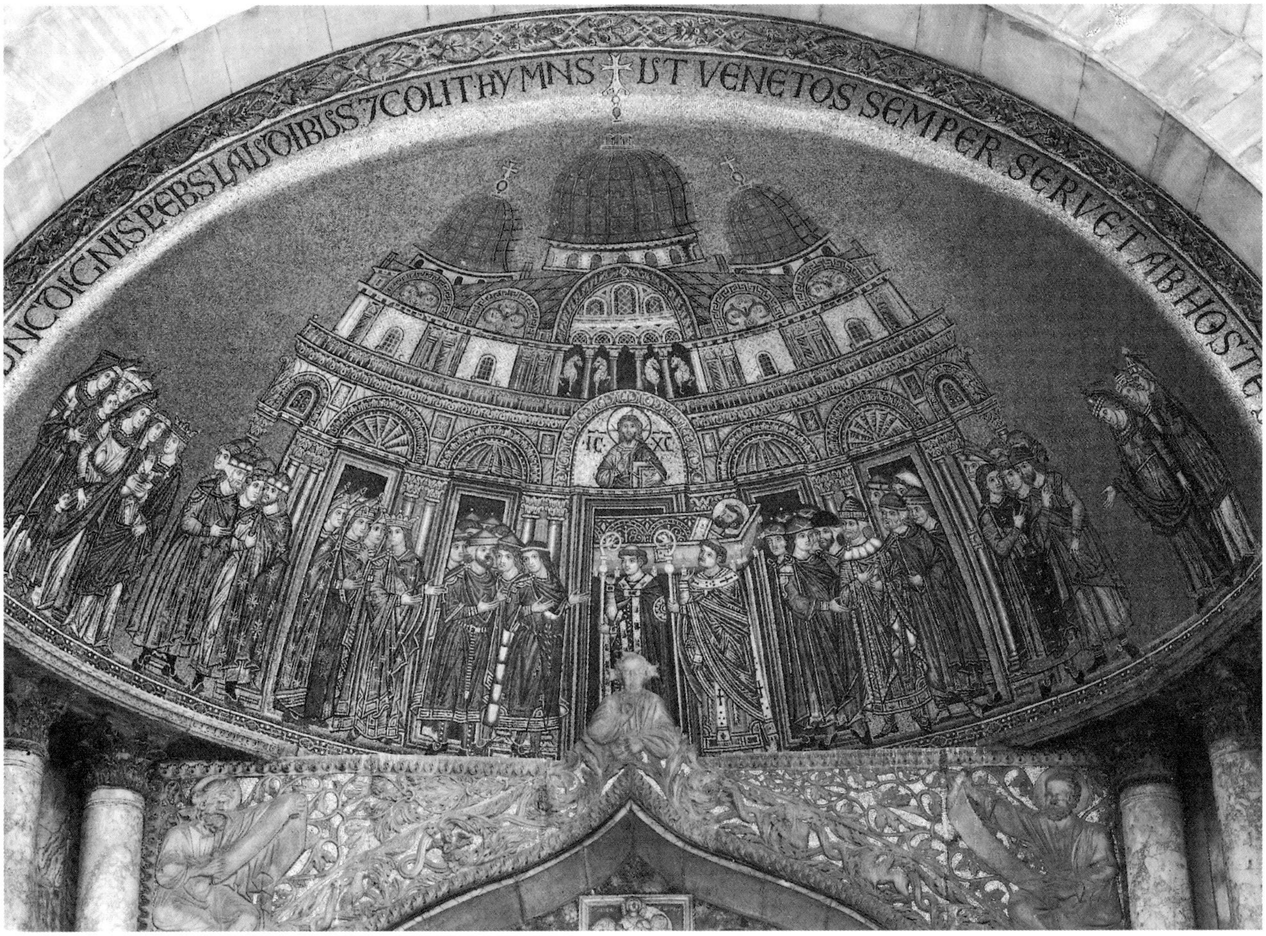

63. Einzug der Reliquien des hl. Markus in Venedig im 9. Jahrhundert; Mosaik des 13. Jahrhunderts über der Porta di Sant'Alippio, San Marco, Venedig

eignisse große Bedeutung erlangen, indem man ihnen bei der Klärung historischer Streitfragen einen Rang zusprach, der ebenso bedeutend oder sogar noch bedeutender war als der des geschriebenen Wortes. Insbesondere in Venedig gewann dieser Gedanke besonderen Einfluß.[9] Ein Chronist, der dort zwischen 1267 und 1275 von einer fast 450 Jahre zurückliegenden Überführung von Reliquien aus Alexandria berichtete, schloß seine Darstellung mit den Worten: «Und wenn jemand überprüfen möchte, ob die Dinge sich wirklich so zugetragen haben, wie ich sie berichte, dann möge er kommen und sich die herrliche Kirche San Marco in Venedig ansehen, denn dort ist gleich vorne die Geschichte so niedergeschrieben, wie ich sie dargestellt habe.» Obwohl Martin da Canal hier den Ausdruck «niedergeschrieben» verwendet, bezieht er sich auf Szenen, die als Mosaiken in den Bogenfeldern über den vier Portalen links und rechts des Hauptportals der Basilika dargestellt sind (Abb. 63) – Mosaiken, die tatsächlich etwa um dieselbe Zeit angebracht wurden, als er seinen Bericht verfaßte.

Mehr als irgend etwas anderes demonstriert indessen die Kontroverse um den

«Frieden von Venedig» aus dem Jahr 1177 die Bedeutung, die man Bildquellen als historischen Zeugnissen zuweisen konnte. Die Venezianer behaupteten, sie hätten in diesem Jahr sehr bewußt und mit Absicht den Papst vor einer Katastrophe bewahrt, indem sie aus einer Position der Stärke heraus zwischen Papst Alexander III. und Kaiser Friedrich Barbarossa vermittelten; außerdem habe der Papst selbst die Bedeutung ihrer Intervention anerkannt, indem er dem Dogen Ziani eine Reihe symbolischer Geschenke gemacht habe. Ausgewählte Episoden dieser legendären Leistung waren ausgiebig in Gemälden und illuminierten Handschriften (Abb. 64) sowie in Chroniken festgehalten worden – von denen man in Rom allerdings behauptete, sie seien tendenziös und irreführend. Noch im Jahr 1584 verwies Fra Girolamo Bardi, ein Verfechter der venezianischen Position, zu deren Stützung nicht nur auf gut fünfzig schriftliche Quellen in deutscher, französischer, spanischer, italienischer und lateinischer Sprache, sondern auch – wie andere Autoren vor ihm – auf ein «antikes» Fresko in Siena und vor allem auf die Gemälde von Bellini, Carpaccio und anderen Künstlern, die bis zu dem verheerenden Brand einige Jahre zuvor in der Sala del Maggior Consiglio im Dogenpalast zu sehen gewesen waren. Auf den Einwand, diese Bilder seien dreihundert Jahre nach den Ereignissen, über die sie angeblich berichteten, gemalt worden, erwiderte Bardi, eine Überprüfung der verkohlten Wände in dem Ratssaal habe ergeben, daß diese Bilder eine Reihe genau gleicher, in der *«maniera graeca»* gearbeiteter Gemälde ersetzt hätten, die sich aufgrund einer dort gefundenen verblaßten Inschrift auf das Jahr 1226 datieren ließen.

In Rom konnten Darstellungen dieser Ereignisse aus dem 12. Jahrhundert noch im-

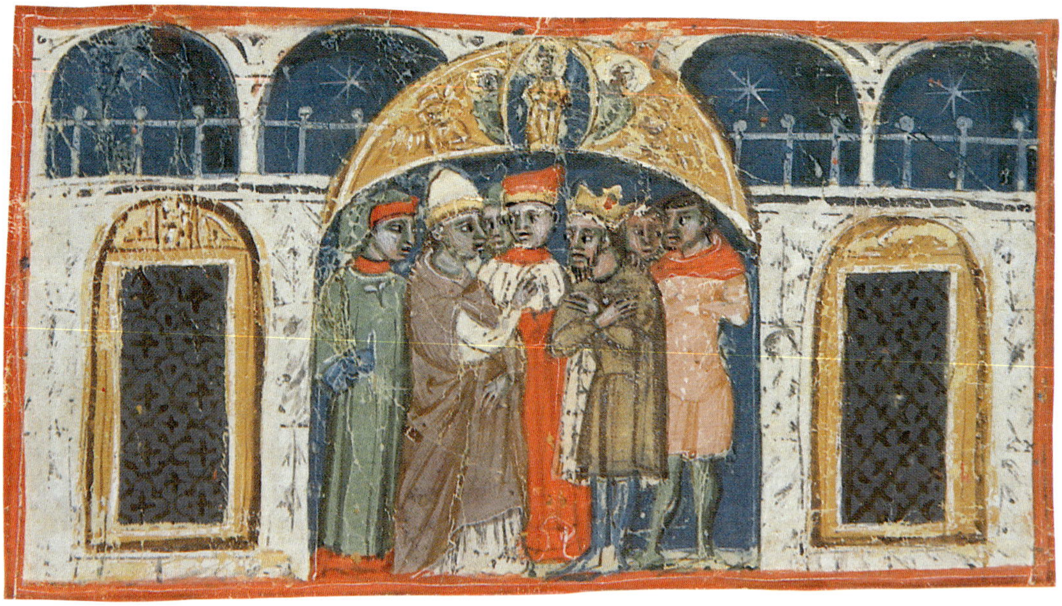

64. Buchmalerei in einer venezianischen Handschrift aus der Mitte des 14. Jahrhunderts mit Darstellung des Friedensschlusses zwischen Kaiser und Papst vor San Marco im Jahr 1177, Venedig, Museo Correr, Cod. Correr 1, 383

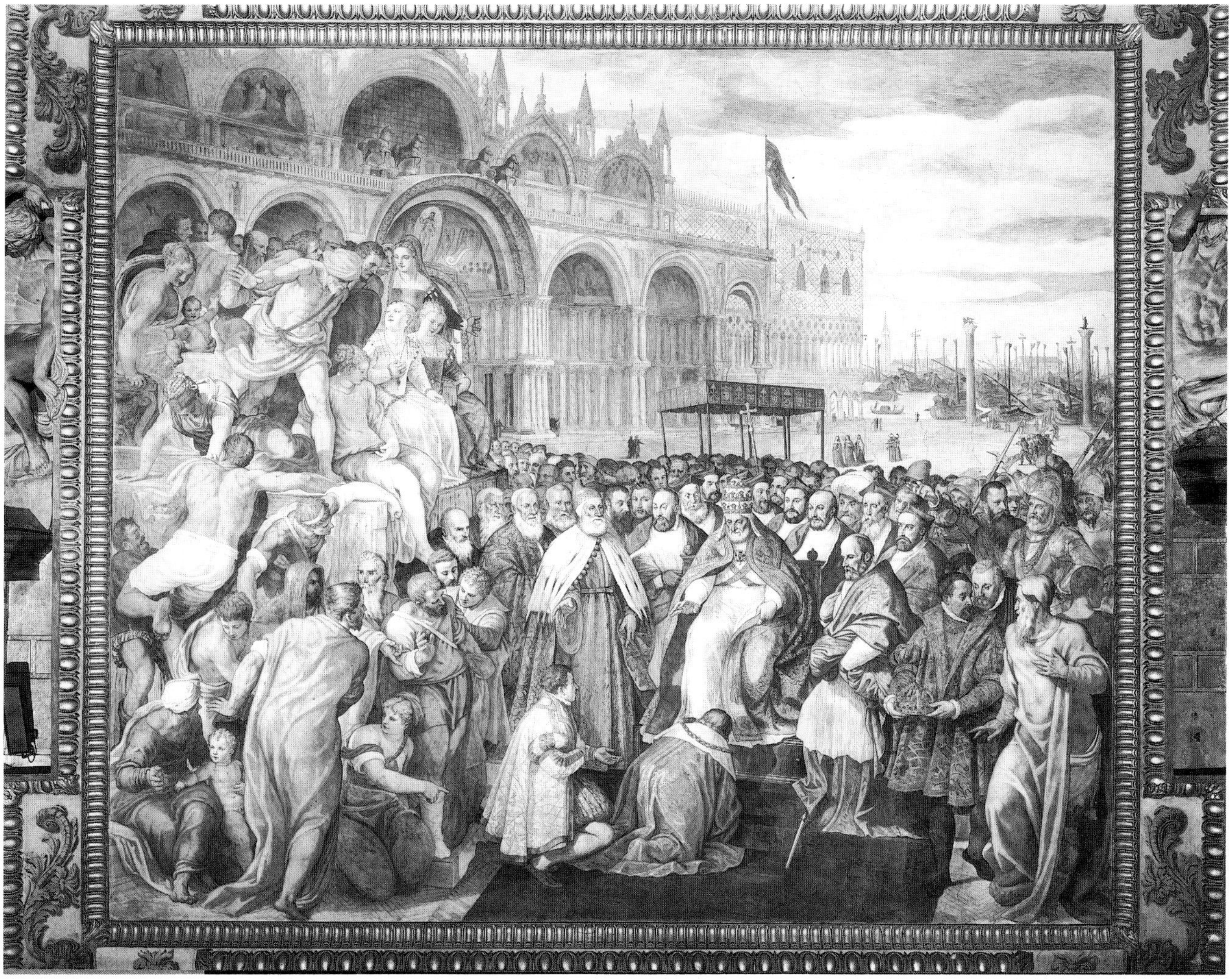

65. Giuseppe Porta (Salviati): Der Friede von Venedig; Fresko in der Sala Regia des Vatikans, Rom

mer Probleme schaffen.[10] In den sechziger Jahren des 16. Jahrhunderts hatte Papst Pius IV. eine Reihe von Fresken zur Ausschmückung der Sala Regia im Vatikan in Auftrag gegeben. Die Sujets wählte man aus den Triumphen der Papstgeschichte; darunter war auch die Unterwerfung Friedrich Barbarossas unter Papst Alexander III. in Anwesenheit des Dogen Ziani vor der Kirche San Marco. Der Auftrag für dieses Bild ging an Giuseppe Porta (Salviati), der die längste Zeit seines Lebens in Venedig verbracht hatte und deshalb in der Lage war, die exotische Architektur, vor deren Kulisse die Demütigung des Kaisers in Szene gesetzt wurde, mit besonderer Bravour wiederzugeben (Abb. 65). Dieser Aspekt der venezianischen Saga war in keiner Weise strittig: Als zwanzig Jahre später Federico Zuccaro den Auftrag erhielt, dieselbe Szene für die Sala del Maggior Consiglio im Dogenpalast zu malen, da unterschied sich seine Behandlung der verschiedenen Personen nicht sonderlich von der Salviatis, der den Kaiser in Rükkenansicht zeigt, wie er zu Füßen des Papstes kniet; der Papst blickt von den Stufen, auf denen er mit dem Dogen steht, auf ihn herab, während die Menge sie umringt, um Zeuge dieses glorreichen Erfolgs römischer Diplomatie zu werden.

Die Botschaft, die Salviatis Fresko vermittelt, wurde indessen durch die Inschrift vollständig untergraben, die sich darunter befindet und mit den erstaunlichen Worten endet: «So verdankte der Papst die Wiederherstellung seiner Autorität den guten Diensten der Republik Venedig.» Die Venezianer sollten später die Behauptung aufstellen, daß die Inschrift mit besonderer Sorgfalt von einem Gremium aus Kardinälen und Gelehrten gewählt worden sei, die sich dabei auf «sehr alte Dokumente, die übereinstimmende Meinung von Autoren, auf Inschriften, Gemälde, Marmorstatuen und zahlreiche Berichte» gestützt hätten – ein Beweis dafür, daß die Venezianer sich sogar noch Mitte des 17. Jahrhunderts auf bildliche Zeugnisse als historische Quellen beriefen. Papst Urban VIII. war weniger beeindruckt. In den dreißiger Jahren des 17. Jahrhunderts ließ er die Inschrift übermalen und durch eine Formulierung ersetzen, die gewiß besser dem Geist des darüberliegenden Freskos entsprach. Das führte zu diplomatischen Verwicklungen, und die Venezianer riefen ihren Botschafter zurück. Erst während des nachfolgenden Pontifikats wurde die ursprüngliche Inschrift wiederhergestellt. Das Fresko selbst blieb unangetastet.

Es ist kaum verwunderlich, daß eine gewisse Skepsis hinsichtlich der Verläßlichkeit geschriebener Geschichte im 16. und 17. Jahrhundert vermehrt um sich griff. Der Vorwurf der Fälschung oder Fehldeutung von Dokumenten, den man sich in der nachreformatorischen Ära im Streit an den Kopf warf, hat zweifellos die Überzeugung gestärkt, daß Bildquellen in gewisser Hinsicht von größerem Wert seien als schriftliche Quellen, wenn es darum ging, Ereignisse so zu beschreiben, «wie sie tatsächlich stattgefunden» hatten.[11] Es mutet indessen seltsam an, daß dieser Gedanke ausgerechnet zu einer Zeit an Beliebtheit gewann, als Bilder ihrerseits in beträchtlichem Umfang dazu benutzt wurden, zeitgenössische Ereignisse in einander widersprechenden Versionen zu verbreiten; doch – wie so oft – erwies es sich als äußerst schwierig, den wahren Charakter von Zeugnissen, die aus der Vergangenheit überkommen waren, aufgrund von Lehren zu beurteilen, welche die Gegenwart erteilte. Tatsächlich hatte man während der zweiten Hälfte des 16. Jahrhunderts, im Gefolge des Lutherschen Abfalls von der Kirche, erst richtig erkannt, welche Möglichkeiten in einer neuen Form der Bildpropaganda steckten. Zwar griffen beide Seiten in beträchtlichem Maße auf grob satirische Darstellungen offenkundig allegorischen Charakters zurück, doch eine Reihe von Episoden aus den verheerenden Religionskriegen, die Frankreich heimsuchten, wurden von Jean Perrissin und anderen in Gemälden – vor allem jedoch in Kupferstichen – festgehalten (Abb. 66), die tendenziös sein sollten, dabei aber in der Behandlung ihrer Themen realistisch genug waren, um den Zeitgenossen ebenso wie späteren Historikern den Eindruck einer absoluten, auf Beobachtung beruhenden Authentizität zu vermitteln.

Eng verbunden mit dem Vertrauen in Bilder der Vergangenheit war die Vorstellung, die sich seither als so einflußreich erwiesen hat, daß große oder außergewöhnliche Ereignisse ihren Niederschlag notwendig ebenso im Medium der bildenden Künste wie in der geschriebenen Geschichte fänden und daß sie, falls dies nicht geschähe, nicht nur einen Teil ihrer Fähigkeit, spätere Generationen zu bewegen, sondern auch etwas

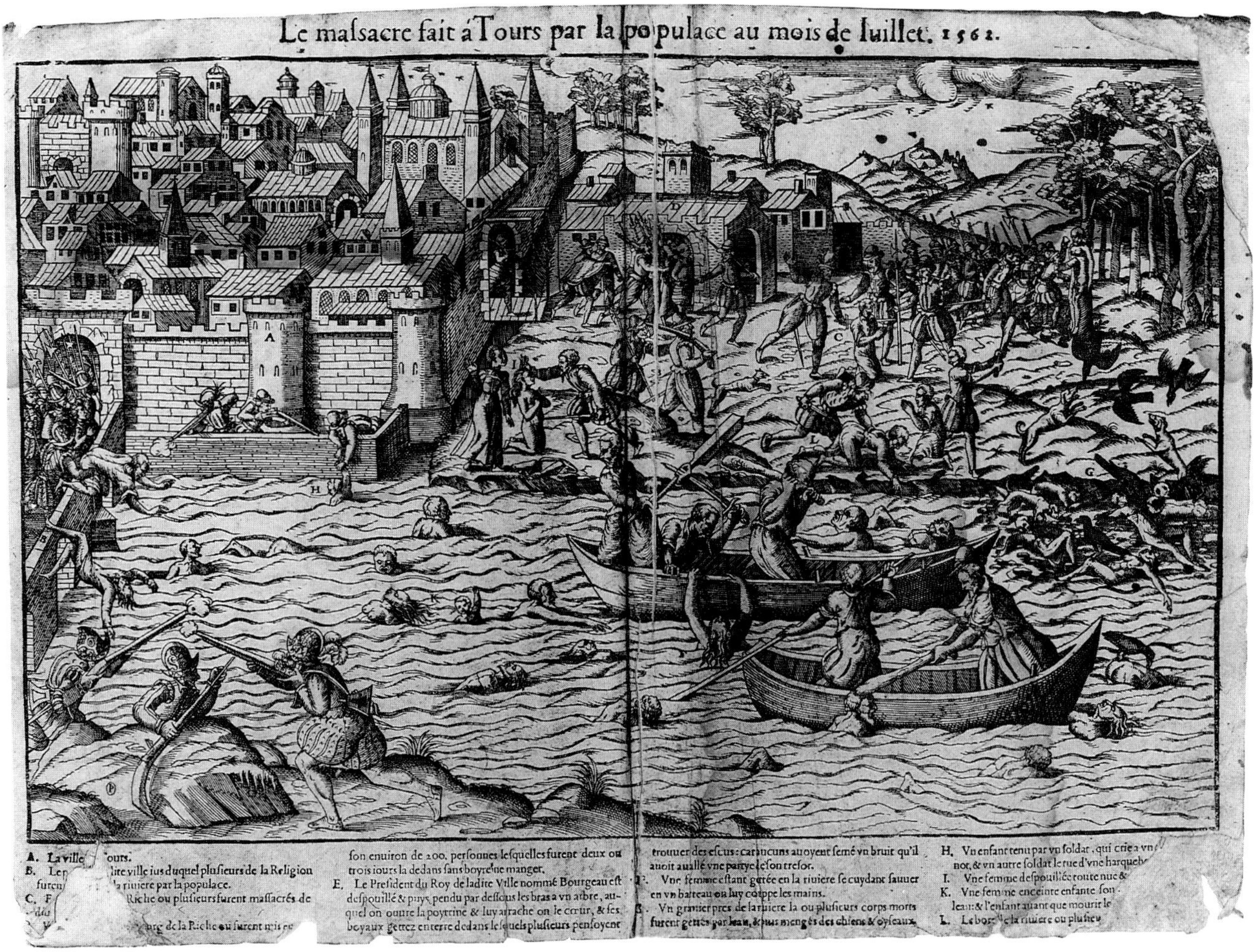
Le massacre fait á Tours par la populace au mois de Iuillet. 1562.

66. Jean Perrissin, ‹Premier volume contenant quarante tableaux ou histoires diverses qui sont memorables touchant les guerres, massacres, & troubles advenus en France en ces dernières années›, [Genf] 1570, Oxford, Bodleian Library, Antiq. b. v. 1: Blutbad von Tours, im Juli 1562

von ihrer eigenen Aktualität einbüßten. John Evelyn, der von Wenzel Hollars Stichen zu einigen der wichtigsten Ereignisse seiner eigenen Zeit begeistert war, meinte, «wenn wir eine vollkommene und lückenlose Serie von Medaillen besäßen, brauchten wir eigentlich fast keine andere Geschichtsschreibung mehr».[12] Daß für viele der größten Episoden in der englischen Geschichte bildliche Zeugnisse fehlten, erfüllte ihn mit Besorgnis. So schreibt er, «die Niederlage der *unbesiegbaren Armada im Jahre achtundachtzig* [liefe] Gefahr, in Vergessenheit zu geraten, wenn jene unvergleichlichen ‹Wandteppiche›, die nun das House of Peers schmücken (und dem Betrachter die Personen wie auch die Umstände dieser glorreichen und berühmten Tat so lebendig vor Augen führen), einmal ausgebleicht sein oder durch einen anderen schrecklichen Unfall zerstört werden sollten, wie es mit jedem dauerhaften Monument geschehen kann.»[13] Und nachdem er einige Gemälde beschrieben hatte, die sich in Whitehall befanden –

zum Teil existieren sie heute noch – und einen gewissen Anspruch erheben konnten, zeitgenössische Darstellungen der darauf abgebildeten Ereignisse zu sein, etwa der Expedition Heinrichs VIII. nach Boulogne und des Ritts von Königin Elisabeth nach Tilbury, fuhr er fort, ohne sich des Widersinns auch nur im mindesten bewußt zu sein: «Und welch ein prachtvolles *Bild* gäbe in der Regierungszeit Karls des Sechsten die Schlacht von *Agincourt* ab, die unser Heinrich der Fünfte gegen die versammelte Macht *Frankreichs* schlug ..., wenn es von der Hand eines *Rubens* oder *Verrio* gemalt wäre.» Solche Kommentare legen die Vermutung nahe, daß Evelyn hier nicht nur das Fehlen großer Kunstwerke beklagt, sondern auch daran denkt, daß die fehlenden bildlichen Darstellungen – die, anders als die zuvor angesprochenen Beispiele, keineswegs als zeitgenössische Aufzeichnungen gelten könnten – in gewisser Weise der Geltung der historischen Ereignisse als solcher Abbruch täten. Eine ähnliche Befürchtung wird nur wenig später auch in Paris laut, wenn es heißt: «Die strahlendsten Taten, die denkwürdigsten Leistungen [aus den frühen Jahren der Regierungszeit Ludwigs XIV.] gerieten in Vergessenheit oder liefen Gefahr, in Vergessenheit zu geraten, weil man keine Schritte unternahm, die Erinnerung an sie in Marmor und in Bronze festzuhalten.»[14] Und als man diesem Mangel abgeholfen hatte, beneidete Evelyn Franzosen und Niederländer um die großen «Medaillengeschichten», die dort veröffentlicht wurden. Zwar waren Medaillen schon immer dazu bestimmt gewesen, Botschaften zu übermitteln, doch erst am Ausgang des 17. Jahrhunderts begannen Herrscher, ganze Serien in Auftrag zu geben, die anschließend in aufwendig produzierten Büchern publiziert wurden. Dabei war den für solche Unternehmungen Verantwortlichen die Erfahrung aus zwei Jahrhunderten altertumskundlicher Forschung gegenwärtig. «Wie die Römer dafür sorgten, daß Medaillen geprägt wurden, welche die Erinnerung an die Konstellation, unter der Kaiser Augustus geboren wurde, für alle Zeiten festhielten», kommentiert der Autor der 1702 erschienenen ‹Médailles sur les principaux évènements du règne de Louis le Grand›, «so haben wir uns hier zum Ziel gesetzt – ohne den Chimären der Astrologie in irgendeiner Weise nachzugeben –, der Nachwelt die Erinnerung an die Position der Gestirne in jenem Augenblick zu übermitteln, als Gott Frankreich den Fürsten gab, der es zur blühendsten Monarchie der Welt gemacht hat.»[15] Der Hinweis auf zukünftige Historiker ist charakteristisch – ebenso wie der Rückgriff auf allegorische statt auf streng tatsachenorientierte Darstellungen, auf dieser und nahezu allen übrigen Medaillen der Serie (Abb. 74).

Da bereits vieles gesagt worden ist über die bildlichen Aufzeichnungen zeitgenössischer Ereignisse und die Bedeutung, die man ihnen im Mittelalter und in der Renaissance beimaß, liegt es auf der Hand, daß Altertumskundler und Historiker wohl auch die Erwartung, ganz sicher aber die Hoffnung gehegt haben, ähnliche Aufzeichnungen auch unter jenen bildnerischen Hinterlassenschaften zu finden, die ihre Aufmerksamkeit in ganz besonderem Maße auf sich zogen – den Hinterlassenschaften der Antike. Doch wie es auch früher einmal darum gestanden haben mochte – und die Schriften des Plinius lassen kaum den Schluß zu, die Griechen hätten viele derartige Aufzeichnungen geschaffen –, Tatsache war, daß sich keine der bekannten Episoden aus der Geschichte Roms, wie die Verschwörung des Catilina, die Ermordung Julius Cäsars oder Neros Selbstmord auf einer Münze oder in einer Skulptur abgebildet fand – auch wenn Kardinal Barbo 1457 eine Münze in seinem Besitz hatte, deren Rückseite angeblich Brutus und seine Mitverschwörer bei der Vorbereitung der Ermordung Cäsars darstellen sollte.[16]

Unter diesen Umständen sahen sich manche Numismatiker des 17. Jahrhunderts gelegentlich zu den gewagtesten Interpretationen gedrängt, um die Bilder, die sie sahen, mit den Erwartungen in Einklang zu bringen, die sich aus geschriebenen Texten ergaben. So zeigte die Rückseite einer Nero-Münze (oder -Medaille) einen Fisch, eine Garnele, einen Tintenfisch und einen Polypen (Abb. 67); eine Inschrift gab es nicht. Erizzo war davon so irritiert, daß er zunächst dachte, es könne sich nur um eine moderne Fälschung handeln, da sämtliche abgebildeten Tiere sich als Beleidigungen gegen den Kaiser interpretieren ließen; der Fisch zum Beispiel galt ägyptischen Priestern als Emblem eines «schrecklichen und hassenswerten Menschen», und ähnlich negative Bedeutungen verbanden sich auch mit der Garnele, dem Tintenfisch und dem Polypen. Für Erizzo war es unvorstellbar, daß solch eine Münze in Rom geschlagen worden war; es ließ sich aber auch nicht bestreiten, daß, las man Sueton, alle hier symbolisierten Laster auf Nero zutrafen. Die einzig denkbare Erklärung war die, daß man die Münze in einer von Rom unterworfenen Stadt hatte schlagen lassen, um dadurch die Abscheu vor Nero zum Ausdruck zu bringen, und zwar auf eine Weise, die nur den Gebildeten, nicht aber dem gemeinen Volk verständlich war. Selbst Erizzo hatte gewisse Zweifel, ob seine Interpretation zutraf, und so pflichtete er Pirro Ligorio bei, der es für wahrscheinlicher hielt, daß es sich bei den abgebildeten Wassertieren um Symbole für die Städte Reggio und Squillace an der Straße von Messina handelte, die beide durch großen Fischreichtum gesegnet waren; in diesem Falle wäre eine der beiden Städte der Ursprungsort der mysteriösen Münze gewesen.[17]

Andererseits hatte Erizzo nicht das Gefühl, daß die in späteren Zeiten als *«spintriae»* (Spintrien) bekannten obszönen «Medaillen», die «all die verschiedenen Arten wollüstiger Paarung, männliche wie weibliche», darstellten (Abb. 68), irgendwelche Probleme boten. Nach seiner Auffassung hatte Kaiser Tiberius sie schlagen lassen, um «der Nachwelt all seine schändlichen und verbrecherischen Taten» zu überliefern – Ausschweifungen, die Sueton natürlich ausführlich dokumentiert hatte.[18] Es ist eine Ironie, daß viele Wissenschaftler heute annehmen, diese «Medaillen» hätten als Zahlungsmittel in den Bordellen gedient, da man die regulären Münzen, die den Kopf des Kaisers trugen, nicht an solche Orte mitnehmen konnte – worauf Vico seine Leser aufmerksam

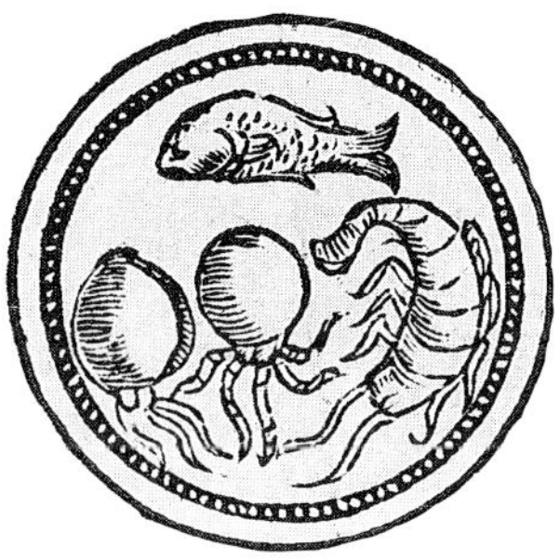

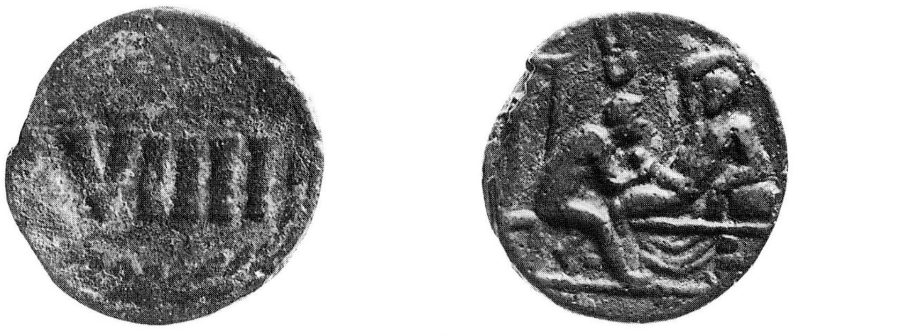

67. Sebastiano Erizzo, ‹Discorso sopra le Medaglie›, 4. Auflage, Venedig o. J.: Rückseite einer Nero-Medaille

68. Römische Spintrie, Oxford, Ashmolean Museum

machte. Doch Erklärungen, wie Erizzo sie vorschlägt, können kaum verwundern angesichts der Tatsache, daß die wenigen Aussagen, die wir bei römischen Geschichtsschreibern zur Gestaltung der Münzen finden, nach Auffassung moderner Historiker dazu angetan sind, auf ganz ähnliche Weise in die Irre zu führen. So hatte Sueton behauptet – ob irrtümlich oder mit Absicht, sei dahingestellt –, der Leier spielende Apoll auf einer Nero-Münze, der wahrscheinlich dem Stolz des Kaisers auf seine musikalischen Fähigkeiten schmeicheln sollte, indem er ihn mit dem Gott in Verbindung brachte, sei tatsächlich von ihm als Selbstporträt in Auftrag gegeben worden – eine Behauptung, die natürlich im 16. Jahrhundert gerne wiederholt wurde.[19]

Nur die großen Triumphbögen und Triumphsäulen boten umfangreiche Beispiele für Bilder historischer Ereignisse, doch wie sich zeigte, hatten die auf solchen Monumenten dargestellten Episoden nur wenige oder gar keine Spuren in der Literatur hinterlassen, jedenfalls soweit sie erhalten geblieben war. Natürlich studierten alle an der Geschichte Roms und an seiner Kunst Interessierten die Reliefs auf diesen Bögen und Säulen, doch die Darstellungen waren nicht leicht zu entschlüsseln. Diese Erfahrung machte ohne Zweifel auch der geheimnisvolle – und möglicherweise englische – «Meister Gregorius», der Rom wahrscheinlich zu Beginn des 13. Jahrhunderts besuchte. «Meister Gregorius» zeichnet sich vor seinen Vorgängern und Zeitgenossen durch sein Interesse an der Profangeschichte, durch seine Unabhängigkeit und durch die Sorgfalt aus, mit der er sich um ein Verständnis der gemeißelten ‹Geschichten› bemühte, die auf einer Reihe wichtiger Bauten der Stadt dargestellt waren. Einige der von ihm beschriebenen Reliefs sind in der Folgezeit verschwunden, doch seine Interpretationen klingen so vernünftig, daß auch moderne Wissenschaftler von ihrer Stichhaltigkeit überzeugt sind. Und in anderen Fällen, in denen wir zeigen können, daß er sich geirrt hat, ist es uns immerhin möglich, die Wege aufzuzeigen, auf denen er zu seinen Fehlschlüssen kam. Anders als viele spätere Beobachter, die schon im voraus wußten, was sie zu entdecken hofften, und das Material entsprechend interpretierten, machte sich «Meister Gregorius» – dem es schwerfiel, lateinische Inschriften zu lesen und präzise zu kopieren – häufig lustig über die Geschichten, die seine Zeitgenossen kolportierten, und gab zuweilen bereitwilig zu, daß er nicht wußte, was er vor sich hatte. Deshalb zeichnete er auf, was er sah, und nahm sich vor, nach seiner Rückkehr literarische Quellen zu Rate zu ziehen und darin nach passenden Erklärungen zu suchen. Indessen gelangte er an Ort und Stelle zu der Überzeugung, daß die Säule Marc Aurels – oder vielleicht auch Trajans – zum Gedenken an den edlen Konsul Gaius Luscinus Fabricius errichtet worden sein müsse, der, nach Darstellung vieler antiker Autoren, das Angebot ablehnte, das ihm der Leibarzt des Pyrrhus machte, seinen Herrn, den großen Gegner Roms, für eine gute Belohnung zu ermorden. Offenbar erinnerten die auf der Säule dargestellten Szenen – sie zeigen Kriegsgefangene, die vor den Kaiser gebracht werden (Abb. 69) – «Meister Gregorius» an die Überlieferung, wonach Pyrrhus alle seine römischen Gefangenen als Dankesgeste gegenüber Fabricius freiließ.[20]

Die Art, wie «Meister Gregorius» mit diesem Monument umging, zeugt von dem Scharfsinn, mit dem er seine Quellen behandelte; offenbar verwarf er die vor seiner Ankunft in Rom durchaus gängige Zuweisung der Säule an Marc Aurel, weil er glaubte, die Reliefs stellten ihm bekannte historische Ereignisse dar. Und selbst wenn ihm der Gedanke an Fabricius möglicherweise durch eine andere Überlieferung nahegelegt wur-

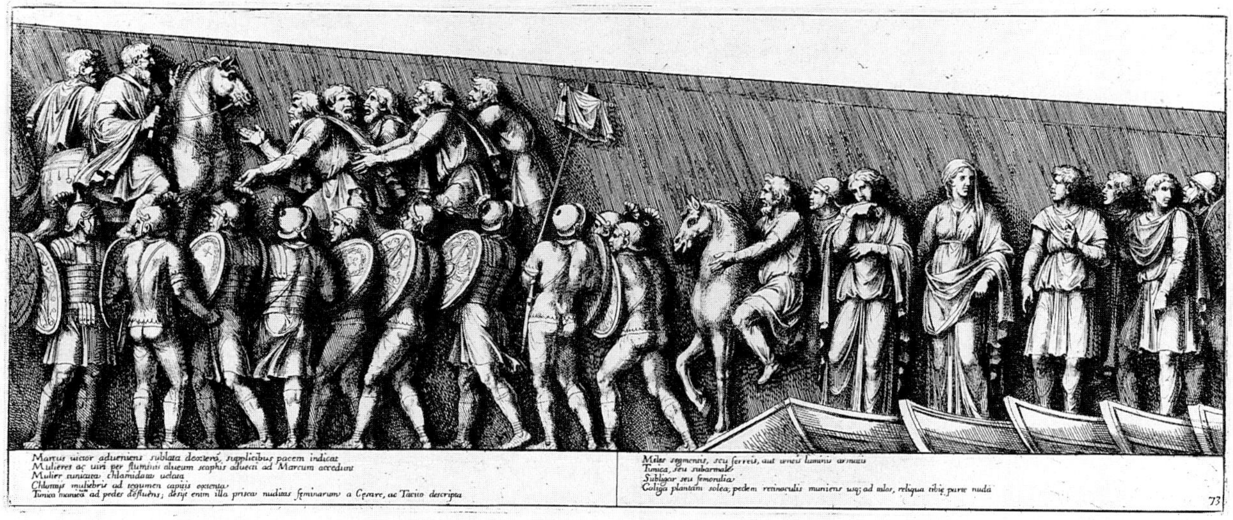
Marcus uictor aduenienS sublata dextera, supplicibus pacem indicat
Mulieres ac uiri per fluminis alueum scaphis aduecti ad Marcum accedunt
Mulier tunicata chlamidata uelata
Chlamys muliebris ad tegumen capitis extenta
Tunica manicata ad pedes defluens; desijt enim illa prisca nuditas feminarum a Cesare, ac Tacito descripta
Miles segmentis, seu ferreis, aut aeneis laminis armatus
Tunica, seu subarmale
Subligar seu femoralia
Caliga plantam solea, pedem retinaculis muniens usq; ad talos, reliqua tibiae parte nuda
73

69. Pietro Santi Bartoli, Kupferstich eines Reliefs auf der Marc-Aurel-Säule in Rom, das die Unterwerfung hochgestellter Männer und Frauen der Barbaren unter den römischen Kaiser zeigt, in: G. P. Bellori, ‹Columna Antoniniana Marci Aurelii›, Rom o. J.

de – von der wir allerdings erst aus dem folgenden Jahrhundert wissen –, ist seine Bereitschaft, den eigenen Eindrücken vor dem Original zu folgen, ganz außergewöhnlich. Zeitgenössische und spätere Rombesucher lehnten es in der Regel ab, sich auf die eigene Wahrnehmung zu verlassen. «Triumphbögen», so schrieb Johannes von Salisbury, «tragen ihr Teil zum Ruhm berühmter Männer bei, weil die Inschriften uns mitteilen, weshalb man die Bögen errichtet hat. Nur wenn die Inschrift besagt, der Triumphzug (auf diesem Bogen) sei der des Konstantin (dessen Geburtsstätte unser Britannien ist), erkennt der Betrachter den Befreier des Vaterlands und Friedensstifter. Nur das geschriebene Wort kann dauerhaften Ruhm verleihen.» Und wenig später klagte Boncompagno da Signa in beredten Worten: «Die Römer benutzten Reliefs und die Griechen Statuen, um der Nachwelt die Möglichkeit zu geben, sich an ihre Großtaten zu erinnern. Lobenswerter ist es indessen, die Erinnerung an solche Ereignisse durch Bücher als durch Reliefs oder Statuen weiterzureichen. Und in der Tat haben sich seit den Anfängen der Welt die meisten Völker auf die Schrift verlassen, damit die Erinnerung an die Vorfahren nicht verloren ginge.»[21] Dieses weitverbreitete und überaus langlebige Mißtrauen gegenüber Bildwerken ist schon eine Ironie, denn heute wissen wir, daß selbst die römischen Historiker bei ihrer schriftstellerischen Arbeit teilweise auf Bildquellen zurückgreifen mußten.[22]

Im Jahr 1411 schrieb der byzantinische Gelehrte Manuel Chrysoloras, der seit seiner Ankunft in Italien fünfzehn Jahre zuvor eine einflußreiche Rolle bei der Verbreitung des Griechischen gespielt hatte, einen ungewöhnlich lebendigen Brief, in dem er zum erstenmal die volle Bedeutung der Reliefs an den römischen Triumphbögen aufzeigte und sie ausdrücklich mit dem Werk Herodots verglich, einem der größten Geschichtsschreiber der Antike.[23] Dennoch zögerte er, weil er – in einem Anflug von außergewöhnlicher Hellsichtigkeit – erkannte, wie weit erzählende Geschichte und Altertumskunde sich bereits voneinander entfernt hatten. Nach der Aufzählung einiger Reliefs – «Schlachten und Kriegsgefangene und Beutestücke, im Sturm genommene Festungen, auch Opferungen und Opfer, Altäre und Opfergaben» – fährt er fort, wir wüßten «durch die Inschrift, worum es sich jeweils handelt», und schließt dann: «Wir glauben, Herodot und andere Geschichtsschreiber haben etwas sehr Wertvolles getan, als sie diese Dinge beschrieben (welche Waffen und welche Kleidung die Menschen in alten Zeiten benutzten, welche Insignien die Magistrate trugen, wie eine Armee aufgestellt, eine Schlacht geschlagen, eine Stadt belagert oder ein Feldlager angelegt wurde, welchen Schmuck und welche Gewänder die Menschen trugen); doch in diesen Skulpturen können wir *sehen,* was es damals bei den verschiedenen Völkern gab, so daß sie eine vollständige und genaue Geschichte bilden – oder nicht so sehr eine Geschichte als vielmehr eine Ausstellung, wenn man so will, oder eine bildliche Darstellung all dessen, was jemals irgendwo existiert hat.»

Nicht nur ihre Frische macht Chrysoloras' Beobachtungen interessant – an anderer Stelle schildert er, wie er «die Mauern von Palästen hinaufkletterte, bis zu den Fenstern, um etwas von der Schönheit im Inneren zu erblicken» –, sondern es sind auch die Kriterien, mit denen er den Wert dieser Reliefs als narrative Quellen begrenzt. Schließlich wußte er nur zu gut, daß die Inschriften keineswegs alles erklärten, was auf den Triumphbögen zu sehen war, und daß dazu nicht einmal die erhaltenen Werke der römischen oder griechischen Geschichtsschreiber ausreichten. Und so hat der heutige Leser den Eindruck, als sei dieser ausgezeichnete Gelehrte, der zu einer Zeit schrieb, als die ernsthafte historische Forschung gerade erst begonnen hatte, in die nachantike Welt vorzustoßen, kurz davor gewesen, eine Form der Betrachtung einzuführen, die das gesamte Forschungsgebiet hätte verändern können. Doch wie dem auch sei, spätere Autoren folgten Chrysoloras in seiner vorsichtig «altertumskundlichen» Annäherung an die narrativen Bilderfolgen selbst dann, wenn ihr Inhalt ganz offenkundig war.

Von dieser allgemeinen Regel gibt es zumindest eine bemerkenswerte Ausnahme. In den ersten Jahren des 16. Jahrhunderts erhielt der Bologneser Künstler Jacopo Ripanda den Auftrag, die «erste große Halle» des Palazzo, der dem Kardinal Fazio Santoro in Rom gehörte, mit Fresken auszumalen, die Szenen aus dem Leben des Kaisers Trajan darstellen sollten.[24] Die siebzehn Szenen, die er und sein Berater auswählten, befaßten sich hauptsächlich mit Trajans Feldzug gegen die Daker, und unter jedes Bild setzte Ripanda jeweils eine lateinische Inschrift, die Auskunft über das dargestellte Ereignis gab.[25] Diese Inschriften wurden gegen Ende des 17. Jahrhunderts von einem Besucher des Palazzo aufgezeichnet – die Fresken sind seit langem verschwunden – und basierten (wie zu erwarten) im wesentlichen auf der gleichfalls erhalten gebliebenen zusammenfassenden Darstellung der Trajanischen Kriege, die der romanisierte griechische Geschichtsschreiber Cassius Dio mehrere hundert Jahre nach den Ereignissen gegeben hatte. Aus einer oder zwei dieser Inschriften geht jedoch hervor, daß die für Ripanda ausgewählten Szenen weder auf diese noch eine andere Schriftquelle zurückgingen, sondern auf die Reliefs, die auf der Trajanssäule zu sehen sind. Eines zeigte, wie der Kopf des dakischen Königs Decebalus, der Selbstmord begangen hatte, den römischen Soldaten gezeigt wird. Diese Episode ist in den erhaltenen Teilen der von Cassius Dio verfaß-

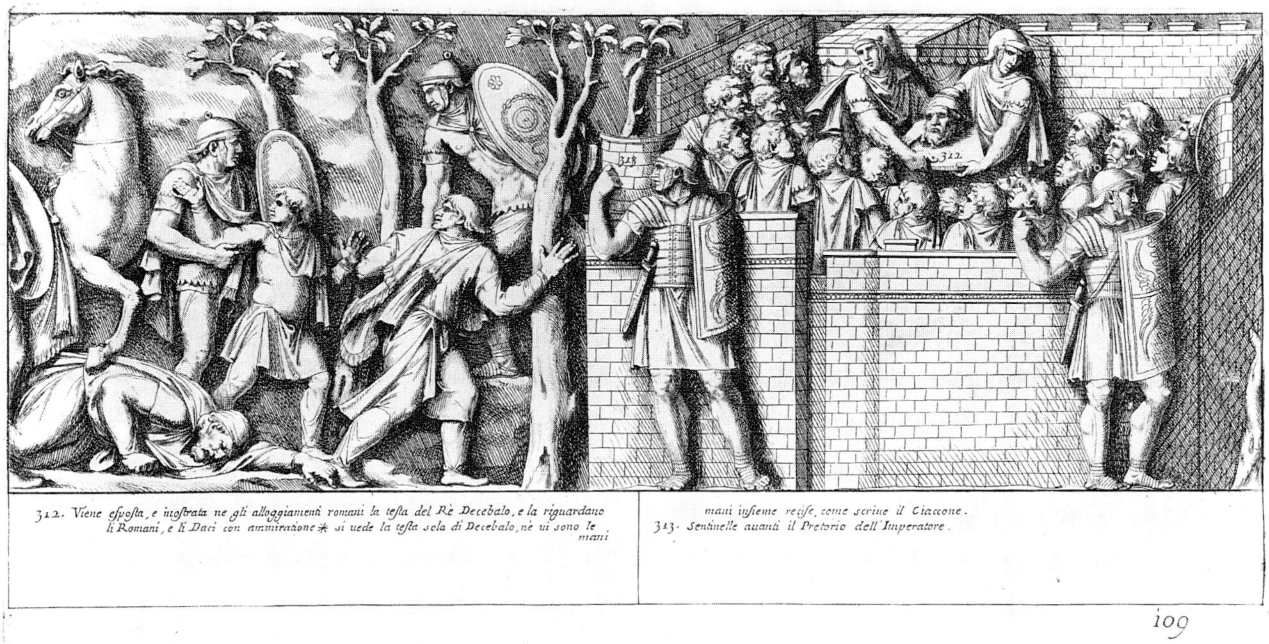
312. Viene esposta, e mostrata ne gli alloggiamenti romani la testa del Rè Decebalo, e la riguardano li Romani, e li Daci con ammiratione * si uede la testa sola di Decebalo, nè ui sono le mani
mani insieme recise, come scriue il Ciaccone.
313. Sentinelle auanti il Pretorio dell'Imperatore.
109

70. Pietro S. Bartoli, Kupferstich, Trajanssäule: Die siegreiche römische Armee zeigt ihren und dakischen Soldaten den Kopf des dakischen Königs Decebalus, in: G. P. Bellori, Colonna Traiana, Rom o. J.

ten Geschichte nicht aufgezeichnet, erscheint aber auf der Säule (Abb. 70) – wobei sie in dem vollständigen Werk durchaus vorgekommen sein kann. Es steht außer Zweifel, daß die Reliefs als Vorbild für Ripandas Komposition insgesamt von unschätzbarem Wert waren – er hatte sich unter Lebensgefahr in einem Korb an der Säule abseilen lassen, um Kopien von den Reliefs anzufertigen, und er war berühmt für seine Schlachtenszenen «in der Art und Weise, wie die alten Römer kämpften».[26] Die Tatsache jedoch, daß er die Reliefs auf der Säule als primäre historische Quelle benutzte, obwohl es in der Literatur keine Bestätigung dafür gab, ist ein kleiner, dennoch bedeutsamer Schritt bei der Interpretation von Bildmaterial.

Eine so phantasievolle Reaktion kehrt weder bei zeitgenössischen noch sehr viel späteren Autoren wieder – und ganz gewiß nicht in dem Kommentar, den Alfonso Chacon 1576 dem ersten vollständigen Stichwerk beigab, das sämtliche Reliefs der Trajanssäule abbildete und entfernt auf Ripandas Zeichnungen zurückging. Vielmehr entwickelte sich das Interesse in eine ganz andere Richtung, und im Vorwort zu einem sehr schönen Band mit völlig neuen Illustrationen, die man gerade erst von den Reliefs angefertigt hatte, legte der Herausgeber Giovanni de' Rossi 1665 das Gewicht auf deren Nutzung als Fundgrube für den gelehrten Altertumsforscher.[27] Bei ihm finden wir die Gedanken wieder, die Chrysoloras 250 Jahre zuvor geäußert hatte, allerdings ohne dessen Bewußtsein, große Vorsicht walten zu lassen: «Dieses Buch bringt die Geschichte des ersten und zweiten Dakischen Krieges, den Trajan gegen König Decebalus führte; tatsächlich bietet es einen universellen Wissensschatz über die Antike, insbesondere über die Sitten und Bräuche der alten Römer wie auch der Barbaren, über die Kleidung, die Waffen, die Feldzeichen, die militärische Zucht, die Weissagungen, die Wohnviertel, die Gebäude, die Schiffe, die Brücken, die Kastelle, die militärischen Treffen, die Sturmangriffe, die Sturmböcke, die Sturmdächer und Maschinen, Attacken, Schlachten, Kriegsbeute, Siege, Gemetzel, Kriegsgefangene und Trophäen. Dazu führt es uns ständig die religiösen Zeremonien, die Schaustellungen, die Opfer und viele andere glanzvolle Rituale vor Augen.»

Gerade dieser altertumskundliche Ansatz bei der Behandlung erzählenden Bildmaterials hatte bereits eine Generation zuvor die Aufmerksamkeit von Agostino Mascardi, Verfasser einiger der bemerkenswertesten, im 17. Jahrhundert veröffentlichten Reflexionen über Geschichte auf sich gezogen – wenn auch nicht seine Billigung gefunden.[28]

Mascardi, ein Jesuit – offenbar von ausschweifender Lebensart –, war 1590 in Sarzana, südlich von Genua, geboren, hatte sich aber in Rom rasch einen Namen gemacht. Er trat mit Urban VIII. in Verbindung und wurde 1628 zum Professor für Rhetorik an der Sapienza ernannt. Er verkehrte mit den führenden Köpfen im Umkreis des päpstlichen Hofes, und neben einer Reihe von Reden und literarischen Schriften verfaßte er einige Geschichtswerke, deren berühmtestes eine Darstellung der Verschwörung des Grafen Giovan Luigi de' Fieschi im Jahr 1547 ist. Mascardi interessierte sich auch sehr für Malerei; 1629 übersetzte und kommentierte er ausführlich einen griechischen Dialog mit dem Titel ‹Die Tafel›, den man damals einem thebanischen Schüler des Sokrates namens Cebes zuschrieb; der Dialog gab vor, von einem Bild zu handeln, das eine Allegorie des menschlichen Lebens darstellte und von zwei Reisenden am Tempel des Kronos gefunden worden war. Mascardis bei weitem interessantestes Werk, das 1636 erschien und den Titel ‹Dell'Arte Istorica› trägt, enthält gleichfalls Anspielungen auf die Malerei; bei der Behandlung des Themas literarischer Stil folgt er an einer Stelle einer inzwischen verbreiteten Konvention und nennt eine Reihe von Künstlern – in diesem Fall den Cavaliere d'Arpino, Guido Reni, Lanfranco und Pietro da Cortona –, um dann festzustellen, daß sie alle über die wesentlichen Qualitäten eines großen Malers verfügten und zugleich eine je eigene, individuelle Art besäßen.[29] Und sein Sinn für das Visuelle zeigt sich nochmals in einer längeren Passage, in der er entschieden für das Recht des Historikers eintritt, die gerade erörterte Handlung vor einen lebendig beschriebenen Hintergrund zu stellen – zum Beispiel die Stadt Venedig –, sofern dies einen Gewinn für die Darstellung der Haupthandlung bedeute und nicht von ihr ablenke.[30] Doch trotz seines einfühlenden Verständnisses für die Künste, das sich auch bei verschiedenen anderen Gelegenheiten äußert, bemüht Mascardi sich, den Wert, den Monumente der Vergangenheit für den Historiker seiner Zeit haben könnten, als gering abzutun. Er räumt zwar ein, daß es Zeiten gegeben habe, in denen «Bilder, Skulpturen, Bögen, Säulen und ähnliche öffentliche Monumente ein stummes Zeugnis von großen und edlen Taten abgelegt haben, aus denen man viel über das Handeln heroischer Männer lernen konnte», und als Beispiel nennt er die frühesten Römer, «die keinerlei Geschichtsschreibung besaßen» und solche Mittel einsetzten, «um der Nachwelt die Erinnerung an Vergangenes zu vermitteln».[31] Des weiteren räumt er ein, daß Kinder und einfache Menschen «keine anderen Bücher haben als die Bilder, welche Ereignisse der Vergangenheit mit Hilfe der Farben darstellen und gleichsam als stumme Geschichte einfachen Geistern jene Exempel von Gut und Böse nahebringen, die andere, gebildetere Menschen in Gestalt geschriebener Aufzeichnungen lesen.»[32] Gerade diese Frage nach der moralischen Bedeutung von Geschichte bewegt ihn, wenn er die Ansprüche diskutiert, die Altertumskundler in den vorangegangenen hundert Jahren erhoben hatten:

«Die Überreste der Bögen des Konstantin und des Septimius in Rom, die letzten Relikte der Gefräßigkeit der Zeit und des Hochmuts der Barbaren, die beiden Säulen des Trajan und des Antoninus, die gänzlich mit Flachreliefs überzogen sind, tragen Aufzeichnungen, die von solcher Schönheit sind, daß Altertumskundler vieles davon abgezeichnet haben und damit ihre überaus gelehrten Bücher bereicherten: viele Kriegsrüstungen, viele Waffen, viel Triumphschmuck und mancherlei anderes [*che so io*] hat man von diesen marmornen Büchern abgenommen und in die papiernen Bücher übertragen, damit wir alle daraus lernen. Doch für die Kunst der Geschichtsschreibung, um die es mir hier geht, habe ich die Verwendung von Aufzeichnungen dieser Art nicht vorgeschlagen.»[33]

Und später heißt es:

«Andere sammeln unermüdlich sämtliche Bräuche und Rituale, sakrale ebenso wie profane: die Zeremonien bei den Opferhandlungen, die Prozeduren bei Begräbnissen, die unterschiedlichen Gewänder der Beamten, die verschiedenen Ränge der Soldaten, den Pomp der Triumphzüge, die Verordnungen der Verwaltungen, die verschiedenen Gesetze, die Auguren, die Prophezeiungen und die tausenderlei anderen Kuriosa, die alle zusammen unsere Gelehrsamkeit ausmachen.»

Aber all dies, meint Mascardi, so nützlich es für die Klärung schwieriger Fragen bei antiken Autoren sein möge, sei schon hinreichend geschehen und deshalb nicht länger erforderlich. Man müsse es von der wahren Geschichte unterscheiden, die den Geist erziehen und uns lehren solle, wie wir unser Leben gestalten können, indem wir die Vergangenheit mit der Gegenwart vergleichen.[34]

Und so ging es vielen Gelehrten wohl zum Teil darum, das Fehlende zu ergänzen, wenn sie entschlossen waren, in jeder antiken Skulptur, die den antiquarischen Interessen nichts bot – oft aber auch in solchen, bei denen dies durchaus der Fall war –, die Illustration einer der allbekannten Episoden römischer Geschichte zu sehen. In der näheren Vergangenheit mangelte es, wie schon ausgeführt, nicht an den entsprechenden visuellen Zeugnissen, doch die antike Kunst schien, oberflächlich betrachtet, nur wenige (oder gar keine) Beispiele dafür zu bieten. Oberflächlich betrachtet – aber war es nicht denkbar, daß genauere Nachforschungen sich lohnten?

Nur sehr selten haben wir Gelegenheit, die Anfänge eines solch ambitionierten Versuchs in diese Richtung zu beobachten, doch zumindest ein Fall ist gut dokumentiert. Am 15. Mai 1507 wurde im Garten eines Hauses auf dem Campo de' Fiori in Rom eine Statue ausgegraben[35] (Abb. 71). Sie wurde sogleich – und zutreffend – als eine Herkulesdarstellung identifiziert; für Irritation unter den Gelehrten sorgte nur das Kind auf ihrem linken Arm. Schon nach wenigen Tagen äußerte Tommaso Inghirami die Vermutung, die Figur stelle nicht Herkules selbst dar, sondern den römischen Kaiser Commodus, von dem es bei antiken Geschichtsschreibern heißt, er habe sich mit Herkules gleichgesetzt. Inghirami, der bald schon Leiter der vatikanischen Bibliothek und eine der führenden Gestalten am Hofe Papst Leos X. werden sollte – auch wenn er uns heute vor allem durch Raffaels schönes Porträt in Erinnerung geblieben ist[36] –, dürfte diese literarischen Quellen natürlich gekannt haben; es ist jedoch auch möglich, daß er durch eine oder mehrere der Münzen, auf denen Commodus tatsächlich als Herkules darge-

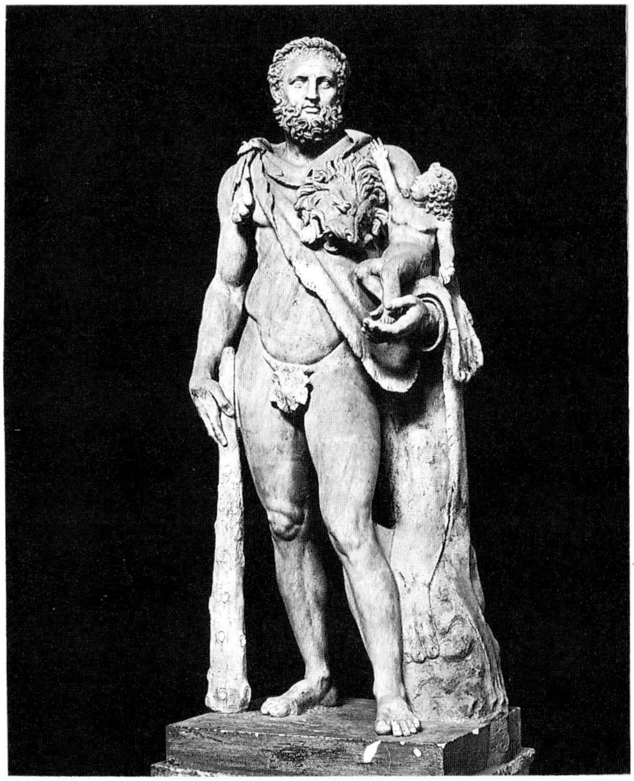

71. Marmorstatue, die in der Renaissance als Darstellung des Kaisers Commodus als Herkules galt, Rom, Vatikanische Museen

stellt ist, zu seiner Deutung gelangte. Jedenfalls wurde seine Deutung akzeptiert, und dies zum Teil – wie es scheint –, weil man den Gesichtsausdruck der Statue als wild empfand; die Hinzufügung des Kindes – das auf Münzen nicht vorkommt – blieb indessen rätselhaft. Erst 1597 vertrat der Altertumskundler Jean-Jacques Boissard die Auffassung, die Anwesenheit des Kindes lasse sich gleichfalls durch die Autoren der ‹Historia Augusta› erhellen, denn es müsse sich um den «kleinen Jungen» handeln, «der ein Schreibtäfelchen aus seinem Schlafzimmer warf, auf dem die Namen der [vom Kaiser] zum Tode Verurteilten standen».

Die Abfolge der Deutungen ist charakteristisch für weite Strecken der frühen ikonographischen Forschung. Zunächst wird eine mythische Figur durch eine Gestalt aus der römischen Geschichte ersetzt – dieser Wechsel ist nicht eigentlich sinnwidrig, doch der Charakter des Bildwerkes macht ihn auch nicht unbedingt erforderlich. In einem zweiten Schritt tritt dann ein bestimmter dramatischer Augenblick an die Stelle des offiziellen Bildnisses – und man kann sich, zumindest in dem beschriebenen Fall, nur wundern, daß sich offenbar niemand fragte, unter welchen Umständen eine Statue, die eine so seltsame Szene darstellt, eigentlich in Auftrag gegeben worden sein sollte.

Noch bemerkenswerter ist der Fall der Gruppe ‹Faustina und der Gladiator›, deren Geschichte uns manches über das Denken der frühen Altertumsforscher und Historiker verrät. Unter den Münzen in der Sammlung des Sebastiano Erizzo – oder den Medaillen, wie er selbst glaubte – befand sich eine, deren Vorderseite einen Frauenkopf im Profil und die Inschrift «FAUSTINA AUGUSTA» trug, während die Rückseite einen nackten Krieger mit Helm und Schild und eine leicht bekleidete Frau zeigte, die seinen Arm hielt, dazu die Umschrift «VENERI VICTRICI S. C.»[37] (Abb. 72). Erizzo, der kein besonderes Interesse an Faustina zeigte, nahm vernünftigerweise an, die Figuren auf der Rückseite seien eine allegorische Darstellung der Venus, die den Zorn des Mars zu besänftigen sucht.

Unter den Historikern war die Kaiserin Faustina indessen eine berüchtigte Frau.[38] Die Autoren der ‹Historia Augusta› hatten von einer unehrenhaften Liaison mit einem gemeinen Gladiator berichtet, ohne Zweifel, um damit den verderbten Charakter des Kaisers Commodus verständlich zu machen, der sich so deutlich von dem seines tugendhaften, vermeintlichen Vaters Marc Aurel, dem Gatten der Faustina, unterschied. Wie wir bereits gesehen haben, hatte Giovanni Battista della Porta Anzeichen eines ausschweifenden Charakters in Faustinas Gesichtszügen entdeckt, und Jean Tristan wiederholte diesen Befund 1635 beim Betrachten einer Münze, die jener in Erizzos Besitz glich. Zwar überzeugte Tristan die Gladiatorengeschichte nicht ganz, doch auch er zweifelte nicht an der sexuellen Unersättlichkeit der Faustina, und für ihn zeigte die Rückseite an, daß die Kaiserin bereit war, all ihre weibliche Arglist einzusetzen – einschließlich Nacktheit und falscher Tränen –, um so den Kaiser von seinen gefährlichen militärischen Unternehmungen abzuhalten, damit sie sich mit ihm den «süßen Kämpfen der Liebe» *(la douceur des combats amoureux)* hingeben konnte. Und mochte es nicht sein, daß diese «leidenschaftlichste Kurtisane ihrer Zeit» dem Kaiser bedeutete, sie werde ihm «bei seinem Helm» *(sur son armet)* zeigen, daß sie auch fähig sei, ohne ihn auszukommen, falls er nicht bei ihr bliebe oder sie zumindest mitnähme? Es gab noch eine zweite Möglichkeit: Vielleicht versuchte Marc Aurel sie zu bewegen, mit ihm zu kommen, teils weil er es nicht ertragen konnte, so lange von ihr getrennt zu sein, teils weil ihm klar war, daß es gefährlich sein konnte, eine so verführerische und launenhafte Frau allein zurückzulassen.[39]

Etwa zur selben Zeit gewann ein anderer Gedanke an Boden. Es waren zwei Marmorgruppen von ‹Mars und Venus› bekannt, deren Komposition der Rückseite der Faustina-Münze auffallend glich. In seiner Anthologie über die besten, in Rom zu sehenden Statuen, die 1638 erschien, bildete der französische Künstler François Perrier die Gruppe ab, die sich im Besitz der Borghese befand (Abb. 73), und fügte erläuternd hinzu, «manche» glaubten, sie zeige Faustina nicht mit ihrem Gatten, sondern mit ihrem Liebhaber, dem Gladiator, während andere der Ansicht seien, die Gruppe zeige ‹Volumnia, bei ihrem Gatten Coriolanus für das Vaterland bittend›.[40] Die erste dieser beiden Theorien gewann die Oberhand, und drei Jahre später, 1641, begegnen wir ihr wieder, diesmal auf die Medaille bezogen, als Francesco Angeloni, damals bereits dreiundachtzig Jahre alt, seine ‹Historia Augusta da Giulio Cesare infino a Costantino il Magno illustrata con la verità delle antiche medaglie› veröffentlichte. Historikern der Stadt Rom im 17. Jahrhundert ist Angeloni bestens bekannt aufgrund seiner bedeutenden Kunstsammlung, die besonders viele Zeichnungen Annibale Carraccis enthielt, und durch Poussins Vermittlung konnte er sein Buch Ludwig XIII. von Frankreich widmen.[41] Zuweilen jedoch scheint seine frühere Karriere als Autor «hübscher Novellen» *(novelle piacévoli)* die Oberhand über sein künstlerisches Feingefühl für die Geschichte gewonnen zu haben, die er, gestützt auf die «Wahrheit» römischer Medaillen, schrieb.

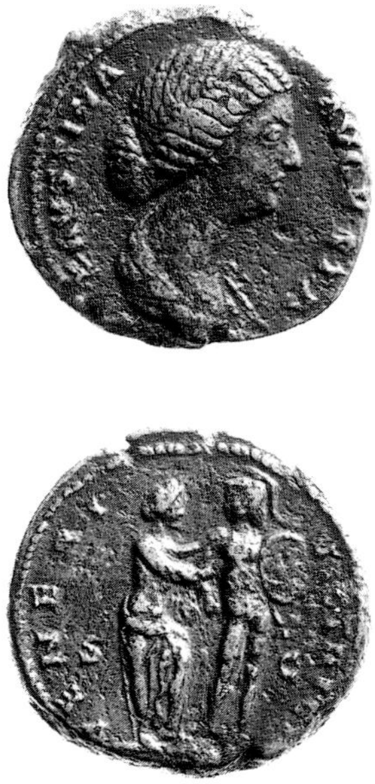

72. Römisches As mit Kopf Faustinas II., auf der Rückseite Mars und Venus und die Inschrift «*Veneri Victrici*», Oxford, Ashmolean Museum

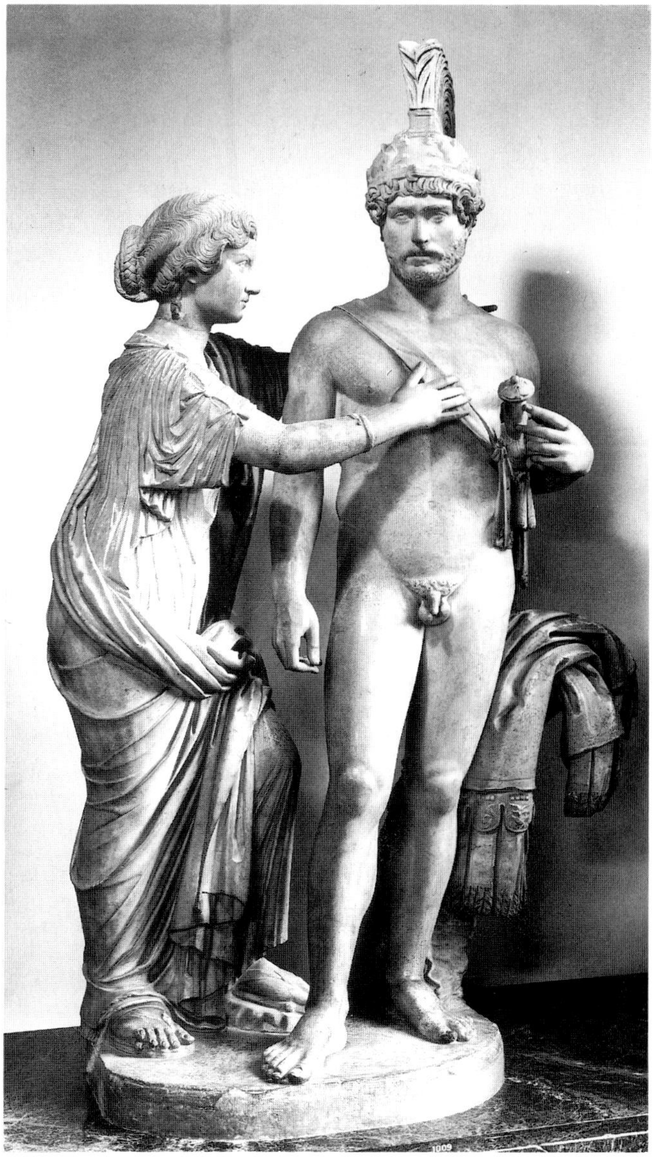

73. Marmorgruppe Mars und Venus als kaiserliches Paar, früher bekannt als ‹Faustina und der Gladiator›, Paris, Louvre

«Manche behaupten», so kommentierte er die Rückseite der Medaille, «die Figuren stellten Mars und Venus dar, und den Titel ‹victrice› habe man ihr gegeben, weil sie die Macht hatte, Mars zu besänftigen…, doch ich meine, die Szene stellt die heftige Leidenschaft der Faustina für den jungen Gladiator dar, dargestellt in Gestalt von Venus und Mars.»[42]

Zwei Generationen lang hat offenbar niemand diese Deutung in Frage gestellt (zumindest nicht in gedruckter Form); erst 1685 stoßen wir auf den ersten Einwand. Angelonis Neffe, der ausgezeichnete Gelehrte, Kunstkenner und Theoretiker Giovanni Pietro Bellori, war stets darum bemüht, den Ruf seines Onkels zu verteidigen, dem er viel an Bildung verdankte und in dem er einen zweiten Vater sah. Dennoch konnte er dessen Deutung der Medaille nicht akzeptieren, als er eine überarbeitete, mit einem eigenen Kommentar versehene Fassung der ‹Historia Augusta› von Angeloni herausgab. Wie alle Gelehrten seiner Zeit glaubte er, daß die Rückseite der Münze direkt auf Faustina und Marc Aurel anspielte, doch seiner Auffassung nach hatte der Senat Venus, den Mars besänftigend, abbilden lassen, um damit anzudeuten, die Kaiserin solle ihren Gatten von seinen ständigen Kriegen in Germanien abhalten und ihn überreden, nach Rom zurückzukehren. Als Bellori seine Deutung vorlegte, brachte er vorsichtig, aber explizit den Gedanken zum Ausdruck – der uns heute so selbstverständlich erscheint, damals jedoch gänzlich neu war –, es sei unwahrscheinlich *(«non è probabile»)*, daß der Senat Marc Aurel und seinen Sohn Commodus während der Regierungszeit Marc Aurels durch die Herausgabe einer Münze beleidigt hätte, auf der die skandalöse Liebesaffäre zwischen Faustina und dem Gladiator abgebildet war. Damit tastete sich Bellori zu dem Fehlschluß vor, der ein Gutteil numismatischer Gelehrsamkeit bestimmt hatte – der Vorstellung nämlich, daß in einer offiziellen Quelle – wie einer Münze – dieselbe Information zu finden sei wie bei den skandalhungrigen römischen Geschichtsschreibern, die meist lange nach den von ihnen beschriebenen Ereignissen gelebt hatten.

Dennoch wurde mehrere Jahre, nachdem Bellori in die Debatte eingegriffen hatte, die bemerkenswerteste Beschreibung der – inzwischen sehr berühmten – Marmorgruppe in der Villa Borghese veröffentlicht, die so offenkundige Ähnlichkeiten mit jener Münze aufwies, die den Anlaß für diese ausgedehnte Diskussion gegeben hatte. «Man kann diese Gruppe nicht ansehen», schrieb ein Bewunderer im Jahr 1700, «ohne zu der Überzeugung zu gelangen, Faustina selbst zu sehen, die um das Leben des Gladiators zittert, in den sie so hoffnungslos verliebt war, und sie versucht ihn zurückzuhalten, als er sich zum Kampf im Amphitheater anschickt. Aus ihr spricht die Verblendung, von der sie ergriffen ist, die Leidenschaft, die in ihr brennt und nach Befriedigung lechzt; ihre aristokratische Herkunft, die sie befleckt, wie sie selbst bemerkt; die Würde ihrer Stellung, die sie entehrt – die ganze Anspannung, die Furcht und die Schamlosigkeit, die Schwäche und Kühnheit einer liebenden Frau, die dennoch weiß, daß sie sündigt; die Angst, daß ihr Geliebter sterben wird; ihr Versuch, ihn zurückzuhalten – denn all diese Leidenschaften zeichnen sich so natürlich in ihren Gesichtszügen und Gesten ab, daß man sie nicht ansehen kann, ohne in ihre Gefühle einzudringen; und man möchte Mitleid mit der Pein dieser großen Kaiserin empfinden, fühlte man nicht zugleich Scham für ihre Schwäche.»[43] Wahrscheinlich wird uns die Identität des Autors dieser Beschreibung mindestens ebenso erstaunen wie die Identifizierung der von ihm beschriebenen Statue. Der Abbé Raguenet war um die vierzig, als er die Gruppe in Rom sah – er stand dort bei Kardinal de Bouillon in Diensten, dessen Neffen er unterrichtete. Neun Jahre zuvor hatte er ein Buch über Cromwell veröffentlicht, das gut aufgenommen worden war und sogar bis ins 19. Jahrhundert in Frankreich das Standardwerk zu diesem Thema bleiben sollte. Trotz seiner Widmung an Bossuet und seiner offenkundigen Sympathie für die schlimme Lage Karls I. ist der Tenor des Buches recht unvoreingenommen; außerdem ist es aus veröffentlichten und unveröffentlichten Primärquellen – in französischen und lateinischen Übersetzungen –, die präzise angegeben werden, gut dokumentiert. Vor allem aber – und das ist aus unserer Sicht der wichtigste Aspekt – versichert Raguenet seinen Lesern, er habe sich eingehend mit den Medaillen befaßt, die Cromwells Taten verherrlichen, und dazu auch die führenden Fachleute auf diesem Gebiet konsultiert (darunter Pierre Bizot, den Numismatiker, der für die ‹Histoire médallique de la République d'Hollande› verantwortlich zeichnete). In seinem Buch bildet er einige dieser Medaillen ab – recht präzise übrigens[44] – und versieht sie mit sorgfältigen Erläuterungen. Ein so intellektueller und kenntnisreicher Historiker hätte wohl die Vorstellung, ein Herrscher oder eine Herrscherin seiner eigenen Zeit könnten – in Marmor gemeißelt – in den Armen einer Prostituierten oder eines Wachsoldaten dargestellt werden, für völlig abwegig gehalten; dabei wäre ihm durchaus klar gewesen, daß dieses Verhalten selbst keineswegs unwahrscheinlich war. Dennoch war Raguenet ohne weiteres davon überzeugt, daß die Römer solche Werke hergestellt hätten. Seltsamerweise verweist aber weder er noch ein anderer Anhänger der Gladiatorentheorie jemals auf einen antiken Präzedenzfall, der diese Theorie hätte stützen können; Plinius berichtet von einem Gemälde des Ktesikles, das die Königin Stratonike in den Armen ihres Geliebten, eines Fischers, zeigte; die Königin bewunderte dieses Bild wegen der Ähnlichkeit so sehr, daß sie verbot, es aus dem Hafen von Ephesos zu entfernen, wo es zu besichtigen war.[45]

Die Bereitschaft Boissards, Raguenets und anderer Autoren, Münzen und Marmorstatuen in einer Weise zu deuten, die eine offene Beleidigung der angeblich darauf abgebildeten kaiserlichen Persönlichkeiten darstellte, findet ihre Entsprechung in dem Gebrauch von Medaillen für eine feindliche Propaganda, die während der zweiten Hälfte des 17. Jahrhunderts in zahlreichen Ländern Europas weit verbreitet war. Als Meister dieses Genres erwiesen sich die Holländer, und die Genialität, mit der sie die schmeichelhaften und herkömmlichen Bilder auf den Rückseiten der für die bedeutenden Monarchen der Zeit entworfenen Medaillen manipulierten, erregte einigen Unwillen am englischen[46] und französischen Hof. Zwar waren die Darstellungen fast durchgängig allegorischer Natur, doch wie schon bei der Bildpropaganda, die man in den Religionskriegen etwa hundert Jahre zuvor eingesetzt hatte, ließen sich die wirkungsvollsten Schläge mit solchen Medaillen austeilen, auf denen sich allegorische und realistische Elemente mischten und damit zumindest die Illusion einer echten Reportage vermittelten. Unter den vielen geschickten Änderungen, denen die Holländer die bombastischen, von der Académie des Inscriptions et Belles-Lettres für die Münze Ludwigs XIV. entworfenen Bilder unterzogen, ist eine ‹Operation› zu nennen, die man in Amsterdam an einer französischen Medaille vornahm, deren Rückseite den König zeigte, wie er auf seinem Streitwagen triumphierend dem Sieg entgegenfährt (Abb. 74). Wenig später wurde in Holland eine Version geprägt, die den König auf einem von Frauen gezogenen Karren zeigte und die Umschrift trug: «Venit vidit sed non vicit» (Abb. 75); auf der Vorderseite beider Medaillen aber befanden sich die gleichen Porträts des Königs.[47] Die Parallele, die sich hier zwischen solchen Medaillen und jenen Münzen auftat, die in den Augen vieler Gelehrter des 17. Jahrhunderts ein nüchternes Porträt der Faustina Augusta auf der Vorderseite mit einer bildlichen Darstellung ihres liederlichen Lebenswandels auf der Rückseite verbanden, ist erstaunlich, aber gewiß zufällig. Die wiederholte Behauptung, wonach das «echte und unvergängliche Metall» in gewisser Weise größeren historischen Wert besitze als «die unterschiedlichen Darstellungen parteiischer oder schmeichlerischer Autoren», wird indessen durch diese beiden Beispiele in einen neuen Kontext gestellt.

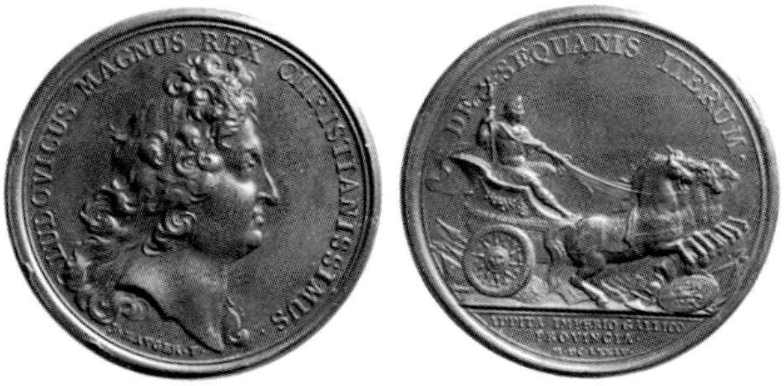
LUDOVICUS MAGNUS REX CHRISTIANISSIMUS

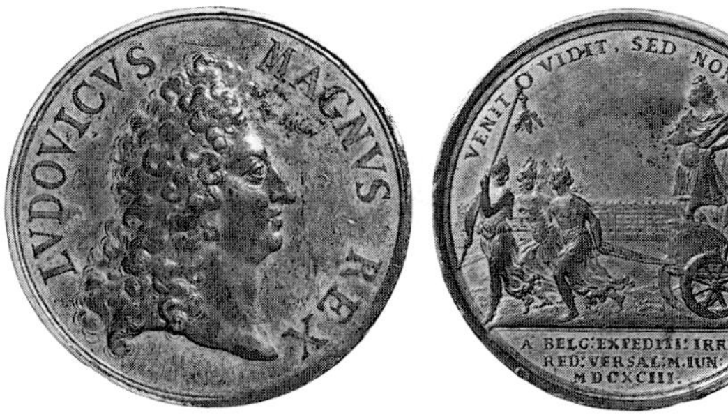
LVDOVICVS MAGNVS REX
VENIT VIDIT, SED NON VICIT
A BELG: EXPEDIT: IRRIT:
RED: VERSAL: M. IUN.
MDCXCIII.

74a, b. Bronzene Gedenkmedaille zur zweiten Eroberung der Franche-Comté durch Ludwig XIV. im Jahr 1674, London, British Museum

75a, b. Niederländische Medaille als Parodie auf die Siegesmedaillen Ludwigs XIV., datiert 1693, London, British Museum

Die Missetaten der Faustina und des Commodus sind nur zwei der zahllosen Episoden aus der römischen Geschichte, die Altertumsforscher in erhaltenen Monumenten verschiedenster Art wiedererkennen zu können glaubten – zum Beispiel treue Sklaven, die belohnt, oder Opfer tyrannischer Willkür, die in den Selbstmord getrieben wurden – und nicht allein aus der römischen Geschichte. Zur selben Zeit, als Abbé Raguenet die Gefühle einer Frau, die geliebt und gesündigt hatte, auf das genaueste identifizierte, arbeiteten andere Italienbesucher die Beziehung zwischen Calvin, Luther und Luthers Frau aus einem Gemälde heraus, das zwei Männer und eine Frau beim häuslichen Musizieren zeigt und von Giorgione stammen sollte, heute aber Tizian zugeschrieben und weitaus prosaischer ‹Das Konzert› betitelt wird (Abb. 76). Die Identifizierung der drei Protagonisten war um 1690 abgeschlossen – auch wenn schon vorher zahlreiche entsprechende Hinweise zu finden sind – und wurde mit großer Zustimmung aufgenommen, obwohl Luthers tatsächliches Aussehen allgemein bekannt war; selbst als 1818 erstmals der Hinweis kam, Giorgione sei schon zwei Jahre nach Calvins Geburt gestorben, bemühte sich der anerkannte Gelehrte, der diesen Einwand erhoben hatte, zu erklären, die Identifizierung der Figuren sei dennoch korrekt, man müsse das Bild lediglich der «venezianischen Schule» statt Giorgione zuschreiben.[48] Noch 1844/45 hatte der junge Theodor Mommsen keine Bedenken, Luther und seine Frau auf diesem Bild zu erkennen, auch wenn er den zweiten Mann für Melanchthon hielt.[49] Und zu dieser Zeit hatte man bereits viele der allgemein bekannten Protagonisten der europäischen Geschichte wie Machiavelli und diverse Angehörige der Borgia auf Renaissancebildern ausgemacht.

Dieser Umgang mit einzelnen Münzen, Skulpturen und Gemälden war sicherlich wichtig, doch gibt es einen Bereich historischer Forschung, in dem die bloße Existenz von Kunstwerken – und zwar zunächst unabhängig von deren Inhalt oder Qualität – die dort diskutierten Probleme radikal veränderte. Trotz des Reliquienkults waren bildliche Zeugnisse der frühesten Leiden und Triumphe der christlichen Kirche noch spärlicher als die Aufzeichnungen über die spektakuläreren Ereignisse der römischen Geschichte. Als einige Arbeiter im Juni 1578 durch Zufall wenig mehr als drei Kilometer vor den Toren Roms, unter einem Landsitz in der Nähe der Via Salaria Nova, mehrere reich ausgeschmückte christliche Gräber entdeckten, erkannten einige katholische Autoren sogleich, welch überragende Bedeutung diese Entdeckung für die Erforschung

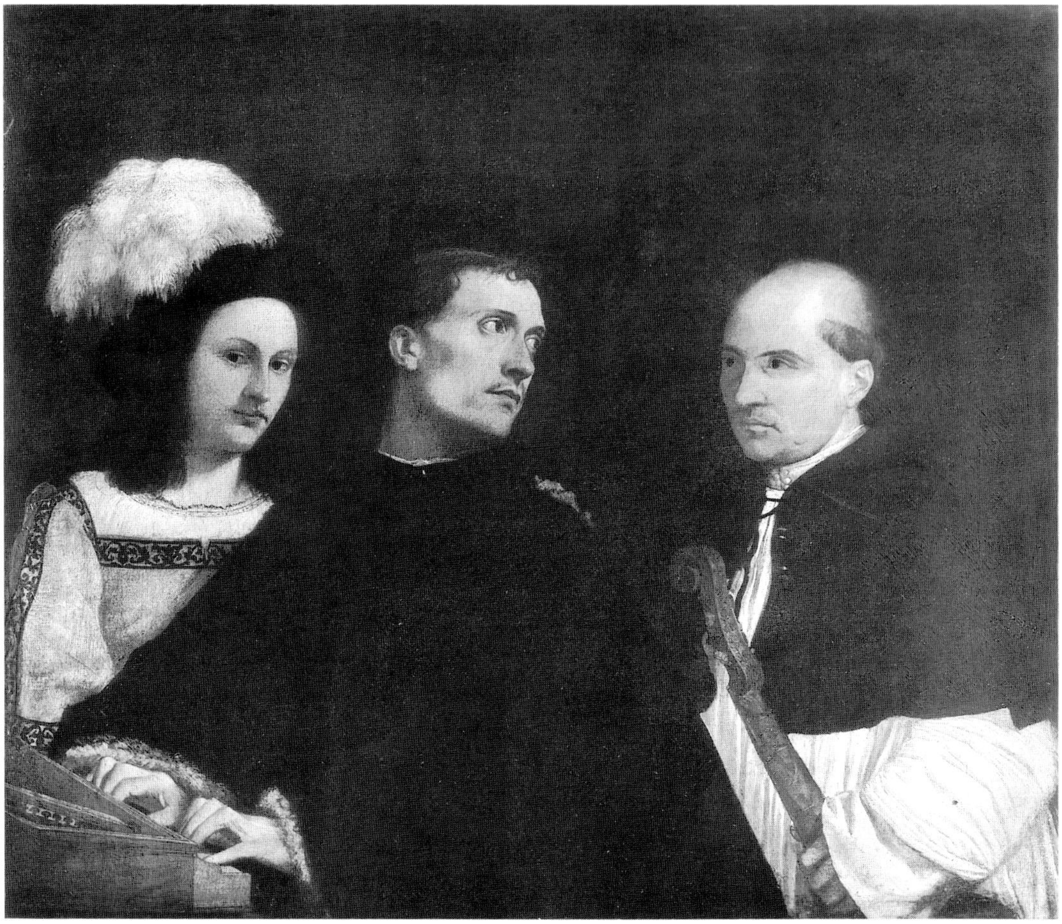

76. Tizian, Das Konzert, Florenz, Palazzo Pitti

der Vergangenheit hatte, und begrüßten diesen Fund entsprechend.[50] «Nun kann man mit eigenen Augen sehen», heißt es in einem zwei Monate nach der Entdeckung verfaßten Bericht, «wie in der Zeit der heidnischen Abgötterei jene frommen und heiligen Freunde Gottes, als ihnen öffentliche Versammlungen verboten waren, in diesen Höhlen und Grüften der Erde Heiligenbilder malten und verehrten, Bilder, die jetzt verblendete Christen in den Kirchen mit frevelhaftem Eifer zu zerstören suchen.»[51]

Die Frage, ob sich die frühen Christen bildlicher Darstellungen bedient hatten, gehörte zu den Punkten, um die am heftigsten zwischen protestantischen und katholischen Historikern gestritten wurde. Schon vor Luthers Bruch mit Rom hatte man viel über die Rolle debattiert, die den Bildern in der Kirche zukam, nach dem Abfall erzeugte die Diskussion dieser Frage unversöhnliche Lager und führte zu aktivem Bildersturm.[52] Die unterschiedlichsten Argumente wurden von katholischer Seite und von den verschiedenen protestantischen Richtungen ins Feld geführt, doch von den aufgeworfenen Fragen interessieren uns hier nur jene, die historische Quellen in den Blick nahmen. War die Ausschmückung der Kirchen von den frühen Christen und vor allem von Christus selbst gebilligt worden (da das mosaische Gebot «Du sollst dir kein Bildnis machen» keine Bedeutung mehr hatte, seit Er Mensch geworden war)? Wie es schien, konnten die vorhandenen Texte unterschiedlich verstanden werden, und der bekannte Ausspruch Papst Gregors des Großen (590–604): «Bildwerke werden in den Kirchen angebracht, damit alle des Lesens Unkundige wenigstens an den Wänden sehen, was sie in den Büchern nicht lesen können», besaß für die strengeren und kampfeslustigen Protestanten kein Gewicht, da für sie von einem Papst nichts anderes zu erwarten war. Doch nun war die bloße Existenz von Bildern zu einer maßgebenden historischen Tatsache geworden, die bewies, daß die ersten Christen – denn niemand zweifelte daran, daß die Ausmalung der Katakomben schon kurze Zeit nach Christi Tod erfolgt sein mußte – tatsächlich an ihren heiligsten Orten von Bildern Gebrauch gemacht hatten.

Kardinal Baronius, der wohl bedeutendste und einflußreichste unter den katholischen Historikern, beendete gerade den ersten Band seiner ‹Annales Ecclesiastici›, als die Katakomben entdeckt wurden, die er natürlich besuchte, um sie sich anzusehen.[53] In Gedanken an die Wirkung, die dieses Ereignis auslöste, schrieb er: «Ganz Rom ward von Staunen erfüllt, als es die Überzeugung gewann, daß sich bei seinen Vororten eine verborgene, mit Gräbern angefüllte Stadt aus der Zeit der Christenverfolgungen befinde. Was wir früher aus schriftlichen Nachrichten und den wenigen, nur teilweise erschlossenen Cömeterien wußten, das können wir nun vollkommen erkennen und die Bestätigung der Berichte des hl. Hieronymus und des Prudentius staunend mit eigenen Augen beschauen.»[54] Selbst hier bleibt die Aussage insofern typisch für die traditionelle Geschichtsschreibung, als sie die Überlegenheit des geschriebenen Wortes anerkennt, denn während Prudentius, der spanische Dichter des 4. Jahrhunderts, die Gräber der Märtyrer und ihren Reichtum mit schwelgerischen Worten beschrieb,[55] hatte der hl. Hieronymus die Katakomben nur als Orte infernalischen Dunkels geschildert.[56] Und einem Besucher des 16. Jahrhunderts müssen die kilometerlangen, feuchten, unterirdischen Gänge mit ihren endlosen Reihen leerer, aus dem porösen Gestein herausgehauener Loculi (Grabkammern) jeglicher Größe bei aller Frömmigkeit und aller Freude einen gleichermaßen bedrückenden wie erhebenden Anblick geboten haben. Doch wenn er sich mit gesenktem Kopf, tief gebückt oder gar kriechend ins Unbekannte vortastete, öffnete sich der Gang vor ihm plötzlich zu einem rechteckigen Cubiculum, und der Schein seiner Fackel fiel auf zerbrochene, aber mit eleganten Inschriften versehene Marmorplatten, die in den Boden eingelassen waren, und auf roh gemalte Figuren – bald schwach und verblaßt, bald in grellen Farben –, die auf dem rötlichen oder grauen Hintergrund der Wände oder des niedrigen, überhängenden Gewölbes aufleuchteten, zuweilen begleitet von fein gearbeiteten Stuckreliefs. Eine völlig neue Welt tat sich hier dem Gelehrten auf. Die bildende Kunst der Vergangenheit, die noch wenige Jahre zuvor – in Gestalt heidnischer Statuen – eine Bedrohung für die Kirche zu sein schien, sollte schrittweise zu einer der wichtigsten Waffen in der Rüstkammer des katholischen Historikers werden. In gewisser Hinsicht stellt die Entdeckung und intellektuelle Ausbeutung der Katakomben einen Ausgangspunkt jenes historischen Ansatzes dar, für den das visuelle Element einen wesentlichen Bestandteil bildet.

Doch der Prozeß kam nur langsam und unsicher voran, denn dieses visuelle Element war noch sehr fremdartig, und obwohl man seine allgemeine Bedeutung rasch erkannte,

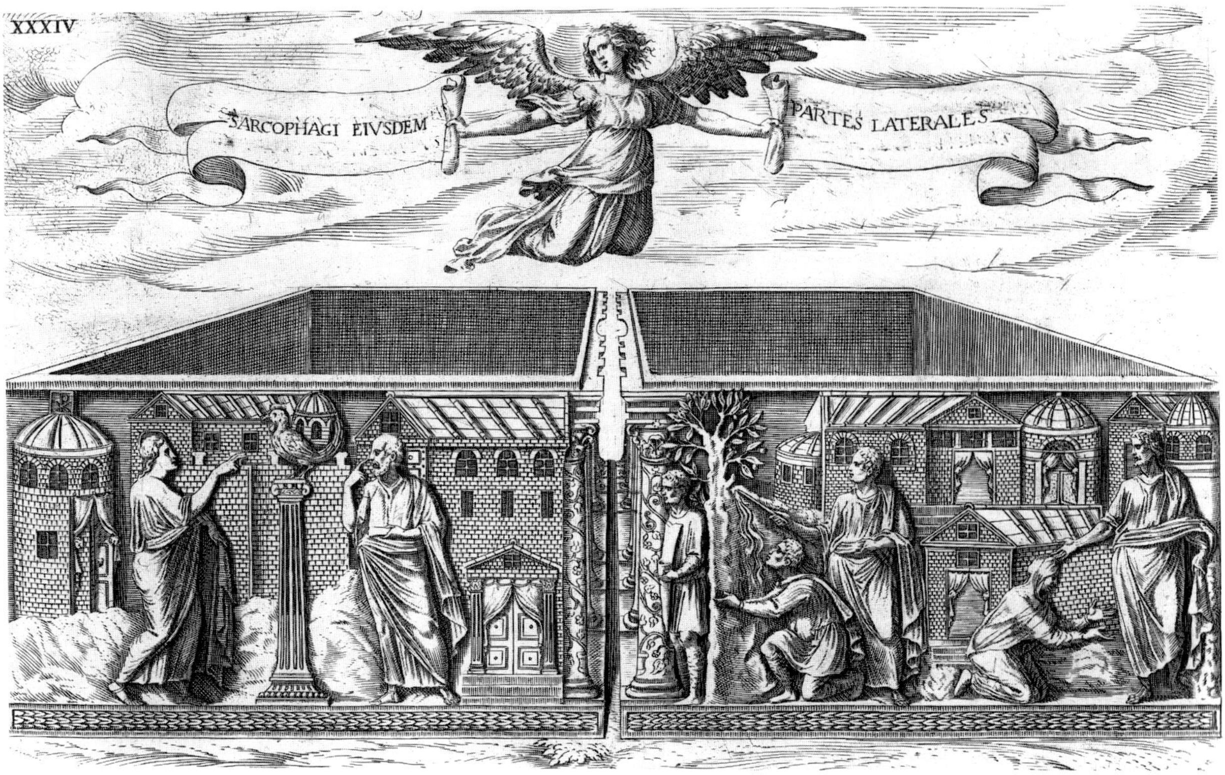

77. Giov. Bottari, ‹Sculture e pitture sagre estratte dai cimiterj di Roma›, Bd. I, Rom 1737: Sarkophag

waren die Werkzeuge, mit denen man es erkunden konnte, erst noch zu schaffen. So begrüßte Kardinal Baronius, wie wir gesehen haben, enthusiastisch die Erforschung der Katakomben und stattete ihnen einen oder zwei Besuche ab. Doch obwohl er zu den wenigen Historikern seiner Zeit gehörte, die bereit waren, sich uneingeschränkt auf das Zeugnis visueller Quellen zu stützen, scheint er es doch vorgezogen zu haben, dies lediglich dann zu tun, wenn er diese Quellen nur aus zweiter oder dritter Hand kannte. So war es zum Beispiel bei der Bronzestatue Christi, die nach Eusebius von der Frau in Auftrag gegeben worden war, die Christus vom Blutfluß geheilt hatte – eine Statue, die nicht nur große dogmatische Bedeutung erlangen sollte, sondern auch ein gewisses kunsthistorisches Interesse auf sich zog. Der namhafte Löwener Theologe Jan Molanus hatte die Aufmerksamkeit der Zeitgenossen darauf gelenkt.[57] Gestützt auf frühe Texte, berichtete er, daß sie von Julianus Apostata von ihrem Sockel entfernt und durch sein eigenes Standbild ersetzt worden sei. Danach war sie durch das strafende Feuer, das vom Himmel herabfiel und Julianus' Statue zerstörte, stark in Mitleidenschaft gezogen worden. Zum Glück lasen fromme Christen die Bruchstücke auf, und so konnte man ihr ursprüngliches Aussehen beschreiben und Abbildungen davon in altertumskundlichen Folianten veröffentlichen[58] (Abb. 77). Die Gruppe zeigte die blutflüssige Frau, wie sie vor dem stehenden Christus kniet und die Arme nach ihm ausstreckt (Abb. 78). Aus der bloßen Existenz der Statue schloß Baronius, daß sie keine Jüdin gewesen sein könne (da die Heilige Schrift Juden das Anfertigen solcher Bildwerke verbot).[59] Im 18. Jahrhundert fragten sich Historiker, die in religiösen Dingen nicht ganz so unbeweglich waren wie Baronius, ob die Gruppe nicht einen Herrscher darstelle, der den Dank einer Einwohnerin für die der Stadt erwiesenen Wohltaten entgegennimmt, oder auch einen Kaiser, der seinen Sieg über eine eroberte Stadt oder eine eroberte Provinz feiert: Gibbon zum Beispiel meinte, das Standbild sei für einen «irdischen Erlöser» errichtet worden.[60] Noch weitere Erklärungen wurden vorgeschlagen, und Cicognara argumentierte, in jedem Falle müßten die Quellen sich eher auf ein Relief als auf ein vollplastisches Standbild bezogen haben.[61]

Es braucht kaum betont zu werden, daß Vermutungen dieser Art Baronius vollkommen fremd waren – und das nicht nur aufgrund ihrer unorthodoxen Implikationen. Als Historiker vertraute er dem Wort weit mehr als dem Bild. Ritualgewänder, Schmuck, Zeremonien und mancherlei andere Dinge mußten ausführlich beschrieben werden, denn sie bildeten ein wesentliches Element seiner Rekonstruktion des Lebens der frühen Kirche, doch bei seinen Erörterungen stützte er sich stets auf schriftliche Quellen.[62] Dennoch war er im Rom seiner Zeit einer der angesehensten und gebildetsten Verfechter der Ausschmückung von Kirchen, und wahrscheinlich empfand er ein tiefes Gefühl der Erhebung, wenn er (wie alle Kirchenhistoriker) besonderes Gewicht auf die Förderung der Künste durch Päpste und Kaiser zu legen und jene großen christlichen Monumente aufzuzeichnen hatte, die dank ihrer Unterstützung geschaffen worden waren.

Selbst bei dem Gebrauch, den er von so konventionellen Quellen wie Münzen und Medaillen machte, zeigte Baronius sich systematischer – und zuweilen auch phantasie-

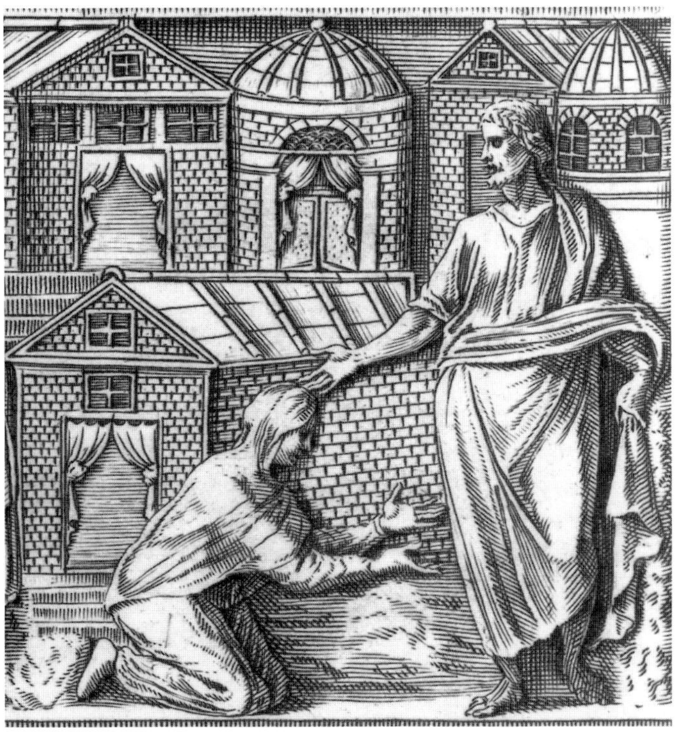

78. Ausschnitt aus Abb. 77; die beiden Figuren galten einst als Wiedergabe einer Bronzegruppe, welche die von Christus geheilte Blutflüssige in Auftrag gegeben haben sollte.

voller – als irgendein Autor vor ihm und auch als die meisten derer, die ihm in den nächsten anderthalb Jahrhunderten folgten. Von den zwölf Bänden seiner ‹Annales› waren vor allem die ersten mit guten Stichen illustriert, die sorgfältig in den Text eingefügt waren, und zwar nicht zu dekorativen Zwecken, sondern um die Argumentation zu stützen. Die Stiche waren nach Münzen angefertigt worden, die Altertumsforschern wie Fulvio Orsini, Pirro Ligorio und vor allem Lelio Pasqualino gehörten, einem gelehrten Domherrn von Santa Maria Maggiore, von dessen Haus in der Nähe des Campidoglio man sagte, es berge die schönsten Antiquitäten in ganz Rom.[63] Baronius stützte sich häufig auf Münzen und andere Monumente, um strittige Fragen der römischen Geschichte (auf seine höchst selektive Art) zu klären. So reproduzierte er die erstaunliche Szene auf der Siegessäule des Marc Aurel, die Jupiter als Regengott zeigt, der den Durst der römischen Armee löscht und ihre Feinde vernichtet, indem er ihr Lager überflutet (Abb. 79); doch er behauptete, gestützt auf eine spätere Legende, der Fries vermittle ein völlig falsches Bild, denn wie ein Brief des Kaisers belege, hätten in Wirklichkeit die Christen für ihn um Regen gebetet; so sei es nur gerecht, wenn die Säule später von Barbaren übel zugerichtet, vom Blitz getroffen und schließlich, nach der Wiederherstellung durch Papst Sixtus V., mit einem Standbild des hl. Paulus gekrönt worden sei.[64] Häufiger stützte Baronius sich auf Medaillen, um darzulegen, wie Konstantin und spätere Kaiser nach und nach bestimmte christliche Symbole übernommen hatten. Dabei entfaltete er einigen Scharfsinn; so bemerkte er einmal, «ein gewisser Altertumsforscher, der über ein großes Wissen zu verfügen glaubt», habe behauptet, die Rückseite einer Münze des Julianus Apostata stelle Maria mit dem Kind dar, und zwar deshalb, weil der Kaiser zu dieser Zeit vorgab, an Christus zu glauben; ein Vergleich mit einer hadrianischen Münze zeige indessen, daß es sich ohne Zweifel um Isis mit einem Kind an der Brust handele: «Gott hat uns verboten, bei unseren Bemühungen, den christlichen Glauben zu veranschaulichen, auf Fiktionen zurückzugreifen!»[65] Baronius befaßte sich nur selten mit der ästhetischen Qualität – obwohl sein Interesse an Bildwerken weit über jene Münzen und Medaillen hinausging, die bis dahin die Aufmerksamkeit der Sammler und Autoren auf sich gezogen hatten –, doch wenn er es tat, zeigen seine Hinweise ein außergewöhnliches Maß an Einfallsreichtum.

Aus alledem geht hervor, daß Baronius bestens gerüstet war, Nutzen aus dem neuen Bildmaterial zu ziehen, das zutage kam, als er an seinen ‹Annales› arbeitete. Doch obwohl er ein- oder zweimal darauf zurückgriff, um bestimmte historische Streitfragen zu klären,[66] bildeten die Katakombenmalereien für ihn nur eine relativ kleine – wenngleich ehrfurchtgebietende – Ergänzung zu einem großen Fundus leichter zu nutzender visueller Zeugnisse, die für die Erforschung der frühen Kirche bereits verfügbar waren.

Für protestantische Historiker waren die Katakomben ein Ärgernis. Sie übergossen die Katholiken mit Spott wegen der abergläubischen Verehrung, die sich an ihnen entzündete, und auch bei den differenzierter denkenden katholischen Historikern weckte der Aberglaube Besorgnis; man machte sich lustig über die ‹Reliquien›, die in den Katakomben gefunden wurden: «Wenn sie auf einen Knochen stoßen…, ob er nun zu einem Hund, einem Schwein, einem Schaf oder irgendeinem wilden Tier gehört, so können sie dir sofort sagen, von welchem Heiligen er stammt»; und wiederholt merkte man an, in den Katakomben herrsche solche Finsternis, daß es schwer sei, überhaupt etwas zu sehen. Tatsächlich hatten aber nur wenige seriöse protestantische Historiker Gelegenheit,

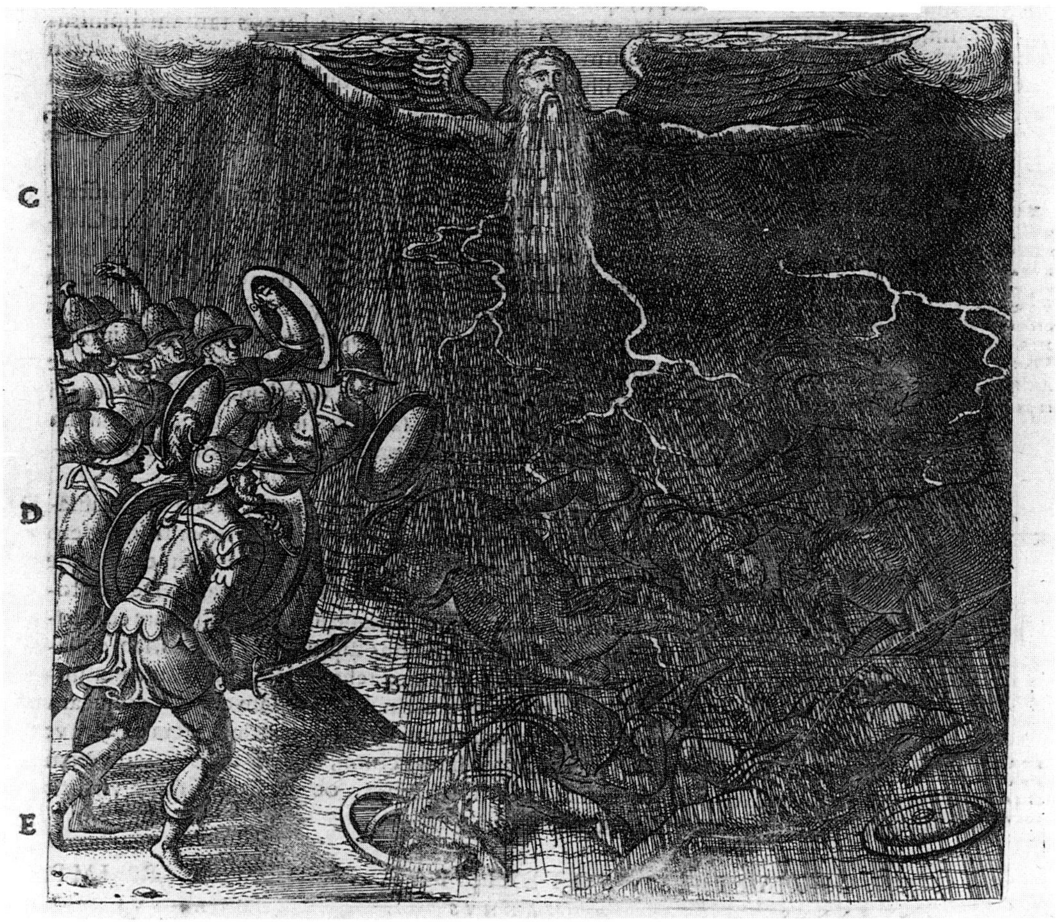

79. Cesare Baronius, ‹Annales Ecclesiastici›, Bd. II, Rom 1683: Relief von der Marc Aurel-Säule mit Jupiter als Regengott, der den Durst der römischen Armee stillt.

die Katakomben genauer in Augenschein zu nehmen, und erst 1685/86 sah sich einer von ihnen in der Lage, eine scheinbar plausible Erklärung für ihre Existenz zu liefern. Als Gilbert Burnet, der heute vor allem aufgrund seiner ‹History of the Reformation in England› und der posthum erschienenen ‹History of his Own Time› bekannt ist, um diese Zeit Rom besuchte, kam er zu dem Schluß, die Katakomben seien in Wirklichkeit nicht das Werk der Urchristen gewesen, sondern eine heidnische Begräbnisstätte, in der die Römer noch während der Antike die sterblichen Überreste ihrer Sklaven und "‹gemeinerer Personen» deponiert hätten. Erst nach dem Zeitalter Konstantins hätten die Christen sie in Gebrauch genommen;[67] da die Flachreliefs auf den Sarkophagen in den Katakomben ihrem Stil nach später zu sein schienen als römische Arbeiten und die Inschriften zudem «stärker *gothisch* als römisch», sei anzunehmen, daß alles in diesen Gräbern das Werk mittelalterlicher Mönche sei, die sich einen einträglichen Reliquienhandel versprachen.[68] Die These, daß die Ausschmückung der Katakomben eine späte Entwicklung darstelle, wurde von anderen streitbaren Protestanten begeistert aufgenommen.[69]

Zum Glück unternahm man die Bestimmung der Wand- und Deckengemälde in den Katakomben in einem weniger kontroversen Geiste. Die meisten bereiteten kaum Schwierigkeiten, obwohl die Szenen nur selten Inschriften aufwiesen und ihr Stil bei allen, die sich mit den elaborierten Kompositionen zeitgenössischer italienischer Künstler auskannten, Verwunderung, ja Verwirrung auslösen mußte. Die Behandlung der Inhalte lief auf eine so unbarmherzige Vereinfachung hinaus, daß nur das Allerwesentlichste dargestellt wurde. So symbolisierte ein Mann mit je einem liegenden Löwen zu beiden Seiten Daniel in der Löwengrube, und die Geschichte des Propheten Jonas wurde in einer Folge ähnlich verkürzter Szenen erzählt. Nachdem man das Prinzip erst einmal verstanden hatte, wurde deutlich, daß das Repertoire an Bildern äußerst beschränkt war – beschränkt im wesentlichen auf das Alte Testament und einige wenige Episoden aus dem Leben Jesu – und dies in einer Weise, die (zu ihrer Enttäuschung vielleicht?) selbst die bigottesten Protestanten nicht hätte kränken können.

Eine gewisse Zahl von Bildern bereitete indessen erhebliche Deutungsprobleme, und in seinem sehr schönen und gelehrten Werk ‹Roma Sotterranea›, (die erste Ausgabe erschien posthum 1634, Abb. 80) veröffentlichte der große Archäologe Antonio Bosio diese Bilder zusammen mit dem Eingeständnis, daß es ihm nicht gelungen sei, ihre Inhalte zu bestimmen. Doch obwohl Bosio die Malereien wahrscheinlich alle selbst gesehen hatte – seine Schilderung der Entdeckung der verschiedenen, in seinem Buch besprochenen, unterirdischen Gräber ist außergewöhnlich frisch und lebendig –, mußten er sowie andere Historiker und Altertumsforscher seiner Zeit sich bei ihren Forschungen häufig auf Federzeichnungen stützen, die zahlreiche Kopisten für sie anfertigten. Daß diese Zeichnungen nicht sehr qualitätvoll waren und meist nicht einmal den Versuch machten, den Stil der Originale wiederzugeben, war dabei weniger wichtig als die Tatsache, daß die Kopisten im Zweifelsfall das zeichneten, was sie zu sehen erwarteten – und gewiß auch zu sehen hofften. So kam es, daß aus einer (zugegebenermaßen sehr ungewöhnlichen) Darstellung der Anbetung der Weisen (Abb. 81) und des Christuskindes, das von Hebammen gebadet wird, das (weitaus vertrautere) Martyrium eines Heiligen (Abb. 82) wurde und aus einem Noah in der Arche (Abb. 83) ein predigender Papst Marcellus[70] (Abb. 84). Auf diese Weise und ohne bewußte Täuschungsabsicht kompensierten die bedrängten Historiker des 16. Jahrhunderts einige bedauerliche Auslassungen der frühchristlichen Künstler. Es gab jedoch noch ein paar andere Stolpersteine. Der mißlichste war die Entdeckung von zumindest zwei, möglicherweise aber auch weiteren Figurenszenen, die nichts anderes als Orpheus und die Tiere darstellen konnten. Die Bedeutung der Katakomben für die katholischen Historiker beruhte weitgehend auf der Annahme, daß man ausschließlich Christen darin begraben habe und daß sie nicht, wie die Protestanten behaupteten, durch die Anwesenheit von Heiden oder Juden befleckt worden waren. Daher war es entscheidend, nachzuweisen – und man tat es mit großer Gelehrsamkeit und etwas verlegen –, daß die Wahl des Orpheus als einer Art Präfiguration Christi in den Schriften der Kirchenväter ihre volle (wenngleich vielleicht etwas unglückliche) Rechtfertigung fand.[71]

Probleme dieser Art waren natürlich nicht völlig neu; die Protestanten hatten ihren katholischen Gegnern schon oft vorgeworfen, ihre Kulthandlungen seien mit heidnischem Aberglauben durchsetzt; doch wenn es um die Praxis der Urchristen ging, erhielt die Frage spiritueller Verwirrung besonderes Gewicht.

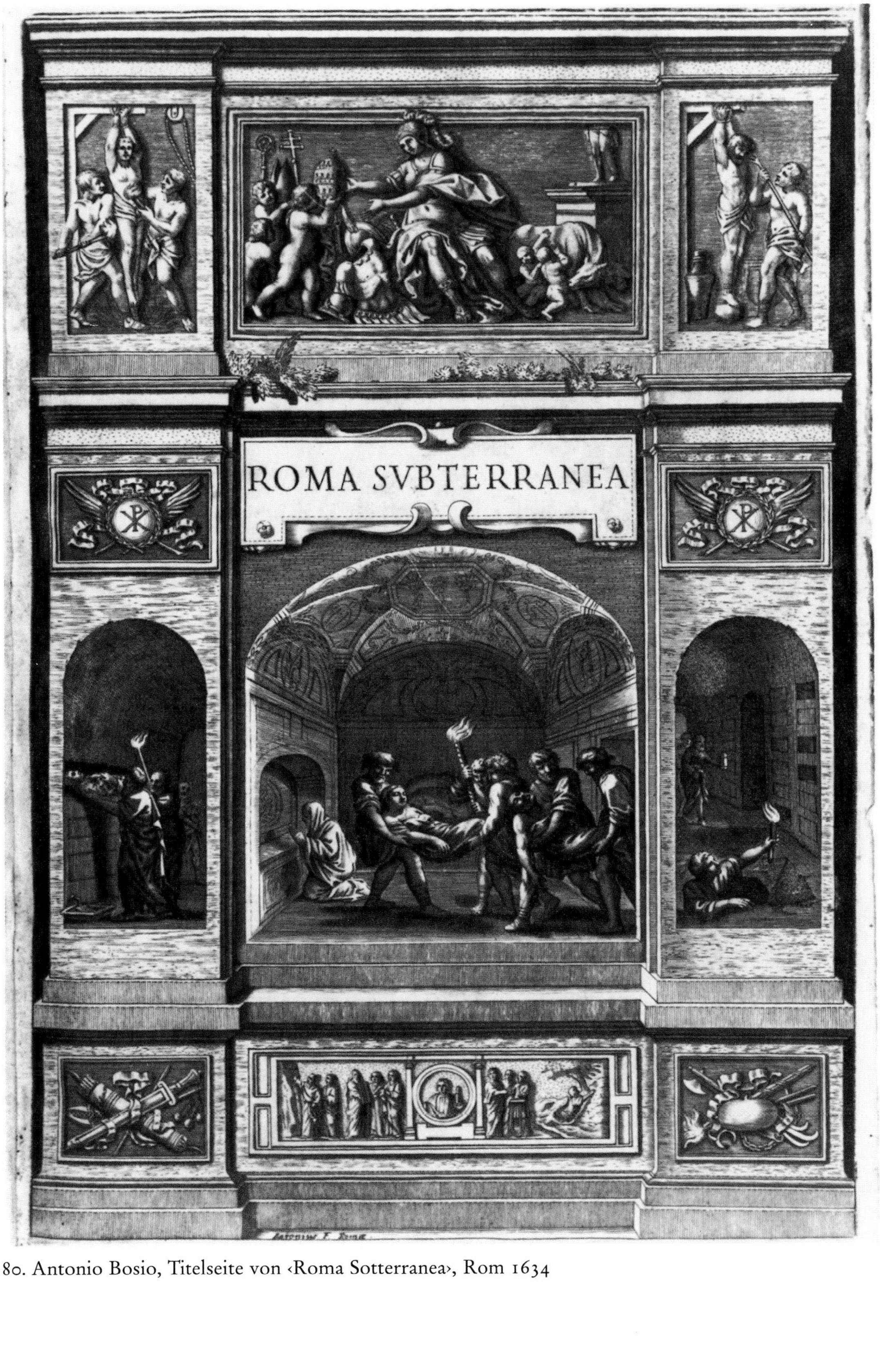

80. Antonio Bosio, Titelseite von ‹Roma Sotterranea›, Rom 1634

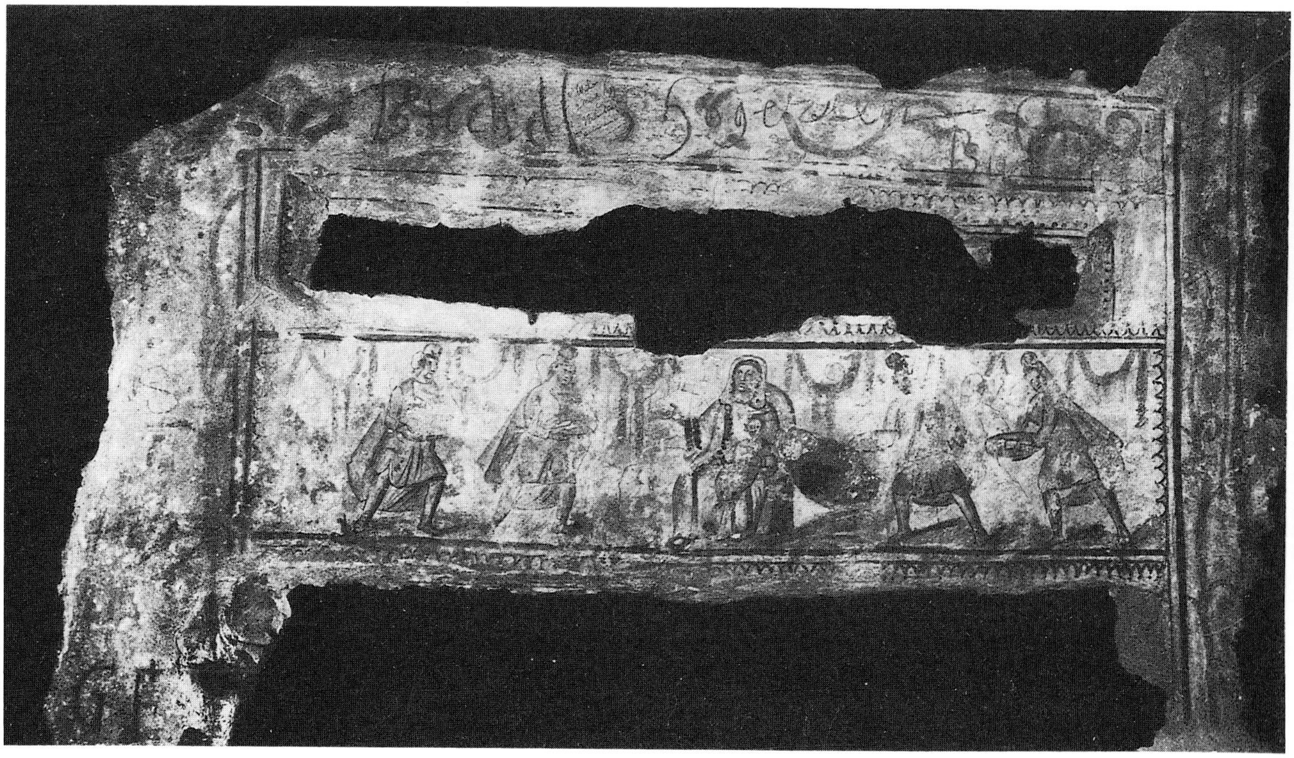

81, 82. Wandmalerei aus der Domitilla-Katakombe in Rom mit Anbetung der (vier) Weisen sowie eine im späten 16. Jahrhundert entstandene Kopie, welche die Szene als Martyrium einer Heiligen umdeutet.

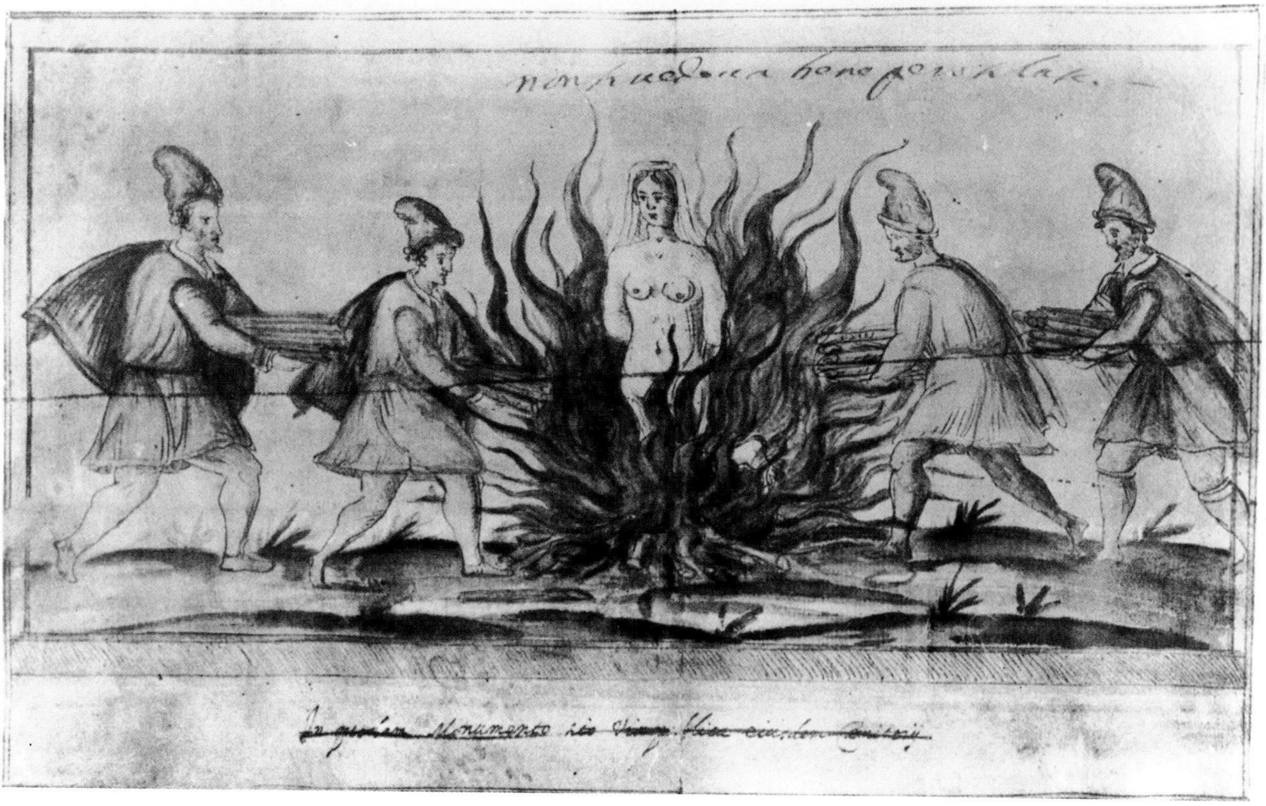

83, 84. Wandmalerei in einer Katakombe an der Via Salaria in Rom, die Noah in der Arche zeigt, sowie die im späten 16. Jahrhundert entstandene Kopie eines ähnlichen Gemäldes, die das Motiv nun als Predigt des hl. Marcellus interpretiert.

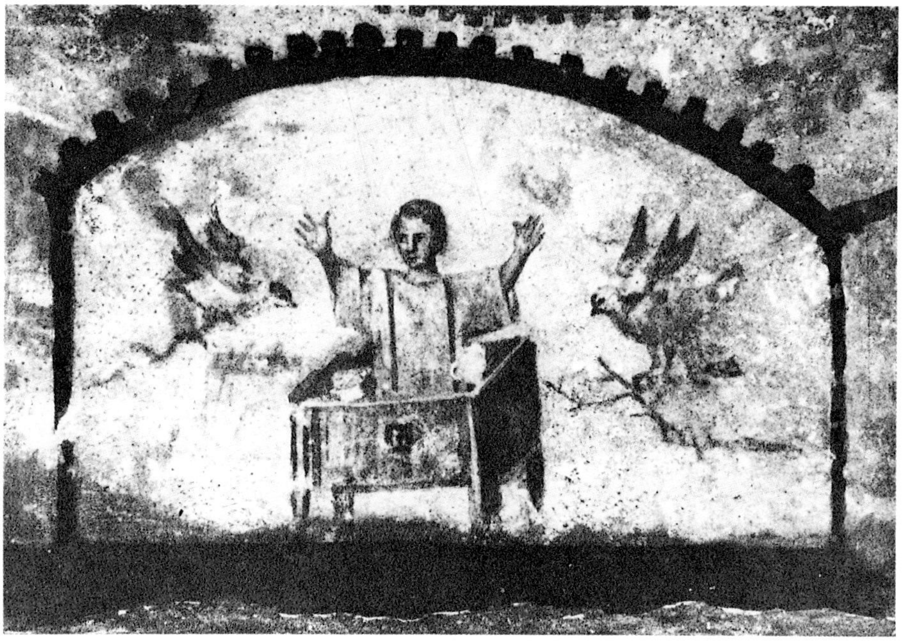

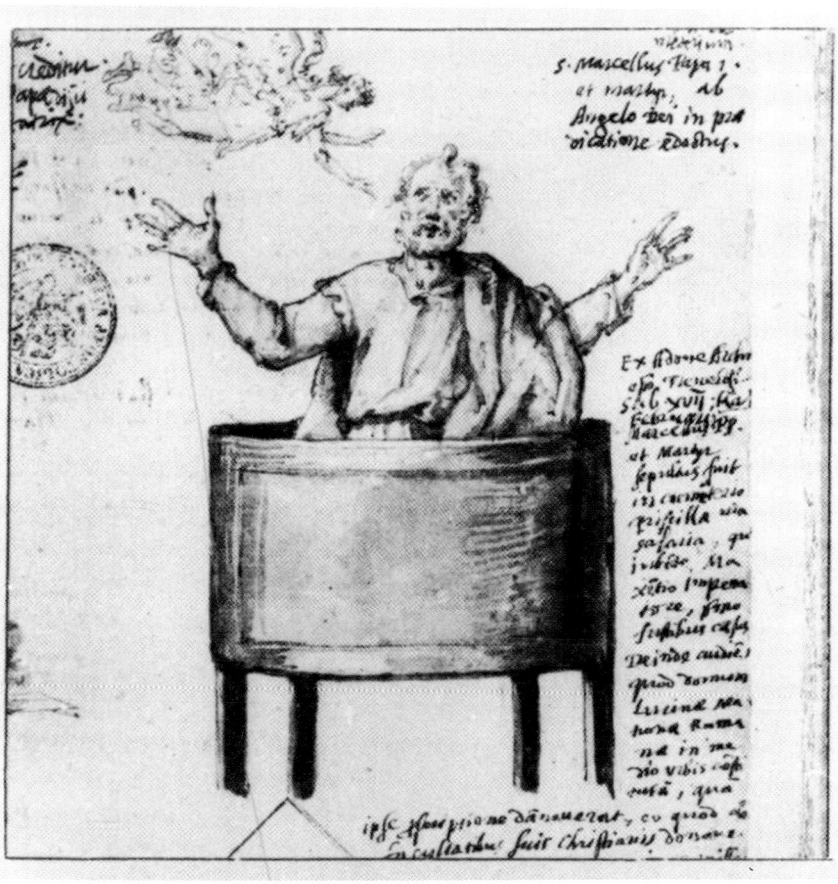

Einer der ersten Altertumsforscher, die sich diesem Dilemma zu stellen versuchten, war der oben bereits erwähnte Guillaume du Choul aus Lyon, dessen Forschungen zur römischen Religion weitgehend auf dem Studium antiker Münzen basierten. Du Choul schlug unter seinen Zeitgenossen insofern einen ungewöhnlichen Weg ein, als er von einem großen Thema ausging, statt historische Szenen, Symbole oder Porträts in erster Linie als Mittel zur Klassifikation bereits bestehender Münzsammlungen zu diskutieren. Im Verlauf seiner Forschungen wuchs seine Faszination angesichts der Übereinstimmungen zwischen bestimmten antiken Bräuchen und solchen seiner eigenen Zeit. So fügte er der Abbildung eines römischen Flachreliefs, das den Glauben durch zwei Figuren darstellte, die in die Hände klatschen, den Kommentar hinzu, dies sei fast genauso, «wie es unsere Goldschmiede noch heute bei manchen goldenen Ringen machen».[72] Oder als er darauf zu sprechen kommt, wie die Römer um ihre toten Kaiser trauerten, bemerkt er, daß auf der einen Seite des erhöhten, reich mit Elfenbein verzierten Bettes, auf dem eine Wachsfigur als Abbild des toten Kaisers lag, «alle adligen Damen Roms» saßen, «je nach Würde und Rang ihrer Väter und Gatten, ohne jeden Schmuck wie Ringe, Armbänder oder Goldketten, sondern nur in leichte weiße Gewänder gekleidet – fast so, wie auch die adligen Damen Frankreichs sich bei solch einem Anlaß kleiden«.[73] Weitere Beispiele ließen sich anführen, und am Ende seines Buches sieht du Choul sich vor eine alarmierende (und möglicherweise gefährliche) Hypothese gestellt – von genau der Art, wie sie zwei Jahrhunderte später die «philosophes» der Aufklärung in Entzücken versetzen sollte: «Zum Schluß», so schreibt er in den letzten Zeilen der letzten Seite, «finden wir, daß die Prozeduren unserer Religion in vielem denen der alten Ägypter und Römer ähneln – zum Beispiel die Hemden der Priester, die Stolen, die Kaseln, die ausrasierten Tonsuren, welche die Franzosen ‹Kronen› nennen, das Verbeugen, wenn man sich dem Altar zuwendet, Anfang und Ende des Gottesdienstes, die Gebete, die Gelübde, die Predigten, die Hymnen, die Lieder, Musik wie die von Orgeln, Prozessionen und viele andere Dinge, die ein geschickter Mann leicht entschlüsseln könnte, wenn er ihre und unsere Zeremonien sorgfältig miteinander vergleicht; außer», fügt er halbherzig hinzu, «daß die der Heiden falsch und abergläubisch waren, während unsere christlichen und katholischen dazu bestimmt sind, Gott den allmächtigen Vater und seinen Sohn Jesus Christus zu verherrlichen, dem auf Ewigkeit Ehre und Ruhm sei.»[74]

Du Chouls Worte lassen erkennen, daß die Erforschung von Kunstzeugnissen und Bildwerken früherer Zeiten durch den Historiker eine zwiespältige Reaktion auslöste: Einerseits schien solch ein scheinbar unmittelbarer Kontakt mit den erhaltenen Überresten längst vergangener Epochen diese Zeiten zu neuem, unabhängigen Leben zu erwecken; andererseits drohte der dabei gewonnene Eindruck einer bemerkenswerten spirituellen und kulturellen Übereinstimmung zwischen Vergangenheit und Gegenwart die Interpretation der vorhandenen Zeugnisse in absurde oder sogar gefährliche Bahnen zu lenken.

Neue Verfahrensweisen – vor allem Überlegungen zum Stilwandel – und die Entwicklung neuer Begriffskategorien sollten die Historiker schon bald zu einem fruchtbareren Umgang mit dem Material befähigen, das in immer größerem Umfang zugänglich wurde.

4
Die Frage der Qualität

Im 15. und 16. Jahrhundert wurden Münzen und Medaillen, wie wir gesehen haben, vielfach gesammelt, und Numismatiker bemühten sich darum, die ihnen aufgeprägten Darstellungen zu entschlüsseln; gerne betonten sie, wie wichtig die Deutung dieser Darstellungen für das Verständnis der schriftlich überlieferten Geschichte sei. Im Unterschied zum Nutzen wird dagegen die Schönheit dieser Artefakte nur sporadisch kommentiert.

Alle Sammler hatten den Ehrgeiz, zumindest einen vollständigen Münzsatz (aus Gold, Silber oder Bronze) mit den Abbildungen aller römischen Kaiser von Augustus bis Konstantin und oft auch noch späterer Herrscher zusammenzutragen.[1] Man wußte, daß die Münzen einiger dieser Kaiser, zum Beispiel Otho, der nur kurz regiert hatte, besonders selten und wertvoll waren, und gerade dies ermunterte Fälscher. Doch das hierzu erforderliche Können macht deutlich, welch eingehender Prüfung die Originale unterzogen wurden, und häufig genossen Nachahmungen ihrerseits hohes Ansehen.[2] So überrascht es denn, daß die unterschiedlichen künstlerischen Qualitätsnormen von den frühen Münzkennern nur selten kommentiert wurden. Zwar schrieb Enea Vico – selbst ein ausgezeichneter Künstler – im Jahr 1555, die schönsten kaiserlichen Münzen seien die von Nerva, Caligula, Claudius und Nero, doch alle seien gut «bis hin zu Pertinax und [Septimius] Severus [das heißt bis zum Ende des 2. Jahrhunderts], danach erlebte die Kunst einen raschen Niedergang».[3] Dieser Kommentar sollte, wie wir noch sehen werden, von einiger Bedeutung für die Geschichtsschreibung sein. Doch Vico selbst ging weder der Sache weiter nach, noch suchte er nach einer Erklärung für den Niedergang, den er festgestellt hatte. Kaum einer der genau beobachtenden Numismatiker in seiner oder der nachfolgenden Generation warf die Frage nochmals auf, bis dann in den letzten Jahren des Jahrhunderts der große spanische Altertumsforscher Don Antonio Agustín in einem der einflußreichsten Handbücher schrieb, hohe künstlerische Normen hätten bis zum Beginn des Verfalls gegolten, der nach der Regierungszeit des Gallienus (252–260) eingetreten sei, und zu Zeiten Justinians (527–565) sei ein derartiger Tiefpunkt erreicht gewesen, daß man sich Münzen, die danach geprägt wurden, gar nicht mehr ansehen möge.[4]

Solchermaßen unterschiedliche Zeitbestimmungen sollten uns nicht überraschen, denn die Vergleichsmöglichkeiten, die große Münzsammlungen dem heutigen Forscher bieten, lassen uns sehr viel deutlicher als die Numismatiker des 17. Jahrhunderts erkennen, daß die stilistischen Wandlungen der römischen Münzen keinem einfachen Schema folgen. Da kann es durchaus sein, daß einem grobschlächtigen, kaum modellierten Porträt von nahezu karikaturistischer Vereinfachung eine säuberlich gearbeitete Schöpfung folgt, die ein klassisches Vorbild wiederbelebt. Die Qualitätsunterschiede bei Münzen, deren Prägedaten fast in dieselbe Zeit fallen, hängen vielfach von der Art des verwendeten Metalls oder von den Münzstätten ab, in denen sie geprägt wurden – ganz zu schweigen von den Bedingungen, unter denen sie nahezu zweitausend Jahre überdauert haben. Außerdem behielten bestimmte Typen, zum Beispiel die großen bronzenen Schaumünzen, ihr traditionelles, überaus elegantes Gepräge noch lange bei, nachdem die technischen und gestalterischen Fertigkeiten in anderen Bereichen bereits deutlich nachgelassen hatten – und nicht nur im Bereich des Münzwesens. Denn die unvermeidlich konventionellen, um nicht zu sagen: konservativen Anforderungen an die Gestaltung von Münzen, die sich (selbst heute noch) aus deren Funktion ergeben, und die Tatsache, daß sie in so gewaltiger Zahl und dazu noch aus einem so großen Zeitraum erhalten blieben, machten es schwer, Stilwandlungen zu erkennen, und dies, obwohl man sich angewöhnt hatte, die Münzen in chronologischer Folge zu ordnen. Daher kann uns der Einfluß, den einige der anderen aus der Antike überkommenen bildenden Künste auf die Historiker des 16. und 17. Jahrhunderts ausübten, mehr über deren Interesse an den Erscheinungen des Aufstiegs und des Niedergangs der Künste mitteilen.

Im frühen 15. Jahrhundert war es ein Gemeinplatz zu behaupten, Giotto habe die Kunst der Malerei wieder ans Licht gebracht, nachdem sie mehrere Jahrhunderte lang verschüttet gewesen sei, und ähnliches konnte man über berühmte Architekten oder Bildhauer hören.[5] Doch wie lange waren die Künste verschüttet gewesen, und weshalb war es dazu gekommen? Zahlreiche Künstler begannen, über diese Frage nachzudenken und nach Antworten darauf zu suchen.

Als Lorenzo Ghiberti das Problem in den vierziger Jahren des 15. Jahrhunderts aufwarf,[6] hatte er die jahrelange Arbeit an der bronzenen ‹Paradiestür› für das Florentiner Baptisterium nahezu beendet;[7] und da er seine Reliefs im «antiken» Stil halten wollte, der damals gerade Mode wurde, hatte er einige Mühe darauf verwenden müssen, geeignete Vorbilder ausfindig zu machen. Was kann er damals gesehen haben? Wir müssen uns ein Italien vorstellen, in dem einerseits noch sehr viel mehr große Bauten und Ruinen der Antike zu sehen waren als heute – wenngleich meist halb verschüttet –, während andererseits noch kaum eine der berühmten Marmorstatuen wiederentdeckt worden war – der ‹Apoll›, der ‹Laokoon›, der ‹Antinous› und viele andere, die späteren Künstlergenerationen zum Prüfstein der Qualität werden sollten. Selbst weit weniger qualitätvolle Werke als diese waren äußerst selten; sie lagen als zerbrochene, gesichtslose Torsi in den Ruinen und warteten darauf, von Bauarbeitern gänzlich zertrümmert und zu Kalk gebrannt zu werden. Bei seinem Besuch oder seinen Besuchen in Rom[8] konnte Ghiberti die gewaltigen ‹Rossebändiger› auf dem Quirinal sehen, deren Sockel die ‹Signaturen› des Phidias und Praxiteles trugen – Meister, deren überragendes Ansehen im Altertum ihm aus seiner Plinius-Lektüre bekannt war –, und auch eine Gruppe von Bronzestatuen, die auf hohen Säulen vor der Fassade des Lateranpalasts standen (vor allem die ‹Wölfin›, der ‹Dornauszieher› und das Reiterstandbild, das nach allgemeiner Auffassung Kaiser Konstantin darstellte). Er war auch zugegen, als ein marmorner Hermaphrodit ausgegraben wurde, dessen Schönheit ihn sehr beeindruckte, und irgendwie gelangte er in den Besitz eines römischen Reliefs, auf dem man Vulkan auf einem Bett erkennen wollte, auf dem auch eine nackte Venus saß, die offenbar im Begriff stand, sich ihm beizugesellen.[9] Zwar sollte dieses Relief noch große Berühmtheit erlangen, doch sonst gab es kaum mehr zu sehen als vollkommen ausgeräumte Sarkophage, die man zu Begräbniszwecken oder als Altäre wiederverwendet hatte,[10] sowie Münzen, Gemmen, Medaillen und Kleinbronzen, wie sie erst kürzlich in die Sammlungen

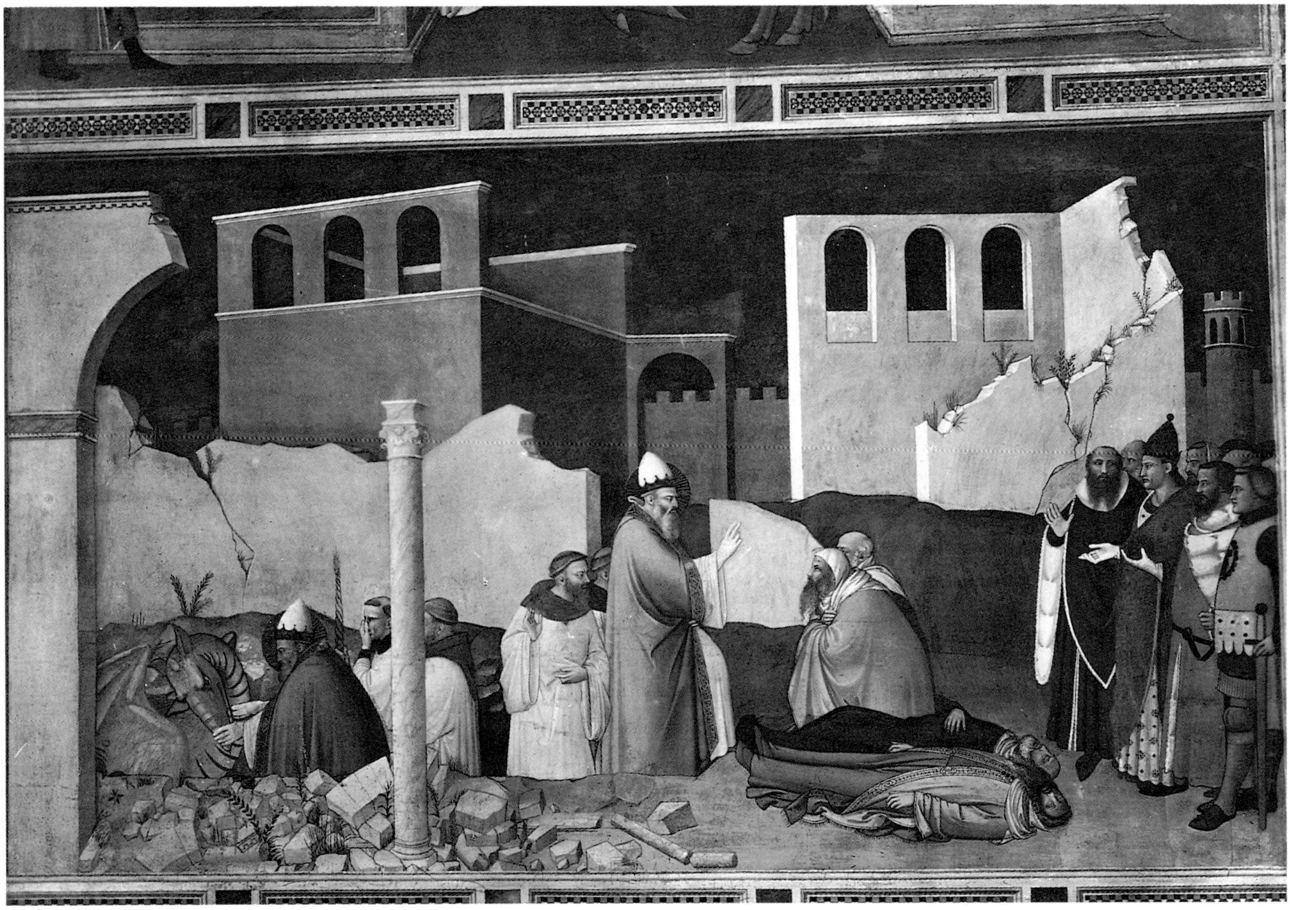

85. Maso di Banco, Der hl. Silvester vollbringt Wunder auf dem Forum Romanum; Fresko, um 1335 bis 1340, in der Bardi di Vernio-Kapelle in Santa Croce, Florenz

jener Florentiner Autoren gelangt waren, mit denen er in Verbindung stand. Für einen Mann, der Plinius und Vitruv aufmerksam gelesen hatte und dem das eigene Verhältnis zu den dort behandelten antiken Künstlern so wichtig war, muß der unwiederbringliche Verlust oder der bloß fragmentarische Fortbestand ihrer Werke nicht nur an sich schon eine überwältigende Erfahrung gewesen sein, sondern auch ein ernsthaftes Hemmnis bei seinem Bemühen, diesen großen Vorgängern nachzueifern. Denn Ghiberti wußte sehr wohl, daß mit dem offensichtlichen Verschwinden antiker Skulpturen auch die Erfahrungen und Fertigkeiten verschwunden waren, die große Kunstwerke einst erst ermöglicht hatten. Und er wußte genau, wer dafür die Verantwortung trug. Obwohl er gewiß die lange tradierte Legende kannte, wonach Papst Gregor der Große im 6. Jahrhundert die Vernichtung aller erhaltenen «heidnischen Götzenbilder» angeordnet hatte – eine Legende, die bis dahin ohne allzu große Mißbilligung weitergereicht worden war[11] –, schrieb er die Zerstörung dennoch Kaiser Konstantin und dessen Zeitgenossen Papst Silvester zu.[12] Schon im 4. Jahrhundert hatte Eusebius Konstantin für die Zerstörung der heidnischen Kultfiguren gelobt, doch Ghiberti brachte möglicherweise ein Bild auf diesen Gedanken: ein Freskenzyklus mit Szenen aus dem Leben dieses Papstes (und von Heiligen), den Maso di Banco um 1340 in Santa Croce in Florenz gemalt hatte (und den Ghiberti gekannt haben dürfte, Abb. 85); denn eine der Szenen zeigt den hl. Silvester bei einer seiner Wundertaten, die er in Gegenwart Kaiser Konstantins in Rom vollbringt, das im Vordergrund durch Trümmer heidnischer Monumente angedeutet wird, während sich im Hintergrund die neue christliche Stadt erhebt.[13] Welche Quelle Ghiberti auch genutzt haben mag, jedenfalls erklärt er unzweideutig, daß Konstantin und Silvester «alle heidnischen Statuen und Malereien zerstört» hätten, «Werke von solchem Adel und so alter und vollkommener Würde», und daß sie strenge Gesetze erlassen hätten, die es untersagten, neue anzufertigen. Nachdem sie die Kunst beseitigt hatten, «blieben die Heiligtümer für die nächsten sechshundert Jahre nackt».[14] Mit anderen Worten, der Triumph des Christentums bedeutete das Ende der Kunst, und das Verschwinden so vieler der von Plinius gerühmten Meisterwerke war ein mindestens ebenso sichtbarer Beweis für diesen Triumph wie die gewaltige Zahl der Kirchen.

Ungefähr fünfzehn Jahre später griff der Architekt und Bildhauer Antonio Filarete erneut die Frage auf, weshalb die römische Kunst ein so schmähliches Ende gefunden habe.[15] Auch er kam aus Florenz – möglicherweise sogar aus Ghibertis Werkstatt[16] –, doch verbrachte er den größten Teil seines Lebens in Rom und Mailand, kam viel in Italien herum und reiste insbesondere auch nach Venedig. Die zwölf Jahre, die er im Auftrag des Heiligen Stuhls an einer Bronzetür für Sankt Peter arbeitete, mögen ihn davon abgehalten haben, dieser Institution die Verantwortung für all die Ruinen zuzuschreiben, die er tagtäglich vor Augen hatte. Er fertigte auch eine kleine und damit die erste nachantike Bronzeversion des Reiterstandbildes an, das vor dem Lateranpalast aufgestellt worden war und das, wie er gegen die herrschende Meinung annahm, den verruchten Kaiser Commodus darstellte[17] (Abb. 86). Er kannte also wenigstens ein heidnisches Monument von höchster Qualität, das von den Päpsten bewahrt (und nicht zerstört) worden war. Und wenn er – wie häufig behauptet wird[18] – die frühchristliche Kunst selbstbewußt als Inspirationsquelle für seine Bronzetür nutzte, dürfte er kaum Ghibertis Auffassung beigepflichtet haben, wonach Konstantins und Silvesters Aktivitäten ausschließlich negative Folgen für die Bildhauerkunst gezeitigt hatten. Jedenfalls suchte Filarete, der sich mehr für die Geschichte der Architektur interessierte als für die Geschichte anderer Künste, die Schuld für das, was geschehen war, nicht im christlichen Bildersturm, sondern in den Barbareneinfällen.[19] Und zum Beweis dafür verwies er auf die Bauten, die an jenen Stellen errichtet worden waren, an denen einst große Monumente gestanden hatten, bevor sie von den Barbaren zerstört worden waren. Wahrscheinlich mit Blick auf so verwirrende und scheinbar verspielte Kirchen und Paläste wie den Mailänder Dom oder San Marco (Abb. 87) oder auch den Dogenpalast in Venedig gelangte Filarete zu dem Schluß, die Barbaren hätten über keine eigenen Architekten verfügt. Sie hätten daher auf Maler, Steinmetze und vor allem Goldschmiede zurückgreifen müssen, «die in dem Stil arbeiteten, wie sie ihn kannten und wie er ihnen für die moderne Tradition [am besten] schien. Die Goldschmiede bauten ihre [Gebäude] wie Tabernakel und Rauchfässer. Sie bauten in dieser Manier, weil diese Formen ihnen in ihrer eigenen Arbeit als schön erschienen, aber sie haben auch mehr mit ihrer eigenen Arbeit zu tun als mit Baukunst. Diese Bauweisen und Bräuche haben sie, wie

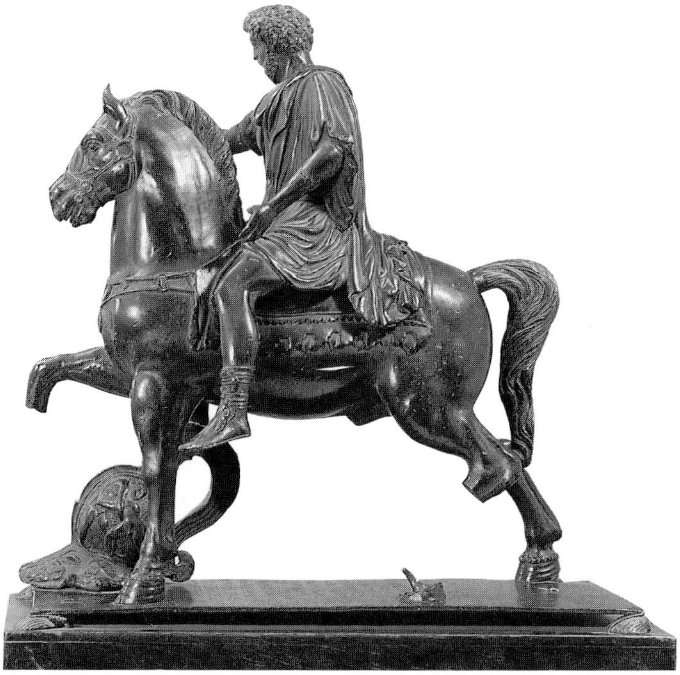

86. Antonio Filarete, Bronzestatuette (1465) nach dem Reiterstandbild des Marc Aurel, das damals vor dem Lateranpalast stand; auf der Oberseite des Sockels identifiziert Filarete den Dargestellten als Kaiser Commodus.

gesagt, von jenseits der Alpen übernommen, von den Deutschen und den Franzosen.»[20]

Wiederum etwa zwanzig Jahre später, um 1480, gelangte Filippo Brunelleschis Biograph Antonio Manetti zu fast demselben Schluß: «Wie auch an anderen Orten geschehen ..., ging mit dem Niedergang des Reiches zugleich ein Niedergang der Architektur und der Architekten einher. Vandalen, Goten, Lombarden, Hunnen und andere barbarische Stämme drangen ein, brachten ihre Architekten mit und bauten in den Ländern, in denen sie jahrhundertelang herrschten, nach ihrer eigenen Weise.»[21] Doch Brunelleschi und Manetti kannten Florenz ebensogut, wie Filarete Rom und Mailand gekannt hatte, und wenn sie sich umsahen, so bemerkten sie etwas, das andere Beobachter noch jahrhundertelang verwirren sollte: manche Kirchen – Santi Apostoli zum Beispiel und San Piero Scheraggio – paßten nicht zu der Verfallstheorie, die sie postulierten, denn sie erschienen – ebenso wie San Miniato – relativ klassisch (Abb. 88), und dennoch waren diese Kirchen lange vor jener «Wiederbelebung der klassischen Baukunst» errichtet worden, die Brunelleschi selbst initiiert hatte. Dafür schien nur eine Erklärung möglich: Nachdem Karl der Große die Lombarden in Italien ausgerottet hatte, holte er Architekten aus Rom, und dies führte zu einer leichten Verbesserung des Stils – leicht, weil diese Architekten zu wenig Erfahrung besaßen, um wirklich gut zu bauen. Doch das Reich Karls des Großen zerfiel schon bald wieder, und der «deutsche Stil» gewann neuerlich an Bedeutung.[22]

Alle Autoren des 15. Jahrhunderts führten den Verfall der Künste also auf rasch eingetretene politische Veränderungen zurück: auf die Zerstörung vollkommener Vorbilder der Antike durch die Christen oder fremde Eindringlinge. Es findet sich kein Hinweis, daß sie einen langsamen Qualitätsverlust an den zu ihrer Zeit noch zugänglichen Überresten der Antike festgestellt hätten. Die fein gearbeiteten Mosaiken in der Kirche

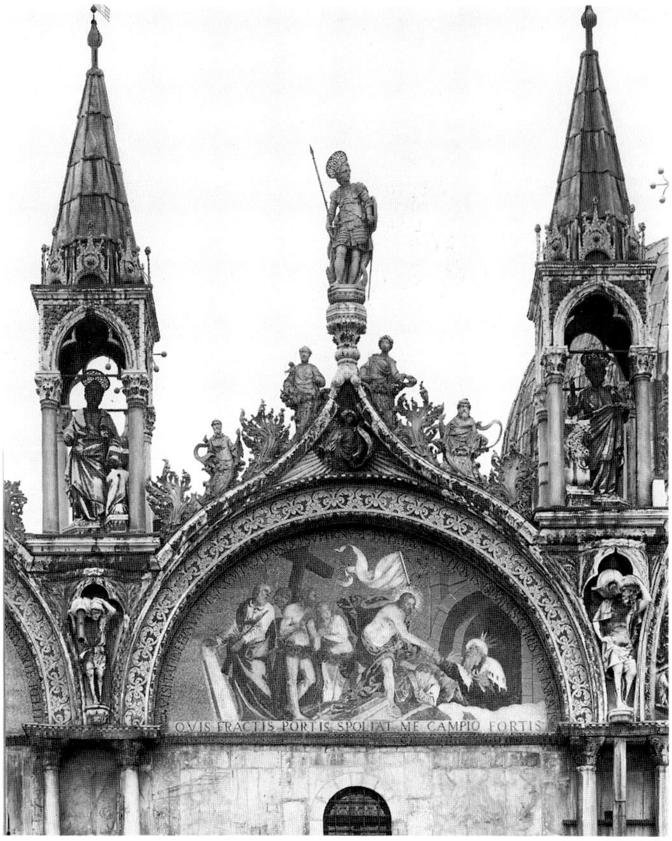

87. Venedig, Detail aus der Fassade von San Marco

Santa Costanza zum Beispiel erregten ihre uneingeschränkte Begeisterung. Allerdings glaubten die meisten von ihnen aufgrund der Weinranken und Traubenbüschel, die einen Großteil der Fläche zieren (Abb. 89), die Kirche sei einst ein Bacchustempel gewesen, und erst in der Gegenreformation erkannte man, daß die Bildwelt einiger Mosaiken, die bis 1620 in den Gewölben zu sehen waren, christliche Bedeutung hatte und daher einer Spätphase der römischen Zivilisation angehörte.[23]

Einen entscheidenden Schritt vorwärts tat man erst im 16. Jahrhundert, als Raffael, unterstützt von Castiglione, seinen berühmten Brief an Papst Leo X. über die Altertümer Roms und deren Erhaltung schrieb.[24]

Raffael gelangte gleichfalls zu dem Schluß, daß die antike Architektur Roms, die er mit äußerster Sorgfalt studiert hatte,[25] tatsächlich zunächst den Verwüstungen und dann dem barbarischen Geschmack der germanischen Eindringlinge zum Opfer gefallen war. Doch obwohl er den Papst eindringlich an die schreckliche Schuld erinnert, welche die Vorgänger Seiner Heiligkeit durch die Mißachtung und gedankenlose Zerstörung dessen auf sich geladen hatten, «was die Goten, Vandalen und andere heimtükkische Feinde der lateinischen Zivilisation *[del nome latino]* überdauert hatte», behauptete er nicht wie Ghiberti, ein christlicher Bildersturm habe irgendeine Rolle bei der Zerstörung der antiken Monumente gespielt. Anschließend stellte er das gesamte Problem des Verfalls dieser Monumente auf eine neue Grundlage, indem er die Auffassung

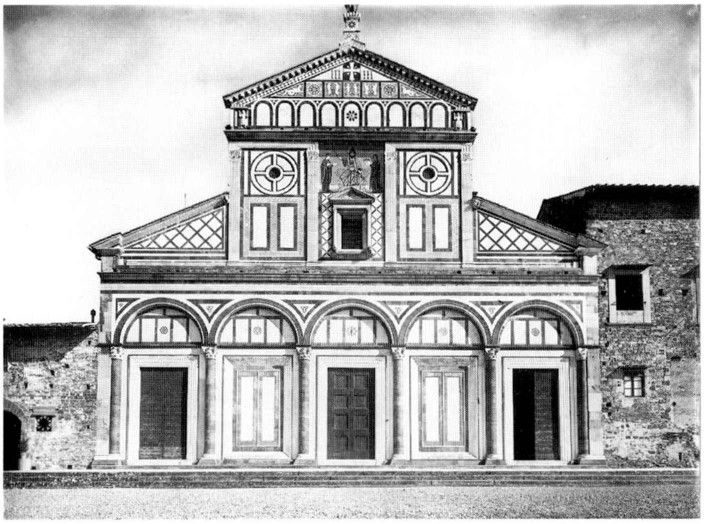

88. Florenz, Fassade von San Miniato al Monte

vertrat, das eigentlich Erstaunliche sei, daß die antike Baukunst sich überhaupt so lange auf ihrem hohen Stand gehalten habe, denn «Literatur, Bildhauerei, Malerei und nahezu alle übrigen Künste traten in eine lange Phase des Verfalls und wurden bis zu den letzten Kaisern immer schlechter». In der Tat scheint Raffael hier eine neuentwickelte Theorie in Frage zu stellen (von deren Existenz zu dieser Zeit wir ohne seinen Hinweis gar nichts wüßten), wenn er erklärt, es sei einfach nicht zutreffend, daß «unter den antiken Bauten die weniger alten auch die weniger schönen seien, oder sie seien von schlechterer Komposition oder in einem anderen Stil gehalten». Mit anderen Worten, es gab in der Architektur vor dem Eindringen der Goten keinen Qualitätsverlust, denn obwohl viele ältere Bauten schon von den Römern instandgesetzt oder sogar ersetzt worden waren, hatte man diese Arbeiten stets in den überlieferten Stilen ausgeführt. Um zu demonstrieren, wie lange und erfolgreich die römische Baukunst ihre Qualität behalten hatte, wählte Raffael eines der letzten großen Monumente der Stadt, den Konstantinsbogen, der «von guter Komposition und Ausführung war» (Abb. 90). Seine Reliefs boten allerdings ein völlig anderes Bild (Abb. 91). Unmittelbar über den beiden kleineren Durchgängen befanden sich auf den beiden Schauseiten und in gleicher Höhe auch auf den beiden Schmalseiten des Bauwerks sechs niedrige, rechteckige Friese; Raffael erkannte, daß sie ebenso alt waren wie der Bogen, und für ihn waren sie «lächerlich, kunstlos und ohne jeden Sinn für gute Gestaltung».[26] Darüber aber befanden sich zwei Medaillons, und in den Durchgängen sowie auf der Attika waren mehrere weitaus eleganter gestaltete Friese angebracht, die man, wie Raffael notierte, von Trajan und Antoninus Pius gewidmeten Monumenten abgenommen hatte (die zwei Jahrhunderte vorher gelebt hatten), und diese waren «absolut ausgezeichnet und vollkommen im Stil».

Zwar hatten auch zuvor schon Künstler den Unterschied zwischen dem früheren und dem späteren Reliefdekor bemerkt – unter den erhalten gebliebenen Zeichnungen, die man von verschiedenen Teilen des Bauwerks anfertigte, befindet sich keine der konstantinischen Reliefs –,[27] doch war Raffael der erste, der sich in seinen Schriften über

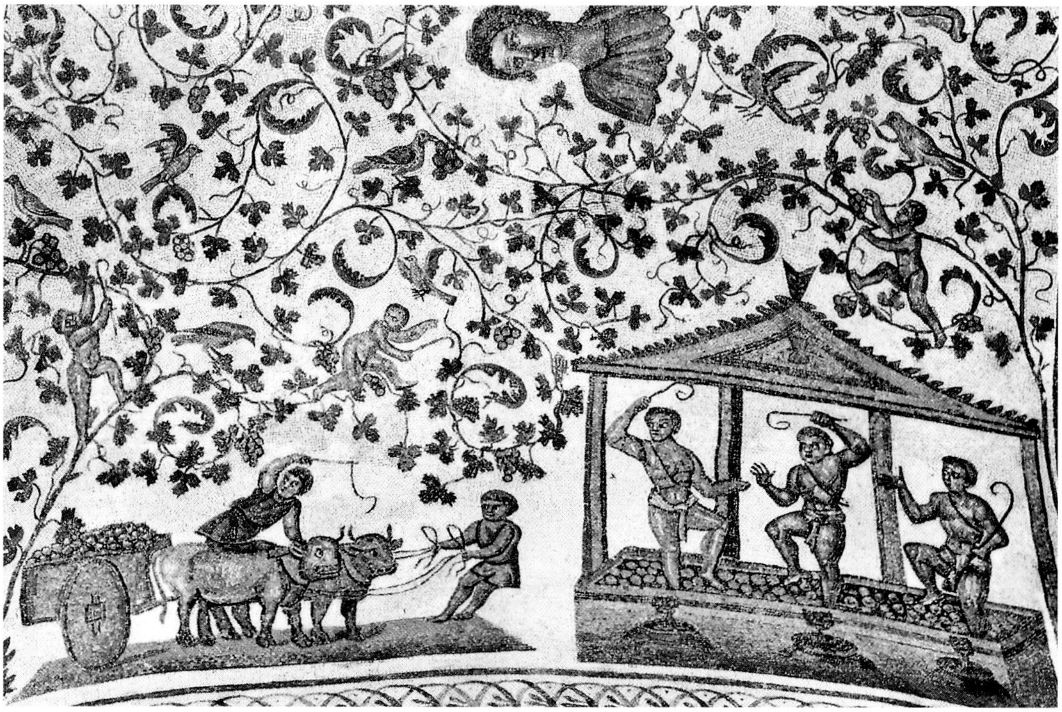

89. Rom, Santa Costanza, Detail eines Mosaiks aus der Mitte des 4. Jahrhunderts n. Chr. mit Szenen der Weinlese und Büste einer unbekannten Gestalt

den offenkundig drastischen Verfall der bildhauerischen Qualität äußerte, zu dem es zwischen dem 2. und dem 4. Jahrhundert gekommen war. Möglicherweise nahm er sogar die Schlußfolgerungen vorweg, zu denen Archäologen erst drei- oder vierhundert Jahre später gelangten.[28] Jedenfalls lagen die Folgerungen, die sich aus Raffaels Beobachtungen ergaben, auf der Hand: Das «Ende der Kunst» war kein einheitlicher Prozeß gewesen, wie man bis dahin angenommen hatte, und soweit es die Bildhauerei und die Malerei betraf, war dieses Ende auch durch keine der genannten Ursachen herbeigeführt worden: weder durch das Eindringen der Barbaren noch durch den christlichen Bildersturm. In Wirklichkeit glaubte er wahrscheinlich sogar, das Christentum habe gar keinen Anteil an diesem Vorgang gehabt, denn die beiden Beispiele bildhauerischen Dekors, die er herausgriff und mit besonderer Verachtung bedachte, waren einerseits für den Christenverfolger Diokletian und andererseits für Konstantin geschaffen worden – und beiden Kaisern gestand er das Verdienst zu, hervorragende Architektur in Auftrag gegeben zu haben. Der langsame Niedergang der bildenden Künste war zu Konstantins Zeiten bereits nahezu abgeschlossen[29] – das vielbewunderte Reiterstandbild, das nach früherer Auffassung Konstantin darstellen sollte, wurde nun von vielen Gelehrten als ein Porträt Marc Aurels oder eines anderen antoninischen Kaisers angesehen –,[30] und obwohl Raffael keine bestimmten Gründe für diesen Niedergang anführt, ist doch klar, daß er (wie auch jene späteren Autoren, die seine Auffassung spätrömischer Kunst teilten) darin eine natürliche Folge des Niedergangs des römischen Reiches erblickte.

Im Jahr 1550 und dann ausführlicher im Jahr 1568 versuchte Giorgio Vasari, der mittelbar oder unmittelbar mit allen oben beschriebenen Theorien vertraut war, sie zu einer einzigen Erklärung zusammenzufassen. Für ihn war das Problem allerdings kein ausschließlich historisches. Er hatte von vielen antiken wie auch modernen Geschichtsphilosophen den äußerst einflußreichen Gedanken übernommen, wonach eine enge Übereinstimmung zwischen der Entwicklung der Künste und der Abfolge der mensch-

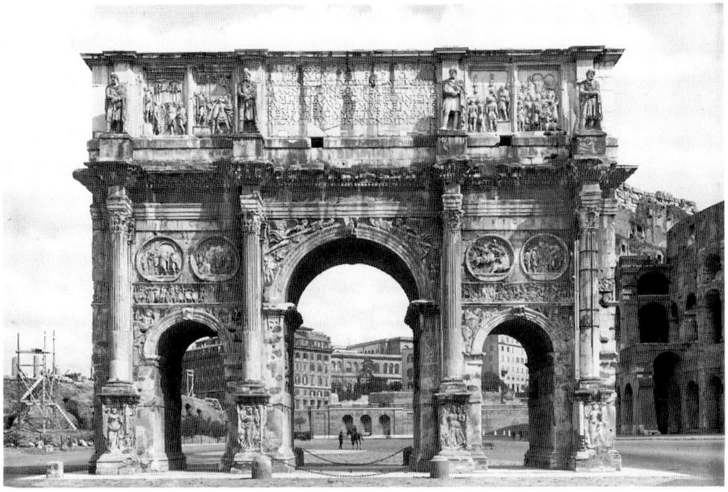

90. Rom, Konstantinsbogen, 315 n. Chr.

91. Rom, Konstantinsbogen, Teilansicht mit horizontalem Relief, aus dem frühen 4. Jahrhundert, das den Kaiser bei einer Rede an die Bürger darstellt, und zwei kreisförmigen Medaillons aus der Zeit Hadrians (117–138), die eine Jagdszene und das Opfer für Diana nach der Jagd zeigen.

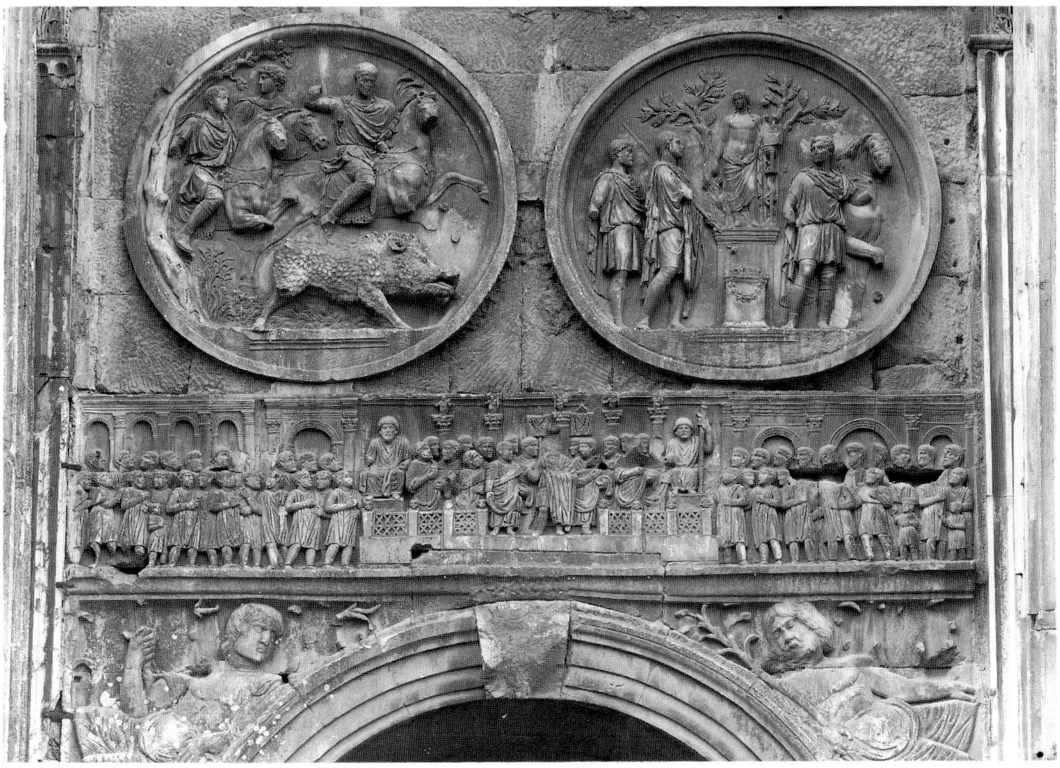

lichen Lebensalter – Kindheit, Jugend, Reife und Alter – bestehe.[31] Der Verfall war also unvermeidlich gewesen und bedurfte deshalb zu seiner Erklärung auch keines Eingriffs irgendeiner äußeren Kraft. Doch wie die meisten Autoren, die diesen allgemeinen Ansatz akzeptierten, war er nicht bereit, es dabei bewenden zu lassen, und obwohl er seine im strengeren Sinne historischen Argumente ein wenig wirr vortrug, stützte er sie mit weitaus konkreteren Beispielen, als frühere Autoren dies getan hatten. So hat sein Vorwort zur zweiten Auflage seiner ‹Lebensbeschreibungen› Historikern aller Richtungen die geläufigsten Theorien zugänglich gemacht.[32]

Auch Vasari glaubte, daß die römische Bildhauerkunst und Malerei, die «mehr zur Freude als zum Nutzen dienen», ihren Niedergang schon lange vor der Baukunst erlebten, «die zum Wohl des Leibes notwendig» sei. Neubauten errichtete man in der Regel aus den Trümmern älterer Gebäude, deren Vorbild dadurch lebendig blieb – wenngleich ihre Qualität dabei abnahm.[33] Er folgt Raffael, geht aber noch einen Schritt weiter, als er jene «sehr plumpen» Figuren und Viktorien auf dem Konstantinsbogen, die zu Lebenzeiten des Kaisers entstanden waren, mit den «vortrefflich gearbeiteten» Reliefs aus der Regierungszeit Trajans und den «erbeuteten Bildwerken» vergleicht, «die aus verschiedenen Gegenden nach Rom gebracht waren» – darunter die Figuren der Gefangenen, welche die Fassade krönten. Er erklärt, man habe diese früheren Arbeiten in das Bauwerk einfügen müssen, weil es zu Konstantins Zeiten an «guten Meistern» fehlte, und er stützt diese These durch den Hinweis auf andere Statuen dieser Zeit sowie auf Münzen und Medaillen. Den letztgenannten Hinweis hatten aller Wahrscheinlichkeit nach die Beobachtungen Enea Vicos angeregt, den er sehr bewunderte, denn Münzen und Medaillen waren in der ersten Ausgabe seiner ‹Lebensbeschreibungen› noch nicht erwähnt worden. Doch obwohl Vasari wiederholt hervorhebt, daß «lange ehe die Goten nach Italien kamen, die Bildhauerkunst sehr gesunken war», liefert er für diese Frühphase des Prozesses keine historische Erklärung; vielmehr verbindet sich bei ihm ein deterministischer Glaube an die Unvermeidlichkeit eines allgemeinen Verfalls mit der Überzeugung, daß auch die Schwächen einzelner Künstler für den Niedergang verantwortlich seien, und dies selbst dann, wenn die äußeren Umstände sich verbesserten.[34] Indessen macht er in einer überaus kraftvollen Sprache deutlich, daß die verheerendsten Schläge für die Kunst erst später folgten und daß sie drei Ursachen hatten: den christlichen Bildersturm, die Verlegung der Hauptstadt des Reiches nach Konstantinopel und die Invasionen der Barbaren. Nicht die Abneigung gegen die Kunst habe die Christen veranlaßt – meint Vasari erklären zu müssen –, so viel Kraft darauf zu verwenden, noch das geringste Bildwerk zu entfernen und schließlich zu vernichten, das den Betrachter in die Irre hätte führen können: «dadurch gingen nicht nur alle die bewundernswürdigen Statuen, Bildhauer-, Maler- und Mosaikwerke der falschen heidnischen Götter zugrunde, sondern auch die Gedächtnis- und Ehrenmäler einer unendlichen Menge von ruhmwürdigen Männern wurden verwüstet, denen um ihrer herrlichen Vorzüge willen von dem tugendreichen Altertum Statuen und Denkmäler gesetzt worden waren».[35] Die Verlegung der Hauptstadt führte dazu, daß die besten Bürger Rom verließen, und schließlich zur Plünderung der verbliebenen Kunstdenkmäler durch den byzantinischen Kaiser Konstans II. («diesen treulosen Griechen»);[36] was den byzantinischen Stil selbst anging (wie er in der Ausschmückung verschiedener Kirchen in Rom und Ravenna zutage trat), so bildete er den absoluten Tiefpunkt in der

Entwicklung der italienischen Kunst. Inzwischen hatten die verschiedenen Wellen barbarischer Horden nicht nur Zerstörung über Italien gebracht und damit die Vernichtung der Vorbilder für zukünftige Künstler vollendet, die nun darauf angewiesen waren, so zu arbeiten, «wie es eben ihr eigenes Talent vermochte» *(la qualità degli ingegni loro)*,[37] sie hatten auch den verabscheuungswürdigen deutschen Stil in die Baukunst eingeführt.

Seit Petrarcas Zeiten sahen Autoren und Künstler ebenso wie ihre weltlichen oder geistlichen Auftraggeber in den aus der heidnischen Antike überkommenen Formen ganz selbstverständlich jene stilistischen Vorbilder, denen jedermann nachzueifern hatte. Spätere Abweichungen von diesen Formen waren beklagenswert und zu unterlassen; das höchste Lob, das einem Bildhauer oder Dichter zuteil werden konnte, war die Feststellung, seine Werke kämen jenen der Antike gleich (oder, selten genug, überträfen sie sogar). Im 16. und 17. Jahrhundert wurde diese Auffassung kaum ernsthaft in Frage gestellt, doch als der Geist der Gegenreformation seinen größten Einfluß geltend machte, begann man, diese Vorstellung zu überdenken und zahlreiche, bislang als gesichert geltende Annahmen, mit größerer Vorsicht zu behandeln. Es wurden sogar wieder Stimmen laut, die Papst Gregor, der angeblich die Vernichtung der heidnischen Monumente angeordnet hatte, für seine «edle Tat» priesen.[38] Für kultivierte Menschen, so fromm sie auch sein mochten, war eine solche Einstellung kaum erträglich; doch obwohl man nun weithin akzeptierte, daß der Niedergang der Kunst stufenweise erfolgt sei, empfand man es als verwirrend, daß diejenigen Skulpturen, die man zur Demonstration dieses Verfallsprozesses ausgewählt hatte, sich ausgerechnet auf jenem Bogen befanden, der zum Gedenken an die Triumphe Kaiser Konstantins errichtet worden war, jenes Kaisers also, welcher der Kirche den Frieden gebracht hatte. In den letzten Jahren des 16. Jahrhunderts bot Kardinal Baronius, der größte katholische Historiker seiner Zeit, eine Lösung für dieses Problem an, die ebenso gewaltsam wie genial war.[39] Bei der Behandlung des Bogens in dem 1594 erschienenen dritten Band seiner ‹Annales Ecclesiastici› brachte er eine völlig neue Erklärung («die so leicht ist, daß selbst der Neuling sie zu sehen vermag») für die Tatsache, daß man ausgezeichnete Skulpturen von Bauwerken, die auf Marc Aurel und andere frühere Kaiser zurückgingen, abgenommen und in den Triumphbogen eingefügt habe, wobei er implizit auch Vasaris Unterstellung zurückwies, dies habe der niedrige Stand der Künste zu Zeiten Kaiser Konstantins erfordert. Das Vorhandensein dieser schönen Reliefs, so behauptete er, zeige die wunderbare und ganz unglaubliche Begeisterung des Senats für Konstantin, die er dadurch bewies, daß er ihm zu Ehren nicht davor zurückscheute, die Bauwerke früherer und hochgeschätzter Kaiser zu beschädigen. Und Konstantin habe diesen Schritt gutgeheißen, obwohl auch er Marc Aurel achtete, weil dadurch deutlich wurde, «wie sehr die Majestät eines christlichen Kaisers noch die der berühmtesten [heidnischen] Kaiser überragte, denn die Bilder heidnischen Aberglaubens, die man dort [auf dem Bogen] angebracht hatte, glichen einer Trophäe, die anzeigte, daß man den Aberglauben besiegt hatte, war es doch Brauch, besiegte Feinde auf den Triumphbauten darzustellen, um sie zu ehren». Zu diesen eindrucksvollen Einsichten wurde Baronius zweifellos von der Politik Papst Sixtus' V. angeregt, die darin bestand, berühmte heidnische Baudenkmäler – wie die Trajanssäule – mit Apostelstatuen zu krönen (und die man gerade umzusetzen begann, als dieser Abschnitt der ‹Annales› geschrieben wurde). Als Baronius nun aber auch versuchte, eine Erklärung für den, wie er selbst eingestehen mußte, «kruden, rohen und ungeschliffenen» Stil der aus Konstantins Lebenszeit stammenden Reliefs zu bieten, verfiel er auf eine Lösung von geradezu extravaganter und perverser Genialität: Alle hervorragenden christlichen Künstler, so behauptete er, seien in der großen Christenverfolgung des Diokletian ermordet worden, so daß die Bildhauerei offensichtlich ganz darniederlag.[40] Die schlechte Qualität der Reliefs am Konstantinsbogen zeigte dem Historiker also, daß die heidnische Zivilisation zerfallen war, während man die Christen (die allein in der Lage gewesen wären, die überkommenen künstlerischen Qualitätsmaßstäbe aufrechtzuerhalten) hingeschlachtet hatte. Diese Behauptung konnte indessen so wenig überzeugen, daß selbst Baronius' engste Anhänger ihr offenbar keinen Glauben schenkten. Schweigen schien das klügste Verhalten sowohl im Blick auf die Qualität des Konstantinsbogens als auch – und mehr noch – im Blick auf die der Malereien, die in den Katakomben zutage kamen.

Die Entdeckung dieser Bilder eröffnete den Zugang zu einem neuen Bereich der Kunst, denn mit Ausnahme der «Grotesken» in Neros Domus Aurea, die man in der Renaissance studiert hatte, blieb die römische Malerei bis zum 18. Jahrhundert weitgehend unbekannt. Wie erwähnt, nahmen Baronius und andere katholische Historiker die Wandmalereien begeistert auf, da ihr Zeugnis hinsichtlich der frühchristlichen Praxis den Argumenten der protestantischen Bilderstürmer zu widersprechen schien. Daher studierten sie auch die Ikonographie und Symbolik mit großer Sorgfalt; doch zur Qualität der Bilder hatten sie nur wenig zu sagen, denn kultivierten Gelehrten, die mit der – wenn auch nicht ganz verinnerlichten – Wertschätzung der nun zum Teil im päpstlichen Skulpturengarten des Belvedere versteckten antiken Kunstwerke aufgewachsen waren, muß sie in der Tat abgründig gering erschienen sein.

Dem heutigen Leser könnte es scheinen, als seien die Wandmalereien in den Katakomben auf eine merkwürdige Weise bereits beschrieben worden, bevor sie überhaupt jemand zu Gesicht bekommen hatte. Auf dem Höhepunkt der Gegenreformation erschienen zahlreiche Traktate gegen den Schönheitskult und die Nacktheit, die man beide mit Michelangelo verband und die die zeitgenössische religiöse Kunst korrumpierten; und im Jahr 1564 mahnte ein Autor, man solle zu jener ursprünglichen Schlichtheit zurückkehren, «die uns Modernen gemein, plump, plebejisch, altmodisch und bar jedes Talents oder Könnens erscheint».[41] Doch solche Ermahnungen bezogen sich ebenso wie das gelegentlich geäußerte Interesse an der Symbolik mittelalterlicher Mosaiken eher auf den Inhalt als auf den Stil, und bei aller Begeisterung, welche die Entdeckung der Wandmalereien in den Katakomben auslöste, gab es doch niemanden, der sie als Beispiele zur Nachahmung empfohlen hätte. Tatsächlich läßt sich auf den mehr als sechshundert Seiten des großen illustrierten Foliobandes ‹Roma Sotterranea› von Antonio Bosio, die sämtlich dazu bestimmt sind, die Leistungen der frühen Christen zu preisen – und dies zuweilen mit beachtlicher Eloquenz –, kaum ein Wort finden, das als Äußerung über den künstlerischen Wert der so ausgiebig beschriebenen Werke interpretiert werden könnte.

Dennoch ermunterten Bosios Illustrationen, von denen viele bereits umliefen, bevor das gesamte Werk 1634 posthum erschien, manche Betrachter zu dem Versuch, (erstmals) die ästhetische Qualität der Fresken zu beurteilen, die dort so grob reproduziert worden waren. Unter den Kennern, die sich dieses Problems annahmen, war Giulio

Mancini, Leibarzt Papst Urbans VIII. und einer der scharfsichtigsten Kommentatoren der Kunst im frühen 17. Jahrhundert. Mancini war der Orthodoxie keineswegs so bedingungslos ergeben wie Bosio,[42] doch wie seine Aufzeichnungen (die erst kürzlich publiziert worden sind) zeigen, äußerte auch er sich erstaunt angesichts der Tatsache, daß unter den Figuren, die in christlichen Begräbnisstätten zu finden waren, auch Orpheus vorkam. Es sei verwunderlich, kommentierte dieser «große und vollkommene Atheist» vielleicht mit einer gewissen Ironie, daß «diese Christen, die doch so fromm, so ehrfürchtig und so voll Glaubenseifer waren, daß sie um ihres Glaubens willen – und unter großen Gefahren für sie selbst –, bereit waren, unter die Erde zu gehen, Heiliges mit Profanem, Wahres mit Falschem und Erdichtetem vermengt haben sollen». Indessen mußten «Verwunderung und Zweifel enden», wenn man Tertullian und die Kirchenväter las, denn danach «scheint mir, vorbehaltlich des Urteils besserer Richter natürlich, Orpheus für unseren Erlöser Jesus Christus zu stehen». Mancini erkannte, daß die Fresken in den Katakomben aus verschiedenen Perioden stammen mußten, und unternahm dann einen vorsichtigen Versuch, seine eigene, zurückhaltend formulierte Frage zu beantworten, weshalb «diese Malereien, obwohl in einem guten Jahrhundert geschaffen, dennoch nicht wirklich vollkommen sind». Dabei gelangte er zu dem Schluß, dies sei so, weil

«diese heiligen Väter sehr arm gewesen sind und kein Geld ausgeben konnten, und auch weil diese Malereien unter der Erde bei Kerzenlicht und großen Gefahren für Leben und Gesundheit geschaffen wurden und daher von Meistern, die nicht von allererstem Rang waren; auch war es gefährlich für sie, wenn sie für die Christen arbeiteten, die Schwierigkeiten mit der Obrigkeit hatten, und außerdem waren sie mehr an Hingabe und Frömmigkeit interessiert als an Dekoration; dennoch kann man in ihnen jenes Element von Qualität und jene gemeinsame Saat erkennen, die in allen Gemälden der Zeit zu finden sind. Und in der Tat sind wir Signor Bosio sehr zu Dank verpflichtet, daß er sie aus christlicher Frömmigkeit fast alle kopieren und in Kupfer stechen ließ.»[43]

Rubens sah sich vor dasselbe Problem gestellt, wenn er sich Bosios Buch ansah, das ein «großes und frommes Werk» sei, wie er in einem Brief an Peiresc bemerkte, doch er begnügte sich mit einem unverfänglichen Hinweis auf die «Schlichtheit der Urkirche, die alle Welt an Frömmigkeit und wahrer Religion übertraf, aber in Anmut und Vortrefflichkeit weit hinter dem Heidentum zurückblieb».[44]

Es liegt etwas Eindrucksvolles (und zugleich Abwegiges) in den Bemühungen des feinsinnigen Kunstliebhabers Mancini und des großen religiösen Malers Rubens, die auffallend schlechte Qualität dieser Kunstwerke mit ihrer Ehrfurcht vor der christlichen Überlieferung in Einklang zu bringen. Doch erst sehr viel später, im frühen 18. Jahrhundert, wurde eine wirklich kühne und zufriedenstellende Lösung für dieses bis dahin beunruhigende Problem vorgeschlagen. Sie findet sich – nahezu beiläufig – in einem etwas trockenen und gelehrten Katalog christlicher Kunsterzeugnisse, die der Altertumsforscher Filippo Buonarroti zusammentrug, dessen Beobachtungen zu diesem Problem und vielen anderen, in diesen Kapiteln erörterten Fragen unsere Aufmerksamkeit verdienen.[45]

Buonarroti, ein Großneffe Michelangelos des Jüngeren, der seinerseits ein Großneffe des Künstlers war, wurde 1661 geboren und verließ im Alter von zwanzig Jahren seine Geburtsstadt Florenz, um sich in Rom niederzulassen, wo er die folgenden achtzehn

Jahre seines Lebens im wesentlichen mit altertumskundlichen Forschungen verbrachte.[46] Ein Skizzenbuch nach dem anderen füllte er mit Zeichnungen, manche rasch hingeworfen, manche sorgfältig ausgearbeitet, von Münzen, Medaillen und anderen kleinen Gegenständen, und schon bald galt er als einer der größten Altertumskundler seiner Zeit – «tiefgründig, gewichtig und nachdenklich; schweigsam in Gesellschaft, wenngleich offen im Gespräch mit Gleichgesinnten; ein Liebhaber der Naturphilosophie . . . sehr vorsichtig und zurückhaltend, kein Mensch, der extravaganten oder phantastischen Chimären nachjagte», wie ihn Scipione Maffei beschrieb, der ihn besonders bewunderte.[47] Als Mitglied des Kreises um Königin Christine von Schweden und später der Accademia dell'Arcadia traf er mit vielen führende Gestalten der gelehrten Welt zusammen und beteiligte sich an einigen der bedeutendsten wissenschaftlichen Unternehmungen der Zeit, vor allem (gegen Ende seines Lebens) an der Herausgabe des Buches von Thomas Dempster ‹De Etruria Regalia›, das hundert Jahre zuvor verfaßt worden war.[48]

Im Jahr 1698 veröffentlichte Buonarroti sein erstes Buch; es befaßte sich mit den Medaillen, die sich im Besitz seines wichtigsten Gönners, des Kardinals Carpegna, befanden. Darin folgte er dem herkömmlichen Muster, bei dem die Identifizierung der Personen und Symbole im Vordergrund stand, doch wie bei einem so gebildeten Autor kaum anders zu erwarten, entwickelte er größeres Verständnis für Qualität, als sonst bei Numismatikern üblich. Sein Empfinden für ästhetische Unterschiede erlaubte es ihm, Kunstwerke jeglicher Art ohne die bei seinen Kollegen üblichen Vorurteile zu betrachten, und so gelang es ihm, einige wirklich bedeutende Erkenntnisse zu formulieren. Da er verschiedene, sehr gute ägyptische Skulpturen gesehen hatte, weigerte er sich zu glauben, die «Plumpheit» *(rozzezza)* dieser Kultbilder beruhe auf mangelnder Kunstfertigkeit; er sah darin vielmehr eine bewußte Absicht, die darauf zielte, die noch größere Plumpheit weitaus älterer Kultbilder nachzuahmen, um dadurch besondere Ehrfurcht einzuflößen. Vor allem aber war Buonarroti nicht bereit, die geläufigen Auffassungen fraglos hinzunehmen, wonach der Niedergang der späteren römischen Kunst unvermeidlich gewesen war: Die hervorragende Zeichnung und die Anmut eines Medaillons des früh verstorbenen Kaisers Trebonianus Gallus aus der Mitte des 3. Jahrhunderts erschienen ihm von ebensolcher Schönheit wie ein von den Griechen geschaffenes Werk; er sah darin den Beweis, daß ein guter Künstler sich hoch über das Durchschnittsniveau seiner Zeit zu erheben vermochte; und mit ähnlich frischem Blick betrachtete er auch andere Münzen.[49]

Wenig später kehrte Buonarroti nach Florenz zurück, wo 1716 seine ‹Osservazioni sopra alcuni frammenti di vasi antichi di vetro ornati di figure trovati ne' cimiteri di Roma› erschienen. Er hatte die Katakomben in Begleitung anderer, an christlicher Archäologie interessierter Gelehrter besucht und dazu noch eindrucksvolle Kenntnisse über Elfenbeinarbeiten, Mosaiken und Wandmalereien erworben. Einem Mann seines Geschmacks erschien das meiste davon häßlich und bildete einen bedrückenden Gegensatz zu den Hadriansmedaillen, die ihm in Carpegnas Sammlung so gefallen hatten. Wie sein erstes Buch, so war auch dieses dem kultivierten, aber äußerst bigotten toskanischen Großherzog Cosimo III. gewidmet, und Buonarroti gab sich erhebliche Mühe, seine Frömmigkeit zu demonstrieren. Gerade diese Kombination aus wirklicher (oder gespielter) Frömmigkeit und wahrem Schönheitssinn führte ihn zu seiner höchst originellen Einschätzung frühchristlicher Kunst. Vielleicht angeregt durch das, was er selbst zwanzig Jahre zuvor einmal über die plumpen ägyptischen Götterfiguren geschrieben hatte, denen größere Verehrung zuteil geworden sein sollte als feineren Darstellungen, wie sie die Künstler der späteren Zeit durchaus hätten anfertigen können, nahm er diesen Faden wieder auf und spann ihn weiter. Ausgehend von zwei auf Glas gemalten Darstellungen der Apostel Petrus und Paulus (Abb. 92), die in einer Katakombe gefunden worden waren und die ihm von noch geringerer Qualität zu sein schienen als die übrigen Fragmente, die er in seinem Buch abdrucken mußte, stellte er die Behauptung auf, gerade diese Schwäche sei

«ein klares Argument und ein sicherer Beweis für die große Frömmigkeit der frühen Christen. Insofern sie nämlich mit solchem Eifer und solcher Sorgfalt auf die Reinheit ihrer Religion bedacht waren, daß sie diese auch nicht mit dem geringsten Makel beflecken wollten, erfahren wir von Tertullian, daß sie sich stets von jenen Künsten fernhielten, durch die sie die Gefahr heraufbeschworen hätten, sich der Götzenbildnerei schuldig zu machen. Und so kam es, daß sich kaum einer oder niemand von ihnen mit Malerei und Bildhauerei befaßte, deren Hauptzweck es war, die Götter und Fabeln der Heiden darzustellen; wenn die Gläubigen ihre Gefäße mit Symbolen der Frömmig-

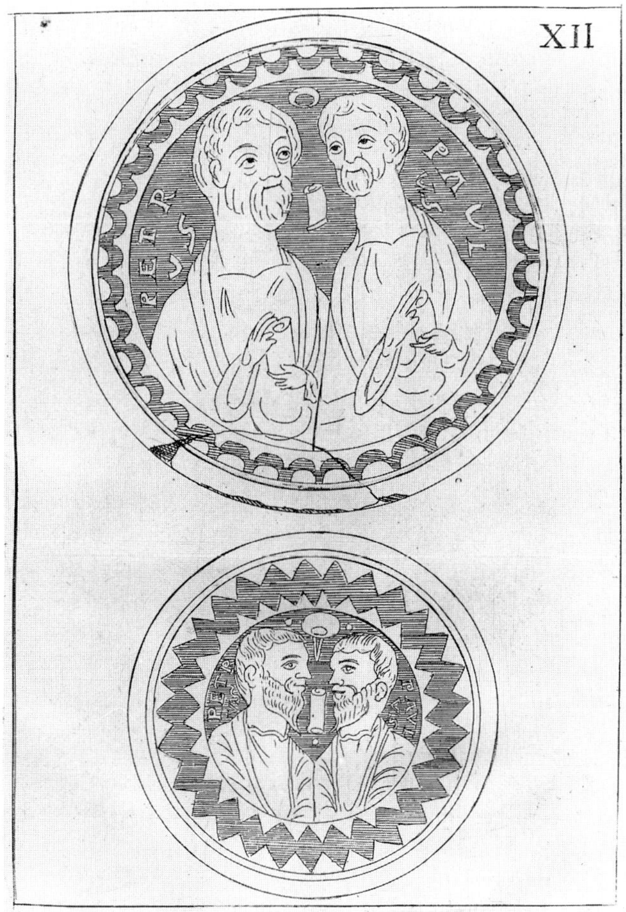

92. Filippo Buonarroti, ‹Osservazioni sopra alcuni frammenti di vasi antichi›, Florenz 1716: Unterseiten von Glasgefäßen aus dem 4. Jahrhundert n. Chr. mit Darstellungen der Apostel Petrus und Paulus

keit zieren wollten, waren sie daher zumeist gezwungen, auf ungeübte Handwerker zurückzugreifen, die mit ganz anderen Aufgaben beschäftigt waren. Diese Männer, die keine Erfahrung in der Kunst des Zeichnens besaßen, formten die Figuren allein aufgrund ihrer natürlichen Begabungen und der grobschlächtigen Beobachtung der Natur, die ihnen – wie schon bei der Geburt der Malerei und der Bildhauerei – nur ihren stofflichen Anblick bot. Sie waren in der Tat unfähig, die Bestandteile der Natur oder deren Anordnung und Schönheit zu erkennen. Man kann indessen nicht leugnen, daß gerade die Grobschlächtigkeit der Künstler viel dazu beitrug, daß die Bilder ihren wahren Zweck als heilige Bilder erreichten – das heißt den Gläubigen fruchtbare Lehre zu sein. Denn da es diesen Figuren gänzlich an Schönheit und Zierde gebricht, die Geist und Verstand gemeinhin von der Kontemplation ablenken, und da sie in natürlicher Schlichtheit und ohne Hinzufügung von Äußerlichkeiten gemacht sind, stärkten sie das Gefühl der Ehrfurcht bei jenen, die sie betrachteten.»[50]

Buonarroti beschließt seine Argumentation mit der Behauptung, der Mangel an Anmut und zeichnerischer Qualität habe zu einer gewissen ehrfürchtigen Scheu und Würde geführt, die der religiösen Kunst wohl anstünden. Mit anderen Worten, die Grobschlächtigkeit, die den meisten gebildeten Kennern als beschämender (und einer Erklärung oder einer Entschuldigung bedürftiger) Rückfall hinter die Standards jener Künste erschienen war, die sie mit Bewunderung sammelten, gerade diese Grobschlächtigkeit wurde hier nun zu deren größtem Vorzug erklärt. Natürlich können wir – schon in der Antike – viele Beispiele dafür finden, daß Kenner und Theoretiker sich für archaische Schlichtheit und gegen allzugroße Überfeinerung aussprachen,[51] und wir haben gesehen, daß solche Ansichten auch von führenden Köpfen der Gegenreformation vorgetragen worden waren, die eineinhalb Jahrhunderte vor Buonarroti geschrieben hatten. Dennoch eröffnete Buonarrotis These vom Erbauungswert plumper, von ungeschickten Amateuren hergestellter Kunstgegenstände (eine These, die zu seiner eigenen Befriedigung und der seiner Zeitgenossen noch durch sorgfältig reproduzierte Beispiele gestützt wurde) bei den Historikern ein neues Kapitel ihres Verständnisses von Kunst. Von nun an galt es zunehmend als ausgemacht, daß künstlerische Schwäche der beste Garant für Reinheit und Frömmigkeit sein konnte. So stellte man sich vor, daß die Malerei von Engeln wahrscheinlich besonders ungelenk sei, weil dann keine Gefahr bestünde, daß der Gläubige ihrer Schönheit erläge.[52] Und als Mitte des 18. Jahrhunderts Giovanni Gaetano Bottari, ein überzeugter Jansenist, eine neue, revidierte Ausgabe von Bosios ‹Roma Sotterranea› veröffentlichte, verband er innigste Frömmigkeit mit einer sorglosen Bereitschaft, die dort behandelten Werke als grobschlächtig und schwach abzutun.[53] Der Einfluß, den Buonarrotis Einstellung zu geheiligten Relikten der Vergangenheit auf die Interpretation von Bildern ausübte, war in der Tat tiefgreifend und nachhaltig.

Zweiter Teil

Der Umgang mit dem Bild

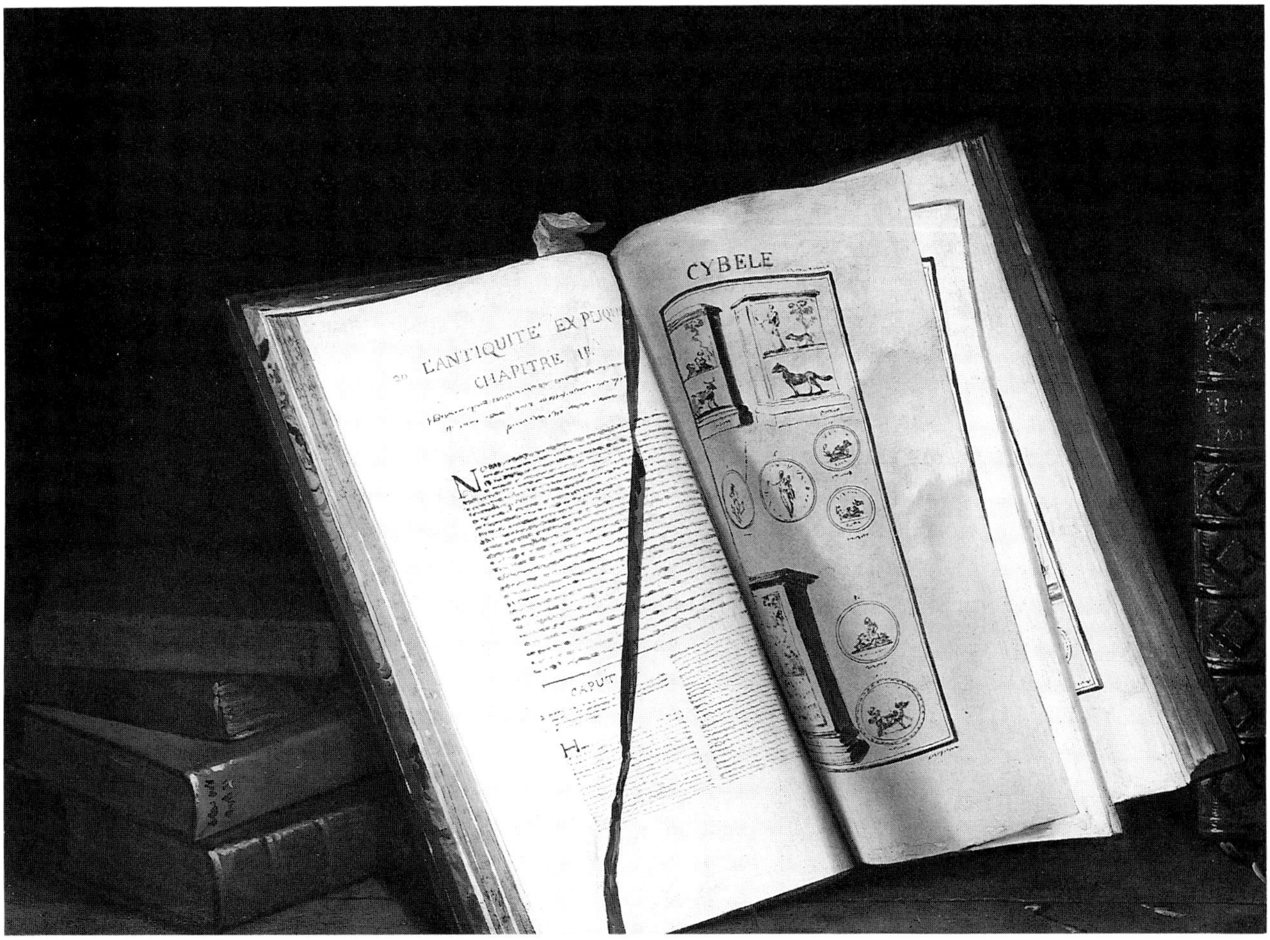

93. Jean Baptiste Oudry, Stilleben mit Büchern, Montpellier, Musée Fabre. Das Gemälde zeigt Montfaucons ‹L'Antiquité expliquée›.

5
Fragen der Interpretation

1.

Im Jahr 1719 erschien in Paris der erste Band eines höchst eindrucksvollen Unternehmens, das über die nächsten sechs Jahre fortgesetzt werden und am Ende mehr als dreißigtausend Illustrationen umfassen sollte. Autor und Herausgeber des Werkes, das den Titel ‹L'Antiquité expliquée et représentée en figures› trug, war der Abbé Bernard de Montfaucon, Mitglied der Benediktinerkongregation Saint-Maur in Saint-Germain-des-Prés. Er plante, alles nur erdenkliche Material, das zur Erhellung der Antike beitragen konnte, zusammenzutragen und auch abzubilden. Das Werk war thematisch gegliedert – Religion, Kriegswesen, Verkehr, Kleidung und so weiter – und wuchs schließlich auf zehn Bände an (Abb. 93). Der gewaltige Erfolg der Publikation gab Anlaß zu einer fünfbändigen Ergänzung und bald darauf zu einer zweiten Auflage.

Montfaucon war einer der größten Textkritiker seiner Zeit. Mit seinen Ausgaben der Schriften des Anastasius und des Johannes Chrysosthomus hatte er sich bereits einen Namen gemacht, und er hatte das Studium der altgriechischen Paläographie revolutioniert. Trotzdem stellte er die provokative Behauptung auf, zur Wiederbelebung der antiken Welt sei das Studium der Etymologie «nur selten nötig und in der Regel wertlos».[1] Seine eigene Schilderung des gedanklichen Weges, auf dem er zu diesem Schluß gelangt war, ist äußerst interessant.

Als seine Oberen ihm den Auftrag gaben, die Werke der griechischen Kirchenväter herauszugeben, sei ihm rasch klar geworden, daß dazu fundierte Kenntnisse der heidnischen Literatur unerläßlich waren. Denn wie sonst sei es zum Beispiel möglich, die Metaphern und die Anspielungen auf Homer in den Werken des Gregor von Nazianz zu deuten?[2] Schon bald aber erkannte er, daß auch dies nicht ausreichte: Auch Objekte aus der klassischen Antike sowie Zeichnungen dieser Objekte waren wesentlich für das Verständnis der Texte; und so «verbrachte ich meine Tage im Wechsel zwischen dem Studium der Heiligen Schrift und der Kirchenväter einerseits, der Altertümer andererseits», wenngleich ihn der gewaltige Umfang der altertumskundlichen Literatur anfangs (verständlicherweise) erschreckte. Die Jahre von 1698 bis 1701 weilte er in Italien, und obwohl sich in erster Linie seine Notizen zu einer Reihe von Manuskripten in zahlreichen unerschlossenen Bibliotheken unmittelbar wie auch langfristig als sehr ertragreich erwiesen, meinte er selbst, «den besten Teil der Zeit» habe er «mit dem Besuch der antiken Monumente und der Privatsammlungen verbracht, die es dort in großer Zahl gibt»; einen Teil seiner Nachforschungen legte er in einem einflußreichen, aber unterschiedlich aufgenommenen Reisetagebuch nieder, das er nach seiner Rückkehr 1702 in Frankreich veröffentlichte.[3] Etwa zur selben Zeit entschloß er sich nach einigem Zögern, seine bildlichen Aufzeichnungen antiker Kunst und sonstiger Kunstobjekte der antiken Welt zusammenzustellen.

Der Auslöser für diesen Schritt war bis zu einem gewissen Grad seine Unzufriedenheit mit der vorhandenen altertumskundlichen Literatur, die ihm zu langatmig und überspezialisiert, zu pedantisch und zugleich zu sprunghaft in ihren Schlußfolgerungen erschien.[4] Er selbst nahm sich vor, eine Materialsammlung zu erstellen, die möglichst unstrittig und so komprimiert war, daß ein Leser sie in höchstens zwei Jahren bewältigen konnte; durch ihre Veröffentlichung in lateinischer und französischer Sprache hoffte er sowohl ein nationales als auch ein internationales Publikum und (selbst wenn er diesen Punkt nicht eigens ausführt) über die gelehrte Zunft hinaus breitere gebildete Kreise anzusprechen.

Montfaucon nennt zahlreiche Autoren, denen er Hinweise und Einsichten verdankt, aber er betont, daß er (anders als einige der Genannten) nur in höchstens drei oder vier Fällen Zeichnungen nach schriftlichen Beschreibungen habe anfertigen lassen, alle übrigen Illustrationen in seinem Werk aber direkt oder indirekt nach antiken Monumenten geschaffen worden seien. Natürlich mußte er sich der Hilfe zahlreicher Freunde, Kollegen und Sammler in vielen Ländern Europas bedienen – wir erfahren etwa, daß der Papst sich gekränkt fühlte, weil sein Name in der Danksagung fehlte, und daß er eigens eines seiner antiken Objekte kopieren ließ, um dem abzuhelfen.[5] Dennoch hatte Montfaucon seinem Kompendium gewisse Beschränkungen auferlegt. Sein Interesse galt in erster Linie der «schönen Antike» *(la belle Antiquité),* die für ihn allerspätestens mit der Ehrensäule des Theodosius in Konstantinopel aufhörte;[6] die Gestalten der ägyptischen Gottheiten machten einen allzu «bizarren» Eindruck auf ihn, als daß er sie in den Eröffnungsband seines Werkes hätte aufnehmen mögen. Unter anderem aus diesem Grund folgte er auch höchstwahrscheinlich dem Rat eines Kollegen und nannte das Buch nicht ‹Théâtre d'Antiquités›, da dieser Titel «allzu gebräuchlich und zu emphatisch» sei.[7] Montfaucons ‹L'Antiquité expliquée› bot die Altertumskunde in überaus zugänglicher Form dar – das gilt sowohl für die Abbildungen, die nach veröffentlichten und unveröffentlichten Quellen gearbeitet waren und hinsichtlich ihrer Genauigkeit beträchtliche Unterschiede aufwiesen, als auch für den einfühlsamen, ausgewogenen Text, der ohne jede Pedanterie ist. Trotz aller Schwächen war das Werk von unschätzbarem Wert für Wissenschaftler und Kunstkenner, für Künstler und alle, die sich von der Vergangenheit bezaubern ließen (so scheint es auch nicht abwegig, daß Georg IV. von England Sir Walter Scott im Januar 1824, neun Jahre nach dem Erscheinen von dessen ‹The Antiquary›, die fünfzehn Foliobände, kostbar in scharlachfarbenes Maroquin gebunden, zum Geschenk gemacht haben soll).[8] Doch obwohl Montfaucon zu Recht behauptet, man werde «in den Bildern vielfach stumme Geschichten erkennen, von denen die antiken Autoren nicht berichten» *(on verra souvent dans les images des histoires muettes que les anciens auteurs n'apprennent pas),*[9] handelt es sich dennoch um kein Geschichtswerk; wir finden nur wenig Sinn für die Chronologie, und auch der Stilwandel oder die unterschiedlichen Funktionen bleiben weitgehend unberücksichtigt.

In gewisser Weise scheint Montfaucon dies so gewollt zu haben. Sein vorsichtiger Empirismus und der Versuch, jedem nutzlosen (weil unlösbaren) Streit aus dem Weg zu gehen, hatten ihren Grund nicht allein in der Rücksicht auf die Mehrzahl der Leser. Vielmehr wollte er gewisse äußerst heikle Probleme umgehen, die damals verstärkt aufgegriffen wurden und die, wie wir sahen, du Chouls Neugier sogar schon um die Mitte des 16. Jahrhunderts geweckt hatten. Auch wenn Montfaucon sie nicht mehr übergehen konnte, wie er es zuvor noch gekonnt hatte, und obwohl er sich mit der ihm eigenen

Höflichkeit dazu äußerte, fällt die knappe Abfuhr, die er ihnen erteilt, angesichts ihres verdrossen skeptizistischen Tonfalls um so verheerender aus, wenn er sagt:

«Andere Gelehrte ersten Ranges haben sich bemüht, Übereinstimmungen zwischen der Heiligen Schrift und der Mythologie ausfindig zu machen. So behaupten sie, die Mythologen hätten zahlreiche Geschichten aus den heiligen Büchern übernommen; viele Götter und Heroen seien mit jenen Menschen aus allerfrühester Zeit identisch, von denen das Alte Testament berichtet. Ich achte die großen Männer, die sich auf diesem Gebiet der Literatur hervorgetan haben, doch ich muß gestehen, daß ich an dieser Art von Gelehrsamkeit keinen Geschmack finde. Alles, was sie uns bietet, sind Vermutungen, die mit unterschiedlichem Geschick hergeleitet worden sind, und in meinen Augen verdienen sie nur wenig Interesse; so hat es kaum Bedeutung, ob jene, die behaupten, Vulkan sei mit Tubalkain identisch, eine plausiblere Hypothese formulieren als jene, die sagen, er sei derselbe wie Moses.»[10]

Zum Teil war es wohl gerade der Mangel an Originalität und die intellektuelle Vorsicht der ‹Antiquité›, die Montfaucon in einem weitaus ungewöhnlicheren Unternehmen wettzumachen gedachte, das ihm offenbar schon um 1710 vorgeschwebt hatte.[11] Im Vorwort zur zweiten Auflage der ‹Antiquité› beschrieb er ausführlich die Form, die er einer möglichen Fortsetzung zu geben gedachte, in der die Zeit von den Barbareneinfällen des 5. Jahrhunderts bis zur Renaissance des 15. Jahrhunderts abzudecken war (wenngleich er den Ausdruck «Renaissance» allerdings nicht benutzt).[12] Zwar schrieb er, dies sei die Aufgabe anderer Gelehrter, doch dann brachte er selbst von 1729 bis 1733 die fünf Bände über ‹Les Monumens de la Monarchie françoise› heraus – ein Werk, das bei seiner Veröffentlichung nur wenig Beachtung fand und daher leider niemals abgeschlossen wurde. Die wichtigste Neuerung an Montfaucons weiterem Unternehmen findet ihren Ausdruck im Untertitel – ‹qui comprennent l'Histoire de France› (die Geschichte Frankreichs umfassend). Ganz im Sinne dieses Untertitels ordnete er die Illustrationen chronologisch an, so daß sie den Text seiner Darlegungen ergänzten. Ursprünglich, so berichtet er,[13] hatte er geplant, die Abbildungen der Könige und Fürsten, ihrer Entourage und ihrer Schlachten in einem gesonderten Teil zusammenzufassen, doch dann hatte er seine Meinung geändert und beschlossen, die Tafeln jeweils am Ende des Textes einzufügen, in dem der betreffende Herrscher behandelt wurde, so daß der Leser sie betrachten konnte, nachdem er über die in dem Abschnitt dargestellten Ereignisse gelesen hatte. Montfaucon wußte sehr wohl, daß viele der von ihm reproduzierten Werke aufgrund ihres rohen Stils schockieren mußten, aber er stellte in einem Kommentar, dessen Implikationen außerordentlich bedeutsam sind, fest, daß gerade auch diese Roheit ein aufschlußreiches Faktum darstelle: «diese Geschmacksunterschiede in der Bildhauerei und Malerei der verschiedenen Jahrhunderte können selbst zu den historischen Tatsachen gerechnet werden» *(ce different goût de sculpture & de peinture en divers siècles peut même être compté parmi les faits historiques).*[14]

Montfaucon trug die Illustrationen zu diesem Buch wie auch zu seinem Werk über die Antike aus einer Vielzahl von Quellen zusammen, doch drei Viertel der benutzten Zeichnungen stammten aus der Sammlung eines bemerkenswerten Mannes, an deren Aufbau er sich selbst zu einer Zeit beteiligt hatte, als er noch gar nicht wußte, welche Bedeutung sie einmal für sein eigenes Werk gewinnen sollte.[15]

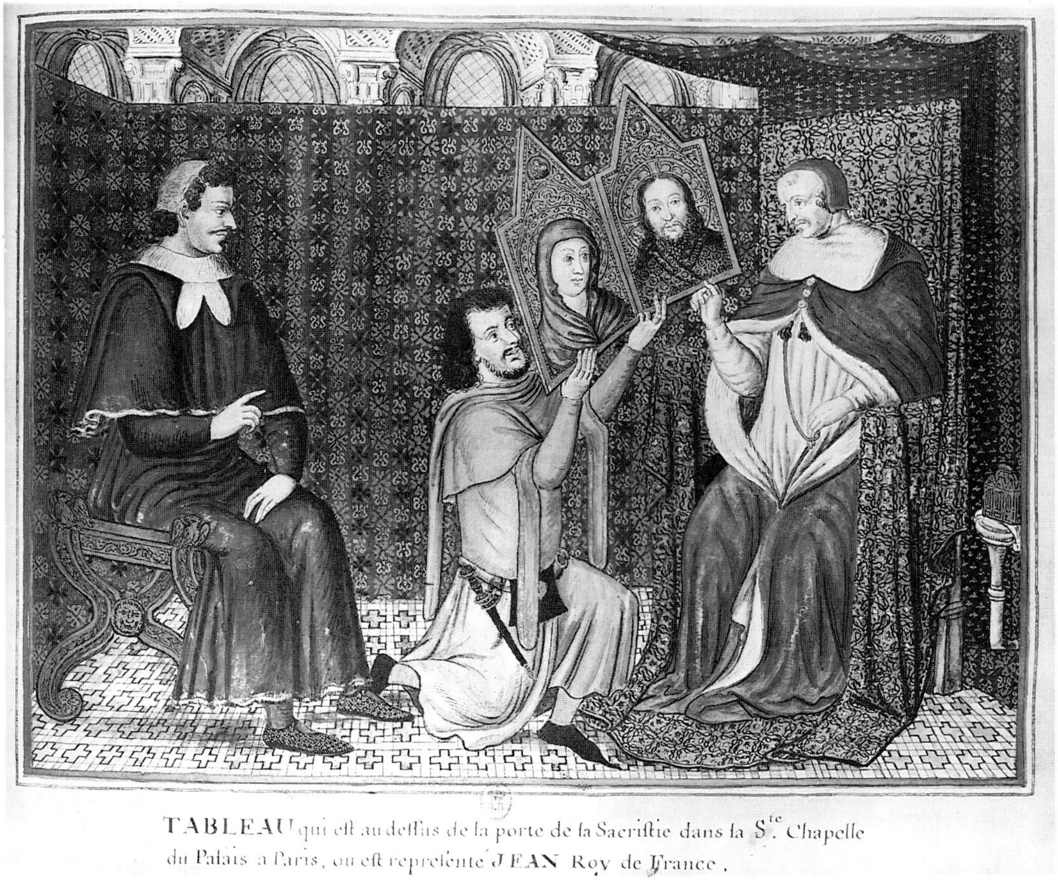
TABLEAU qui est au dessus de la porte de la Sacristie dans la Ste. Chapelle
du Palais a Paris, ou est representé JEAN Roy de France.

94. Roger de Gaignières, Kopie einer Wandmalerei in der Sainte-Chapelle, auf der ein Künstler Papst Innozenz VI. in Anwesenheit König Johanns II. von Frankreich ein Dyptichon überreicht; Paris, Bibliothèque nationale

Der 1642 geborene Roger de Gaignières stand Zeit seines Lebens in enger Verbindung zu Adel und Königshaus – als Lehrer, königlicher Statthalter und Stallmeister.[16] Beziehungen solcher Art und die daraus erwachsende Unterstützung waren noch lange eine wesentliche Voraussetzung für die Erforschung der mittelalterlichen Bildwelt, wie ein ironischer Kommentar anzeigt, mit dem mehr als hundert Jahre später ein königlicher Besuch in einer dieser Sammlung bedacht wurde: «Wie sehr lieben es die Großen doch, sich über die Jahrhunderte hinweg verewigt zu sehen: die Porträts ihrer Vorfahren scheinen ihnen Tränen der Rührung zu entlocken.»[17] Als junger Mann entwickelte Gaignières einen unwiderstehlichen Drang, alle erreichbaren visuellen Zeugnisse zu sammeln, die Licht auf Sitten und Gebräuche vergangener Zeiten werfen konnten, doch in einem Punkt wich er vom Vorgehen der meisten Altertumskundler ab, denn er interessierte sich fast gar nicht für die Antike. Er war kein reicher Mann; dennoch gelang es ihm, eine riesige Sammlung von gestochenen Porträts wie auch von Gemälden zusammenzutragen, die Holbein, Tizian, van Dyck und anderen Malern zugeschrieben wurden. Und, wichtiger noch, was er nicht selbst kaufen konnte, ließ er von zwei Ge-

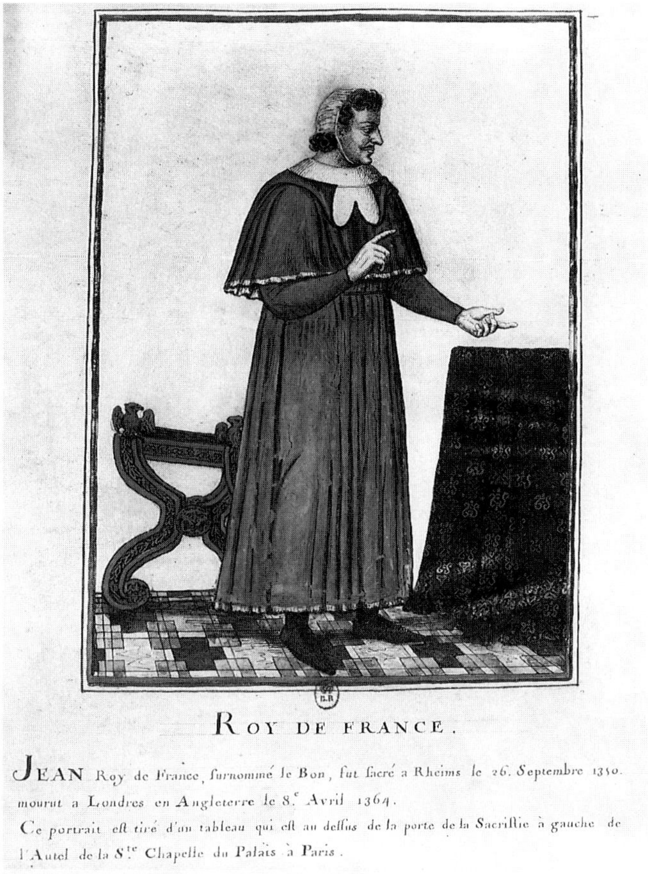
ROY DE FRANCE.
JEAN Roy de France, surnommé le Bon, fut sacré a Rheims le 26. Septembre 1350.
mourut a Londres en Angleterre le 8.e Avril 1364.
Ce portrait est tiré d'un tableau qui est au dessus de la porte de la Sacristie à gauche de
l'Autel de la S.te Chapelle du Palais à Paris.

95. Roger de Gaignières, König Johann der Gute von Frankreich, Paris, Bibliothèque nationale; die Darstellung wurde nach der sitzenden Figur in Abb. 94 gestaltet.

folgsleuten kopieren, die mit ihm gemeinsam durch ganz Frankreich reisten. Zu seinen Quellen gehörten Porträts, Inschriften, illuminierte Handschriften, Rüstungen, Siegel und vor allem kirchliche Monumente. Zunächst wurde an Ort und Stelle eine erste Skizze angefertigt, die dann später überarbeitet und auf ein Standardformat gebracht wurde; zuweilen ließ er auch eine sitzende Figur aus einem Gemälde kopieren und dann in eine stehende Figur umzeichnen (Abb. 94, 95).

Diese Zeichnungen wiederum, die bereits in unterschiedlichstem Maße von den Originalen abwichen, ließ Montfaucon von seinen Zeichnern kopieren. So kann es nicht verwundern, wenn seine Stilanalysen keineswegs immer verläßlich waren; bemerkenswert ist indessen das Selbstvertrauen, mit dem er das Problem anging, Kunstwerke zu datieren, die seinem persönlichen Geschmack so fern lagen und zudem noch wenig verläßlich aufgezeichnet worden waren. Wie sich bald zeigen wird, verfolgte Montesquieu etwa zur selben Zeit einen ganz ähnlichen Ansatz, als er versuchte, einen zeitlichen Rahmen für die Entwicklung der antiken Skulptur zu schaffen; doch Forschungen, die in eine vergleichbare Richtung gingen, waren noch immer eine Seltenheit.

Für Montfaucon lag die entscheidende Veränderung der frühmittelalterlichen Kunst, wie wir sie heute nennen würden, im Übergang von flachen zu stärker gerundeten Formen, ein Wandel, der sich in dem Zeitraum zwischen dem 5. und 9. Jahrhundert voll-

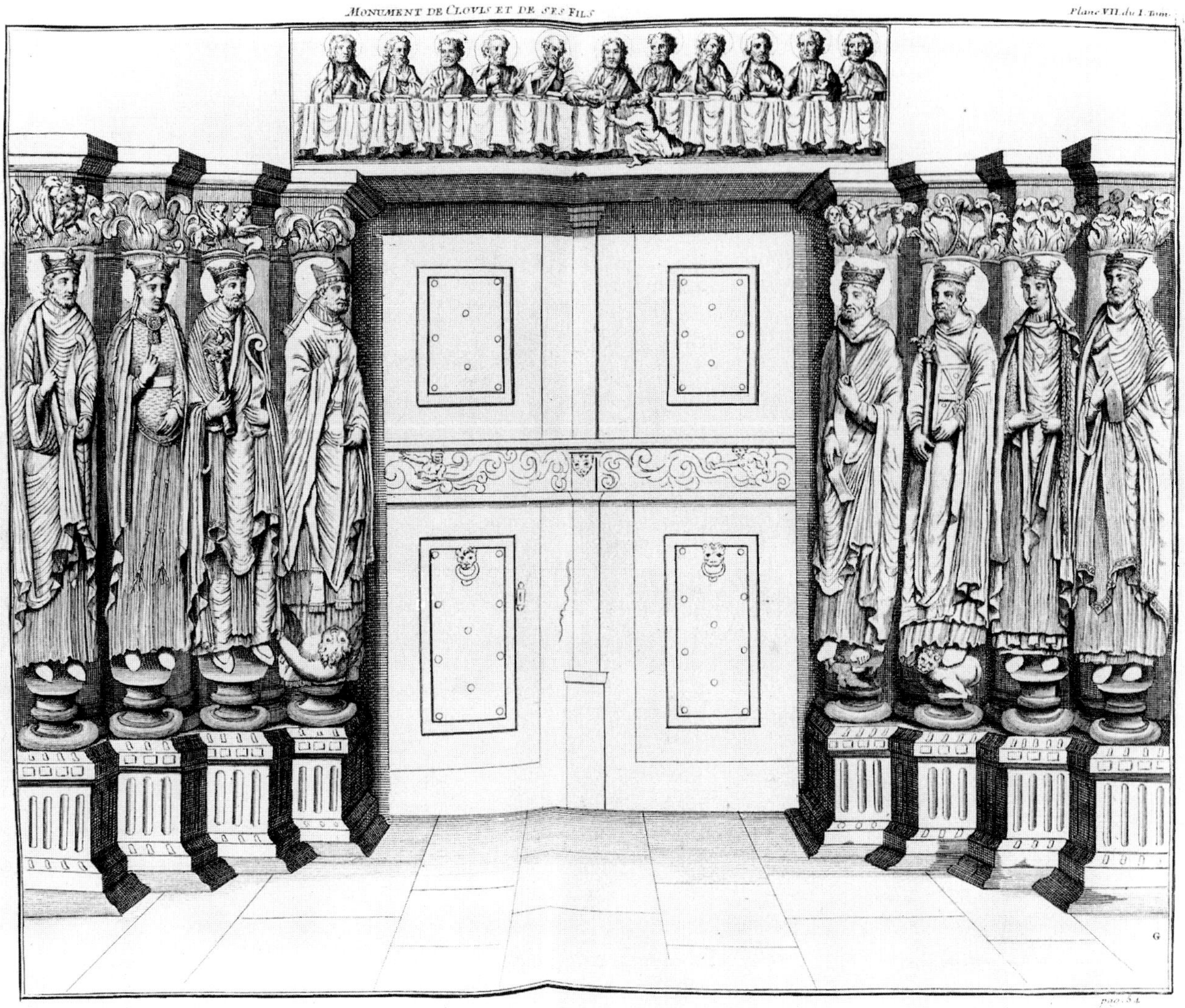

96. Bernard de Montfaucon, ‹Monumens›, Bd. I, Paris 1729, Tafel VII: Portal von Saint-Germain-des-Prés, Paris (heute zerstört): ‹Chlodwig und seine Söhne›

zieht – also zwischen der Regierungszeit Chlodwigs und der Karls des Großen.[18] Diese Bestimmung verleitete ihn zu einigen schwerwiegenden Irrtümern, die noch jahrzehntelang für Verwirrung in den Untersuchungen zur französischen Kunst des Mittelalters sorgen sollten.

Lange Zeit hatte man angenommen, daß die – häufig gekrönten – Statuen in den Portalgewänden der französischen Kathedralen die frühesten Könige Frankreichs darstellten; 1703 hatte Jean Mabillon (Montfaucons großer Mentor in Saint-Germain-des-Prés) diese überlieferte Auffassung noch einmal bekräftigt, zum Teil wohl deshalb, weil sie eine besonders nachdrückliche Bestätigung für Alter und Echtheit der Gründungsurkunden vieler Benediktinerklöster bedeutete (Abb. 96).[19] Mabillon hatte zudem behauptet, die Statuen müßten aus der Zeit der Merowingerkönige stammen, die sie ja auch darstellen sollten. Doch 1724 brachte ein anderer Gelehrter sehr überzeugende Gründe für die Auffassung bei, daß die Statuen erst sehr viel später entstanden sein konnten – frühestens zur Zeit Karls des Großen (denn er meinte, unter den porträtierten Königen auch ihn erkennen zu können), wahrscheinlich aber nicht vor dem 11. Jahrhundert. Montfaucon ignorierte diese neue Auffassung und gab sich mit der Erkenntnis zufrieden, die «Flachheit» der Statuen beweise, daß sie mehrere Jahrhunderte früher entstanden sein mußten. Doch seine Schlußfolgerungen beruhten offenbar nicht ausschließlich auf stilistischen Beobachtungen; vielmehr unterdrückte er bewußt Hinweise, die ihm nicht paßten, um Mabillons These und die darauf basierenden Ansprüche der Benediktiner zu stützen.[20]

Vielleicht war die falsche Datierung nur ein bedauerlicher Irrtum, obwohl eine Reihe von Autoren, die weit weniger Ansehen genossen als Montfaucon, durchaus erkannten, daß es keinen Grund für die Annahme gab, ein Porträt müsse notwendigerweise zu Lebzeiten der dargestellten Person entstanden sein. Andererseits erwies sich die Bestimmung von Kathedralplastik als Porträts französischer Könige (gleichgültig aus welcher Zeit) – sie wurde erst 1751 ernsthaft in Frage gestellt – als einer der katastrophalsten Irrtümer in der gesamten Kunstgeschichte, führte sie doch dazu, daß der antiroyalistische Vandalismus während der Französischen Revolution für die vollständige Zerstörung dieser Figuren sorgte.

Montfaucon war an historischen Methoden interessiert und stellte – zumindest im Prinzip – die orthodoxe Auffassung in Frage, daß Schriftquellen allem anderen vorzuziehen seien. Nehmen wir einmal an, so schrieb er, jemand wollte bestreiten, daß die Belagerung von La Rochelle jemals stattgefunden hat.[21] Dann müßte man sich gar nicht an die Historiker wenden, denn es lebten noch Hunderte von Menschen, deren Väter daran teilgenommen hätten, darunter auch sein eigener Vater. In gleicher Weise könne die mündliche Überlieferung geradeso wie Geschichtswerke die Flucht Heinrichs III. aus Paris im Jahre 1585 bezeugen. Doch wenn er dann gegen Ende des Buches jene These, die wir nun schon so oft gehört haben, mit den folgenden Worten wiederholt: «Wie der Leser feststellen wird, geben diese Drucke uns vielfach Nachricht von Dingen, über die unsere Historiker nichts sagen ...» *(Le lecteur remarquera que souvent ces Estampes nous apprennent bien des particularitez, que les Historiens ne disent pas ...)*,[22] dann läßt sich unsere Enttäuschung nicht verhehlen. Denn tatsächlich zeigt sich Montfaucon ebenso wenig wie alle seine Vorgänger geneigt, aus visuellen Quellen Aufschluß über historische Probleme zu gewinnen. Seine erklärte Absicht, die «Monumente» in die «Geschichtsschreibung» zu integrieren, machte er nicht wahr, und die langen historischen Darstellungen entlehnte er größtenteils direkt bei Gregor von Tours und anderen wohlbekannten Quellen. Er diskutierte die Illustrationen nur in sehr begrenztem Maß und beschränkte sich dabei auf die Beschreibung von Waffen, Krönungsritualen und so fort, ohne daraus Schlußfolgerungen zu ziehen, die seine sonstigen Ausführungen im Text erläutert hätten. Doch mitten in seiner Arbeit sah er sich plötzlich mit einem Problem von großer Tragweite konfrontiert, und bei dem Versuch, dieses Problem zu lösen, leistete er – fast gegen seinen Willen und ohne zu erkennen, was da auf dem Spiel stand – einen wirklich bedeutsamen Beitrag zur Deutung von Geschichte.

Im Jahr 1724 stieß Antoine Lancelot, ein Altertumsforscher, der sich schon seit geraumer Zeit mit Quellen zur Geschichte des französischen Mittelalters beschäftigt hatte, auf eine offenkundig unvollständige Sammlung farbiger Darstellungen, die, nach

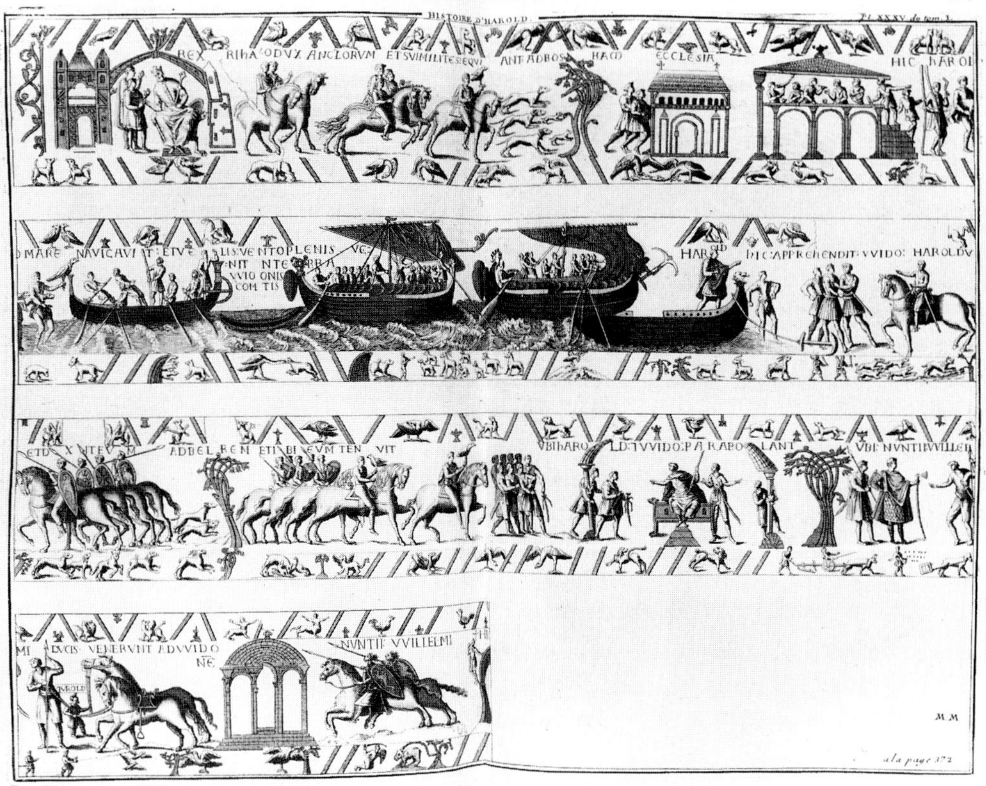

97. Bernard de Montfaucon, ‹Monumens›, Bd. I, Paris 1729, Tafel XXXV: Reproduktion eines Teils der für Nicolas-Joseph Foucault gemalten Kopie des Teppichs von Bayeux

98. Bernard de Montfaucon, ‹Monumens›, Bd. II, Paris 1730, Tafel I: Reproduktion eines Teils der für Montfaucon angefertigten Zeichnung des Teppichs von Bayeux

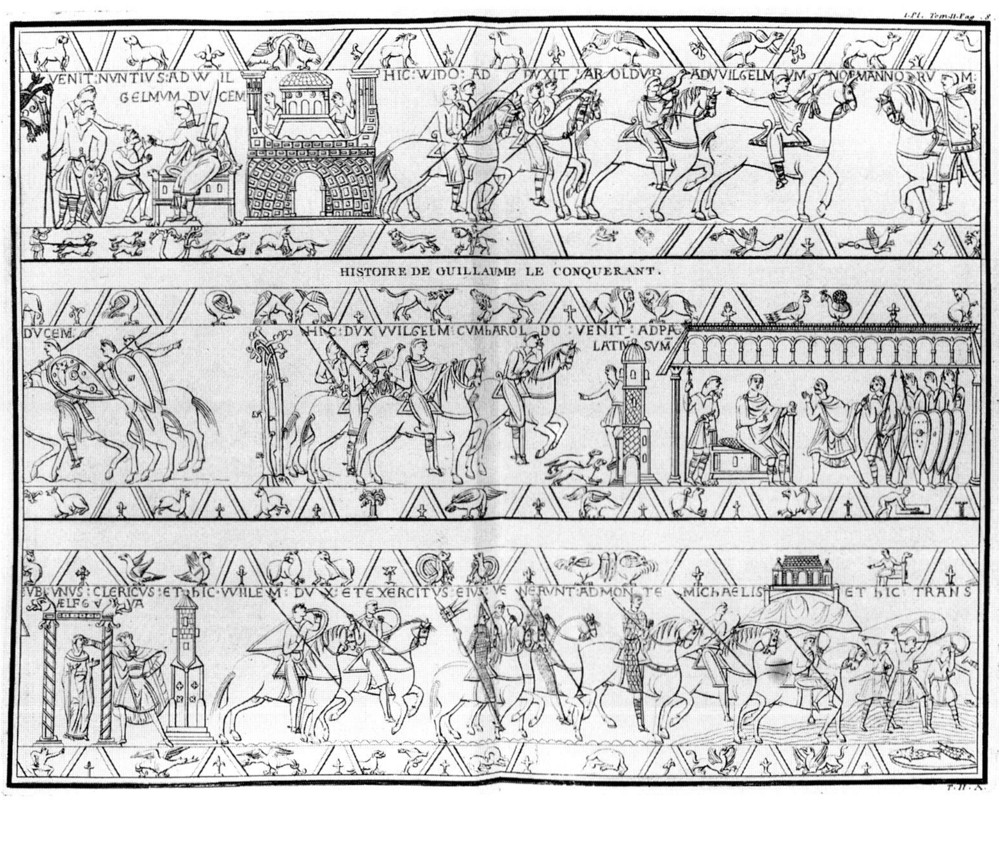

den lateinischen Inschriften zu urteilen, Szenen aus dem Leben Wilhelms des Eroberers darstellten (Abb. 97). Das Exemplar fand sich im Nachlaß von Nicolas-Joseph Foucault, der drei Jahre zuvor im Alter von fast achtzig Jahren nach einer sehr erfolgreichen Laufbahn als königlicher Beamter gestorben war.[23] Unter anderem war er fünfzehn Jahr lang Intendant von Caen gewesen, wo man sich seiner sowohl aufgrund der extremen Brutalität erinnerte, mit der er gegen die Protestanten vorgegangen war, als auch aufgrund seiner entschlossenen Förderung archäologischer Ausgrabungen. Unter den siebzehntausend Medaillen, die er erwarb, befanden sich auch jene, die Francesco Angeloni für seine ‹Historia Augusta› benutzt hatte, ein weiterer Teil stammte aus dem Besitz von Charles Patin; und einige der Kopien, die er von antiken Stücken seiner Sammlung hatte anfertigen lassen, dienten später Montfaucon als Vorlagen für seine ‹Antiquité expliquée›. Aus irgendeinem Grund (den wir bislang nicht kennen) verkaufte Foucault im letzten Lebensjahrzehnt alle antiken Medaillen; offenbar veranlaßte ihn aber sein Interesse am Mittelalter, sowohl die illuminierten Handschriften zu behalten, die er wie Roger de Gaignières eifrig sammelte, als auch die Illustrationen zu den Taten Wilhelms des Eroberers, die dann Lancelots Aufmerksamkeit erregten.

Lancelot vermochte nicht zu entscheiden, ob es sich bei dem Original um ein Basrelief, eine Reihe von Skulpturen im Chor einer Kirche, um ein Grabmal, einen Fries, ein Fresko, ein Glasfenster oder einen Teppich gehandelt hatte. Auch hatte er überhaupt keine Vorstellung, wann die Kopie angefertigt worden sein mochte. Insgesamt hielt er es für wahrscheinlich, daß die Szenen vom Grabmal Wilhelms des Eroberers stammten, das sich bis zu seiner Zerstörung durch die Hugenotten im Jahr 1562 in einer Kirche in Caen befunden hatte, oder aber von Glasfenstern in derselben Kirche herrührten. Er veröffentlichte seine Spekulationen zusammen mit einigen äußerst scharfsinnigen Beobachtungen zur Bedeutung seiner Entdeckung in den ‹Mémoires de l'Académie des Inscriptions et Belles-Lettres› (dem wichtigsten Forum der Altertumsforschung), und da er ein Mann von außerordentlicher «Liebenswürdigkeit und Wärme» war, informierte er auch Montfaucon über die Probleme, die sich hier auftaten.[24]

Montfaucon hatte weitaus bessere Möglichkeiten als Lancelot, diesen Fragen nachzugehen. Er ließ die Kopie nochmals kopieren, publizierte vergrößerte Ausschnitte, auf denen die Einzelheiten besser zu erkennen waren, und setzte seine Verbindungen zu seinen Ordensbrüdern in der Normandie für die Suche nach dem Original ein. Aufgrund ihrer Berichte gelangte er zu dem Schluß, daß es sich bei dem gesuchten Original um einen Wandteppich handeln mußte, der in der Kathedrale von Bayeux aufbewahrt und dort an bestimmten Tagen des Jahres gezeigt wurde, wie sich ein älterer Priester erinnerte, der allerdings «nicht wußte, daß die Taten Wilhelms des Eroberers darauf dargestellt waren, und auch nicht neugierig genug war, hinzugehen und ihn sich genauer anzusehen».[25] Aus der Tatsache, daß der Teppich ebenso lang war wie das Kirchenschiff, schloß Montfaucon, daß die Kopie, die sich in Foucaults Besitz befunden hatte, unvollständig sein mußte; deshalb ließ er eine neue, vollständige und genaue Kopie anfertigen. Dem Zeichner, Antoine Benoît, gab er den Auftrag, den Stil keinesfalls zu verändern, auch wenn er «äußerst grobschlächtig und barbarisch» sei *(goût des plus grossièrs et des plus barbares).*[26] Benoîts sorgfältige Kopien waren in der Tat bemerkenswert originalgetreu (Abb. 98), und diejenigen Szenen, die bisher noch nicht kopiert worden waren, veröffentlichte Montfaucon zusammen mit einem ausführlichen Kommentar im zweiten Band seiner ‹Monumens›. Aus diesem Grund spricht man ihm die Ehre zu, der Welt den Teppich von Bayeux wiedergegeben zu haben. In Wirklichkeit, so räumte Montfaucon freimütig ein, seien aber die meisten wesentlichen Aspekte (wenn auch auf der Grundlage unzulänglicher und entstellender Zeichnungen) bereits von Lancelot aufgezeigt worden, der zu Montfaucons Darstellung noch weitere Informationen beigesteuert hatte. Die beiden Männer arbeiteten äußerst freundschaftlich zusammen, ihre Beiträge zur Geschichte des Teppichs von Bayeux ergänzen einander, auch wenn ich der Einfachheit halber in meiner weiteren Darstellung der üblichen Praxis folgen und mich im wesentlichen auf Montfaucon beziehen werde.

Eine entscheidende Frage war die Datierung des Teppichs. Montfaucon war sich seiner Erfahrung in der Stilanalyse der mittelalterlichen Kunst so gewiß, daß er kurz und bündig erklärte, es sei «ganz sicher, daß der Teppich aus jener Zeit stammt [das heißt aus der Zeit der Eroberung]. Der Stil, die Art der Waffen und alle übrigen Dinge, die auf dem Bild zu sehen sind, lassen keinen Zweifel daran.»[27] Lancelot hatte lediglich behauptet, aus allem – Kleidung, Ornamentik, Stil – «spricht das Jahrhundert Wilhelms des Eroberers oder das seiner Kinder».

Montfaucon stand nun vor der schwierigen Aufgabe, eine umfangreiche erzählende Darstellung zu interpretieren, die in einem ungewohnten, ihm wenig zusagenden Stil gehalten und nur teilweise mit Inschriften versehen war. Mit großem Scharfsinn bezog er sich dabei auf die wichtigsten bekannten Werke, die ihm vergleichbar schienen – die mit historischen Szenen geschmückten Säulen Trajans und Marc Aurels in Rom –, und wies darauf hin, daß Bäume auf dem Teppich von Bayeux wie auf diesen antiken Monumenten dazu benutzt worden seien, die verschiedenen Episoden der Geschichte voneinander abzugrenzen.[28] Diese Erkenntnis wird auch von neueren Historikern gestützt, die der Auffassung sind, der mittelalterliche Künstler habe sich möglicherweise direkt von diesen römischen Säulen anregen lassen.[29] Außerdem erkannte Montfaucon, daß die Szene, die Harald und einen seiner Begleiter halb kniend vor der Kirche von Bosham zeigt (Abb. 99), eigentlich innerhalb der Kirche spielt, denn «zweifellos gingen sie in die Kirche hinein, um ihre Gebete zu sprechen. Aber der Künstler zeigte sie außerhalb, weil man sie sonst nicht hätte sehen können.»[30]

Dieses bemerkenswerte Verständnis für die Konventionen der mittelalterlichen Kunst ermöglichte es Montfaucon – worauf wir noch eingehen werden –, einige äußerst bedeutsame Schlüsse über den Inhalt des Teppichs zu ziehen. Doch weder für ihn noch für Lancelot waren die Geschichten der eigentlich interessante Aspekt an den untersuchten Bildern. Ebenso wie ihre Vorgänger im 15., 16. und 17. Jahrhundert bei ihren Beobachtungen an den Triumphbögen und Ehrensäulen des antiken Rom, so ließen auch sie sich in erster Linie von den dargestellten Sitten und Gebräuchen, den Waffen, der Kleidung und dem Mobiliar faszinieren. Doch als sie der Tatsache, daß Bilder «uns über Umstände unterrichten, von denen die heutigen Historiker nichts wissen»,[31] ihre fast schon rituelle und inzwischen beinahe obligatorische Reverenz erwiesen, da gingen sie einen Schritt weiter als ihre Vorgänger und nutzten ihr altertumskundliches Interesse für den Versuch, den geschichtlichen Hergang zu entziffern. Denn die Geschichte der normannischen Eroberung Englands war immer noch nicht geklärt, und anders als im Fall der Dakischen Kriege Trajans ergaben sich die Schwierigkeiten bei der Interpretation eher aus dem überreichen als aus dem fehlenden Material.

Wie Lancelot ausführte, waren die Autoren sich uneins, ob Harald an die Küste der Normandie verschlagen worden war, als er während einer Reise zu den Fischgründen Schiffbruch erlitten hatte, oder ob er sich (mit der nur widerwillig erteilten Erlaubnis Eduards des Bekenners) dorthin begeben hatte, um seinen Bruder und seinen Neffen zu retten, die von Wilhelm als Geiseln gehalten wurden – auch nach dieser Version war er durch einen Schiffbruch von der geplanten Route abgekommen –, oder schließlich, ob Eduard der Bekenner ihn zu Wilhelm geschickt hatte, damit er diesem versichere, er sei der nächste in der Thronfolge. Diese Frage ist übrigens auch heute noch nicht eindeutig geklärt.[32] Lancelot erkannte, daß die Abbildungen auf dem Wandteppich das Problem nicht lösten, doch er zeigte auf, daß die erste der dort wiedergegebenen Szenen (Abb. 100) Eduard auf dem Thron darstellte; die Armlehnen enden in Hundeköpfen («ein verbreitetes Tier, das in England immer schon beliebt gewesen ist»), und der König scheint Harald und einem Höfling einen Auftrag zu erteilen («wie aus der Gebärde der rechten Hand hervorgeht»). Diese Beobachtung legte den Schluß nahe, daß die dritte Hypothese zutraf, und Lancelot stellte die These auf, die unvollständige Inschrift «REX RD» müsse als «REX EDWARDUS MITTIT HAROLDUM AD WILHELMUM» gelesen werden. Lancelot tastete sich vorsichtig Schritt für Schritt voran, aber die Implikationen seiner Theorie waren bemerkenswert. Zum erstenmal schien es, als sei hier ein wirklich wichtiges historisches Problem auf der Grundlage eines Bildes gelöst worden, und als hätte das Visuelle nun den Vorrang vor dem Schriftlichen erreicht. Montfaucon faßte knapp zusammen: «König Eduard auf seinem Thron gibt Harald seine Befehle» *(Le Roi Edouard dans son Trône donne ses ordres à Harold).*[33]

Lancelot und Montfaucon bekräftigten ihre Deutung des im Teppich von Bayeux dargestellten Berichts durch ihre altertumskundlichen Forschungen (denen auch weiterhin ihr Hauptinteresse galt). So diskutierte Lancelot die Frage, wie wohl das Schiff beschaffen gewesen war, mit dem Harald und seine Begleiter Bosham verließen, und stellte fest, daß es sich nicht um ein Fischerboot gehandelt haben konnte – eine weitere Bestätigung für die These, daß die Expedition nach Frankreich (aus welchen Gründen sie auch unternommen worden sein mochte) ein geplantes Unternehmen und nicht das Ergebnis eines Unfalls gewesen war. Daß Harald und seine Begleiter durch einen Schiffbruch auf das Gebiet des Guy, Comte de Ponthieu, verschlagen und von diesem in demütigender Weise gefangen genommen wurden – statt, wie geplant, direkt zum Herzog der Normandie zu gelangen –, geht nicht nur aus der Inschrift hervor, sondern ist auch an dem «Erstaunen auf ihren Gesichtern»[34] abzulesen sowie daran, daß Harald, der hinter Guy herreitet, seinen Falken so trägt, daß dieser ihm den Kopf zuwendet – also nicht wegfliegen kann –, während Guys Falke nach vorne sieht. An anderen Stellen führt Montfaucon einzelne Ereignisse auf, die sich auf dem Wandteppich finden, für die es jedoch keine schriftlichen Berichte gab; dazu gehört etwa der Angriff Wilhelms auf die Stadt Dinant (wie die Inschrift mitteilt), bei dem seine Truppen die Barrikaden der Verteidiger in Brand setzten.[35]

So treffend Montfaucons Deutungen auch vielfach waren, so zog er doch nie in Betracht, daß die Bilder, die er zu interpretieren suchte – ebenso wie schriftliche Aufzeichnungen –, als politische Propagandamittel geschaffen worden sein könnten (gerade diese Frage bewegt heutige Historiker in ganz besonderem Maß). Er war davon überzeugt,

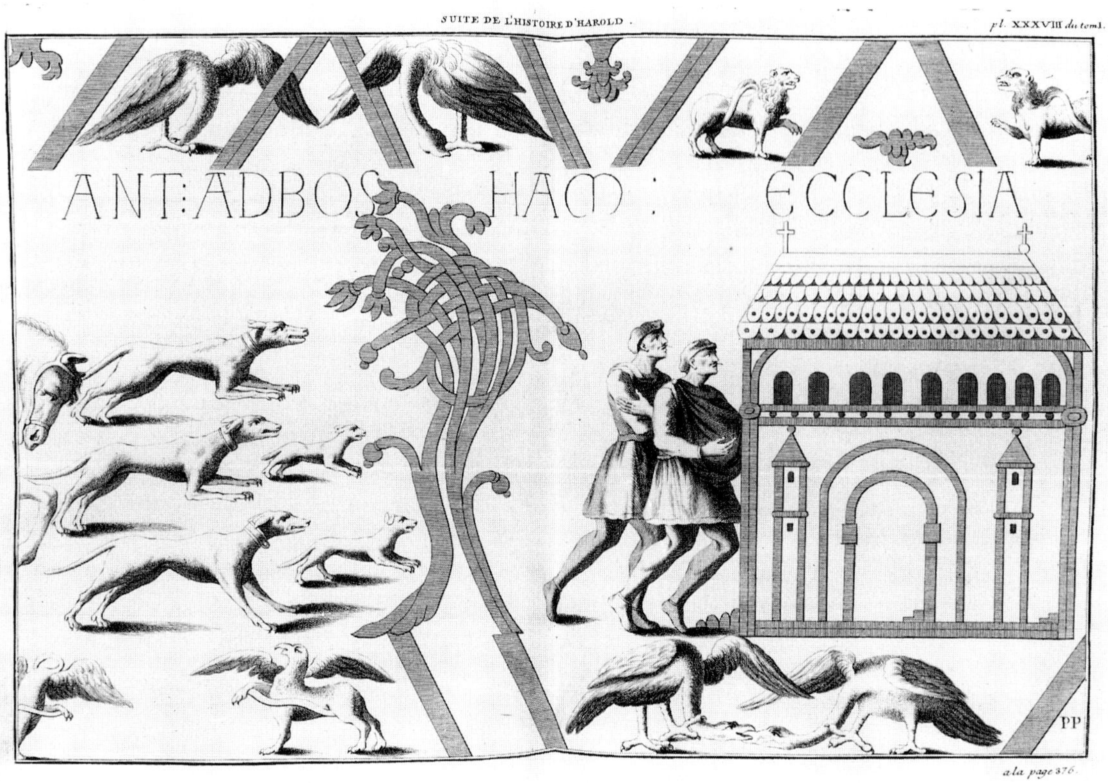

99. Bernard de Montfaucon, ‹Monumens›, Bd. 1, Paris 1729, Tafel XXXVIII: Harald und ein Höfling in der Kirche von Bosham, Reproduktion nach der für Nicolas-Joseph Foucault gemalten Kopie des Teppichs von Bayeux

daß die Bilder aus derselben Zeit stammten wie die Ereignisse, die sie darstellten, und glaubte deshalb auch, die Darstellung dieser Ereignisse müsse der Wahrheit entsprechen oder, wie Lancelot es formulierte: die Auftraggeber oder die Hersteller des Teppichs müßten «Augenzeugen der darauf mitgeteilten Ereignisse» gewesen sein.[36]

Die spätere Diskussion um den Teppich von Bayeux kreiste zu einem Gutteil gerade um diesen Punkt;[37] daher dürfte es sinnvoll sein, der Frage hier nachzugehen, auch wenn sie uns weit über Montfaucons Epoche hinausführt. So war «der gute Lord Lyttelton», den Pope, Thomson, Fielding und andere nachdrücklich bewunderten, 1767 der erste englische Historiker, der sich ernsthaft mit dieser Sache beschäftigte.[38] Lyttelton, ein äußerst gewissenhafter Autor, verwarf die Schlußfolgerung, die Montfaucon aus der ersten Szene des Teppichs gezogen hatte und die besagte, daß Harald sich im Auftrag Eduards zu Wilhelm begeben hatte, zum Teil deshalb, weil er Montfaucons These nicht akzeptierte, wonach der Teppich von «Mathilde, der Gemahlin Wilhelms des Eroberers» in Auftrag gegeben worden sei «und daher eine authentische Quelle für die darauf abgebildeten Tatsachen» darstelle – wobei der Ausdruck «daher» allerdings deutlich macht, daß selbst Historiker, die dem historischen Wert von Bildwerken skeptisch gegenüberstanden, durchaus bereit waren, sie als Zeugnisse zu akzeptieren, sofern sich nachweisen ließ, daß sie aus der betreffenden Zeit stammten. Da der Tep-

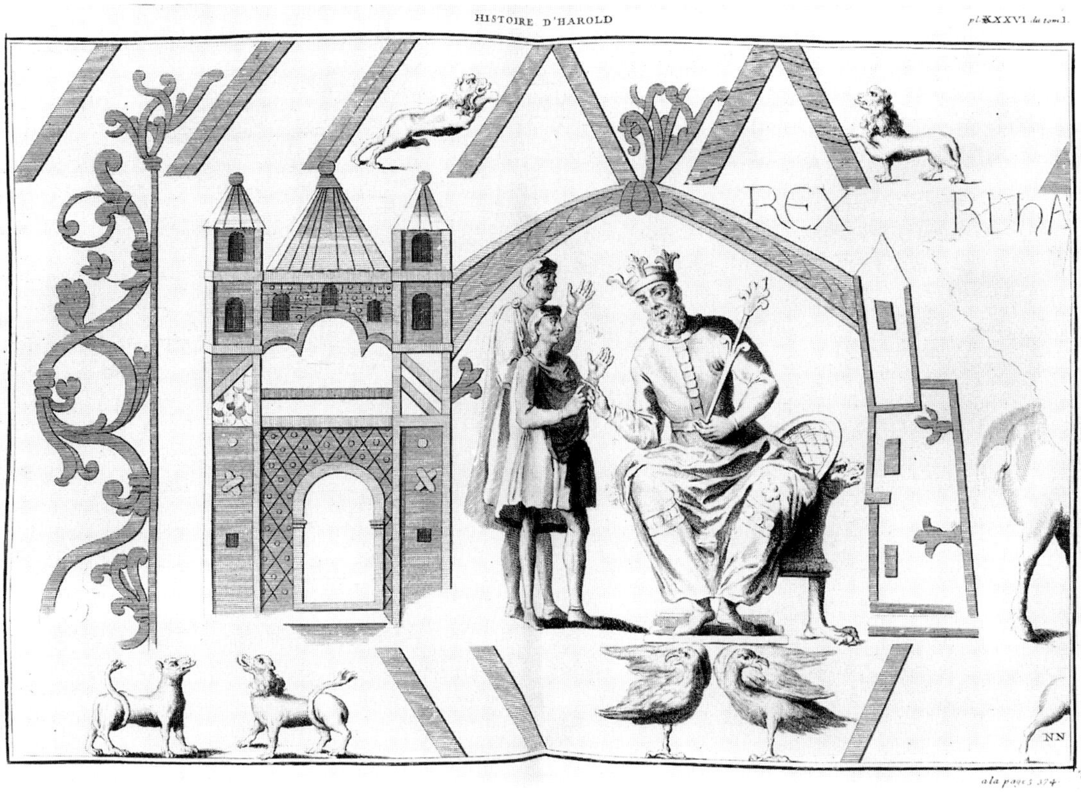

100. Bernard de Montfaucon, ‹Monumens›, Bd. 1, Paris 1729, Tafel XXXVI: Eduard der Bekenner mit Harald und einem Höfling, Reproduktion nach der für Nicolas-Joseph Foucault gemalten Kopie des Teppichs von Bayeux

pich Ereignisse zeigte, die in schriftlichen Quellen nicht vorkamen (zum Beispiel den Angriff auf Dinant), behauptete Lyttelton, der Teppich müsse sehr viel später auf der Basis einer «Vulgärüberlieferung» angefertigt worden sein und könne daher nicht als verläßlich gelten. Mit anderen Worten, dasselbe Argument, das Montfaucon angeführt hatte, um den besonderen Wert des Teppichs von Bayeux zu begründen (er biete eine Ergänzung und Bestätigung schriftlicher Zeugnisse), führt Lyttelton nun an, um dem Teppich die historische Grundlage zu entziehen. Und er buchte einen Punkt für sich, indem er einfach kühn behauptete: «Teppichweber sind schlechte Historiker; Altertumskundler begehen häufig den Fehler, solchen Entdeckungen größeres Gewicht beizumessen, als ihnen in Wirklichkeit zukommt, und genau das dürfte Montfaucon im vorliegenden Fall getan haben.»[39]

Doch erst als Napoleon den Teppich nach Paris holte, um die Begeisterung der Öffentlichkeit für eine zweite Eroberung anzustacheln, begannen Autoren auf beiden Seiten des Kanals, Datierungs- und Bedeutungsfragen tatsächlich wissenschaftlich zu diskutieren, und weder der Krieg noch die Meinungsunterschiede, die nach dem Friedensschluß wieder in den Vordergrund traten, konnten ihre höflichen, ja herzlichen Beziehungen unterbrechen.[40]

Aus ihren jahrelangen Debatten ging eines mit besonderer Deutlichkeit hervor: Sie alle akzeptierten das Argument, das seit Montfaucon unangefochten Geltung besaß und das besagte, wenn sich zeigen ließ, daß der Teppich aus der Zeit der Eroberung stammte, dann folge daraus logisch, daß die dargestellten Ereignisse als historische Wahrheit anzusehen seien; die zentrale – und fast die einzige – Frage, um die es ging, war also die Datierung. «Wir dürfen nicht vergessen», schrieb der englische Altertumsforscher Thomas Amyot im Jahre 1819,

«daß Monumente dieser Art ein Gutteil ihrer Bedeutung aus ihrem Alter beziehen und erst dann in den Rang historischer Dokumente erhoben werden, wenn die Zeit das meiste von dem hat untergehen lassen, was eher den Anspruch auf solch einen Titel erheben könnte. Wace [der Chronist aus dem 12. Jahrhundert] und seine Zeitgenossen bewunderten den Teppich wahrscheinlich aufgrund der, wie es *ihnen* schien, meisterlichen Verarbeitung, der leuchtenden Farben, der Schönheit seiner Zeichnung und der Genauigkeit seiner Darstellung: Qualitäten, die heute, sieben Jahrhunderte später, weniger lautes Lob verdienen – doch sie ließen sich kaum träumen, daß dann gelehrte Historiker dieses Werk, in dem sie selbst lediglich ein gefälliges Bild gesehen hatten, als gewichtiges Dokument zitieren würden.»[41]

Amyots Einschätzung ist äußerst interessant, denn obwohl er die Tradition akzeptierte, die den Teppich tatsächlich in die Zeit der normannischen Eroberung datierte, stellte er dennoch fest: «Es ist vielleicht typisch für die Literatur unserer Zeit, daß sie die Geschichte aus zweitrangigen Quellen erschließt – aus Balladen und Bildern statt aus gewichtigeren Aufzeichnungen. Ohne Zweifel ist dies der bessere Weg, sofern man nicht Wahrheit, sondern Vergnügen anstrebt.»[42] Und er fährt fort: «Auch wenn der Teppich von Bayeux keine erstklassige Geschichtsdarstellung gibt, so ist er vielleicht doch etwas Besseres. Er zeigt uns unverfälschte, sonst nicht überlieferte Merkmale von Kleidung und Gebräuchen der Zeit ... bei Hofe und im Feldlager – bei Vergnügungen und in der Schlacht – bei Festlichkeiten und auf dem Krankenbett.» Allerdings vermochte ein altertumskundliches Denken derart altertümlichen Stils kaum zu verhindern, daß man weiterhin versuchte, den Bericht über die Eroberung Englands in seinen heikelsten und strittigsten Punkten zu entschlüsseln. Kein englischer Historiker konnte es sich leisten, sich nicht damit zu beschäftigen, und als der verbreitete Gebrauch der Photographie zur Dokumentation des Krimkriegs und des amerikanischen Bürgerkriegs die Menschen auf den Gedanken gebracht hatte, sich auch in früheren Jahrhunderten nach ähnlichen Aufzeichnungen wichtiger Ereignisse umzusehen, untersuchte man den Teppich von Bayeux, als wäre er das Werk eines erstklassigen Kriegskorrespondenten. Edward Augustus Freeman, im 19. Jahrhundert der bedeutendste Historiker der Normannischen Eroberung, hatte, als er sich den Teppich im Jahre 1867 ansah, das Gefühl, er stehe «vor einem Werk, das jemand geschaffen hat, der die Dinge mit eigenen Augen gesehen hatte und nun an die Nachwelt weitergab»,[43] und er stützte seine berühmte Darstellung der Schlacht von Hastings auf das, was er in den Bildern des Teppichs zu entdecken glaubte.

Freeman räumte allerdings ein, die Geschichte werde «aus normannischer Sicht»[44] erzählt, auch wenn der Teppich «kaum eine der Erfindungen, Übertreibungen und Schmeicheleien der übrigen normannischen Gewährsmänner» zeige – und sein Eingeständnis, daß Bilder die Geschichte in ganz ähnlicher Weise (wenngleich vielleicht nicht im selben Maß) «verzerren» können wie schriftliche Berichte, dieses Eingeständnis (für das es nur einige wenige bescheidene Vorbilder gab) markiert einen entscheidenden Schritt in unseren Erkundungen über die Rolle von visuellen Quellen.

Dasselbe gilt für die seltenen Fälle, in denen wir bei den Untersuchungen zum Teppich von Bayeux auf das Eingeständnis stoßen, daß Gebärden und Ausdruck der dort wiedergegebenen Figuren keineswegs so leicht zu deuten seien, wie man es stets (stillschweigend) unterstellt hatte. So zeigte Amyot im Jahr 1818, daß die (ursprünglich von Lancelot ein Jahrhundert zuvor aufgestellte) Theorie, wonach die erste Szene Eduard zeige, «wie er Harald *den Auftrag* zu seiner Mission erteilt», nicht unbedingt zutreffen müsse: «Geradesogut kann man annehmen, wie Eadmer es tut, daß der König Haralds Unternehmung gestattet, aber die stärksten Zweifel hinsichtlich ihres Erfolgs äußert.»[45] Und nahezu sechzig Jahre später hatte selbst Freeman das Gefühl, es sei doch allzu kühn, von Haralds zweiter Begegnung mit dem König zu behaupten, wie ein anderer Historiker dies getan hatte, daß «Harald wie ein Schuldiger vor Eduard erscheint, seine Missetaten bekennt und um Vergebung bittet ... Ganz offensichtlich macht der König ihm heftige Vorwürfe.»[46]

2.

Die Fragen, um die es in solchen Kontroversen geht, sind – auch wenn dies nicht immer erkannt wird – von fundamentaler Bedeutung für ein Verständnis narrativer Kunst, und auf unsystematische Weise hatte man sie schon seit der Renaissance häufig diskutiert. Meist wurden die damit verbundenen Probleme von Künstlern selbst (oder von ihren Biographen) angesprochen, und da sie für Leonardo besonderes Gewicht hatten, kann es nicht überraschen, daß einer seiner glühendsten Bewunderer der erste war, der in systematischer Weise zu erfassen versuchte, wie unterschiedliche Emotionen oder Gedanken, Leidenschaften oder Charaktere durch unterschiedliche Körperhaltungen dargestellt werden sollten. Der diesem Thema gewidmete Abschnitt in dem 1584 erschienenen, langatmig theoretischen und nicht illustrierten ‹Trattato dell'Arte della Pittura› des Mailänder Künstlers Giovanni Paolo Lomazzo, der damals bereits seit vierzehn Jahren erblindet war, ist ausgesprochen pedantisch und phantasielos. Kluge, besonnene Gestalten, so erklärt er, dürften nicht mit wildbewegten Armen und Beinen dargestellt werden, vielmehr müsse man solche Menschen wie die antiken Philosophen und die Priester des Polidoro da Caravaggio mit ernstem Gesichtsausdruck zeigen, in der Hand ein Buch, die Finger in den Bart versenkt; Schmerz sei durch einen verrenkten Körper, zusammengepreßte Lippen und hochgezogene Augenbrauen anzuzeigen; die Gliedmaßen von Toten sollten im Zustand vollkommener Erschlaffung gezeichnet werden wie Christus in Daniele da Volterras ‹Grablegung› und nicht so voller Spannkraft, als könnten sie den Körper noch tragen, usw.[47]

Doch alle, die sich mit den Ausdrucksmöglichkeiten von Malerei befaßten, hatten schon lange erkannt, daß sich Mehrdeutigkeit trotz solcher Anweisungen nur schwer vermeiden ließ. In einer berühmten Passage seiner Abhandlung ‹Della Pittura› fragte Leon Battista Alberti: «Wer wollte glauben – es sei denn, er hätte es selbst versucht –, daß es so schwierig ist, lachende Gesichter so zu zeichnen, daß sie froh erscheinen und nicht etwa weinend?»[48] Sehr viel später vermerkte Vasari, daß die Mitglieder der Signoria von Bologna sich unschlüssig waren, ob Michelangelos Statue Julius II., die sich in ihrer Stadt befand, den Segen spendenden oder den Flüche schleudernden Papst zeigte,[49] und selbst Lomazzo erkannte, daß es unmöglich sei, zwischen den Bewegungen eines Irren und denen eines Tänzers zu unterscheiden, wenn man zu weit entfernt sei, um noch die Musik zu hören.[50] Im 18. Jahrhundert hob Sir Joshua Reynolds die Diskussion auf eine neue Ebene, indem er aufzeigte, daß Baccio Bandinelli in seiner ‹Kreuzabnahme› auf eine antike Bacchantin zurückgegriffen hatte, die ursprünglich «eine leidenschaftliche, wilde Freude zum Ausdruck bringen sollte», nun aber eine der Marien in «schmerzvoller Trauer» darstellte, und Reynolds erläuterte hierzu: «Die Extreme gegensätzlicher Gefühle werden durch nahezu dieselbe Handlung ausdrückt.»[51]

Fragen dieser Art waren für Künstler im allgemeinen sehr wichtig, für die Deutung von Kunstwerken jedoch kaum von Belang, denn in aller Regel wurde aus dem Kontext klar, ob eine Figur lachend oder weinend, segnend oder verfluchend, freudig oder in Trauer dargestellt war. Wo jedoch Stil und Thema unbekannt waren, wie bei einigen Bildern, die man in den Katakomben gefunden hatte, oder wie beim Teppich von Bayeux, da ließen sich die Unsicherheiten nicht so leicht beheben.

Eine gewisse Anleitung mochte das Studium der Illustrationen zu verschiedenen Abhandlungen über Gestik und Ausdruck bieten, die um die Mitte des 17. Jahrhunderts aufkamen, doch diese Werke verdankten sich meist dem Interesse an Rhetorik und Schauspiel, während ihnen jegliches Interesse an den Konventionen fehlte, die für die narrative Kunst galten. So findet sich in John Bulwers ‹Chirologia or the Natural Language of the Hand› (Abb. 101) und in seiner ‹Chironomia or the Art of Manual Rhetoric› (Abb. 102), die beide 1644 in London herauskamen, kein einziger direkter Hinweis auf Malerei oder Bildhauerkunst; doch die Bände enthalten einige wenige Tafeln mit jeweils vierundzwanzig kleinen Abbildungen, auf denen gezeigt wird, welche unterschiedlichen Bedeutungen sich durch geringe Unterschiede in der Bewegung einer ausgestreckten Hand ausdrücken lassen – Ironie, Unsicherheit, Zustimmung und so weiter. Bulwer war Arzt, und er war versessen darauf, eine Zeichensprache zu erfinden, mit der sich Taubstumme verständigen konnten. Wie die Untertitel der beiden gleichzeitig erschienenen Werke verdeutlichen, verfolgten sie verschiedene, aber eng miteinander zusammenhängende Absichten. In der ‹Chirologia› analysierte er Gebärden, die er für vollkommen spontan hielt und die sich unserer Kontrolle entzögen. So führte er aus, es sei «in der alltäglichen Praxis und Unterhaltung von jeher verbreitet gewesen, sich mit den Händen auf die Schenkel zu schlagen, und diese Gebärde ist so tief im Verhalten der Menschen verwurzelt, daß es ganz vergeblich wäre, wollte man einen *zornigen* und *von seinem Kummer überwältigten* Mann davon überzeugen, er solle seine Hände von dieser Gewohnheit abhalten.»[52]

In der ‹Chironomia› dagegen befaßte sich Bulwer hauptsächlich mit den konventionellen oder gebräuchlichen Gebärden, mit denen wir andere zu überzeugen versuchen; doch wie die antiken Autoren, auf die er sich ständig beruft, betont er, daß auch diese Gebärden am wirkungsvollsten seien, wenn sie «eine gewisse Ähnlichkeit mit der Wahrheit der Natur» besäßen.[53] Als Beispiel führt er an, der Grund, weshalb das «Vorstrecken und Schwenken des Mittelfingers dazu diene, *faule, verweichlichte und notorisch lasterhafte Menschen* zu *brandmarken* und *anzuklagen*», liege darin, daß «dieses Tun einen Hauptpunkt in der Rhetorik darstellt, aber auch in der Natur gründet; denn dieser Finger befindet sich, wie manche Kritiker der Chironomie [sagen], we-

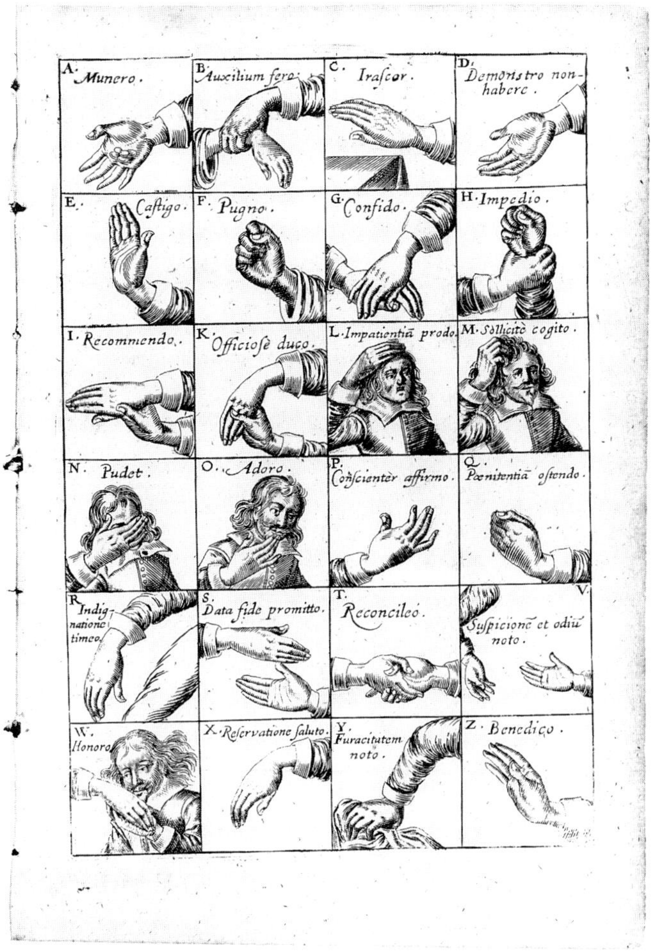

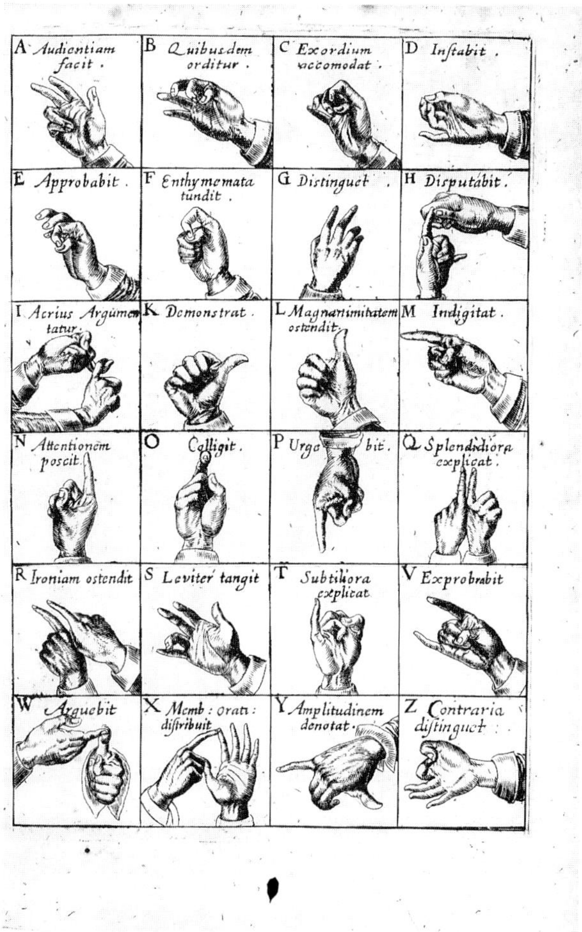

101. John Bulwer, ‹Chirologia›, London 1644, gegenüber S. 9: Beispiele von Gesten zur Illustration der ‹natürlichen Sprache der Hand›

102. John Bulwer, ‹Chironomia›, London 1644, gegenüber S. 150: Beispiele von Gesten zur Illustration der ‹Kunst der manuellen Rhetorik›

gen seiner Faulheit und Tatenlosigkeit in der Mitte, da er des Schutzes der benachbarten *Finger* zu bedürfen scheint; und da er länger als die übrigen ist, wobei Länge und Faulheit gewöhnlich miteinander einhergehen, kann man mit seiner Hilfe auf drastischere Weise die notorische Lasterhaftigkeit von Menschen zum Ausdruck bringen, die andere an Verworfenheit geradeso übertreffen, wie dieser nutzlose Finger die übrigen an Länge.»[54]

Aus ihren Forschungen schlossen Bulwer und zahlreiche andere zeitgenössische Autoren, daß es tatsächlich eine Universalsprache der Gebärden und des Ausdrucks gab (die auf den natürlichen Ausdrucksformen basierte, aber notwendigerweise stärker stilisiert und schematisiert war) und daß man sie entschlüsseln konnte; dieses Thema, das im 18. und 19. Jahrhundert bei den verschiedensten Theoretikern auf größtes Interesse stieß, ist bis heute noch nicht abgeschlossen.[55] Offensichtlich waren diese Fragen für

Künstler von besonderer Bedeutung, und ob nun Charles Lebrun in seiner Vorlesung über Physiognomie und den zugehörigen, äußerst einflußreichen Zeichnungen auf sie hinweisen wollte oder nicht, so zog man unter anderem doch diesen Schluß daraus.

Gegen Ende des 17. Jahrhunderts stoßen wir zum ersten Mal auf Anzeichen dafür, daß Kritiker und Altertumskundler sich der Bedeutung solcher Fragen für die Interpretation der älteren Kunst bewußt wurden. Filippo Buonarroti erwog 1698 offenbar die Möglichkeit, ein Repertoire der verschiedenen Gesten zu erstellen, um mit dessen Hilfe die Bedeutung einiger Medaillons in der Sammlung des Kardinals Carpegna zu entschlüsseln. So meinte er etwa, «die Pose, bei der man den Fuß auf einen Sockel oder Felsblock aufsetzt, den Ellbogen auf die Knie stützt und das Kinn in die Hand legt, wurde von den Alten anscheinend zur Darstellung eines Menschen benutzt, der einem anderen aufmerksam zuhört oder zusieht».[56]

Die Künstler allerdings waren sich der Schwierigkeiten durchaus bewußt, die sich aus einem solchen Vorgehen ergaben; das zeigt sich etwa in den äußerst interessanten Abschnitten, die ‹Het Groot Schilderboek› des holländischen Malers Gerard de Lairesse diesen Fragen widmet; er hatte die Arbeit daran nach seiner Erblindung im Jahre 1690 begonnen (dasselbe Leiden hatte hundert Jahre zuvor auch Lomazzo zu seiner Abhandlung veranlaßt),[57] und das Buch erschien 1707, vier Jahre vor seinem Tod. Lairesse glaubte, unsere Gefühle und unsere Persönlichkeit fänden ihren klar erkennbaren Ausdruck in unseren Körperbewegungen, daher sei es für einen guten Maler besonders wichtig, diese Bewegungen so verständlich wie möglich wiederzugeben. Unter den Stichen, die nach seinen Zeichnungen für das Buch angefertigt wurden, ist auch einer, der verblüffende Ähnlichkeit mit solchen Illustrationen besitzt, wie man sie in An-

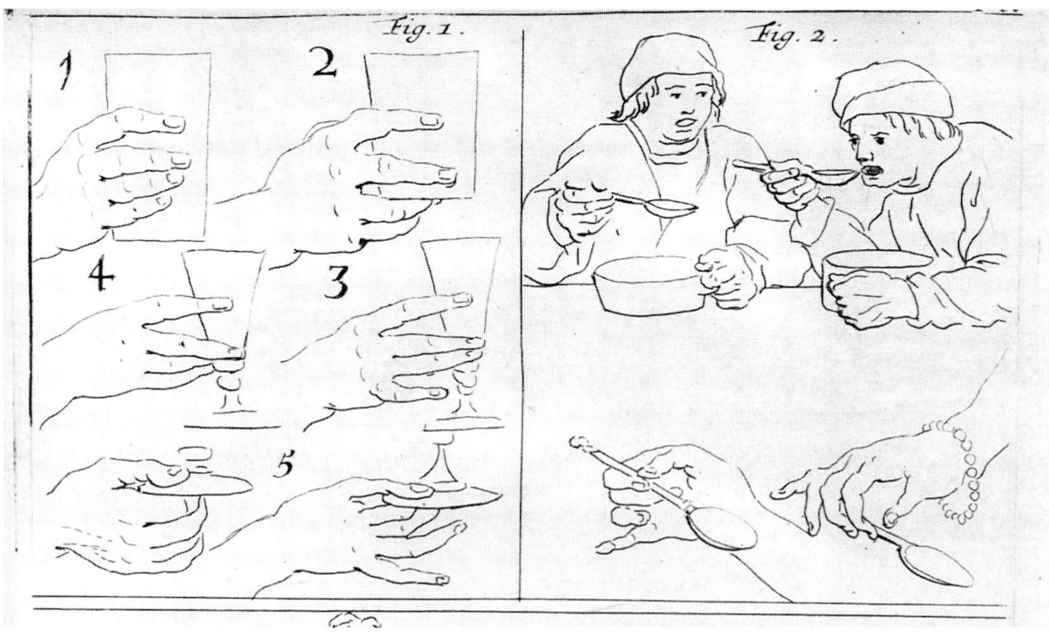

103. Gerard de Lairesse, ‹Het Groot Schilderboek›, Amsterdam 1707: Beispiele, wie unterschiedliche gesellschaftliche Stellungen in Handhaltungen zum Ausdruck kommen.

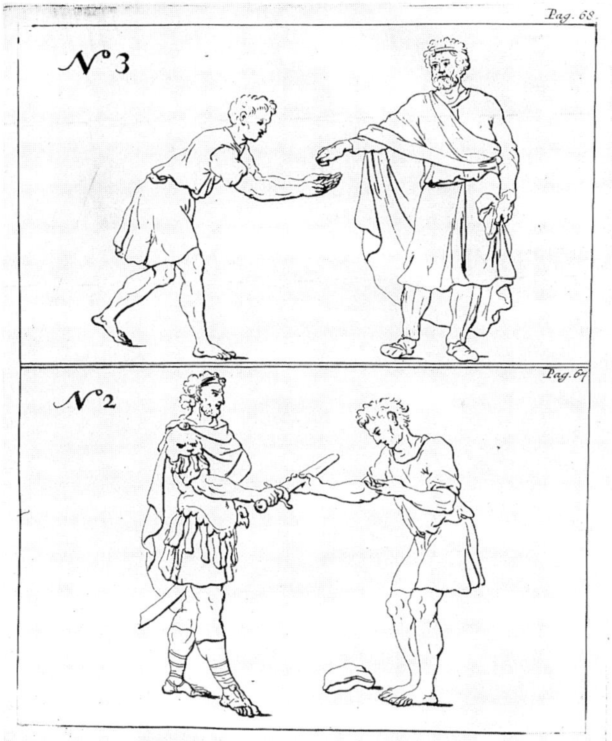

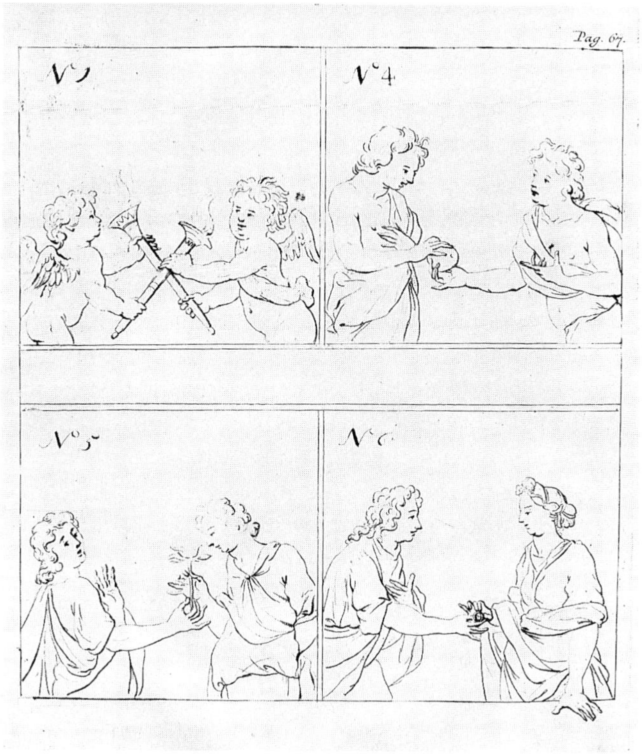

104. Gerard de Lairesse, ‹Het Groot Schilderboek›, Amsterdam 1707: Illustrationen zu ‹Freigebigkeit› (Nr. 3) und ‹Freiwillige Unterwerfung› (Nr. 2)

105. Gerard de Lairesse, ‹Het Groot Schilderboek›, Amsterdam 1707: Die Illustrationen 4, 5 und 6 zeigen unterschiedliche Arten des Gebens.

standsbüchern findet. Mehrere Hände halten jeweils auf unterschiedliche Weise ein Glas und enthüllen so den gesellschaftlichen Status der betreffenden Person (Abb. 103).[58] Dennoch betont Lairesse immer wieder, wie schwierig es sei, die Bedeutung einer Handlung allein durch Gebärden anzuzeigen, wie auch die schematischen Zeichnungen sehr eindrucksvoll beweisen, die seinen Text begleiten. Die Gegenüberstellung einer Zeichnung mit dem Titel ‹Freiwillige Unterwerfung› (auf der ein kleinmütiger Feigling sein Schwert einem Tapferen aushändigt) und einer zweiten mit dem Titel ‹Freigebigkeit› (auf der ein gutgestellter Mann einem Armen eine Handvoll Geld gibt und dieser «das Geschenk freudig entgegennimmt, mit aufgerissenen Augen und offenem Mund, als sagte er: Oho!») – diese Gegenüberstellung zeigt, wie ähnlich die Gebärden der beiden Figuren in den dargestellten Szenen sind (Abb. 104), auch wenn Lairesse sich darüber nicht weiter ausläßt.[59] Jedoch vergleicht er explizit drei andere Illustrationen, in denen es um den Akt des Gebens geht (Abb. 105).[60] Auf dem ersten Bild reicht ein Jüngling einem anderen einen Apfel, auf dem zweiten schenkt ein junger Mann seinem Freund eine schöne Blume, auf dem dritten gibt ein Mann einer Jungfrau einen Ring als Unterpfand der Treue oder der Freundschaft. Lairesse führt aus: «Wie die Gaben in allen Beispielen andere sind, so sind auch die Gefühle beim Geben und beim Nehmen vielfach sehr verschieden», doch «ob es nun in aller *Aufrichtigkeit* geschieht oder aus *Heuchelei* oder aus Gründen des *Anstands, die Bewegungen unterscheiden sich nur sehr wenig voneinander*». Deshalb könne der Künstler sämtliche Zweifel und Unsicherheiten nur «durch den Rückgriff auf emblematische Figuren» beseitigen, «welche die Bedeutung klären und Heuchelei, Falschheit, Betrug usw. durch geeignete Bilder, Tiere oder symbolische Zeichen zum Ausdruck bringen».

Lairesse empfand große Bewunderung für Lebrun,[61] und in seinem Buch trifft er die bemerkenswerte Feststellung (die allerdings bei seinen Lesern offenbar kaum Aufmerksamkeit erregte), daß die Künstler der Antike «sich in der Physiognomie bestens auskannten»; daher sei anzunehmen, daß es ihnen bei den Porträts der zwölf römischen Kaiser sehr viel mehr um deren «innere Eigenschaften als um die äußere Erscheinung» ging, weshalb es denn auch höchst unwahrscheinlich sei, daß diese Bildnisse die Gesichtszüge der Porträtierten genau wiedergäben.[62]

Auf direktem oder indirektem Wege gingen viele der von Lairesse angesprochenen Fragen in die kunsttheoretische Literatur des frühen 18. Jahrhunderts ein, und bald stellte sich heraus, daß einige davon bedeutsame Implikationen für die Interpretation von Bildwerken enthielten. In den zwanziger und dreißiger Jahren des 18. Jahrhunderts betonten Autoren sowohl in England als auch in Frankreich, wie schwierig es für einen Maler oder Bildhauer sei, die Bedeutung des Gesichtsausdrucks und der Tätigkeit zu vermitteln, wenn der Betrachter nicht schon aus seiner Kenntnis des dargestellten Sujets wisse, was er zu erwarten habe. Der Abbé du Bos verwandte besondere Mühe darauf, die emotionalen Konflikte in all ihren Feinheiten aufzuzeigen, die in den Zügen antiker Statuen dargestellt waren, sofern er deren Identität für gesichert hielt,[63] und er meinte, wenn Maler verstanden werden wollten, sollten sie nur bekannte Geschichten auswählen; er lobte sogar die Künstler des Mittelalters trotz ihres schlechten «gotischen» Geschmacks, weil sie den dargestellten Personen gerne Worte beigaben, die aus dem Mund der Figuren kamen. In einem Abschnitt, den auch Lessing gelesen hat, demonstrierte er, wie unterschiedlich die Mittel sind, deren sich Maler und Dichter bedienen, und erörterte, was Poussin in seinem berühmten Gemälde ‹Der Tod des Germanicus› (Abb. 106) gerade nicht zu zeigen vermocht hatte.[64]

Jonathan Richardson, der häufig an Beispielen erklärte, wie die alten Meister «zu lesen» seien, stellte anhand desselben Bildes fest: «Hier haben wir eines unter tausend anderen Beispielen für die Notwendigkeit, die Begebenheit zu kennen; erst dann vermag der Künstler die Vorstellungskraft über die Möglichkeiten des Historikers hinaus zu erweitern; anderenfalls wird er scheitern oder unverständlich bleiben. Denn da *Germanicus* auf *Agrippina* und die Kinder zeigt, und zwar eher besorgt als zornig, wird jemand, der sich nicht genau an die Geschichte erinnert, gewiß denken, er wolle, daß seine Freunde sich nach seinem Tod um sie kümmerten – was nicht nur ein Fehlschluß, sondern auch ein gemeiner Gedanke ist, der das Bild herabwürdigt.» In Wirklichkeit «hat *Poussin* jenen Augenblick ausgewählt, da Germanicus seine Freunde im Angesicht der Agrippina und der Kinder anfleht, das Volk zu Mitgefühl und Rache anzustacheln».[65]

Doch zur selben Zeit, als du Bos und Richardson auf die Gefahr der Mehrdeutigkeit hinwiesen, die der Wahl eines unbekannten Sujets innewohnt, begann Hogarth mit seinen Gemälden und den Stichfolgen der *«modern moral subjects»*, für die es keinerlei schriftliche Quellen gab, diese Thesen in Frage zu stellen. Die Geschichten, die seine

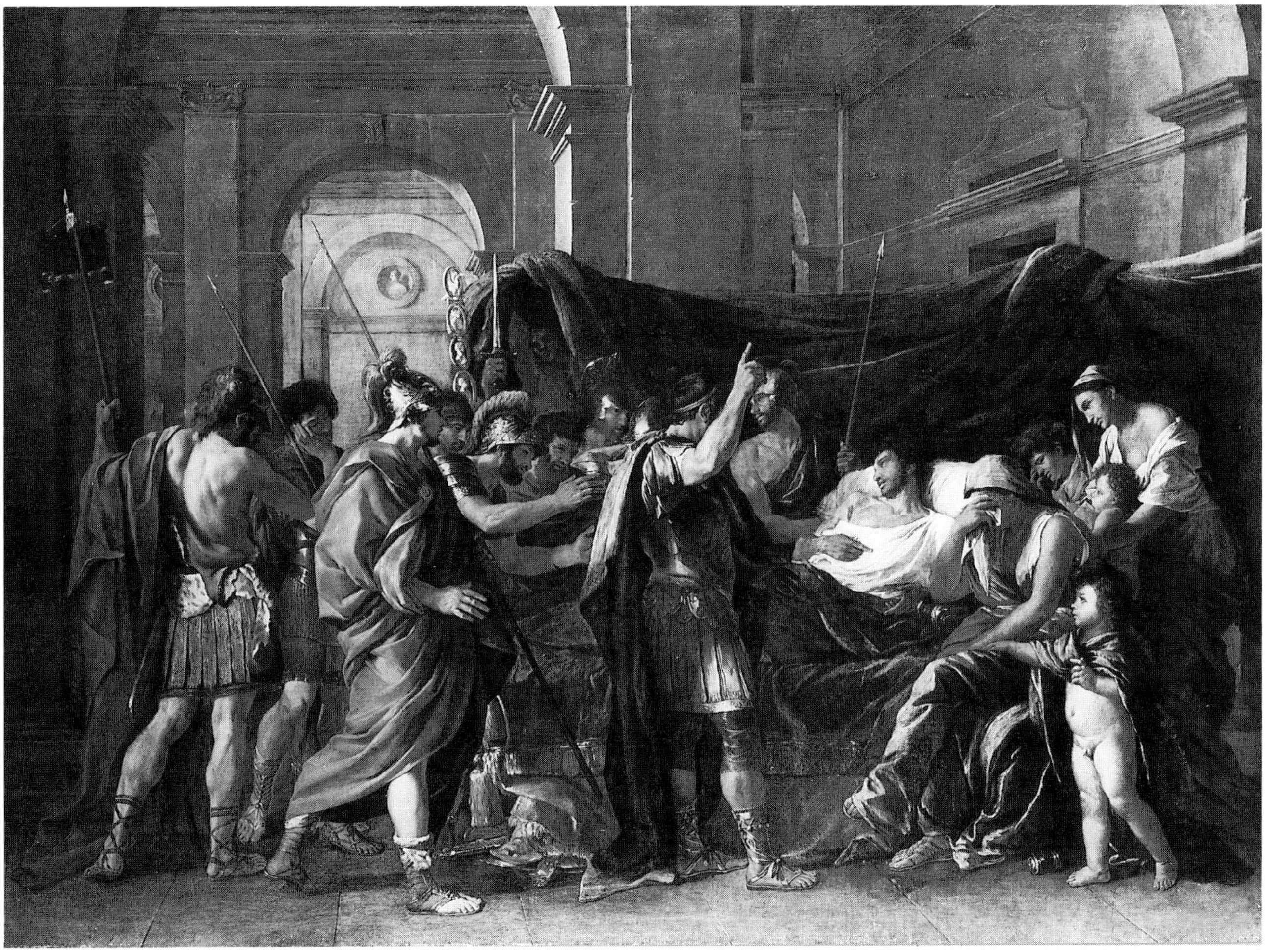

106. Nicolas Poussin, Der Tod des Germanicus, Minneapolis, Institute of Arts

Bilder erzählten, waren weitaus komplexer als die seit langem geläufigen genrehaften Darstellungen betrügerischer Wahrsagerinnen oder geldgieriger Kupplerinnen. Folglich waren sie dem Publikum auch weit weniger verständlich als eine Episode, die Poussin aus Tacitus entlehnt hatte. Obwohl Hogarth alle erdenklichen Verfahren probierte, um seine Geschichten zu verdeutlichen – darunter auch die von Lairesse empfohlenen «hieroglyphenartigen Figuren» – und obwohl Horace Walpole meinte, sie seien tatsächlich immer verständlich,[66] dauerte es gar nicht lange, bis man zumindest einige seiner Stiche zur Klärung ihrer Bedeutung einer weitaus genaueren Prüfung unterzog, als man es mit dem Teppich von Bayeux je getan hatte. Und als Georg Christoph Lichtenberg in den achtziger und neunziger Jahren des 18. Jahrhunderts seine Kommentare zu den Hogarthschen Stichen schrieb, mußte er feststellen, daß es zu einer der Szenen aus dem Zyklus ‹Marriage à la Mode› (der zwei Jahre nach Lichtenbergs Geburt entstanden war, Abb. 107) nicht weniger als fünf verschiedene Deutungen gab.[67]

Lichtenberg gehörte zu den schärfsten Kritikern der neuen physiognomischen

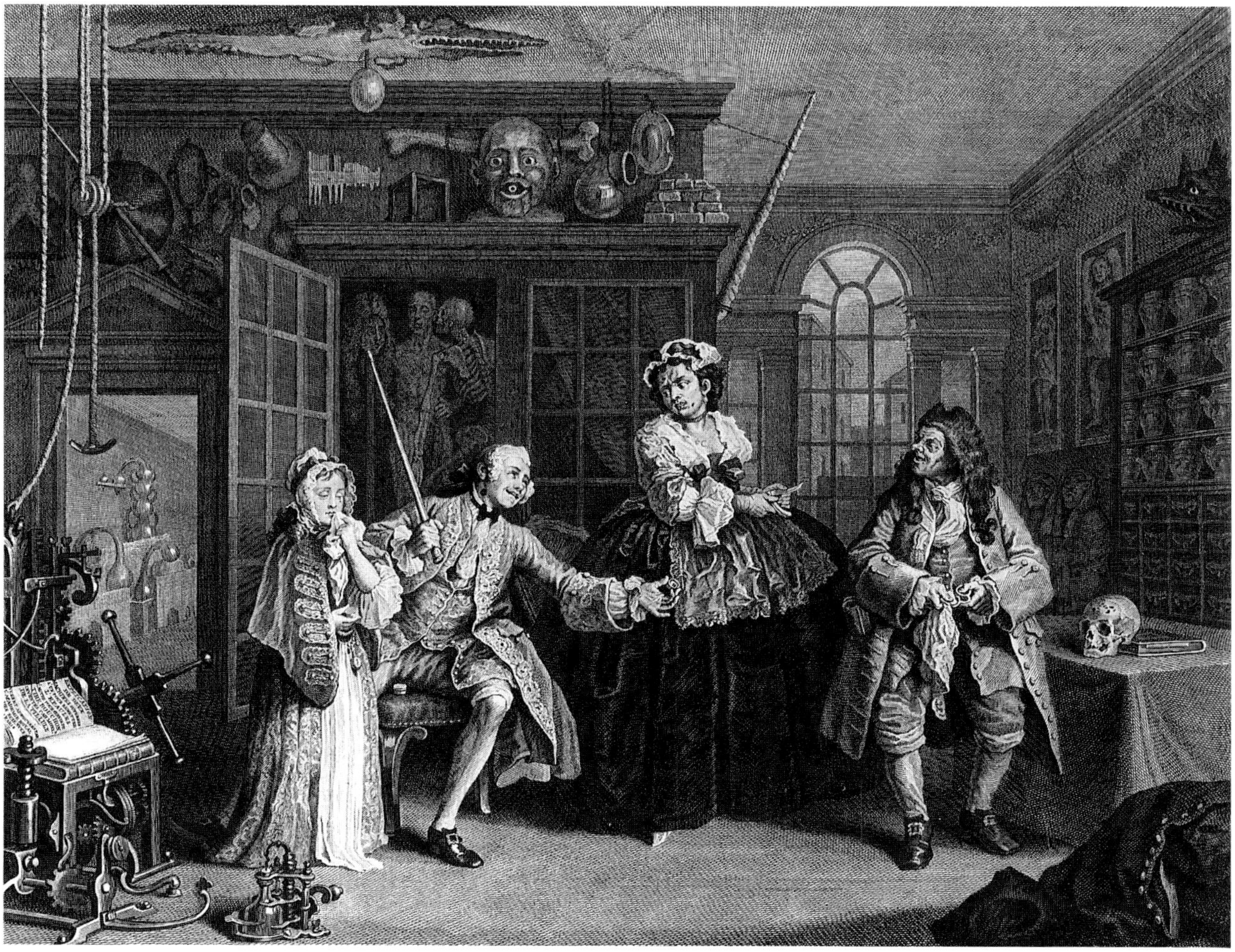

107. William Hogarth, Marriage à la Mode: Besuch beim Arzt

«Wissenschaft», die damals gerade von dem Schweizer Geistlichen Johann Kaspar Lavater propagiert wurde und die das entscheidende Instrumentarium zur Lösung jener Probleme bereitzustellen schien, die Hogarths Stiche und zahllose andere erzählende Darstellungen unbekannten Inhalts aufwarfen. Zwar widmete der weitschweifige und sich ständig wiederholende Lavater der Erörterung von Posen, Gebärden und Bewegungen nur wenig Raum – doch wenn die Gesichtszüge eines Menschen (wie er in zahllosen Illustrationen zu zeigen versuchte) einen verläßlichen und leicht zu entschlüsselnden Zugang zu seinen wesentlichen Charaktermerkmalen und Emotionen, aber auch zu seinen flüchtigeren Bestrebungen und Gemütszuständen boten, dann mußte dies jene Mehrdeutigkeiten, die zwar Montfaucon nicht gestört, wohl aber Lichtenberg verwirrt hatten, erheblich verringern und verkleinern.

Als Lavater 1801 starb, schrieb eine englische Zeitung, er sei «viele Jahre lang der berühmteste Mann Europas» gewesen, und eine andere vermerkte: «Es gab Zeiten, da hätte man keinen Diener eingestellt, ohne zuvor Lavaters Beschreibungen und Stiche konsultiert und *sorgfältig* mit den Gesichtszügen des jungen Mannes oder der jungen Frau verglichen zu haben.»[68] Noch zu seinen Lebzeiten erschienen Dutzende von Ausgaben seiner ‹Physiognomischen Fragmente zur Beförderung der Menschenkenntnis ...› in allen wichtigen europäischen Sprachen,[69] viele davon mit außergewöhnlich prächtigen, geistvollen und bezaubernden Illustrationen ausgestattet (so etwa die vierbändige Ausgabe, die 1775 bis 1778 in Leipzig und Winterthur erschien,[70] oder die französische Fassung, die zwischen 1781 und 1803 in Den Haag herauskam[71]). Sein Ruhm überdauerte ihn, und die Zahl seiner Anhänger war beträchtlich.

Dennoch enthüllt der überladene, dogmatische und dabei oft defensive Stil seiner Prosa, wie gewichtig und aufschlußreich die Einwände gegen seine Theorien waren, deren Neuartigkeit weniger auf ihrer Substanz als auf ihrer Detailliertheit und ihrem Anspruch beruhte. Wie viele seiner Vorgänger benutzte Lavater gerne Bilder um aufzuzeigen, was er aus anderen Quellen bereits wußte: Ciceros Gesichtszüge verraten «Klugheit und Klarsicht», die Cäsars zeigen ihm, daß dieser unternehmenslustig war, und so weiter.[72] Wenn Porträts im Widerspruch zur Persönlichkeit standen, wie bei Sokrates, der gleichermaßen weise und häßlich war, griff Lavater zu Ausflüchten[73] – fast möchte man sagen, er wurde jesuitisch, hatte er doch in der Physiognomie des Ignatius von Loyola jenen «Geist der Heuchelei und der Intrigue» entdeckt, «den man dem Begründer und sämtlichen Mitgliedern des Jesuitenordens von jeher zum Vorwurf gemacht hat».[74] Zeitgenössische Leser verschiedener Ausgaben seines Buches hätten rasch bemerken können, wie unredlich er zuweilen war. So mochte er bei Gelegenheit behaupten, er stütze sich auf ein unbekanntes Porträt, um den Charakter eines unbekannten Menschen zu ergründen, obwohl er dasselbe Porträt zuvor an anderem Ort unter seinem richtigen Namen bereits publiziert hatte.[75] Und als er bei der Diskussion einer Abbildung, die er von Rubens übernommen hatte und die eine der bekanntesten, aus der Antike überkommenen Porträttypen wiedergibt, mit entwaffnender und geradezu herausfordernder Selbstsicherheit verkündet, «dieser Kopf kann unmöglich der des Seneca sein, wenn er denn der Autor jener Werke ist, die seinen Namen tragen»,[76] da verschweigt er, daß Winckelmann schon viele Jahre zuvor gleichfalls Zweifel an dieser Identifizierung geäußert hatte – wenn auch aus anderen Gründen. Lavater hielt sogar bis zu einem gewissen Grad an der Überzeugung fest, man könne die menschliche Persönlichkeit aus dem Vergleich mit der äußeren Erscheinung eines Tieres ergründen; allerdings macht er della Porta den Vorwurf, er habe solche Übereinstimmungen zuweilen übertrieben, und zieht es selbst vor, die Schädel oder Knochen von Elefanten, Affen, Löwen und Pferden im Blick auf deren eigene Natur und ohne Bezug zum Menschen zu untersuchen.[77]

Trotz dieser und mancher anderen Beschränkungen dürfte Lavaters Einfluß auf Altertumskundler und Historiker ebenso gewaltig gewesen sein wie auf Haushaltsvorstände, die nach verläßlichem Dienstpersonal Ausschau hielten. Zweifel über den Wert von Porträts für den Historiker – wie sie Gibbon einige Jahre zuvor im Medaillenkabinett in Modena gekommen waren (davon wird noch die Rede sein) – wurden nun beiseitegefegt; und es wurde jetzt Allgemeingut, Büsten und Gemälde im Blick auf die Informationen zu «lesen», die sie über den Charakter und damit über weiterreichende Aspekte der Geschichte zu bieten vermochten. Die Länge der Nase, die Höhe der Stirn, Breite und Wölbung der Augenbrauen, die Form der Hände, all das und manches andere konnte nun als Beleg dienen. Große Porträtisten lobte man wegen ihrer

Verläßlichkeit – Mignard und Rigaud zum Beispiel hielt man in dieser Hinsicht für vertrauenswürdiger als van Dyck, der sich mehr für «das Ganze und den Geist der Physiognomie als für die Details» interessierte.[78] Vor allem in der Haager Prachtausgabe sind die von Chodowiecki und anderen Künstlern stammenden Illustrationen häufig so ausdrucksstark, daß sie damals sehr überzeugend waren und dies sogar heute noch sind, selbst wenn es um einen so komplexen Ausdruck wie den einer Frau geht, die «aufmerksam, aber ohne Interesse» zuhört.[79] Das Beobachtungsvermögen des Lesers wird beständig herausgefordert oder auf die Probe gestellt. Wieviel kann man aus diesem Porträt, dieser Karikatur oder dieser Silhouette eines unbekannten Menschen erfahren? Welche Unterschiede bestehen zwischen diesen verschiedenen Porträts der römischen Kaiser oder jenen Miltons, Newtons oder Lockes? Wie können wir sagen, dies sei der Kopf eines Menschen, der zwar talentiert, aber ohne Tiefe ist, oder eines anderen, der zwar lustig sein, aber keine tiefe Freude empfinden könne?[80] Wie lassen sich die Haltungen und Charaktere bestimmen, die in den kleinen, auf den folgenden Seiten abgebildeten Genreszenen dargestellt sind (Abb. 108, 109, 110, 111)?[81]

Sollten die ‹Physiognomischen Fragmente› in erster Linie zwar dazu dienen, «das Wissen um den Menschen und die Liebe zu ihm zu befördern», so waren sie, wie wir gesehen haben, natürlich auch für all jene von Interesse, die sich mit der Entschlüsselung von Bildwerken der Vergangenheit beschäftigten. Doch erst mehr als eine Generation nach der Erstausgabe der ‹Fragmente› führten weitere Forschungen auf einem wenig erkundeten und schwierigen Gebiet der antiken Kunst zur Veröffentlichung eines Buches, das teilweise tatsächlich von «Lavaters großem Werk»[82] inspiriert war, das aber vor allem «die Falten aus dem Antlitz der Antike tilgen»[83] und die Archäologen in die Lage versetzen sollte, die Bilder, auf die sie stießen, zu verstehen.

Von den Darstellungen auf griechischen (oder, wie man gelegentlich glaubte, etruskischen) Vasen konnte man nicht länger behaupten, es handele sich um Szenen aus der antiken Geschichte, nachdem Winckelmann und seine Nachfolger so phantasievolle Benennungen von Skulpturen und Medaillen wie ‹Faustina und der Gladiator› der Lächerlichkeit preisgegeben hatten. Doch obwohl es inzwischen keinem Zweifel mehr unterlag, daß der Mythos eine überragende Rolle in der antiken Bildwelt spielte, widersetzten sich viele Darstellungen auf jüngst ausgegrabenen Vasen einer Deutung. Diese Darstellungen hatte der Kanonikus Andrea de Jorio vor Augen, als er 1832 sein großes Werk ‹La mimica degli antichi investigata nel gestire napolitano› veröffentlichte.

Andrea de Jorio wurde 1769 als Sproß einer angesehenen Familie auf der Insel Procida geboren, und als sein Vater zwölf Jahre später starb, sorgte ein Onkel dafür, daß er eine erfolgreiche kirchliche Laufbahn beginnen konnte.[84] Im Jahr 1810 – damals war Murat noch König von Neapel – wurde er zum Aufseher über das öffentliche Schul-

108. Jean Gaspard Lavater, ‹Essai sur la Physiognomie›, Bd. III, Den Haag 1786, S. 194: *«Laquelle de ces deux attitudes préférez-vous? laqeulle trouvez-vous la plus décente, la plus noble, la plus digne d'un caractère mâle et résolu, la plus propre à vous inspirer de l'intérêt et de la confiance?»*

109. Jean Gaspard Lavater, ‹Essai sur la Physiognomie›, Bd. III, Den Haag 1786, Oxford, Bodleian Library, 165593, c. 3, Bd. III, S. 191: *«Deux femmes qui ont toute la faiblesse de leur sexe. La première a l'air d'être aux écoutes, ou plutôt de s'être égarée dans quelque rêverie; la seconde est nonchalamment assise, pour se délasser à son aise ...»*

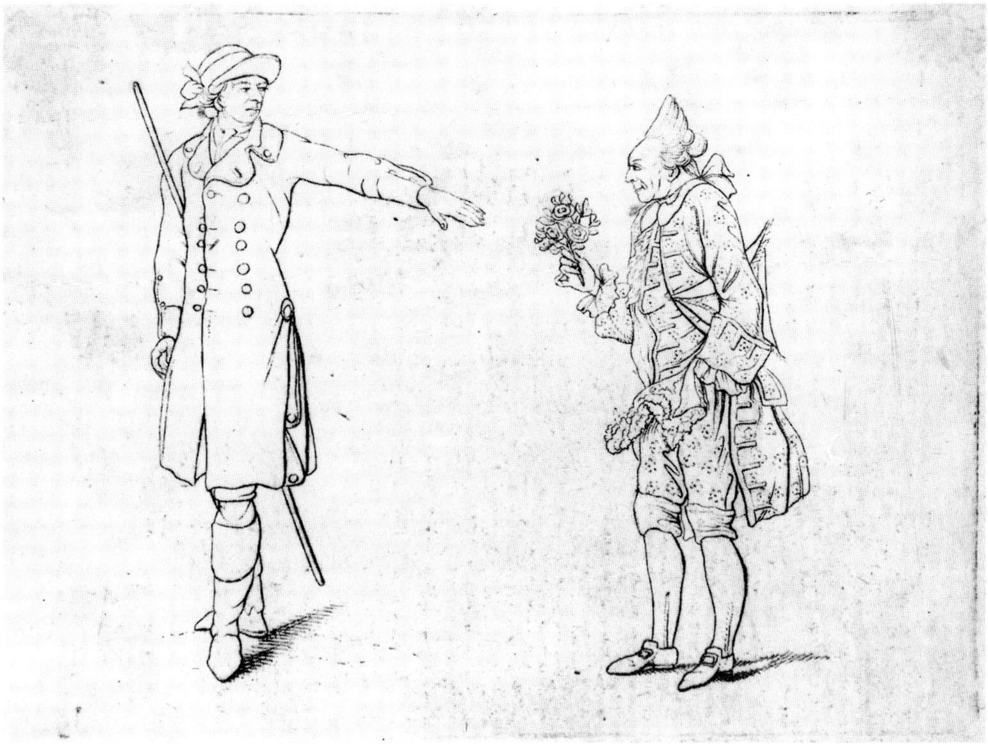

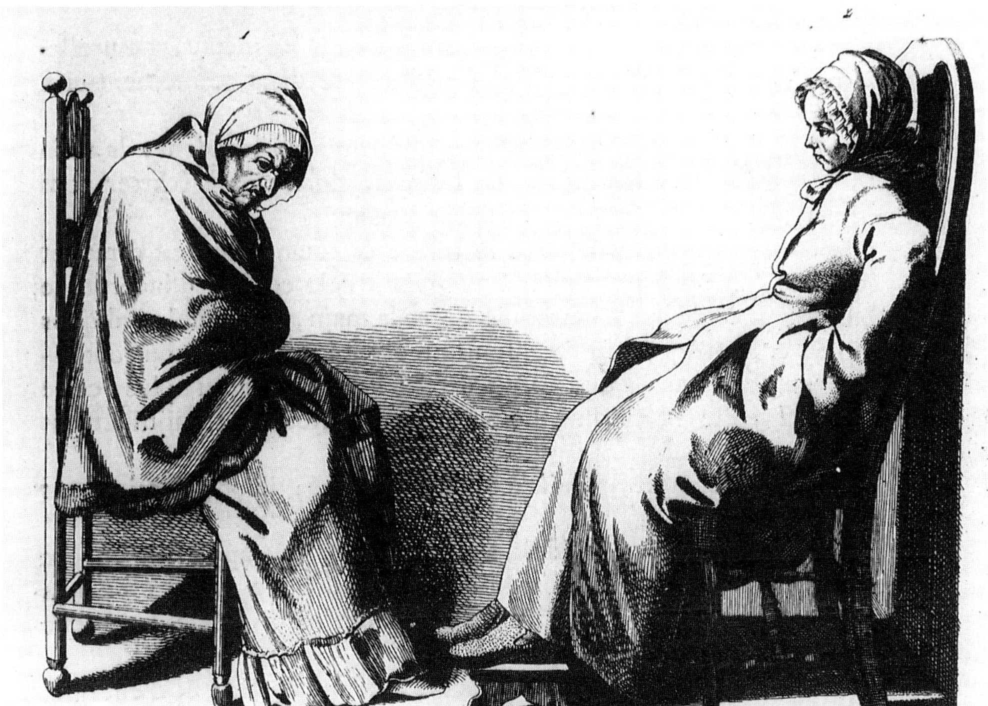
D. Chodowiecki del.
Schellenberg. fec.

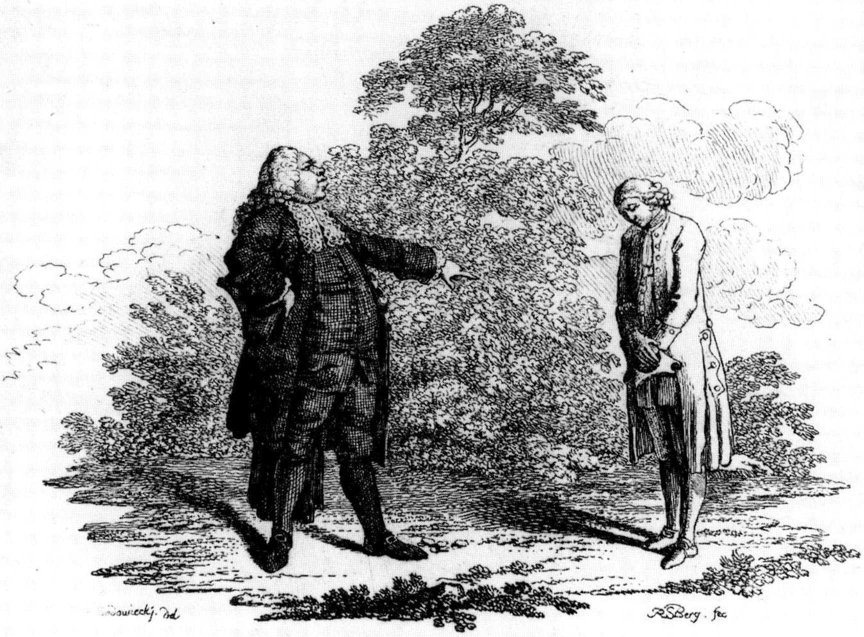

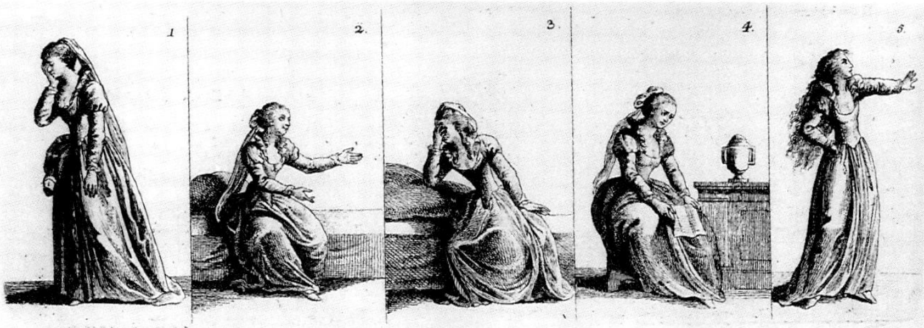

Cinq attitudes de la même perſonne, repréſentée dans des ſituations différentes. La 1re de ces figures retrace avec beaucoup de vérité le caractère de l'*affliction*. Le *deſir* eſt encore parfaitement bien exprimé dans la 2de; mais il y auroit quelque choſe à redire au port de la main droite. La *triſteſſe* de la 3e paroît être *raiſonnée*. La 4e eſt une image fidelle de cet abandon, de cet oubli de ſoi-même, que produiſent les grandes émotions. La 5e eſt preſqu'entièrement *théatrale*: elle rappelle une Actrice qui s'occupe trop des ſpectateurs, elle s'écarte de la nature, elle n'a plus rien de cette eſpèce d'*aiſance* qui doit ſe conſerver juſques dans les affections les plus violentes. Jettez un regard de comparaiſon ſur la vignette ci-deſſous; le deuil de cette femme vous touchera bien davantage.

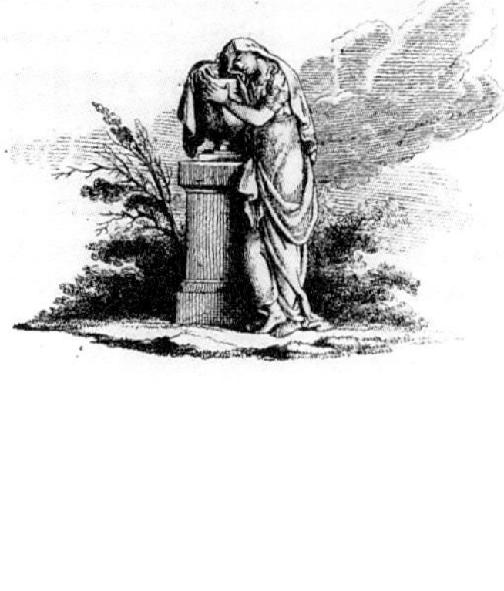

wesen bestellt, doch muß er schon vorher an Altertümern interessiert gewesen sein, denn ein Jahr später übertrug man ihm die Verantwortung für den Hauptsaal des Museums von Neapel, den der antiken Vasen. Nun verfaßte er Monographien zu diesem und verwandten Themen sowie eine Reihe archäologischer Führer zu Herculaneum, Pompeji, Pozzuoli und anderen antiken Ausgrabungsstätten in Süditalien. Mit solchen Arbeiten (und einer, wie es scheint, sehr anziehenden Persönlichkeit) machte er sich in ganz Europa einen guten Namen, so daß er in England, Frankreich und Deutschland, sogar bei Lord Byron oder bei den Königen von Preußen und Bayern mehr galt als seine Fachkollegen.[85] Seine Führer waren lebendig geschrieben und informativ, doch sein Ansatz blieb im wesentlichen konventionell – mit einer Ausnahme: bei der Vorbereitung seiner Arbeiten zeigte sich de Jorio (wie du Choul und viele andere Wissenschaftler seit dem 16. Jahrhundert) fasziniert von gewissen Analogien zwischen den Bräuchen der Antike und denen seiner eigenen Zeit. «Du kannst sagen, Leser», so schrieb er in seinen Erläuterungen zu einigen römischen Gemälden im Museum von Neapel, «daß diese Menschen vor zweitausend Jahren genau dasselbe taten wie du heute.»[86] Nirgendwo zeigten sich diese Analogien so deutlich wie in der Region um Neapel, wo die Ausgrabungen in Herculaneum und Pompeji eine antike Welt ans Licht geholt hatten, die sehr viel alltäglicher und vertrauter schien als alles, was man auf den einschüchternden Monumenten in Rom hatte wahrnehmen können. Die ingeniöse Entfaltung dieser Einsicht bildete die eigentliche Grundlage seines Meisterwerkes.

Viele Beobachter des neapolitanischen Lebens – und vor allem Ausländer – waren von den ausdrucksstarken Gebärden fasziniert, mit denen die Einwohner der Stadt ihre Rede begleiteten – oder die gelegentlich auch an deren Stelle trat –, und einige dieser Beobachter hatten entsprechende Beispiele in Reisebeschreibungen und Monographien festgehalten. De Jorio ging einen Schritt weiter: Weil er sich des engen Zusammenhangs zwischen den sozialen Gebräuchen seiner eigenen Zeit und denen der Antike so bewußt war, vertrat er die Auffassung, die Gebärden, die bei der lokalen Bevölkerung (der es gewiß nicht an «natürlicher Philosophie, Talent und Geist»[87] fehlte) noch immer anzutreffen waren, seien ein lebendiges Zeugnis für die Gestik, die einst bei Griechen und Römern verbreitet gewesen war; wenn man sie genau erforschte, mochten sie sehr wohl Erklärungen für viele der verwirrenden und strittigen Szenen auf den griechischen Vasen bieten, die sich in seiner Obhut befanden.

De Jorio sammelte alle erdenklichen Gebärden, die das einfache Volk benutzte, und ordnete sie mit Hilfe eines ausgeklügelten Systems; außerdem ließ er viele dieser Gebärden in sorgfältig gearbeiteten Stichen festhalten. So zeigte er etwa, wie man einen Widersacher beleidigt (Abb. 112), und sogar, wie man sich vor dem bösen Blick schützt – ein Thema, mit dem er sich gut ausgekannt haben muß, denn er selbst stand in dem Ruf, damit geschlagen zu sein. Tatsächlich hieß es, der König beider Sizilien habe sich aus diesem Grunde lange geweigert, seinem Antiquar eine Audienz zu gewähren; als

110. Jean Gaspard Lavater, ‹Essai sur la Physiognomie›, Bd. III, Den Haag 1786, S. 186: *«Cette attitude indique une prétention ridicule, qui exerce son empire sur un caractère humble et timide.»*

111. Jean Gaspard Lavater, ‹Essai sur la Physiognomie›, Bd. III, Den Haag 1786, Oxford, Bodleian Library, 165593, c. 3, Bd. III, S. 187: *«Cinq attitudes de la même personne, représentée dans des situations différentes.»*

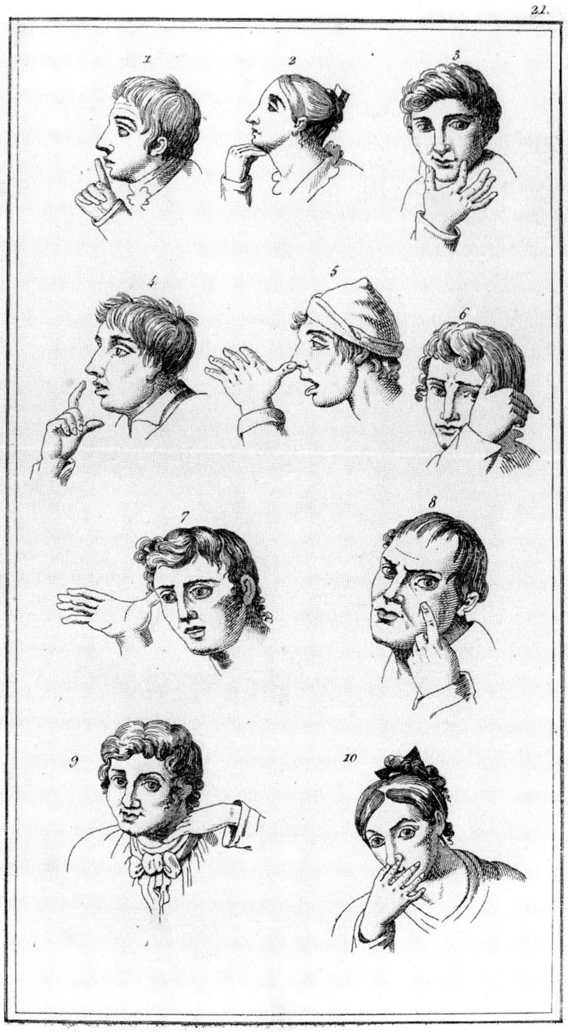

112. Andrea de Jorio, ‹Mimica›, Neapel 1832: Gesten, die Ruhe gebieten (Nr. 1), Verachtung für einen Gefoppten (Nr. 5) oder einen Dummkopf (Nr. 7) usw. ausdrücken.

er sich schließlich dennoch hatte erweichen lassen, habe man ihn am Morgen nach der Audienz – von einem Schlaganfall getroffen – tot aufgefunden.[88]

De Jorio ließ noch eine weitere Folge von Illustrationen für sein Buch anfertigen. Er hatte sie gemeinsam mit dem Maler Gaetano Gigante entworfen, der mit großformatigen, dekorativen Fresken bekannt geworden war, sich im höheren Alter nun jedoch pittoresken Genreszenen zuwandte, wie sie in immer größerer Zahl für die ausländischen Besucher produziert wurden. De Jorio befürchtete, daß allzu viele der für sein Buch gefertigten Illustrationen bar jeder Vitalität und erzählerischen Prägnanz seien.[89] Er verlangte daher von Gigante, besondere Sorgfalt darauf zu verwenden, jede Geste absolut verständlich zu machen, und er versah jede von ihnen mit ausführlichen Erläuterungen. Ein gut gekleideter Briefschreiber sitzt an einem Tisch (Abb. 113)[90] – denn es war ganz falsch, solche Männer in schäbiger Kleidung und halbnackt darzustellen, wie manche altmodischen Maler es immer noch taten; an seinen Augengläsern läßt sich erken-

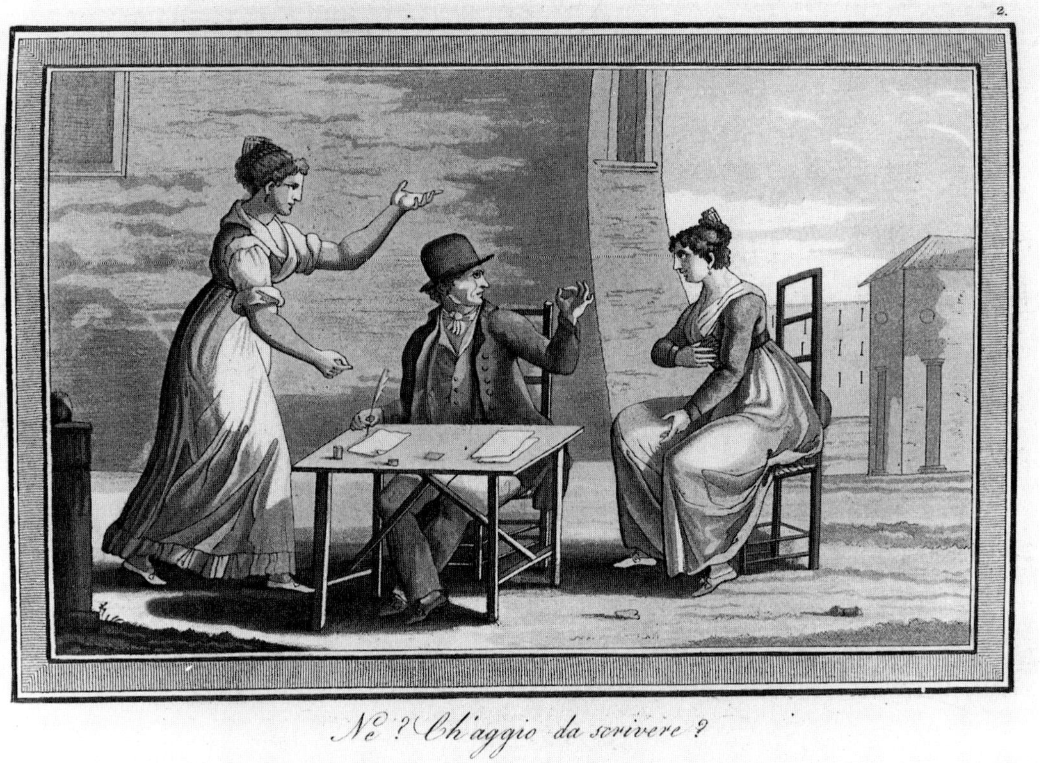

113. Andrea de Jorio, ‹Mimica›, Neapel 1832: *«Nè? Ch'aggio da scrivere?»*

nen, daß er zuviel geschrieben und gelesen hat; auf einem Stuhl neben ihm sitzt eine verheiratete Frau, die ihn bittet, für sie einen Brief an ihren Gatten zu schreiben; da der Schreiber nicht weiß, was er schreiben soll, hebt er die linke Hand und legt die Spitzen von Daumen und Zeigefinger aneinander – wie auf Seite 85 der ‹Mimica› unter Nummer 4 erläutert wird, handelt es sich dabei um eine fragende Gebärde; sie legt die rechte Hand auf ihr Herz – siehe Seite 43, Anmerkung 1, wo ausgeführt wird, daß dies Liebe bedeutet; daß sie dieses Gefühl ihrem Mann gegenüber zum Ausdruck bringen möchte, geht darüber hinaus auch aus ihrem nach vorn geneigten Körper und dem leicht gesenkten Blick hervor; die linke Hand ist geöffnet, und das heißt, daß sie eine Frage stellt – siehe Seite 84; sie möchte wissen, ob ihr Mann sie ebenso liebt wie sie ihn. Die zweite Frau ist möglicherweise ihre Schwester, die das ganze für Unsinn hält; sie bringt ihre Mißbilligung zum Ausdruck – siehe «negative Gebärden», Seite 224, Nummer 8; ihre vorgestreckte rechte Hand macht das Zeichen für Geld – siehe Seite 126. Sie fordert ihre Schwester auf, nicht Liebe, sondern mehr Geld zu verlangen.

De Jorios ausführliche Erläuterungen zu dieser und mehr als einem Dutzend weiterer Tafeln in seinem Buch mochten, so fürchtete er, beim Leser die Vorstellung aufkommen lassen, er kümmere sich allzusehr um die Moderne und vernachlässige die Antike. Doch das sei keineswegs der Fall, versichert er.[91] Gerade durch das Studium der Gebärden beim einfachen Volk und des Gebrauchs, den die Maler zeitgenössischer Szenen

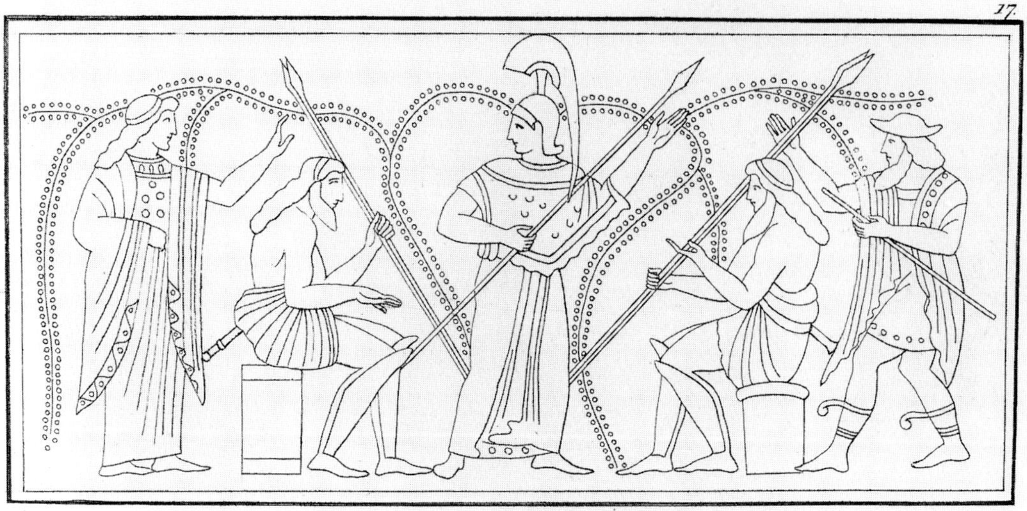

114. Andrea de Jorio, ‹Mimica›, Neapel 1832: griechische Vasenmalerei, von de Jorio als ‹Kriegsrat der Minerva› gedeutet.

davon machten, könne der Archäologe lernen, einige schwierige Punkte in den erzählerischen Darstellungen antiker Künstler zu klären. In seinem Kommentar zeigt er an zahlreichen Beispielen auf, wie hilfreich diese Methode sein könne, und er analysiert zwei griechische Vasenbilder (Abb. 114) in genau derselben Weise, wie er Gaetano Gigantes Genreszenen analysiert hatte.[92] Minerva steht in der Mitte und muß daher die Hauptfigur sein – siehe Seite 19; die bewaffneten Männer links und rechts von ihr scheinen nachzudenken; sie schaut, von sich aus gesehen, nach rechts, hält aber den linken Arm in die Höhe, die Lanze weist nach links, und auch ihr Schritt scheint in diese Richtung zu gehen; der alte Mann, der zu ihrer Rechten sitzt, könnte entweder über eine Aufforderung nachdenken oder Überraschung ausdrücken – siehe Seite 12 und Seite 299, Anmerkung 2 ... Es folgt eine ganze Reihe möglicher Deutungen, jeweils begründet durch den Verweis auf das ‹ABC der Gebärden›, mit dem das Buch beginnt. Am Ende gelangt de Jorio zu dem Schluß, daß die Figuren auf der linken Seite des Bildes sich zurückhaltend gegenüber dem großen Unternehmen verhalten, das Minerva hier vorschlägt, während die Gestalten auf der rechten Bildseite es begeistert begrüßen.

De Jorios Buch fand überall großen Anklang – Sir Walter Scott bewunderte es ganz besonders.[93] Es ist tatsächlich ein äußerst faszinierendes, erhellendes Werk, das neues Licht auf die Probleme zu werfen versucht, mit denen Lancelot und Montfaucon sich hätten auseinandersetzen können (oder sollen), als sie sich bemühten, den Teppich von Bayeux zu entschlüsseln. Dennoch überrascht es nicht sonderlich, wenn die ‹Mimica degli antichi› ihren Nutzen eher bei Volkskundlern und bei der Erforschung «außersprachlicher Kommunikation» bewies als bei den Archäologen.

6

Der Dialog zwischen Altertumskundlern und Historikern

1.

Wenn Montfaucons ‹Monumens de la Monarchie françoise› (die niemals abgeschlossen wurden) in gewisser Weise scheiterten, so lag das nicht an irgendwelchen Skrupeln hinsichtlich der Interpretation mittelalterlicher Bildinhalte; schuld daran war vielmehr das mangelnde öffentliche Interesse an den obskuren Zeremonien und Streitigkeiten barbarischer Fürsten, die dazu noch in grobschlächtigen Bildern dargestellt waren. Dennoch kann kein Zweifel bestehen, daß Montfaucon das Bewußtsein der gebildeten Welt für die mögliche Rolle authentischer Bilder bei der Illustration von Büchern zur Geschichte der Völker (des Mittelalters, der frühen Neuzeit und auch der Antike) beträchtlich schärfte.

Ein Beispiel – unter vielen anderen, die man anführen könnte[1] – zeigt dies besonders deutlich. Im Jahr 1719 hatte der französische Geistliche Jacques Lelong einen sehr kundigen Band herausgebracht, der die wichtigsten (gedruckt oder als Manuskript vorliegenden) Urkunden, Chroniken und sonstigen Quellen enthielt, die man für das Studium der französischen Geschichte benötigte. Von 1768 bis 1778 erschien eine Neuausgabe in fünf Foliobänden, die das nun sehr viel umfangreichere Textmaterial um einen ungewöhnlichen Anhang erweiterte. Dabei handelte es sich um ein Verzeichnis der vielen tausend Drucke und Zeichnungen, die Charles-Marie Fevret de Fontette (ein gebildeter Bücherliebhaber und einflußreiches Mitglied des Parlement von Dijon)[2] zusammengetragen hatte und das, wie ausgeführt wird, jedem «homme de lettres», der es unternahm, über die Geschichte Frankreichs zu schreiben, ein Hilfsmittel an die Hand geben sollte, «wie es anderen, die sich dieser Aufgabe bislang unterzogen hatten, nicht zur Verfügung stand».[3]

Nicht alle Gelehrten zeigten sich interessiert, und von denen, die es taten, waren nur sehr wenige in der Lage, produktiven Gebrauch von Bildern zu machen. Doch wenigstens einer hatte bereits mit bemerkenswerter Einsicht einen Ansatz für den historischen Wert von Bildern skizziert, der tatsächlich ein ganzes Spektrum weiterer Entwicklungsmöglichkeiten eröffnete, auch wenn man ihnen erst lange nach seinem Tod nachging.

Jean-Baptiste de La Curne de Sainte-Palaye, der zum größten Mediävisten um die Mitte des 18. Jahrhunderts wurde,[4] begriff rasch, daß die Quellenfrage grundlegende Bedeutung für seine Forschungen besaß; er war deshalb auf ein rationales Vorgehen bedacht, das die Aufzeichnungen jener frühen und wenig bekannten Autoren, auf die er sich stützen mußte, weder unkritisch akzeptierte noch unkritisch verwarf. Schon im Jahr 1727 erklärte er in einer Bemerkung zur Methode, die sich liest, als wäre sie heute geschrieben:

«Die Geschichte gründet allein auf dem Zeugnis jener Autoren, die sie uns überliefert haben. Daher ist es entscheidend, daß wir wissen, wer diese Autoren waren, und wir sollten nichts unversucht lassen, um alles über sie in Erfahrung zu bringen: die Zeit, in der sie lebten, ihre Herkunft, ihren Stand, ihr Vaterland, die Rolle, die sie im öffentlichen Leben spielten, die Mittel, durch die sie zu ihrem Wissen kamen, und das Interesse, das sie damit verbanden. Dies alles sind wesentliche Tatsachen, die man keinesfalls ignorieren darf, weil von ihnen die Autorität abhängt, die wir ihnen zubilligen dürfen ...»[5]

La Curne de Sainte-Palaye versuchte auch, die enge altertumskundliche Sicht auf das Mittelalter zu überwinden, wie sie in Montfaucons Werk beispielhaft zum Ausdruck kam, und suchte nach einem stärker «philosophischen» Ansatz, um so sämtliche Aspekte des Lebens und der Kultur der betreffenden Zeit einzubeziehen. Aus diesem Grunde suchte er nicht nur in Chroniken nach Material, sondern (wie einige andere Autoren seiner Zeit) auch in den Künsten oder im Ritterroman; im Mittelpunkt seiner gelehrten Aktivitäten stand stets die Académie des Inscriptions et Belles-Lettres. Sainte-Palaye war ein begeisterter und wohlinformierter Kenner der Malerei, der Plastik und Architektur des 16. und 17. Jahrhunderts wie auch seiner eigenen Zeit. Sicher begegnete er den mittelalterlichen Stilrichtungen nicht mit derselben Begeisterung, auch wenn er die Gotik möglicherweise mit jenen feudalen oder zumindest gegen die Gewaltherrschaft gerichteten Prinzipien in Verbindung brachte, die viele der politischen Theoretiker jener Zeit anzogen.[6] Doch wie dem auch sei, fest steht, daß er sich immer stärker von der «großen Schönheit» der Miniaturen in den mittelalterlichen Handschriften einnehmen ließ, die er mit großer Sorgfalt erforschte und ordnete.[7] Sie faszinierten ihn jedoch vor allem deshalb, weil sie brauchbare Informationen über mittelalterliche Zeremonien, Kleidung und Bewaffnung liefern konnten. Doch wie verläßlich waren diese Informationen? Dieses Problem scheint sich ihm erstmals 1735 gestellt zu haben. Damals untersuchte er in der Bibliothèque royale eine von Froissart stammende Handschrift, deren Miniaturen heute einem flämischen Künstler zugeschrieben werden, der kurz nach der Mitte des 15. Jahrhunderts wahrscheinlich für den burgundischen Hof arbeitete. Zwei der Darstellungen – sie geben die Ankunft Königin Isabellas von England 1324 in Paris wieder (Abb. 115) und die 1356 auf Befehl Johanns des Guten erfolgte Gefangennahme des Königs von Navarra (Abb. 116) – hatten erst kurz vorher Montfaucons Aufmerksamkeit gefunden, und trotz gewisser Zweifel hinsichtlich ihrer Verläßlichkeit hatte er aufgrund ihrer Bedeutung für die Kleidung gestochene Wiedergaben davon in seinen ‹Monumens de la Monarchie françoise› veröffentlicht. Sainte-Palaye wies indessen darauf hin, daß «der Maler die Kleidung seines eigenen Jahrhunderts mit der jener Zeit verwechselte, deren Geschichte er malte».[8] Das fand er bedauerlich. Doch drei Jahre später, als er sich darüber ausließ, wie nützlich es für den Altertumskundler sei, mittelalterliche Rittererzählungen ebenso wie herkömmliche Werke der Geschichtsschreibung zu studieren, weil sie wertvolle zusätzliche Informationen über die Kriegsführung, das Rechtswesen, Turniere und ähnliches böten, kam er hinsichtlich der Anachronismen, denen man in solchen Werken begegnete, zu ganz anderen Schlüssen. Es sei ein glücklicher Umstand, schrieb er, daß

«die Autoren dieser Rittererzählungen nicht gewandt genug waren, um sich Kenntnisse dessen, was die Maler ‹*le costume*› [das Lokalkolorit] nennen, anzueignen und diese auch anzuwenden; fast immer übertrugen sie auf die Geschichten der Vergangenheit, über die sie schrieben – ob es nun wahre Geschichten waren oder Fabeln –, die Sitten

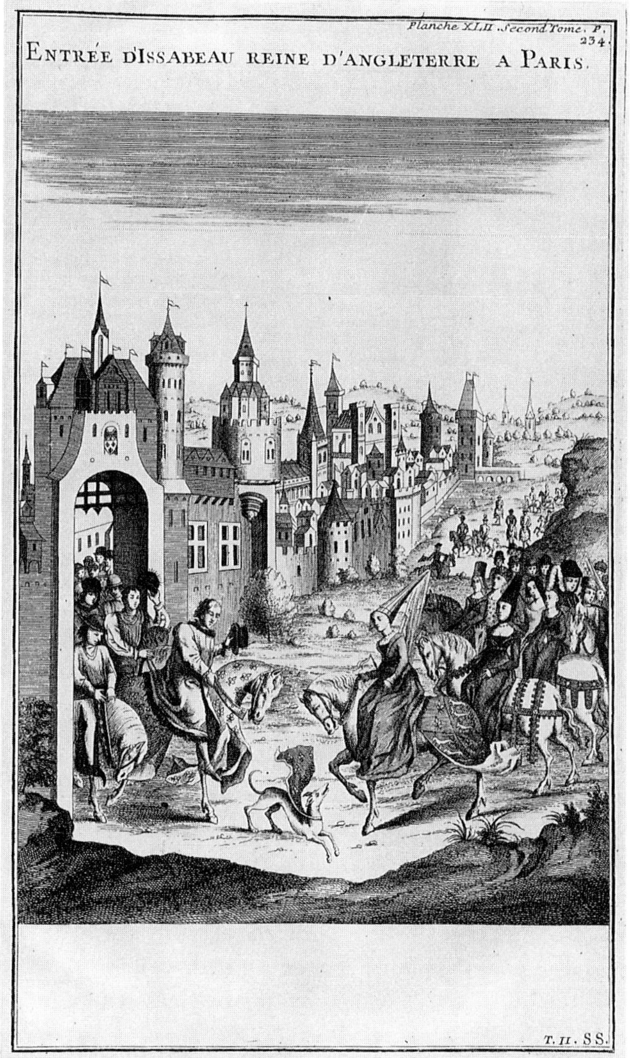
Planche XLII Second Tome. P. 234.
ENTRÉE D'ISSABEAU REINE D'ANGLETERRE A PARIS.
T. II. SS.

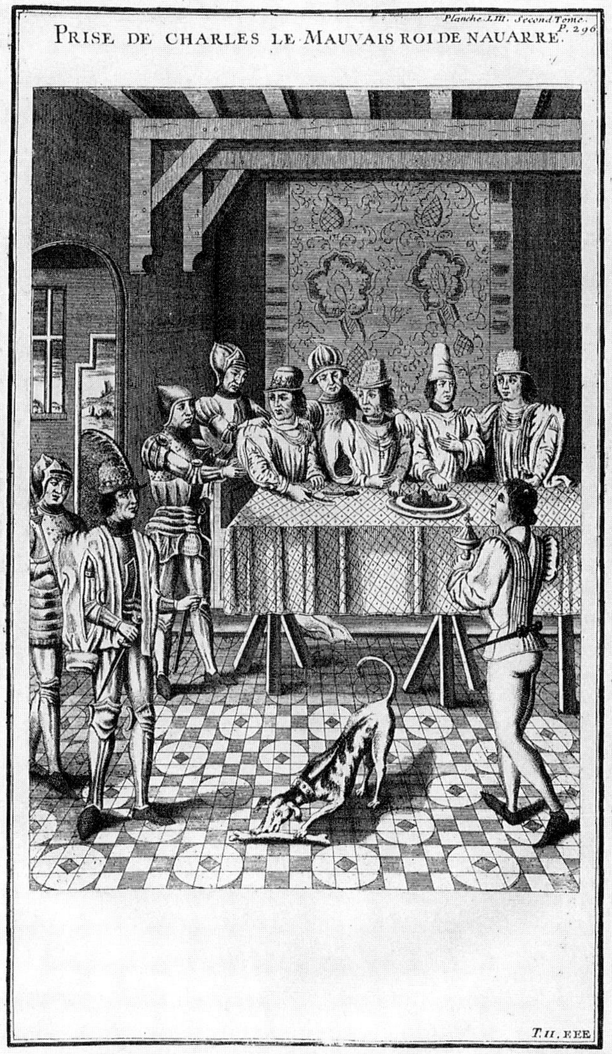
Planche LIII. Second Tome. P. 296
PRISE DE CHARLES LE MAUVAIS ROI DE NAUARRE.
T. II. EEE

115. Bernard de Montfaucon, ‹Monumens›, Bd. II, Paris 1730: Reproduktion einer Miniatur aus einer Handschrift von Froissart (Mitte 15. Jahrhundert) mit Darstellung der Ankunft Isabellas von England 1324 in Paris

116. Bernard de Montfaucon, ‹Monumens›, Bd. II, Paris 1730: Reproduktion einer Miniatur aus einer Handschrift von Froissart (Mitte 15. Jahrhundert) mit Darstellung der Gefangennahme des Königs von Navarra 1356 auf Anordnung Johanns des Guten von Frankreich

und Gebräuche ihrer eigenen Zeit. Darin glichen sie den Malern vergangener Zeiten, die nach der Erfindung des Schießpulvers lebten; wenn sie die Belagerung Trojas in ihren Miniaturen darstellten, unterließen sie es selten, auch einige unserer Kanonen abzubilden ...»[9]

Dieser beiläufige Kommentar ergänzt auf überraschende Weise Montfaucons Grundüberzeugung – die am deutlichsten eine Generation früher, im Jahr 1719, formuliert worden war –, daß «nichts so aufschlußreich ist wie historische Gemälde, die aus derselben Zeit stammen [wie die Ereignisse, die sie darstellen]».[10] Tatsächlich hatten sich Textkritiker schon seit der Mitte des 15. Jahrhunderts auf eine vergleichbare Erkenntnis gestützt, wenn sie den frommen Betrug mittelalterlicher Mönche aufdeckten, deren gefälschte Urkunden eine weitaus frühere Entstehung vorzutäuschen suchten. Und im 17. Jahrhundert hatten Gelehrte auf den Wert erfundener Darstellungen der Vergangenheit hingewiesen, insofern sie Licht auf die Welt ihrer Erfinder warfen.[11] Doch La Curne de Sainte-Palaye scheint einer der ersten gewesen zu sein, der in diesem Prinzip eine nützliche Richtschnur für den Historiker erblickte und es – wenn auch nur beiläufig – auf die visuellen Künste übertrug. Er reiste viel und stand in Kontakt (oder war zumindest bekannt) mit vielen der Altertumskundler und Historiker, von denen in diesem Kapitel die Rede sein wird – mit Muratori, Maffei, Caylus und besonders mit Gibbon. Darüber hinaus hielt sich sein Einfluß bis in die Zeit Walter Scotts. Seine Einsicht in die wahre Bedeutung bildlicher Anachronismen wurde bald schon zu einem Gemeinplatz in der Mediävistik.

2.

Indessen vermittelten weder allein die wachsende Verfügbarkeit bildlicher Reproduktionen noch die neuen Erkenntnisse über deren Nutzungsmöglichkeiten den Historikern in der ersten Hälfte des 18. Jahrhunderts ein geschärftes Bewußtsein für die potentielle Bedeutung der visuellen Künste für ihre Arbeit. Zudem waren die mittelalterliche Baukunst, Bildhauerkunst und Malerei nicht die einzigen Wege, auf denen ihnen diese Erkenntnis zuwuchs. Neue Darbietungsformen einiger wichtiger altertumskundlicher Sammlungen Italiens machten gleichfalls von sich reden, und zumindest einer dieser Versuche ging mit allergrößter Wahrscheinlichkeit auf Montfaucons direkten Einfluß zurück.

Das königliche Raritätenkabinett in Turin, das in einem Raum im Erdgeschoß der Universität untergebracht war,[12] machte großen Eindruck auf Gibbon, als dieser es 1764, gerade ein Jahr nach seiner Eröffnung, besuchte.[13] Er und nach ihm noch andere «Männer von Stand und Bildung» – Frauen bedurften einer besonderen Erlaubnis[14] – ließen sich nicht nur von den Objekten beeindrucken, sondern auch von der Art, wie sie dargeboten wurden.

Die Ausstellungsstücke befanden sich in acht großen, an der Vorderseite verglasten Kästen, die jeweils entweder ganz oder teilweise einem der Götter gewidmet waren, um deren Figur (oder Figuren) man alle verfügbaren, zu ihrem Kult gehörenden Gegenstände und alle Darstellungen dieses Kults versammelt hatte: so konnte man in dem Schaukasten, der Bacchus gewidmet war, Altertümer bewundern, die Theateraufführungen, Schauspieler, Masken und vergleichbares betrafen. Auf die Götter folgte Herkules; und an ein Basrelief, das seine Rettung der Tochter des Königs von Troja darstellte, schlossen sich ganz logisch trojanische und römische Objekte an. Als eindrucksvoll empfand Gibbon auch sardische Bronzen, «die von den Anfängen der Kunst und einem Geschmack kündeten, der weit älter war als der griechische und römische», desgleichen ägyptische Malereien, «die zeigten, daß die frühesten Künstler ... Beine, Arme und Körper übertrieben lang darstellten», und er hatte den Eindruck, daß die Mythologie und die religiösen Kulte in diesem Museum äußerst reichhaltig, ja nahezu vollständig dokumentiert waren, die römische Geschichte dagegen nur sehr mangelhaft.

Die Leitung des Museums lag in den Händen des sehr gebildeten Giuseppe Bartoli – dem allerdings auch «etwas von einem Scharlatan»[15] anhaftete –, der ein (wenn auch nicht besonders geschätzter) Schüler Scipione Maffeis gewesen war.[16] Maffei hatte einige Jahre früher bereits die altertumskundliche Sammlung der Universität Turin nach denselben Prinzipien neu geordnet, nach denen er auch schon in seiner Geburtsstadt Verona verfahren war.[17] Er hatte Inschriften und «einen ganzen Berg von Statuen, Büsten, Köpfen, Steinen und Reliefs» unter den Arkaden des Innenhofes versammelt, weil er der Überzeugung war, daß solche Objekte, denen ernsthaft die Zerstörung drohte, Primärquellen für die Historiker darstellten, die sich nur allzu gerne auf Sekundärmaterial stützten. Da Maffei seinerseits ein Schützling Montfaucons gewesen war, für dessen Bildung er sich einen tiefen, wenngleich zuweilen kritischen Respekt bewahrte,[18] dürfte die Beziehung zwischen der ‹Antiquité expliquée› und dem neuen Museum deutlich genug sein, auch wenn es sich keineswegs um eine direkte Verbindung handelte und man das Museum erst mehr als zwanzig Jahre nach Montfaucons Tod eröffnete.[19]

Sehr viel früher und sehr viel einflußreicher als die Einrichtung der altertumskundlichen Sammlung in Turin war die Ausstellung der Sammlung des Großherzogs von Toskana in den Uffizien. Wir wissen nicht genau, wann sie fertig war, doch erregte sie in den frühen zwanziger Jahren des 18. Jahrhunderts erstmals die Aufmerksamkeit ausländischer Besucher,[20] obwohl die Arbeiten daran schon einige Zeit vorher in Anspruch genommen haben dürften. Auch wenn Addison, der Florenz 1701 besuchte, nicht vermerkt, daß ihn die wissenschaftlich begründete Anordnung der Skulpturen beeindruckt hätte, wissen wir, daß die Sammlung in Teilen schon 1680[21] (und möglicherweise sogar noch früher) vorhanden gewesen ist, wenngleich gewiß noch ein beträchtliches Durcheinander geherrscht haben muß. Das hier gewählte Ausstellungsprinzip basierte wie in Turin auf thematischen Grundsätzen – mit dem entscheidenden Unterschied, daß eine solche Anordnung in diesem Fall unvermeidlich Fragen des Stils und des Stilwandels aufwarf. Denn spätestens 1722 hatte man eine möglichst lückenlose Abfolge von Statuen und Büsten der römischen Herrscher, angefangen bei Julius Cäsar bis zu Gallienus, in nahezu chronologischer Ordnung eingerichtet, eher willkürlich unterbrochen durch Bildnisse von Göttern und Göttinnen (darunter Michelangelos ‹Bacchus›), von Schriftstellern, Jägern und anderen Figuren.[22]

Damit konnte der Besucher eine hervorragende Vorstellung von den Porträts bekannter Gestalten – der Zeit vor Christi Geburt bis ins 3. nachchristliche Jahrhundert – gewinnen, eine Vorstellung, wie sie die Anordnung der Büsten im Münchener Antiquarium nur bruchstückhaft vermitteln konnte und die sich ansonsten nur im weit weniger aussagekräftigen Medium der Münzkabinette und der illustrierten Medaillenbücher erwerben ließ (die natürlich ein unmittelbares Vorbild für die gewählte Anordnung darstellten).

Montesquieu und Gibbon, die beiden bekanntesten Historiker Roms im 18. Jahrhundert, besichtigten die Sammlung von Büsten und Statuen in den Uffizien und waren tief beeindruckt, doch als sie ihre berühmten Werke schrieben, machten sie beide keinen direkten Gebrauch von dem Wissen, das sie daraus hätten ziehen können.

Montesquieu hielt sich 1728/29 in Florenz auf; sehr sorgfältig studierte er die Gemälde, Skulpturen und Bauten in der Stadt wie im Umland; er zog Künstler und Gelehrte zu Rate und fertigte kurze, aber treffende Notizen an. Die Fragen, die er den Fachleuten stellte, waren – ebenso wie die Fragen, die er zur Ökonomie, zum Rechtswesen und zum gesellschaftlichen Leben stellte – sehr viel eindringlicher als die früherer Italienbesucher. So war er offenbar der erste Historiker, der das (für das Thema dieses Buches so wichtige) Problem ansprach, ob solche Vorstellungen hinsichtlich der antiken Römer, wie man sie aus der Lektüre und beim Nachdenken darüber gewonnen hatte, von deren Büsten und Statuen bestätigt oder widerlegt wurden. Er kam bald zu dem Schluß, daß sie ganz anders ausgesehen haben mußten als seine Zeitgenossen – «es gibt keine griechischen oder römischen Gesichter mehr»[23] –, wie es nicht anders zu erwarten war angesichts der beträchtlichen Veränderungen, die Italien aufgrund der Barbareneinfälle und aufgrund der Tatsache erfahren hatte, daß «jede Nation gewissermaßen ihr eigenes Gepräge und ihre eigene Physiognomie» aufweist. Außerdem zeige die Höhe der Statuen, daß wir größer sein müßten als die Römer, auch wenn wir sie uns stets groß vorstellten *(«d'une grande stature»)*, «weil wir wissen, daß sie ein siegreiches, herrschaftliches Volk waren». Zwar ist es denkbar, daß Montesquieu schon vor seinem Italienbesuch zu diesen Schlußfolgerungen kam,[24] doch seine späteren Äußerungen beziehen sich unmittelbar auf das, was er in den Uffizien sah.

Seltsamerweise schenkte Montesquieu der äußeren Erscheinung der Kaiser keinerlei Beachtung, obwohl ihn menschliche Verschrobenheiten (insbesondere bei mächtigen Herrschergestalten) gemeinhin faszinierten, wie aus seinen Tagebuchaufzeichnungen deutlich hervorgeht. Beim Studium der Kaiserbüsten verglich er deren Gesichtszüge nicht mit den Beschreibungen, die er aus den Werken der römischen Geschichtsschreiber kannte, sondern konzentrierte sich fast ausschließlich auf die sozialen Konventionen und die künstlerische Ausformung. So zeigte er sich – stets für die Erscheinungsformen des Luxus empfänglich – erstaunt darüber, daß den römischen Kaiserinnen ein weitaus größeres Spektrum von Haartrachten zur Verfügung stand als den Frauen seiner Zeit, und er fragte sich, ob die Haarmoden mit den Herrscherperioden wechselten oder ob die einzelnen Kaiserinnen jeweils ihrem eigenen Geschmack gefolgt waren. Jedenfalls, so führte er aus, ließen sich solche Fragen am besten an diesen Büsten diskutieren und nicht, indem man sich auf schriftliche Quellen konzentrierte, wie er es noch einige Jahre zuvor in einem Vortrag vor der Académie des Inscriptions et Belles-Lettres getan hatte.[25]

Montesquieu selbst hätte ein gutes Stück in der Beantwortung seiner scheinbar trivialen Frage vorankommen können, denn er bemerkte – und dies ist seine bedeutsamste Beobachtung angesichts der Anordnung der Altertümer in den Uffizien –, daß die Abfolge der Bildnisse der verschiedenen Kaiser (deren Lebensdaten man genauestens kannte) die Möglichkeit eröffnete, chronologische Leitlinien für die Entwicklung der antiken Kunststile zu formulieren. Tatsächlich können wir heute sagen, daß Montesquieus kurze und verstreute Kommentare (die erst in unserem Jahrhundert in angemessener Form veröffentlicht worden sind) der wichtigste Beitrag zu diesem Fragenkomplex vor dem Erscheinen der weitaus systematischeren Untersuchung Winckelmanns waren. Am deutlichsten zeige sich das Alter einer Statue an der Bearbeitung des Haars, des Barts und der Ohren, bemerkte Montesquieu: in den frühen Perioden herrschte dabei eine weitaus größere Vielfalt als in späteren. Ebenso wichtig war der Faltenwurf. Die ältesten Bildhauer hatten die Gewänder sehr faltenreich gearbeitet und ihnen eine solche Leichtigkeit verliehen, daß man den nackten Körper darunter zu erkennen meinte; später wurde der Faltenwurf grob und war dem Körper schlechter angepaßt.[26] Dank solcher Beobachtungen war Montesquieu der festen Überzeugung, daß der größte Gewinn der Büsten- und Statuensammlung des Großherzogs in der Möglichkeit lag, den Niedergang der Kunst zu verfolgen – ein Niedergang, der erstmals in der kurzen Regierungszeit des Didius Julianus am Ausgang des 2. Jahrhunderts, nur wenig nach Commodus, zutage trat und der sich als unaufhaltsam erwies. Trotz gegenteiligen Augenscheins glaubte Montesquieu, daß der Verfall der Kunst bereits deutlich früher begonnen haben mußte, zu Zeiten Trajans oder Hadrians, denn es galt ihm als ausgemacht, daß Blüte und Niedergang von Kunst und Literatur den Wechselfällen der Macht und der Wohlfahrt eines Staates folgten.[27] Bei anderer Gelegenheit nannte er indessen einen weitaus pragmatischeren Grund für den Verfall der künstlerischen Maßstäbe. Als die Zahl der Christen wuchs, benötigte man immer weniger heidnische Statuen, deshalb ließ der Wettbewerb nach und die Künstler hatten nur noch Interesse daran, ihren Lebensunterhalt so rasch wie möglich zu verdienen.[28] Doch woran es auch immer gelegen haben mag, Montesquieu jedenfalls war vollkommen vom unerbittlichen Gesetz des Verfalls überzeugt, und allein schon die Tatsache, daß eine Büste qualitätvoll war, bewies ihm hinlänglich, daß es sich nicht – wie die Verantwortlichen des Museums behaupteten – um ein Bildnis des Gallienus aus der Mitte des 3. Jahrhunderts handeln konnte (Abb. 117). Im Konstantinischen Zeitalter war die Kunst «ganz und gar» gotisch geworden, und dieser Umstand gab ihm die Überzeugung ein,

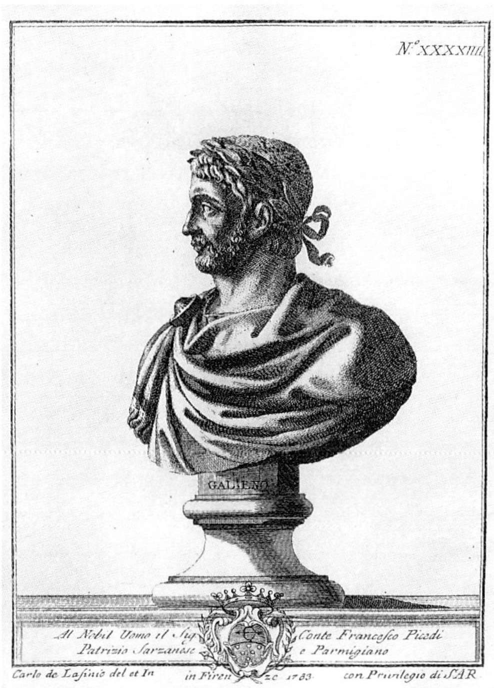

117. ‹Raccolta degli Imperatori Romani›, 1780: Büste des Kaisers Gallienus in den Uffizien

daß «der gotische Stil nicht von den Goten und anderen Völkern des Nordens stammte: Sie haben ihn nicht eingeführt, doch haben sie ihn, indem sie die Unwissenheit auf den Thron hoben, verstärkt».[29] Montesquieu hatte ein gutes Auge, aber die Schlüsse, die er aus dem Gesehenen zog, waren vielfach falsch.[30] Seine Verfallstheorie hatte keinen Platz für kurze «Zwischenzeiten», und während einer solchen Zwischenzeit – so meint man heute – wurde die klassizistische Gallienus-Büste geschaffen.

Kaum drei Jahre nach seinen Besuchen in den Uffizien begann Montesquieu an seinen ‹Considérations sur les causes de la grandeur des romains et de leur décadence› zu arbeiten, deren erste Ausgabe 1734 herauskam. Ein großer Teil dieses bemerkenswerten historischen Essays ist der Herrschaft jener Kaiser gewidmet, deren Büsten er mit soviel Aufmerksamkeit und solchem Scharfsinn betrachtet hatte. Dennoch erwähnt er diese Büsten ebensowenig wie irgend ein anderes Werk der antiken Kunst oder der Archäologie. Dennoch ist es nicht ganz abwegig, zu behaupten, daß seine Beobachtungen an den römischen Skulpturen insofern eine gewisse Rolle gespielt haben dürften, als sie die Ergebnisse, zu denen er in seinen ‹Considérations› gelangte, zumindest bestätigten. In diesem Buch stimmt Montesquieu mit den meisten Historikern darin überein, daß der Niedergang des Römischen Reiches nicht so sehr durch Druck von außen herbeigeführt wurde als vielmehr durch innere Schwäche – Montesquieu nennt dafür den Verfall des soldatischen Geistes, den Verlust an kluger Vorausschau, Weisheit und Beständigkeit sowie den Rückfall in sinnlose Grausamkeit. Der Niedergang der römischen Kunst nach der Mitte des 3. Jahrhunderts entsprach gewissermaßen dem Verfall der römischen Zivilisation insgesamt.

3.

Als Montesquieu die Skulpturen in der großherzoglichen Galerie besichtigte, galt es schon lange als gesichert, daß der Verfall der römischen Kunst bereits weit vor den Barbareneinfällen eingesetzt hatte; doch während einige wenige Altertumskundler bereit waren, den frommen Geist zu preisen, der den häßlichen Werken der frühen Christen innewohnte, fand sich in Italien kein Apologet jener Kunstschöpfungen, die unter dem Einfluß der über die Alpen auf die Halbinsel strömenden germanischen und sonstigen Stämme entstanden waren. Dennoch begann eine Reihe großer italienischer Historiker sich zu Beginn des 18. Jahrhunderts von der Vorstellung freizumachen, die römische Vorherrschaft hätte in jedem Falle ihr Gutes gehabt und nach deren Ende habe nur noch Barbarei geherrscht. Oft im Konflikt mit den Ansprüchen des Heiligen Stuhls und unter der realen Drohung der Inquisition betrachteten Männer wie Pietro Giannone und Lodovico Antonio Muratori, um nur die bekanntesten zu nennen, die «Barbareneinfälle» der Goten und Langobarden mit einer gewissen Sympathie. Weder Giannone noch Muratori waren von Natur aus für die Reize von Baukunst, Malerei oder Plastik empfänglich, doch wie wir noch sehen werden, erkannte Muratori zumindest theoretisch, daß sein Anliegen eine wesentliche Unterstützung erführe, wenn sich zeigen ließe, wie sich die spezifische Zivilisation des mittelalterlichen Italien durch eine Blüte der Künste, der Wissenschaften und der Dichtung ausgezeichnet hatte. Giannone und Muratori hatten beide begriffen, daß die unbekannten und unvollständigen Chroniken über vergessene Ereignisse, die sie ans Licht holten, viel eher der Beweise bedurften als die bekannten und maßgebenden Geschichtsdarstellungen eines Sueton oder Tacitus. Jeder zusätzliche Beleg war hochwillkommen, und was einst Luxus gewesen war, wurde nun zur Notwendigkeit.

Noch viele Jahre später, als Giannone im Gefängnis seine Autobiographie abfaßte, erinnerte er sich, wie sehr sein Lehrer, der Altertumsforscher und Rechtsprofessor Domenico d'Aulisio, sich über die Altertumskundler seiner Zeit beklagt hatte. Diese Männer, so schreibt er, führten «wunderbare Untersuchungen zu den meisten antiken griechischen und römischen Medaillen durch; sie entwickelten ein wunderbares Verständnis für die aufgefundenen und immer noch zutage geförderten Münzen der antiken Einwohner Asiens und Griechenlands und der griechischen Städte in Italien; sie kannten ihre römischen Medaillen, sie wußten, welche für die Konsuln, welche für die Tribunen und welche für die Kaiser geprägt worden waren, sie kannten sich mit den abgelegensten und abstrusesten Einzelheiten der Antike aus; doch sobald sie zur Spätzeit des Reiches kamen, die uns näher liegt, verstummten sie, und die reinste Unwissenheit gewann die Oberhand.»[31]

Giannone war mit Abstand der subversivste Historiker seiner Zeit, und im Vorwort zu seiner ‹Istoria Civile del Regno di Napoli› rühmt er sich zu Recht, sein Unternehmen sei, «wenn ich mich nicht irre, gänzlich neu».[32]

Dieses Werk, dessen erste Ausgabe 1723 in drei Bänden erschien, war schließlich auch der Anlaß, daß er die letzten Jahre seines Lebens auf Betreiben des Heiligen Stuhls im Kerker verbrachte, denn er hatte zu zeigen versucht, wie erfolgreich die geistliche Macht jene Bereiche usurpiert hatte, die von Rechts wegen der weltlichen Macht vorbehalten sein sollten. Giannone führt aus, es sei nicht seine Absicht, «die Pracht der großen und edlen Bauten der Stadt» zu schildern,[33] doch ironischerweise kommt er immer wieder auf sie zu sprechen, und dies in einem Ton, dem etwas Pejoratives anhaftet.[34] Überall in der Stadt stieß er auf prachtvolle Kirchen und Klöster – Santa Maria di Dio zum Beispiel[35] oder das Hieronymitenkloster (Dei Girolamini)[36] –, deren Altäre im Schmuck bunten, reichskulpierten Marmors prunkten, deren Gemälde und Fresken von den führenden Künstlern der Zeit stammten, deren Statuen, Balustraden und umherschwärmende Putten die fähigsten Bildhauer gemeißelt hatten. Und diese neuen Kirchen, so schreibt er, waren entweder durch den Umbau des Palastes einer der großen adligen Familien wie etwa der des Fürsten von Tarsia entstanden, oder man hatte, wo der Palazzo sich als zu klein erwies – wie im Falle des Gebäudes, das man Carlo Seripando abgekauft hatte –, den alten Bau abgerissen, um Platz für die neue Kirche zu schaffen, so etwa bei der Kirche San Filippo Neri (Dei Girolamini), dem «reichsten und majestätischsten Kirchenbau, der jemals in Neapel errichtet worden ist und der nun dem Vergleich mit den stolzesten und großartigsten Fürstenpalästen standzuhalten vermag» (Abb. 118).[37] Prunkvolle Kirchen – und deren gab es viele, die auch den ausländischen Besuchern auffielen – boten den sichtbaren materiellen Beweis für Giannones These, daß die Kirche unter seinen eigenen Augen gleichsam den Staat übernahm.

So war denn die wachsende Bedeutung der Geistlichen und Mönche im Leben Italiens mit Händen zu greifen, aber die entsprechende Entwicklung hatte bereits eingesetzt, lange bevor prunkvolle Klöster und Kirchen, die mit den Palästen in und um Neapel in Wettstreit traten und sie gelegentlich sogar verdrängten, unübersehbar Zeug-

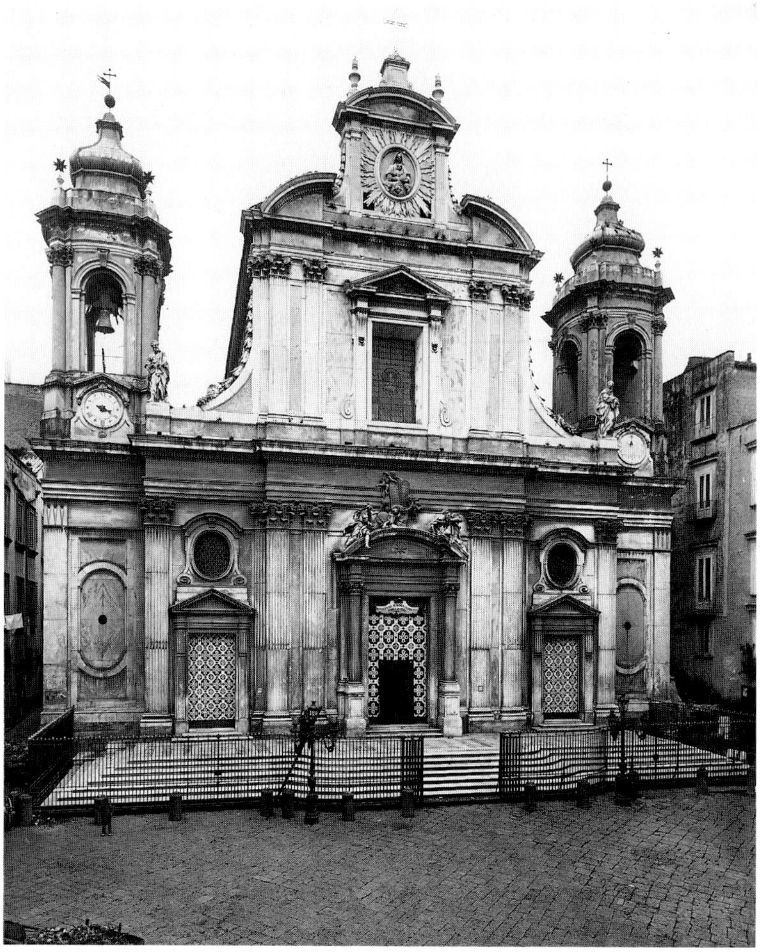

118. Neapel, Fassade der Hieronymitenkirche San Filippo Neri

nis davon ablegten. Man mußte schon bis ins 7. und 8. Jahrhundert zurückgehen, um in Italien Herrscher zu finden – die Langobardenkönige nämlich –, die sich den Plänen ehrgeiziger Päpste hatten widersetzen können. Aus diesem Grund hatten die Päpste die Legende verbreitet, die Langobarden seien «grausam, unmenschlich und barbarisch» gewesen. Tatsächlich jedoch war die Langobardenherrschaft nach unruhigen Anfängen so friedvoll und produktiv gewesen, daß sie zweihundert Jahre lang den Neid aller anderen Nationen hervorgerufen hatte – eine Art Goldenes Zeitalter, das sich deutlich abhob vom «Zeitalter der Mönche, in dem die Ignoranz und der Aberglaube der Laien wie der Geistlichkeit bodenlos waren».[38]

Im Verlauf seiner Beschäftigung mit dieser nahezu unbekannten Periode der italienischen Geschichte entwickelte Giannone auch ein ausgeprägtes Interesse für langobardische Münzen, und er stellte fest, daß sich die Situation selbst zwanzig Jahre nach dem Tod seines Lehrers d'Aulisio kaum verbessert hatte, weil die Altertumsforscher noch immer nicht in der Lage waren, über Münzen der langobardischen Könige Aufschluß zu geben.[39] Tatsächlich waren die einzigen vorhandenen Wiedergaben, die angeblich solche Münzen zeigten (zwei Folioblätter mit einem Stammbaum der Langobardenkönige von Italien), mit der Warnung des Autors Angelo Breventano versehen, daß die dargestellten Gesichtszüge nicht auf echte langobardische Münzen zurückgingen, sondern von «Münzen anderer Völker [stammten], die zur selben Zeit gelebt hatten», wie es recht vage hieß.[40]

Das war bereits 1593 gewesen. Giannone räumte indessen ein, daß zumindest zur byzantinischen Periode und zur Spätzeit des Reiches einige neuere Forschungen vorlägen, und er nannte die Werke von Filippo Paruta und insbesondere von Matteo Bandur, dem gelehrten Mönch aus Dubrovnik. Bandurs Einfluß auf die unterschiedlichsten literarischen und historischen Studienzweige war tatsächlich beträchtlich.[41] Als Montfaucon 1700 nach Florenz kam, wurde Bandur einer seiner engsten Gefährten; auf Montfaucons Einladung ging er nach Paris, wo er die restlichen einundvierzig Jahre seines Lebens verbrachte. Anfangs waren seinen Forschungen spektakuläre Erfolge beschieden. Innerhalb weniger Monate nach seiner Ankunft im Jahr 1702 entdeckte er in der Bibliothèque royale 140 unveröffentlichte Briefe von Petrarca sowie einen Führer zu Konstantinopel, der aus dem 11. Jahrhundert stammte. Die kritische Ausgabe dieser Schrift, die einige Jahre später, mit umfangreichen Anmerkungen und einem Kommentar versehen, unter dem Titel ‹Imperium Orientale ...› erschien, bildete seinen wichtigsten Forschungsbeitrag. Sie machte ihn berühmt, und mit dem Ruhm kam ein luxuriöser Lebensstil, der den Unwillen Montfaucons wie auch seiner Mitmönche erregte, so daß er sich ihnen vollkommen entfremdete.

Neben seinem Korpus aller bekannten literarischen Quellen zu den «Altertümern» Konstantinopels wollte Bandur auch Illustrationen von zweitausend unveröffentlichten Münzen und Medaillen beigeben; doch aus technischen Gründen erschienen die beiden sorgfältig gedruckten, von Ludwig XIV. geförderten Foliobände mit diesen Abbildungen separat im Jahr 1718.[42] In Zeiten, in denen es noch keine öffentlichen Museen gab, waren Numismatiker natürlich auf die Zusammenarbeit mit privaten Sammlern angewiesen. Doch auch wenn diese Sammler in der Regel mehr am historischen Wert als an der ästhetischen Qualität ihrer Münzen interessiert waren, waren sie nicht bereit, unterschiedslos alles in ihre Sammlungen aufzunehmen. In Giannones Klagen über die mangelnde Erforschung der langobardischen Münzen werden zweifellos auch andere Gelehrte eingestimmt haben, doch überrascht es kaum, daß die so wenig gewinnenden Bilder aus einer Zeit, die generell kaum Interesse fand, selbst den phantasievollsten Sammlern nur wenig Anreiz boten. Für seine Abbildungen der Münzen aus der späten Kaiserzeit und der byzantinischen Epoche konnte Bandur jedoch sowohl auf die großartige Sammlung Ludwigs XIV. zurückgreifen als auch auf die des Intendanten von Caen, Nicolas-Joseph Foucault, dessen Kopie des Teppichs von Bayeux später noch Montfaucons Aufmerksamkeit erregen sollte. Noch bedeutender war möglicherweise die Sammlung, die Francesco Mezzabarba in Mailand zusammengetragen hatte, der sich trotz seines frühen Todes 1697, im Alter von nur zweiundfünfzig Jahren, in ganz Europa einen Ruf als Wissenschaftler erworben hatte und vom Kaiser des Heiligen Römischen Reiches in den Grafenstand erhoben worden war.[43]

Als Giannone die zweite Auflage seiner Geschichte Neapels vorbereitete (sie erschien posthum), konnte er dank der Fachkenntnis Bandurs und einer Handvoll anderer Wissenschaftler, die seine Interessen teilten und sein Unternehmen unterstützten, einige wenige Illustrationen von Münzen und Medaillen einfügen (einen Teil davon hatte er in den prächtigen Kabinetten studieren können, die sich in Wien befanden, wo er sich nahezu ein Jahrzehnt unter der Protektion des Kaisers aufhielt).[44]

Lodovico Antonio Muratori, der kurze Zeit in dem – falschen – Verdacht stand, Giannone vor seinen Gegnern in Schutz zu nehmen,[45] hatte bereits einige Jahre lang versucht, in den Besitz von Bildnissen der Langobardenkönige zu gelangen. Er war gezwungen, auf Breventanos unzureichende Sammlung aus dem Jahr 1593 zurückzugreifen, und bat seine Korrespondenzpartner um Hinweise auf alle ihnen sonst noch bekannten Publikationen.[46] Als junger Mann hatte er mit Mezzabarba in Kontakt gestanden,[47] und nach dessen Tod versuchte er einige Jahre lang weiterhin, numismatische Informationen von dessen Sohn Gian Antonio[48] zu erhalten, der die Sammlung geerbt hatte und in seinem kurzen Leben – er starb 1705 mit nur fünfunddreißig Jahren – sowohl in Paris, wo er zwei oder drei Jahre verbrachte, als auch in Mailand sogar noch größeres Ansehen erwarb. Wie Giannone, so glaubte auch Muratori, daß die Inschriften und gelegentlich auch die Darstellungen auf frühmittelalterlichen Münzen wichtige Hinweise zur Klärung verschiedener strittiger Fragen liefern würden wie etwa die Obliegenheiten verschiedener italienischer Städte gegenüber dem Papst oder dem Kaiser des Heiligen Römischen Reiches sowie das Verhältnis zwischen Byzanz und dem Westen. Sie dienten ihm als politische Dokumente, nicht als Hinweise auf die herrschende Kultur, den Charakter einzelner Herrscher oder irgendwelcher sozialgeschichtlicher Aspekte.

Tatsächlich war Muratoris Einstellung zu Bildquellen, wie wir noch sehen werden, ausgesprochen komplex, und das macht ihn einerseits zum idealtypischen Historiker seiner Zeit, andererseits aber für uns heute zum verwirrendsten Vertreter seiner Zunft. Wenn er es ablehnte, sein Porträt stechen zu lassen, weil «die Menschen, die mich kennenlernen möchten, sich mit dem wenigen begnügen werden, was ich geschrieben habe»,[49] und dies zu einer Zeit, als er sich bereits als überaus gelehrter und fruchtbarer Autor einen Namen gemacht hatte, dann wird klar, daß er nicht nur persönlich bescheiden war, sondern auch dem Wert visuellen Materials skeptisch gegenüberstand.

Muratori war vier Jahre älter als Giannone, und wie er begann er seine Laufbahn mit einem Studium der Rechte. 1694/95, im Alter von zweiundzwanzig Jahren, zog er von Modena nach Mailand, blieb dort fünf Jahre und begann ein Gelehrtenleben, das ihn zu einem der angesehensten Italiener des 18. Jahrhunderts machen sollte. Ebenso wie Giannone stand auch Muratori den päpstlichen Ansprüchen kritisch gegenüber, und er beklagte die extreme Parteilichkeit von Historikern wie Baronius;[50] dennoch blieb er seinem Glauben treu, auch wenn er ständig darum bemüht war, jede Abweichung von der reinen Lehre auszumerzen. Die Beschränkungen, die ihm die Zensur auferlegte, waren ihm nur zu bewußt: «Wir Katholiken klagen ständig über allzu viele Fesseln, die uns, um die Wahrheit zu sagen, manches Mal von den Mächtigen angelegt werden», schrieb er vorsichtig an seinen Freund, «so daß wir nichts mehr über Physik, Astronomie, Medizin, Kirchengeschichte und andere Dinge schreiben oder drucken können, ohne ein Verbot unserer Bücher oder noch schlimmeres Ungemach befürchten zu müssen.»[51] Unvoreingenommen über die spätantike oder frühmittelalterliche Geschichte Italiens zu schreiben war damals fast ebenso gefährlich wie 150 Jahre früher auf dem Höhepunkt der Gegenreformation, als Carlo Sigonio ausgerufen hatte: *«O rem duram scribere historiam.»*[52] Selbst eine Untersuchung über die Langobarden konnte Verdacht erregen,[53] und als Muratori um die Genehmigung nachsuchte, offizielle Archive zu konsultieren, sah er sich zu der Versicherung genötigt, daß er nicht die Absicht habe, den Gegenstand über das Jahr 1200 hinaus zu verfolgen.[54] Denn der vorsichtige Muratori, der sich einige Mühe gab, dem Vorwurf der Häresie und der Insubordination zu entgehen, hatte seine Probleme mit der Inquisition[55] und arbeitete auf einem Gebiet, das mancherlei Gefahren barg. Wie er und Giannone sehr wohl wußten, war das Mittelalter weit enger mit dem aktuellen politischen Leben Italiens verwoben, als es die römische Antike je gewesen war, trotz aller Rhetorik, die sie umgab. So erhielt er von seinem Landesherrn Rinaldo d'Este, Herzog von Modena, den Auftrag, die Beschlagnahme des päpstlichen Lehens Comacchio durch den Kaiser des Heiligen Römischen Reiches im Jahre 1708 dokumentarisch zu rechtfertigen sowie nach den Ursprüngen der Familie Este zu forschen[56] – dieselbe Frage, der schon Pirro Ligorio und die Buchillustratoren in seinem Gefolge nachgegangen waren. Zum Teil im Rahmen dieser Forschungen unterzog Muratori die Archive der Este einer sorgfältigen Durchsicht und führte eine weitläufige Korrespondenz mit Gelehrten in Italien und anderen Ländern. Von diesen Erfahrungen ausgehend, sollte er die gesamte Erforschung mittelalterlicher Geschichte auf eine neue Grundlage stellen. Denn er betonte, man müsse den Originalquellen stets den absoluten Vorrang einräumen, und erkannte, daß solche Quellen nicht allein aus schriftlichen Dokumenten zu bestehen brauchten.

Schon bevor Muratori diese Forschungen begann, stellte er die These auf, daß «alles, was Sitten, Religion, Kleidung, Bauten» und so weiter betraf, zum Aufgabenbereich der Geschichtswissenschaft gehöre, und war sich der Bedeutung visueller Quellen für das Verständnis solcher Geschichtsperioden sehr wohl bewußt, über die es nur lückenhafte schriftliche Aufzeichnungen gab.[57] Er stand mit zahlreichen Altertumskundlern in Verbindung und war stets daran interessiert, sich Zeichnungen der in ihrem Besitz befindlichen Artefakte anzusehen; an einem einzigen Tag des Jahres 1728 schrieb er an drei Briefpartner in Florenz, Siena und Venedig und bat sie um Informationen über die frühesten, dort geprägten Münzen.[58] Auch zeigte er sich sehr von den Versuchen seines Freundes (und späteren Gegners) Francesco Bianchini beeindruckt, Flachreliefs und andere Bildwerke als Belege für die «geschichtliche Wahrheit» heranzuziehen. Er hielt dies für einen «großen und edlen Gedanken»,[59] und er wird seine Worte dabei sorgfältig gewogen haben, denn der heutige Leser dürfte doch eher den Eindruck gewinnen, daß Bianchinis verworrene Durchführung des Projekts in keinem Verhältnis zu dessen Kühnheit stand.[60] Muratori ermutigte junge Künstler[61] und korrespondierte mit Malern wie Nicolas Vleughels und Giuseppe Maria Crespi (der von sich sagte, er habe aus der Lektüre von Muratoris ‹La Carità Cristiana› gelernt, «was es heißt, ein Christ zu sein»).[62] Daß er sich für die Geschichte der Malerei interessierte, zeigt sich unter anderem in seinem über lange Zeit geführten Briefwechsel mit dem streitbaren Künstler Lodovico Antonio David über Leben und Werke Correggios.[63] Vor allem aber war er sich fast ebensosehr wie Montesquieu des Einflusses bewußt, den Bilder auf unsere Vorstellung von der Vergangenheit ausüben können. Als er über die Langobarden schreibt, beklagt er, daß die meisten Menschen ihre Vorstellung von diesem Volk aus den grobschlächtigen Holzschnitten bezögen, die vor 150 Jahren als Illustrationen für ein Buch des (von Muratori besonders verachteten) Wolfgang Lazius über die wandernden Völker des «finsteren Mittelalters» gedient hatten.[64] Einer dieser Holzschnitte zeigte einen «Mann von selbstsicherem Auftreten und erschreckendem Äußeren, dem Vollbart und Schnauzbart bis auf die Brust reichen, dessen Hinterkopf kahlgeschoren ist, mit buntgemusterter Kleidung angetan, Sporne an den Knien und einem zweihändigen Schwert, der in der Tat so aussieht, als sei er fähig, Menschen zu fressen»[65] (Abb. 119).

Die acht Foliobände seiner ‹Dissertazioni sopra le antichità italiane› sollten ein Programm umsetzen, das wir heute als eine Kulturgeschichte bezeichnen würden. Dieses Programm hatte Muratori schon Jahre vor Beginn seiner Forschungen formuliert, und er nahm sich nun vor, die Künste gemeinsam mit allen übrigen Aspekten des mittelalterlichen Lebens zu erörtern. Im Vorwort vergleicht er sich mit einem Führer, der einem Besucher einen großen Palast zeigt: zunächst die Gesamtanlage, sodann die Räume und Aufgänge, die Galerien und schließlich die Bilder und Statuen, die darin zu finden sind.[66] Im Text selbst jedoch zeigt er erstaunlich wenig Bereitschaft, ebendiese Bilder und Statuen direkt zu betrachten, ganz zu schweigen von den Palästen, die seine Argumentation sehr wohl hätten stützen können. Und wo er es tut, da sind seine Hinweise von einer solchen Unbestimmtheit, wie sie ihm bei einem literarischen Text als völlig inakzeptabel erschienen wäre. Wie gerne hätte er auch jene großen Bauten gesehen, teilt er uns mit, die noch unter den Langobarden errichtet worden waren, wenngleich nicht so stilvoll wie zuvor, die aber längst ein Opfer der Zeit geworden seien.[67] Doch diejenigen Gebäude und Objekte, welche die Zeiten tatsächlich überdauert hatten, kommen bei ihm fast überhaupt nicht vor. Er äußert die Hoffnung, daß die «edlen Erinnerungen an die Barbarenzeit, die noch aufrecht stehen», nicht abgerissen werden,

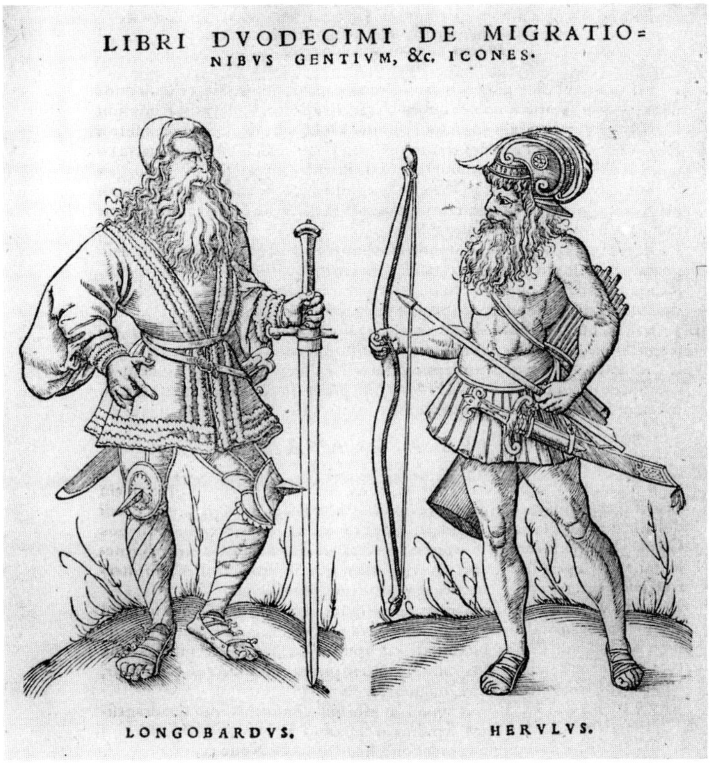

119. Wolfgang Lazius, ‹De aliquot gentium migrationibus›, Basel 1572: Oxford, Bodleian Library, G. 3.2, Art, S. 784: Langobarde und Heruler

denn «obwohl es ihnen an der griechischen und römischen Feinheit gebricht, strahlen sie doch eine verehrungswürdige Majestät und Größe aus».[68] Welche Bauten er damit meint, sagt er indessen nicht. Immer wieder hebt er hervor, daß die Künste wichtige historische Aufzeichnungen über die mittelalterliche Welt darstellen, doch was er über die spätantike und mittelalterliche Kunst sagt, stammt fast ausschließlich aus mittelalterlichen Schriftquellen. Das ist um so erstaunlicher, als Muratori sich wie so viele Historiker seiner Zeit der mangelnden Verläßlichkeit solcher Schriftquellen sehr wohl bewußt war. Wenn ein Chronist des 8. Jahrhunderts wie Paulus Diaconus, so führt er aus, von einem Gebäude, das die Langobarden errichtet hatten, behauptet, es sei edel gewesen, dann wirst du, Leser, vielleicht sagen, daß *er* es für edel gehalten haben mag, daß *wir* es jedoch als häßlich erachten sollten. Das sei indessen unwahrscheinlich, erwidert Muratori seinem fiktiven Herausforderer – und scheint damit eine Bemerkung Vasaris über die Goten aufzunehmen –, denn schließlich sei Paulus Diaconus in Rom gewesen, er habe die edlen Gebäude dort gesehen und sei daher durchaus in der Lage gewesen, Qualität zu erkennen.[69]

Daß Muratori sich in solchem Maße auf literarische Quellen stützt, ist auch deshalb erstaunlich, weil er, kurz nachdem er mit seinen historischen Forschungen begonnen hatte, mit jenem Mann in Verbindung trat, der sich damals mehr als irgend jemand anderes für die Wiedergabe und Erläuterung einiger der wichtigsten Zeugnisse frühchristlicher, byzantinischer und «barbarischer» Künstler einsetzte.[70] Monsignore Giovanni Giustino Ciampini war (trotz seiner engen Beziehungen zum Heiligen Stuhl) einer der Vorkämpfer der neuen geistigen Strömungen im Rom der beiden letzten Jahrzehnte des 17. Jahrhunderts, und zwar in seiner Eigenschaft als Herausgeber des ‹Giornale de' Letterati› und als Leiter der ‹Accademia Fisico-matematica›.[71] Auch in der christlichen Archäologie besaß er einen ausgezeichneten Ruf. Er beteiligte sich an vielen Aktivitäten Antonio Bosios und der ersten Erforscher der Katakomben, und er stützte sich vielfach auf Zeichnungen, die kurz nach deren wegweisenden Erschließungen angefertigt worden waren. Verglichen mit jenem älteren Ansatz, war der Muratoris indessen ungleich komplexer. Wenn er zum Beispiel Mosaiken oder die Bronzetüren mittelalterlicher Kathedralen oder Innenausstattungen von Kirchen besprach, scheute er sich nicht, auch auf ihre Qualität einzugehen oder auf die Frage, inwieweit sie als verläßliche historische Quellen anzusehen seien. Seine sorgfältigen Beobachtungen zu Ziegeln und Bauornamentik versetzten ihn in die Lage, einen zeitlichen Rahmen für die Baukunst des frühen Christentums zu entwickeln, und wenn er Monumente mit figürlichem Schmuck betrachtete, versuchte er stets herauszufinden, zu welcher Zeit sie entstanden waren, indem er einschlägige Porträts und Inschriften prüfte und (gelegentlich auch) den Stil heranzog. Er konnte sogar die These aufstellen, daß ein Künstler des 5. oder 6. Jahrhunderts versucht habe, Rom in einer Szene nicht so darzustellen, wie es damals war, sondern wie es mehrere hundert Jahre früher zu Lebzeiten von Petrus und Paulus ausgesehen hatte[72] (Abb. 120).

Ciampini stand im Kontakt mit Bischöfen und Klerikern in vielen Teilen Italiens, die ihm genaue Zeichnungen lokaler Altertümer des frühen Mittelalters schickten, die er dann stechen ließ – grob, schematisch und manchmal ungenau, wie man zugeben muß, aber doch lesbar – und zur Illustration seiner diversen Veröffentlichungen benutzte. So stand denn Muratori beträchtliches Bildmaterial über eben jene Kunst zur Verfü-

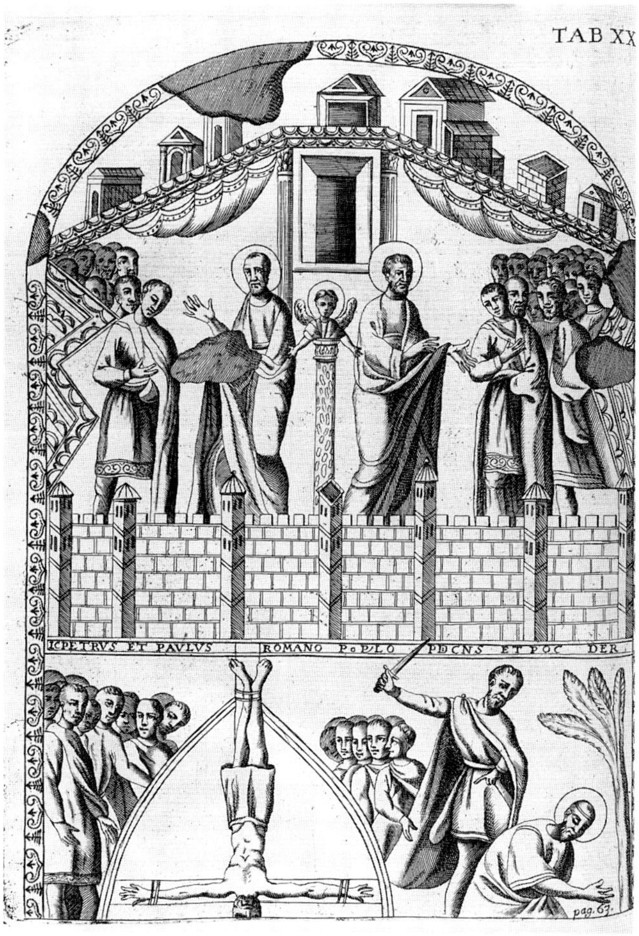

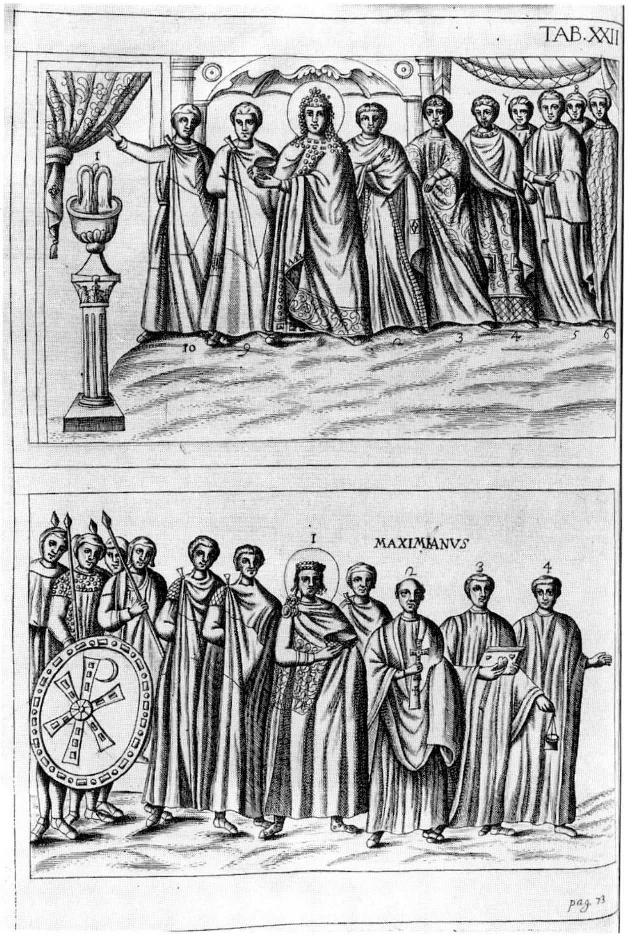

120. Giovanni Ciampini, ‹Vetera Monimenta›, Bd. I, Rom 1690: dem 5. oder 6. Jahrhundert n. Chr. zugeschriebene Mosaiken in der Basilika Siciniana in Rom mit Darstellung der Martyrien der Apostel Petrus und Paulus

121. Giovanni Ciampini, ‹Vetera Monimenta›, Bd. II, Rom 1699: Mosaiken in San Vitale, Ravenna

gung, die er in seinen Abhandlungen über die christliche Frühzeit untersuchen wollte – aber er nutzte es nicht. Bei der Besprechung der römischen und ravennatischen Mosaiken zum Beispiel bezog er sich ausschließlich auf schriftliche Berichte, obwohl Ciampini die Mosaiken, die sich in San Vitale (Abb. 121) und in San Apollinare in Classe befanden, ganz begeistert hatte reproduzieren lassen.[73]

Die ravennatische Kunst war in der Tat von zentraler Bedeutung für all jene, die nach dem Schicksal der italienischen Kultur unter den barbarischen Invasoren fragten. Denn Ravenna hatte der Gotenkönig Theoderich zu seiner Hauptstadt gemacht, und alte Quellen, insbesondere Cassiodorus, priesen die großartigen Bauten, die er hatte errichten lassen. Diese Tradition war in Ravenna natürlich noch lebendig, doch der Hauptstrom der italienischen Kunstkritik, der sich an «toskanischen» Grundsätzen orientierte, ging an ihr vorbei.[74] Vasari zum Beispiel hatte nur Verachtung für die Goten und Langobarden übrig; er zweifelte nicht daran, daß ihre kümmerliche Zivilisation sich an den Bauwerken ablesen ließ, die sie in Ravenna hinterlassen hatten. Es mochte schon sein, daß sie «groß und prächtig» waren, dennoch sei ihre Baukunst «sehr plump» *(goffissima)* und verdanke ihre Wirkung eher der Größe und den reichen Schmuckformen als irgendeiner ästhetischen Qualität.[75]

Allerdings gab es gleich außerhalb der Stadt eine Kirche, Santa Maria Rotonda, die ein wirkliches Problem darstellte. Sie war zweistöckig und von schöner, kreisrunder Form, die nur von einigen mittelalterlichen Anbauten verunklärt wurde (Abb. 122, 123); sie schloß mit einem massiven Gewölbe ab, das aus einem einzigen Block istrischen Kalksteins gefertigt war und offensichtlich (und wie alte Quellen vermerkten – sehr selbstsicher –) auf die Baukunst des Römischen Reiches zurückgriff. Vasari war von dieser «sehr edlen und bewundernswerten» Kuppel tief beeindruckt, und da er zwei Monate in Ravenna verbrachte, ist es wenig wahrscheinlich, daß er nicht von der allgemein akzeptierten Auffassung gehört haben sollte, nach der die Kirche ursprünglich das Mausoleum gewesen war, das der Gotenkönig Theoderich für sich selbst oder das seine Tochter für ihn hatte errichten lassen.[76] Allerdings wäre ihm das Eingeständnis schwergefallen, daß dieser barbarische, unwissende Stamm zu einer derart erstaunlichen Meisterleistung auf dem Gebiet der Ingenieurskunst hätte fähig sein sollen; die Kuppel sei «so groß und schwer . . ., daß es fast unglaublich scheint, wie man einen solchen Stein, von mehr als zweimal hunderttausend Pfund an Gewicht, auf diese Höhe hätte bringen können», und er behauptete recht vage, der Bau sei «nach der Vertreibung der Langobarden aus Italien» errichtet worden.[77]

Auch anderen Autoren fiel es schwer, eine Erklärung für die majestätische Erscheinung der Kirche Santa Maria Rotonda zu finden. Ob Vasari nun die Verbindung zu den Goten aus Unwissenheit, aufgrund von Selbsttäuschung oder aus tatsächlicher Überzeugung verschwieg, ist nicht ganz klar; doch es kann kein Zweifel daran bestehen, daß 1730, als Scipione Maffei über die Kirche schrieb, ihre ehemalige Bestimmung als Mausoleum Theoderichs einen gesicherten Tatbestand darstellte. Dennoch scheute Maffei sich, diesen Sachverhalt anzuerkennen, ja, er machte sich sogar über die Vorstellung lustig: «Das wäre eine schöne Leistung für die Goten oder Langobarden gewesen, einen Block dieser Art zu behauen, zu transportieren und in solcher Höhe anzubringen.»[78] Wie Vasari, so empfand auch Maffei tiefe Bewunderung für die Kirche, doch in ausdrücklichem Gegensatz zu ihm lehnte er den Gedanken ab, die Goten seien für den Niedergang der Baukunst in Italien verantwortlich gewesen. Solch eine Vorstellung sei das Produkt «unseres Stolzes, der uns alles Schlechte für ausländisch halten läßt».[79] Im Gegenteil hätten weder die Goten noch die Langobarden, so argumentierte Maffei spitzfindig, einen besonderen Einfluß auf Italien ausgeübt, die Italiener hätten selbst – im Guten wie im Schlechten – die Verantwortung für die Bauwerke in ihrem Land zu tragen. Tatsächlich hatten sich jedoch trotz einer Fülle kläglich schlechter Bauten die Kenntnisse der großartigen Errungenschaften römischer Baukunst nahezu bruchlos erhalten, und architektonische Meisterleistungen wie die Kuppel von Santa Maria Rotonda ließen sich in vielen mittelalterlichen Städten finden, nicht zuletzt in Maffeis eigener Geburtsstadt Verona. Unter den drei zeitgenössischen italienischen Gelehrten und Altertumskundlern, die in der ersten Hälfte des 18. Jahrhunderts einen so wesentlichen Beitrag zur Geschichtsforschung leisteten, bewies Maffei das größte Ge-

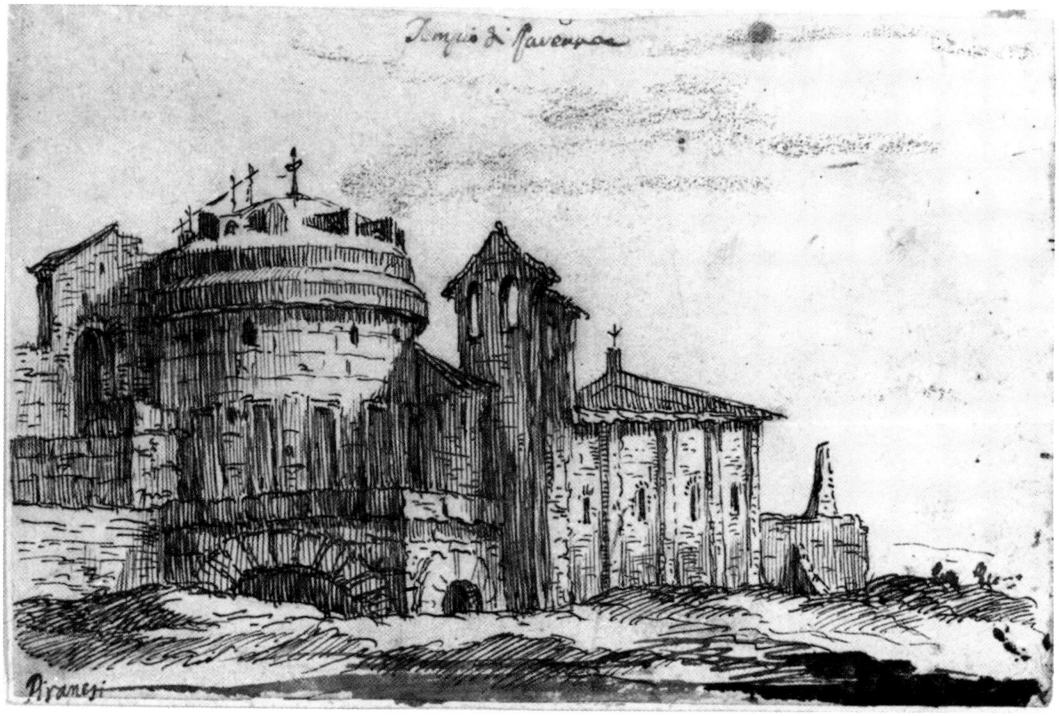

122. Giovanni Battista Piranesi, Tempio di Ravenna; Federzeichnung, mit Bister laviert, London, Courtauld Institute Galleries

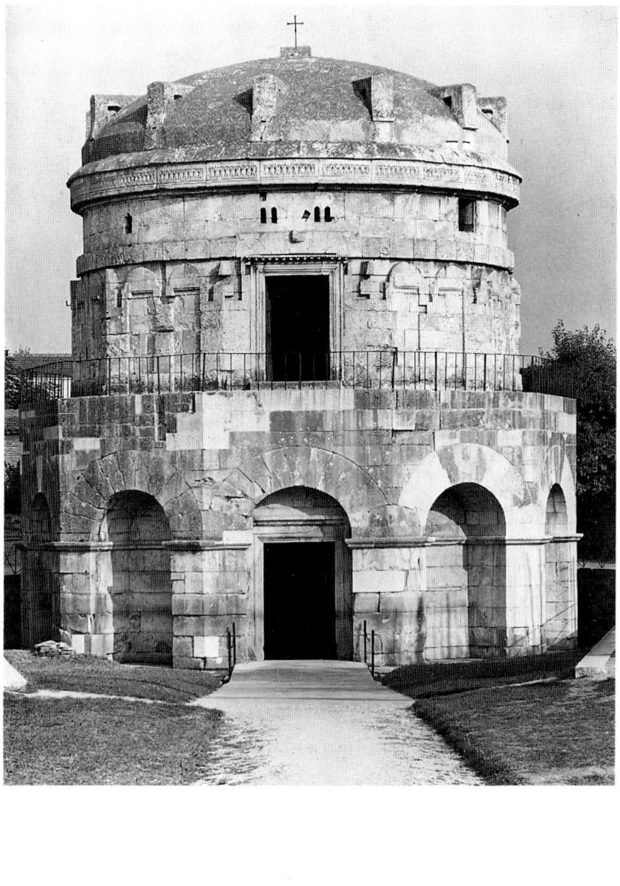

123. Ravenna, Mausoleum des Theoderich

spür für die visuellen Künste (die modernen ebenso wie die antiken),[80] obwohl auch er dem geschriebenen Wort stets den Vorrang einräumte. Das Verhältnis zu seinem Rivalen Muratori war zwar stets schwierig (wenngleich auf beiden Seiten durch Respekt gekennzeichnet), und Giannone bedachte er gerne mit Ironie;[81] dennoch ähnelte seine Laufbahn der ihren in vielen Punkten. Wie Muratori war er stark von Montfaucon, Bacchini und Bianchini beeinflußt; und ebenso wie Muratori und Giannone bekam er Schwierigkeiten mit der Inquisition – für kurze Zeit war er sogar im Kerker. Seine wegweisenden Leistungen auf dem Gebiet der griechischen Paläographie und seine Beiträge zur italienischen Literatur brauchen uns hier nicht näher zu interessieren. Wichtig in unserem Zusammenhang ist indessen seine adlige Herkunft. Anders als so viele Altertumsforscher der beiden vorangegangenen Jahrhunderte war der Marchese Scipione Maffei ein Kosmopolit, der eine rege Reisetätigkeit entfalten und sich mit den führenden Gestalten seiner Zeit als Gleicher unter Gleichen unterhalten konnte. Er nahm die mühselige Plackerei der Detailforschung auf sich, gleichzeitig suchten aber auch Fürsten seinen Rat. Seine Schriften gelangten nicht nur in die Hände eifersüchtiger, pedantischer Rivalen, und seine Tragödie ‹Merope› wurde unter großem Beifall in den führenden Theatern Europas aufgeführt.

Scipione Maffei war nicht der einzige Gelehrte und Altertumskundler des 18. Jahrhunderts, der solche Vorzüge genoß. Jean-Baptiste de La Curne de Sainte-Palaye, der Comte de Caylus, Jean-Baptiste-Louis-Georges Seroux d'Agincourt, der Conte Leopoldo Cicognara – schon die bloße Aufzählung der Namen verdeutlicht, daß hohe gesellschaftliche Stellung sich zu dieser Zeit durchaus mit wahrem Gelehrtentum vertrug. Dieser Umstand war in der Tat bedeutsam. Der Dialog zwischen der Geschichtsschreibung einerseits und den Bemühungen um neue Formen geschichtlicher Quellen (darunter auch Bildwerke) andererseits war nicht besonders intensiv, aber er wäre vielleicht überhaupt nicht zustande gekommen, hätten seine Protagonisten nicht zumindest einige der Vorzüge – Herkunft, Vermögen, Charme und gefällige Erscheinung – genossen, die es der Gelehrsamkeit in den meisten Gesellschaften erst ermöglichten, ihren Einfluß über jene Kreise hinaus auszudehnen, auf die sie gewöhnlich beschränkt war.

Maffei kam von der Altertumskunde zur Geschichtswissenschaft, doch da er mächtigen Gönnern weniger zu Diensten sein mußte als der Gemeine Muratori, brauchte er sich bei seinen Geschichtsforschungen nicht auf vorgegebene Aufgabenstellungen zu konzentrieren, sondern konnte sich einem breiten Spektrum allgemeinerer Fragen zuwenden – Fragen, denen auch Denker und Staatsmänner Interesse abzugewinnen vermochten, die seine Begeisterung für das Vermessen der Steinquader, aus denen das Kolosseum errichtet worden war, gewiß als pedantisch abgetan hätten. So zeigte er, wie sehr die Römer sich durch ihre Politik, auch unterworfenen Völkern die Staatsbürgerschaft zuzuerkennen, von den abgrenzungsbewußten Griechen unterschieden hatten, betonte aber gleichzeitig, daß ihnen eine Regierung aus Volksvertretern nach englischem Muster gefehlt habe, und deshalb sei es zum Verfall und schließlich zum Zusammenbruch gekommen.[82] Wie Giannone und Muratori, so brach auch Scipione Maffei in seinem Geschichtsverständnis – das beispielhaften Ausdruck in seinem 1732 erschienenen Meisterwerk ‹Verona Illustrata› fand – mit den Traditionen der Annalisten und der unbekümmerten Erzähler politischer oder militärischer Ereignisse; an deren Stelle trat ein breites Spektrum menschlichen Verhaltens, das Fragen aus der Politik und Kriegskunst ebenso einschloß wie solche aus dem Geistesleben und der Kultur. Seine Liebe zu Verona führte gelegentlich zu einem gewissen Provinzialismus, doch seine Geschichte der Stadt ist in gewissem Maße zugleich eine Geschichte Italiens. Sie war, wie er einem Freund in einer noch recht frühen Phase seiner Arbeit schrieb, «so weit von einer Geschichte Veronas entfernt, wie Du Dir nur vorstellen kannst, und Du wirst entsetzt über meine Kühnheit sein».[83]

Anders als Giannone und Muratori war Maffei jedoch nicht darauf bedacht, die Verbindung zwischen dem Italien seiner Zeit und der römischen Vergangenheit auseinanderzureißen. In den Einfällen der Goten, Langobarden und Byzantiner sah er nur negative Unterbrechungen im Fortschreiten der Zivilisation, und wiederholt betont er, daß sie keinerlei bleibende Wirkung hinterlassen hätten: weder in der Sprache noch in den Sitten, der Kleidung, der Baukunst, der Religion oder in den Gebräuchen. In einem dieser plötzlichen Verweise auf die Gegenwart, die seine Darstellung beleben, führt er aus, daß gerade jetzt, da er dies niederschreibe, gewiß nicht weniger als achtzigtausend deutsche Soldaten – ihre Dienerschaft, Frauen und Kinder gar nicht mitgerechnet – in den von Österreich beherrschten Teilen Italiens stünden; das seien gewiß ebenso viele, wie es seinerzeit Langobarden während ihrer Herrschaft über weite Teile der Halbinsel gewesen seien. «Aber erleben wir etwa, daß die Italiener ihre Arbeit aufgäben und die Deutschen sich ans Bauen, Malen, Schreiben oder an vergleichbare Beschäftigungen machten? Oder daß der Stil in den Künsten sich wandelte, die Sprache sich änderte und die Art des Schreibens einen Wandel erführe? Nicht im geringsten.»[84]

Maffei war fest davon überzeugt, daß der Historiker sich eher auf Primärquellen als auf literarische Überlieferungen stützen sollte, und so verdankt das Museum für Skulpturen und Inschriften in Verona seine Entstehung vornehmlich seiner Initiative (obwohl die Anfänge erheblich weiter zurückreichen),[85] und, wie wir gesehen haben, gilt dasselbe für ein ähnliches Museum in der Universität von Turin. Für das Museum in Verona holte Maffei eine Reihe von Altertümern aus den Kirchen der Stadt, von denen einige schon im 16. Jahrhundert bekannt gewesen und beschrieben worden waren, aber er griff auch weiter aus; so kamen die griechischen Skulpturen (in der Hauptsache hellenistische Grabplastik), die eine außergewöhnliche Sammlung im Europa des 18. Jahrhunderts bildeten, wahrscheinlich aus Venedig. Außerdem erwarb er etruskische Grabkunst sowie hebräische und arabische Inschriften (letztere von einem Friedhof in Palermo); und unter den mittelalterlichen Objekten befand sich der prachtvolle Sarkophag der hll. Sergios und Bakchos aus dem 12. Jahrhundert, der heute im Museo di Castelvecchio steht.

Ohne Zweifel hielt ihn sein Wunsch nach absoluter Authentizität davon ab, seine Plastiken in irgendeiner Weise restaurieren zu lassen, und auch dies unterscheidet die Sammlung in Verona von nahezu allen übrigen im 18. Jahrhundert entstandenen; die Reliefs und Statuen, die Maffei in Rom erwarb (und die dort natürlich restauriert worden waren), bilden hier die einzige Ausnahme.

Maffei stand mit dem Architekten Conte Alessandro Pompei über den Entwurf des sehr schlichten einstöckigen (und später beträchtlich vergrößerten) dorischen Portikus in Verbindung, der um den Hof – vor dem Teatro Filarmonica – umlaufen sollte und unter dessen Arkaden die meisten Objekte Aufstellung fanden, wobei allerdings die

Reliefs meist in eigens geschaffenen Marmorrahmen in die Wand eingelassen wurden. Die Anordnung folgte streng thematischen Kriterien: etruskische, griechische, lateinische, gefälschte, christliche Inschriften, während die Unterteilungen innerhalb der lateinischen Inschriften und Objekte (die naturgemäß die größte Gruppe darstellten) den von Montfaucon in seiner ‹Antiquité› aufgestellten Grundsätzen entsprachen: sakrale Objekte, kaiserliche Objekte, solche, die mit dem Senat zu tun hatten, mit dem Magistrat und so weiter.[86]

Gegen Ende seines Lebens schrieb Maffei, «nichts wäre nützlicher für die Gelehrsamkeit als eine allgemeine Untersuchung der sichtbaren Überreste der Antike und eine Prüfung der wichtigsten gedruckten Darstellungen dieser Objekte. Vor langer Zeit habe ich mich selbst dieser Aufgabe unterzogen und zu diesem Zweck eine Fülle von Material gesammelt; doch ich habe es niemals angerührt, weil ich meine Untersuchung zu den geschriebenen Quellen der Antike, die ich bereits begonnen hatte und die gute Fortschritte machte, zu einem Abschluß bringen wollte.»[87] Dennoch verweist er in seinen wissenschaftlichen Schriften zur Stützung seiner Argumentation ständig auf Objekte der bildenden Künste – auf Münzen und Medaillen natürlich und auf Bauwerke, aber auch auf «christliche Altertümer», zum Beispiel auf einen Sarkophag, der «beredter ist als ein Buch»,[88] oder auf einen Taufstein. Er hatte meist keine besonders hohe Meinung vom ästhetischen Wert dieser Quellen,[89] dennoch hielt er es für einen großen Fehler, sie deswegen zu vernachlässigen, und er bemühte sich nachzuweisen, daß zum Beispiel frühchristliche Bildhauer Figuren aus heidnischen Monumenten entlehnt hatten.[90] Er befaßte sich auch mit der Malerei der Renaissance, um die Sitten und Gebräuche des 16. Jahrhunderts ebenso aufmerksam (aber auch ebenso unkritisch) zu studieren, wie seine Vorgänger im 16. Jahrhundert die antiken Flachreliefs studiert hatten: Ein Fries von Domenico Brusasorzi, der Papst Clemens VII. und Kaiser Karl V. bei einer Prozession in Bologna darstellte, war «aussagekräftiger als jedes Buch, denn er zeigt, welche Menschen teilnahmen und in welcher Reihenfolge sie gingen, er zeigt die Kleidung, das Auftreten, das wirkliche Aussehen und die Porträts der wichtigsten Leute dort ... Was werden unsere Nachfahren von den Malern unserer Zeit über unsere Sitten, unsere Kleidung, unsere Zeremonien und Schauspiele erfahren?»[91] Vor allem aber – und darin vollzog er einen radikalen Bruch mit der traditionellen Altertumsforschung – betrachtete er die Künste seiner eigenen Zeit sehr genau, um die Ereignisse der Vergangenheit zu begreifen und um der Frage nachzugehen, mit der sich jeder Kulturhistoriker auseinandersetzen mußte, weshalb die Künste mit dem Niedergang des Römischen Reiches verfallen waren. In einer der frühesten, eloquentesten (und am wenigsten bekannten) Abrechnungen mit den Extravaganzen des Spätbarock überschüttet er jene Formen mit Hohn, die allgegenwärtig waren: in Bilderrahmen, Altarbildern und Pferdesätteln ebenso wie in der Baukunst, in der Überfülle an Kristallglas, Spiegeln und Stuck, in der Ausschmückung der Bibliotheken, die das Auge schmerzt, noch bevor man zu lesen begonnen hat. All dies, so meint Maffei, habe seinen Grund in einer zügellosen Neuerungssucht.[92] Und genau diese Sucht sei auch schuld am Verfall der Baukunst gegen Ende des Römischen Reiches gewesen.[93] Weder die Barbaren hätten dabei eine Rolle gespielt noch – wie er implizit beweist – die Zerstörung heidnischer Monumente durch die Christen. Maffei geht nicht auf die Frage ein, weshalb dergleichen wilde Neuerungswut in bestimmten Augenblicken der Ge-

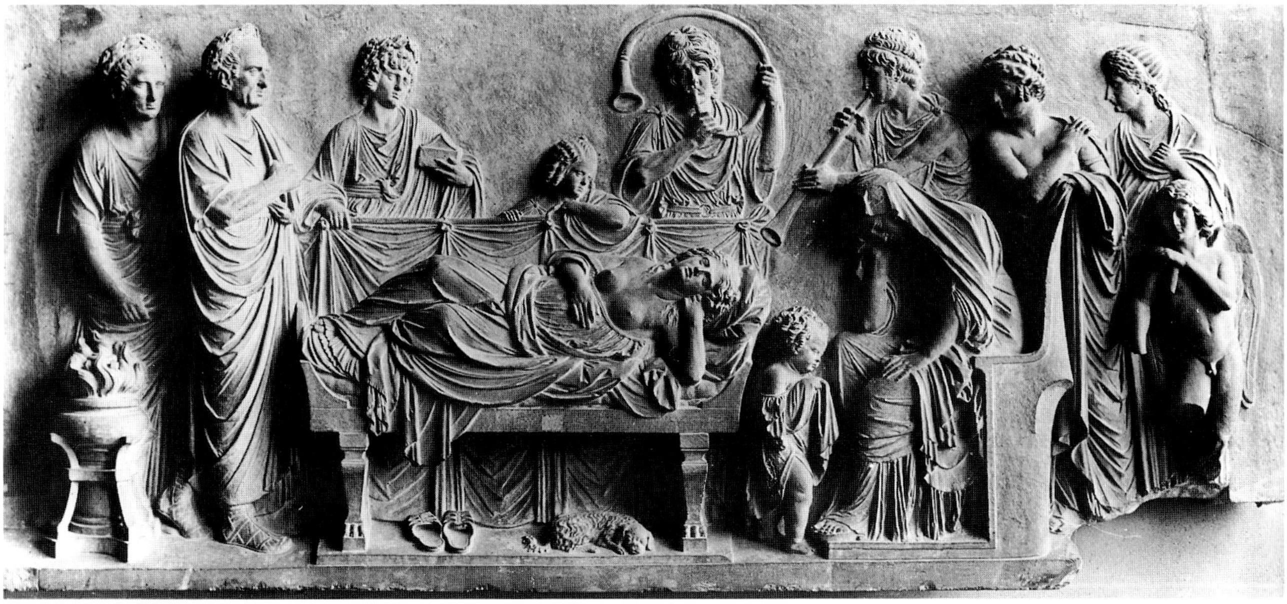

124. ‹Conclamatio›, italienisches Marmorrelief, 15. Jahrhundert, Paris, Louvre

schichte höhere Wahrscheinlichkeit besitzt als in anderen, sondern er verweist nur andeutungsweise auf Platons Diktum, wonach der Verfall der Musik auch zum Verfall der Sitten führen könne, und meint, man solle eine Akademie einrichten, die Exzesse in der Baukunst verhindere.

Im Jahr 1732, kurz nach der Veröffentlichung seiner ‹Verona Illustrata›, reiste Maffei nach Frankreich. Nach Jahresfrist finden wir ihn in Paris, wo er, mit anfänglich großem gesellschaftlichen Erfolg, bis 1736 bleibt, um dann nach London zu übersiedeln.[94] Doch schon bald stieß er einige seiner «confrères» vor den Kopf, weil er zuviel Zeit auf die Abfassung einer langen Abhandlung über die Einstellung der frühen Christen zur Willensfreiheit verwandte, und später schuf er sich weitere Feinde, indem er sich in Dinge einmischte, die viele Franzosen für eine ausschließlich französische Angelegenheit hielten: die Anordnung und Erforschung der Altertümer in französischen Sammlungen. Schockiert von der Vernachlässigung und Unzugänglichkeit des Materials wie auch von den Fälschungen, auf die er gelegentlich stieß, und in seinem (vielleicht zuweilen allzu ostentativ zur Schau getragenen) Stolz auf seine eigenen Leistungen in Verona und Turin, beleidigte er einige Mitglieder der Académie des Inscriptions et Belles-Lettres mit der Behauptung, sie hätten die absolute Verfügungsgewalt, die man ihnen über die Inschriften und Skulpturen in königlichem Besitz übertragen hatte, nicht uneingeschränkt zum Nutzen der Forschung eingesetzt. Er schlug vor, man solle alle Stükke dieser Art – und andere, die über ganz Paris verstreut waren – in einem sicheren, aber öffentlich zugänglichen Museum versammeln, vielleicht im Hof der Tuilerien. Dort könne man sie dann so studieren, daß sie «gesicherte Erkenntnisse über die Sitten, die Meinungen und das Wissen alter Zeiten» erbrächten. Zur Erläuterung seiner Vorstellungen publizierte er seine Gedanken über ein Marmorrelief im Querformat, das eine liegende, barbusige Frau, offenbar auf ihrem Totenbett, umgeben von Musikern und Trauernden darstellte (Abb. 124). Wie er ausführte, war er, kurz bevor er Paris verließ, im Louvre darauf gestoßen, inmitten von Abgüssen der Trajanssäule, von Büsten und modernen französischen Skulpturen.

Maffei hielt das Relief für die Vorderseite eines Sarkophages und ließ von Natoire eine Zeichnung anfertigen, die als Vorlage für einen Stich diente. Mit Einfühlungsvermögen und einiger Beredsamkeit beschrieb er die Schönheit und den vollkommenen Erhaltungszustand des Reliefs (heute hält man es für ein Werk der Renaissance und nicht für eines der Antike), doch dann bemerkte er, «der eigentliche Wert des Monuments liegt in dem, was es uns lehrt» über die religiösen Gebräuche, welche die Heiden am Sterbebett übten – Gebräuche, die ansonsten in der Literatur nicht festgehalten waren –, und er beschrieb recht ausführlich (wenngleich sehr zurückhaltend), was uns das Relief in seinen Augen darüber mitteilt: Die drei Gestalten, die links von der Sterbenden stehen, seien Priester, in Togen gehüllt und mit Lorbeer bekränzt, während die beiden Musiker hinter ihr wahrscheinlich ins Horn bliesen, um böse Geister zu vertreiben. Dabei stützte Maffei seine Deutung sowohl durch den Verweis auf andere Kunstwerke als auch auf literarische Quellen.

Maffeis Anschauungen wurden schon bald falsch wiedergegeben und lächerlich gemacht, doch etwa ein Vierteljahrhundert später, vier Jahre nach seinem Tod, erfuhren sie (wie eine wichtige Studie von Krzystof Pomian gezeigt hat) eine weitaus positivere Würdigung durch den Comte de Caylus, einen aristokratischen Amateur, «homme de lettres» und Altertumskundler mit ähnlichem Geschmack wie Maffei, wenngleich sich die beiden zu Lebzeiten Maffeis weder in Verona noch später in Paris je begegnet waren. Caylus war wie Maffei der Ansicht, daß die im Besitz des Königs befindlichen Altertümer einer sorgfältigen Neuordnung bedurften, und auch in einigen, wenngleich nicht allen wesentlichen Punkten seiner Interpretation des Reliefs stimmte er mit ihm überein. So meinte er, die Musiker versuchten wohl eher, der Sterbenden Linderung und Trost zu spenden, und bei den sogenannten Priestern handele es sich um Diener, die bereitstünden, um die Leiche für das Begräbnis vorzubereiten. Einigermaßen sententiös warf er Maffei und dessen Kritikern schließlich vor, die Maße des Reliefs nicht angegeben und der Qualität des Werkes nicht genügend Beachtung geschenkt zu haben.

4.

Das Ansehen des Comte de Caylus hat dadurch ein wenig gelitten, daß ein genialer Geist (Diderot) ihn verachtete, ein anderer (Winckelmann) ihn förderte und nahezu alle seine Zeitgenossen, die über ihn schrieben, ihn herzlich wenig mochten. Doch obwohl er wahrscheinlich seine gesellschaftliche Stellung nutzte, um seine Bekannten zu tyrannisieren und (wie Diderot oder Winckelmann) die Entwicklung der Kunst seiner Zeit zu lenken, dürften den heutigen Leser wohl eher die wiederholten Vorwürfe trokkener Pedanterie und tyrannischer Dogmatik verwundern, zeichnen sich doch die altertumskundlichen Arbeiten des Comte de Caylus gerade durch einen völlig neuen Geist der Bescheidenheit und der Freiheit aus.[95] Immer wieder betont er den mutmaßenden Charakter seiner Schlußfolgerungen. «Wie oft», so merkt er an, «ist [der Altertumskundler] gezwungen, ‹Ich weiß nicht› zu sagen, diesen Satz, der seinem Selbstwertgefühl solchen Abbruch tut und der dennoch nicht nur als solcher schon ehrenhaft ist, sondern auch jedem zur Ehre gereicht, für den die Wahrheit zu den obersten Gottheiten gehört.»[96] Er betont, daß man die Altertumsforschung mit der naturwissenschaftlichen Forschung vergleichen müsse; eine einzige neue Tatsache könne ein ganzes System von Hypothesen überflüssig machen.[97] Noch erstaunlicher ist ein bis dahin nahezu unbekanntes Maß an Sensibilität für das materielle Objekt als solches (im Unterschied zu literarischen Reflexionen darüber), aber auch eine Begeisterung für die Arbeit, die sich oft in denkwürdigen Formulierungen Ausdruck verschafft: «Wenn seine Schätze eintreffen, öffnet [der Altertumskundler] die Kisten, in die sie verpackt wurden, mit einer Mischung aus süßer Furcht und Hoffnung; er bildet sich ein, seltene, unbekannte Objekte darin zu finden. Der Augenblick der Entdeckung ist für ihn ein Augenblick lebhafter Freude *[jouissance vive].* »[98]

Caylus wurde 1692 geboren, er stammte aus dem höchsten Adel, und nach seiner Dienstzeit in der Armee bereiste er Italien und die Türkei. Er wurde ein fähiger Radierer, und sein Groll galt jenen Altertumskundlern, die nichts von künstlerischen Techniken oder willkürlichen Restaurierungen verstanden und daher stets bereit waren, auf der Grundlage unhaltbarer Belege die phantastischsten Theorien zu entwickeln.[99] Sein Reichtum und seine gesellschaftlichen Beziehungen brachten ihn mit den führenden Gestalten seiner Zeit in Verbindung, darunter auch der äußerst wohlhabende Sammler Pierre Crozat; mit ihm (und einem anderen Freund, dem Kunstkenner Pierre-Jean Mariette) machte er sich an das ehrgeizige Vorhaben, die wichtigsten Gemälde aus französischen Sammlungen zu reproduzieren.[100] Dieses Unternehmen schärfte sein Bewußtsein für die Notwendigkeit äußerster Genauigkeit bei der Illustration seiner eigenen Altertümer – «Der Streit zwischen Altertumskundlern und Stechern ist noch lange nicht zu Ende» *(la querelle des Antiquaires et des Graveurs n'est prête à finir)*[101] –, wenngleich man sagen muß, daß die Kopisten, die er beschäftigte, oft sehr schlecht waren. Caylus pflegte auch engen Kontakt zu den Künstlern seiner Zeit; als junger Mann zeichnete er gemeinsam mit Watteau, und später sollte er Bouchardon "‹entdekken»; doch stand für ihn außer Frage, daß die alten Meister den modernen Künstlern, von einigen wenigen Ausnahmen abgesehen, weit überlegen waren.[102]

Der Beitrag, den Caylus – in der zweiten Hälfte seines Lebens – zur Altertumsforschung leistete, bestand im wesentlichen in den siebenunddreißig Vorträgen, die er vor der Académie des Inscriptions et Belles-Lettres hielt – damals die führende Institution, wenn es um die Erforschung der Artefakte früher Kulturen ging[103] –, und in den sieben dicken Bänden seines ‹Recueil d'Antiquités›, die in unregelmäßigen Abständen zwischen 1752 und 1767 erschienen (der letzte posthum). Diese Bände befaßten sich hauptsächlich mit ägyptischen, etruskischen, griechischen, römischen und (nach 1759) gallischen Objekten, die sich überwiegend in seiner eigenen Sammlung und in den Sammlungen seiner Freunde befanden. Die Anordnung war recht unsystematisch, wie er freimütig gestand, denn oft erhielt er ein Stück, nachdem das zugehörige Material bereits veröffentlicht war, und so lieferte er die entsprechende Abbildung nach, auch wenn sie dadurch nun in einem unpassenden Zusammenhang erschien.[104] Die vielen tausend Illustrationen stellen einen der wesentlichsten Vorzüge des ‹Recueil› dar, wie Caylus selbst vermerkte;[105] doch Begeisterung rufen die schematisch reproduzierten Statuetten, Vasen, Lampen, Medaillen, Münzen und Möbelteile nur selten hervor. Außerdem sollte die Zaghaftigkeit und weniger die Arroganz eines Ansatzes, der nahezu ausschließlich auf der Publikation von Kleinobjekten aus einigen wenigen Spezialsammlungen basierte, schon bald als altmodisch und auf unsinnige Weise beschränkt erscheinen. Doch obwohl Caylus sich auf wenig attraktives Material stützte und es dazu noch wenig attraktiv präsentierte, vermochte er dennoch eine Fülle neuer und anregender Gedanken vorzutragen (wenngleich nicht zu entfalten, denn ihm fehlte jede Fähigkeit zur Synthese), die für das Thema unseres Buches zentrale Bedeutung besitzen. Nur diese Gedanken und nicht seine zahlreichen Beiträge zur Erforschung technischer Aspekte der Kunst und zu anderen wichtigen Fragen werden wir hier erörtern.

So meinte Caylus, die Künste «bieten ein Bild der Sitten und des Geistes eines Jahrhunderts und eines Volkes, aus denen wir zuweilen Beweise, zumindest aber begründete Mutmaßungen hinsichtlich der Geschichte, des Charakters von Herrschern und des Wandels der Regierungen ableiten könnten»; und er war der Auffassung, daß die Sitten eines Volkes, manchmal sogar sein ganzer Charakter *(«charactère de ses moeurs»)* an der Zahl, dem Geschmack oder der Ungeschlachtheit seiner Artefakte abzulesen seien.[106] Nach seiner Überzeugung enthielten die zentralen ästhetischen Qualitäten der Schlichtheit und des handwerklichen Könnens – in der antiken wie der modernen Kunst – eine ausgeprägt moralische Konnotation; über einige Stücke griechischer Keramik, die er veröffentlichte, schrieb er: «Wenn dieses Volk jene edle Schlichtheit so sehr erstrahlen ließ [*fait briller*], die den Geist auf seinen für den Alltagsgebrauch bestimmten Vasen erhebt, welche Sorgfalt wird es da erst auf die Bearbeitung kostbarerer Materialien verwandt haben?»[107] Das war 1752, drei Jahre, bevor Winckelmann über Kunst zu schreiben begann. Doch Caylus gelang es nicht, seine ehrgeizigen Ansprüche hinsichtlich der Nutzung altertumskundlichen Wissens für die historische Forschung einzulösen, nicht zuletzt deshalb, weil er – anders als Winckelmann – nie eine befriedigende zeitliche Abfolge seiner Beobachtungen zum Stilwandel entwickelt hat, wenngleich er gelegentlich behauptete, er hätte es getan.[108] Wie alle, die über das Problem nachgedacht hatten, war auch er der Auffassung, daß die ältesten Formen zugleich die schlechtesten waren,[109] und der Fortschritt galt ihm als das Naturgesetz, dem die Künste all jener Zivilisationen folgten, deren Artefakte er sammelte und zu deuten versuchte. Er teilte auch die allgemeine Auffassung, daß die Künste gegen Ende des Weströmischen Reiches einen Niedergang erlebt hatten, und zur Illustration dieser These wählte er ein kleines Elfenbeintäfelchen, von dem er glaubte, es stelle einen der späteren römischen Kaiser oder Prokonsuln dar, während es heute als Teil eines Schachspiels aus dem 12. Jahrhundert gilt und wahrscheinlich in Süditalien entstand (Abb. 125). Die Ursachen des Verfalls sah er in einer «hektischen Neuerungssucht ... Sie blendet die Menschen und fasziniert sie so sehr, daß sie in der unablässigen Veränderung der besten überlieferten Dinge ein Verdienst erblicken», so daß sie denn blind gewesen seien für «die feinen Arbeiten, die es damals in Griechenland und Rom noch im Überfluß gab».[110] Seine moralisierende Sicht hatte gewiß auch mit seinem Feldzug gegen den herrschenden «frivolen» (und ganz andersartigen) Geschmack und die zeitgenössischen Moden zu tun und sicher auch mit den oben erwähnten, bemerkenswert ähnlichen Gedanken, die Scipione Maffei geäußert hatte. Doch Caylus geht weiter und verleiht seinem moralischen Urteil eine historische Dimension: Die Römer, die keine natürliche Begabung für die Kunst besaßen, hatten Griechenland lange beherrscht; das hatte zur vollständigen Zerstörung der griechischen Kunstschulen geführt und damit

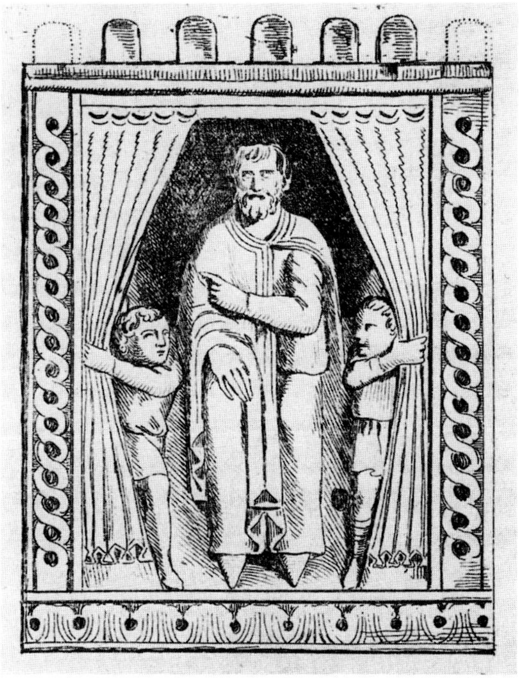

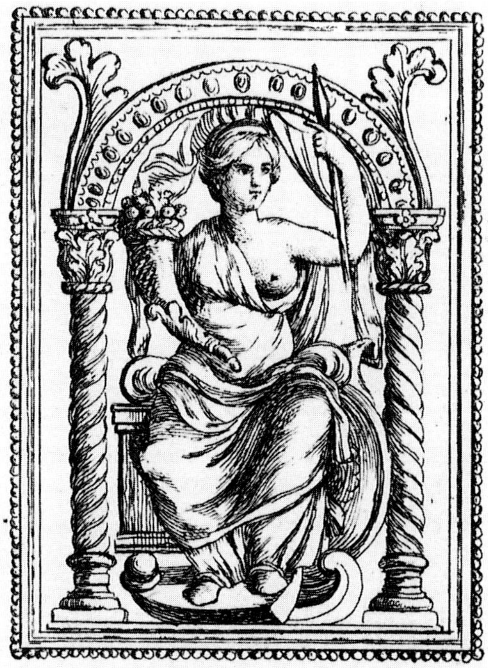

125. Caylus, ‹Recueil›, Bd. VI, Paris 1764: Teil eines Schachspiels aus Süditalien, 12. Jahrhundert, Paris, Bibliothèque nationale

126. Caylus, ‹Recueil›, Bd. II, Paris 1756: Goldene Schmuckplatte, Spätantike (?), mit Darstellung einer Frau mit Füllhorn

jegliches Hindernis beseitigt, das den Geschmacksverfall hätte aufhalten können. Er glaubte, das «Jahrhundert Alexanders des Großen» sei auf dem Gebiet der Kunst bis zum Pontifikat Leos X. nie übertroffen worden,[111] doch machte er keinen Versuch, die Qualitäten dieser Epoche näher zu beschreiben, und seine These, wonach es unter Trajan zu einer Wiederbelebung der Künste gekommen sei, leidet darunter, daß er nur einmal äußerst vage und knapp auf die Schwächen der Kunst in der vorangegangenen Epoche eingeht.[112] Eigentlich gibt er lediglich zwei mehr oder weniger präzise Hinweise auf spezifische künstlerische Entwicklungen: in einer bestimmten Phase ihrer Geschichte trennten die Ägypter bei ihren Statuen die beiden Beine, die solange eine starre Einheit gebildet hatten;[113] und in den Werken der römischen Spätzeit gingen schwache Kompositionen schwach ausgeführten Werken voraus.[114]

Doch auch wenn Caylus sich als unfähig erwies, die chronologische Abfolge der Stile zu bestimmen, und auch wenn er nicht bereit war, eine umfassendere Theorie zu entwickeln – «der Altertumsforscher sollte Systeme jeglicher Art aus seiner Arbeit verbannen; ich halte sie für eine Geisteskrankheit»[115] –, öffnete er doch aufmerksamen Kulturhistorikern so manchen Weg.

Durch seine Konzentration auf das Visuelle vermochte Caylus der herrschenden Tendenz zu widerstehen, Kunstwerke nur im Licht literarischer Quellen zu interpretieren, so abstrus diese Quellen auch vielfach sein mochten. «Die Alten», so schrieb dieser leidenschaftliche Verehrer der Antike, «waren nicht immer groß, streng, edel und ernst», und

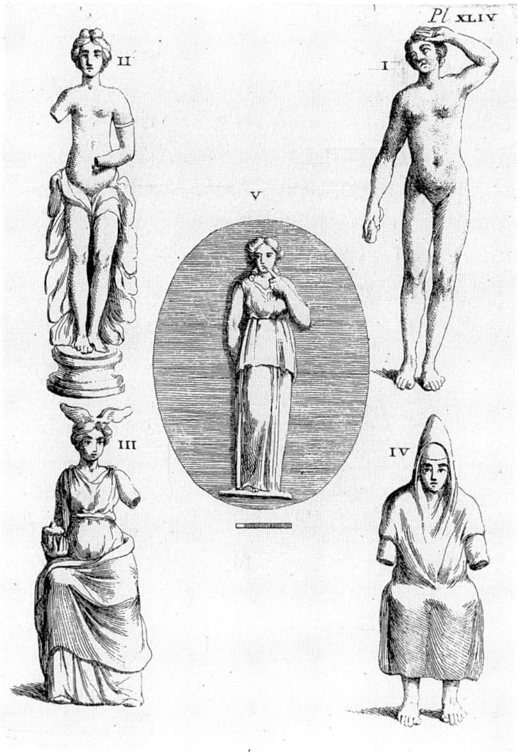

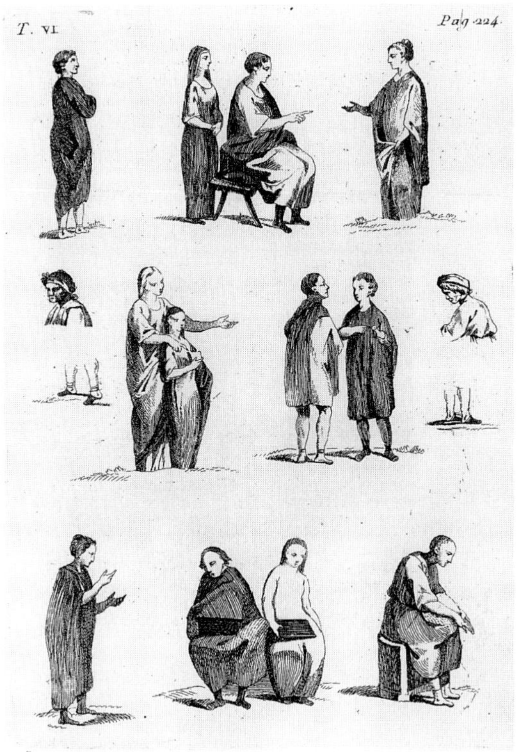

127. Caylus, ‹Recueil›, Bd. III, Paris 1759: römische Figuren aus Blei und Bronze

128. Caylus, ‹Recueil›, Bd. VI, Paris 1764: Reproduktion von Details der in Herculaneum gefundenen Fresken

einige ihrer kleinen dekorativen Figuren seien wohl eher als witzige Spielzeuge und nicht als komplizierte Allegorien gedacht gewesen.[116] «Die Künste waren stets den Launen mächtiger Gönner ausgeliefert», schreibt dieser Mann, der das Patronagewesen seiner Zeit gerne reformiert hätte, und führt das Aussehen einer Achatvase, der «es an Feinheit der Zeichnung und an Schönheit der Details gebricht», auf solche Launen zurück.[117] Bei anderer Gelegenheit, als er eine etruskische Achill-Darstellung auf einem tiefgeschnittenen Karneol bespricht, führt er aus, Künstler seien sehr wohl in der Lage, Themen auf ihre eigene Art zu interpretieren, und sollten dies auch tun.[118] Er räumt indessen ein, daß es in manchen Gesellschaften – etwa im alten Ägypten, das «voller abergläubischer Vorstellungen war und von Priestern beherrscht wurde» – höchst unwahrscheinlich war, daß ihnen solche Freiheit gewährt wurde.[119] An anderer Stelle merkt er an, die Bronzefigur einer nackten Frau, die offenbar dem Bad entsteigt, solle wohl eher genau dies darstellen und keine Venus, wie gewöhnlich behauptet wurde[120] (Abb. 127).

In den späteren Bänden seines ‹Recueil› gelangte Caylus immer deutlicher zu der neuen und bedeutsamen Erkenntnis, daß künstlerische und literarische Quellen durchaus im Widerspruch zueinander stehen konnten, oder vielmehr, daß sie dem Historiker ganz unterschiedliches Material in die Hand gäben, denn der Künstler zeichne nicht immer nur getreulich auf, was er sähe (und solle dies auch nicht tun).[121] Tertullian macht sich über die Haartracht der Frauen seiner Zeit lustig, doch in den zeitgenössischen Porträtbüsten finden wir sie nicht; Domitian soll kahlköpfig gewesen sein, doch auf seinen Münzen ist er nicht so dargestellt. Umgekehrt bedurften auch die künstlerischen Quellen einer sorgfältigen Prüfung; so zeigten die erst kurz zuvor in Herculaneum entdeckten Fresken (Abb. 128), daß die Römer sich im Alltag nicht in so stilisierte, faltenreiche Gewänder kleideten, wie man sie an den Monumentalskulpturen sah, während die Griechen ihre Figuren offenbar weniger bekleidet darstellten, als dies der Wirklichkeit entsprach.[122] Andererseits fällt Caylus trotz des Gewichts, das er der Stilanalyse beimißt, gelegentlich in die alte Praxis zurück, die Interpretation allein auf dem Inhalt der Darstellung aufzubauen, obwohl eine Betrachtung des Stils zu gegenteiligen Schlüssen hätte führen müssen. Mit Blick auf eine goldene Schmuckplatte, die eine halbbekleidete Frau mit einem Füllhorn und einem Speer darstellt und von der er instinktiv annahm, «daß es sich um eine Arbeit aus dem Spätreich handelt, das heißt aus der Zeit, die auf Konstantin folgte» (Abb. 126), sieht er sich dennoch angesichts des offensichtlich heidnischen Sujets zu dem Schluß gezwungen, daß sie «trotz des handwerklichen Könnens und des Geschmacks» schon sehr viel früher entstanden sein mußte, und zwar zu Zeiten Domitians, im späten 1. Jahrhundert. Auf diese Datierung verfiel er wahrscheinlich deshalb, weil sie die spätestmögliche vor dem kulturellen Wiederaufschwung darstellte, zu dem es seiner Meinung nach vor der Herrschaft Trajans gekommen war. Daraus schloß er nun, daß «der gotische Geschmack – jener Geschmack, der die Künste in der Barbarei versinken ließ – in Rom schon früher aufkam, als man gemeinhin glaubt».[123]

Aus der Sicht späterer Historiker dürfte der interessanteste Beitrag, den Caylus zur Erforschung antiker Objekte leistete, in der Bedeutung liegen, die er dem Handel und den kulturellen Beziehungen beimaß. Besonders fasziniert war er von Kunstwerken, die eine Vermischung verschiedener nationaler Eigenheiten zeigten, denn sie «erinnern an jene glücklichen oder unglücklichen Revolutionen, die das Gesicht der Welt verändert haben; an jene berüchtigten Zeiten, als Reiche von anderen, mächtigeren oder ungerechteren Reichen zerstört und die Bewohner unterschiedlichster Länder derselben Herrschaft unterworfen wurden».[124] Da er von der überragenden Bedeutung Ägyptens als der wahren Quelle von Kunst und Weisheit überzeugt war, warf er den Griechen – in denen er dennoch die «angenehmste Nation» sah, die je auf Erden gelebt hatte – Undankbarkeit gegenüber den Ägyptern vor, denen sie so viel verdankten. Er behauptete, sie hätten sogar ihre eigenen frühen Kunsterzeugnisse zerstört, um den Eindruck nationaler Autonomie zu erwecken.[125] Immer wieder entdeckte er im Stil einer Keramikscherbe, eines Tonfigürchens oder einer Bronzestatuette Merkmale, die auf Handelsbeziehungen zwischen den verschiedenen Teilen Galliens oder zwischen Ägypten und Etrurien, Ägypten und Indien, Ägypten und China hinwiesen.[126]

Ein weiteres Beispiel soll uns zeigen, in welcher Weise Caylus seine künstlerischen Forschungen einsetzte, um den historischen Wandel zu klären. Die Erforschung einfacher Haushaltsgegenstände hielt er für ebenso wertvoll wie das Studium bedeutender und außergewöhnlicher Monumente, weil sie spezielle Einblicke in den «Fortschritt und die Quellen des menschlichen Geistes» ermöglichten. So gaben sie Aufschluß über die Stadien, über welche die Menschen zu jenen Annehmlichkeiten gelangt waren, die sie nun ganz selbstverständlich genossen.[127] Allerdings konnte die Beobachtung dieses Fortschritts und seiner Modalitäten nur zu einer pessimistischen Geschichtsauffassung führen, wie er später feststellen sollte. Die Erfindungsgabe der Menschen war nur schwach ausgeprägt, und ihre Fähigkeit, zufällig gemachte Erfindungen weiterzuentwickeln, hatte sich als äußerst langsam erwiesen. Die Menschen verbargen diese Beschränktheit gerne vor sich selbst, doch der Altertumsforscher, der in der Lage war, Gegenstände aus vielen verschiedenen Teilen der Welt miteinander zu vergleichen, konnte den wahren Sachverhalt enthüllen: Er konnte zeigen, daß Dinge, die als neue Erfindung galten, vielfach in irgendeiner anderen Gesellschaft schon lange in Gebrauch waren.[128]

Das Studium scheinbar unbedeutender Gegenstände diente noch einem weiteren Zweck. Die Beschränkung auf große Kunst, der ja fast stets religiöse Bedeutung zukam, verleitete den Altertumsforscher zu der falschen Überzeugung, die Kunststile hätten sich bei Griechen und Römern nur sehr langsam gewandelt. Hätten wir Gelegenheit, mehr von ihrer häuslichen Einrichtung zu sehen – ihre Lampen zum Beispiel –, so würden wir eine Wirklichkeit entdecken, «die durchaus tröstlich für die französische Nation ist»: daß nämlich die Alten den Verlockungen rasch wechselnder Moden ebenso verfallen waren wie wir.[129]

Der literarische Stil, dessen Caylus sich bediente, ist monoton, und obwohl er gelegentlich blitzartig zu bemerkenswerten Einsichten gelangte, fehlte ihm der visionäre Weitblick, um diese Einsichten zu einer kohärenten Synthese zusammenzufassen. Außerdem ließ ihn die Konzentration auf kleine Sammlerstücke fast die von jenen Großbauten und Statuen gesetzten Maßstäbe vergessen, die er als junger Mann in Rom und inmitten der griechischen Ruinen Kleinasiens mit solcher Begeisterung bewundert hatte. Die unmethodischen Forschungen dieses einsamen, verbitterten alten Aristokraten, der seine Transportkisten mit solcher Leidenschaft öffnete und sich mit solcher Konzentration über die darin zusammengepackten Artefakte beugte – Artefakte, die zu einem großen Teil von geringer Qualität, vielfach gefälscht und manchmal nicht im entferntesten das waren, wofür er sie hielt; Artefakte, die ihm von Freunden geschenkt, von Trödlern verkauft oder aus verbotenen Ausgrabungsstätten herausgeschmuggelt worden waren – diese unmethodischen Forschungen können dem wohlwollenden Leser dennoch einen bemerkenswert lebendigen Eindruck von den antiken Zivilisationen des Mittelmeerraumes geben: von ihren Wanderungen, ihren Handelsbeziehungen und ihren Eroberungen; von ihren fremdartigen Ritualen, ihren Sitten, ihrem Aberglauben; ihren handwerklichen Fähigkeiten und ihrem Streben nach Schönheit. Kein Historiker hatte diese Phänomene bis dahin mit solcher Kraft dargestellt; und nur selten finden wir auch nur einen schwachen Abglanz davon in den Werken der frühen Altertumskundler, nicht einmal bei Montfaucon, mit dessen unschätzbaren, aber erratischen Bänden Caylus natürlich bestens vertraut war, auch wenn seine eigenen Erkenntnisse nahezu ausnahmslos auf der eigenen, eingehenden Betrachtung zahlloser Einzelobjekte beruhten. Die daran gemachten Beobachtungen ermunterten Caylus zu der bemerkenswerten These (die er selbst nie vollständig einlöste), wonach «das Genie dieser Völker, ihre Sitten, ihre Mentalität *[la tournure de leur esprit]*, wenn ich so sagen darf, sich ebenso in den Skulpturen und Malereien erschließt, die sie uns hinterlassen haben, wie in den Büchern, die auf uns gekommen sind».[130] Diese Lehre hat Caylus auch an seinen Schüler Seroux d'Agincourt weiterzugeben versucht, der sich Jahre später erinnerte:

«Er hat mir sehr oft gesagt, daß die Formen, Stile und Details, die an Grabmälern und Mausoleen zu finden sind, uns Auskunft über den mehr oder weniger glücklichen Zustand der Kunst zu der betreffenden Zeit wie auch über die politische Situation und den religiösen oder moralischen Charakter der Völker zu geben vermögen.»[131]

5.

Im Jahr 1761, Caylus war bereits neunundsechzig, «verschlang» er den ‹Essai sur l'étude de la littérature›, Edward Gibbons erste Publikation;[132] sie enthielt einen schmeichelhaften Verweis auf ihn, und der Autor hatte ihm auf Anraten seines Vaters und seiner Freunde mit Bedacht ein Exemplar davon zugeschickt.[133] Gibbon war damals vierundzwanzig und drei oder vier Jahre zuvor auf das Werk des Comte de Caylus gestoßen, als er in einem für seine intellektuelle Entwicklung entscheidenden Schritt «eine Zwanzig-Pfund-Note gegen die zwanzig Bände der ‹Mémoires› der Académie des Inscriptions eintauschte».[134] Er war nicht rundum beeindruckt von dem, was er las – die Beobachtungen des Comte de Caylus schienen ihm «planlos, allzu kleinteilig und manchmal, wenn man sie ihrer technischen Einkleidung entledigte, auch unüberlegt»[135] –, doch als er 1763 nach Paris reiste, sprach er drei oder vier Mal bei Caylus vor, wurde freundlich empfangen und war dennoch wiederum etwas enttäuscht. Er hatte gehofft, in Caylus eine «Mischung aus *homme de lettres* und Aristokrat» zu finden, aber der Graf «steht spät am Morgen auf, verbringt den Tag mit Besuchen in Künstlerateliers, gegen sechs Uhr abends kehrt er nach Hause zurück, zieht seinen Schlafrock an und schließt sich in seinem Arbeitszimmer ein. Was für eine Art, seine Freunde zu treffen!»[136]

Gibbons Einstellung zu den meisten der in diesem Kapitel erwähnten Altertumskundlern läßt sich als zurückhaltend beschreiben, aber er studierte sie aufmerksam,[137] und die Vorbehalte, die er gegen ihre Arbeiten hegte, lehrten ihn, die intellektuelle Vorsicht zu überwinden, die ihren Beiträgen zur Interpretation der Geschichte als eines dynamischen Prozesses so einschneidende Beschränkungen auferlegt hatte. Über Muratori bemerkt er in einem treffenden Kommentar, er sei zwar mehr als ein «bloßer Gelehrter» gewesen, er habe es jedoch unterlassen, aus seinen Forschungen die weitestmöglichen Schlußfolgerungen zur Erhellung der Geschichte, der Geographie und der ökonomischen Bedingungen der von ihm untersuchten Zeit zu ziehen.[138] Als er später die Rolle der Goten in Italien erörtert, merkt er an, Maffei habe als italienischer Adeliger deren Unrecht übertrieben dargestellt, während «der Plebejer Muratori sich unter ihr Joch beugt».[139] Von allen Italienern, die sich dem Mittelalter zugewandt hatten, vermochte nur Giannone seine ungeteilte Begeisterung zu wecken. Gegen Ende seines Lebens bekannte er, dessen Geschichte Neapels sei eines jener Bücher gewesen, «die indirekt dazu beigetragen haben dürften, den Historiker des Römisches Reiches heranzubilden»; dort habe er das «Anwachsen und den Mißbrauch der Priestermacht» kennengelernt.[140] Wahrscheinlich verstand er auch intuitiv jene Rolle, die Kunstwerke dabei gespielt haben müssen, Giannones entsprechende Theorien mit Leben zu erfüllen. Als Achtzehnjähriger war Gibbon von seinem Vater nach Lausanne geschickt worden, damit er dort von seinem Katholizismus «geheilt» würde, und er machte sich auf eine Rundreise durch die Schweiz. Dabei besuchte er auch die große Benediktinerabtei Einsiedeln, eines der bedeutendsten Pilgerzentren der katholischen Welt; sie war kurz zuvor von Caspar Moosbrugger umgebaut und von einer Reihe von Bildhauern, Malern und Stukkateuren sehr reich (allerdings auch recht schwer) ausgeschmückt worden. Gibbon – der bis dahin noch kein Beispiel mitteleuropäischen Barocks gesehen hatte – berichtet von der gewaltigen Wirkung, die Einsiedeln auf ihn ausübte.[141] Noch als er mehr als dreißig Jahre später seine Lebenserinnerungen niederschrieb, erinnerte er sich an den «tiefen und bleibenden Eindruck», den der Besuch bei ihm hinterließ, und es hat gewiß seine Bedeutung, wenn die Seite, auf der er dies berichtet, unmittelbar auf die Passage folgt, in der er auf Giannone und das «Anwachsen und den Mißbrauch der Priestermacht» verweist. Außerdem vermerkt er nun anders als in seinem ursprünglichen Bericht: «Ich war erstaunt über die üppige Schaustellung von Reichtum im ärmsten Winkel Europas: inmitten einer wilden Szenerie aus Wäldern und Bergen erhob sich dort, wie durch Magie geschaffen, ein Palast, und tatsächlich war er durch die machtvolle Magie der Religion errichtet worden.»[142]

Als er die ‹Venus von Medici› in der Tribuna der Uffizien gesehen hatte, notierte er, «von Kindesbeinen an» habe er davon sprechen hören: «Bücher, Gespräche, Stiche, Kopien hatten sie mir tausendmal vor Augen geführt.»[143] Doch auch wenn er sich sehr aufmerksam in Frankreich und in der Schweiz umsah, hat zweifellos erst Italien seine nie versiegende Begeisterung für Malerei und Plastik geweckt;[144] vierzehn Mal besuchte er die Uffizien, und in den meisten Städten, durch die er kam, machte er umfangreiche Aufzeichnungen über das, was er sah. Sein Geschmack war ausgesprochen orthodox – Correggio, Guido Reni, die wichtigsten Altertümer –, doch er näherte sich diesen Dingen ganz anders als die meisten früheren Reisenden, deren Italienberichte er teilweise bei sich trug. Immer stärker interessierte er sich für die Möglichkeiten, die dem Künstler zur Verfügung standen, um Gefühle zum Ausdruck zu bringen, und das führte ihn unvermeidlich zu einem intensiven Nachdenken über die Konventionen der erzählenden Malerei. Dem modernen Leser (wie auch vielleicht dem Kenner im 18. Jahrhundert) mag Gibbons obsessive Beschäftigung mit diesen Fragen zuweilen unsensibel und übertrieben «literarisch» erscheinen, doch es ist höchst unwahrscheinlich, daß die Künstler selbst die Aufmerksamkeit mißverstanden oder gar gescholten hätten, die er dem Ausdruck von Gefühlen entgegenbrachte. Sollten nicht, so fragte er, die Flüchtenden in einer Darstellung der Sintflut, die Domenichino zugeschrieben wurde, besser eine Vielzahl von Gefühlsäußerungen zeigen als ausschließlich Angst, die lediglich auf unterschiedliche Weise zum Ausdruck gebracht werde? Hätte Veronese seine Heldin in dem Gemälde ‹Judith mit dem Haupt des Holofernes› nicht statt mit einer Negersklavin, die nur «dummes Erstaunen» angesichts des Geschehenen auszudrücken vermochte, mit einer ihrer jüdischen Vertrauten darstellen sollen, die «Judiths Freude ebenso wie deren Angst und Schrecken hätte teilen können, während ein Anflug von Mitleid ein Gegengewicht zu dem halsstarrigen und unbeugsamen Eifer ihrer Herrin gebildet hätte»?[145]

Gelegentlich versuchte Gibbon auch die unterschiedlichen Baudenkmäler, die er sah, in eine Beziehung zur Verfassung der Gesellschaften zu setzen, in denen sie entstanden waren; so schloß er angesichts des merkwürdigen Durcheinanders unverstandener Elemente an der Kathedrale von Pisa, ihr Stil sei der einer Kaufmannsstadt.[146] Am fruchtbarsten jedoch waren seine Spekulationen auf dem Gebiet der Antike, auch wenn er damals gewiß noch nicht einmal an seine ‹History of the Decline and Fall of the Roman Empire› dachte.

Wie Montesquieu, so war auch Gibbon fasziniert von der Abfolge römischer Kaiserbüsten und Kaiserstatuen sowie anderer bedeutender Gestalten der Antike, die man in den Galerien der Uffizien bewundern konnte, und auch er empfand «lebhafte Freude» angesichts der Möglichkeiten, den «Fortschritt und Niedergang der Künste» verfolgen zu können.[147] Tatsächlich kannte er diese Freude bereits (auch wenn er damals gemeint hatte, sie sei besser mit «Traurigkeit» umschrieben) von einem Besuch, bei dem ihm der Abbé Barthélemy, der berühmteste Numismatiker der Zeit, ein Jahr zuvor das Medaillenkabinett des französischen Königs gezeigt hatte.[148] Und wie Montesquieu war Gibbon so sehr von den unabwendbaren Gesetzen überzeugt, die den «Fortschritt und Niedergang der Künste» regierten, daß er bereit war, Zuschreibungen und Bestimmungen, die sich nicht damit vertrugen, anzuzweifeln. So befand sich in den Uffizien eine Büste, die Sappho darstellen sollte, und der französische Kunstkenner Cochin (dessen ‹Voyage en Italie› Gibbon bei sich trug) hatte diese Identifizierung anstandslos akzeptiert; doch Gibbon notierte: «Die Bildhauerkunst befand sich im 6. Jahrhundert vor Christus in einem allzu unvollkommenen Zustand, als daß wir den Kopf dieser berühmten Frau für ein Original halten könnten. Zu dieser Auffassung neige ich um so mehr, als Sappho, die eher durch Klugheit als durch Schönheit glänzte, gewiß nicht das schöne, ovale, leicht rundliche Gesicht besaß, das der Bildhauer ihr gab.»[149]

Diese Mischung aus Pedanterie und geistiger Weite finden wir immer wieder in den genauen Aufzeichnungen, die Gibbon während seiner Reise über die Kunst Italiens machte. Sie mag auch verdeutlichen, daß er seine Beobachtungen, wenn er denn gewollt hätte, sehr wirkungsvoll hätte einsetzen können, als er später seine ‹History of the Decline and Fall of the Roman Empire› schrieb, auch weshalb er es dennoch nicht tat und warum die bildende Kunst in seinem Buch keine größere Rolle spielt als in Montesquieus ‹Considérations sur les causes de la grandeur des Romains et de leur décadence›. Denn je tiefer Gibbon in die Kunst eindrang, desto skeptischer wurde er hinsichtlich ihres Wertes als Quelle für die Geschichtswissenschaft.

Zwar erkannte er aufgrund des Stils der angeblichen Sapphobüste, die man ihm in den Uffizien zeigte, daß sie kein authentisches Porträt der griechischen Dichterin sein konnte – heute hält man sie für eine späte und recht schwache Nachbildung der ‹Aphrodite› des Phidias[150] –, aber er war sich seines eigenen Urteils über den physischen Zustand der antiken Skulpturen, die er in Italien sah, ebenso unsicher wie der Urteile der meisten seiner Zeitgenossen. Gegen Ende seines elften Besuches in der großherzoglichen Galerie sah er sich zu dem Eingeständnis gezwungen, daß die meisten Statuen nur von mittelmäßiger Qualität waren, vor allem aber, daß man «nicht einmal die reine Befriedigung verspürt, mit den Alten zu leben», denn die Mehrzahl der Stücke war zerbrochen oder verstümmelt, und man hatte sie so stark restauriert, daß «von allen Attributen, die Götter oder Menschen kennzeichnen, die wenigsten nicht modernen Ursprungs sind».[151] So hatte der Autor stets die Befürchtung, er könne «ganze Systeme auf der Laune irgendeines modernen Bildhauers aufbauen». Auf diese Gefahr hatte ihn möglicherweise Caylus aufmerksam gemacht, aber in jedem Falle war er zu großmütig. Die meisten Autoren hatten keine solchen Hemmungen, und er selbst merkt an, daß sogar der Altertumsforscher Anton Francesco Gori, dessen illustrierte Bände über die Sammlungen des Großherzogs er einst sehr bewundert hatte, denen er nun jedoch mangelnde Redlichkeit vorwarf, seine Gelehrsamkeit in vielen Fällen darauf verschwendet habe, die wilden Phantasien irgendeines Florentiner Künstlers zu erklären oder zu rechtfertigen.[152]

Nicht nur der Stil und phantasievolle Restaurierungen bereiteten dem Historiker Schwierigkeiten. Gibbon sah auch, daß die Identifizierung von Porträtbüsten unbedingt auf das Studium beschrifteter Münzen und Medaillen gestützt werden mußte. Er selbst hatte viele Stunden mit der Lektüre von Addison und insbesondere von Spanheim verbracht, bevor er sich auf seine Italienreise begab,[153] und in Italien macht er den genialen Vorschlag, man solle in den Sockel jeder Büste eine Schublade mit einschlägigen Münzen einlassen, damit der Betrachter seine eigenen Schlüsse hinsichtlich der Verläßlichkeit der vorgeschlagenen Bestimmung ziehen könne.[154] Doch eine weitaus irritierendere Frage blieb bestehen: Selbst wenn man annahm, ein Porträt biete ein getreues Abbild der dargestellten Person – wie man es bei den Porträts auf Münzen und Medaillen unterstellen konnte –, was oder was nicht ließ sich daraus über den Charakter des Mannes oder der Frau schließen, die dort abgebildet waren? Diese Frage stellte sich ihm erstmals in Modena, etwa einen Monat bevor er die Uffizien mit solcher Ausdauer zu besuchen begann. Angesichts einer Bronzemünze, die Marcus Agrippa darstellte (Abb. 130), jenen Mann, der Augustus so tatkräftig bei der Schaffung des Römischen Reiches unterstützt hatte, notierte er: «Ich meinte in den Zügen des

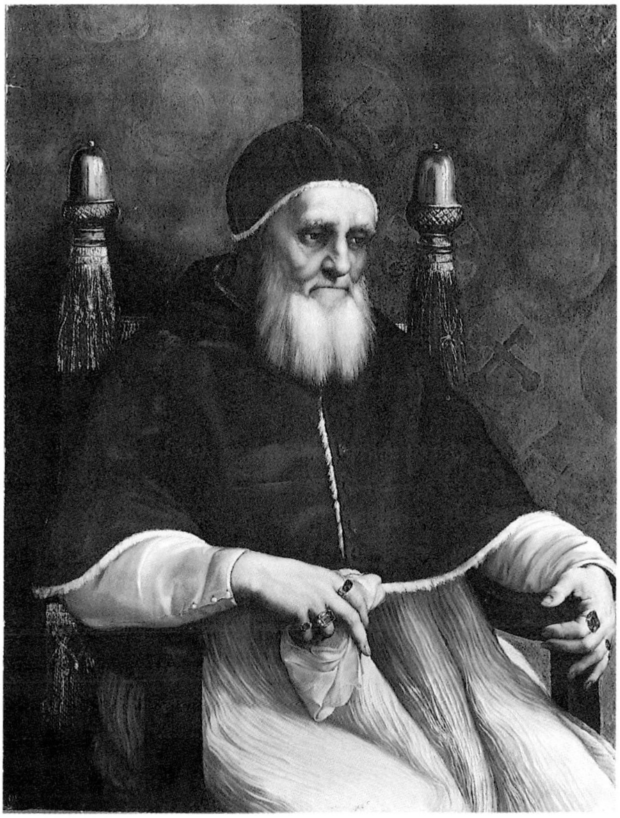

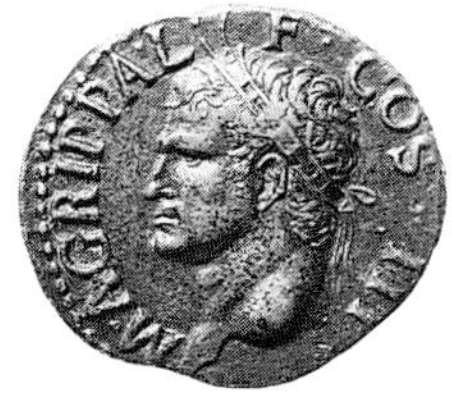

130. Kopf des Agrippa auf einem Bronze-As des Caligula, Oxford, Ashmolean Museum

129. Raffael, Papst Julius II., London, National Gallery

Agrippa jene Qualitäten der Offenheit, Größe und Schlichtheit erkennen zu können, die diesen achtbaren Mann ausgezeichnet haben. Doch Beobachtungen dieser Art erscheinen mir recht hohl, auch wenn Addison sie rechtfertigt. Ist es denn so selbstverständlich, daß man die Seele eines Menschen auf seinem Gesicht ablesen kann? Ich möchte einmal erleben, daß ein Unwissender, dem man den Kopf des Nero zeigt, ausruft: ‹Das ist ein Schurke!› Für den Gelehrten, der bereits Bescheid weiß, ist es einfach, so etwas zu sagen.»[155] In diesem Falle lagen die Dinge noch komplizierter, denn Gibbon war keineswegs überzeugt, daß Nero der Schurke gewesen war, als den man ihn gemeinhin darstellte.[156]

Es fiel auch Gibbon nicht leicht, die simpleren Methoden der Charakterforschung aufzugeben, doch nur wenige seiner Vorgänger seit Addisons Tagen und nahezu keiner seiner Nachfolger machten überhaupt den Versuch dazu. Schon kurze Zeit nach seiner plötzlichen Einsicht im Medaillenkabinett von Modena meinte er angesichts des Porträts Julius' II. in den Uffizien, das man damals für einen eigenhändigen Raffael hielt (Abb. 129), «die Seele dieses stolzen und ehrgeizigen Papstes ist auf die Leinwand gebannt. Ich erkenne die ganze brüske Heftigkeit des Gönners von Michelangelo und die unbeugsame Größe des alten Mannes, der es wagte, die siegreichen Franzosen aus Italien zu vertreiben.» Dann rief er sich selbst zur Ordnung: «Damit widerspreche ich meiner eigenen Maxime – aber dies hier scheint eine Ausnahme zu sein.»[157] Auch einige der römischen Porträts in den Uffizien drängten ihn in diese Richtung; selbst wenn er nicht schon von den Verdiensten Vespasians gewußt hätte, hätte er dessen Züge als «heiter, ruhevoll und majestätisch» empfunden. «Sein Gesicht ist wirklich menschlich, und obwohl eher häßlich als schön, ist es doch gut und interessant. Ich bin sicher, daß die Ähnlichkeit verblüffend sein muß.»[158] Insgesamt jedoch war Gibbon vorsichtig mit solchen Urteilen; das «belustigte Lächeln», das er an der Porträtbüste Trajans bemerkte,[159] schien keinem, in literarischen Quellen überlieferten Charakterzug zu entsprechen, und mit Blick auf die Büste des Caracalla, von der die meisten Besucher sagten, sie habe sie erschreckt,[160] notierte er lediglich, sie sei «gut, aber sie wirkt etwas trocken auf mich», denn gleichzeitig mit der Baukunst verschlechterte sich in dieser Zeit auch die Skulptur.[161]

In seinen persönlichen Aufzeichnungen (denn diese Kommentare waren ursprünglich nicht zur Veröffentlichung bestimmt) zeigte sich Gibbon also bestens informiert über die visuellen Künste, aber äußerst skeptisch hinsichtlich ihres Wertes für den Historiker, obwohl er die etruskischen Monumente und jene in Herculaneum einst für «zwei neue Arten der Gelehrsamkeit» gehalten hatte.[162] Eben diese Skepsis tritt dem Leser der ‹History of the Decline and Fall of the Roman Empire› am deutlichsten entgegen.

In einem berühmten Satz hat Gibbon zum Ausdruck gebracht, daß die ursprüngliche Idee zu dem Buch – das sich eigentlich auf den Verfall der Stadt Rom beziehen sollte und weniger auf den Niedergang des Reiches – zum Teil auf eine visuelle Erfahrung zurückging,[163] und im Schlußkapitel beschwor er ein noch stärkeres Bild, als er daran erinnerte, wie «in den letzten Tagen Papst Eugens IV. zwei seiner Bediensteten, der gelehrte Poggius und ein Freund, auf den Kapitolinischen Hügel gestiegen, sich dort inmitten der Ruinen von Säulen und Tempeln niedergelassen und von dieser beherrschenden Stelle aus das weite, vielfältige Bild der Zerstörung betrachtet» hatten.[164] Auf der Suche nach einer Erklärung für diesen Verfall hielt Gibbon sich vor allem an einen Aufsatz, den er gelesen hatte, bevor er nach Rom kam, und der die Schuld weit mehr den Päpsten zuwies als den «barbarischen Eindringlingen».[165] Gibbon ging noch ein Stück weiter und hielt den modernen Römern vor, sie seien gleichermaßen verantwortlich für die Vernachlässigung oder Entweihung jener Monumente, die selbst noch zu Poggios Zeiten intakt gewesen seien. Als Beispiel für die beklagenswerte Lage der Dinge wiederholte er die damals bereits bestens bekannte Geschichte[166] eines mehr als drei Meter hohen Standbildes, das Pompejus darstellen sollte und das man (Mitte des 16. Jahrhunderts) «unter einer Grenzmauer» gefunden hatte. «Der gerechte Richter war zu dem Urteil gelangt, daß der Kopf vom Rumpf getrennt werden müsse, um den Ansprüchen der Besitzer der beiden benachbarten Grundstücke Genüge zu tun; und das Urteil wäre auch ausgeführt worden, hätten nicht die Vermittlung eines Kardinals und die freiheitliche Gesinnung eines Papstes den römischen Helden aus den Händen seiner barbarischen Landsleute gerettet.»[167]

Bei der Wiedergabe dieser Geschichte unterläßt Gibbon allerdings den Hinweis, daß er viele Jahre zuvor im Palazzo Spada gewesen war, um sich diese riesenhafte nackte Statue anzusehen, die einen Arm ausstreckt und in der anderen Hand eine Kugel hält, und daß er es damals für unwahrscheinlich gehalten hatte, daß sie wirklich Pompejus darstelle.[168] Bei den wenigen Gelegenheiten, bei denen er sich auf das Zeugnis der visuellen Künste stützt, um seine Geschichte zu untermauern, greift er auch stets zu schriftlichen Quellen (wie etwa bei den Darstellungen auf dem Konstantinsbogen); und wo diese Zeugnisse seiner eigenen Auffassung widersprechen, da opfert er stets das visuelle Zeugnis. Besonders deutlich zeigt sich die Verknüpfung dieser beiden Ansätze in seiner Darstellung des Diokletianspalasts in Spalato. Gibbon, der niemals dort war, beschreibt ihn recht detailliert, wobei er seine Schilderung auf einen «trefflichen Künstler unserer Zeit und unseres Vaterlandes» stützt, «welchen eine unbefangene Wißbegierde in das Herz von Dalmatien trieb».[169] Gemeint ist damit Robert Adam, der nach mehreren Tagen rauher Überfahrt von Venedig am 22. Juli 1757 in Begleitung Charles-Louis Clérisseaus und zweier Zeichner in Spalato eintraf, um dort einen privaten römischen Landsitz aufnehmen zu lassen, der all die öffentlichen Bauwerke – Tempel, Amphitheater und Bäder – ergänzen sollte, die in diesen Jahren veröffentlicht wurden. Als sie in die Bucht einfuhren und sich langsam dem Hafen näherten, bot sich ihnen ein Anblick, der «nicht nur malerisch, sondern großartig» war.[170] Der gewaltige befestigte Landsitz, mehr als neuneinhalb Morgen groß,[171] den Diokletian sich Anfang des 4. Jahrhunderts als Alterssitz hatte errichten lassen, hatte sich achthundert Jahre später nach und nach in eine mittelalterliche Kaufmannsstadt verwandelt und stand nun unter venezianischer Hoheit. Über der massiven Mole und der mit Kolonnaden versehenen Ufermauer erhob sich ein zierlicher Campanile, gleich neben der Kathedrale, die einst dem letzten Christenverfolger als Mausoleum gedient hatte; Häuser waren auf den alten Grundmauern errichtet worden, «und moderne Bauten sind derart mit alten vermischt, daß man sie kaum zu unterscheiden vermag»;[172] riesige behauene Steinblöcke und Flachreliefs waren aus dem alten Mauerverband herausgefallen und lagen auf dem Boden, sie dienten Einwohnern und Besuchern – mit troddelgeschmücktem Fez oder Turban – als Unterlage, auf der sie ihre Waren ausbreiten oder sich im Schatten ausruhen konnten.

Adam und seine Begleiter verbrachten fünf Wochen in Spalato, sie zeichneten und vermaßen die umfangreichen Überreste, die mehr oder weniger intakt überdauert hatten, und rekonstruierten in ihrer Vorstellung jene Teile, die in Trümmern lagen oder ganz verschwunden waren. In seinen Grundzügen war der Palast interessierten Gelehrten schon lange bekannt gewesen; es war – wie Adam anmerkt – «nicht nötig, Wüsten zu durchqueren oder sich den Anwürfen von Barbaren auszusetzen», wenn man ihn sehen wollte;[173] aber – so betont Adam – er war noch nie richtig aufgenommen worden, und die Tatsache, daß er seine Arbeit unterbrechen mußte, weil man ihn der Spionage verdächtigte, zeigt, daß sein Vorhaben nicht ohne Schwierigkeiten abging.

Erst 1764, Adam war bereits lange wieder in England, konnte er (dank der Unterstützung von mehreren hundert Subskribenten, allen voran der König und die Königin) sein «großartiges Werk», wie Gibbon es nannte, veröffentlichen: die reich illustrierten ‹Ruins of the Palace of the Emperor Diocletian at Spalato in Dalmatia›. In seinem Vorwort nimmt er zu den Einwänden Stellung, die man wahrscheinlich gegen sein Buch erheben werde, und räumt ein, daß es vor der Regierungszeit Diokletians «einen sichtbaren Niedergang der Baukunst wie auch aller übrigen Künste» gegeben habe. Dennoch habe die Großzügigkeit Diokletians «zu einer Wiederbelebung des Geschmacks in der Baukunst geführt, diesen über den Stand seiner Zeit erhoben und Künstler herangebildet, die fähig waren, den Stil und die Manier eines reineren Zeitalters mit bemerkenswertem Erfolg nachzuahmen».[174]

Winckelmann, der das Manuskript des Buches gesehen und das Vorwort mit Roberts Bruder James diskutiert hatte, war mit dieser Schlußfolgerung einverstanden und hatte sie möglicherweise sogar angeregt.[175] In seiner eigenen ‹Geschichte der Kunst des Altertums›, die unmittelbar vor den ‹Ruins› erschien, verweist er auf Adams Buch und führt aus, die Baukunst sei von dem Niedergang verschont worden, der Malerei und Bildhauerei gegen Ende des 3. Jahrhunderts befallen hatte.[176] Gibbon dagegen hatte eine seiner eloquentesten Passagen der «neuen Prachtentfaltung und dem Luxus» gewidmet, die Diokletian eingeführt hatte und die sich am Vorbild der «imposanten Pracht des persischen Hofes» orientierten: reiche Gewänder aus golddurchwirkter Seide, mit Edelsteinen besetzte Schuhe, die eifersüchtige Wachsamkeit der Eunuchen ... Das alles ließ sich nur schwer mit der These vereinbaren, Diokletian habe «Stil und Manier eines reineren Zeitalters» gefördert, und so sah Gibbon sich genötigt, das Zeugnis, das Adams Buch in Text und Abbildungen bot, in Zweifel zu ziehen. Was die Abbildungen betraf, merkte er listig an: «Aber man hat Grund zu dem Argwohne, daß die Eleganz seiner Zeichnungen und Stiche den Gegenständen, die sie vorstellen sollen, etwas geschmeichelt habe» (Abb. 131); während er mit Blick auf Adams Text erklärte: «Ein neuerer und sehr verständiger Reisender berichtet, daß die ehrfurchtgebietenden Ruinen von Spalato nicht minder den Verfall der Künste als die Größe des Reiches unter Diokletian beurkunden.»[177] Der Reisende, von dem hier die Rede ist, war Alberto Fortis, ein venezianischer Universalgelehrter, dessen Interesse hauptsächlich der Geologie und der Botanik galt. In seinem Werk ‹Viaggio in Dalmatia›, das in ganz Europa vor allem wegen seiner überschwenglichen, eindeutig unter Rousseaus Einfluß verfaßten Schilderung der Sitten des wilden Nomadenvolkes der Morlaken Aufmerksamkeit erregte, betont Fortis immer wieder, daß er kein besonderes Interesse für die Kunst hege. Bei der Beschreibung von Spalato verweist er nur kurz auf «das Werk des Herrn Adam, der diesen

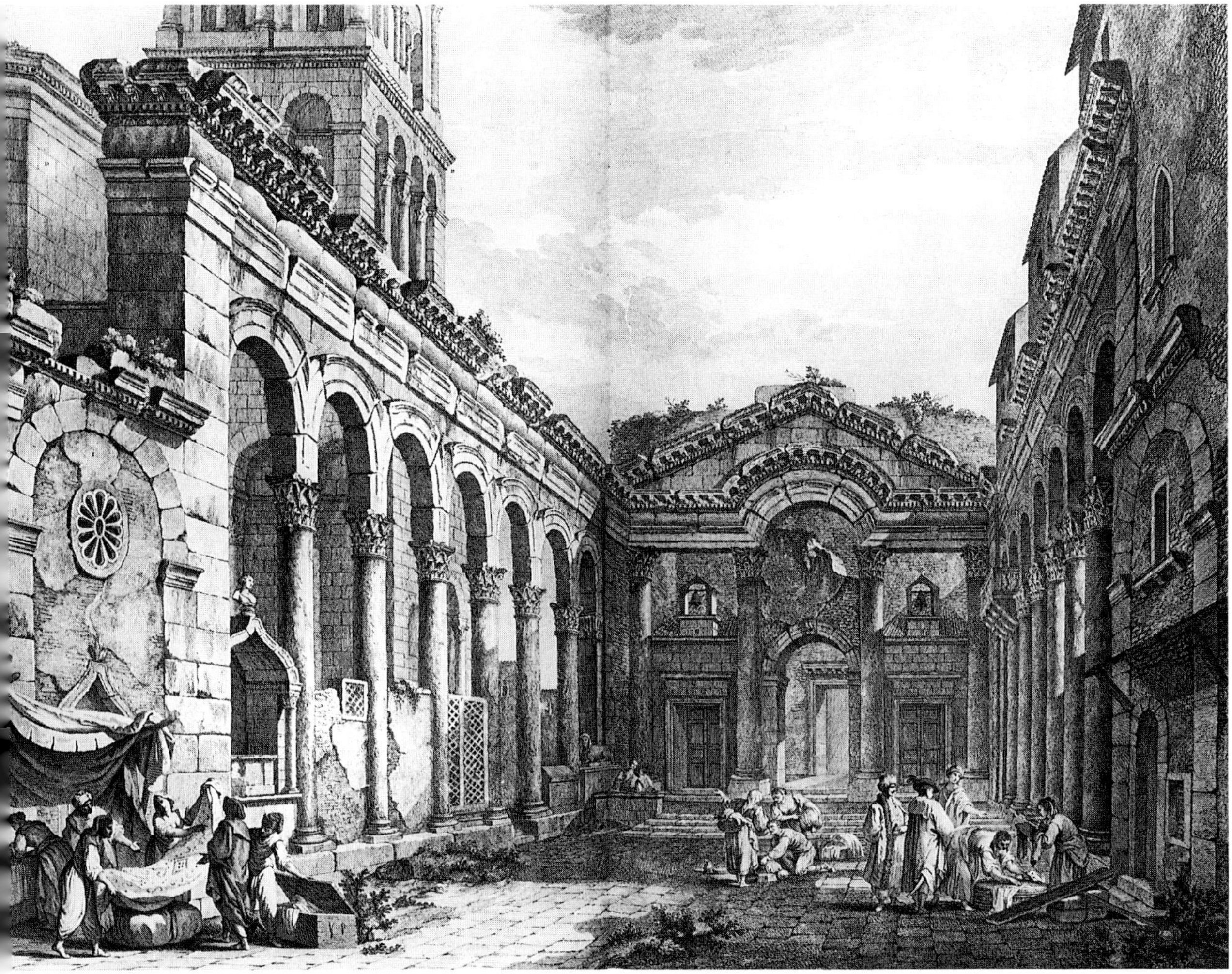

131. Robert Adam, ‹Ruins of the Palace of the Emperor Diocletian›, London 1764: Ansicht des Säulenhofes des Palastes

stolzen Ruinen durch die gewohnte Eleganz seines Stiftes und Stichels vieles hinzugegeben hat». Doch er konnte sich nicht der Bemerkung enthalten, der Palast gehöre zwar zu den bemerkenswertesten Bauwerken, die aus der Antike überkommen seien, und er wolle seine Vorzüge keineswegs schmälern, aber eine genauere Betrachtung würde dennoch ein schlechtes Licht auf Architekten und Bildhauer werfen, denn «die Grobheit der bildhauerischen Arbeit und der schlechte Geschmack der Zeit stehen durchgängig im Gegensatz zur Großartigkeit des Bauwerks».[178] Durch die selektive Verwendung dieser Passage versuchte Gibbon das von Robert Adam beigebrachte Zeugnis zu widerlegen, der doch immerhin fünf Wochen damit verbracht hatte, den Palast zu untersuchen und zu zeichnen, um ein folgerichtigeres Bild des Diokletian zu entwerfen (wobei Adam allerdings auch Gründe hatte, die Qualitäten des Bauwerks zu übertreiben, und gelegentlich auch bereit war, das visuelle Zeugnis entsprechend zu verändern).

6.

Viele Jahre später sollten zwei der wichtigsten und einflußreichsten Autoren, die sich mit dem Verfall der Künste in spätrömischer Zeit und im frühen Mittelalter befaßten, den von Gibbon aufgeworfenen Verdacht, daß die Abbildungen in Adams Buch irreführend seien, wieder aufgreifen. Die Illustrationen in Adams Werk über den Diokletianspalast, so schrieb der französische Altertumsforscher Seroux d'Agincourt, «geben ein schönes, aber vielleicht auch allzu schönes Bild von dieser Architektur»; dann stellte er Adams Thesen auf den Kopf und diskutierte den Palast – den er nie selbst gesehen hatte, sondern ausschließlich von den Illustrationen kannte, deren Genauigkeit er in Zweifel zog – als Beispiel für eben jenen Niedergang, den Adam (ebenso wie Winckelmann) bestritten hatte. «Damit ist klar», schreibt er, «daß der Verfall der Kunst vor der Zeit Konstantins datiert werden muß. Die Mängel der Anlage in Spalato, auf die wir oben hingewiesen haben, lassen keinen Zweifel daran. Das Bauwerk zeigt Mißklänge aller Art – ein dissonantes Gemisch von Säulen aus Granit, Porphyr und Marmor; von Säulen, deren Schäfte und Basen aus verschiedenen Materialien sind; und schließlich von Flachreliefs, deren Themen ohne Sinn oder Geschmack ausgewählt wurden. Wenn die Ausführung der Verzierungen am Konstantinsbogen künstlerische Unfähigkeit erkennen läßt, so gilt dies auch für das Übermaß und die Überladenheit der Accessoirs, die wir schon vor der Regierungszeit dieses Herrschers in der Baukunst finden.»[179]

Etwa um dieselbe Zeit schrieb der italienische Kunstgelehrte Graf Leopoldo Cicognara, der sich insbesondere mit der Geschichte der Bildhauerkunst befaßte:

«Fortschritt und Niedergang der Künste erfolgen nicht in Sprüngen: Sie wären unter der Herrschaft des Konstantin nicht in einem derart desolaten Zustand gewesen, wenn sie nicht schon unter Diokletian auffällige Anzeichen des Verfalls gezeigt hätten. Damit möchte ich sagen, daß Adams Arbeit über die Ruinen von Spalato diesen Verfall eigentlich noch augenscheinlicher machen sollte, denn sie legt ein vollständiges und getreues Zeugnis von der Größe und Pracht des Diokletianspalastes ab. Alle Welt scheint in diesem Werk weit mehr Geschmack zu entdecken, als man bei einem Bauwerk aus dieser Zeit erwarten sollte, und es mag durchaus sein, daß der moderne Künstler, der es gezeichnet hat, nicht in der Lage war, sich von diesem Eindruck zu befreien.[180]»

Sowohl Seroux d'Agincourt, der seinen Ehrgeiz darein setzte, Winckelmanns Geschichte der Kunst ins Mittelalter und noch weiter darüber hinaus fortzusetzen, als auch Cicognara, dem seinerseits eine Weiterführung von Winckelmann und d'Agincourt vorschwebte, eine Geschichte der Bildhauerei «von ihrer Wiedergeburt in Italien bis ins Jahrhundert Napoleons», waren beide äußerst angetan von Gibbons Erzählkunst (und seiner Gelehrsamkeit). Er half ihnen, die «Detailversessenheit und Planlosigkeit» zu überwinden, die ihn selbst an den Forschungen des Comte de Caylus so enttäuscht hatten – jener anderen Gestalt, die (neben Winckelmann) hinter beiden steht. Wie Gibbons ‹Decline and Fall of the Roman Empire› auf den altertumskundlichen Arbeiten von Maffei und Muratori aufbaute, so stellte er nun seinerseits den intellektuellen Rahmen für eine neue Generation von Altertumsforschern bereit, denen es zum Teil dank seiner Anregung gelang, wirkliche Historiker zu werden. Es ist jedoch auch außerordentlich interessant, in Seroux' ‹Histoire de l'art par les monumens, depuis sa décadence au IVe siècle jusqu'à son renouvellement au XVIe› den Hinweisen auf Materialien nachzugehen, die Gibbon wohl selbst erkundet hätte, hätte ihn nicht eine begründete Abneigung, seinem eigenen Urteil in Sachen Malerei oder Bildhauerkunst zu trauen, daran gehindert.

Solche Zurückhaltung war Seroux völlig fremd; er hatte von Caylus den (damals noch recht überraschenden) Gedanken übernommen, wonach es beim Studium der Geschichte der Kunst entscheidend darauf ankam, dem Kunstwerk absoluten Vorrang einzuräumen: «Die Hervorbringungen der Tochterkünste der Zeichenkunst», erklärt er zu Beginn seiner sechs riesigen Foliobände, «das heißt der Baukunst, der Bildhauerei und der Malerei, bestehen in Objekten, die dem Gesichtssinn unter je eigenen Formen zugänglich sind und deren Wirkung allein über dieses Organ zur Seele gelangt; daraus folgt, daß man ihre Geschichte nur dann schreiben oder erforschen kann, wenn man verschiedene solcher Hervorbringungen vor Augen hat.»[181] In Wirklichkeit war dieses Ziel allzu ehrgeizig. Die meisten seiner Beobachtungen basierten nicht auf den Objekten selbst (oder auch nur auf der entfernten Erinnerung an solche Objekte), sondern auf Tausenden von Zeichnungen, die er bei Kopisten in zahlreichen Ländern Europas in Auftrag gab. Er ließ diese Zeichnungen stechen und bemühte sich, soweit dies möglich war, darauf hinzuwirken, daß der Stil des Originals seinen Niederschlag in der Reproduktion fand.

Seinen Wert hatte Seroux' Werk vor allem als Bildersammlung, zumal es nicht nur Bilder kleiner Terrakotten oder Vasen oder Figurinen waren, sondern Mosaiken, Freskenzyklen und Kathedralen zeigte; Seroux erkannte das an, und seine Zeitgenossen sahen es so, vor allem aber war dieser Umstand dafür verantwortlich, daß sein Werk mehr als ein Jahrhundert lang für Mediävisten aller Richtungen seine Bedeutung behielt. Bis zur Veröffentlichung seiner Illustrationen glich ein großer Teil der von seinem Werk abgedeckten Periode, wie Seroux selbst es formulierte, einer «gewaltigen Wüste, in der man nur entstellte Objekte und Trümmer sieht».[182]

Der Weg, den Seroux nahm, um diese Wüste zu erschließen, war seltsam und voller Überraschungen.[183] Im Jahr 1730 als Sohn einer Adelsfamilie geboren, wurde er zunächst ein erfolgreicher *fermier général* (Steuerpächter) mit breiten Interessen, der dauerhafte Kontakte zu Voltaire, Buffon, Rousseau, Marmontel und vielen anderen führenden Autoren und *Philosophen* unterhielt. Er war regelmäßig Gast in Madame Geoffrins Salon, und er liebte die Kunst – die von Boucher (er besaß eine exquisite Sammlung seiner Zeichnungen), die von Fragonard und Hubert Robert (mit dem er befreundet war). In England besichtigte er die berühmte Sammlung von Altertümern, die Charles Townley in seinem Londoner Haus zusammengetragen hatte; Horace Walpole empfing ihn herzlich in Strawberry Hill und riet ihm, sich gotische Kathedralen anzusehen. Könnte das der Wendepunkt gewesen sein? Sicher ist, daß Seroux Walpoles Rat beherzigte, als er die Niederlande und Norddeutschland besuchte, aber es ist keineswegs sicher, daß er bereits entschlossen war, sich dem Studium der spätantiken und mittelalterlichen Kunst zuzuwenden, als er 1778 zu einer zunächst durchaus konventionellen Italienreise aufbrach.[184] Als er dann Bologna erreichte, hatte das Projekt jedoch offenbar Gestalt in seinem Kopf angenommen. Im November 1779 traf er in Rom ein, und mit Ausnahme einiger Besuche im Umland, in Neapel, Pompeji und Paestum verließ er die Stadt nicht mehr. Er starb hier 1814 im Alter von vierundachtzig Jahren.

Der erste Band der ‹History of the Decline and Fall of the Roman Empire› erschien 1776, der zweite und dritte folgten 1781. Seroux d'Agincourt hätte mit Gibbon, der sieben Jahre jünger, aber bereits berühmt war, sowohl in London als auch in Paris zusammentreffen können. Doch es ist unwahrscheinlich, daß es zu einer solchen Begegnung gekommen ist, denn Seroux berichtet nichts davon, obwohl er oft auf Historiker, Literaten und Künstler hinweist, die er persönlich kannte, und obwohl er in seinen Büchern häufig auf Gibbons ‹Decline and Fall› Bezug nimmt. In einem der ersten Kapitel schreibt er: «Zwei Männer von großen Verdiensten: Montesquieu und Gibbon, haben über den Verfall des Römischen Reiches geschrieben ... Mit Hilfe dieser Führer versuche ich, unter den allgemeinen Ursachen des Verfalls jene besonderen herauszufinden, die insbesondere für den Verfall der Künste verantwortlich waren.»[185] Bei der Darstellung der politischen, gesellschaftlichen und religiösen Hintergründe, mit denen er sein Buch beginnen zu müssen glaubt, weil er beim Leser sonst «vielleicht Langeweile oder gar Abscheu erregen»[186] könnte, stützt Seroux sich (neben Muratori) tatsächlich sehr stark auf diese beiden Autoren – gelegentlich sogar in einer Weise, die auf eine bloße Paraphrasierung hinausläuft. Gegen Ende seines langen Lebens aber, als sein Buch endlich kurz vor dem Erscheinen stand – seine finanziellen Schwierigkeiten aufgrund der Französischen Revolution hatten die Publikation mehr als zwanzig Jahre verzögert –, mußte er mit Erschrecken feststellen, daß viele jüngere Leute keineswegs mit Langeweile oder Abscheu reagierten. Sie waren vielmehr begeistert von der «primitiven» Kunst, zu der er ihnen einen Zugang eröffnet hatte.

Seroux hatte sein Buch zum Teil als Warnung vor einem neuerlich drohenden Verfall der Künste geschrieben, so daß es nicht sonderlich überrascht, wenn dieser Aspekt seines Vorhabens mißverstanden wurde, denn die einleitende politische Darstellung war schlecht konzipiert. Sie war allzusehr von den allgemeinen Kapiteln über die Künste und von seiner Analyse einzelner Kunstwerke abgelöst. Über weite Strecken vermittelt der Text den Eindruck, als basierten Seroux' Gedanken über den Verfall der Kunst nicht wie bei seinem Mentor Caylus auf der Betrachtung von Kunstwerken, sondern auf einem vorgefaßten Schema, das auf Montesquieu, Winckelmann, Gibbon und frühere Autoren zurückging. Aber dieser Eindruck ist falsch. Denn Seroux bemühte sich, jede einzelne Entwicklung in der Geschichte der Künste, die er in seinem Text diskutierte, durch sorgfältig ausgeführte Illustrationen zu belegen. Insbesondere versuchte er, Vergleichsmaterial zu liefern, ein bislang in der Kunstgeschichte noch ganz ungebräuchliches Verfahren, so daß wir etwa auf ein und derselben Tafel nebeneinander ein mittelalterliches Mosaik und ein römisches Flachrelief finden oder eine Zusammenstellung architektonischer Details, die in ihrer Abfolge die verschiedenen Stufen des Verfalls dokumentieren sollen.[187] Außerdem verwirft Seroux häufig Vorstellungen, die in der Vergangenheit und teilweise auch noch zu seiner Zeit geläufig waren. So teilt er keineswegs Winckelmanns Begeisterung für die Kunstpolitik Hadrians, denn er meinte, dessen eklektischer Geschmack habe diesen der Dekadenz gefährlich nahegebracht, auch wenn es ihm gelegentlich gelungen sei, die Künste in ihrer alten Größe wiedererstehen zu lassen.[188] Vor allem aber zieht er die Theorie in Zweifel, wonach der allgemeine Verfall der Künste entweder den Christen oder den Barbaren *(«nos grands ancêtres»)* anzulasten sei, sondern betont voll Stolz und im Bewußtsein seines pedantischen Vorgehens, dergleichen Urteile ließen sich nur unter genauester Berücksichtigung der Chronologie fällen.[189] So kommt er dann offenbar zu dem Schluß, der Niedergang der Künste sei in seinen frühen Phasen durch den schlechten Geschmack einzelner Kaiser verursacht worden; zur Zeit der Barbareneinfälle habe er dann bereits soviel Eigendynamik entwickelt, daß nicht einmal die kultivierte Herrschaft der Goten und dann der Langobarden den Prozeß zum Stillstand hätten bringen können; diese These, so führt er selbst aus,[190] hatte bereits Muratori vorgetragen, allerdings ohne sich direkt auf die visuellen Künste zu beziehen.

Seroux d'Agincourt war ein eifriger Besucher der Katakomben – und ein gefährlicher dazu, denn er verursachte größere Schäden, als er Fresken von den Wänden abzulösen versuchte.[191] Von sich selbst behauptete er, der erste gewesen zu sein, der sie aus ästhetischer Sicht statt ausschließlich unter historischen Gesichtspunkten untersucht habe; und aus dieser Perspektive konnten diese Wandmalereien nur grotesk wirken: «Die steif und vereinzelt, aufrecht dastehenden Figuren haben keinerlei Beziehung untereinander; sämtliche Objekte sind ohne jede Verbindung; die Köpfe sind formlos, die Zeichnung folgt keiner Regel und ist ohne jeden Ausdruck beziehungsweise lächerlich übersteigert: alles beweist, daß sich die Kunst in einem vollkommenen Auflösungsprozeß befand.»[192] Und dennoch beeindruckten ihn die Katakomben tief (Abb. 132), wie er in bemerkenswerten, an Chateaubriand erinnernden Passagen vermerkt (dessen Begeisterungsausbrüche er bewunderte).[193] Wie aber ließ sich sein mißhandeltes Geschmacksempfinden mit dieser tiefempfundenen Verehrung in Einklang bringen? Es fiel ihm – wie schon anderen vor ihm – nicht leicht, und seine einfallsreichen Erklärungsvorschläge scheinen sich oft zu widersprechen. Zur Zeit der Christenverfolgung, so schreibt er,[194] konnten sich die verängstigten, schutzsuchenden Christen verständli-

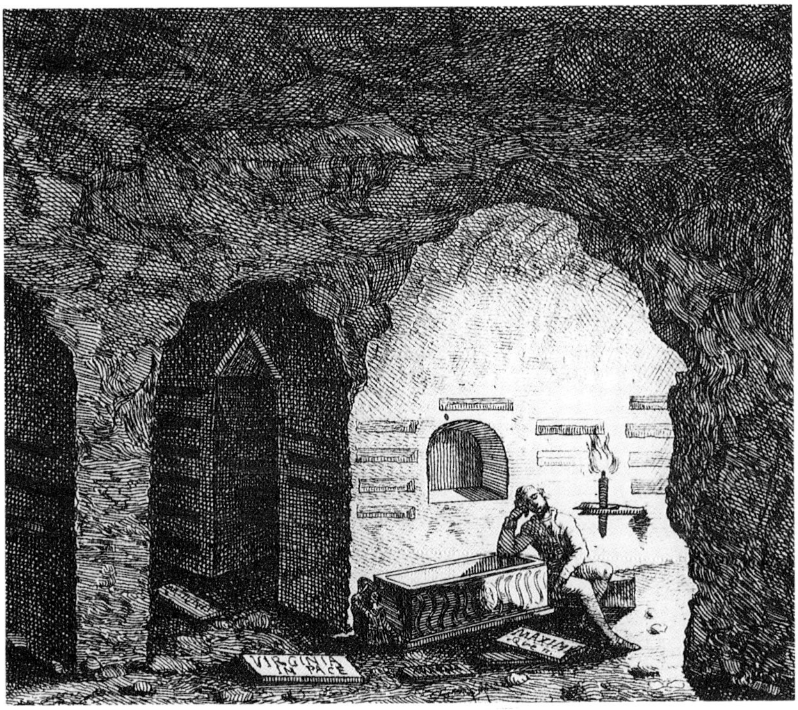

132. Jean-Baptiste-Louis-Georges Seroux d'Agincourt, ‹Histoire de l'art par les monumens›, Paris 1823, Bd. III, Tafel IX: Seroux d'Agincourt sinnend in den Katakomben

cherweise nur wenig mit den Künsten beschäftigen; so erklären sich die unsäglichen Hervorbringungen in den Katakomben; später dann, als das Christentum zur Staatsreligion geworden war, verlor sich zunehmend die Inbrunst, mit der man vorher die Gräber der ersten Märtyrer mit Malereien ausgeschmückt hatte, und «wenn auch nicht zweifelsfrei zu beweisen ist, daß der Verfall der Kunst das Maß für den schwindenden Eifer abgibt, mit dem sich die Gläubigen der künstlerischen Ausgestaltung der Katakomben widmeten, so kann man doch wenigstens sagen, daß er ihm erkennbar folgte».[195]

Gibbon hätte sich gewiß recht ironisch über diese vorsichtigen und verwirrenden Manöver eines Gelehrten geäußert, der sich ihn zum Führer erkoren hatte, doch Seroux d'Agincourt hatte Gibbons ‹Decline and Fall› vor allem als Steinbruch für die von ihm benötigten Fakten benutzt. Leopoldo Cicognara dagegen war sich der Folgerungen, die sich aus Gibbons Vorstellungen und dessen Grundeinstellung ergaben, sehr viel stärker bewußt.

Cicognara traf Seroux, kurz nachdem er 1788, als junger Mann von einundzwanzig Jahren, seine Geburtsstadt Ferrara verlassen hatte und nach Rom gegangen war; er fand ihn *«piuttosto vecchio»* (ziemlich alt).[196] Doch wenn Seroux auch siebenunddreißig Jahre älter war als er, leitete er ihn doch bei seinen Studien an, denen Cicognara mit Unterbrechungen in jenem Lebensabschnitt nachging, in dem er sich vornehmlich der Malerei und weltlichen Vergnügen widmete. Die Revolution trieb ihn in die Politik. Er sympathisierte mit deren Anfängen, und wenn ihn auch die Hinrichtung Ludwigs XVI. entsetzte, so arbeitete er doch aktiv für die verschiedenen Regierungen, die von den nach Italien eindringenden französischen Armeen eingesetzt wurden. Er selbst verbrachte viele Jahre in Frankreich, wo er auch mit Bonaparte zusammentraf, dem er 1808 sein Buch ‹Il Bello› widmete. Im selben Jahr überredete ihn ein enger Freund, der Literat Pietro Giordani, sich an die Abfassung einer Geschichte der Bildhauerkunst zu machen (die am Ende fast als Gemeinschaftsarbeit beider erschien); dabei kam er erneut in engen Kontakt mit *«quel buon vecchio di d'Agincourt»*,[197] von dem er viele Gedanken für sein eigenes Buch übernahm. Nach der Niederlage Frankreichs behandelten ihn die österreichischen Behörden in Venedig mit einigem Argwohn und gelegentlich sogar feindselig, seitdem er nach seiner Bestellung zum Präsidenten der venezianischen Akademie im Jahr 1808 dort die meiste Zeit verbrachte. Mit beträchtlichem Mißtrauen begegneten ihm auch die Herrscher der verschiedenen, wieder in ihre Rechte eingesetzten Regierungen, deren Abschaffung er früher gerne gesehen hätte. So kommt es, daß Gibbons Einfluß auf Cicognaras kunsthistorischen Ansatz sich sehr deutlich im ersten Band seiner ‹Storia della Scultura ...› erkennen läßt, der 1813 unter dem vergleichsweise liberalen Regiment Eugène de Beauharnais' erschien. Einen besonders interessanten Einblick in seine Grundeinstellung erhalten wir indessen durch die ihm von der Zensur gemachten Schwierigkeiten, als er sich 1824 um eine Neuauflage bemühte.

Zensoren sind in der Regel überempfindlich und oft nicht gerade intelligent, doch die verschiedenen Beamten, die auf häretische und subversive Aspekte dieser scheinbar harmlosen Geschichte der Bildhauerkunst hinwiesen, entwickelten durchaus Scharfsinn: «Spricht hier dieser Cicognara oder ein wiederauferstandener Gibbon?» Mit dieser Frage beginnt ein typischer Kommentar, und dann heißt es weiter: «Zu dieser

Passage ist zu sagen, daß der Autor die christliche Religion fast immer als Fanatismus oder als Aberglauben beschreibt.»[198]

Drei Historiker mit philosophischen Neigungen haben Cicognaras kunsthistorisches Denken besonders beeinflußt. Von Baron d'Hancarville und von Charles Dupuis übernahm er die Vorstellung, wonach das Christentum keineswegs einzigartig dastand, sondern ebenso wie seine Bildwelten engstens mit exotischen Kulten des Orients verknüpft und vielleicht sogar von dort gestohlen war: Die Zensoren verurteilten seine Hinweise auf indische Pagoden und persische Glaubenselemente als «unberechtigt und böswillig».[199] Und von Gibbon lernte er, die frühe Kirche mit ironischer Verachtung zu bedenken und ihr die jeweils allerschlechtesten Motive zu unterstellen: «Ich möchte den Autor fragen», bemerkte der Zensor, als er Cicognaras skeptische Einstellung gegenüber der Christusstatue zu kommentieren hatte, die nach der Überlieferung von jener Frau in Auftrag gegeben worden sein sollte, die Christus vom Blutfluß geheilt hatte (Abb. 78), «weshalb er die Mutmaßungen eines Gibbon und Beausobré, die er als tiefsinnige Philosophen rühmt, der Autorität des Kirchenvaters und Begründers der Bibelkritik Eusebius vorzieht, um die Existenz einer Statue unseres Erlösers zu bestreiten. Könnte der Grund darin liegen, daß sie Feinde der Religion sind? Und überhaupt, was kann es für einen Sinn haben, Mutmaßungen von heutigen Autoren zu übernehmen und den Bericht eines Zeitgenossen zu übergehen?»[200]

Schon der Charakter dieser Einwände macht deutlich, daß Cicognara sich eine sehr viel ehrgeizigere Aufgabe gestellt hatte als Seroux. Wie aus seinem Vorwort hervorgeht, dachte er ebenso an eine Kulturgeschichte wie an eine Stilgeschichte, in der das Wesen und die wechselnden Zwecke der Bildhauerkunst vor dem gesellschaftlichen Hintergrund untersucht werden sollten. Als er sich in seiner Arbeit den Kapiteln über Canova näherte – der in seiner ‹Storia della Scultura› ebenso den Höhepunkt bildet wie Michelangelo (über dessen Leistung er sich keineswegs so sicher war) in Vasaris ‹Lebensbeschreibungen› –, da schrieb er an den Künstler und bat ihn um Auskünfte über frühe Förderer seiner Laufbahn und andere Einflüsse während seiner jungen Jahre.[201] Aus diesen und zahlreichen anderen Quellen schuf er am Ende einen bemerkenswerten Überblick über die kulturelle Szene Europas in der zweiten Hälfte des 18. Jahrhunderts, in dem er etwa den unterschiedlichen Anteil diskutierte, den Alfieri und Sir William Hamilton, Joseph Haydn und Ludwig van Beethoven (unter zahlreichen anderen) daran hatten.

Trotz der Breite seiner Interessen wußte Cicognara ebenso wie Caylus und Seroux d'Agincourt sehr genau, welche entscheidende Bedeutung dem unmittelbaren persönlichen Kontakt mit den Kunstwerken selbst zukam und wie wichtig es war, für eine gute, reichhaltige Illustration zu sorgen, so schwer sich dies auch verwirklichen ließ. In den späteren Abschnitten seines Buches erweist Cicognara sich denn auch als ein überaus sorgfältiger und einfühlsamer Beobachter, doch bevor er zu den Kunstwerken kam, die ihm gefielen, mußte auch er sich mit den Ursachen für den Niedergang und den Verfall der römischen Kunst befassen, wobei er sich dafür eher auf allgemeine Prinzipien als auf spezielle Beispiele stützte. Dennoch brachte er eine ganze Reihe von Gedanken in seine Erörterungen ein, die aus eigenen Erfahrungen stammten. Der Niedergang hatte in einer nicht eindeutig abgegrenzten Phase des späten Kaiserreichs begonnen – denn trotz ihrer Bewunderung für Winckelmann und ihrer gelegentlichen

Kritik an ihm hatten weder Seroux noch Cicognara die entscheidende Bedeutung der Stilbestimmung als Hilfsmittel bei der chronologischen Einordnung in vollem Umfang erkannt. Die Aufstellung zahlloser Statuen für Personen, die diese Ehre gar nicht verdienten, hatte das Talent zugrunde gerichtet, und die milde, liebliche Landschaft Campaniens vermochte keine Bildhauer jener «Hochgestimmtheit» hervorzubringen, «die aus dem Ruhm entspringt».[202] Auf dieses Problem kommt Cicognara zurück, als er die in seinen Augen vergleichbare Dekadenz des 18. Jahrhunderts diskutiert. Der Krieg und der Ehrgeiz von Bauspekulanten[203] (eine weitere Ursache, die Cicognara im Gefolge der französischen Invasionen besonders herausstellte) hatten große Schäden angerichtet; doch «obwohl selbst kleine Kinder in Rom nur eine zerbrochene Säule oder eine verstümmelte Statue zu sehen brauchen, um sogleich auszurufen: ‹Das haben die gotischen Barbaren getan!›», sei es jedoch irreführend, die Schuld an der Zerstörung hauptsächlich bei ausländischen Invasoren zu suchen.[204] So habe Theoderich sich sehr um die Erhaltung überkommener Bauten bemüht. Und zur Entrüstung der Zensoren wiederholt Cicognara Gibbons «abscheuliche und böswillige» Behauptung, daß die Plünderung Roms durch die Goten geradezu harmlos gewesen sei verglichen mit der Plünderung, die «Karl V., ein katholischer Herrscher und Kaiser der Römer», ins Werk setzen ließ.[205]

Als Cicognara sich der Rolle der Christen zuwendet, setzt er die Waffe der Gibbonschen Ironie ganz bewußt ein und gratuliert Kaiser Konstantin zu seiner religiösen Toleranz und seiner Förderung der heidnischen Kunst: «Dieselbe Hand, die so viele Basiliken für den wahren Gott errichtete, war ebenso großzügig, wenn es um die Verschönerung und Wiederherstellung der Göttertempel in Rom ging; und die Medaillen, die seine kaiserliche Münze prägte, trugen die Abbilder und Attribute Jupiters, Apolls, des Mars und Herkules, während er mit der Vergöttlichung seines Vaters Konstantius dem Olymp einen neuen Gott hinzufügte.»[206] Zwar treffe es zu, daß Konstantin durch die Überführung von Statuen in seine neue Hauptstadt im Osten dem römischen Erbe später noch schlimmen Schaden zufügen sollte, doch die schlimmsten Schäden seien durch seine eigene Abwesenheit von Rom und durch die Privilegien entstanden, die er den Christen gewährte, gefolgt von den Streitigkeiten zwischen der griechischen und der lateinischen Kirche, den Invasionen, dem Sektenwesen und dem endlosen Bürgerzwist. Die endgültige Zerstörung fand jedoch erst sehr viel später statt, und in einer weiteren, für die Zensoren irritierenden Passage[207] greift Cicognara auf die alte (inzwischen in Verruf geratene) These zurück, wonach

«der hl. Gregor seinen Eifer so weit trieb, daß er alle [heidnischen] Monumente, derer er habhaft werden konnte, aus eigener Initiative in den Tiber werfen ließ und die Christen eben jene Toleranz, die sie einst für ihre eigenen Bräuche beansprucht hatten, nun anderen verweigerten. So kann es denn kaum verwundern, daß die strenge und absonderliche Moral jener Zeiten alles daransetzte, die Künste zu diskreditieren, die Werkstätten zu schließen, zu deren Ruhm der Götzendienst so beträchtlich beigetragen hatte, und jeden, der sich um die Erhaltung solcher Monumente bemühte oder auch nur ein derartiges Objekt in seinem Besitz hatte, zum Gotteslästerer zu stempeln.»[208]

Zur Verdeutlichung dieser «strengen und absonderlichen Moral» verwies Cicognara (in einer Fehldeutung, wie der Zensor meinte) auf die gleichlautende Aussage des Tertullian über die – aus ihrer Nähe zur heidnischen Kunst begründete – Abneigung der frühen Christen gegen künstlerische Meisterleistungen, eine Behauptung, die fast ein Jahrhundert früher schon Filippo Buonarroti aufgestellt hatte, als er die grobe Arbeit der in den Katakomben gefundenen Glasobjekte mit der Frömmigkeit zu erklären versuchte, welche die Gläubigen dazu veranlaßt habe, unerfahrene Handwerker zu beschäftigen.

Cicognara bleibt eine Gestalt der Aufklärung, und einige seiner besten (in einer Zeit der Reaktion entstandenen) Schriften verdankten sich der unbeugsamen Respektlosigkeit seiner antiklerikalen Überzeugungen. Der Zorn der Zensoren ist nur allzu verständlich. Sie waren unfähig zu begreifen (oder sich auch nur damit zu beschäftigen), daß sein größtes Verdienst darin bestand, Altertumskunde von höchster Qualität mit großer ästhetischer Sensibilität zu verbinden und zugleich eine kohärente Darstellung zu geben, der die Prinzipien der zeitgenössischen «philosophischen» Geschichtswissenschaft zugrunde lagen. Er stellte die Kunstgeschichte nicht auf eine neue Grundlage, wie Winckelmann dies getan hatte, aber er zeigte – mehr als irgend jemand vor ihm –, welchen Nutzen die Kunstgeschichte aus einem tieferen Verständnis der «herkömmlichen» Geschichte ziehen kann. Und dies war vielleicht eine der Voraussetzungen für die (damals immer noch nicht ganz gewonnene) Erkenntnis jenes Nutzens, den auch der «herkömmliche» Historiker aus einem Verständnis der Kunstgeschichte zu ziehen vermag.

7
Die Geburt der Kulturgeschichte

1.

Einige Jahre bevor Gibbon an seiner ‹History of the Decline and Fall of the Roman Empire› zu arbeiten begann, hatte er mit dem Gedanken gespielt, über das Zeitalter der Medici zu schreiben, das Voltaire zu den vier Höhepunkten der europäischen Zivilisation gerechnet hatte. Er gab die Idee schon bald wieder auf; es ist jedoch interessant (wenngleich angesichts der Voltaireschen These durchaus nicht überraschend), daß schon 1759 William Robertson, Gibbons Landsmann und als «philosophischer» Historiker von europäischem Rang sein Vorgänger, auf einen ähnlichen Gedanken gekommen war. Robertsons ‹History of Scotland› war ein phänomenaler Erfolg gewesen, und auf der Suche nach einem neuen Betätigungsfeld zog er in Erwägung, über die Epoche Leos X. zu schreiben. Anscheinend schreckte ihn von diesem Vorhaben jedoch ein Brief David Humes ab, der darin äußerst treffend fragte: «Wo wollen Sie das nötige Wissen über die großen Werke der Bildhauerkunst, der Architektur und der Malerei hernehmen, durch die sich dieses Zeitalter auszeichnet?»[1] Diese berechtigte Frage war dennoch überraschend, denn das Zeitalter Leos X. hatte man bis dahin eher aufgrund des Aufschwungs, den die Literatur genommen hatte, als aufgrund einer neuen Blüte der bildenden Künste gepriesen, und frühere Historiker hätten sich wohl kaum durch einen derartigen Einwand irritieren lassen. Robertson aber gab sein ursprüngliches Vorhaben auf und machte sich statt dessen an den ersten – gefeierten – Band seiner ‹History of the Reign of Charles V›. Darin ist nirgends von bildender Kunst die Rede, obwohl das Buch den Untertitel trägt: ‹Ein Überblick über den Fortschritt der europäischen Gesellschaft, vom Untergang des Römischen Reiches bis zum Beginn des 16. Jahrhunderts›.

Daß auch Hume die Künste in seiner ‹History of England› gänzlich beiseite lassen konnte, ist gewiß nicht sonderlich bemerkenswert; dennoch sind seine wenigen entmutigenden Worte an Robertson überaus bedeutsam, spricht daraus doch die Überzeugung, daß man bestimmte Epochen ohne Berücksichtigung der bildenden Kunst nicht angemessen behandeln könne, und das zeigt uns, wie grundlegend sich die Auffassung von Geschichtsschreibung in den vorangegangenen Jahren geändert hatte. In erheblichem Maße – wenn auch auf eher indirektem Wege – ging diese Veränderung auf die ehrgeizigen Anforderungen zurück, die Voltaire an die Geschichtsschreibung gestellt hatte.

Voltaires These, wonach die Erforschung der Geschichte nur dann philosophischen Wert habe, wenn sie sich auf die wertvollen Errungenschaften der Menschheit konzentriere – vor allem auf die Gesetze, die Künste und die Wissenschaften – statt auf die letztlich trivialen Ambitionen von Königen und Höflingen, sollte sich als sehr einflußreich erweisen. Wer sich indessen diese Forderung zu Herzen nimmt und dann Voltaires eigene Praxis als Historiker betrachtet, dürfte doch manchmal recht erstaunt sein. In ‹Le siècle de Louis XIV›, im ‹Essai sur les moeurs› und anderswo bringt Voltaire seine Überzeugung zum Ausdruck, daß die visuellen Künste ebenso wie die Literatur und die Wissenschaften im Prinzip einen Gradmesser für die Qualität einer Zivilisation darstellen. Wenn das Zeitalter Alexander des Großen, die Frühzeit des Römischen Reiches sowie das 15. und 16. Jahrhundert in Italien die drei einzigen Höhepunkte der menschlichen Kultur vor dem Zeitalter Ludwigs XIV. bildeten, so lag das, wie er selbst sagte, an Apelles, Phidias und Praxiteles, an Vitruv, Michelangelo und Palladio, an Platon, Vergil, Horaz und an den Gelehrten, die in den Diensten der Medici gestanden hatten. Tatsächlich räumte er dem Zeitalter Franz I. unter anderem deshalb keine so herausragende Stellung wie den genannten Epochen ein, weil der König nicht auf französische Architekten und Maler zurückgreifen konnte, sondern auf italienische Künstler angewiesen war.[2] Wie man jedoch rasch erkennt, interessierte sich Voltaire als Historiker allein für das bloße Vorkommen (oder Fehlen) der Künste in einer bestimmten Zeit, nicht aber für deren tatsächliches Erscheinungsbild.

Diese Einstellung war keineswegs neu. Seit dem Spätmittelalter hatten Biographen und Ortshistoriker es stets einzelnen Förderern oder Städten (und zuweilen denselben, die Voltaire herausstellte) als Verdienst angerechnet, wenn die Künste unter ihrer Schirmherrschaft blühten; und manche hatten dabei mehr Verständnis für ihre tatsächlichen Leistungen gezeigt als Voltaire. Dessen eigentliche Neuerung bestand darin, daß er einen Aspekt zum Maßstab für die gesamte Zivilisation erhob, in dem man bis dahin nur eine spezielle, wenngleich wertvolle Ergänzung wesentlicher Merkmale wie militärische Stärke, effiziente Regierung, fromme Stifterfreude oder fürstliche Tugend erblickt hatte.

Das wird deutlich, wenn wir Voltaires Auffassungen mit denen zweier französischer Historiker einer älteren Generation vergleichen, die ihn beide faszinierten, aber auch irritierten. Charles Rollin, der viele Jahre sowohl an der Pariser Universität als auch an anderen Orten lehrte und die Administration versah, wurde 1712 wegen seiner jansenistischen Überzeugungen gezwungen, sich aus dem öffentlichen Leben zurückzuziehen.[3] Dennoch ließ er sich in seiner Begeisterung für die Erziehung junger Menschen nicht beirren und begann im Alter von siebenundsechzig Jahren mit der Abfassung historischer Werke für die Jugend. Als er dreizehn Jahre später (1741) starb, hatte er seine ‹Histoire ancienne des Egyptiens, des Carthaginois, des Assyriens, des Babyloniens, des Medes et des Perses, des Macédoniens, des Grecs› beendet; mit der Publikation hatte er 1730 begonnen, 1740 erschien dann ein Nachdruck in sechs schönen Bänden von jeweils fünfhundert bis achthundert Seiten, die mit Karten und phantasievollen Tafeln im Geschmack des Rokoko illustriert waren.[4] Außerdem hatte er einen beträchtlichen Teil des Nachfolgewerkes bereits geschrieben, das den Titel ‹Histoire romaine› tragen sollte. In einem privaten Brief nannte Voltaire ihn zwar abfällig einen «weitschweifigen, nutzlosen Kompilator» (obwohl er andernorts häufig Rollins große literarische Begabung lobte),[5] doch da Rollins Bücher so viele Auflagen erlebten und in so viele Sprachen übersetzt wurden, darf ohne Übertreibung behauptet werden, daß die meisten Europäer nahezu ein Jahrhundert lang von ihm in die Antike eingeführt wurden: Michelets erstes geschriebenes Werk bildeten Auszüge aus Rollins Büchern, und noch 1852 konnte Sainte-Beuve sagen: «Als Kinder lebten wir darin und ließen uns leicht und sicher davon tragen wie von einem mächtigen Strom.»[6]

Zwar räumte Rollin selbst ein, daß er kaum mehr getan hatte als die antiken Quellen zusammenzustellen und zu übersetzen – und dabei übernahm er völlig unkritisch noch die unwahrscheinlichsten Geschichten –, dennoch ist Voltaires Vorwurf, es mangele ihm an «Philosophie», nicht ganz berechtigt. Im Vorwort zu seiner ‹Histoire ancienne› äußert Rollin Meinungen, die denen Voltaires so ähnlich sind, daß sie fast von ihm selbst stammen könnten:

«Es hat kaum Bedeutung für uns, zu wissen, daß es in der Welt einen Alexander, einen Cäsar, einen Aristides und einen Cato gegeben hat und daß sie in dieser oder jener Zeit gelebt haben; daß das assyrische Reich dem der Babylonier gewichen ist und dieses wiederum den Medern und den Persern weichen mußte, die ihrerseits von den Mazedoniern unterjocht wurden und diese wiederum von den Römern. Von größter Bedeutung ist es dagegen, zu wissen, wie diese Reiche errichtet wurden, auf welchem Wege und mit welchen Mitteln sie ihre bewunderungswürdige Größe erreicht haben, was ihren dauerhaften Ruhm und ihr wahres Glück begründete und welche Ursachen ihr Verfall und ihr Untergang hatten.»[7]

Für Rollin war die Lösung dieser Probleme relativ einfach. Sämtliche Entwicklungen der Weltgeschichte dienten letztlich nur dem Aufweis des Plans, den Gott mit der Menschheit verfolgte. So hatte die Schaffung des Römischen Reiches dem Christentum die Möglichkeit gegeben, sich weitaus schneller über Europa auszubreiten, als dies sonst möglich gewesen wäre.[8] Solche Vorstellungen wird man kaum als originell bezeichnen können – schon die frühen Christen hatten sich in diesem Sinne geäußert, und Bossuet hatte dem Gedanken 1681 in seinem ‹Discours sur l'histoire universelle›[9] neue Autorität verliehen –, doch die Aufmerksamkeit, die Rollin den Künsten und Wissenschaften schenkte, war tatsächlich neu und trug mit einiger Sicherheit dazu bei, daß Voltaire dasselbe Thema einige Jahre später auf sehr viel anspruchsvollere Weise behandelte.

Rollin war kein Altertumskundler, auch wenn er sehr stolz auf seine Mitgliedschaft in der Académie des Inscriptions et Belles-Lettres war,[10] und in der Tat dürfte er zu den ersten Historikern gehört haben, die offen und ohne Einschränkung betonten: «Kenntnisse über Medaillen sind absolut notwendig für die Geschichtsforschung. Denn die Geschichte teilt sich uns nicht nur in den Büchern mit – die nicht immer alles und auch nicht immer die Wahrheit sagen. Zur Unterstützung müssen wir daher auf Zeugnisse zurückgreifen, denen weder Bosheit noch Unwissenheit etwas anhaben können, und dazu gehören jene Zeugnise, die wir Medaillen nennen.»[11] Er selbst gibt uns zwar kein Beispiel für eine derartige Verwendung der Medaillen, doch bei seiner Darstellung des ägyptischen und des syrischen Reiches, die nach dem Tode Alexander des Großen errichtet wurden, merkte er an, daß er sich dabei auf neuere numismatische Forschungen von Jean Foy Vaillant gestützt habe;[12] und in seiner begeisterten Beschreibung der Pyramiden und anderer Monumente des alten Ägypten stützte er sich auf die Berichte zeitgenössischer Reisender sowie antiker griechischer oder römischer Autoren.[13] Seine wichtigste Neuerung findet sich jedoch im letzten Viertel seiner ‹Histoire ancienne›, das der Landwirtschaft, dem Handel, der Architektur, der Bildhauerkunst, der Malerei, der Musik, der Dichtung und der Philosophie gewidmet ist. Rollin ist von seiner Kühnheit selbst überrascht: «In der Behandlung der Künste und Wissenschaften bin ich sehr viel weiter gegangen, als ich es mir vorgestellt hatte.»[14] Die Nützlichkeit seines Unternehmens stellte sich heraus, als diese Kapitel gesondert in einer englischen Übersetzung publiziert und um eine Reihe von Illustrationen ergänzt wurden, die man aus Montfaucon und anderen von Rollin benutzten Quellen entnahm.[15]

Erstaunlicherweise erschien noch 1901 in London eine Neuausgabe des Abschnitts über die antike griechische Malerei in einer Publikation, mit der die kurz zuvor in El-Fayum ausgegrabenen und nun im Besitz des Wiener Kunsthändlers Theodor Graf befindlichen Porträts bekannt gemacht werden sollten.[16] Gerade diese Nützlichkeit gibt uns indessen auch einen ersten Hinweis auf Rollins Grenzen. Obwohl seine Begeisterung auf eigener Anschauung zu beruhen schien, hatte er doch zumeist lediglich alle auffindbaren literarischen Quellen zur Kunst der Antike zusammengestellt und allenfalls einen banalen, leicht moralisierenden Kommentar hinzugefügt.[17] Nur einmal läßt er erkennen, daß er sich etwas selbst angesehen hatte: einige Zeichnungen (oder Stiche) der Ruinen von Persepolis, die jedoch keinen besonderen Eindruck auf ihn machten.[18] Sein generelles Desinteresse an der Kunst (oder seine Unwissenheit in diesen Dingen) zeigt sich daran, daß er die Aussage des Plinius über die berühmte Laokoongruppe zitiert und dann meint: «Das Werk muß ausgezeichnet gewesen sein, wenn es denn der bewundernswerten Beschreibung gleicht oder nahekommt, die Vergil davon gibt.»[19] Mit keinem Wort erwähnt er, daß die als das Original geltende Skulptur zu den am meisten bewunderten und meistreproduzierten Schätzen der päpstlichen Sammlungen im Rom gehörte.

Rollin gehörte also nicht zu denen, die visuelle Quellen heranzogen, wenn sie über die Vergangenheit nachdachten, und er maß frühere Gesellschaften auch nicht an der Qualität ihrer künstlerischen Hervorbringungen, wie es Voltaire tun sollte. Zwar spricht er über die Verschönerung von Athen durch Perikles, aber er mißbilligt entschieden die «Geldverschwendung» und meint, man hätte das Geld für bessere Zwecke ausgeben sollen.[20] Dennoch schenkte er der Architektur, der Plastik und der Malerei in seinen überaus einflußreichen Darstellungen der antiken Welt größere Beachtung als irgend jemand vor ihm und ebnete damit den Weg für spätere Autoren, die sich dieser Themen mit größerem Einfühlungsvermögen annahmen.

Der zweite Historiker einer früheren Generation, dessen Werk Licht auf Voltaires Einstellung zur Verwendung der Kunst als historische Quelle wirft, war von ganz anderem Schlag. Seit dem Ende des 16. Jahrhunderts hatte der Abbé de Saint-Pierre eifrig Materialien für seine ‹Annales politiques› zusammengetragen, deren erste Fassung er 1730 fertigstellte. Sie wurde später erweitert und schließlich – nach seinem Tod – 1757 veröffentlicht.[21] Schon 1738 hatte Voltaire (der damals bereits einige Jahre an seinem Buch ‹Le siècle de Louis XIV› arbeitete)[22] sich bemüht, an ein Manuskript der ‹Annales› von Saint-Pierre zu gelangen, und obwohl wir nicht wissen, ob es ihm gelang, warf man ihm später vor, er habe die Grundgedanken seines Werks bei Saint-Pierre entlehnt – ein Vorwurf, den er heftig bestritt.[23]

Tatsächlich sind beide Werke völlig verschieden. Saint-Pierres ‹Annales›, die von 1658 (seinem Geburtsjahr) bis Ende 1739 reichen, sind trocken und glanzlos. Außerdem zeigen sie durchgängig eine ablehnende Haltung gegenüber Ludwig XIV., der es allenfalls verdiene, Ludwig der Mächtige *(Louis le Puissant)* oder Ludwig der Furchtbare *(Louis le Redoutable)* genannt zu werden, nicht aber Ludwig der Große, denn «große Macht allein macht noch keinen großen Mann» *(la grande puissance seule ne fera jamais un grand homme)*.[24] Andererseits folgt der Aufbau der ‹Annales› zwar einem starren Jahresschema, doch Saint-Pierre erkannte sehr wohl, daß Geschichte mehr sein sollte als Schlachten, Geburt von Thronfolgern und die Unterzeichnung von Verträgen.

Recht ausführlich geht er auf Fragen des Handels, des Bildungswesens, der Hauswirtschaft und der Mode ein (so erfahren wir, daß man das Kartenspiel bei Hof erstmals 1648 einführte); und er nähert sich all diesen Themen aus der hochsinnigen, aber manchmal auch beschränkten Sicht eines Mannes, der «viel lieber nützlich als angenehm [*agréable*]» sein wollte.[25] So kritisiert er die Inhalte der Schulausbildung, weil es für das alltägliche Leben sehr viel nützlicher sei, «Arithmetik und praktische Geometrie» zu lernen, als sich «mit der Abfassung griechischer Verse zu amüsieren».[26] Aus dieser Perspektive betrachtet er auch die Künste. Colbert, so heißt es, gab sich nicht damit zufrieden, die französische Wirtschaft zu stärken:

«Er sah, daß die Italiener sich in Malerei und Bildhauerkunst durch Akademien vervollkommnet hatten, in denen die Anfänger in kurzer Zeit Fortschritte machen und mit Eifer Nutzen aus den Hinweisen der besten Meister ziehen konnten. Das veranlaßte ihn, eine ähnliche Akademie in Paris einzurichten. Sie hielt ihre Versammlungen im alten Louvre ab.

Malerei, Bildhauerei, Musik, Poesie, Theater und Architektur beweisen den gegenwärtigen Reichtum eines Landes. Sie beweisen nicht die Mehrung und die Dauerhaftigkeit seines Glücks ... Wie steht es heute um die italienische Nation, in der diese Künste einen hohen Stand der Vollkommenheit erreicht haben? Sie sind bettelarm, nichtsnutzig, faul, eitel, leichtlebig, feige und nur mit Albernheiten beschäftigt. Das ist nach und nach durch die Schwäche der Regierung aus den elenden Nachfahren der einst so hochgeschätzten Römer geworden ...»[27]

In den späteren Ausgaben seines ‹Le siècle de Louis XIV› erwiderte Voltaire darauf: «Diese plumpen [*grossieres*] und ungeschickt ausgedrückten Bemerkungen sind darum keineswegs richtiger. Als die Italiener sich am meisten in jenen Künsten hervortaten, herrschten die Medici und war Venedig der kriegerischste und reichste Staat. Zu jener Zeit erzeugte Italien große Kriegsleute und berühmte Künstler jeder Art. Und ebenso wurden in Frankreich die Künste gerade während der glücklichsten Jahre der Regierung Ludwigs XIV. vervollkommnet.»[28]

Doch obwohl Voltaire die Bedeutung der visuellen Künste hervorhob, zeigt die Art und Weise, wie er sie tatsächlich in seinen historischen Studien behandelte, daß diese Frage für ihn einzig von theoretischem Interesse war. Er besaß kein wirkliches Gespür für Malerei und Plastik; verglichen mit der Literatur und den Naturwissenschaften, spielen sie in seiner Beurteilung der Vergangenheit wie auch der Gegenwart nur eine geringe Rolle, und wenn er auf Kunstwerke eingeht, so bleiben die Bezüge dürftig und indirekt. Man muß nicht eigens betonen, daß er für altertumskundliche Studien im Stil des Comte de Caylus nur Verachtung übrig hatte, wie aus einem Brief an Madame Denis hervorgeht, in dem er auf «all diese scheußlichen [*vilains*] Reliefs aus der Verfallszeit des Römischen Reiches» verweist, die er am Grabmal des Moritz von Nassau in Kleve gesehen hatte.[29] Aller Wahrscheinlichkeit nach muß Caylus sich in seiner These, wonach Ägypten bei der Herausbildung der griechischen Kunst eine wesentliche Rolle gespielt hatte, durch Voltaires provokante (und schlecht informierte) Tirade aus dem Jahre 1742 bestärkt gefühlt haben, behauptete Voltaire darin doch: «Es nützt gar nichts, wenn man sich in Lobeshymnen auf die alten ägyptischen Kunstwerke ergeht, denn was uns erhalten geblieben ist, zeigt nichts als unförmige Massen. Noch die schönste Statue des alten Ägypten kommt nicht einmal in die Nähe dessen, was unsere mittelmäßigsten Bildhauer heute herstellen können. Die Griechen mußten die Ägypter erst die Bildhauerkunst lehren; in Ägypten gab es kein einziges schönes Werk, das nicht aus der Hand eines Griechen stammte.»[30]

Einmal gibt Voltaire uns einen Hinweis, weshalb er der Ansicht war, daß die bildenden Künste dem Historiker als historische Zeugnisse nur wenig zu bieten hätten. In seiner interessanten Diskussion der Gründe für Entstehung und Untergang von Zivilisationen trifft er eine Unterscheidung zwischen solchen Aspekten einer Kultur, die sich «erschöpfen», nachdem sie Vollkommenheit erreicht haben, und solchen, die sich endlos aufrechterhalten lassen. Der ersten Gruppe ordnet er die Literatur zu, der zweiten die Malerei. Niemand, so behauptet er, werde jemals wieder die Themen aus ‹Andromaque› oder ‹Tartuffe› behandeln können, denen Racine und Molière ihre endgültige Form verliehen hätten, während Maler trotz Raffael weiterhin die Heilige Familie malten. Deshalb könne uns die Malerei, so schließt er daraus, weniger über den Stand der Zivilisation verraten als die Literatur.[31] Für uns ist es heute erstaunlich, daß er nie auf den Gedanken kam, Schlußfolgerungen aus den Stilunterschieden in den Darstellungen der Heiligen Familie des 16. beziehungsweise 17. Jahrhunderts zu ziehen, obwohl Montfaucon die Möglichkeit solcher Schlüsse bereits für sehr viel frühere Jahrhunderte aufgezeigt hatte – doch Montfaucons Leistung bedenkt Voltaire lediglich summarisch mit ein oder zwei Zeilen höflicher, aber gänzlich desinteressierter Anerkennung.[32]

Zwar schreibt Voltaire in ‹Le siècle de Louis XIV› recht ausführlich über die bildenden Künste – und gewiß mehr, als man in irgendeinem früheren historischen Werk darüber findet –, doch werden die Künste ebensowenig wie die Naturwissenschaften in den Hauptteil seines Werkes integriert. Erst recht bilden sie nicht den Höhepunkt, wie er ursprünglich beabsichtigt hatte.[33] Gelegentlich verweist er im Vorübergehen auf Medaillen, Triumphbögen oder Statuen, die zum Gedenken an irgendeinen Sieg geschaffen wurden, erklärt dann aber, er wolle die Künste nicht in jenen Kapiteln behandeln, die der politischen, militärischen oder religiösen Geschichte gewidmet seien. Vielmehr werde er sich ihnen am Ende des Buches zuwenden.[34] Nur einmal prüft er den Bildschmuck eines Monuments auf der Suche nach einem speziellen historischen Zeugnis. Seine Schlußfolgerungen sind unredlich, doch die Phantasie, die er auf die Analyse seiner Bildquelle verwendet, markiert einen entscheidenden Augenblick in der Annäherung der Historiker an die visuellen Künste. Man habe Ludwig XIV. eines unerträglichen Hochmuts beschuldigt, so führt er aus, weil der Sockel seines von Martin Desjardins geschaffenen Standbildes auf der Place des Victoires (Abb. 133, 134) von angeketteten Sklaven umgeben sei[35] (Abb. 135). Doch der König habe die Statue gar nicht selbst in Auftrag gegeben; und ihre sichtbare Prachtentfaltung solle weniger den König als den eigentlichen Auftraggeber, den Maréchal La Feuillade, verherrlichen. Außerdem stellten die Sklaven gebändigte Laster und keine besiegten Völker vor, ja sie entsprächen lediglich einer alten Konvention, die auch an vielen anderen Statuen zu beobachten sei, so etwa am Standbild des Ferdinando de' Medici in Livorno, «der sicher keine Nation in Ketten schlug».[36]

Im allgemeinen jedoch beschränkte Voltaire seine Behandlung der Künste und einzelner Künstler auf den Anhang des Buches, den er mit großem Enthusiasmus, aber ohne seinen gewohnten Scharfsinn und Witz zusammenstellte. Auch bemühte er sich bei seiner Auswahl der zu ehrenden Persönlichkeiten offenbar nur wenig um Konsi-

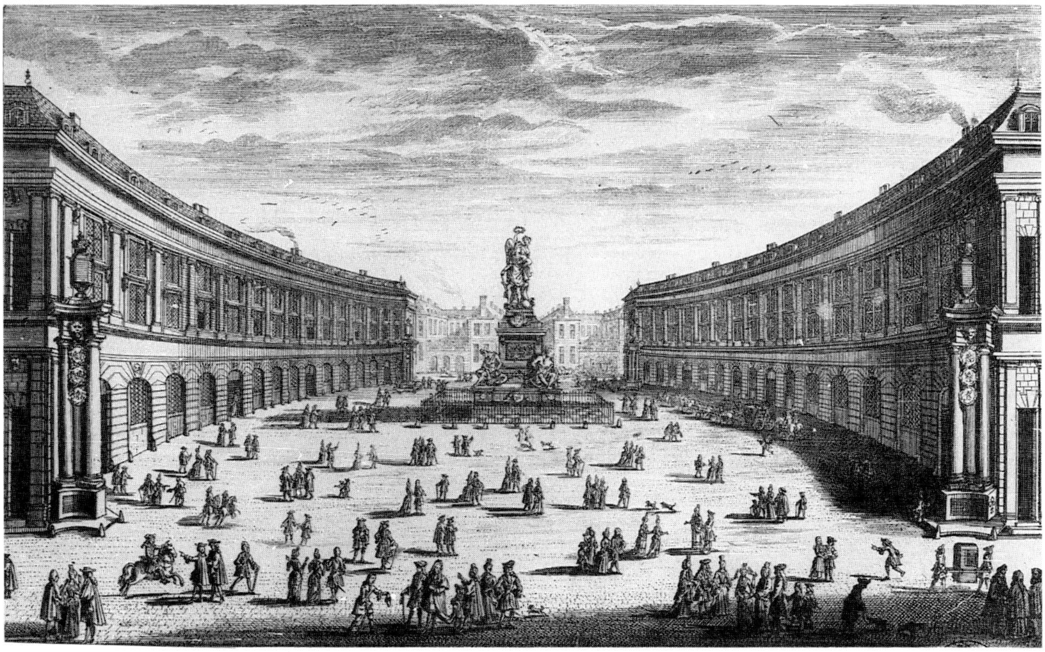

133. Paris, Ansicht der Place des Victoires im frühen 18. Jahrhundert mit dem Marmorstandbild Ludwigs XIV. von Martin Desjardins; Kupferstich

stenz. «Die Liste wäre vollständiger und detaillierter ausgefallen», schreibt er an Präsident Hénault, «wenn ich in Paris hätte arbeiten können; dann hätte ich den Künsten mehr Platz eingeräumt – das war mein Hauptanliegen. Aber was konnte ich in Berlin schon tun?» Und als Hénault ihm schrieb und sich darüber beklagte, daß auf der Liste Jules Hardouin-Mansart fehlte, der den Invalidendom und die Schloßkapelle in Versailles gebaut und sich auch in Marly betätigt hatte und der, «nebenbei, der Großvater meiner Frau und der Madame Arpajon» war, da antwortete Voltaire gelassen: «Ich habe Hardouin-Mansart, an dem Sie Interesse zeigen, gerade einen Platz eingeräumt.»[37] Tatsächlich könnte man die Kapitel im Anhang auch weglassen, ohne die Gesamtstruktur des Voltaireschen Werkes dadurch merklich zu beeinträchtigen.

Ganz ähnlich verhält es sich mit seinem weitaus ambitionierteren, einige Jahre später verfaßten ‹Essai sur les moeurs›. Die Künste (und insbesondere die bildenden Künste) nehmen nur einen geringen Raum in diesem Werk ein, das mehrere tausend Jahre Geschichte und zahlreiche, höchst unterschiedliche Zivilisationen behandelt, und auch hier weist Voltaire den Künsten eigene, von der zentralen Darstellung abgetrennte Kapitel zu. Voltaire behauptete offenbar, daß ihm eine Mappe mit Dokumenten zur Kunstgeschichte abhanden gekommen sei,[38] und man ist versucht, sie in einen Zusammenhang mit jenen etwa dreißig bis vierzig recht ungeordneten Seiten – über Dichtung, Schauspiel, wissenschaftliche Erfindungen, Musik, Philosophie und anderes – zu bringen, die erst mehr als hundert Jahre nach seinem Tod veröffentlicht wurden.[39] Der Teil, der den bildenden Künsten gilt, befaßt sich hauptsächlich mit Italien – an außeritalienischen Beiträgen vermerkt Voltaire lediglich Jan van Eycks Erfindung der Ölma-

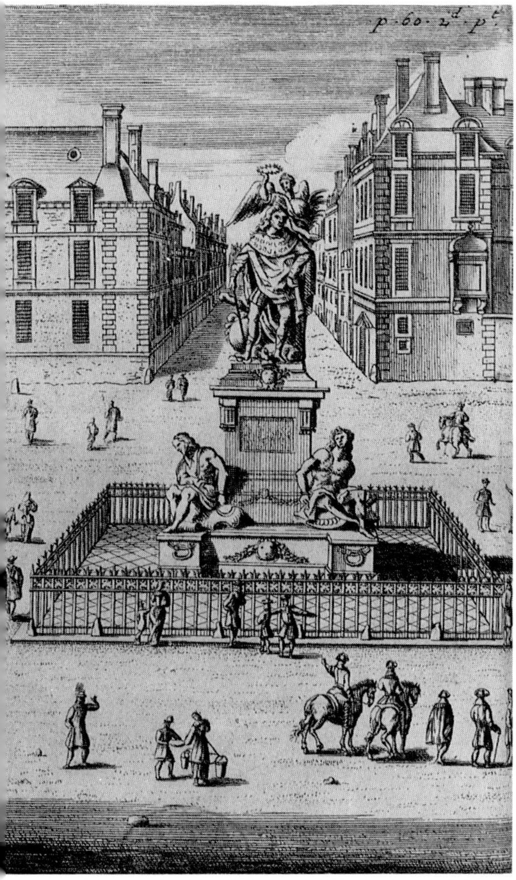

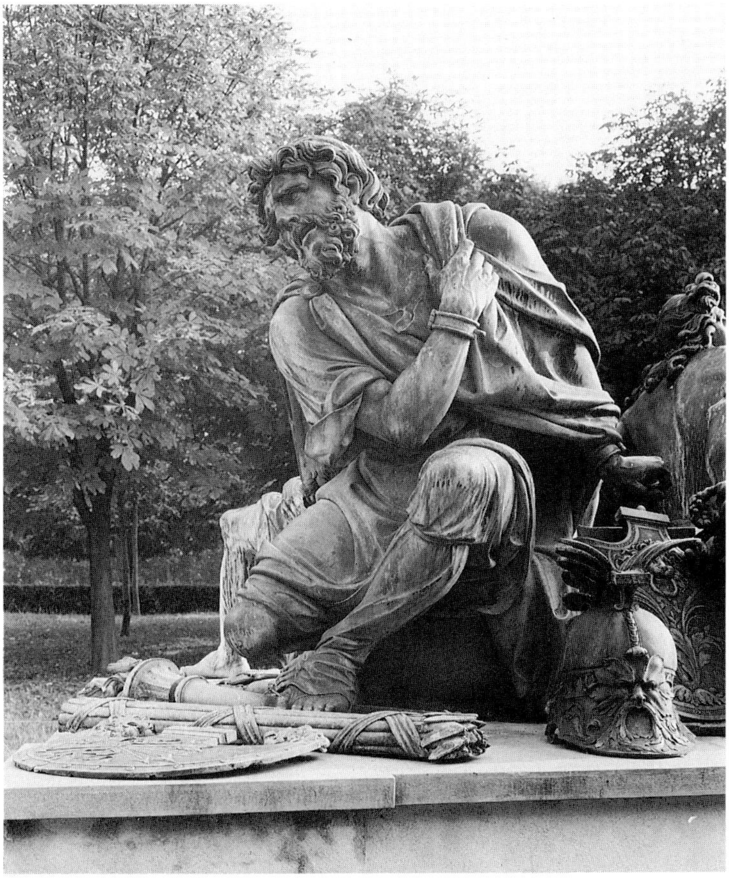

134. Martin Desjardins' Standbild Ludwigs XIV.; Kupferstich aus: John Northleigh, ‹Topographical Descriptions›, 1702

135. Martin Desjardins, Bronzestatue eines in Ketten geschlagenen Sklaven, die Türkei symbolisierend (heute im Louvre). Die Figur wurde 1790 vom Sockel des danach zerstörten Standbildes Ludwigs XIV. auf der Place des Victoires entfernt.

lerei –, und die Liste der aufgeführten Namen (Cimabue, Giotto, Masaccio, Bellini, Perugino, Mantegna, Leonardo, Michelangelo, Raffael, Tizian, Correggio und Domenichino) beruht ganz eindeutig nicht auf eigener Anschauung. Tatsächlich sind Voltaires Aufzeichnungen so zufällig, daß man keineswegs immer weiß, welche Quellen er benutzte (oder mißbrauchte). So läßt sich nur schwer nachvollziehen, woher er die These übernahm, «der gleichfalls in Florenz geborene Pisanello verschönerte Italien mit seinen Statuen», wenngleich man unschwer erkennt, wie es zu diesem Irrtum kam.

Trotz aller Mängel in Voltaires Behandlung der Kunst war sein Vermächtnis für den Umgang späterer Historiker mit den Künsten von entscheidender Bedeutung – und dieses Vermächtnis wirkt weiterhin fort. Die zahllosen Bücher in allen europäischen Sprachen, die sich zunächst mit der politischen, sozialen, religiösen und militärischen Geschichte befassen und dann mit einem Kapitel enden, das die Überschrift ‹Kunst, Literatur und Wissenschaft› trägt, gehen letztlich auf ‹Le siècle de Louis XIV› zurück.

Auch wenn keines von ihnen (und nicht einmal Voltaires eigenes Werk) die Voltairesche Forderung nach einer «Geschichte des menschlichen Geistes» erfüllen dürfte, steht doch fest, daß vor dem Erscheinen dieses unvollkommenen Meisterwerkes ein solches Kapitel gar nicht für nötig erachtet worden wäre.

Als David Hume ein paar Jahre nach dem Erscheinen von ‹Le siècle de Louis XIV› Robertson davon abriet, über die Medici zu schreiben, weil der Historiker Schottlands nicht genug über die Kunst Italiens wisse, da dachte er gewiß nicht an eine breitangelegte kulturhistorische Studie, sondern allenfalls an solch ein allgemeines letztes Kapitel, das inzwischen als höchst wünschenswert galt. Ein frühes Beispiel für eben diesen Ansatz finden wir in einem Buch, das tatsächlich den Medici gewidmet war, wenn auch einer weitaus späteren Phase ihrer Herrschaft, als Robertson sie ins Auge gefaßt hatte. Im Jahr 1775 beauftragte Pietro Leopoldo, der reformfreudige Großherzog von Toskana, seinen literarischen Zensor und leitenden Archivar Riguccio Galluzzi mit einer Geschichte seines gegenwärtigen Herrschaftsbereichs.[40] Zwar stammte Pietro Leopoldo selbst aus dem Hause Habsburg-Lothringen, doch das Buch sollte jene Zeit behandeln, da Florenz von eben jener Familie beherrscht wurde, deren Name noch heute unlösbar mit dieser Stadt verbunden ist. Galluzzis große Gelehrsamkeit fand ihren Ausdruck in den fünf 1781 erschienenen Bänden seines Werkes; er stützte sich auf ebenso reichhaltiges Material wie Muratori und war ebenso antipapistisch eingestellt wie Giannone, doch im Gegensatz zu diesen beiden Gelehrten schenkte er den Künsten durchgängig Beachtung – jenen Künsten, die von den Medici so leidenschaftlich gefördert worden waren, und zwar sowohl vor als auch nach der Gründung des Großherzogtums durch Cosimo I. im Jahr 1539. Die verschiedenen «Bücher» seiner ‹Istoria del granducato di Toscana› sind nach denselben (überaus konventionellen) Gesichtspunkten gegliedert. Jeweils acht oder neun Kapitel behandeln die politische, diplomatische und militärische Geschichte, und wo eine biographische Skizze es erfordert, mag auch einmal eine kurze Beschreibung eines Gebäudes oder ein Beispiel aus der Stadtplanung eingefügt sein; dann folgt ein Schlußkapitel, das sich – ganz ähnlich wie bei Voltaire – mit Kunst und Wissenschaft befaßt. Man kann nicht behaupten, daß Galluzzi ein besonderes Einfühlungsvermögen für einzelne Kunstwerke bewies – von denen er viele Tag für Tag ein Leben lang vor Augen gehabt haben muß –, und zweifellos stützte er sich wie Vasari mehr auf schriftliche Quellen als auf die eigene Anschauung; auch er versuchte nicht, Gemälde oder Monumente aus einer Perspektive zu interpretieren, die Licht auf die Herrschaft der Medici oder das Leben ihrer Untertanen werfen könnte. Immerhin aber vermittelt schon die Nüchternheit seiner Darstellung (im Verein mit dem autoritativen Charakter seiner ausgezeichneten ‹Istoria›) den Eindruck, daß eine gewisse Berücksichtigung der Kunst inzwischen selbst in einer traditionellen Darstellung politischer Ereignisse als erforderlich galt.

2.

Wahrscheinlich hatte in England William Roscoe schon einige Zeit, bevor Galluzzi seine Geschichte des Großherzogtums Toskana begann, mit dem Gedanken gespielt, eine – freilich ganz anders geartete – Lebensgeschichte Lorenzo de' Medicis zu schreiben, auch wenn das geschmackvoll mit Stichen ausgestattete Buch, die nach Medaillen, Gemälden und sogar nach Holzschnitten des 15. Jahrhunderts gearbeitet waren, tatsächlich erst 1796 herauskam.[41] Die hauptsächlich politisch ausgerichteten Studien über die Medici hielt Roscoe für langweilig und pedantisch. «Mir schien», schrieb er, «die bloßen geschichtlichen Ereignisse des 15. Jahrhunderts, soweit sie Italien betreffen, können meine Landsleute im 18. Jahrhundert nicht sonderlich interessieren; der Fortschritt auf dem Gebiet der Literatur und der Künste dagegen werde in jedem Land, in dem man diese pflege und schütze, mit Vergnügen zur Kenntnis genommen.»[42]

Roscoe bemerkt zu seinen eigenen Geschichtswerken, es handele sich um «Geschichten aus alten Zeiten, die kaum einen Bezug zu den Ereignissen der Gegenwart besitzen»[43], und schon zu seinen Lebzeiten schrieb man sein Interesse an Lorenzo dem Wunsch zu, sich mit einem Mann zu identifizieren, in dem er wahrscheinlich einen geistigen Vorfahren erblickte.[44] Auch er war Bankier (allerdings wurde er es erst nach der Veröffentlichung seiner Biographie – sein Vater war Gastwirt und Gemüsegärtner gewesen); er war ein Dichter, der Freund von Schriftstellern und Denkern, Malern und Bildhauern, dazu ein bedeutender Kunstförderer und Sammler im Bereich der bildenden Kunst und der Literatur. Er wurde 1753 in Liverpool geboren, und abgesehen von einer kurzen Zeitspanne, die er als Parlamentsmitglied in London verbrachte, lebte er bis zu seinem Tod 1831 in seiner Geburtsstadt oder ihrer Umgebung. Trotz seiner sehr frühen Begeisterung für die italienische Literatur reiste er nie nach Italien; später meinte er einmal, «die Vorsehung hat mich dazu bestimmt, mein Leben außerhalb der Grenzen dieses gesegneten Landes zu verbringen».[45] Er sah darin jedoch kein besonderes Problem, als er die Arbeit an Lorenzos Biographie begann, denn er konnte sich sowohl auf seine eigene Bibliothek als auch die Hilfe und die Nachforschungen seines guten Freundes William Clarke stützen, der eine Weile in Florenz verbracht hatte. Diese Einstellung und die Tatsache, daß er über einen «abgelegenen Teil dieses abgelegenen Königreichs» nicht hinauskam, könnten den Verdacht nahelegen, daß er seinen Gegenstand engstirnig und wie ein pedantischer Altertumskundler anging. Doch Roscoe, der unentwegt gegen die Preßpatrouillen und die Sklavenhändler – zwei wesentliche Stützen der Liverpooler Ökonomie – zu Felde zog[46] und der als «Liverpooler Jakobiner»[47] so viel Sympathie für die Französische Revolution zeigte, daß er während des Krieges mit Frankreich Verdacht erregte und angefeindet wurde –, war in Wirklichkeit ein Mann von großer geistiger Spannweite. Lange vor Michelet und Burckhardt bezeichnete er «das Ende des 15. und den Beginn des 16. Jahrhunderts» als einen der Wendepunkte in der Geschichte, und dies zum Teil aufgrund der kulturellen Leistungen dieser Epoche:

«Fast alle großen Ereignisse, denen Europa seine gegenwärtigen Vorzüge verdankt, lassen sich auf diese Zeit zurückführen. Die Erfindung der Druckkunst, die Entdekkung des großen Kontinents im Westen, die Abspaltung von der römischen Kirche …, der hohe Grad der Vervollkommnung in den schönen Künsten und die endgültige Einführung wahrer Prinzipien der Kritik und des Geschmacks bilden eine solche Ansammlung von Glanzpunkten, daß sie für Jahrhunderte die Neugier und die Bewunderung der Menschheit auf sich ziehen mußten.»[48]

Roscoe lag jegliche Absicht fern, die «vollständige Geschichte dieser Zeit zu schreiben, die schon lange ein großes Desiderat in der Literatur darstellt»,[49] doch entwarf er eine neue Art der Kulturgeschichte, die sich zum Teil von den Idealen Voltaires inspirieren ließ, auf dessen ‹Essai sur les moeurs› er häufig hinwies. Anders als jeder Autor vor ihm (und viele Autoren nach ihm) bezog er literarische, philosophische und geistesgeschichtliche Aspekte in seine Darstellung politischer und biographischer Ereignisse ein, denn er folgte der herrschenden Meinung (die auch heute weithin akzeptiert ist), daß Lorenzos Mäzenatentum im wesentlichen und sehr erfolgreich der Wiederbelebung der Literatur galt. Dennoch geht er gelegentlich auch auf einzelne Werke der Malerei, der Bildhauerei und der Baukunst ein, und gegen Ende des Buches widmet er diesen Künsten ein ganzes Kapitel, das mit der Feststellung beginnt, «diese Zeiten, die so günstig für den Fortschritt der Bildung und der Wissenschaft gewesen sind, zeichneten sich generell durch eine ähnliche Vervollkommnung der Künste aus».[50]

Roscoes neuntes Kapitel, das dem «Fortschritt der Künste in Italien» gewidmet ist, behandelt den Zeitraum von Giotto bis zu Raffael und dem Frühwerk Michelangelos. Es bot die bei weitem vollständigste Darstellung dieses Themas, die in englischer oder irgendeiner anderen Sprache, Italienisch eingeschlossen, erschienen war, sieht man einmal von jenen Werken ab, die sich ausschließlich mit den Künsten befaßten wie Vasaris ‹Lebensbeschreibungen› und vergleichbare Abhandlungen, oder wie Luigi Lanzis kurz zuvor veröffentlichte ‹Storia pittorica dell'Italia›.

Roscoes Studie geht davon aus, daß «unter der Schirmherrschaft des Hauses Medici und insbesondere dank Lorenzos Begeisterung und beispielgebendem Verhalten das Reich der Wissenschaft und des wahren Geschmacks [nach dem Tod von Dante, Boccaccio und Petrarca][51] wiederhergestellt wurde» und daß «die Förderung durch die Familie Medici zeitlich mit dem Beginn der Kunst [der Malerei] zusammenfällt».[52]

Diese Auffassung war keineswegs neu. Seit dem 16. Jahrhundert war der Umfang der Fördertätigkeit der Medici allgemein anerkannt, und man hatte sie schon des öfteren dafür gerühmt. Ungewöhnlicher war da schon, daß ein Gelehrter sich zu einer herausragenden Persönlichkeit vor allem aus Begeisterung für deren Mäzenatentum hingezogen fühlte und dann alle übrigen Aktivitäten dieser Persönlichkeit im Lichte dieser Begeisterung darstellte. Doch auch dafür gab es ein Vorbild in Gestalt eines sehr schönen Buches, das ein halbes Jahrhundert zuvor erschienen war – auch wenn Roscoe es möglicherweise nicht gekannt hat, denn er erwähnt es nicht, und auch im Verkaufskatalog seiner umfangreichen Bibliothek erscheint es nicht.[53] Im Jahr 1741, als das Haus Medici kurz vor dem Verlöschen stand, widmete Giuseppe (Maria) Bianchini dem letzten überlebenden Mitglied der Familie, Anna Maria Ludovica, Gattin des pfälzischen Kurfürsten, einen Folioband mit dem Titel ‹Dei Granduchi di Toscana›. Die Käufer des Buches dürften eine Variante jener zahlreichen Standardeulogien herrschender Dynastien erwartet haben, die seit mehr als zwei Jahrhunderten in ganz Europa erschienen waren: adlige Herkunft, militärische Stärke, hingebungsvoller Dienst an der wahren Religion, Heiraten, vom Kaiser empfangene Ehrungen ... Und sie erhielten in der Tat eine schön illustrierte Hagiographie, die jedoch auf überraschende Weise mit kurzen Abhandlungen über die Kulturgeschichte von Florenz kombiniert war. In völliger Umkehrung aller festgefügten Konventionen erklärte Bianchini, er wolle sich vor allem auf die Förderung der Künste und der Literatur durch Mitglieder der Familie Medici konzentrieren: «Nur gegen Ende jedes Abschnittes gehe ich auf einige andere Aktivitäten ein, damit zumindest ein Eindruck von ihren sonstigen Verdiensten entsteht.»[54]

Wie der Titel des Buches schon sagt, ging es Bianchini (wie auch Galluzzi nach ihm) in erster Linie um die Zeit nach dem Regierungsantritt Cosimos I. im Jahr 1537, doch zunächst wendet er sich Cosimos Vorfahren zu, darunter auch Lorenzo, der in der ganzen Welt als «der erste Schirm- und Schutzherr der Literatur und aller schönen Künste» bewundert worden war. Zwar nennt er die Namen vieler Schriftsteller, die Lorenzo unterstützt hatte, doch als er auf die Künste zu sprechen kommt, verweist er nur vage auf zahlreiche Villen, Paläste und Kirchen, die dieser hatte errichten lassen. Nur einen Künstler erwähnt er namentlich: Michelangelo.

Im Jahr 1741 mag ein ernsthaftes Interesse an Florentiner Künstlern, die vor Michelangelo gelebt hatten, exzentrisch erschienen sein, doch in den neunziger Jahren, als Roscoe sich mit solcher Hingabe Lorenzo zuwandte, hatte sich die Situation grundlegend gewandelt. Ein kurzer Blick auf die Quellen, die ihm der Möglichkeit nach zur Verfügung standen, wird uns helfen, die Art seiner Leistung näher zu bestimmen.

Gerade in Florenz ließ sich die Veränderung am deutlichsten erkennen. Unter dem Einfluß des Großherzogs Pietro Leopoldo, der 1765 die Herrschaft antrat, wurden die Uffizien vollständig neu geordnet.[55] Zu den zahlreichen Neuerungen gehörte auch die Rückkehr einer Reihe von – damals weit verstreuten – Gemälden aus dem 14. und 15. Jahrhundert in die großherzogliche Sammlung. Die meisten von ihnen versammelte man im «Vierten Saal», wo Gibbon schon 1764 mit einigem Interesse «eine Folge von Bildern der ältesten Meister seit der Renaissance der Malerei» hatte bewundern können, darunter zwei Bilder von Fra Angelico. Unter den ausgestellten Bildern befanden sich Uccellos ‹Schlacht von San Romano›, Fra Angelicos Linaiuoli-Altarbild, die zwei kleinen Judith-Bilder von Botticelli und Filippo Lippis ‹Hl. Augustinus›.[56] Im Verlauf weniger Jahre wurde dieser Saal beträchtlich erweitert, so daß Besucher dort eine große Auswahl von Kunstwerken aus frühchristlicher Zeit, des Mittelalters und der Renaissance sehen konnten.[57] Die Galerie umfaßte auch Skulpturen von Mino da Fiesole, Donatello und anderen zeitgenössischen Bildhauern.

Roscoe war niemals in Florenz, und sein Mitarbeiter William Clarke hatte weder Neigung noch Anweisung, sich Gemälde anzusehen, doch im Jahr 1782 veröffentlichte einer der für die Anordnung Verantwortlichen, der große Altertumskundler (und spätere Kunsthistoriker) Luigi Lanzi, eine Darstellung der Uffizien, die auch einen Bericht über den «Vierten Saal» enthielt.[58] Sollten seine Äußerungen Roscoe bekannt gewesen sein, so dürften sie wohl seine Phantasie beflügelt haben:

«Wenn wir mit Freuden bei Plinius vom Fortschritt der Malerei bei den Griechen und von jenen Meistern lesen, die sie in den nachfolgenden Jahrhunderten mit neuen Entdeckungen bereicherten; und wenn wir mit Freuden bei Vasari eine ähnliche Geschichte über die modernen Meister der Malerei lesen, um wieviel größer wird da die Freude sein, wenn Kunstliebhaber diese Stufen, auf denen die Kunst emporsteigt, nicht nur in einer Geschichtsdarstellung, sondern in einer wirklichen Galerie betrachten können, nicht nur beschrieben, sondern wirklich gezeichnet und gemalt, nicht befrachtet mit der Meinung irgendeiner Person, sondern mit eigenen Augen zu sehen? Gar nicht zu reden von der Aufklärung, die solch ein Museum einem Urkundenforscher [*Diplomatico*] oder einem Historiker des religiösen und weltlichen Lebens im Mittelalter zu geben vermag oder gar einem Erforscher der toskanischen Sprache – für sie alle sind diese Bilder ebenso bedeutsam wie die Malereien in Herculaneum oder Rom für die Altertumskundler.»

Doch Lanzi beschreibt keines der Bilder konkret, und Roscoe (der wenig später zur Illustration der Kunstgeschichte selbst eine Sammlung früher italienischer Gemälde zusammentragen sollte)[59] war gezwungen, sich mit den Beschreibungen anderer zu «belasten» – in erster Linie mit den Darstellungen Vasaris. Er konnte indessen auch auf eine direktere Quelle zurückgreifen.

Seit der Schweizer Maler Johann Heinrich Füssli sich 1779/80 in London niedergelassen hatte, war er ein Klient und enger Freund Roscoes gewesen, und möglicherweise hoffte er, als er seinem Gönner 1792 anbot, «eine Zeichnung der Ermordung – oder jede andere Szene, die Sie auswählen mögen» –, anzufertigen,[60] auf einen Auftrag zur Illustrierung des ‹Lorenzo›. Falls dem so war, muß er enttäuscht gewesen sein,[61] denn die Stiche in diesem Buch beschränkten sich auf Porträts, Manuskripte, Medaillen und andere Objekte, die aus der behandelten Zeit stammen sollten; allerdings gab Roscoe für den Folgeband ‹The Life and Pontificate of Leo the Tenth› nicht nur solche «authentischen Bilder» in Auftrag (deren Authentizität Füssli jedoch gelegentlich anzweifelte), sondern auch einen Satz historischer Vignetten, die der populäre Buchillustrator John Thurston recht mittelmäßig ausführte. Dennoch konnte Füssli auf andere Weise behilflich sein.

Roscoe war ständig besorgt, sein Kapitel über den Fortschritt der Künste könne «flach und unzureichend» sein,[62] und er bat seinen Schützling, es vor der Veröffentlichung zu lesen;[63] dasselbe geschah einige Jahre später vor der Publikation von ‹Leo the Tenth›, und Roscoe meinte, «wir stimmen vielleicht nicht in allen Punkten überein; Sie schreiben als Künstler, ich als Historiker».[64] Für dieses Buch, das eine spätere Periode behandelte, schlug Füssli zahlreiche Verbesserungen und Korrekturen vor.[65] Da der intelligente und beredte Füssli acht Jahre in Italien verbracht (und in dieser Zeit auch zweimal kurz Florenz besucht) hatte, lag der Gedanke nahe, ihn bei der Kunst der Frührenaissance um Rat zu fragen, und das hätte bedeutsame Konsequenzen für das Buch haben können. Doch während zahlreiche englische Künstler und europäische Gelehrte die Verdienste jener italienischen Maler wiederentdeckten, die vor dem Goldenen Zeitalter der Hochrenaissance gearbeitet hatten, blieb Füssli für ihren Reiz absolut unzugänglich. Wie es scheint, machte er nur wenige Änderungsvorschläge für Roscoes Text, und letztlich hätte wohl jeder Rat, den er geben konnte, das gelegentlich in diesem Kapitel aufscheinende Gespür für die Kunst des 15. Jahrhunderts nur entmutigen können. Als das Buch erschienen war, schrieb Füssli eine begeisterte Besprechung[66] (die Roscoe nicht ganz befriedigte, wie man kaum zu sagen braucht),[67] und als besonders bewundernswert stellte er einen der negativsten Kommentare des Autors heraus. Über Pollaiuolos ‹Martyrium des hl. Sebastian› (Abb. 137), das Vasari so gelobt hatte, schrieb Roscoe, «alles Große und Erhabene war der Kunst damals noch fremd; selbst das gefeierte Bild des Pollaiuolo zeigt lediglich eine Gruppe halbnackter und gemeiner Schufte, die ihre Pfeile auf eine elende Kreatur schießen, welche nur den Platz mit ihren Mördern tauschen müßte, um selbst mit gleichem Recht als Mörder gelten zu können».[68] Dem fügte Füssli (dessen Werk ja gewiß nicht für seine Zurückhaltung bekannt ist) eine eigene Anmerkung hinzu: «Es ist der Fehler des Künstlers, wenn er den rechten Augenblick verpaßt. Wenn man nur blutige Armbrüste, mit Hirn bespritzte Steine und häutende Messer sieht, dann ist nicht das Sujet zu verachten, sondern der Künstler.»[69]

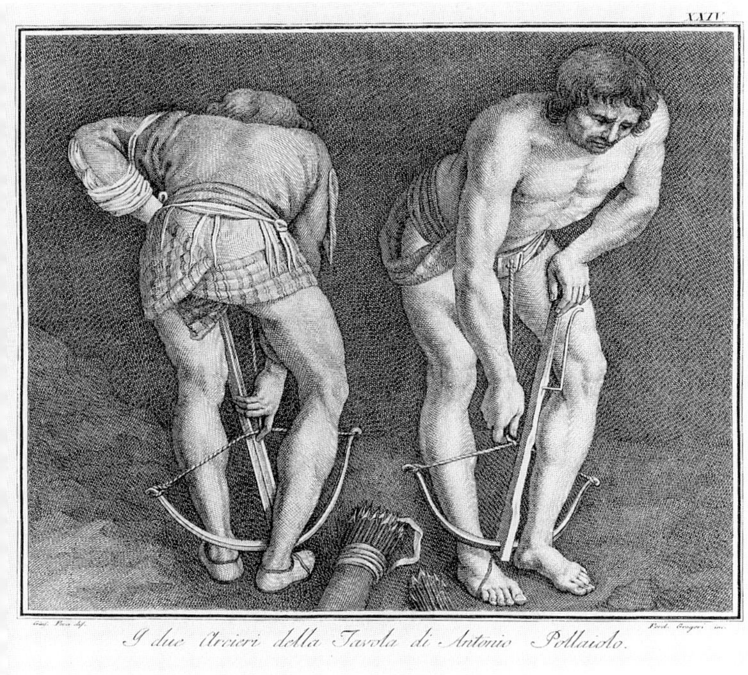

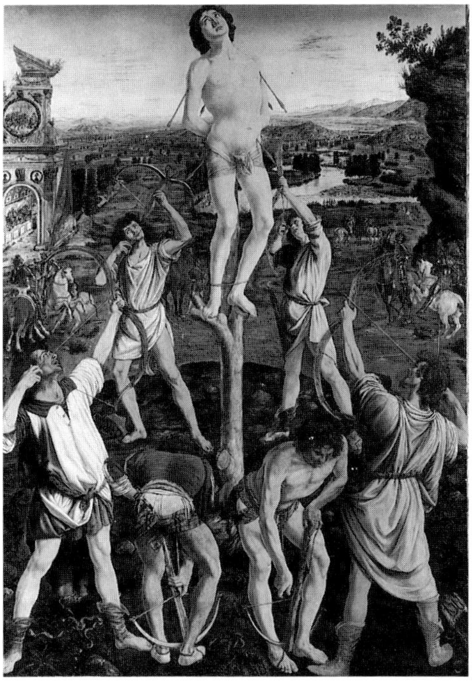

136. ‹L'Etruria Pittrice›, Bd. 1, Florenz 1791: Kupferstich eines Details aus Antonio und Piero del Pollaiuolos ‹Martyrium des hl. Sebastian›

137. Antonio und Piero del Pollaiuolo (zugeschrieben), Martyrium des hl. Sebastian, London, National Gallery

Pollaiuolos Gemälde – und einige andere Bilder, auf die er näher einging – kannte Roscoe oberflächlich aus einer Folge von Stichen, die gerade rechtzeitig in Buchform erschienen war, als die Arbeit an seinem ‹Life of Lorenzo› sich dem Abschluß näherte (Abb. 136). Die beiden Bände der ‹Etruria Pittrice›[70] (die Füssli zu Recht enttäuschend fand)[71] kamen 1791 und 1795 heraus; jeder enthielt sechzig Tafeln zur Malerei in Florenz zwischen dem 11. und dem 18. Jahrhundert. Tatsächlich war es das erste illustrierte Werk, das einer nationalen Schule gewidmet war.[72] Die Auswahl der Bilder und der kommentierende Text stammten von Marco Lastri, einem produktiven, umfassend interessierten Beobachter der Florentiner Geschichte. Er war auch (in einer Weise, die nicht ganz klar ist)[73] an der Neuordnung der Uffizien beteiligt, doch stützte er sich bei seiner Anthologie auf viele verschiedene Quellen, darunter auch Privatsammlungen. Wie es scheint, konnte Roscoe sich – abgesehen von schriftlichen Beschreibungen – nur aus Lastris Tafeln ein Bild von jenen schönen Künsten verschaffen, deren Entwicklung in seinen Augen durch die Förderung der Medici so nachhaltig beeinflußt worden war. So unterscheidet ihn denn letztlich der Rückgriff auf ‹L'Etruria Pittrice› (der ihn manchmal zu recht exzentrischen Auffassungen über die Florentiner Malerei verleitete) von den vielen anderen, in diesem Kapitel angesprochenen Historikern, darunter auch Voltaire, für welche die bloße Existenz berühmter Künstler einen Gradmesser der Zivilisation darstellte, ohne daß man dazu näher auf den Charakter ihrer

Leistungen einzugehen brauchte. Obwohl sein Buch nicht nur aus der Sicht der heutigen Kunstwissenschaft, sondern auch in den Augen seiner Zeitgenossen mangelhaft in der Ausführung und abenteuerlich in der Konzeption war, übertraf Roscoe dennoch alle früheren Historiker, insofern er die Kulturgeschichte in eine konventionelle biographische und politische Darstellung integrierte.

Roscoe betont immer wieder, daß ihn Lorenzo ebenso als Staatsmann wie als Mäzen interessiere. Doch er hatte sich Lorenzo über das Interesse an seiner Rolle als Mäzen (der Literatur mehr als der Künste) genähert, und das hatte natürlich Auswirkungen auf die Art und Weise, wie er ihn als Staatsmann behandelte. Trotz der Begeisterung, mit der das Buch in ganz Europa aufgenommen wurde – man verglich Roscoe vielfach mit Robertson und Gibbon[74] –, hielten manche einen solchen Ansatz für unannehmbar. Lorenzos Mäzenatentum war in der Tat bewundernswert und wurde allgemein anerkannt, aber es war ein Begleitumstand seiner sonstigen, weniger bewundernswerten Aktivitäten und nicht (wie Roscoe offenbar glaubte) das tragende Motiv seines Lebens.

Genau dies dachte Roscoes schärfster Gegner Simonde de Sismondi, der nicht recht wußte, ob er lachen oder zornig werden sollte (er entschloß sich zu lachen), als er sich mit Roscoes Versuch auseinandersetzte, Lorenzo vor dem Vorwurf in Schutz zu nehmen, er habe «eine egoistische Herrschaft durch blutige Hinrichtungen aufrechterhalten» *(il soutint par des exécutions sanglantes un pouvoir egöiste)*.[75] Sismondi war ein Schweizer Protestant (dessen Familie italienischen Ursprungs war); er reiste häufig nach Italien, Frankreich und England, zeitweilig als politischer Flüchtling, denn er war ein erklärter Liberaler mit hehren Grundsätzen. Sein Meisterwerk, ‹Histoire des Républiques Italiennes du Moyen Age›, erschien in sechzehn Bänden zwischen 1807 und 1818, doch die Konzeption stammt bereits aus der Zeit, als Roscoes ‹Life of Lorenzo de' Medici› erschien.[76] Gedacht war das Werk als Beitrag zur Geschichte der Freiheit in Europa, und es basierte zum Teil auf der Prämisse, das fortdauernde Unglück Italiens habe seinen Ursprung im Zusammenbruch der lokalen Stadtstaaten unter dem Einfluß von Tyrannen wie den Medici. Es liegt einige Ironie in der Tatsache, daß Roscoe und Sismondi, deren politische Anschauungen so nahe beieinander lagen, hinsichtlich der geschichtlichen Rolle dieser Familie zu so unterschiedlichen Auffassungen gelangten. Sismondi räumte (wenn auch widerstrebend) ein, daß Lorenzo sich gewisse Verdienste um die Literatur erworben habe, an der ihm selbst so sehr gelegen war, und auch – auf sehr globale Weise – um die Kunst, der er selbst allerdings nicht viel abgewinnen konnte: Als er 1805 mit Madame de Staël und August-Wilhelm Schlegel in Italien war, beschrieb er Schlegel als den «Materialisten in unserer Reisegesellschaft. Er schenkt den äußeren Objekten die größte Beachtung; Gemälde, Statuen und Überreste antiker Baukunst ziehen ihn lebhaft an, und manchmal kehrt er voller Begeisterung zurück.»[77]

Dennoch verstand Sismondi besser als irgendein anderer Historiker vor ihm, daß die Begegnung mit den künstlerischen oder handwerklichen Erzeugnissen und der Landschaft eines Landes Licht auf dessen Geschichte zu werfen vermag. Wenn er sich einmal (was recht selten vorkommt) von der politischen und militärischen Darstellung abwendet, um den allgemeinen Zustand der italienischen Zivilisation zu einer bestimmten Zeit zu charakterisieren, nutzt er seine direkten visuellen Erfahrungen mit einer Unmittelbarkeit, die in deutlichem Gegensatz zu den Informationen steht, welche Roscoe so fleißig aus zweiter Hand sammelte. Es lohnt sich, an dieser Stelle eine etwas längere Passage zu zitieren, da Sismondi, der seit seinen Lebzeiten als ein etwas trockener, «philosophischer» Historiker gilt, hier – fast gegen seinen Willen – deutlich macht, welchen Wandel die Geschichtsschreibung zu Beginn des 19. Jahrhunderts erfährt, einen Wandel, auf den wir in den folgenden Kapiteln noch näher eingehen werden.

«Die Monumente, mit denen Italien sich im 15. Jahrhundert überzog, zeigen daher nicht nur, daß ein feiner Sinn für das Schöne den Meißel, den Pinsel oder den Zeichenwinkel seiner Bildhauer, Maler und Architekten führte; die Gesamtheit dieser Monumente läßt zugleich eine Nation erkennen, die voller Zutrauen in ihre eigene Kraft, voller Hoffnung auf ihre Zukunft und voller Befriedigung über ihre bisherigen Erfolge ist. Ihre Kirchen übersteigen an Pracht und Solidität noch die berühmtesten Tempel Griechenlands; die Paläste ihrer Bürger übertreffen an Größe und Mächtigkeit ihres Mauerwerks noch die Bauten der römischen Kaiser; und selbst die einfachsten Häuser vermitteln den Eindruck von Kraft und Bequemlichkeit. Geht man heute durch diese italienischen Städte, die sämtlich halbverlassen und ihres Reichtums gänzlich entkleidet sind; betritt man diese Kirchen, die die Menge nicht einmal zu den höchsten Festen zu füllen vermag; besucht man diese Paläste, deren Besitzer kaum noch den zehnten Teil bewohnen; bemerkt man die zerbrochenen Scheiben in diesen doch so elegant gearbeiteten Fenstern, das Gras, das zu Füßen der Mauern wächst, die Stille, die in diesen weiträumigen Bauwerken herrscht, die Armut der Bewohner, die man dort ein und aus gehen sieht, die Langsamkeit und Untätigkeit der Menschen in den Straßen und die Bettler, die allein schon die Hälfte der Bevölkerung auszumachen scheinen, so spürt man, daß diese Städte von einem anderen Volk als dem heute dort anzutreffenden gebaut wurden, daß sie das Produkt des Lebens sind, dessen Erbe nun der Tod angetreten hat; daß sie dem Reichtum zugehörten, den nun das Elend abgelöst hat; daß sie das Werk eines großen Volkes sind und daß dieses Volk nun nirgendwo mehr zu finden ist.

Zuweilen vermag der Luxus der Könige eine prachtvolle Hauptstadt zu schaffen, während das Land selbst noch im Elend oder in halber Barbarei dahinvegetiert und keinen Wunsch verspürt, am Notwendigsten zu sparen, um sich mit einem Pomp zu umgeben, von dem es selbst keinen Nutzen hat. So ist es Ludwig und nicht Frankreich, Friedrich und nicht Preußen, Peter oder Katharina und nicht Rußland, die wir in den Palästen von Paris, Berlin und Sankt Petersburg erblicken; auch wurden die abgelegenen Provinzen zu der Zeit, als man diese Paläste errichtete, nur um so ärmer, je prächtiger die Hauptstädte erblühten. Der Reichtum und die Eleganz der italienischen Baukunst dagegen sind spontan; man findet sie in den Dörfern geradeso wie in den Städten; überall geht sie weit über den Reichtum der heutigen Besitzer hinaus, überall bietet sie weiträumigere und bequemere Wohnstätten, als sie bei derselben Gesellschaftsklasse in Ländern üblich sind, die heute als wohlhabend gelten. Transportierte man die Bauten so unbedeutender Orte wie Uzzano, Buggiano oder Montecatini an den Hängen des Nievole-Tales als ganze mitten in die ältesten Städte Frankreichs, nach Troyes, Sens oder Bourges, so bildeten sie dort die bestgebauten Viertel, ihre Tempel wären noch für die größten Städte eine Zierde. Selbst in den Tälern der Apenninen, fern von jeder großen Straße, abseits aller Handelswege, in die niemals ein Reisender kommt, findet man Dörfer, in denen seit dem 15. Jahrhundert kein einziges neues Haus gebaut und kein altes repariert worden ist, zum Beispiel Pontito, La Schiappa oder Vellano, und die dennoch ausschließlich aus mehrstöckigen, gemauerten Steinhäusern mit eleganten architektonischen Proportionen bestehen.

So zeugt denn fast ganz Italien – die Landwirtschaft, die Straßen, die Gestalt, die die Hand des Menschen der Landschaft gegeben hat, die Architektur in Städten und Dörfern – vom alten Reichtum des Landes, von einem Reichtum, an dem alle Klassen teilhatten, von einer geistigen Regsamkeit und einem Unternehmungsgeist, die gleichermaßen Ursache und Wirkung des Glückes dieses Landes waren. Dieser Reichtum bestand trotz all der Umwälzungen, von denen wir berichtet haben, auch noch gegen Ende des 15. Jahrhunderts. Nun bleibt uns zu klären, durch welche Kette von Unheil er zerstört und durch welche Fesseln der Geist des Landes geknebelt wurde, so daß selbst nach dem Ende des Krieges und der Heimsuchungen, die ein halbes Jahrhundert lang aufeinander folgten, die Wiederherstellung der Ruhe und der Genuß eines langen Friedens, um den die übrigen Länder Europas Italien beneideten, dennoch dem Land nur einen Schatten seines ehemaligen Glückes bescheren konnten.»[78]

In dieser Passage geht Sismondi weit über jene anrührende Nostalgie hinaus, von der sich Historiker seit Petrarca beim Anblick der römischen Ruinen hatten ergreifen lassen; er benutzt ganz spezifische visuelle Quellen, um die wirtschaftlichen und politischen Realitäten einer vergangenen Gesellschaft heraufzubeschwören. Nur selten und vielleicht noch niemals zuvor hatten Monumente eine so diskrete und dennoch so ausdrucksstarke Rolle beim Blick in die Vergangenheit gespielt.

8

Die Künste als Gradmesser der Gesellschaft

1.

In den letzten Jahren des 18. Jahrhunderts und im frühen 19. Jahrhundert äußerten Historiker, Theoretiker und Philosophen der unterschiedlichsten Richtungen in vielen Ländern häufig die Ansicht, daß die Entwicklung in der bildenden Kunst wie auch in Musik und Literatur weitaus enger mit den politischen und sozialen Gegebenheiten der eigenen und früherer Gesellschaften verbunden sei, als man gemeinhin angenommen habe. Tatsächlich hielt man den Zusammenhang für so organisch, daß es um 1840 schon als Konvention gelten konnte zu behaupten, die Kunst vermittle einen weitaus verläßlicheren Eindruck vom wahren Charakter eines Landes als etwa der militärische oder wirtschaftliche Erfolg bzw. Mißerfolg, die Historikern bis dahin gewöhnlich als Maßstab gegolten hatten. Es läßt sich nur schwer nachzeichnen, wie diese Überzeugung zustande kam, doch zweifellos hatten schon in der Antike manche Beobachter erkannt, daß die Künste wertvolle Informationen bieten konnten, und zwar nicht nur, wie Herodot bemerkt, über einzelne Ereignisse, die vor langer Zeit stattgefunden haben sollten, sondern auch über weiterreichende Fragen im Zusammenhang mit Religion und Sitten. So führt einer der Sprecher in Platons ‹Gesetzen› aus, daß es in Ägypten Malern und Bildhauern nicht gestattet war, «Neuerungen zu machen oder irgend etwas von dem Altherkömmlichen Abweichendes zu erfinden. Noch jetzt ist es nicht erlaubt, weder in den genannten Stücken noch überhaupt in irgendeiner Musenkunst. Und bei näherer Betrachtung wirst du finden, daß Gegenstände, die dort schon vor zehntausend Jahren gemalt oder plastisch dargestellt wurden (und ich meine nicht nur so beiläufig, sondern in Wirklichkeit zehntausend Jahre), im Vergleich mit den jetzigen Kunsterzeugnissen nicht im mindesten schöner oder unschöner sind, sondern mit der gleichen Kunst gefertigt.» Wie man aus dieser Gleichförmigkeit des Stils und der Qualität schließen konnte, hatten die Ägypter schon Jahrtausende zuvor erkannt, daß die jungen Leute nach unveränderlichen Maßstäben der Tugend erzogen werden sollten.[1] Aufgrund eines ähnlichen Gedankens hielten die meisten gebildeten Menschen in der Renaissance und im Zeitalter Ludwigs XIV. die scheinbare Unordnung und Inkonsistenz der gotischen Architektur für einen enthüllenden Ausdruck der «Barbarei und Unwissenheit» des Mittelalters.[2] In den zwanziger Jahren des 18. Jahrhunderts begann Giambattista Vico, die Fragen, die durch wechselseitige Verknüpfungen dieser Art aufgeworfen wurden, mit einem völlig neuen Maß an Vorstellungskraft und Tiefe zu diskutieren. Doch Vico (dessen Ideen erst sehr viel später Aufmerksamkeit fanden) interessierte sich nicht für die visuellen Künste, und so spielte er nur indirekt eine Rolle bei der Entstehung ihrer neuen Bedeutung als jener Maßstab, an dem sich die wechselnden Stadien der Zivilisation ablesen ließen.

Zumeist ging man in der Erörterung solcher Fragen nur recht allgemein auf «Kunst und Wissenschaft» ein, doch um die Mitte des 18. Jahrhunderts hatten einige Altertumskundler begonnen, vorsichtige, aber überraschende Analogien zwischen der Qualität von Malerei, Bildhauerei oder Baukunst, wie sie zu einer bestimmten Zeit in einem Land zu finden waren, und anderen Aspekten des dortigen Lebens herzustellen. So schrieb George Turnball 1740 in seinem ‹Treatise on Ancient Painting›, «der allgemeine oder nationale Charakter eines Volkes läßt sich aus dem Stand der Kunst erschließen; und umgekehrt kann man den Stand der Kunst bei einem Volk mit einiger Gewißheit aus Charakter und Gemütsart dieses Volkes erschließen, wie sie sich auch in anderen Phänomenen seiner Regierung, des Rechts, der Sprache, der Sitten usw. zeigen.»[3] Wie wir gesehen haben, konnte Caylus in den beiden nachfolgenden Jahrzehnten gelegentlich präzise Beispiele (statt phantasievoller, aber ungeprüfter Vermutungen) anführen, um Vorstellungen ganz ähnlicher Art zu illustrieren. Etwa um dieselbe Zeit legte der weitaus einflußreichere Voltaire die Grundlagen für ein neues Geschichtsverständnis, das sich der Vergangenheit des Menschen aus der Perspektive der Kultur näherte. Für Voltaire jedoch, wie für die meisten Denker, denen es darum ging, diese «philosophische» Geschichtswissenschaft weit über das Niveau der «Altertumskunde» hinauszuheben, zählte eher die bloße Existenz großer Schriftsteller oder Künstler und weniger der tatsächliche Charakter ihrer Leistungen. Letztlich kam der wichtigste (wenngleich indirekte) Anstoß zu einem Geschichtsansatz, der in der Interpretation der Künste gründete, von unerwarteter Seite: von Winckelmann.

In seiner ‹Geschichte der Kunst des Alterthums›, die 1764 erschien, zeigte Winckelmann kaum Interesse an den verschiedenen Theorien, die man bis dahin für den Niedergang der Künste vorgeschlagen hatte; so spricht er selten vom Einfluß der Christen, und den Vandalismus der Barbaren erwähnt er erst gegen Ende seines Buches. In jedem Falle interessierte er sich mehr für ein Problem, das weit weniger Aufmerksamkeit auf sich zog, für jene Umstände nämlich, die zum Aufstieg der griechischen Kunst beigetragen hatten, etwa das gemäßigte Klima, dem er günstige Auswirkungen auf die physische Schönheit und die psychische Vitalität zusprach. Dennoch mußte er sich schließlich auch der Frage stellen, wann und warum die Kunst ihren Niedergang erlebt hatte, und dabei wies er die zentrale Rolle einem politischen Faktor zu – der Freiheit. Die Kunst blüht, wenn sie frei ist; sie verfällt, wenn man sie unterdrückt.

Der Gedanke war keineswegs neu; schon im frühen 18. Jahrhundert hatte Shaftesbury ihn ausführlich erörtert, und Winckelmann hatte dessen Werke aufmerksam gelesen. Shaftesbury hatte geschrieben: «Es war Roms Schicksal, daß es kaum ein Zwischenalter oder eine einzige Zeitspanne zwischen dem Aufstieg der Künste und dem Verfall der Freiheit hatte. Kaum hatte diese Nation die Ungeschliffenheit und Barbarei ihrer Sitten verloren und von Griechenland zu lernen begonnen, ihre Helden, ihre Redner und Dichter nach einem richtigen Muster zu bilden, als sie sich durch ihren ungerechten Anschlag auf die Freiheit der Welt zu Recht um ihre eigene brachte. Zugleich mit ihrer Freiheit verlor sie nicht nur die Stärke ihrer Beredsamkeit, sondern sogar ihren Stil und selbst ihre Sprache. Die Dichter, die später unter ihnen hervortraten, waren lauter unnatürliche und gezwungene Pflanzen.»[4]

Er bemerkt, daß er «nun unversehens in so tiefe Betrachtungen über die Dauer von Regierungsformen und über Blüte und Verfall von Freiheit und Wissenschaften verfallen» sei, und fährt fort:

«Barbarei und gotischer Geschmack hatten sich schon in die Künste eingeschlichen, bevor die Wilden auf den Zustand des Reiches eingewirkt hatten. Aller Vorteil, den eine zufällige und fast wunderbare Aufeinanderfolge guter Fürsten ihren so sehr begünstigten Künsten und Wissenschaften bringen konnte, vermochte nicht mehr, als für die Dauer ihrer Regierung jene verschwindenden Überreste zu bewahren, die sich nach dem Verfall der Freiheit eine Zeitlang mühselig aufrecht erhalten hatten. Keine Statue, keine Münze, kein erträgliches Gebäude konnte danach zum Vorschein kommen.»[5]

Shaftesburys optimistischer Schluß, daß die Künste in England mit der Wiederkehr des Friedens eine neue Blüte erleben würden, denn «wir leben jetzt in einem Zeitalter, in dem die Freiheit sich wieder erhebt», sprach insbesondere jene Dichter an, die gerne der tyrannischen Künstlichkeit der Gärten von Versailles die Freiheit der englischen Landschaftsgärten entgegenstellten (während sie die Strenge der holländischen Gärten geflissentlich übersahen). Doch Winckelmann war der erste Historiker, der ernsthaft theoretischen Gebrauch von solchen allgemeinen Impressionen machte. Denn nur er war in der Lage, klare stilistische Unterschiede zwischen den verschiedenen Künsten der Antike herauszuarbeiten und einen überzeugenden chronologischen Rahmen für sämtliche Stadien ihrer Entwicklung und ihres Verfalls zu schaffen. Seine Leistung gründete in einer kritischen Sichtung aller literarischen Quellen der Antike, in den Lehren, die er aus der Entwicklung der Künste «in neueren Zeiten» zog, in denen der Stil «trocken und steif» gewesen war, bevor Raffael und Michelangelo ihn zur Vollendung führten – eine Vollendung, der zunächst eine Phase schlechten Geschmacks folgte und dann der «Eklektizismus» der Carracci und ihrer Nachfolger;[6] vor allem aber gründete sie in seinem außergewöhnlich reichen, detaillierten Wissen über die aus der Antike überkommenen Kunstwerke.

Trotz aller Irrtümer (von denen viele sogleich erkannt wurden) hat Winckelmann daher größeres Gewicht als seine Vorgänger, auch wo er nur zu denselben (zumeist auf Zirkelschlüssen basierenden) Verallgemeinerungen gelangt wie sie – Verallgemeinerungen über die extravagante, monströse Kunst der Ägypter etwa, die auf ihr feuriges (dem Klima geschuldetes) Temperament zurückgehe;[7] oder über die blutigen Konflikte, die auf den Gefäßen der Etrusker dargestellt sind (im Gegensatz zu den freundlichen Szenen auf den Gefäßen der Römer) und deren melancholisches Wesen zeigten;[8] oder über die Übereinstimmung zwischen der Steifheit der frühgriechischen Kunst, die ihren Gestalten eine gewisse «Größe und Majestät» verleihe, und den harten Gesetzen dieser Zeit, die schon «ein leichtes Vergehen mit dem Tode bestraften».[9]

Doch Winckelmanns ernsthafte Diskussion der Beziehung zwischen Kunst und Geschichte beruhte auf weitaus subtileren, komplexeren (und angreifbareren) Untersuchungen als diesen simplifizierenden Analogien, wie man aus seinem häufigen Verweis auf den notwendigen Zusammenhang zwischen politischer Freiheit und künstlerischer Qualität ersehen kann, insbesondere in dem Teil seines Buches, der sich mit der Geschichte der griechischen Kunst von den Anfängen bis zu Alexander dem Großen befaßt. Dieser Teil, so schreibt er, ist,

«was wir im engeren Verstande Geschichte nennen, und zwar der Schicksale der Kunst unter den Griechen, in Absicht der äußeren Umstände von Griechenland betrachtet, welche den größten Einfluß in die Kunst haben. Denn die Wissenschaften, ja die Weisheit selbst, hängt von der Zeit und ihren Veränderungen ab, noch mehr aber die Kunst, welche durch den Ueberfluß, und vielmals durch die Eitelkeit, genährt und unterhalten wird. Es war also nöthig, die Umstände anzuzeigen, in welchen sich die

Griechen von Zeit zu Zeit befunden haben, welches kürzlich, und bloß in Absicht auf unser Vorhaben geschehen wird; und aus dieser ganzen Geschichte erhellet, daß es die Freyheit gewesen, durch welche die Kunst empor gebracht wurde.»[10]

Allerdings hielt Winckelmann diese Auffassung nicht immer durch, wie seine Kritiker schon bald aufzeigten.[11] So behauptete er – und der Grund lag offensichtlich in politischem Opportunismus –, «in Rom, wo der Pöbel unter der Priesterlichen Regierung eine ausgelassene Freyheit genießet», sei «die gegenwärtige Denkungsart der ehemaligen sehr ähnlich . . . Es würde noch itzo aus dem Mittel desselben ein Haufen der streitbarsten und unerschrockensten Krieger zu sammeln seyn, die, wie ihre Vorfahren, dem Tode trotzeten».[12]

Bei alledem war es ihm jedoch unmöglich, ein Wort für die italienischen Künstler seiner Zeit einzulegen. Deutlich zwiespältiger (weil aufrichtiger) war seine Haltung gegenüber der Herrschaft Alexanders des Großen. Plinius und andere frühe Schriftsteller hatten, unbelastet von der Notwendigkeit, den Zusammenhang zwischen Freiheit und Kunst aufzuzeigen, in dieser Periode ein Goldenes Zeitalter der Malerei und Bildhauerei erblickt.[13] Auch Winckelmann tat dies – und dennoch konnte er nicht leugnen, daß Philipp von Mazedonien und nach ihm sein Sohn Alexander der Freiheit der griechischen Stadtstaaten ein Ende bereitet hatten. Daher mußte er Plutarchs Auffassung akzeptieren, wonach die Künste ihre Blüte der großzügigen Förderung durch Alexander und dessen gutem Geschmack verdankten, dazu noch dem – wenn auch nicht ungetrübten – Frieden und dem Fehlen innerer Zwistigkeiten.[14] Oft auch bedachte Winckelmann Plastiken mit großer Bewunderung, die unter der Herrschaft von Autokraten oder unter Fremdherrschaften entstanden waren. Dennoch kehrte er gelegentlich zu einer weitaus rigideren, wenn nicht sogar pedantischen Anwendung der von ihm vertretenen Theorie zurück, wonach große Kunst nur in Freiheit zu gedeihen vermag. Das bemerkenswerteste Beispiel dafür ist seine Besprechung des ‹Torso Belvedere› im Museo Pio Clementino (Abb. 138).[15]

Die Buchstabenform der Inschrift bewies ohne jeden Zweifel, daß es sich um ein spätes, erst nach Alexanders Tod entstandenes Werk handeln mußte; dennoch war die Arbeit von bester Qualität: «Auf das äußerste gemishandelt und verstümmelt, und ohne Kopf, Arme und Beine, wie diese Statue ist, zeiget sie sich noch itzo denen, welche in die Geheimnisse der Kunst hinein zu schauen vermögend sind, in einem Glanze von ihrer ehemaligen Schönheit. Dieser Künstler hat ein hohes Ideal eines über die Natur erhabenen Körpers, und eine Natur männlich vollkommener Jahre, wenn dieselbe bis auf den Grad Göttlicher Genügsamkeit erhöhet wäre, in diesem Hercules gebildet . . .» Und Winckelmann schließt seine leidenschaftliche Beschreibung mit den Worten: «Ja man könnte sagen, daß dieser Hercules einer höhern Zeit der Kunst näher kommt als selbst der Apollo» (vom Belvedere) und dessen «feiner Stil» – das heißt jener Stil, den Winckelmann in die Zeit des Phidias und Polyklet datiert hatte, als «das Zeitalter der Weisheit und Freyheit in Griechenland zu blühen begann».

Die Zuordnung eines solchen Meisterwerks zu einer Periode, die weder politische Freiheit kannte (in der Winckelmann ja die wesentliche Voraussetzung großer Kunst sah), noch auch jene großzügige Förderung und jenen Frieden, die Alexander in Griechenland verwirklicht hatte (und die Winckelmann widerwillig als Ersatz für die Freiheit anzuerkennen bereit war) –, diese Zuordnung hätte die theoretischen Grundlagen

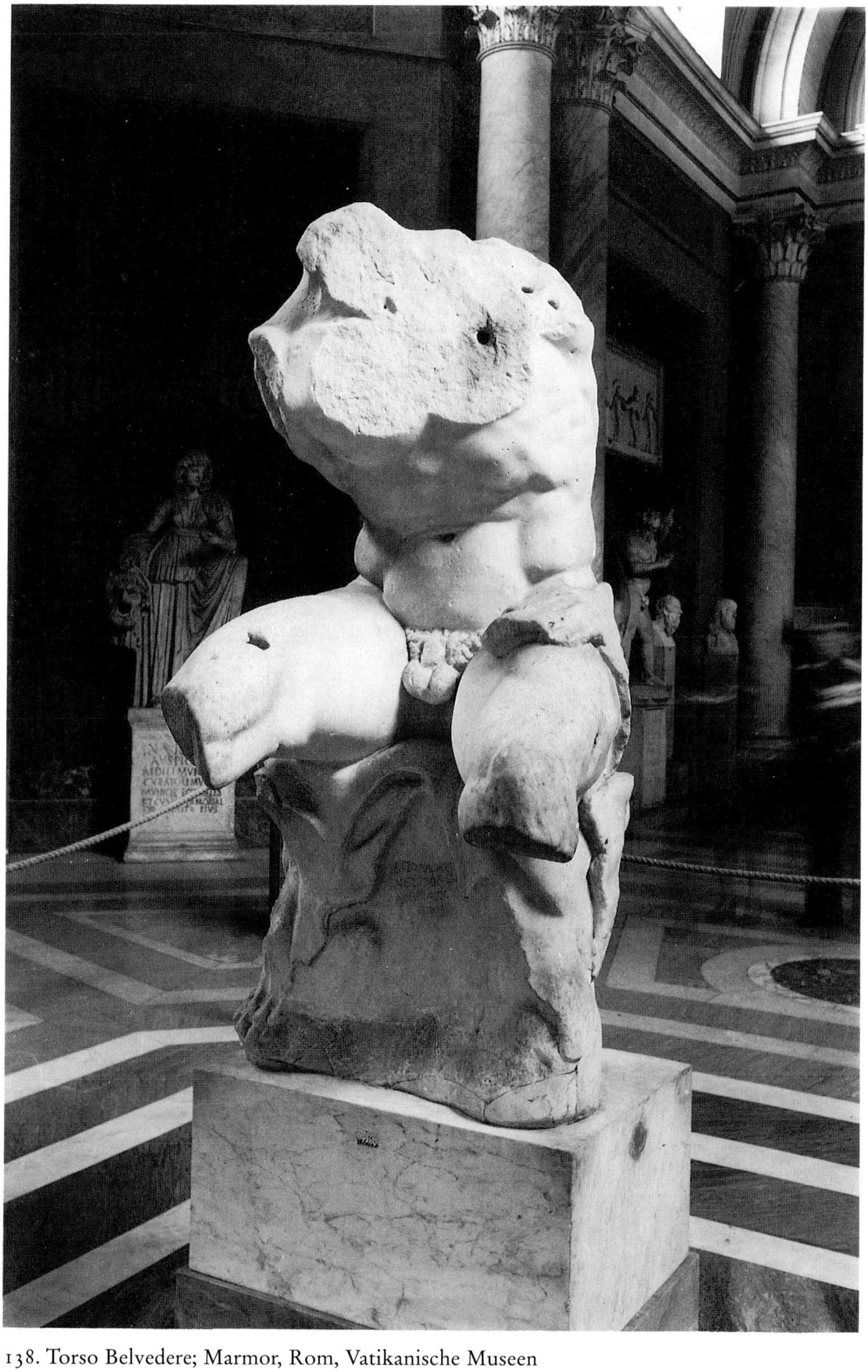

138. Torso Belvedere; Marmor, Rom, Vatikanische Museen

seines ganzen Werkes erschüttert. Dennoch ließ die Inschrift keinen anderen Schluß zu. Daher sah Winckelmann sich zu der Vermutung gedrängt, Apollonius, der Sohn des Nestor, könne diesen «friedvollen und Göttlichen Hercules», der auch als der ‹Torso Belvedere› bezeichnet wird, nur in jener kurzen Phase neugewonnener griechischer Freiheit geschaffen haben, die auf den Sieg des römischen Konsuls Titus Quinctius Flaminius über Philipp V. von Mazedonien im Jahre 194 v. Chr. (eigentlich 197) folgte; denn kaum fünfzig Jahre später hatte die Eroberung Griechenlands durch die Römer die Freiheit der Stadtstaaten und der Künstler endgültig ausgelöscht.

Vor ein ähnliches Dilemma sah sich Winckelmann gestellt, als er den Kolossalkopf des Antinous behandelte, der sich damals in der Villa Mondragone in Frascati befand und heute im Louvre steht (Abb. 139).[16] Seine Bewunderung war so groß, daß er gegen Ende seines Lebens schrieb, dieser Kopf sei «neben dem Apollo im Belvedere und dem Laokoon das schönste Kunstwerk, das uns erhalten geblieben ist». Die Datierung stand in diesem Falle außer Frage, denn Porträts dieses vergöttlichten Favoriten des Hadrian wurden nur in den letzten Jahren der Regierungszeit dieses Kaisers, zwischen 130 und 140 n. Chr., geschaffen. Um die «sublime Schönheit» der Büste und die ausgezeichnete Qualität anderer griechischer Arbeiten zu erklären, die überraschenderweise entstanden waren, als das Land nur eine Provinz des Römischen Reiches war, sah Winckelmann sich gezwungen, gewisse Passagen der einzigen erhaltenen Hadriansbiographie (der ‹Historia Augusta›) zu verzerren. Er behauptete, der Kaiser habe die griechische Kunst großzügig gefördert, und nicht nur das: «Endlich nahm sich Hadrian vor, Griechenland in die Freyheit zu setzen, erklärete es für ein freyes Land, und fing an ... fast an allen berühmten Orten daselbst zu bauen.»[17]

Die verheerenden chronologischen Fehler und andere Irrtümer, die von Kritikern schon bald in Winckelmanns Werk entdeckt wurden, machten es seriösen Historikern unmöglich, an der Gleichung zwischen Freiheit und schöpferischer Kraft festzuhalten – auch wenn man sie in den neunziger Jahren des 18. Jahrhunderts immer wieder aufgriff, um zu rechtfertigen, daß man Kunstwerke in vielen «despotischen» (also unfruchtbaren) Teilen Europas requirierte und in das «freie» (also schöpferische) Paris brachte.[18] Doch mit Winckelmanns These ließen sich immerhin einige der Wandlungsprozesse innerhalb der antiken Baukunst und Bildhauerei besser erklären als mit den rigiden Theorien eines unausweichlichen Verfalls. Eine Erklärung war gewiß erforderlich, denn kein Historiker hätte behaupten wollen, Aufstieg und Niedergang der Künste seien in einem geistigen Vakuum erfolgt und ausschließlich inneren Gesetzmäßigkeiten unterworfen gewesen, die allenfalls für ein paar Kenner und Erforscher der Ästhetik von Bedeutung wären. Gewiß hatte Winckelmann nicht ausdrücklich die These aufgestellt, große Kunst könne ausschließlich unter Bedingungen der Freiheit gedeihen; das heißt, er war nicht so weit gegangen zu behaupten, die bloße Existenz großer Kunst sei ein Beweis dafür, daß zur selben Zeit auch die Freiheit geblüht haben müsse. Dennoch ist dieser Gedanke ohne Zweifel in seinen Bemerkungen zum ‹Torso Belvedere› und zum Kopf des Antinous impliziert. Diese und zahlreiche andere Beobachtungen, die gleichfalls auf einer höchst sensiblen und präzisen Einfühlung beruhten, gepaart mit einer intellektuellen Disziplin, die ihresgleichen suchte und dennoch Phantasie nicht ausschloß, eröffneten der historischen Forschung neue Wege. Danach sahen Historiker sich immer häufiger versucht, in der Kunst früherer Gesellschaften

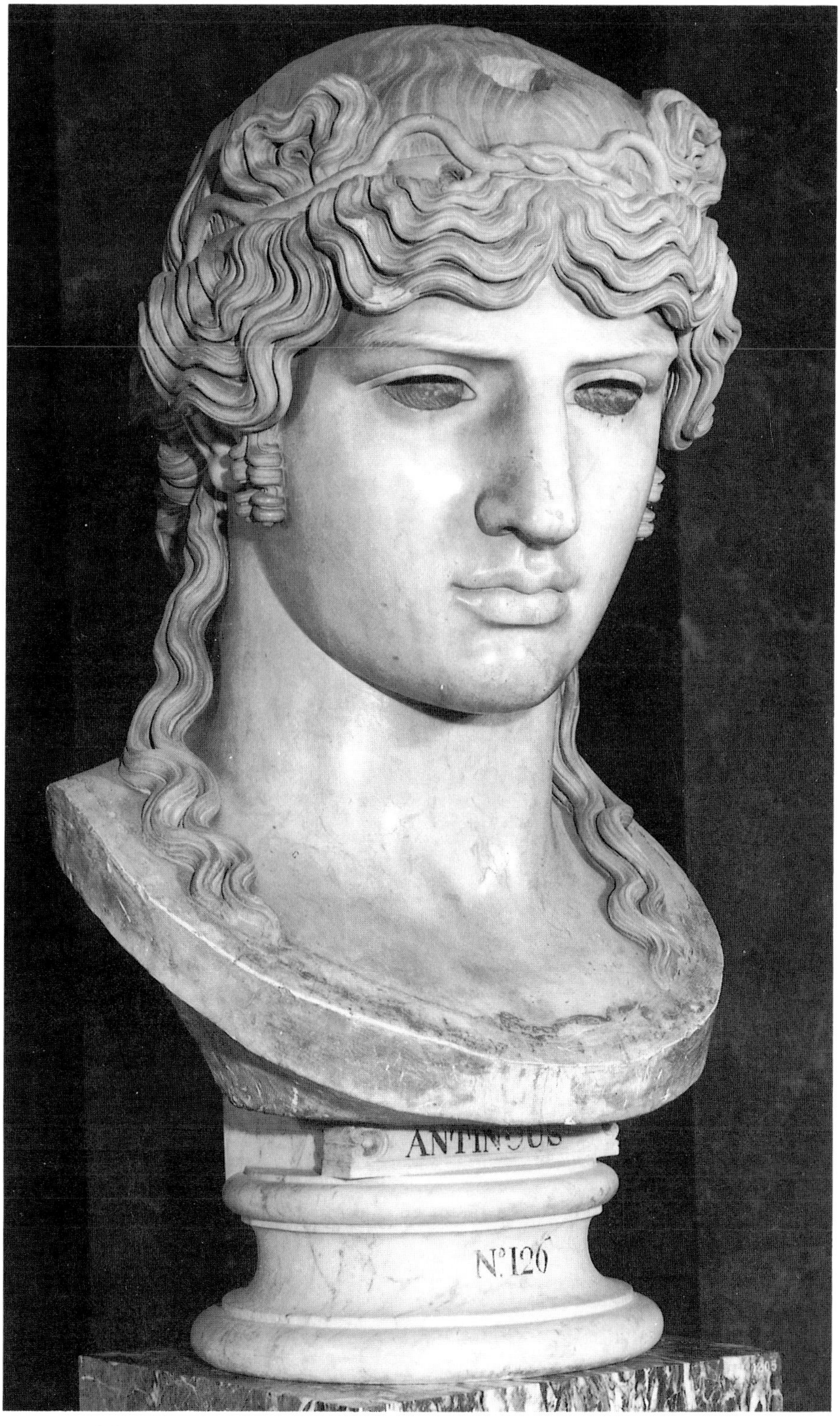

139. Kopf des Antinous; Marmor, Paris, Louvre

zwar nicht unbedingt nach Anzeichen für das Maß an Freiheit zu forschen, das dort geherrscht hatte, wohl aber nach Beweisen für den ökonomischen, sozialen, politischen, moralischen, philosophischen oder ethnischen Wandel, dem sie unterworfen gewesen waren.

So ging es ohne Zweifel auf die Lektüre Winckelmanns zurück (den er sehr bewunderte), wenn der schottische Historiker Griechenlands, John Gillies, seinen Lesern 1786 die bemerkenswerte Frage stellte:

«Wenn wir die melancholische Annahme machten, alle Zeugnisse der griechischen Literatur wären mit dem allgemeinen Untergang ihrer Nation und ihrer Freiheit zugrunde gegangen, so daß die Nachwelt ihr Wissen über dieses ruhmreiche Volk allein aus dem Apollo vom Belvedere, der Laokoon- und der Niobe-Gruppe sowie anderen Statuen, Gemmen und Medaillen beziehen könnte, die heute über ganz Italien und Europa verstreut sind, welches Bild würde die Menschheit sich dann vom Genius und vom Charakter der Griechen machen? Entspräche es dem Bild, das ihre Dichter, Redner und Geschichtsschreiber uns vermitteln? Welches Bild wäre das bessere? Und worin bestünde der Unterschied zwischen den Bildern? Die Antwort auf diese Frage wird manches Licht auf unseren Gegenstand werfen.»[19]

Gillies behandelt zunächst die Kraft und Emotionalität der Griechen, wie sie von ihren Schriftstellern festgehalten wurde, beschreibt dann die drei Plastiken, die er als höchste Beispiele für die griechische Kunst ausgewählt hatte (in Worten, die an Winckelmann erinnern, dessen chronologische Unterscheidungen aber ignorieren), und gelangt endlich zu dem Schluß: «Müßten wir den Charakter der Nation aus diesen Plastiken allein erschließen, so hätten wir zunächst den Eindruck, daß die Zeitgenossen des Perikles an Mut und Selbstbeherrschung und in allen Bereichen der praktischen Philosophie den Athenern, wie ihre Dichter und Geschichtsschreiber sie dargestellt haben, weit überlegen gewesen seien.» Doch dann räumt er ein – und beweist damit, daß er die vielen in Deutschland zugebrachten Jahre zu nutzen verstand: «Es ist die Aufgabe der Geschichtswissenschaft, die Menschen so zu beschreiben, wie sie sind, die Aufgabe der Dichtung und der Malerei dagegen ist es, sie in einer Weise darzustellen, die für den Leser oder Betrachter am genußvollsten oder lehrreichsten ist», und im Anschluß an die «bewundernswerte Behandlung des Themas durch das große Genie Lessing» bemerkt er: «Das Ziel dieser nachahmenden Künste ist dasselbe, aber in Art, Gegenstand und Umfang der Nachahmung unterscheiden sie sich beträchtlich.»

Gillies bildet insofern eine Ausnahme unter den Historikern seiner Zeit, als er die Frage so direkt formuliert, und unter den Historikern späterer Zeiten, als er sie mit so entwaffnendem *common sense* beantwortet. Allzu entwaffnend vielleicht, denn er sieht keine Notwendigkeit, weiter zu fragen, warum, wann, wo und wie verschiedene Arten der Dichtung und der Malerei «genußvoller und lehrreicher» für den Leser oder Betrachter sein können als andere. Doch Gillies befaßte sich hauptsächlich mit politischer Geschichte (der er zugleich eine starke politische Botschaft beigab), und die wenigen Seiten, die er der griechischen Kunst widmete, bilden nur ein Zwischenspiel in seiner Gesamtdarstellung.

Ein weitaus systematischerer Versuch, die bildenden Künste eines Landes zur Klärung des besonderen Charakters der dortigen Lebensweise heranzuziehen, findet sich in dem etwa zeitgleich entstandenen Werk Johann Gottfried Herders – wenn man auch in seinem Falle (wie in so vielen anderen) oft nur schwer zu entscheiden vermag, ob das ursprüngliche Interesse nun durch die Künste selbst oder aber durch eine vorgefaßte Vorstellung davon geweckt worden war.

Herder war ein großer Bewunderer Winckelmanns, doch vor allem war er einer der ersten unter diesen Bewunderern, die sein Denken wirklich verstanden und nicht nur auf seinen beredten Enthusiasmus reagierten. Außerdem schrieb Herder selbst scharfsinnig (wenngleich im wesentlichen theoretisch) über die griechische Kunst (oder was er dafür hielt) und teilte Winckelmanns Auffassung hinsichtlich deren überragender Qualität. Keineswegs teilte er indessen den geistigen Hintergrund des Winckelmannschen Denkens, das den Ideen der Aufklärung verpflichtet war. Denn Herder widerstrebten überhaupt allgemein verbindliche Maßstäbe, ob sie nun durch Macht oder durch bloße Konvention auferlegt waren und auf Philosophie, Sitten oder Kunst Anwendung fanden. Er war der Auffassung, man solle Philosophie, Sitten und Kunst nur nach den Maßstäben jener Gesellschaften beurteilen, denen sie angehörten und zu denen sie in einer organischen Beziehung standen, die weder der Tyrannei der Macht noch den Launen der Mode unterworfen war.[20] In seiner jugendlichen, kämpferischen, von Geist sprühenden Streitschrift ‹Auch eine Philosophie der Geschichte›, die er 1774 anonym publizierte, machte er dem sechs Jahre zuvor gestorbenen Winckelmann den Vorwurf, er habe das Wesen der ägyptischen Kunst verzerrt dargestellt, weil er sich ihr aus griechischer Perspektive genähert habe. «Aber theurer Grieche!» schrieb er sarkastisch,

«diese [ägyptischen] Bildsäulen sollten nun nichts weniger (wie du aus allem wahrnehmen könntest) als Muster der schönen Kunst nach deinem Ideal seyn! voll Reiz, Handlung, Bewegung, wo von allem der Aegypter nichts wußte, oder was sein Zweck ihm gerade wegschnitt. Mumien sollten sie seyn! Erinnerungen an verstorbene Aeltern oder Vorfahren nach aller Genauigkeit ihrer Gesichtszüge, Grösse, nach hundert vestgesetzten Regeln ... – also natürlich ohne Reiz, ohne Handlung, ohne Bewegung, eben in dieser Grabesstellung mit Händ und Füssen voll Ruhe und Tod – ewige Marmormumien! siehe, das sollten sie seyn, und sinds auch! sinds im höchsten Mechanischen der Kunst! im Ideal ihrer Absicht! – wie geht nun dein schöner Tadeltraum verlohren!»[21]

Einige Jahre zuvor hatte Herder in einem Brief an Hamann erklärt, er sei zwar noch nicht so weit, die Bände des ‹Recueil› von Caylus durchzuarbeiten, die seit einigen Wochen auf seinem Schreibtisch lägen, dennoch habe er erkannt, daß die Reisen des Comte des Caylus ihm die Möglichkeit böten, sich dem Osten unmittelbar zu nähern. Diese Erfahrung fehlte ihm bei Winckelmann vollkommen; dessen obsessive Konzentration auf Griechenland und das fehlende Interesse an Ägypten hatten ihn «mit recht leerem Herzen gelassen».[22]

Der Geist dieser Worte dürfte gewiß großen Anklang bei Ägyptologen gefunden haben, die den Wert ihres Forschungsgegenstandes verständlicherweise betont wissen wollten und sich durch die herablassenden Bemerkungen eines Winckelmann gekränkt fühlten; dennoch wäre es interessant, zu wissen, wie viele ägyptische Kunstwerke – oder auch nur Abbildungen davon bei Caylus oder anderswo – Herder selbst wirklich gesehen hatte, bevor er sich entschloß, die besonderen Merkmale der ägyptischen Kunst derart selektiv zu bestimmen. Aber wahrscheinlich ist solch eine Frage ohne Belang. In seinen Augen hatte die ägyptische Kunst dem zu entsprechen, was er aus schriftlichen Quellen über die ägyptische Zivilisation wußte – und man kann eigentlich nur bedauern, daß er nicht mehr erlebt hat, wie im 19. Jahrhundert dann die zahllosen Holzfiguren fleißiger Bauern, Handwerker und Ruderer ausgegraben wurden, die seinen Eindruck einer sorgsam geordneten Zivilisation hätten bestätigen können, in der die Errungenschaften auf dem Gebiet der Landwirtschaft, des Privateigentums, des Rechtswesens und der handwerklichen Fähigkeiten – sie alle in unveränderliche geographische Umstände eingebunden – von Generation zu Generation weitergegeben wurden. Er räumte ein, daß diese Zivilisation (die sich tatsächlich nur durch Religion, Furcht, Macht und Despotie aufrecht erhalten ließ) aus der Sicht seiner Zeit hart gewesen sein mochte; aber diese Zivilisation war auch nicht für seine Zeit bestimmt gewesen, und es war ebenso absurd, sie nach diesen Maßstäben zu beurteilen, wie es absurd war, in der ägyptischen Kunst eine mißlungene oder pervertierte griechische Kunst zu erblicken.

Als Herder zehn Jahre später seine sehr viel stärker beachteten ‹Ideen zur Philosophie der Geschichte der Menschheit› schrieb, kam er auf das Thema der ägyptischen Kunst zurück und führte – für die Zeit vor Champollions Entdeckungen durchaus korrekt – aus: «Die gewisseste Nachricht, die wir von ihm [Ägypten] haben, geben uns seine Alterthümer, jene ungeheure Pyramiden, Obelisken und Tempeln, die mit ihren Bilderschriften noch jetzt das Erstaunen der Reisenden, die Wunder der alten Welt sind.»[23] Ihn selbst jedoch erstaunten sie nicht, denn seine Vorstellungen über die Ägypter hatten sich nicht grundlegend gewandelt, auch wenn er sie nun mit einer gewissen Ungeduld betrachtete. Er war immer noch entschlossen, sie sich als ein maßvolles, hart arbeitendes, praktisches Volk vorzustellen, und spielte deshalb die Hinweise auf bizarre Kulte herunter, von denen sich frühere Altertumskundler hatten irritieren und oftmals auch entmutigen lassen. So vermerkt er zwar, «welch eine sonderbare Denkungsart» dazugehörte, «Thiere nicht nur abzubilden und auszuhauen, sondern auch als Heiligthümer zu begraben», doch dann geht er nicht weiter darauf ein; und in einer charakteristischen Passage schreibt er: «Auch von den Todtengrüften ists wohl unläugbar, daß sie, *außer den Religionsideen, welche die Aegypter damit verbanden,* sehr viel zu der gesunden Luft dieses Reichs beigetragen und Krankheiten vorgebeugt haben, die sonst die Plage nasser und heißer Gegenden zu seyn pflegen» (Hervorhebung des Verf.). Pyramiden seien in allen Teilen der Welt auf Gräbern errichtet worden, und zwar als «ein Zeichen nicht sowohl der Seelen-Unsterblichkeit als eines dauernden Andenkens auch nach dem Tode»; ihre ungewöhnliche Größe verdanke sich dem Umstand, daß die Ägypter genügend Stein für solche Bauwerke besaßen und genügend Menschen, um sie zu errichten. Die Hieroglyphen waren in der Tat nur «der erste rohe Kindesversuch des menschlichen Verstandes», und daß sie so lange beibehalten wurden, zeigte eine bemerkenswerte «Armuth von Ideen» und einen «Stillstand des Verstandes»; doch selbst sie hatten ihren Beitrag zu den Grundbedürfnissen der Ägypter geleistet, denn: «Dürfen wir uns also wundern, daß ein so Schriftarmes und doch nicht ungeschicktes Volk sich in mechanischen Künsten hervorthat?»

Das weitaus bemerkenswerteste Beispiel für Herders Bereitschaft, Zeugnisse aus dem Bereich der bildenden Künste zur Charakterisierung früherer Gesellschaften heranzuziehen, findet sich in seiner Besprechung des antiken Rom, jenes verhaßten Reiches, von dem es bei ihm heißt: «Rom zerstörte Karthago, Korinth, Jerusalem und viel' andre blühende Städte der griechischen und Asiatischen Welt; so wie es auch in Europa jeder mittäglichen Cultur, an welche seine Waffen reichten ..., ein trauriges Ende gemacht hat.»[24] Ausführlich und überaus beredt beschreibt er, wie die Römer ihre tyrannische Macht einsetzten, um jedes Hindernis beiseite zu räumen, das ihnen im Wege stand; dann wendet er sich der Kunst zu:

«in welcher sie sich für die Welt und Nachwelt als jene Herren der Erde erwiesen, denen die Materialien und Hände aller überwundenen Völker zu Gebot standen. Von Anfang' an war ein Geist in ihnen, die Herrlichkeit ihrer Siege durch Ruhmeszeichen, die Herrlichkeit ihrer Stadt durch Denkmale einer prächtigen Dauer zu bezeichnen; so daß sie schon sehr frühe an nichts Geringeres als an eine Ewigkeit ihres stolzen Daseyns dachten. Die Tempel, die Romulus und Numa bauten, die Plätze, die sie ihren öffentlichen Versammlungen anwiesen, gingen alle schon auf Siege und eine mächtige Volksregierung hinaus, bis bald darauf Ankus und Tarquinius die Grundvesten jener Bauart legten, die zuletzt beinah zum Unermeßlichen emporstieg. Der Etruskische König bauete die Mauer Roms von gehauenen Steinen: er führte, sein Volk zu tränken und die Stadt zu reinigen, jene ungeheure Wasserleitung, die noch jetzt in ihren Ruinen ein Wunder der Welt ist: denn dem neueren Rom fehlte es, sie nur aufzuräumen oder in Dauer zu erhalten, an Kräften. Eben desselben Geistes waren seine Galerien, seine Tempel, seine Gerichtssäle und jener ungeheure Circus, der blos für Ergötzungen des Volks errichtet, noch jetzt in seinen Trümmern Ehrfurcht fordert. Auf diesem Wege gingen die Könige, insonderheit der stolze Tarquin, nachher die Consuln und Aedilen, späterhin die Welteroberer und Dictators, am meisten Julius Cäsar fort und die Kaiser folgten. So kamen nach und nach jene Thore und Thürme, Theater und Amphitheater, Cirken und Stadien, Triumphbögen und Ehrensäulen, jene prächtigen Grabmale und Grabgewölbe, Landstraßen und Wasserleitungen, Paläste und Bäder zu Stande, die nicht nur in Rom und Italien, sondern häufig auch in anderen Provinzen ewige Fußstapfen dieser Herren der Welt sind. Fast erliegt das Auge, manche dieser Denkmale nur noch in Trümmern zu sehen, und die Seele ermattet, das ungeheure Bild zu fassen, das in großen Formen der Vestigkeit und Pracht sich der anordnende Künstler dachte. Noch kleiner aber werden wir, wenn wir uns die Zwecke dieser Gebäude, das Leben und Weben in und zwischen denselben, endlich das Volk gedenken, denen sie geweihet waren und die oft einzelnen Privatpersonen, die sie ihm weihten. Da fühlt die Seele, nur Ein Rom sei je in der Welt gewesen und vom hölzernen Amphitheater des Curio an bis zum Coliseum des Vespasians, vom Tempel des Jupiter Stators bis zum Pantheon des Agrippa oder dem Friedenstempel, vom ersten Triumphthor eines einziehenden Siegers bis zu den Siegesbogen und Ehrensäulen Augustus, Titus, Trajans, Severus u.s.f. sammt jeder Trümmer von Denkmalen ihres öffentlichen und häuslichen Lebens habe Ein Genius gewaltet. Der Geist der Völkerfreiheit und Menschfreundschaft war dieser Genius nicht; denn wenn man die ungeheure Mühe jener arbeitenden Menschen bedenkt, die diese Marmor- und Steinfelsen oft aus fernen Landen herbeischaffen und als überwundene Sklaven errichten mußten: wenn man die Kosten überschlägt, die solche Ungeheuer der Kunst vom Schweiß und Blut geplünderter, ausgesogner Provinzen erforderten, ja endlich, wenn wir den grausamen, stolzen und wilden Geschmack überlegen, den durch jene blutigen Fechterspiele, durch jene unmenschlichen Thierkämpfe, jene barbarischen Triumphaufzüge u.s.f. die meisten dieser Denkmale nährten; die

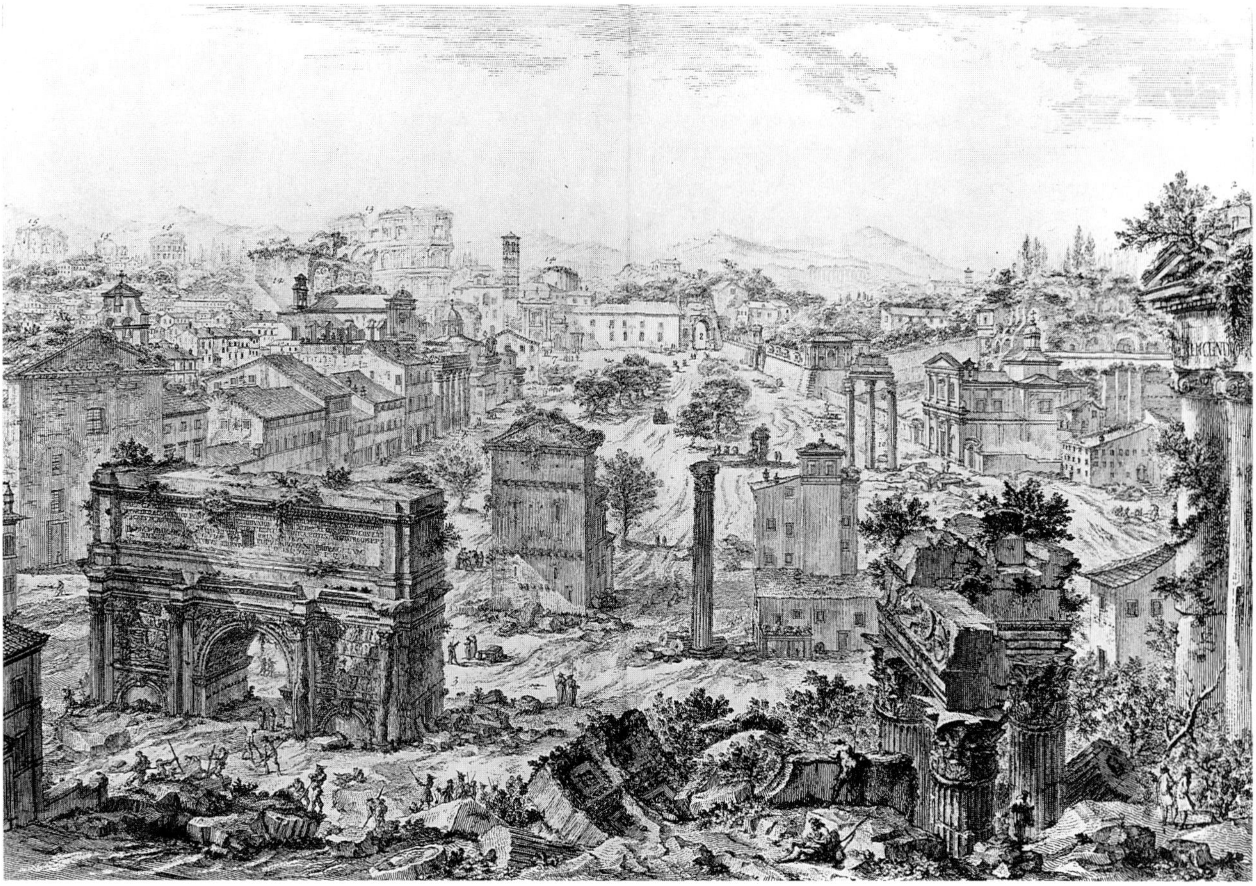

140. Giovanni Battista Piranesi, ‹Vedute di Roma›: Campo Vaccino

Wohllüste der Bäder und Paläste noch ungerechnet: so wird man glauben müssen, ein gegen das Menschengeschlecht feindseliger Dämon habe Rom gegründet, um allen Irrdischen die Spuren seiner dämonischen übermenschlichen Herrlichkeit zu zeigen.»[25]

Eine erstaunliche Tirade – aber in Wirklichkeit war Herders Auge, als er dies schrieb, keineswegs «ermattet» vom Anblick der römischen Ruinen, denn er war noch gar nicht in Rom gewesen; sein kurzer, unglücklicher Besuch in der Stadt fand erst nach der Veröffentlichung dieses Teils der ‹Ideen zur Philosophie der Geschichte der Menschheit› statt;[26] aber höchstwahrscheinlich hatte er seine Vorstellung von Rom aus den Radierungen Piranesis (Abb. 140) gewonnen (der jedoch gewiß entsetzt gewesen wäre über solch eine Deutung) wie auch aus Darstellungen in zahlreichen Reiseberichten und Führern (von denen allerdings keiner die Ewige Stadt in dieser Weise beschrieben hatte).

Auch wenn Herder sich der Kunst des Mittelalters zuwendet und dabei die Rolle der Städte im wirtschaftlichen und kulturellen Leben jener Zeiten hervorhebt, verweist er im Vorübergehen auf Bauwerke, die er niemals selbst gesehen hat:

«Die Gothische Baukunst wäre nie zu ihrer Blüthe gelanget, wenn nicht Republiken und reiche Handelsstädte mit Domkirchen und Rathhäusern so gewetteifert hätten, wie einst die Städte der Griechen mit Bildsäulen und Tempeln. In jeder derselben bemerken wir, woher ihr Geschmack Muster nahm und wohin sich damals ihr Verkehr wandte; Venedig und Pisa haben in ihren ältesten Gebäuden eine andre Bauart, als Florenz oder Mailand. Die Städte disseit des Gebürges folgeten diesen oder anderen Mustern; im ganzen aber wird die bessere Gothische Baukunst am meisten aus der Verfassung der Städte und dem Geist der Zeiten erklärbar. Denn wie Menschen denken und leben: so bauen und wohnen sie; auch auswärts gesehene Muster können sie nur nach ihrer Art anwenden, da jeder Vogel nach Gestalt und Lebensweise sein Nest bauet. An Klöstern und Ritterkastellen wäre die kühnste und zierlichste Gothische Baukunst nie geworden; sie ist das Prachteigentum der öffentlichen Gemeine. Desgleichen tragen die schätzbarsten Kunstwerke der mittlern Zeit in Metallen, Elfenbein oder auf Glas, Holz, in Teppichen und Kleidern, das Ehrenschild der Geschlechter, der Gemeinheiten und Städte, weshalb sie auch meistens dauernden Werth in sich haben, und sind mit Recht ein unveräußerliches Besitzthum der Städte und Geschlechter.»[27]

Herder blieb Winckelmanns Auffassung von der Kunst der Antike allzusehr verhaftet, als daß er der Gotik besondere Sympathie hätte entgegenbringen können, auch wenn er ihr gelegentlich theoretisch Respekt zollte; aber obwohl er dafür manchmal getadelt wurde,[28] macht gerade der Umstand, daß er den bildenden Künsten keine spontanen Gefühle entgegenbrachte, sein offenkundiges Bedürfnis so bedeutsam, ihnen bei der Bestimmung der wichtigsten Stadien in der Entwicklung der Menschheit einen Platz einzuräumen.

2.

Winckelmanns einseitige Bewunderung für die griechische Kunst, die zu Lasten der Kunst Ägyptens und aller übrigen Kulturen ging, erregte Herders Unwillen und stellte selbst diejenigen unter seinen Lesern, die seine Wertschätzung teilten, vor ein vertracktes Problem. Gab es überhaupt Hoffnung, daß die Künste jemals wieder das Niveau erreichen könnten, das sie im Athen des 5. vorchristlichen Jahrhunderts erreicht hatten? Den meisten, die sich diese Frage stellten, ging es eher um Ästhetik als um Geschichte, eher um die Gegenwart als um die Vergangenheit. Dennoch sollten die Begriffe, mit denen man diese Frage diskutierte, noch einen tiefgreifenden, wenngleich indirekten Einfluß auf das historische Denken ausüben, einen Einfluß, der weit über die engere Betrachtung der Antike hinausging. Es wurde zwar rasch klar, daß Winckelmann unrecht gehabt hatte, als er die Blüte der griechischen Kunst auf die Freiheit zurückführte; zugleich aber wurde deutlich, daß man den Gedanken, der allen seinen Schriften zugrunde lag, auf andere Bereiche ausdehnen konnte: Die griechische Kunst verdankte ihre Größe einer Kombination aus sozialen, politischen, religiösen, klimatischen und sonstigen Bedingungen, wie sie in dieser Konstellation allein in Griechenland verwirklicht und daher einmalig waren. Ohne eine völlige Umwandlung der gegenwärtigen Welt ließen sich diese Bedingungen nie wiederherstellen; deshalb hatten die Künste nach dem Zusammenbruch der antiken Welt ihr früheres Niveau nicht wieder erreicht und würden es mit größter Wahrscheinlichkeit auch in Zukunft nicht wieder erreichen.[29]

Die Gotik sollte bald schon ebensoviel Streit und am Ende auch ebensoviel Pessimismus auslösen. Nach und nach hatte sich ein Stil, der um die Mitte des 18. Jahrhunderts nur einer unter vielen anderen nach Belieben zu akzeptierenden oder abzulehnenden Stilen gewesen war, zum Symbol einer ganz bestimmten Lebensform entwickelt. Im Jahre 1772 war Goethe dreiundzwanzig Jahre alt; nach vielen Monaten Aufenthalt in Straßburg war er erst kürzlich unter den überwältigenden Einfluß Herders geraten (der damals sein ‹Auch eine Philosophie der Geschichte› noch nicht geschrieben hatte). In einer leidenschaftlichen Beschreibung des Straßburger Münsters und seines angeblichen Architekten, die er später noch mehrfach umarbeitete, verwarf Goethe nicht nur den Gedanken, der Wert der Baukunst sei am Geschmack oder an Regeln zu messen, sondern behauptete auch, die Gotik sei «aus starker, rauher, deutscher Seele, auf dem eingeschränkten düstern Pfaffenschauplatz des medii aevi» entstanden: «Das ist deutsche Baukunst, unsre Baukunst, da der Italiener sich keiner eignen rühmen darf, viel weniger der Franzos.»[30] Mit welch fruchtbarer Vitalität veränderte sich der Geschmack im Anschluß an Goethes Begeisterung für einen Stil, der bis dahin als «unbestimmt, ohne Ordnung, unnatürlich» und als «Flickwerk» gegolten hatte! Doch wie tragisch verfiel auch die Gelehrsamkeit über Generationen von Nationalisten, die sich bemühten, eine absurde, auf Unwissenheit oder allenfalls auf mangelnder Erfahrung basierende Theorie zu bestätigen oder zu widerlegen.[31] Inzwischen hatte es lediglich den Anschein, als wäre die Gotik das alleinige und notwendige Produkt einer bestimmten Kultur gewesen.

Andere Autoren sahen in der Gotik den Stil des Feudalismus – womit sie zugleich unterstellten, daß dieser Stil in einem bestimmten Augenblick der Geschichte durch eine spezielle politische Entwicklung hervorgerufen worden sei. Mit besonderem Nachdruck verwies man indessen auf die religiösen Konnotationen dieses Stils in Deutschland und in Frankreich, wo Chateaubriand 1801 mit der ihm eigenen Eloquenz die gotischen Kirchen beschrieb, um Bilder des klösterlichen Lebens im Mittelalter heraufzubeschwören.[32] Danach kam schon bald die Vorstellung auf, ebenso wie die Überlegenheit der griechischen Kunst sich einer einzigartigen (und wahrscheinlich nicht wiederholbaren) Konstellation von Umständen verdanke, so seien die Meisterwerke der Gotik allein das Produkt eines echten «Zeitalters des Glaubens». Trotz all der Nachahmungen, die man in England und anderswo in Europa errichtete, konnte der wahre gotische Stil nur wiederbelebt werden, wenn sich auch der wahre Glaube wiederbeleben ließ; demgemäß waren wahrhaft gotische Bauwerke ein Beweis für die religiöse Wahrhaftigkeit früherer Gemeinschaften, während die an der Klassik orientierten Formen der Renaissance einen zureichenden Beweis für die Amoralität und die «heidnischen» Neigungen der europäischen Gesellschaft zwischen dem 15. und dem 18. Jahrhundert darstellten.

Für den Architekten und fanatischen Katholiken Pugin, der selbst im gotischen Stil baute, waren diese moralischen Zusammenhänge derart offenkundig, daß er glaubte, er bräuchte lediglich Abbildungen von Gebäuden einander gegenüberzustellen, die im gotischen bzw. im klassischen Stil gebaut waren, aber denselben Zwecken dienten, um damit den Beweis zu erbringen, daß Ethik und Geschmack einen katastrophalen Verfall erlebt hätten.[33] Aber die Moden wechseln, und Assoziationen verblassen. Es mochte durchaus sein, daß spätere Leser der ‹Contrasts› keineswegs bereit waren, wie Pugin einer Herberge, einem kirchlichen Bau oder einem öffentlichen Brunnen aus dem Mittelalter ohne weiteres moralische Überlegenheit gegenüber ihren im klassizistischen Stil

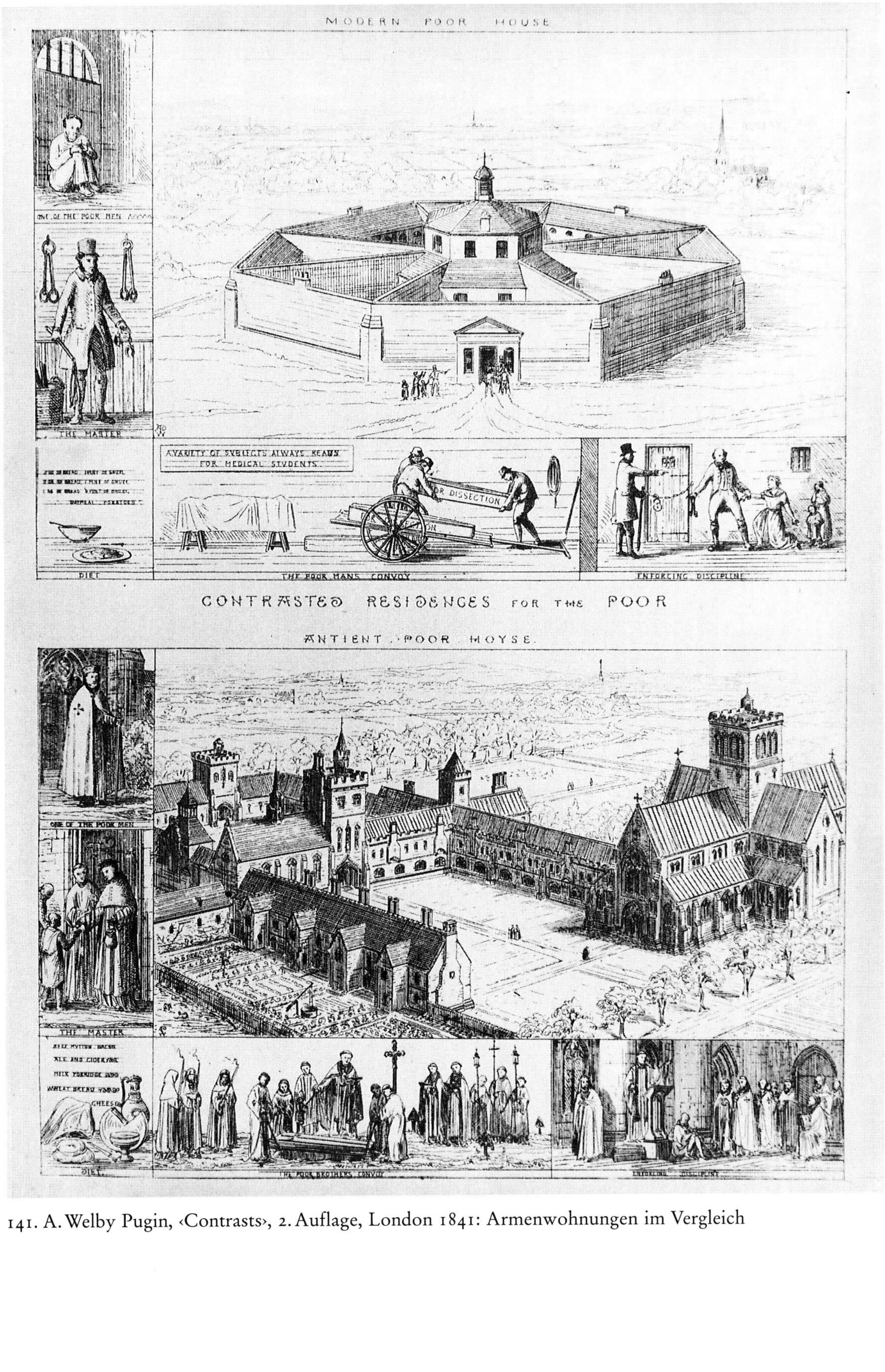

141. A. Welby Pugin, ‹Contrasts›, 2. Auflage, London 1841: Armenwohnungen im Vergleich

errichteten Gegenstücken aus späteren Jahrhunderten zu bescheinigen. Deshalb verdeutlichte er die Intentionen seiner Abbildungen durch «Hieroglyphen» jener Art, welche Lairesse und andere als Mittel zur Überwindung der Beschränkungen künstlerischer Kommunikation empfohlen hatten. So entstellen denn bedrohliche Büttel, grobschlächtige Schilder und Kritzeleien die modernen Szenen, um deren Schlechtigkeit zu unterstreichen. In der zweiten Ausgabe der ‹Contrasts› verstärkte Pugin diesen Eindruck noch, indem er Tafeln mit Gebäuden neuen Typs (wie auch neuen Stils) hinzufügte: das Gefängnis, das Armenhaus (Abb. 141), die sozialistische Halle der Wissenschaft.

Niemand war jemals so weit gegangen wie Pugin, wenn es darum ging, einen geistigen Wandel bildlich sichtbar zu machen (und niemand hatte jemals so viel visuellen Einfallsreichtum von derart ätzendem Differenzierungsvermögen bewiesen), doch er und die anderen in diesem Kapitel genannten Autoren waren an diesen Fragen nur insoweit interessiert, als sie bestimmte Momente der Vergangenheit verherrlichen oder bestimmte Stile propagieren wollten; und ihre Ansätze waren weder empirisch noch systematisch, sondern ohne Zweifel eher zufällig. Doch die inzwischen – wie man glaubte – unabweisbar gesicherten Grundsätze erweiterten das Verhältnis zwischen den Künsten und allen sonstigen menschlichen Betätigungen auf die gesamte aufgezeichnete Geschichte.

3.

«Dieser Sinn für die vollendete Plastik des Göttlichen und Menschlichen war vornehmlich in Griechenland heimisch.»[34] Den Studenten, die diese Worte erstmals in einer der Vorlesungen hörten, welche Hegel in den zwanziger Jahren des 19. Jahrhunderts in Berlin über Ästhetik hielt – wie auch einem breiteren Publikum, das sie erst nach der posthumen Veröffentlichung im Jahre 1835 lesen konnte –, war dieses Gefühl durchaus vertraut. Überraschend dagegen dürften die Gedanken gewesen sein, die nun folgten:

«In seinen Dichtern und Rednern, Geschichtsschreibern und Philosophen ist Griechenland noch nicht in seinem Mittelpunkte gefaßt, wenn man nicht als Schlüssel zum Verständnis die Einsicht in die Ideale der Skulptur mitbringt und von diesem Standpunkt der Plastik aus sowohl die Gestalten der epischen und dramatischen Helden als auch der wirklichen Staatsmänner und Philosophen betrachtet. Denn auch die handelnden Charaktere, wie die dichtenden und denkenden, haben in Griechenlands schönen Tagen diesen plastischen, allgemeinen und doch individuellen, nach außen wie nach innen gleichen Charakter. Sie sind groß und frei, selbständig auf dem Boden ihrer in sich selbst substantiellen Besonderheit erwachsen, sich aus sich erzeugend und zu dem bildend, was sie waren und sein wollten. Besonders die Zeit des Perikles war reich an solchen Charakteren: Perikles selber, Phidias, Platon und vornehmlich Sophokles, so auch Thukydides, Xenophon, Sokrates, jeder in seiner Art, ohne daß der eine durch die Art des anderen geringer würde; sondern alle schlechthin sind diese hohen Künstlernaturen, ideale Künstler ihrer selbst, Individuen aus *einem* Guß, Kunstwerke, die wie unsterbliche todlose Götterbilder dastehen, an welchen nichts Zeitliches und Todeswürdiges ist. Von gleicher Plastik sind die körperlichen Kunstwerke der Sieger in den olympischen Spielen, ja selbst die Erscheinung der Phryne, die als das schönste Weib vor ganz Griechenland nackt aus dem Wasser emporsteigt.»

Daß wir Perikles und Platon, Sophokles und Thukydides nicht ohne «Einsicht in die Ideale der Skulptur» verstehen könnten, hätte kein Historiker oder Philosoph und nicht einmal ein Künstler oder Altertumsforscher in missionarischstem Eifer zu behaupten gewagt, und so kann es nicht überraschen, daß Walter Pater diese Passage begeistert aufgriff.[35] Doch John Gillies, der 1835 achtundachtzig Jahre alt und noch bei bester Gesundheit war, hatte noch ein Jahr zu leben, als Hegels Vorlesungen erschienen; und obwohl es kaum vorstellbar ist, daß sie ihm in Clapham unter die Augen kamen, ist es doch reizvoll, sich vorzustellen, er hätte sie gelesen und sich daran erinnert, daß er ein halbes Jahrhundert zuvor mit dem Gedanken gespielt hatte, die griechische Plastik oder das, was er dafür hielt, könne Licht auf Perikles und seine Zeitgenossen werfen – um ihn dann doch aufzugeben, da ihm Geschichte und Kunst in ihren Zielen allzuweit entfernt schienen, als daß es sinnvoll gewesen wäre, der Frage weiter nachzugehen.

Hegel räumte den Künsten nur selten so eindeutig Vorrang ein wie in dieser eindringlichen Beschreibung von Skulpturen, von denen er nur aus zweiter oder dritter Hand wußte. Doch der Gedanke, daß die Künste integraler Bestandteil eines gleichsam göttlichen Musters waren, welches sämtliche Aktivitäten des Menschen umfaßte, war von zentraler Bedeutung für seine Auffassung von geschichtlicher Entwicklung und sollte noch einen tiefgreifenden, dauerhaften Einfluß ausüben.

Schon zu Hegels Lebzeiten und mehr noch in den nachfolgenden Jahrzehnten bekannten viele, daß sie seine Philosophie nicht verstanden und dennoch tief beeindruckt waren; im Kontext unseres Buches ist es jedoch glücklicherweise weitaus interessanter, der Frage nachzugehen, was aus Hegel gemacht wurde – selbst von denen, die ihn in Wirklichkeit niemals gelesen hatten –, als zu untersuchen, was er tatsächlich sagen wollte. Man machte aus ihm den Entdecker eines mystischen, aber geordneten Systems der Dinge, welches all die irritierenden Zufälle und Ausnahmen beseitigt, die den Gang der historischen Forschung behindern. Manche Konzepte – zum Beispiel eine Entwicklung der Künste mit den Stadien Kindheit, Jugend, Reife und Alter oder das, was man recht locker als Freudsche Theorie bezeichnet – haben zu verschiedenen Zeiten weite Verbreitung gefunden und zu abenteuerlichen oder phantasievollen Unternehmungen ermutigt, die kaum möglich gewesen wären, wenn man die zugrundeliegenden Prämissen einer skeptischen Analyse unterzogen hätte. Das gilt auch für Hegels «Weltgeist», der den Fortschritt der Menschheit in all seinen Aspekten umfaßt und sich auf dem Wege zur Freiheit in der Abfolge der Kulturen unausweichlich entfaltet, von der orientalischen über die klassische bis hin zur germanischen, wobei er zu dem wird, was er ist. Und in jeder Kultur verkörpert er sich gleichsam in jener Aktivität oder Kunst, die ihm am angemessensten ist – Baukunst, Bildhauerei, Malerei oder Musik –, und bringt sein Wesen in dieser Form zum Ausdruck: So ist die mit Widersprüchen durchsetzte ägyptische Kultur vor allem durch ein symbolisches Gedenken in einer Vielzahl von Formen und Bildern gekennzeichnet, aus dem wir ersehen, daß der Geist sich eingeengt fühlt und sich nur im Modus der Sinnlichkeit Ausdruck verschaffen kann. Und tatsächlich ist die Sphinx, die «das Symbol gleichsam des Symbolischen selber» darstellt, das beste Beispiel des ägyptischen Geistes: halb Bauwerk und halb Skulptur, halb Tier und halb Mensch, der sich zu befreien versucht.[36]

Das breite Interesse, das Hegel den Künsten entgegenbrachte, ist immer noch ebenso erstaunlich wie die Tatsache, daß er mit solcher Selbstsicherheit über so viele Dinge sprechen konnte, die er niemals gesehen hatte – nicht nur die Monumente Chinas, Indiens und Ägyptens, sondern auch die Kunst Griechenlands und Italiens. Aber sein System mußte die ganze menschliche Geschichte umfassen, wenn es für jeden einzelnen Teil dieser Geschichte zutreffen sollte. Der «Weltgeist» konnte sich seinen Weg nicht auswählen und dabei jene Regionen Europas und Asiens auslassen, die Hegel nicht kannte. Doch obwohl Hegel sein Bild der bildenden Künste oft unvermeidlich aus schriftlichen Quellen bezog, verfolgte er die zeitgenössische Forschung mit Sympathie und schöpferischem Interesse. Er war mit Belzonis Werk über die ägyptischen Pyramiden ebenso vertraut wie mit von Rumohrs Gedanken zur Stilentwicklung bei Duccio und Cimabue.[37] Sein Bild der griechischen Kunst war stark durch Winckelmann geprägt, aber er sah auch, daß sich das Kunstverständnis nachhaltig veränderte, als Lord Elgin die Parthenonskulpturen nach London brachte; damit habe Lord Elgin «diese Kunstwerke für Europa eigentlich gerettet und sie vor dem gänzlichen Untergange bewahrt – ein Unternehmen, welches jedesmal Anerkennung verdient».[38] Hegel erkannte, welche wesentliche Rolle der junge Goethe gespielt hatte, als er die Aufmerksamkeit der Welt auf die spezifisch deutschen Qualitäten der gotischen Baukunst lenkte, er wußte jedoch auch, daß man sich seither mehr und mehr bemüht hatte, «in diesen großartigen Werken das eigentümlich Zweckmäßige für den christlichen Kultus sowie das Zusammenstimmen der architektonischen Gestaltung mit dem inneren Geist des Christentums schätzen zu lernen».[39] Und wenn Hegel, der regelmäßig Museen besuchte, auf Bilder zu sprechen kommt, die er selbst gesehen hat – einen «Raffael» im Louvre, von dem «man nicht loskommen kann», einen Murillo in München,[40] die holländischen Genreszenen, die ihn in den Niederlanden entzückten[41] –, dann zeigt sich sogleich, mit welcher Sensibilität er auf das Erlebnis des Betrachtens reagierte.

Die Faszination, die von dieser und vielen anderen Passagen ausgeht, sollte indessen nicht die Tatsache verdecken, daß Hegels Schriften selbst dann für alle an der historischen Bedeutung von Kunst Interessierten äußerst aufschlußreich wären, wenn er kein einziges Wort über die Malerei geschrieben hätte. Denn die Künste einer Zeit oder eines Landes sind geradeso wie dessen Gesetze und militärische oder philosophische Leistungen dem Wirken des «Weltgeistes» unterworfen, und der «hat das Prinzip der bestimmten Stufe seines Selbstbewußtseins, die er erreicht hat, jedesmal in den ganzen Reichtum seiner Vielseitigkeit ausgearbeitet und ausgebreitet».[42] Daher wäre es völlig sinnlos, wollte man die verschiedenen Momente, die das Wesen der menschlichen Entwicklung ausmachen – wie Religion, Kunst oder Politik –, isoliert voneinander betrachten. In einer Passage, der Ernst Gombrich «entscheidende Bedeutung» bescheinigt,[43] erklärt Hegel:

«Die Weltgeschichte stellt ... die Entwicklung des Bewußtseins des Geistes von seiner Freiheit ... dar ... Hier haben wir nur dieses aufzunehmen, daß jede Stufe als verschieden von der anderen ihr bestimmtes eigentümliches Prinzip hat. Solches Prinzip ist in der Geschichte Bestimmtheit des Geistes – ein besonderer Volksgeist. In dieser drückt er als konkret alle Seiten seines Bewußtseins und Wollens, seiner ganzen Wirklichkeit aus; sie ist das gemeinschaftliche Gepräge seiner Religion, seiner politischen Verfassung, seiner Sittlichkeit, seines Rechtssystems, seiner Sitten, auch seiner Wissenschaft, Kunst und technischen Geschicklichkeit. Diese speziellen Eigentümlichkeiten sind aus jener allgemeinen Eigentümlichkeit, dem besonderen Prinzipe eines Volkes zu verstehen, so wie umgekehrt aus dem in der Geschichte vorliegenden faktischen Detail jenes Allgemeine der Besonderheit herauszufinden ist.»

Hegel «stand seinen Bewunderern gut an». Sein Einfluß ist bei vielen großen Kunsthistorikern und allen großen Kulturhistorikern des 19. und 20. Jahrhunderts nachgewiesen worden. Dieser Einfluß beruht nicht auf präzisen Beispielen oder einem quasi-theologischen System (mit denen sich wahrscheinlich nur auskannte, wer Hegel eingehend aus erster Hand studiert hatte), sondern auf jener These – die in seiner Theorie angelegt ist, auch wenn er sie persönlich nicht immer hervorgehoben hat –, wonach jeder Kunststil und jede Kunstform oder künstlerische Konvention notwendig mit allen übrigen Aspekten der Kultur, in der sie zu finden sind, übereinstimmen. Tastende Schritte in diese Richtung hatte man, wie wir gesehen haben, auch zuvor schon unternommen; nun wurden selbstbewußte Riesenschritte daraus. Fast schien es ein Axiom, daß der «naive» Stil der frühen italienischen Maler Ausdruck einer unschuldigen, kindlichen Gesellschaft sein mußte oder daß ein notwendiger, determinierter (statt nur plausibler, nicht regelhafter) Zusammenhang zwischen barockem Stil, Katholizismus und autoritärem System bestehen mußte.

Spielarten (oder Zerrbilder) der Hegelschen Ideen fanden rasche Verbreitung, und in Frankreich sorgte der weithin bewunderte Schriftsteller und Philosoph Victor Cousin erfolgreich für deren Popularisierung. Cousin ermunterte auch Edgar Quinet zur Übersetzung der ‹Ideen zur Philosophie der Geschichte der Menschheit› von Herder (bei der Quinet sich auf die 1802 erschienene englische Übersetzung stützte), und wiederum durch Cousins Vermittlung traf Quinet mit Jules Michelet zusammen.[44] Michelet bekannte, er finde bei Herder nichts, was er nicht schon durch sein eingehendes Studium des Giambattista Vico gekannt hätte;[45] und auch für das rigide theoretische Denken Hegels hatte er wenig übrig, dessen Werke er 1827 zu studieren begann und auf die er in verschiedenen Phasen seines Lebens zurückkam.[46] Dennoch waren es Herders und Hegels Ideen und deren Varianten, wie sie im ersten Viertel des 19. Jahrhunderts von anderen Autoren verbreitet wurden, die Michelet (und in seinem Gefolge eine große Zahl späterer Historiker) in die Lage versetzten, das von den Künsten gebotene Zeugnis ungleich reicher und produktiver zu nutzen als jemals zuvor und dadurch, wie wir noch sehen werden, dem überwältigenden Eindruck, den das Musée des Monuments Français schon als Kind auf ihn gemacht hatte, eine ernsthafte historische Dimension zu verleihen.

9
Das Musée des Monuments Français

Anfang 1800 kehrte Chateaubriand nach Paris zurück, nachdem er sieben Jahre in England verbracht hatte. Er kam in eine Stadt, in der man, wie er berichtet, «noch allenthalben zu hören vermeint, wie jene von den Jahrhunderten geschwärzten Kirchen zusammenstürzen, jene alten Basiliken, die einst Karl den Großen, Philipp-August und Heinrich IV. aufgenommen hatten ... Den Reisenden grüßen nun nicht mehr von Ferne jene geweihten Türme, die sich in den Himmel erhoben wie ebenso viele Zeugen für die Nachwelt; und unsere Städte, all ihrer Erinnerungsstücke beraubt, wirken, als wären sie neu erbaut in einer neuen Welt.»[1]

Des Abends wanderte Chateaubriand mit einem Freund durch das ehemalige Kartäuserkloster von Paris; das Dach war eingefallen, die Fenster herausgerissen, die Türöffnungen mit Brettern vernagelt. Grabsteine aus schwarzem Marmor lagen verstreut, manche völlig zerbrochen, auf anderen waren die Inschriften noch schwach zu erkennen. Im Innenhof wuchsen Gras und wilde Pflaumenbäumchen inmitten von Abfällen. Und im Sanktuarium hörte man statt «der Hymnen, die hier einst zu Ehren der Toten angestimmt wurden, das Kreischen der Sägen, mit denen Arbeiter die Grabsteine zersägten».[2]

Das letzte Jahrzehnt des 18. Jahrhunderts hatte die systematischste Kampagne erlebt, die jemals ein Land des modernen Europa unternommen hatte, um seine Vergangenheit auszulöschen: die Namen seiner Provinzen und Straßen, ja selbst den Kalender und (natürlich) auch viele seiner wichtigsten Monumente. Doch paradoxerweise verliehen gerade diese unermüdliche Zerstörungswut und die Reaktionen darauf den Künsten eine historische (und daraus folgend auch ideologische) Dimension, die ihnen bis dahin gefehlt hatte oder bestenfalls als gegeben angesehen worden war. Im Jahre 1793 (als die Zerstörungswut ihren Höhepunkt erreichte) schrieb ein Journalist: «Bald wird ein Republikaner endlich durch die Straßen von Paris gehen können, ohne Gefahr zu laufen, durch den Anblick all jener Embleme, all jener erniedrigenden Attribute des Königtums beleidigt zu werden, die an fast jedem öffentlichen Gebäude oder Privathaus angebracht waren. Unermüdlich arbeitet man daran, diese abstoßenden Bilder, diese gotischen Zeugnisse der Knechtschaft unserer Väter, verschwinden zu lassen.»[3] Manche indessen – darunter auch Republikaner – fühlten sich ebenso beleidigt durch die wilde Zerstörungswut, mit der die Jakobiner diese Embleme verfolgten. Gewiß waren sie überall zu finden, aber eine Beleidigung für das Auge waren sie nur, wenn die Aufmerksamkeit darauf gelenkt wurde.

Der revolutionäre «Vandalismus» – der Ausdruck wurde 1794 geprägt[4] – war in seinen Ursachen und Wirkungen ein komplexes Phänomen. Offen diskutiert wurde er erstmals im Juni 1790, als man den Plan faßte, die vier bronzenen Sklaven zu Füßen der Marmorstatue auf der Place des Victoires, die Ludwig XIV. im Krönungsornat zeigte, zu zerstören oder zumindest zu entfernen (Abb. 133–135) – eben jene Sklaven, für die sich Voltaire fast ein halbes Jahrhundert zuvor so geistreich eingesetzt hatte.[5] Zunächst waren die Aktionen auf offizieller und inoffizieller Ebene, denen dann halbherzige Versuche zur Eindämmung der Zerstörungen folgten, durch die feindselige Haltung gegenüber Kirche, Aristokratie und Monarchie bestimmt gewesen, doch die Habgier spielte eine fast ebensogroße Rolle wie die Ideologie. Noch lange nach der Restauration der Kirche und der Bourbonenherrschaft wurde das Kloster Cluny, eines der berühmtesten Monumente Frankreichs, profitbringend als Steinbruch benutzt. Überhaupt hatten Bauwerke und Skulpturen des Mittelalters am stärksten unter den Revolutionären und ihren Erben zu leiden, weil Geschmack und Politik sich in deren Verdammung vielfach verbündeten; doch ursprünglich hatten ganz andere Bildwerke die Aufmerksamkeit auf sich gezogen.

Im November 1789 wurde der Kirchenbesitz verstaatlicht; wenig später schloß der Staat die Klöster und zog deren Vermögen ein, wie es einige Jahre zuvor schon im Habsburgerreich geschehen war. Und wie dort, so beschloß man auch hier, einen Teil der Kunstwerke und sonstigen Kostbarkeiten aus dem eingezogenen Vermögen zu verkaufen. Zu diesem Zweck richtete man an verschiedenen Orten in Paris Depots ein, in denen die Objekte nach solchen, die man verkaufen, und solchen, die man behalten wollte, sortiert wurden. Das weitaus bedeutsamste unter diesen Lagern war der Couvent des Petits Augustins am linken Seineufer, ein Kloster, das als eines der ersten aufgelöst worden war. Im September 1790 übernahm dort Gabriel-François Doyen die Verantwortung,[6] der sich zwanzig Jahre zuvor einen Namen als einer der eindrucksvollsten Maler der Zeit gemacht hatte, als er für die modisch elegante Pariser Kirche Saint-Roche sein überdimensionales, im rubensschen Stil gehaltenes Altarbild ‹Die hl. Genoveva setzt sich für die Opfer der Pest ein› (‹*Le miracle des ardens*›) malte. Doyen, dessen Glaube an die Bereitschaft der neuen Machthaber, das Erbe der Vergangenheit zu erhalten, allzu optimistisch war, inventarisierte die Besitztümer zahlreicher wichtiger Kirchen und ließ eine große Zahl der aufgenommenen Gemälde, Plastiken und Silberobjekte in sein Depot schaffen. Aber er hatte in engem Kontakt zum Hof und zum Hochadel gestanden, und im Dezember 1791 – einige Monate nach dem gescheiterten Fluchtversuch der königlichen Familie – hielt er es für klüger, einer seit langem bestehenden Einladung Katharinas der Großen zu folgen und eine Professur an der kaiserlichen Kunstakademie in Sankt Petersburg anzutreten. Kaum ein Jahr später wanderten seine eigenen Bilder in das einst von ihm verwaltete Depot,[7] darunter auch sein Meisterwerk ‹*Le miracle des ardens*›, das man dorthin brachte, als die Kirche Saint-Roche, für die er das Bild geschaffen hatte, 1793 in einen «Tempel der Vernunft» umgewandelt wurde.[8]

In Empfang genommen wurden die Bilder nun von Doyens Schüler und Bewunderer Alexandre Lenoir, der seit der Einrichtung des Depots dort gearbeitet hatte[9] und dessen Position als *gardien* im Juni 1791 offiziell bestätigt wurde.[10] Als sein Meister 1792 überstürzt nach Rußland abreiste, übernahm er die Leitung.

Lenoir war nun einunddreißig Jahre alt, und die Situation, vor die er sich gestellt sah, sollte schon bald schwieriger und komplizierter werden als in der Anfangsphase des Depots. Seit dem Beginn der Revolution war es vereinzelt in Paris und in der Provinz zu vandalischen Übergriffen auf Monumente gekommen, doch die Ausrufung der Republik im September 1792 und die Abschaffung des Christentums im Oktober 1793 führten zu einer bislang einmaligen zerstörerischen Politik gegen alles, was mit Kirche und Monarchie in Verbindung gebracht werden konnte. Die Initiative ging zum Teil von unten aus – «Von allen Seiten erreichen uns Klagen», heißt es in einem Polizeibericht,[11] «daß diverse vom Despotismus zu Zeiten der Knechtschaft errichtete Monumente das Auge der Patrioten beleidigen» –, weit mehr jedoch von offiziellen und inoffiziellen Komitees, denen es darum ging, das Volk für ihre Zwecke zu mobilisieren. Auch erkannte man wie schon oft in vorangegangenen Jahrhunderten, daß eingeschmolzene Bronzeskulpturen für die Armee sehr wertvoll sein konnten. So riß man denn Wappenschilde von Gebäuden und Möbeln herunter, man schnitt sie aus Wandteppichen, holte die Reiterstandbilder von den Plätzen der Städte und schmolz sie ein (Abb. 142); man warf kompromittierende Gemälde ins Feuer; den «ersten Königen von Frankreich» an den Portalen von Notre-Dame und anderen Kirchen (deren Zuschreibung Montfaucon bestätigt hatte) schlug man die Köpfe ab; man zerschlug Glasfenster, um an die Bleistege zu gelangen; man holte Edelsteine und kostbares Kirchengerät aus den Sakristeien.

Die Zerstörung war gewaltig, doch als die arrogantesten und provokativsten Relikte empfand man die großen und vielfach sehr auffälligen Grabmäler, die in den meisten Kirchen und Abteien zu finden waren und deren Entstehungszeiten vom frühen Mittelalter bis ins späte 18. Jahrhundert reichten; nirgendwo indessen waren sie so auffällig wie in der (inzwischen in Franciade umbenannten) Abtei Saint-Denis, wo man die Könige von Frankreich – sporadisch seit dem 7. und in lückenloser Folge seit dem 10. Jahrhundert – begraben hatte. Die Schändung dieser Gräber begann am 6. August 1793 und wurde mit fürchterlichem Eifer ganze zweiundsiebzig Stunden lang fortgeführt (Abb. 143); dann waren einundfünfzig Gräber zerstört. Innerhalb von drei Tagen, so kommentierte ein Mönch, war das Werk von zwölf Jahrhunderten vernichtet. Zwei Monate später begann man mit dem schlimmsten Teil der Arbeit und entfernte die Leichname. Die meisten von ihnen, so heißt es, befanden sich im Zustand der Verwesung: «Ein dichter, schwarzer Brodem stieg von ihnen auf, den man vorsichtshalber mit Essig und durch das Verbrennen von Pulver bekämpfte, was jedoch nicht verhindern konnte, daß die Arbeiter unter Durchfall und Fieber litten, die allerdings keine schlimmen Folgen hatten.»[12]

Die Bronze- und Bleisiegel riß man sogleich von den Särgen und benutzte sie zur Herstellung von Waffen, nur wenige blieben erhalten. Der Marmor ließ sich nicht so unmittelbar für Kriegszwecke nutzen; zwischen November 1793 und dem Frühjahr 1794 brachte man Wagenladungen voll zertrümmerter Grabmäler von Saint-Denis in den Couvent des Petits Augustins. Dort identifizierte Lenoir die Bruchstücke sorgfältig aufgrund der Illustrationen, die sich bei Montfaucon und in anderen altertumskundlichen Werken fanden.[13] Dann wanderten sie ins Lager zu den Altären, den bei Emigranten konfiszierten Kostbarkeiten und zahlreichen anderen Objekten, die noch der Sichtung bedurften.

Lenoir besaß kein Gespür für mittelalterliche Kunst, und wahrscheinlich war er ein Anhänger der Revolution – zumindest hielt er es für sinnvoll, dies zu behaupten. Er

142. Die Zerstörung von Standbildern Ludwigs XIV. auf der Place Vendôme und der Place des Victoires in Paris im Jahr 1792; Federzeichnung laviert, Sammlung Soulavie, Paris, Louvre, Sammlung Edmond de Rothschild

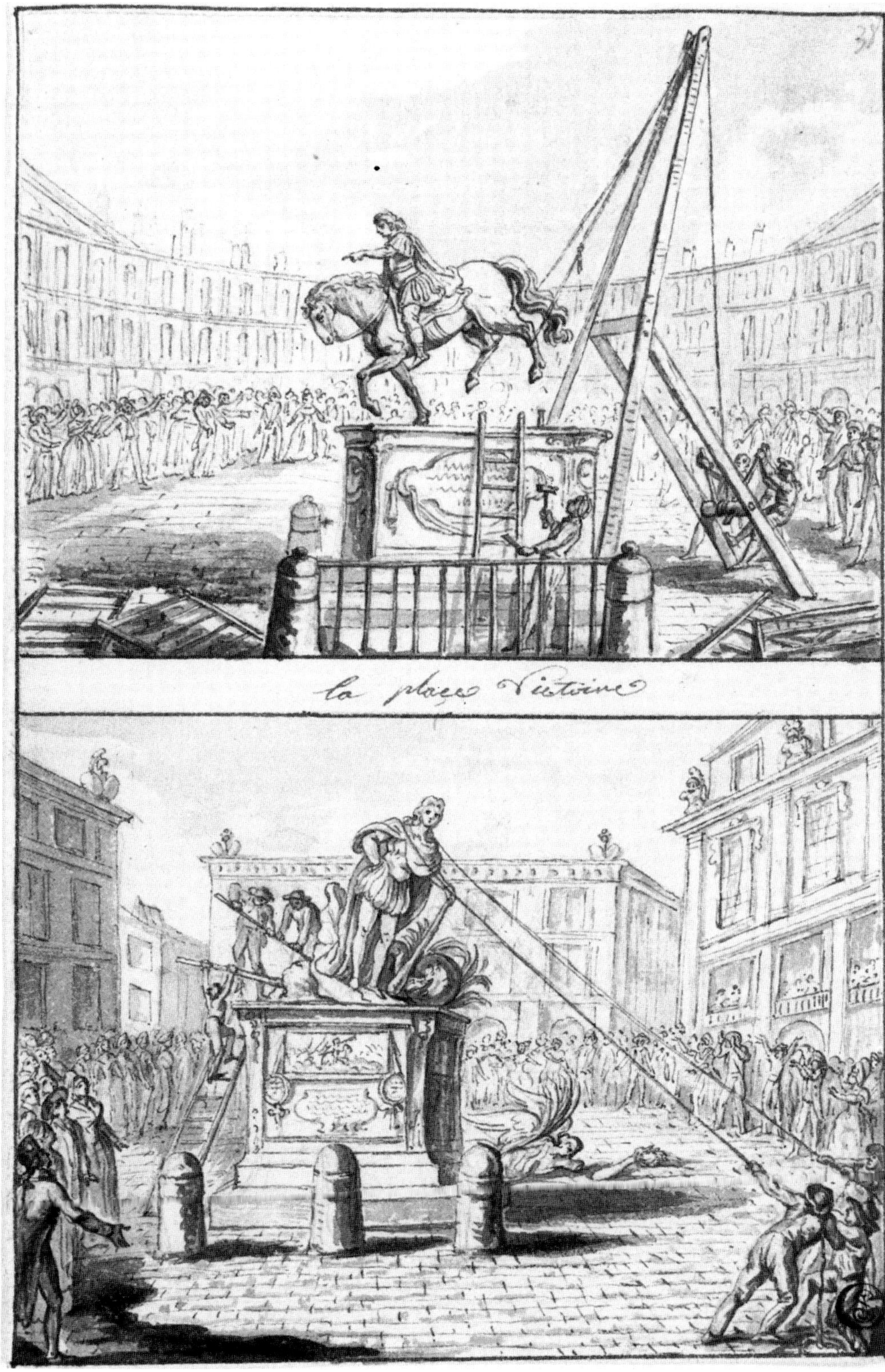
la place Victoire

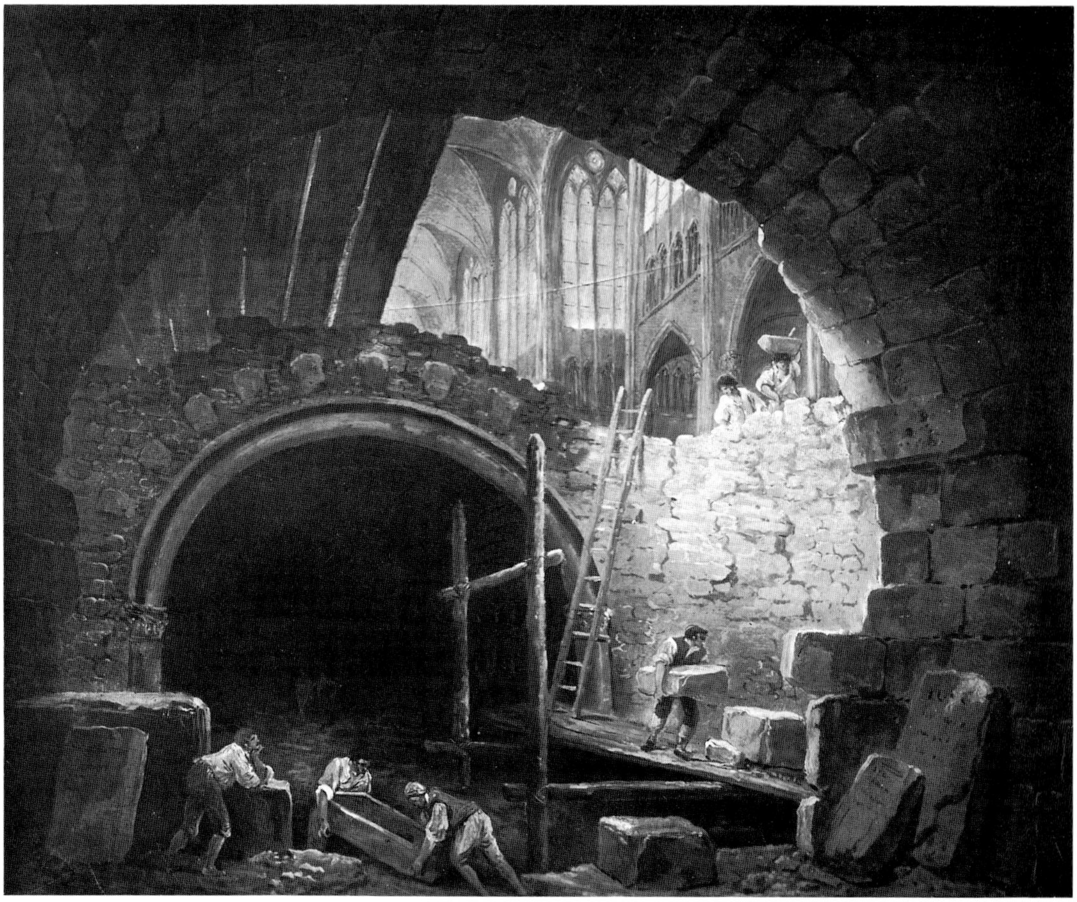

143. Hubert Robert: Die Entweihung der Gräber in St. Denis, Paris, Musée Carnavalet

war auch (ob aus Überzeugung oder Vorsicht, wissen wir nicht genau) mit verschiedenen Akten der Zerstörung einverstanden, zum Beispiel mit der Verbrennung ausgewählter «feudaler Porträts» zu Ehren Marats.[14] Dennoch erkannte er mit wenigen anderen, daß hier der französischen Kunst ein irreparabler Schaden zugefügt wurde, und vielleicht teilte er die Auffassung des Abbé Grégoire, der den Ausdruck «Vandalismus» in seiner berühmten Verdammungsschrift aus dem Jahre 1794 gebrauchte und dabei an den fast tausend Jahre währenden «Zusammenbruch der Kunst» dachte, der auf den Einfall der Barbaren in das Römische Reich gefolgt war. Jedenfalls scheint Lenoir – angeregt wahrscheinlich von den laufenden Vorbereitungen zur Schaffung eines großen Museums im Louvre – bereits im Juni 1793 zu dem Entschluß gelangt zu sein, die in seiner Obhut befindlichen Objekte zu erhalten, ja sogar zu restaurieren und ein eigenes Museum dafür einzurichten.[15] Später erklärte er, «diese großartige Revolution, die eine neue, auf Vernunft und Gerechtigkeit basierende Ordnung begründet hat», sei ihm vor allem deshalb so teuer, weil sie es ihm ermöglicht habe, all «die Monumente zusammenzutragen, die ich nun den Freunden der Ordnung und der schönen Künste zeigen darf».[16]

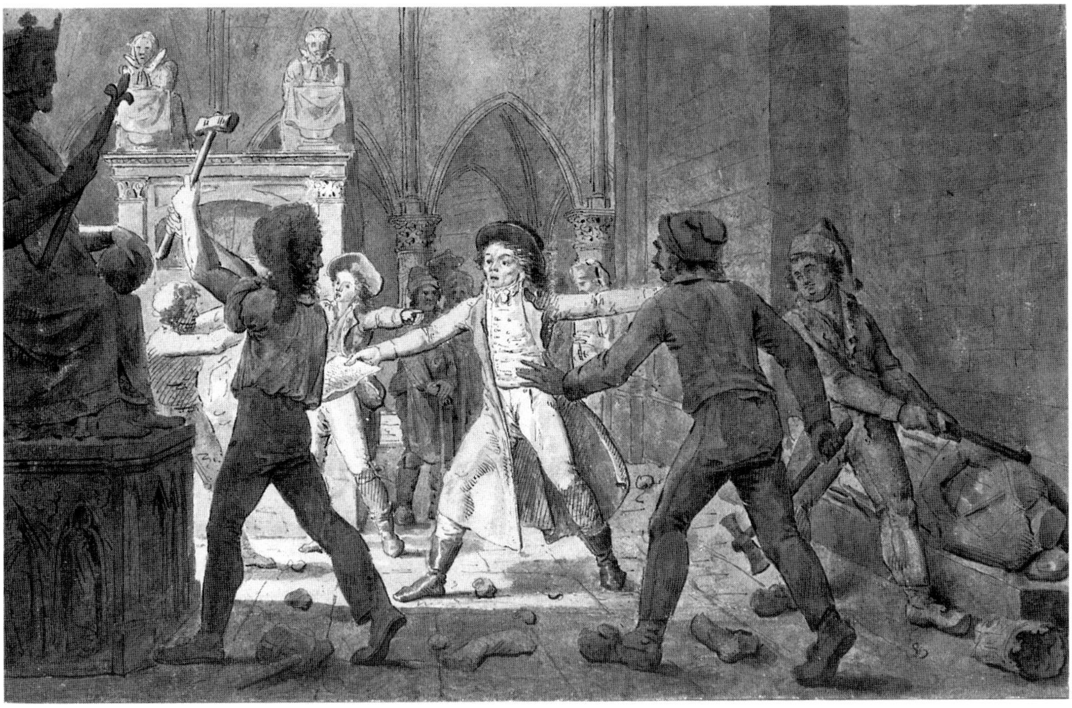

144. Alexandre Lenoir versucht, die Zerstörung der Grabmäler in St. Denis zu verhindern; Federzeichnung laviert, Sammlung Soulavie, Paris, Louvre, Sammlung Edmond de Rothschild

Den ersten seiner zahlreichen Kataloge der im Depot aufbewahrten Objekte produzierte Lenoir schon im Juni 1793, und im August durfte er seine Bestände für kurze Zeit der Öffentlichkeit zugänglich machen,[17] doch erst im August 1794, ein paar Tage nach Robespierres Hinrichtung, erstellte er eine vollständige Liste aller im Convent des Petits Augustins zusammengetragenen Plastiken. Etwa ein Jahr später, am 1. September 1795, öffnete das Musée des Monuments Français dann endgültig seine Tore,[18] auch wenn die offizielle Bestätigung noch bis Ende Oktober auf sich warten ließ.[19]

Eines der Probleme, vor denen Lenoir stand und das er nie löste, war dasjenige, zwei widerstreitende Auffassungen, zwischen denen er beständig schwankte, miteinander in Einklang zu bringen; auf der einen Seite stellte er sich gerne als den einsam kämpfenden Retter des französischen Erbes dar, auf der anderen war er sorgsam darauf bedacht, jeden seiner Schritte genauestens mit den zuständigen Behörden abzustimmen.[20] Denn er mußte mit größter Vorsicht vorgehen. Das Material befand sich schließlich gerade deshalb in seiner Obhut, weil es «konterrevolutionär» war; daran erinnerte ihn auf schmerzhafte Weise ein Bajonettstich, der ihm an der Hand beigebracht wurde, als er versuchte, das schöne, von Girardon geschaffene allegorische Grabmal des Kardinals Richelieu vor der vollständigen Zerstörung zu retten (Abb. 144). So betonte er denn, nicht der Körper des Kardinals sei von Interesse, sondern allein dessen Bild; und in neutralem, wenn nicht sogar billigendem Ton berichtet er: «Ein Anhänger der Regierung von 1793 glaubte in seinem revolutionären Zorn die Opfer dieses grausamen Ministers rächen zu müssen; er schlug Richelieus Skelett den Kopf ab und zeigte ihn denen, die sich in der Kirche der Sorbonne befanden.»[21] Grégoire hatte zwar den genialen Einfall, die These aufzustellen, durch die Erhaltung ihrer Monumente würden die Tyrannen «gleichsam auf ewig an den Pranger gestellt»,[22] doch zumindest in den frühen Phasen seines Projekts mußte Lenoir die Regierenden davon überzeugen, daß die Erhaltung dieser Monumente frei von ideologischen Hintergedanken sei[23] – und das war nicht leicht angesichts der Tatsache, daß die Zerstörungswut zu einem großen Teil ideologische Gründe hatte. «Ich bitte euch, mir zu glauben, Bürger», schrieb er in einer Eingabe an das Comitée d'instruction publique, «daß es keineswegs im Gedenken an Franz I. geschieht, wenn ich darum ersuche, das hier in Rede stehende Monument wiederherstellen zu dürfen; ich vergesse seine Sitten mit seiner Asche. Es geht mir allein um die Förderung der Künste und der Bildung.»[24]

So bemühte sich Lenoir, all jene Verbindungen zwischen Bild und Geschichte zu leugnen, die so viele Autoren seit Petrarca angezogen hatten. Der Anspruch auf Kunst und Bildung sollte den geretteten Abbildern von Königen, Adligen und Kardinälen ihr Asyl in den Petits Augustins sichern, nachdem man sie von ihren ursprünglichen Plätzen vertrieben hatte. Daher mußte Lenoir eine Anordnung ersinnen, die deutlich machte, daß die Kunst eine Entwicklung von ihrer Kindheit unter den Goten bis zur Vollkommenheit unter Franz I. durchgemacht, dann mit Vouet und Lebrun[25] einen Niedergang erlebt und schließlich in seiner eigenen Zeit wieder zu neuer Größe gefunden habe. Zu diesem Zweck stellte er eine Reihe von Kunstwerken aus, deren einzige Aufgabe es war, das «Primitive» und das «Dekadente» zu verdeutlichen. Sein Ansatz war stark von Winckelmanns ‹Geschichte der Kunst des Alterthums› geprägt, wie er in seinem Katalog freimütig bekannte; außerdem ehrte er Winckelmann durch die Aufstellung einer Büste, die er eigens für das Museum in Auftrag gab.[26]

Fortschritt und Niedergang der Kunst demonstrierte er, indem er in der längsten und hellsten Galerie des ehemaligen Klosters (ursprünglich der Kapelle)[27] eine Reihe wichtiger Monumente in nahezu chronologischer Ordnung aufstellte; die meisten stammten offenbar aus dem 16. und 17. Jahrhundert, doch es gab darunter auch ältere Werke bis hin zu Bruchstücken eines römischen Altars sowie einige wenige neuere.[28]

Anscheinend wandelte sich Lenoirs Interesse an der Kunst der Vergangenheit ganz beträchtlich, als der Terror abflaute – oder zumindest gilt das für den Anspruch, den er damit verbinden zu können glaubte, denn er führte aus: «Ich habe mich, soweit ich nur konnte, bemüht, alles im Museum zusammenzutragen, was ein Bild von der Kleidermode früherer Zeiten vermitteln kann ... Ich hoffe, diese Zusammenstellung wird den Künstlern von Nutzen sein, wenn sie Kleidung darstellen wollen, die sie [ansonsten nirgendwo] finden könnten.»[29] Da Lenoir jedoch davon überzeugt war, daß ein Studium der Antike «für junge Leute, die den Entwicklungsgang der Kunst verfolgen wollen, eine absolute Notwendigkeit» darstelle, kann man kaum davon ausgehen, er habe wirklich geglaubt, es sei in diesem Zusammenhang sonderlich nützlich, die Kleidung aus der Zeit von Chlodwig bis Philipp II. (1180–1223) kennenzulernen.[30] Weitaus wahrscheinlicher ist da schon die Annahme, daß er selbst Interesse an den Informationen fand, die sich aus Kunstwerken über die äußere Erscheinung und die Sitten früherer Generationen gewinnen ließen – zumal dieses Interesse kaum verwunderlich sein dürfte bei einem Mann, der Montfaucon mit solcher Hingabe verehrte, daß er als dessen letzter, gänzlich unkritischer Anhänger gelten darf.

Ohne Zweifel veranlaßte auch diese altertumskundliche Leidenschaft, verbunden mit einem ausgeprägten Sinn für das Pittoreske, Lenoir zu der extravaganten und exotischen Ausgestaltung der verschiedenen Räume im Couvent des Petits Augustins, die jeweils einem Jahrhundert französischer Plastik gewidmet waren: «Um dem Liebhaber der Kunst und ihrer Geschichte einen Blick auf so entfernte Jahrhunderte [wie etwa das dreizehnte] zu ermöglichen, haben wir versucht, den Geschmack der dem unsrigen vorangegangenen Jahrhunderte in allen Einzelheiten und den wahrhaftigsten Farben zu schildern; solche Forderungen sind für unsere Arbeit grundsätzlich von Nutzen und wir werden ihnen in allen Räumen dieses Museums nachgehen.»[31] Soviel zu der schlichten Demonstration des Aufstiegs und Niedergangs, von der er einst behauptet hatte, sie sei der einzige Dienst, den er den Künstlern erweisen wolle. Zunehmend ging es Lenoir darum, Lokalkolorit und historische Atmosphäre sichtbar zu machen.

Die «Salle d'Introduction» mit ihrer Auswahl von Skulpturen aus allen Perioden führte in die rechteckige ‹Salle du 13ème siècle›, die einst die Sakristei des Klosters gewesen war (Abb. 145). Das Gewölbe war blau ausgemalt, mit goldenen Sternen, und das Licht war sehr schwach, zum Teil weil man die aus der Abtei Saint-Germain-des-Prés entfernten farbigen Glasfenster dort eingesetzt hatte, um jene «Magie» zu erzeugen, «mit der man Menschen, die der Aberglauben in seinen Bann geschlagen hatte, auf immer in ihrer Schwäche festhielt».[32] Dieser Gedanke (den Lenoir stillschweigend fortließ, als die Angriffe gegen das Christentum außer Mode kamen),[33] stammte aus einem erst kürzlich erschienenen Buch, das er sehr bewunderte, aus Charles Dupins ‹L'Origine de tous les cultes›.[34] In der Tat machte die «dumpfe, düstere, verfallene Ansammlung klösterlichen Schreckens»,[35] die in der ‹Salle du 13ème siècle› ausgestellt wurde, tiefen Eindruck auf Besucher des Museums; der deutsche Dramatiker August von Kotzebue fand es «unmöglich, in der Dämmerung dieser Gräber zu wandeln, ohne von einem geheimen Schauer durchdrungen zu werden».[36]

Auch andere Reaktionen waren möglich. Am 27. Dezember 1800 besuchte Napoleon in Begleitung seiner Frau Josephine das Museum, und als er durch die ‹Salle du 13ème siècle› ging, rief er aus: «Lenoir, Ihr versetzt mich nach Syrien; ich bin sehr zufrieden, macht nur so weiter mit Euren Forschungen, und ich werde mir die Ergebnisse immer gerne ansehen.»[37] Den östlichen Einschlag erhielt der Saal wahrscheinlich durch die Spitzbögen an Türen und Fenstern, die aus den Überresten zerstörter Kirchen angefertigt worden waren, und von dem «übersinterten farbigen Glas, den goldenen, mystischen Farben», die den Raum prägten, als wollte Lenoir damit seine Theorien über den arabischen Ursprung der Gotik illustrieren. In seiner endgültigen Form enthielt der Raum einige der ausdrucksstärksten Monumente und Liegefiguren aus Saint-Denis sowie das «Grab der Kinder des hl. Ludwig», das Lenoirs Handwerker aus zwei anderen Grabmälern zusammenbauten, die sich einst in der Abtei Royaumont befunden hatten.[38]

Ähnliche Räume wurden für die Plastik anderer Jahrhunderte eingerichtet, doch Lenoirs Appell an Gefühl und historische Phantasie zeigte sich am deutlichsten in einer anderen Einrichtung des Museums, die dem ursprünglichen Konzept völlig fremd war, ja allem widersprach, was er bei der Planung erklärt hatte. Von 1799 an verwandelte er das Außengelände des Klosters in ein «Elysium» (Abb. 146), das weitgehend dem Andenken an große Gestalten der französischen Geschichte gewidmet war.[39] «In diesem

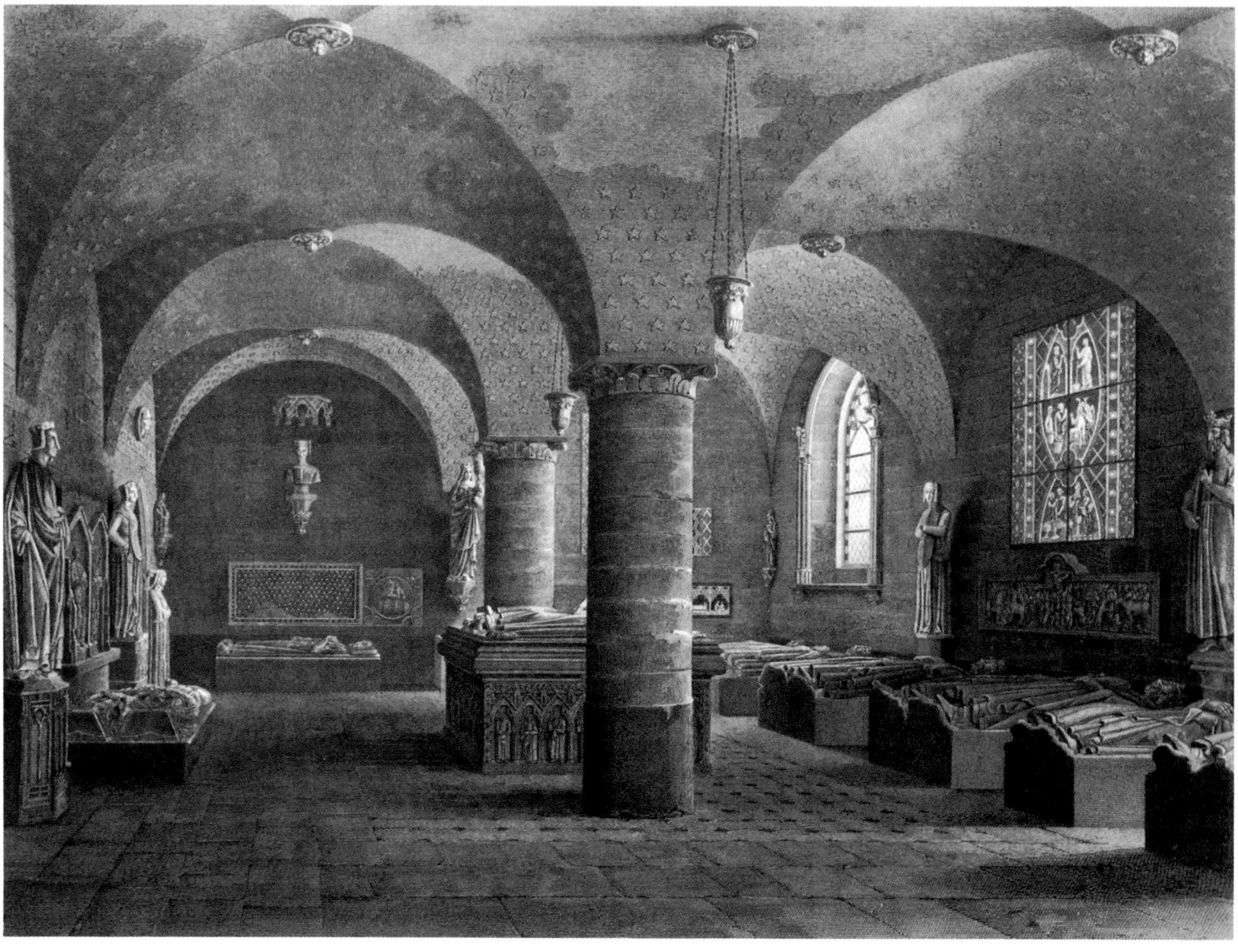

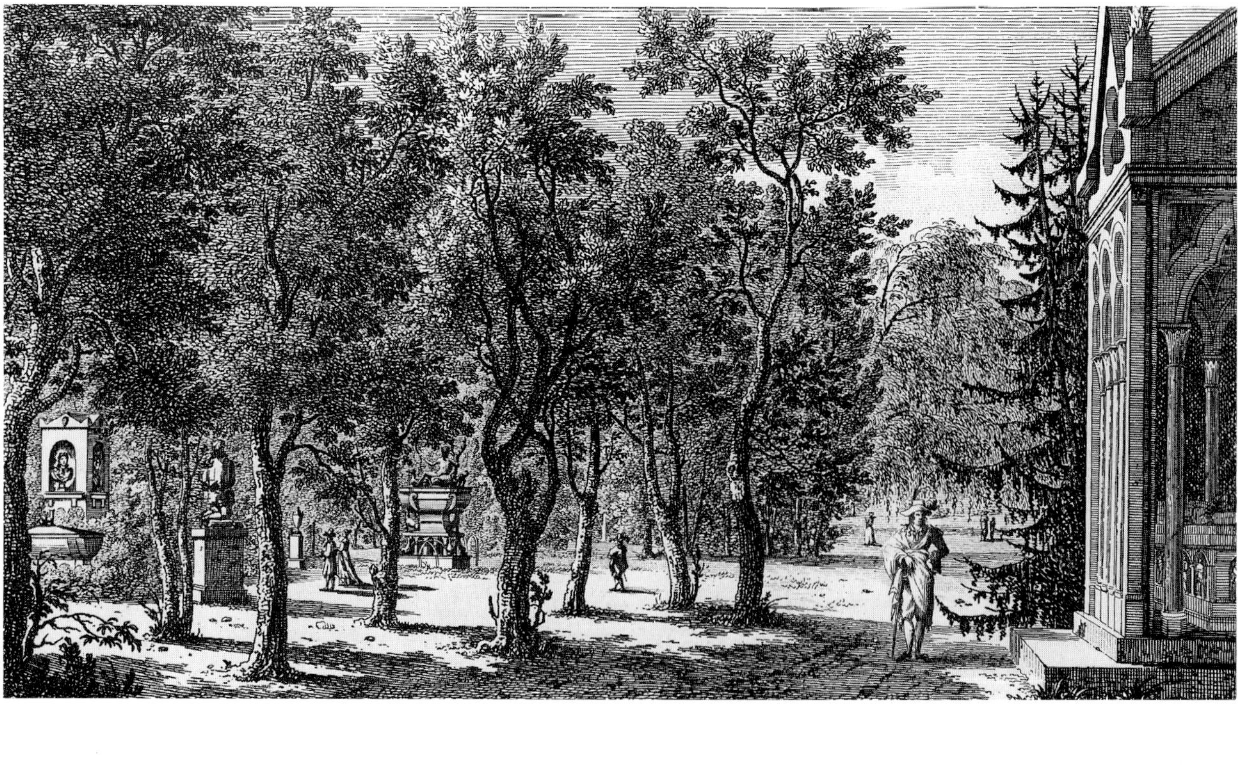

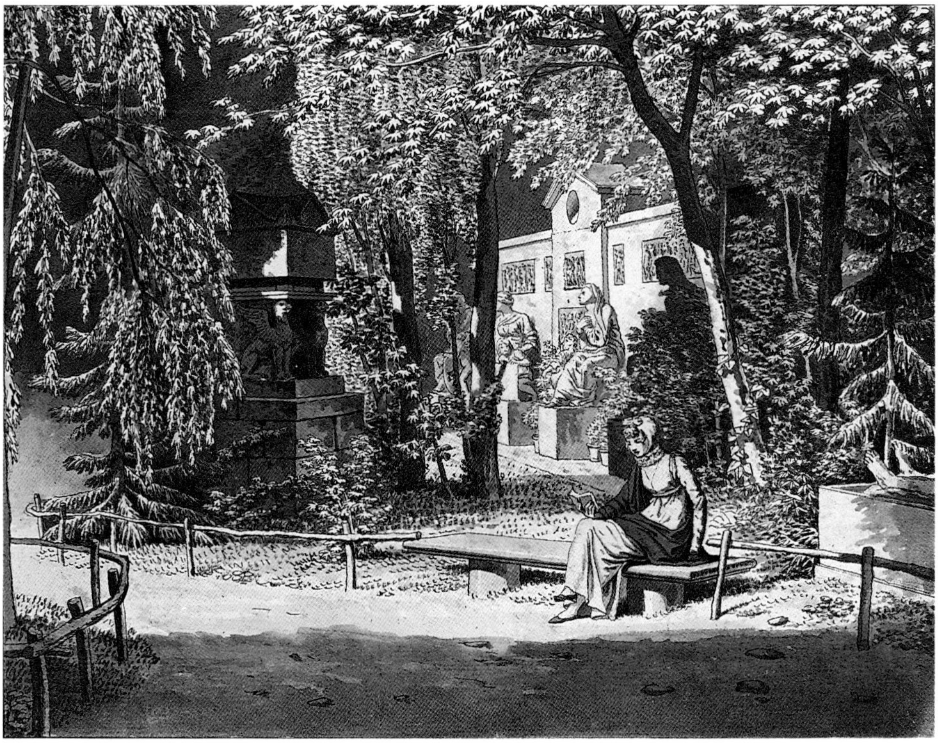

147. Christoffer Wilhelm Eckersberg, Frau, im ‹Elysium› des Musée des Monuments Français sitzend, 1811; Federzeichnung laviert, Kopenhagen, Statens Museum for Kunst

ruhigen, friedvollen Garten», so schrieb er, «sind mehr als vierzig Statuen zu sehen: In der Ruhe und Stille erheben sich würdevoll Grabmäler auf dem Grün des Rasens. Pinien, Zypressen und Pappeln leisten ihnen Gesellschaft; Totenmasken und Urnen, die auf den Mauern aufgestellt sind, tragen ihren Teil dazu bei, diesem glücklichen Ort die süße Melancholie zu verleihen, die empfindsame Seelen anspricht» (Abb. 147).[40]

Unter den Monumenten im Elysium befand sich auch eines von Héloise und Abaelard (das später auf den Friedhof Père Lachaise gebracht wurde, wo es sich noch heute befindet); es gefiel Lenoir – wie auch dem Publikum[41] – ganz besonders, und er stellte die rhetorische Frage: «Gibt es auf Erden eine fühlende Seele, die nicht Tränen vergossen hätte über den Seiten von Pope und Colardeau?» Lucien Bonaparte erteilte eine Sondererlaubnis, damit man die Asche der beiden großen Liebenden von Nogent-sur-Seine nach Paris überführen konnte,[42] und Lenoir entwarf ein außergewöhnliches «mittelalterliches» Grabmal für sie (Abb. 148). Zum Teil wurde es aus den neu zusammengefügten Bruchstücken zerstörter Grabmäler errichtet: auf einem großen, mit einem Baldachin überdachten, fein gearbeiteten rechteckigen Marmorblock liegen die

145. Kupferstich nach J.-L. Vauzelle, ‹Salle du 13ème siècle› im Musée des Monuments Français, Paris, Musée Carnavalet

146. Alexandre Lenoir, ‹Musée des Monuments Français›, Bd. v, Paris 1806: Ansicht des als ‹Elysium› gestalteten Museumsgartens

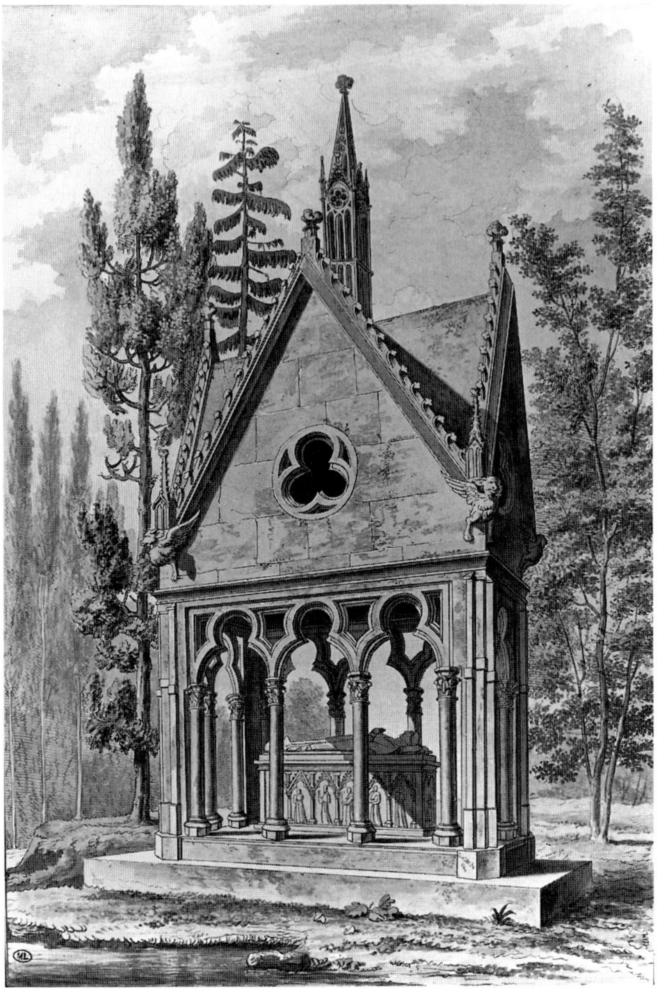

148. ‹Grabmal für Héloise und Abaelard› im Elysium des Musée des Monuments Français; kolorierter Kupferstich, Paris, Louvre

beiden Figuren; die der Héloise ist «eine weibliche Figur, die in jener Zeit geschaffen worden war», den Kopf ließ Lenoir von dem Bildhauer Louis-Pierre Deseine entwerfen und hinzufügen.[43]

Lenoir wählte selbst die Gestalten der französischen (und gelegentlich auch europäischen) Geschichte aus, die er für würdig befand, im Elysium dargestellt zu werden, und bald wurde sein Museum zu einem bedeutenden Auftraggeber für Bildhauer.[44] Er ließ nicht nur für Descartes, Molière und Pascal Monumente anfertigen, sondern auch für Peiresc, Winckelmann und seinen Mentor Montfaucon; dessen Ehrenmal bestand treffenderweise aus «Hieroglyphen, ägyptischen Figuren, griechischen Reliefs, Figuren aus spätrömischer Zeit und Überresten von Monumenten aus der Frühzeit des französischen Königtums».[45] Lenoir war stets darauf bedacht, an «authentische» Gebeine seiner Helden zu gelangen[46] – begeisterten Sammlern[47] ließ er gelegentlich Stücke davon zukommen –, und zu deren Empfang im Elysium veranstaltete er spezielle Zeremonien nach dem Vorbild derer, die man anläßlich der Überführung der Gebeine von Voltaire und Rousseau ins Panthéon durchgeführt hatte.[48]

Konzept, Zielsetzung und Ausgestaltung des Elysiums bezeichnen am deutlichsten jenen Bruch, den Lenoir mit dem ursprünglichen Gedanken einer Neutralisierung der Vergangenheit vollzogen hatte, aber derselbe Wandel läßt sich auch in den übrigen Aspekten des Museums erkennen. Wie bereits angemerkt, hatte Lenoir seine Worte noch mit größter Vorsicht gewählt, als er 1795 um die Genehmigung nachsuchte, das Grabmal Franz' I. rekonstruieren zu dürfen. Als er diese Aufgabe fünf Jahre später in recht abschreckender Manier vollendet hatte und das Monument an seinem Platz in einem eigenen sechseckigen Raum stand, schilderte Lenoir die Verdienste dieses Monarchen mit einer Begeisterung, die jedem Höfling des *ancien régime* zur Ehre gereicht hätte: «Auf den Lippen Franz' I. sehe ich noch das anrührende Lebewohl, mit dem er Leonardo da Vinci beehrte; ich sehe diese Stirn, die den Schlachten Einhalt gebietet [*défait les batailles*], und diese Hand, die ihre Gaben so großzügig und gnädig an Künstler und Gelehrte verteilt.» Diese Worte eines anonymen Autors (mit großer Wahrscheinlichkeit Lenoir selbst) erschienen im Vorwort zur offiziellen Beschreibung der Bestände des Musée des Monuments Français aus dem Jahre 1800. Sowohl die Gefühlslage als auch der Ton sind charakteristisch für die von den dort ausgestellten Objekten hervorgerufenen Reaktionen.

Lenoir dürfte mehr als irgend jemand sonst in der Geschichte für die Rettung eines bedrohten Kulturerbes getan haben, aber wie so viele Fanatiker identifizierte er sich derart eng mit seinem Tun, daß ihn die Größe seiner Aufgabe blind machte und deren eigentlichen Zweck vergessen ließ. Außerdem war er überheblich und starrsinnig und ebensosehr auf seinen eigenen Ruhm bedacht wie auf den der Künstler und großen Gestalten, deren Leistungen er feierte. Das Musée National im Louvre sah er eher als Rivalen denn als Partner und vielleicht gar als Feind, und er tat alles, um die Überführung von Objekten, die sich in seiner Obhut befanden, zu verhindern, selbst wenn sie in den Petits Augustins offenkundig fehl am Platze waren.[49] Umgekehrt war er schnell mit der Forderung bei der Hand, das in Aachen abgebaute Grabmal Karls des Großen müsse «ohne Zweifel in die Sammlung der Monuments français eingefügt werden», es sei «ohne Zweifel nur durch Unachtsamkeit im Musée Napoléon untergebracht worden».[50] Weitaus schlimmer war indessen, daß er auch dann noch darin fortfuhr, Kunst zu «retten», als sie der Rettung nicht mehr bedurfte.[51] Wenn ein Grabmal ihm nicht «mittelalterlich» genug erschien, ließ er seine Handwerker nachhelfen; wenn ihm eine berühmte Gestalt der französischen Geschichte fehlte, fälschte er bestehende Zuschreibungen[52] oder schuf neue Ehrenmäler – ganz so, wie die Altertumskundler des 17. und 18. Jahrhunderts ihre eigenen ‹Faustinas› und ‹Pompejus› «getauft» (oder zum Teil auch fabriziert) hatten; wenn es ihm am nötigen Marmor für ein solches Ehrenmal fehlte, war er umstandslos bereit, ein religiöses Monument für diesen Zweck zu opfern.[53] Tatsächlich dürfte er in den späteren Jahren mehr Altertümer fabriziert als gerettet haben.[54] Zu alledem kommt noch hinzu, daß er, verglichen mit dem Niveau zeitgenössischer Erforscher älterer Kunst, in seiner Wissenschaftlichkeit recht sorglos verfuhr und sein Wissen veraltet war – Mängel, die auch alsbald erkannt wurden.[55]

Leopoldo Cicognara (dem das Museum zu dunkel, dumpf und kalt für ernsthafte Studien erschien) kommentierte:

«Man trifft hier seltsame Kompositionen und Horazsche Monstren, da man Überreste unterschiedlichster Herkunft zusammengefügt hat, um Monumente zu rekonstruieren, die niemals wirklich existiert haben. Auch wenn man nicht gerade Mädchen mit Pferdehälsen sieht, finden sich doch andere äußerst merkwürdige Zusammensetzungen, die der Symmetrie, der Größe oder der Proportion wegen aus einzelnen, in unterschiedlichen Zeiten von verschiedenen Künstlern zu unterschiedlichen Zwecken geschaffenen Werken zusammengefügt worden sind (einmal unterstellt, daß nicht noch phantastischere Gründe den Ausschlag gaben).»[56]

Die Kritik an Lenoir hatte indessen hauptsächlich andere Gründe. Viele Beobachter beklagten (während einige gerade dies begrüßten), das Museum habe den Charakter der französischen Monumente fälschlich ‹demokratisiert›, indem es solche, die für Monarchen geschaffen worden waren, neben solche stellte, die weitaus niedrigeren Persönlichkeiten galten (und zumeist von Lenoirs Handwerkern stammten).[57] Man kritisierte, er habe das Wesen der Kunst deformiert, indem er die Kunstwerke aus ihrer ursprünglichen Umgebung – den Kirchen und Schlössern, für die sie geschaffen worden waren – herausriß und in das künstliche Umfeld eines historischen Museums stellte. Es kann kaum überraschen, daß Quatremère de Quincy diese Angriffslinie wählte, denn er hatte sich stets dagegen gewandt, daß man Gemälde und Skulpturen von ihrem ursprünglichen Ort entfernte und in Museen gleich welcher Art brachte.[58] Ein ähnlicher Anwurf des Bildhauers Deseine, der eine Zeitlang mit Lenoir zusammengearbeitet hatte, mag diesen schon mehr getroffen haben, auch wenn Deseine aus seiner ausgeprägt royalistischen Gesinnung nie einen Hehl gemacht hatte.[59] Doch der eloquenteste Gegner des Musée des Monuments Français war Chateaubriand: «Auf kleinem Raum zusammengedrängt, nach Jahrhunderten unterteilt, ihrer harmonischen Beziehung zu antiken Tempeln oder zum christlichen Gottesdienst beraubt, nur noch kunstgeschichtlichen Zwecken dienend und nicht mehr solchen der Sitte oder der Religion, ja selbst noch von ihrem Staub befreit, sagen sie gar nichts mehr, weder der Phantasie noch dem Herzen.»[60] Ähnlich äußerte sich ein anderer Besucher, wenn auch mit etwas mehr Wohlwollen: «Gerade die Schönheit eines Grabmals, das einem Großen zu seinen Lebzeiten geschmeichelt hatte, wird seiner Asche zum Verhängnis. Man nimmt die Säulen, die Statuen und die Reliefs, mit denen er sich umgeben hatte, vorsichtig ab und bringt sie anderswohin, um seine Überreste aber kümmert man sich nicht, man sieht nur das Grabmal; und nicht sein Name bleibt in Erinnerung, sondern der des Bildhauers.»[61] Lenoirs zahlreiche Kritiker sahen indessen nicht, daß die Eliminierung solcher Zusammenhänge gerade der Preis war, den er hatte zahlen müssen, um die Monumente überhaupt vor der Zerstörung zu bewahren;[62] und wahrscheinlich wußten sie auch nicht, daß er zumindest in der Theorie gleichfalls der Ansicht war, man solle solche Monumente am besten in der Umgebung belassen, für die sie geschaffen worden waren. Er behauptete lediglich, eine historische Sammlung könne «ebenso interessant sein und dazu noch besseren Schutz vor Zerstörung bieten», wenn den Monumenten die Vernichtung drohte, wie es zu seiner Zeit der Fall gewesen war.[63]

Lenoirs Gegner erkannten auch nicht, daß das Musée des Monuments Français nach dem ersten oder zweiten Jahr seines Bestehens nicht mehr allein kunsthistorischen Zwecken diente, sondern auch den Geist der nationalen Identität zum Ausdruck brachte und einer Vergangenheit sichtbare und greifbare Gestalt verlieh, die für eine kurze, aber schreckliche Zeit in der Gefahr völliger Vernichtung gestanden hatte. Es ist zweifelhaft, ob selbst die rhapsodische Dichtung eines Chateaubriand (die ihre Inspiration zum Teil ausgerechnet dem Musée des Monuments Français verdankte[64]) genügend Kraft besaß, um Mittelalter und Renaissance ebenso lebendig wiedererstehen zu lassen wie Lenoirs «düstere Magie». Über die Kirchen und Klöster von Paris verstreut, für die sie geschaffen worden waren, hatten Grabmäler, Glasfenster und Wappenschilde die Altertumsforscher angezogen und den Geschmack der Öffentlichkeit beleidigt. Viele waren schon vor der Revolution zerstört worden, denn sie vermochten nur wenig Eindruck auf Menschen zu machen, die nach den Grundsätzen der Aufklärung erzogen worden waren. Nun, da man sie zerlegt, mit viel Phantasie wieder zusammengesetzt und in den Räumen oder Gärten des Couvent des Petits Augustins aufgestellt hatte, erlangten sie eine Kraft, die sie wahrscheinlich niemals zuvor besessen hatten – und diese Kraft hatte wenig mit Kunst zu tun. Der Gedanke eines historischen Museums (der heute integraler Bestandteil unserer Kultur ist), im Unterschied zu einem Kuriositätenkabinett, einem Kunstmuseum oder einem Museum, das der Bildung und Ausbildung junger Maler dienen sollte, war an sich nicht neu, als Lenoir das Musée des Monuments Français plante. In Arles hatte man schon Ende des 17. Jahrhunderts erste Versuche in diese Richtung unternommen, um die Altertümer der Stadt an einem Ort zu versammeln und auf diese Weise vor der Zerstörung zu bewahren, doch erst um 1780 realisierte man das Vorhaben in einem verfallenen Kloster und gründete das Musée Publique d'Antiquités de la Ville d'Arles.[65] Mehr als fünfzig Jahre zuvor hatte die Stadt Toulouse ein historisches Museum eingerichtet, doch dort zeigte man hauptsächlich Gemälde, die man eigens für das Museum in Auftrag gab und die wichtige Ereignisse von der Ankunft der Kelten bis hin zu den Religionskriegen darstellten.[66] Und es gab weitere Beispiele ähnlicher Art. Vor allem Westminster Abbey in seiner Funktion als Tempel großer Gestalten der britischen Geschichte war in Europa weithin bekannt und übte ohne Zweifel einen gewissen Einfluß auf Lenoir aus.[67] Doch der Einfluß des Musée des Monuments Français war noch größer, und es ist keineswegs übertrieben, wenn man sagt, die Ruinen Roms hätten in den neu gestalteten Räumen des Convent des Petits Augustins erstmals einen Konkurrenten erhalten, soweit es darum ging, eine verlorene Welt wieder heraufzubeschwören.

Das Museum sollte jedoch nicht lange Bestand haben. Als Napoleon seine Politik der Versöhnung mit der Kirche fortsetzte, wurden auch die Forderungen nach einer Rückgabe der in Saint-Denis und anderswo entwendeten Monumente immer drängender. Als die königliche Familie und die emigrierten Aristokraten nach Napoleons Sturz zurückkehrten, verlangten sie gleichfalls die Rückgabe des Privateigentums und der Ahnengräber. Schon bald gewannen Kritiker und ehemalige Besitzer die Oberhand. Ende 1816, kurz nachdem Lenoir zum Ehrenmitglied der Society of Antiquaries in London gewählt worden war,[68] wurde das Museum mit einem Federstrich aufgelöst. Viele Monumente kehrten zurück in die Kirchen, aus denen sie gekommen waren (und wo sie vielfach einer neuerlichen «Restaurierung» unterzogen wurden), einige der übrigen Skulpturen wanderten in den Louvre, wo wir ihnen in anderem Zusammenhang noch begegnen werden. Einige wenige Objekte von besonderem Wert, etwa eine Reihe von Porträtzeichnungen der Clouets und ein kleines bronzenes Reiterstandbild, das Karl den Großen darstellen sollte, blieb in Lenoirs Besitz, obwohl nicht ganz klar ist, ob sie jemals ausgestellt worden waren.[69]

Wie Lenoir früher behauptet hatte, er habe die Revolution hauptsächlich deshalb begrüßt, weil sie es ihm ermöglichte, das Museum aufzubauen, so beschrieben seine Bewunderer die Auflösung im Rückblick als einen Akt «kalter Rache an unserer Revolution».[70] In den zwanzig Jahren, die das Museum bestand, setzte sich Lenoir mit einem Eifer für dessen Ausbau und die Veröffentlichung zahlloser Kataloge ein, der bis heute in der nicht gerade zurückhaltenden Welt der Museumsdirektoren seinesgleichen sucht.

Das Vermächtnis des Musée des Monuments Français sollte Bestand haben. Trotz Lenoirs eigentümlichem Geschmack und trotz der großen Zahl von Ausstellungsstükken aus dem 16. und 17. Jahrhundert fand doch die Kunst des Mittelalters bei Liebhabern und Wissenschaftlern die größte Beachtung. Zwar heißt es gelegentlich, was dort zu sehen sei, zeige «wenigstens mit der größten Anschaulichkeit, was die Kunst, besonders die Skulptur, nicht sein sollte»,[71] doch viele eindrucksvolle und zuweilen auch schöne Publikationen verdanken ihre Entstehung Forschungen, die in den Petits Augustins betrieben wurden.[72] Auch öffentliche und private Sammlungen ließen sich von seinem Beispiel anregen; Alexandre du Sommerard, der die berühmteste dieser Sammlungen zusammentrug, erklärte kurz vor 1838, wieviel die moderne Forschung zur mittelalterlichen Kunst diesem Museum verdanke:

«Es bedurfte der Schaffung oder vielmehr der Auflösung dieses schönen, von Alexandre Le Noir so pittoresk geordneten und so gut beschriebenen Musée des Monuments Français, um die Aufmerksamkeit auf Wirkung und Bedeutung dieses Trödels zu lenken, um uns in ihrem Verlust erst den Wert unserer Schätze erkennen zu lassen und dank der Bemühungen von Quatremère de Quincy, Alexandre de la Borde, Raoul-Rochette, Artaud, Willemin, Gilbert u. a. den neuen archäologischen Forschungen eine wirklich effiziente Richtung zu geben.»[73]

Zum Zentrum dieser Forschungen wurde du Sommerards eigene Sammlung, die 1843, ein Jahr nach seinem Tod, zusammen mit dem Hôtel de Cluny, wo er die letzten Jahre gelebt hatte, und den angrenzenden römischen Bädern vom Staat gekauft wurde. Schon 1833 hatte der Architekt Albert Lenoir (der Sohn von Alexandre) für die Ausstellung der Sammlung Pläne entwickelt, die sich eng an den von seinem Vater im Musée des Monuments Français realisierten Prinzipien orientierten. Das neue Musée de Cluny galt daher allenthalben als Nachfolger des von Lenoir auf der Höhe der Revolution geschaffenen Museums.[74]

Um das Musée des Monuments Français scharten sich in seiner Blütezeit vor allem Künstler und Wissenschaftler mit royalistischer Gesinnung, und sie fanden darin Quellenmaterial für ihre sogenannten Troubadour-Bilder, in denen sie weniger formelle Szenen aus der französischen Geschichte darstellten.[75] Dies wiederum belebte die Nachfrage nach jenen großformatigen Darstellungen heroischer Ereignisse aus der nationalen Vergangenheit, welche die Historienmalerei fast das ganze 19. Jahrhundert hindurch nahezu überall in Europa beherrschten.[76] Man findet zwar in Troubadour-Bildern vielfach Details an Mobiliar oder Kleidung, die (wie Lenoir es gehofft hatte) von Objekten in seinem Museum stammten, doch die wohl wichtigste Erkenntnis über die Kunst, die man dort gewinnen konnte, war eine andere: Die Bestände des Musée des Monuments Français hatten gezeigt, wie wenige der großen Ereignisse der französischen Geschichte von zeitgenössischen Künstlern dargestellt worden waren. Als Louis-Philippe 1837 das Schloß von Versailles in ein Museum der französischen Geschichte umwandelte, erteilte man Künstlern den Auftrag, gerade solche Ereignisse darzustellen, die – wie die Taufe Chlodwigs oder der Einzug Karls VIII. in Neapel – in früheren Jahrhunderten noch nicht im Bild festgehalten worden waren.

Im Kontext unseres Buches liegt die eigentliche Bedeutung der Lenoirschen Leistung jedoch auf einem anderen Gebiet. Schon 1809 heißt es, neben den «Malern, Bildhauern, Architekten und Dekorateuren, die ins Museum kommen, um die Geschichte der Kunst wie auch der militärischen und zivilen Kleidung zu studieren», treffe man dort auch den «strengen Historiker, der die alte Geschichte Frankreichs aufmerksam verfolgt, um sie mit den Monumenten zu vergleichen».[77] Als der rasche Wandel der französischen Politik die Gefahren gebannt hatte, die jedem drohten, der das Andenken der feudalen Vergangenheit zu bewahren versuchte, unternahm Lenoir in der Tat alles, um eine historische und nicht nur künstlerische Betrachtung der in seiner Obhut befindlichen Monumente zu fördern; seine Kataloge enthielten daher zahlreiche biographische Anekdoten und kurze Zusammenfassungen farbiger Episoden. Wir erfahren auch: «Nur selten kam es vor, daß der Besucher seinen Tag nicht mit der aufmerksamen Lektüre einiger Kapitel aus unserer Geschichte beendet hätte.»[78] Ein anderer Kenner des Museums erinnerte sich noch in hohem Alter: «Als Kinder waren wir engstens vertraut mit all diesen Marmorgestalten: Königen, Kriegern, Bischöfen, Schriftstellern, Dichtern, Künstlern. Wir konnten kaum lesen, doch wir kannten nicht nur ihre äußere Erscheinung, sondern auch ihre Geschichte.» Der Besuch des Musée des Monuments Français «war eine gute Vorbereitung auf die Lektüre Augustin Thierrys, Barantes und jener Gruppe von Historikern, die wenig später Licht in die noch dunklen Stellen unserer nationalen Geschichte bringen sollten».[79]

Nach der Schließung des Museums bekundeten so viele Historiker aller Richtungen, wie wichtig es für ihre Arbeit gewesen war, daß Guizot kaum übertrieben haben dürfte, als er Lenoir den «Begründer der historischen Forschung» nannte.[80] Augustin Thierry sagte zwar, ihn habe die Lektüre Chateaubriands zur Geschichtswissenschaft gebracht; dennoch beklagte er die Auflösung des Museums,[81] und einige Jahre nach seinem Tod heißt es über ihn: «Lenoir schuf nicht nur inmitten heftiger Stürme ein Museum, das voller Poesie war, eine Zufluchtsstätte für die frühe Kunst Frankreichs, er schenkte uns auch Thierry; denn durch den Besuch der gotischen Räume dieses malerischen Museums, das unser Bedauern so sehr verdient, kam dem beredten, eindringlichen und geduldigen Interpreten unserer alten Chronisten der Gedanke, das Chaos zu entwirren, das die Anfänge unserer Geschichte umgibt.»[82] Auch Prosper de Barante, dessen Chroniken von Burgund häufig mit den Romanen von Sir Walter Scott verglichen wurden, weil sie gleichfalls das «Lokalkolorit» des Mittelalters nachzuzeichnen versuchten,[83] hielt die Auflösung des Musée des Monuments Français für einen Fehler, doch er hoffte, das von Alexandre du Sommerard gegründete Musée de Cluny werde den Wissenschaftlern von ähnlichem Nutzen sein.[84] Und noch ein weiterer Mediävist, der Comte de Montalembert, der die chaotische neuerliche «Restaurierung» der nach Saint-Denis und anderswohin zurückgeschafften Monumente beklagte, war der Ansicht: «Die Monumente unserer Vergangenheit sind wesentliche Hilfsmittel dieser Forschungen, es sind immer noch lebendige Zeugnisse, die wir jeden Tag konsultieren sollten.»[85] Doch welchen Eindruck das Musée des Monuments Français auf einen jungen Historiker machen konnte, das hat am lebendigsten Jules Michelet geschildert, und in seinem Werk können wir diesen Einfluß am deutlichsten erkennen:

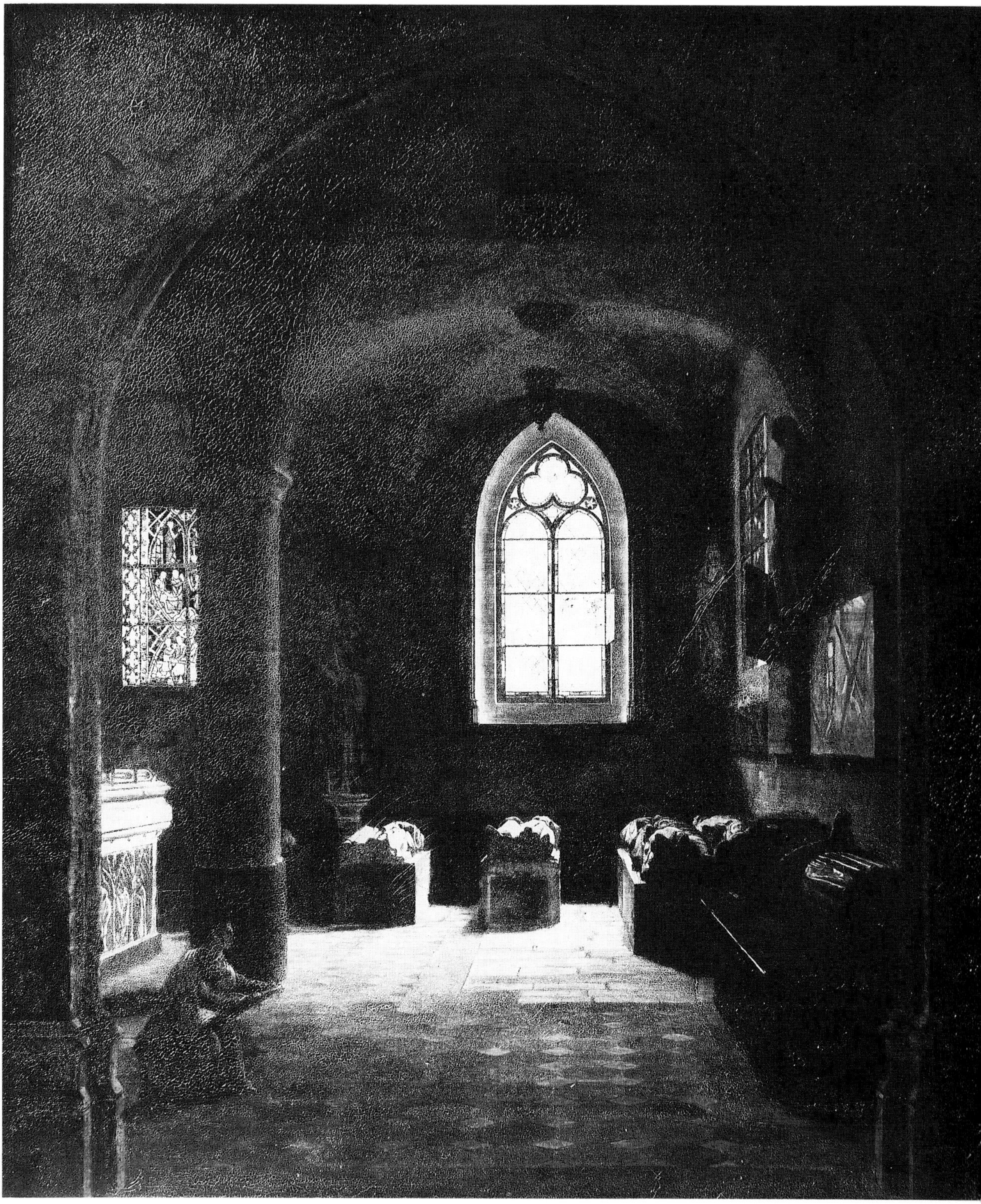

149. Léon-Mathieu Cochereau, Zeichnender Künstler im Musée des Monuments Français, Paris, Musée Carnavalet

«Ich erinnere mich noch an das Gefühl – es war stets dasselbe und stets sehr lebhaft –, das mein Herz höher schlagen ließ, wenn ich als kleiner Junge diese dunklen Gewölbe betrat und diese bleichen Gesichter betrachtete; wenn ich neugierig suchend und ängstlich zugleich von Saal zu Saal, von Zeitalter zu Zeitalter lief [Abb. 149]. Was suchte ich? Ich weiß es nicht. Das Leben ohne Zweifel, und den Geist der Zeiten. Ich war mir gar nicht so sicher, daß sie wirklich tot seien, all diese marmornen Schlafenden, die da auf ihren Tumben ausgestreckt lagen; und wenn ich von den prachtvollen, aus glänzendem Alabaster gefertigten Monumenten des 16. Jahrhunderts in den niedrigen Raum der Merowinger trat, in dem sich das Dagobertkreuz befand, war ich mir gar nicht sicher, ob nicht Childerich und Fredegunde sich von ihrer Lagerstatt erheben würden.»[86]

Das Musée des Monuments Français, schrieb Michelet bei anderer Gelegenheit,[87] habe ihm zum erstenmal ein lebendiges Gefühl von Geschichte vermittelt, und in der Tat hatte noch kein Wissenschaftler in dieser Weise vom künstlerischen Erbe gesprochen. Wäre Michelet unfähig gewesen, solche Gefühle zu vertiefen und zu entfalten, dann hätte er lediglich zu der ausdrucksstarken und malerischen (um nicht zu sagen rhetorischen) Prosa gefunden, die man ihm so oft vorgeworfen hat. Zum Glück aber vermochte er aus den Bildwerken, die ihm so viel bedeuteten, weit größeren historischen Nutzen zu ziehen, indem er sich auf die Diskussion stützte, die man, wie wir gesehen haben, bereits ein halbes Jahrhundert lang geführt hatte. So war er denn der erste große Historiker, der den Versuch machte, sämtliche Aspekte der Vergangenheit – die psychologischen und geistigen ebenso wie die erzählerischen und politischen – weitgehend auf der Grundlage der vorhandenen visuellen Zeugnisse zu rekonstruieren.

10

Michelet

1.

Erst 1846, im Alter von achtundvierzig Jahren, berichtete Michelet erstmals in gedruckter Form von dem überwältigenden Eindruck, den das Musée des Monuments Français auf ihn als Kind gemacht hatte, und sieben Jahre später beschrieb er mit großer Eloquenz die Besuche, die er dem Museum «so viele Male» mit seiner Mutter abgestattet hatte – Besuche in jenen niedrigen, dunklen Räumen, in denen er sich vorstellte, die ersten Könige Frankreichs könnten sich plötzlich aus ihren Gräbern erheben.[1] Damals hatte er bereits in einer Reihe von Büchern bewiesen, mit welchem Geschick er die Vergangenheit wiedererstehen zu lassen vermochte, und darin sah er mit vielen seiner Bewunderer eine der wichtigsten Aufgaben des Historikers.[2] In seinen Vorlesungen hatte er jedoch – seit der ersten, die er 1838 am Collège de France hielt – schon lange zuvor auf das Musée der Monuments Français hingewiesen, und wie er in seinem Tagebuch verzeichnete, fühlte er sich bei der Erinnerung daran «in meine Kindheit zurückversetzt».[3] Es muß daher überraschen, daß er weder in der Darstellung seiner Kindheit, die er mit zweiundzwanzig zu schreiben begann, noch in seinen Tagebüchern aus derselben Zeit das Museum erwähnt, obwohl es erst wenige Jahre zuvor aufgelöst worden war.

Michelet wuchs in ärmlichen Verhältnissen auf, seine Kindheit war durch Hunger und Kälte geprägt; sein Vater, ein Drucker, wurde in den Schuldturm gesperrt, seine Mutter starb, als er siebzehn Jahre alt war. Er beschreibt seine Angst angesichts der Härte und Fühllosigkeit in seiner Umwelt und die Einsamkeit, in die er sich deshalb gedrängt fühlte. Aber er beschreibt auch den Ausgleich, den er fand. Zwar waren seine erwachende Sinnlichkeit und eine zeitweilige Hinwendung zum Glauben durchaus zweischneidige Segnungen, die tiefe Zuneigung zu seinem Schulfreund Paul Poinsot jedoch (für den er so früh seine Memoiren schrieb, der aber starb, bevor sie fertig waren) brachte ihm nur glückliche Gefühle. Dasselbe galt für seine ausgiebige Lektüre; er las alles, was ihm in die Hand kam – nicht nur in Französisch, sondern auch in Griechisch, Latein und Englisch, später dann in Deutsch und Italienisch. Und er machte Pläne für umfangreiche Bücher. Doch nirgendwo in den Berichten über seine Kindheit und Jugend, die er als junger Mann schrieb, finden wir irgendeinen interessanten Hinweis auf die bildenden Künste, die in seinem späteren Leben und Werk noch eine so bedeutsame Rolle spielen sollten. Zwei Jahre lang besuchte er Zeichenkurse, zusammen mit einem gewissen Mossa, einem extremen Royalisten und «Kleinbürger, Künstler ohne Talent und ohne jedes Urteilsvermögen, wie ich später bemerkte, denn für ihn gab es nichts Schöneres als Vanloo und Boucher», aber die Kurse erwiesen sich als wertlos «wegen des schlechten Tons der Schüler».[4] Etwa acht Jahre später, mit zweiundzwanzig, sah er sich gemeinsam mit seiner Freundin Pauline Rousseau (die er 1824 heiraten sollte) Davids Gemälde ‹Der Tod des Sokrates› an, das damals zeitweilig im Musée du Luxembourg hing. Vor dem Bild hielt er ihr einen «Vortrag über Geschichte und Mythologie», und während sie Davids ‹Leonidas› und vor allem Girodets

‹Endymion› bewunderte, zeigte er ihr «auf sichtbare Weise, daß die Statue der Venus auf einer Ziege Eindruck auf mich machte».[5] Und das ist schon alles.

Im Jahr 1824 – er lehrte inzwischen Geschichte am Collège de Sainte-Barbe – «entdeckte» er Vico und machte sich daran, Auszüge aus der ‹Scienza Nuova› und anderen Werken zu übersetzen. Wahrscheinlich weckte diese anregende Erfahrung sein Interesse an der Überwindung der Schranken zwischen den verschiedenen Disziplinen. Im August 1825 bereitete er den Boden, indem er einer Rede anläßlich einer Preisverleihung das Thema «L'unité de la science» (die Einheit der Wissenschaft) gab. Darin führte er aus, daß man die einzelnen Zweige der Wissenschaft – Sprachen, Literatur, Geschichte, Physik oder Mathematik – niemals isoliert studieren solle.[6] Drei Monate später war er mit solchen Ambitionen nicht mehr zufrieden und notierte in sein Tagebuch: «Geradesogut könnte man eine glanzvolle Rede über die Einheit der Geschichte des Menschengeschlechts halten».[7] Er erkannte die Schwierigkeiten, die dem Projekt innewohnten; eines der Probleme, die ihm zu schaffen machten, war die Frage, welche Zeitspanne die Untersuchung abdecken mußte, wenn das Vorhaben praktikabel bleiben sollte; wählte er sie zu kurz, war es unmöglich, den Zusammenhang zwischen den verschiedenen Tätigkeitsfeldern herzustellen; wählte er sie zu lang, wurde die Aufgabe unausführbar.[8] Dennoch reizten ihn die hier eröffneten Möglichkeiten auch weiterhin, und in dieser Zeit, Ende 1825 und Anfang 1826, erlangen seine Ideen erstmals unmittelbare Bedeutung für das Thema unseres Buches.

Wie bereits angemerkt, zeigte Vico kein Interesse an den bildenden Künsten, doch Michelet erkannte sogleich, daß sie in seinem Ansatz eine wichtige Rolle spielen würden. Am 12. Februar 1826 notiert er in sein ‹Journal des idées› einige Gedanken zur Behandlung der französischen Geschichte im 16. Jahrhundert; dort heißt es unter anderem: «Man könnte mit der politischen und literarischen Geschichte der Liga beginnen, dann die Geschichte des 16. Jahrhunderts und die Literaturgeschichte Frankreichs anschließen. Der Bildteil könnte sehr interessant werden: 1. Porträts der großen Autoren; 2. zeitgenössische Gemälde der wichtigsten Szenen (Prozessionen, Massaker), soweit es sie gibt; 3. Medaillen und Münzen, 4. Wappen und Embleme des Hochadels; 5. Monumente und Bauwerke der Zeit; 6. Stadtplan von Paris zu dieser Zeit; 7. Karte Frankreichs. Gibt es Sammlungen von Predigten und Liedern aus dieser Zeit? Man könnte sie mit Reden und Liedern der Revolution vergleichen ...»[9]

Trotz der Aufzeichnungen aus den Jahren 1820 bis 1822 sowie der bereits zitierten Notizen über seine Lektüre und seine Ideen begann Michelet – abgesehen von einigen sehr kurzen Vermerken während seiner Deutschlandreise 1828 – leider erst 1830, regelmäßig Tagebuch zu führen, und er setzte diese Übung bis ans Ende seines Lebens fort. Der Gedanke, sein tägliches Tun vollständiger festzuhalten, kam ihm auf seiner ersten Italienreise. Solche Aufzeichnungen hatten inzwischen schon Tradition, doch Michelets Tagebücher schlagen einen neuen Ton an. Von den üblichen Reisetagebüchern unterscheiden sie sich durch eine nahezu unersättliche Lust an der Besichtigung von Monumenten aller Art; es ist kaum anzunehmen, daß sich irgend jemand vor ihm so viele Kirchen und Schlösser, Gemälde und Skulpturen angesehen und dann das Bedürfnis verspürt hätte, kurze und oft sehr eindrucksvolle Kommentare dazu aufzuzeichnen. Doch überraschend ist nicht nur die Menge der Beobachtungen, sondern auch der Gebrauch, den er davon machte.

Als Michelet 1830 Italien besuchte, hatten sich weder die äußere Erscheinung des Landes noch die Kriterien, nach denen man die dortigen Monumente beurteilte, grundlegend gegenüber den Zeiten Montesquieus, Gibbons und anderer Reisender des 18. Jahrhunderts gewandelt; so galt sein Besuch denn auch vielfach Stätten, die auch sie besucht hatten. Doch anders als sie, interessierte er sich nahezu ebensosehr für einfache und unerwartete Dinge wie für die großen und anerkannten Sehenswürdigkeiten; vor allem aber – und darin liegt der größte Unterschied zu ihnen – beschränkte er sich nicht darauf, seine Eindrücke von Bauwerken, Gemälden und Skulpturen in seinen privaten Tagebüchern festzuhalten, sondern ließ sie auch unmittelbar in seine historischen Arbeiten einfließen. In seiner ‹Introduction à l'Histoire universelle› (die er im Alter von dreiunddreißig Jahren veröffentlichte und in der er gegen Ende seines Lebens seinen ersten wirklich bedeutsamen Beitrag zur Geschichtsschreibung erblickte)[10] belegte er den Individualismus, der das Leben in Italien vor allem während des Mittelalters gekennzeichnet hatte, durch den Hinweis auf eine offenkundige Tatsache:

«Italien ist das einzige Volk, das eine bürgerliche Architektur besaß zu Zeiten, als man in anderen Ländern nur religiöse Architektur kannte. Das Wort *pontifex* bedeutet ‹Brückenbauer›. Die etruskischen Monumente besaßen, anders als die des Orients, einen praktischen Nutzen. Es sind Stadtmauern, Aquädukte, Grabmäler; von ihren Tempeln spricht man seltener. Das Italien des Mittelalters baute viele Kirchen, doch dort hielt man zugleich die politischen Versammlungen ab. Während Deutschland, England und Frankreich nur religiöse Bauten errichteten, baute Italien Straßen und Kanäle. Auch übertraf Deutschland Italien im Bau großartiger Kathedralen. Gian Galeazzo Sforza mußte Architekten aus Straßburg holen, um die Kuppel des Mailänder Doms schließen zu lassen.»[11]

Als er dies schrieb, muß er sich an die Monumente erinnert haben, die er einige Monate zuvor in Italien gesehen hatte (auch wenn wir in diesem Falle nichts darüber in seinem Tagebuch finden), und offenbar stützte er seine Erinnerung («deformierte» wäre wahrscheinlich der bessere Ausdruck), indem er eine gewiß nicht verläßliche Hypothese niederschrieb, um daraus eine Schlußfolgerung zu ziehen, zu der er unabhängig davon gelangt sein dürfte.

Immer wieder erleben wir bei Michelet, daß die Allegorisierung des Gesehenen mit dem Akt des Sehens zusammenfällt. Drei oder vier Tage nach seiner Ankunft in Rom blickte er vom Campidoglio auf die Stadt hinunter, und vielleicht erinnerte er sich daran, wie lebendig Herder den Geist des antiken Rom in dessen Bauwerken verspürt hatte, als er notierte: «Das Pantheon steht für die antiken Religionen, das Kolosseum für den Kampf zwischen zwei Religionen, der Petersdom für das Christentum; Aventin und Kapitol stehen für den politischen Dualismus. All das sieht man vom Senatorenpalast auf dem Kapitol.»[12] Für seine ‹Histoire romaine› (die er einige Monate später begann und kurz nach der ‹Introduction à l'Histoire universelle› publizierte) brauchte er diesen Eindrücken nur noch etwas mehr Farbe zu geben, um das erste Kapitel in jener bildkräftigen Weise zu beschließen, die für einen Großteil seiner historischen Schriften so charakteristisch ist: «Betrachtet man diese tragische Stadt vom Kapitol aus, so erkennt man in ihren wichtigsten Monumenten leicht den Fortgang und die Einheit ihrer Geschichte. Das Forum steht für die Republik, das Pantheon des Augustus und des Agrippa für die Vereinigung sämtlicher Völker und Religionen der Alten Welt in ein und demselben Reich, in ein und demselben Tempel. Dieses Monument aus der zentralen Epoche der römischen Geschichte steht im Zentrum der Stadt, während man an den beiden Rändern im Kolosseum die ersten Kämpfe des Christentums, im Petersdom seinen Sieg und seine Herrschaft erblickt.»[13]

Die Reisenotizen, die Michelet während seines ersten Italienbesuchs machte, benutzte er nicht nur für die ‹Introduction à l'Histoire universelle› und die ‹Histoire romaine›, die beide innerhalb eines Jahres nach seiner Rückkehr erschienen, sondern auch für seine ‹Histoire de France›, der er einen großen Teil seines weiteren Lebens widmete. Am 12. April 1830 besuchte er den Braccio Nuovo der Vatikanischen Museen und machte sich Notizen zu zahlreichen Plastiken, darunter auch die ‹Dakischen Gefangenen› (Abb. 150).[14] Im ersten Band seiner ‹Histoire de France›, der im Dezember 1833 erschien, benutzte er diese Aufzeichnungen ausgiebig, um die «tiefe Unpersönlichkeit des germanischen Genius» zu kennzeichnen, die der antike Bildhauer auf bewundernswerte Weise erfaßt habe: «Mit ihrer gewaltigen Größe und ihrem wilden Haar vermit-

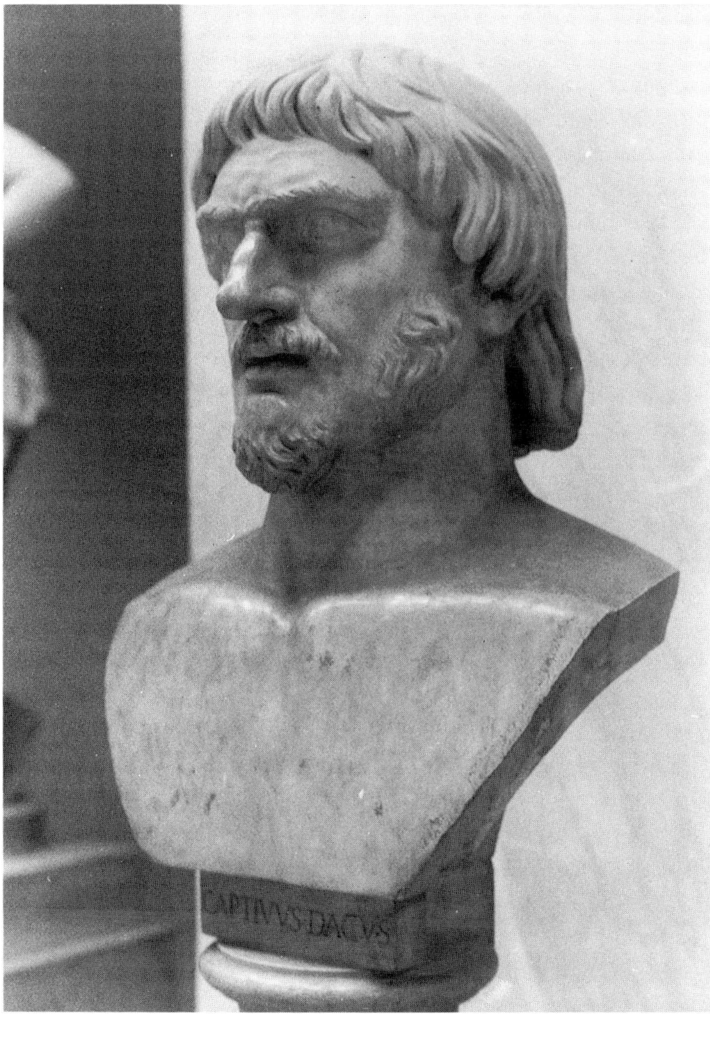

150. Dakischer Gefangener; Marmor, Vatikanische Museen, Braccio Nuovo

teln die Daker im Vatikan keineswegs den Eindruck barbarischer Wildheit, sondern eher den einer großen, rohen Kraft von der Art eines Bullen oder Elefanten, zugleich aber auch das Bild einer außerordentlichen Unentschiedenheit und Unbestimmtheit ... Diese Unbestimmtheit des Blickes bei den hervorragendsten Menschen Deutschlands hat mich oft in Erstaunen versetzt.»[15]

Schon in seinen ersten historischen Schriften konfrontierte Michelet seine Leser mit einem damals gänzlich neuen Konzept: Sowohl die Struktur vergangener Gesellschaften als auch die bestimmenden Merkmale verschiedener Nationen ließen sich durch die einfühlsame Betrachtung der von diesen Gesellschaften und Nationen hinterlassenen Kunstwerke unmittelbar visualisieren und interpretieren. «Solche Monumente», schrieb er über die Kathedralen von Paris, Saint-Denis und Reims, «sind wichtige historische Tatsachen»,[16] und er war stolz darauf, der erste zu sein, der diese Tatsachen zum Verständnis der Vergangenheit heranzog. «Vor mir», so schrieb er in einem Brief, als die beiden ersten Bände seiner ‹Histoire des France› erschienen waren,[17] «hat noch niemand die Geographie aus der Sicht des Historikers betrachtet, hat noch niemand den Versuch zu einer Geschichte der Kunst im Mittelalter gemacht; da nehme ich weder die Deutschen aus noch den Verfasser von ‹Notre-Dame de Paris›. Er ist um Monumente herumgegangen [*tourné autour*]. Ich dagegen habe gezeigt, wie diese Vegetation aus Stein aufgekeimt und gewachsen ist.»

«Tourné autour»: mit diesem Ausdruck beschreibt er in der ‹Histoire de France› die Einstellung derer, die eine gotische Kirche auf dieselbe Weise besichtigen wie ein gotisches Museum. Sie loben die Feinheit der Ornamente, lassen sich in ihrer Unwissenheit von verfeinerten, aber bemühten Beispielen handwerklichen Könnens aus einer Dekadenzperiode beeindrucken, sind aber taub für die tiefere Symbolik, die darin steckt.[18] In seinem Tagebuch[19] können wir nachverfolgen, wie Michelet selbst zwei Jahre zuvor noch um die gotischen Kirchen in der Normandie und der Bretagne «herumgegangen» war, getrieben von eben jener Neugier, von eben jener Suche nach philosophischen Erklärungen und abstrusen Deutungen, welche er später bei anderen brandmarken sollte – doch stets auch darauf bedacht, in die tieferen Geheimnisse einzudringen, die nun fast unwiederbringlich verloren schienen. Er verwirft Victor Hugos vordergründigen Gedanken, die mittelalterliche Baukunst sei kapriziös gewesen, erkennt darin vielmehr eine logische Kohärenz – «eine großartige Dialektik aus Stein»; er vergleicht die Grundrisse der von ihm besuchten Kirchen mit denen in Deutschland oder England, die er nicht alle aus eigener Anschauung kannte; er holt um sechs Uhr früh örtliche Altertumskundler aus dem Bett, damit sie ihm zeigen, in welcher Weise die Abwandlungen der Fensterformen (einfache Öffnungen, gekuppelt oder Drillingsfenster; schlicht oder überladen) bei der Datierung der Gebäude helfen können; er liest die neuesten Abhandlungen zur Baukunst und besucht Bibliotheken, um Einsicht in die örtlichen Zeitungen zu nehmen; er hört sich die gängigen Theorien über den Ursprung der Gotik an – Lyon? Basel? Köln? Rasch bringt er seine Notizen zu Papier in Rouen, in Saint-Ouen, in Caudebec, in Caen, in Morlaix und vielen anderen Städten geringerer Bedeutung; Notizen nicht nur über die Architektur, sondern auch über das alltägliche Leben, über Familienangelegenheiten und persönliche Gefühle; Notizen, die manchmal lebendig und ausdrucksstark, manchmal nur technischer Natur sind. Diese Notizen bilden das Rohmaterial für viele Seiten beredter Darstellung im zweiten Band sei-

ner ‹Histoire de France›, in dem er die Bedeutung des christlichen Glaubens für das mittelalterliche Frankreich beschreibt – eine Bedeutung, die erst dann in ihrer ganzen Tiefe erkennbar wird, wenn man begreift, welch vollkommenen Ausdruck dieser Glaube in den gotischen Kirchen gefunden hat.

Wie oft ist Michelet in dieser Weise durch Europa gereist, hat nicht nur Kirchen besucht, sondern auch die kleinen lokalen Museen, die in den dreißiger und vierziger Jahren des 19. Jahrhunderts allenthalben entstanden: Porträts regionaler Würdenträger, die man in einer erzbischöflichen Bibliothek irgendwo in der Provinz gesammelt hatte, dazu vielleicht ein paar sonderbare Kostbarkeiten aus einem geplünderten Landhaus in der Nähe, Teile der Innenausstattung einer ausgeraubten Kirche und die Ausbeute einer amateurarchäologischen Expedition – und dennoch ebenso wichtig für die Herausbildung eines historischen Sinnes wie die illustrierten Bücher und Zeitschriften, die in wachsender Zahl erschienen. Auch sie studierte Michelet aufmerksam, vor allem die ‹Annales Archéologiques› des strengkatholischen Gelehrten Adolphe Didron (Autor von ‹L'Histoire de Dieu›), der von 1844 an nicht nur zahllose Stiche von Objekten publizierte, die in irgendeiner Weise mit dem christlichen Gottesdienst zusammenhingen, sondern auch erklärte, wie wichtig es war, ihre ikonographische Bedeutung zu entschlüsseln, wenn man die mittelalterliche Kunst wirklich mit Sinn erfüllen wollte.[20]

Michelet hatte selbst in jungen Jahren, bevor er sich angewidert vom Mittelalter abwandte, behauptet, nur der Pilger, nicht aber der Tourist könne die Kunst dieser Zeit wirklich verstehen: «Wir sollten diese Steine behutsam berühren und mit Vorsicht über diese Steinplatten gehen. All das blutet und leidet noch».[21] So kann es denn auch kaum erstaunen, daß ein klerikaler Rezensent nicht recht wußte, wie er die Leidenschaft des Historikers mit dem Mangel an christlichem Glauben in Einklang bringen konnte.[22] Dennoch erkannten seine Zeitgenossen sogleich, welche Bedeutung er der Kunst beimaß und wie neu sein Ansatz war – «die Monumente atmen dort; die Spitzbogen der Kathedralen denken; die Kreuzrippen meditieren und atmen», bemerkte ein Rezensent[23] –, selbst wenn man seine Beispiele nicht immer akzeptierte. In einer langen Folge höflicher, aber kritischer Artikel warf der Baron d'Eckstein (dem Michelet sein Buch zur Besprechung geschickt hatte) ihm vor, er habe Hegel falsch verstanden und die rassischen Besonderheiten der frühen französischen Stämme falsch interpretiert.[24] Eckstein, der aus einer lutherischen Familie deutsch-jüdischen Ursprungs in Altona bei Hamburg stammte, dann, zur Zeit der französischen Besetzung der Stadt, in Rom lebte und dort zum Katholizismus übertrat, war ein einflußreicher Indologe und Kenner orientalischer Religionen (Heine nannte ihn spöttisch «Baron Buddha»).[25] Er reagierte empfindlich auf die Sorglosigkeit, mit der Michelet sich zu weitreichenden Verallgemeinerungen hinreißen ließ. Wie irreführend war es zum Beispiel, die Deutschen auf der Grundlage zweier Skulpturen im Braccio Nuovo des Museo Pio-Clementino als «zutiefst unpersönlich» zu charakterisieren! «Und so finden wir Michelets Gedanken in Stein gehauen im Vatikan», spottete er: «Es ist in Stein übersetztes Deutsch. Was die Daker angeht, will ich das einmal dahingestellt sein lassen. Als ich vor vielen Jahren in Rom war, habe ich nicht daran gedacht, es zu überprüfen.» Aber was hatten die Daker mit den Goten, also den Germanen, zu tun? Und «was die Unentschlossenheit betrifft, mit der die gelehrten Geister Deutschlands Michelet betrachten, ohne ihn zu fixieren, so ist das gewiß eine unglückliche Angelegenheit ... Wenn [Kant oder Les-

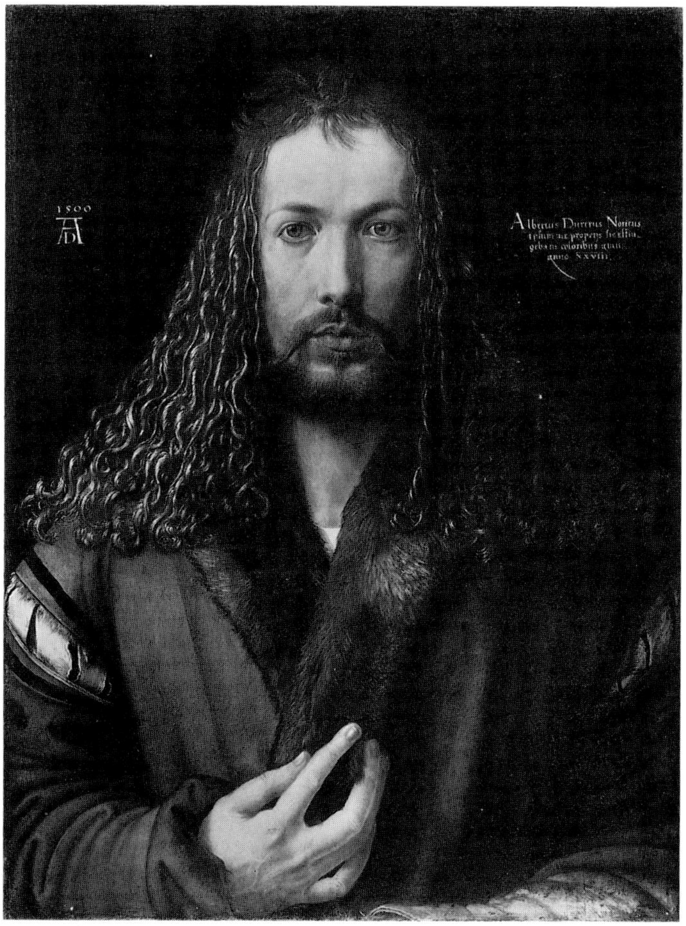

151. Albrecht Dürer, Selbstbildnis, München, Alte Pinakothek

152. Adam Kraft, Selbstbildnis als Trägerfigur für das Sakramentshaus, Nürnberg, St. Lorenz

sing] dem Autor begegnet wären, so hätten sie ihn gewiß mit größtem Vergnügen fixiert; und sie hätten sehr rasch in ihm einen Mann von Herz und Talent erkannt, der mancherlei Kenntnisse hat, aber zuweilen nach Effekten hascht und nach Paradoxa sucht.»[26]

Ebenso skeptisch war Eckstein hinsichtlich der gallischen Kunst, von der Michelet behauptete, «von Anfang an hatte sie etwas Ungestümes, Übertriebenes, Tragisches ..., einen Hang zum Gigantischen, eben jenes Streben nach dem Unendlichen, das später unsere Kathedralen immer höher hinaufwachsen ließ»[27] –, wobei Michelet sich eher auf Textquellen als auf visuelle Zeugnisse bezog. «Ich bekenne», schrieb Eckstein,

«daß ich Schwierigkeiten habe, die Verknüpfung derart unterschiedlicher Ideen nachzuvollziehen. Hat es eine gallische Kunst gegeben? Nein ... Die gallische Kunst, von der Michelet spricht, ist nur eine Form der aus dem Griechischen übernommenen römischen Kunst; sie ist eine Nachahmung, die sich in nichts von der Nachahmung unterscheidet, wie wir sie bei allen Künstlern des Römischen Reiches finden. Das kolossale Element der griechisch-römischen Plastik hat nichts mit jenem «Streben nach dem Unendlichen» gemein, das Michelet den Architekten der mittelalterlichen Kathedralen zuschreibt. Dieses Streben nach dem Unendlichen – falls denn der Ausdruck nicht nur bildhaft, sondern auch exakt sein sollte – ist einzig den Einflüssen des Christentums geschuldet ... Außerdem ist es ein großer Irrtum, die Architektur der mittelalterlichen Kathedralen als *französisch* zu bezeichnen. Die ältesten Bauhütten entstanden am Ufer des Rheins, in Straßburg und in Köln.»[28]

Tatsächlich war Michelet, der die Ergebnisse seiner Forschungen zu Ursprung und Wesen der gotischen Baukunst sorgfältig in seinen Fußnoten aufzeichnete,[29] selbst vom Vorrang der deutschen Steinmetze überzeugt, aber er hatte das Gefühl, daß dieser Stil bei seiner Übertragung nach Frankreich einen radikalen Wandel erfahren hatte.[30] Jedenfalls hinderten ihn Kritiken dieser Art keineswegs, visuelle Quellen auch weiterhin als historische Zeugnisse zu benutzen und ganz andere Fragen als bisher an die Vergangenheit zu stellen.

Michelets Reaktionen auf Architektur, Plastik und Malerei waren stets weitaus tiefer und persönlicher, als es für einen mutigen Historiker erforderlich war, der nach neuen Wegen der Forschung suchte. Während eines Deutschlandbesuchs im Jahre 1842 fand er in der Malerei und in der spätmittelalterlichen Plastik ein Mittel zur Heilung oder zumindest zur Linderung psychischer Probleme, die ihn zu dieser Zeit besonders bedrängten. Er war der erste Autor, der in Dürers strengem, als Brust- und Enface-Bild ausgeführten ‹Selbstbildnis› in München (Abb. 151) jene Ähnlichkeit mit hieratischen Christusdarstellungen erkannte, die für spätere Historiker so offenkundig und zugleich so irritierend war; doch für Michelet war dieser Christus ein Mann mit leiden-

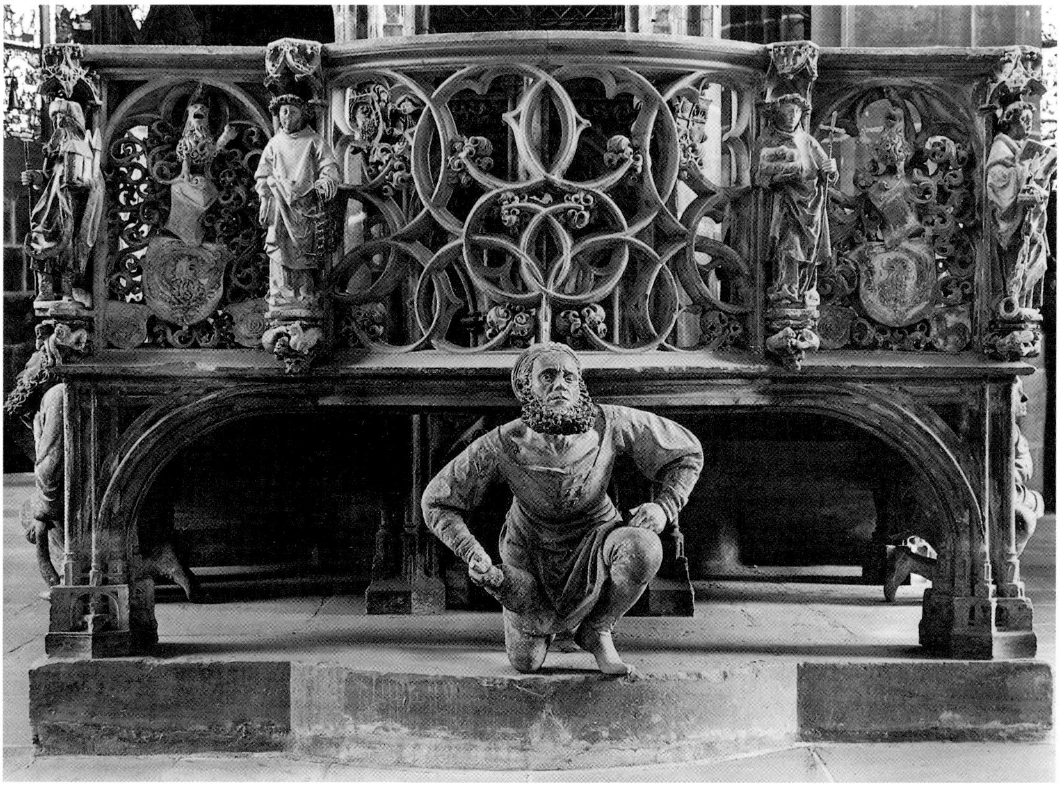

schaftlicher Liebe zur Kunst und zugleich ein «fleißiger, leidender, sublimer Handwerker». Und in der Sankt Lorenzkirche in Nürnberg faszinierte ihn das Selbstbildnis des Adam Kraft (Abb. 152), eine Steinfigur in halbkniender Haltung an der Basis des Sakramentshauses, auf deren Schultern die umlaufende Estrade ruht. Ebenso eindrucksvoll fand er das kleine bronzene Selbstbildnis des Peter Vischer, das halbverdeckt in einer Nische des reich verzierten Sebaldusgrabs steht, mit einer Schürze bekleidet, in der Hand den Hammer. Diese und andere Werke ähnlicher Art zeigten Michelet, daß es keine strenge Grenze zwischen dem Handwerker und dem Künstler geben mußte. Ihn selbst hatte der Gedanke gequält, er sei vielleicht zu sehr Künstler (kein Kritiker hatte jemals seinen meisterlichen Stil bestritten), und sein künstlerisches Temperament – entrückt, selbstbezogen, aristokratisch – könne ihn von den Menschen trennen, denen er seine Herkunft nach zugehörte und für deren Sache er eintrat. Nun sah er in den gotischen Meisterwerken Deutschlands, daß solch ein Verrat keineswegs notwendig war. «Die Reise half mir, mich selbst zu verstehen», schrieb er in sein Tagebuch. «Der Handwerker, ansonsten überall unvollkommen, hat seine volle Entwicklung in Deutschland gefunden.»[31] Und wiederholt betonte er, daß auch er selbst nur ein einfacher, fleißiger Handwerker sei.

2.

Gefühle wie diese mögen erklären, weshalb Michelet in den bildenden Künsten so intensiv nach nützlichen Hinweisen suchte, aber sie werfen nur wenig Licht auf die Frage, wie er sie tatsächlich benutzte. Schon bei seinem ersten Italienbesuch hatte er eine erstaunliche, um nicht zu sagen: sorglose Fähigkeit bewiesen, aus dort besichtigten Monumenten allgemeine Schlußfolgerungen abzuleiten; und obwohl sein Wissen über Kunst mit den Jahren beträchtlich wuchs, änderte sich die Art, wie er Kunstwerke als historische Quellen benutzte, nicht grundlegend.

Für Münzen und Medaillen, die so lange die wichtigsten visuellen Quellen für Historiker gebildet hatten, scheint Michelet sich wenig interessiert zu haben, aber in ein oder zwei Fällen benutzt er mittelalterliche Königssiegel – die in altertumskundlichen Zeitschriften häufig besprochen wurden – in einer Weise als visuelle Zeugnisse, die in der Tat als historisch und nicht als altertumskundlich bezeichnet werden muß. Englische Siegel waren zweiseitig; sie zeigten den Herrscher auf der Vorderseite als König von England und daher sitzend, auf der Rückseite als Herzog der Normandie und daher zu Pferde, ein Schwert schwingend. Französische Siegel hatten nur eine Seite und zeigten den König von Frankreich nur in sitzender Haltung. Dieser Unterschied resultierte aus dem unterschiedlichen Charakter des Königtums beider Länder, doch Michelet sah darin einen sprechenden Beweis für die «bewegungslose Majestät» der französischen Monarchie, obwohl jene Siegel, die den König von Frankreich als Herzog von Aquitanien zeigten, ihn gleichfalls zu Pferde und als Heerführer darstellten. Michelet sah in der sitzenden Haltung nicht nur eine Verkörperung der königlichen Autorität, sondern auch ein Symbol skrupelloser Macht.[32] Später sollte er die These aufstellen, Karl V. von Frankreich sei der erste moderne König des Landes gewesen – verschlagen, gebildet, kalt: «ein sitzender König, wie das königliche Bild auf den Siegeln. Bis dahin hatte man geglaubt, ein König müsse zu Pferde sein. Philipp der Schöne war noch

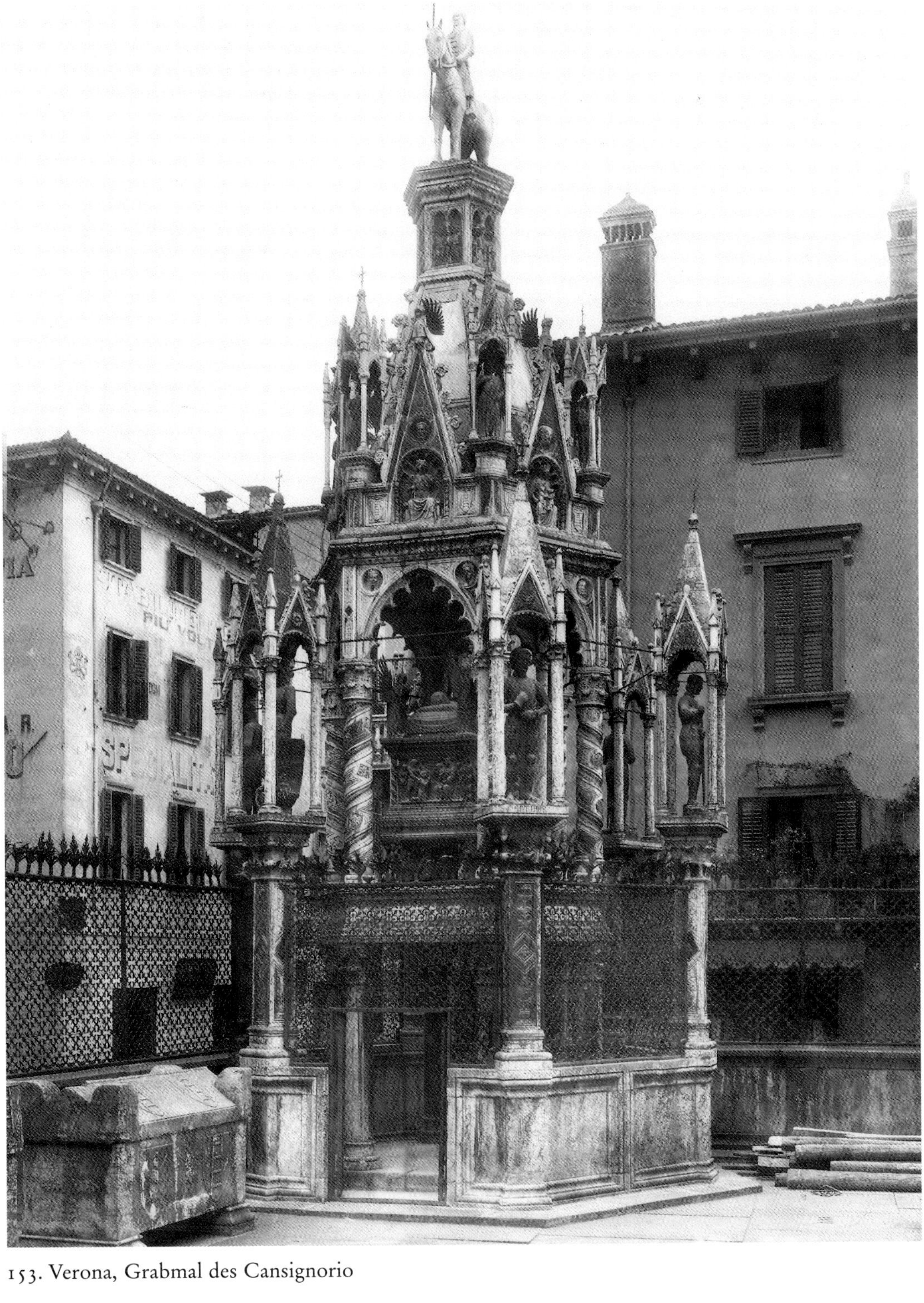

153. Verona, Grabmal des Cansignorio

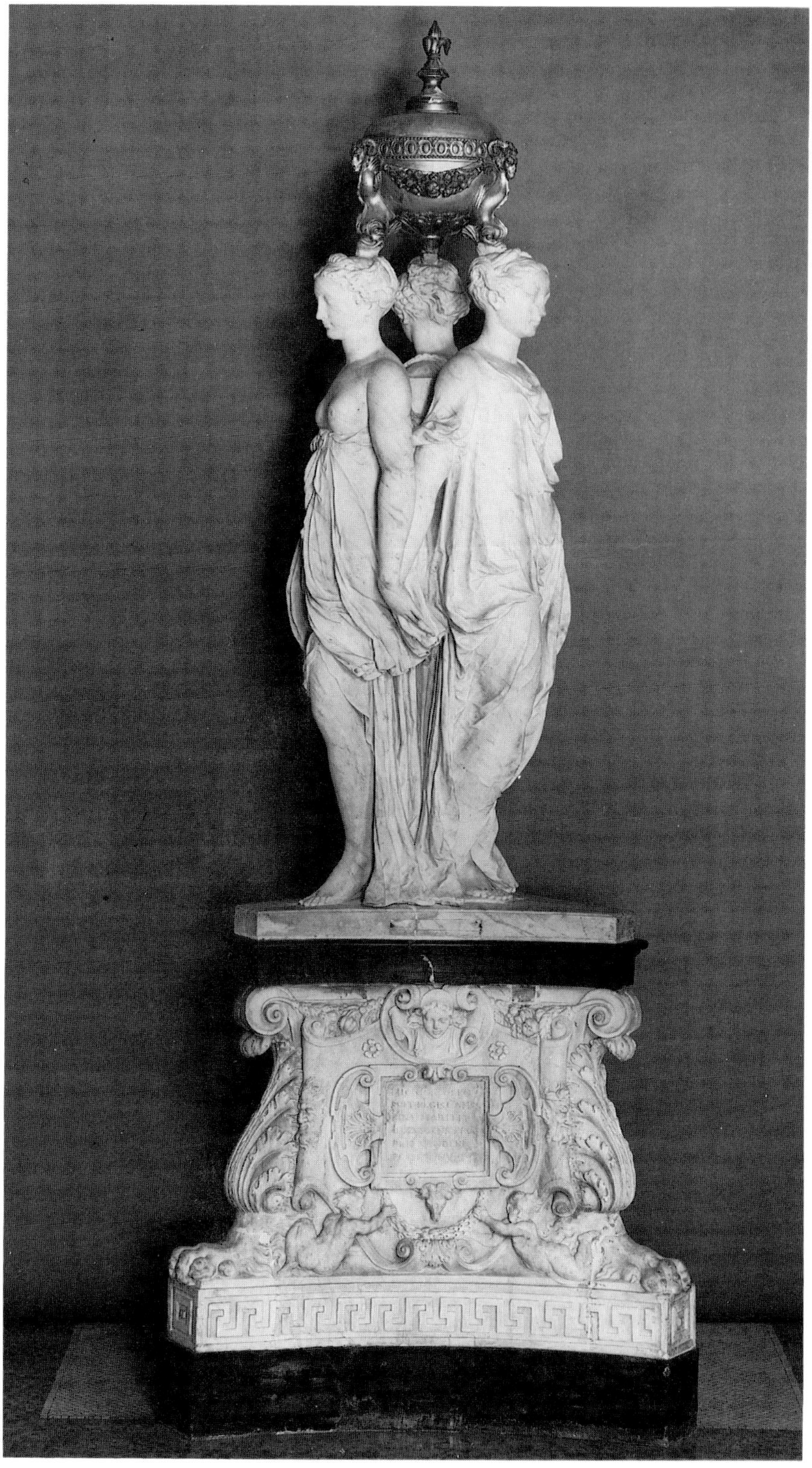

154. Germain Pilon, Die drei Grazien; Marmor, Paris, Louvre

selbst, mit seinem Kanzler Pierre Flotte, nach Courtrai gegangen, um sich schlagen zu lassen. Karl V. kämpfte besser von seinem Thron aus.»[33]

Mittelalterliche Grabmäler hatten seit dem 16. Jahrhundert eine hingebungsvolle Aufmerksamkeit bei Altertumsforschern gefunden; und man hatte sie in schönen Foliobänden, die in England, Frankreich, Deutschland und anderswo erschienen, vielfach abgebildet. Dem Wissenschaftler konnten sie als Handbücher der Kleidung, der Genealogie und der Heraldik dienen; außerdem bildeten sie die vertrauenswürdigste und am leichtesten zugängliche Quelle für die Datierung wichtiger Ereignisse einer ansonsten kaum aufgezeichneten Vergangenheit. Daß sie plausible Porträts berühmter Menschen bieten konnten, galt seit den Zeiten Paolo Giovios als gesichert. Doch wie aus wenigen kurzen Passagen hervorgeht, scheint Michelet der erste Historiker gewesen zu sein, der erkannte, daß die Grabmäler möglicherweise auch Hinweise auf einen Wandel in der Einstellung zum Tod geben konnten – womit er den Boden für manche neueren Forschungen bereitete. Louis, Herzog von Orléans (der 1407 ermordet wurde), hatte eine bemerkenswerte Anweisung zur Gestaltung seines Grabmals hinterlassen; er wünschte, liegend, in der Haltung des Todes, dargestellt zu werden, «im Habit der Zölestinermönche, unter dem Kopf statt eines Kissens einen unbehauenen Stein in der Art eines Felsbrockens und zu meinen Füßen statt eines Löwen … einen weiteren unbehauenen Stein». Diese Instruktionen nahm Michelet zum Ausgangspunkt für die These, daß «im frühen Christentum, in den Zeiten lebendigen Glaubens, der Schmerz geduldig ertragen wurde; der Tod schien ein kurzes Scheiden; er trennte, aber nur, um aufs neue zu vereinen». Dieser starke Glaube an die Seele und die Wiedervereinigung der Seelen finde seinen Ausdruck in der geringen Aufmerksamkeit, die man den sterblichen Überresten schenkte, und damit auch im Fehlen prunkvoller Grabmäler. Später jedoch, im 15. Jahrhundert, hatte der Glaube nahezu unmerklich nachgelassen, mit dem Ergebnis, daß man nun die sterblichen Überreste verschönern und glorifizieren mußte; aus dem schlichten Grab wurde eine Kapelle oder gar eine Kirche, deren Gott der Tote war.[34] In einer natürlichen Gedankenverbindung erinnerte sich Michelet dann an die Grabmäler der Scaliger im «stillen Verona», wo er zwei Jahre zuvor in sein Tagebuch notiert hatte: «Die Kunst ist hier keineswegs Kunst, sondern Geschichte, das ganze Geschichtsdrama des Mittelalters.»[35] Und ohne daß dem irgendeine Bedeutung zukäme, wie er selbst eingesteht, vergleicht er das wuchtige, schlichte, anonyme Grabmal, dessen Besitzer – wie er aus Maffeis ‹Verona Illustrata› erfuhr[36] – nicht identifiziert werden konnte, mit dem daneben stehenden prunkvollen Grabmal, das aus drei Stockwerken mit Figuren von Heiligen und Propheten bestand und von einem marmornen Reiterstandbild gekrönt wurde. Dies war das Grabmal des Cansignorio (Abb. 153), und das andere mußte – «allem Anschein nach» – das seines Bruders sein, den er ermordet hatte …[37] Doch Michelets schärfste Reaktion auf das historische Zeugnis von Grabplastiken löste Germain Pilons berühmte Marmorgruppe der ‹Drei Grazien› im Louvre aus (Abb. 154); die drei Frauengestalten tragen eine Urne, die das Herz Katharinas von Medici («falls sie denn eines hatte») aufnehmen und nahe dem Herzen ihres Gatten Heinrich II. aufbewahren sollte, zu dessen Ehren sie das Monument in Auftrag gegeben hatte. Von Anfang an gab es kontroverse Auffassungen über die feingearbeiteten, halbnackten Figuren, und die Zölestinermönche der Kirche, in der sie aufgestellt wurden, hatten gehofft, sich mit der Deutung durchsetzen zu können, sie stellten die drei theologischen Tugenden dar.[38] Einige Autoren folgten dieser Auffassung,[39] doch als Lenoir die Gruppe im Musée des Monuments Français ausstellte, bestand er zu Recht auf der These, es handele sich um die drei Grazien.[40] Michelet jedoch, der die gut dokumentierten Belege für diese Auffassung nicht kannte und der inzwischen diskreditierten Tradition folgte,[41] wonach «diese hübschen fülligen Figuren gewiß Porträts sind», gelangte zu dem eisigen Schluß: «Diese Schönen sollen die drei theologischen Tugenden darstellen, die Katharina bekanntlich in ihrem Herzen trug: Glaube, Hoffnung und Liebe.»[42]

Michelet erkannte, wie irreführend es sein konnte, wenn man die schmeichelhaften Grabmonumente als unparteiische Information über die Leistungen des illustren Verstorbenen wertete, doch bei Porträts verließ ihn gelegentlich seine Urteilskraft. Man hat ihn – durchaus verständlich – wegen der Naivität kritisiert, mit der er bereit war, gerade jene Merkmale in die Züge der dargestellten Personen hineinzulesen, die er dort zu finden erwartete.[43] Das Irrige eines solchen Vorgehens hatte Gibbon, wie wir gesehen haben, schon fast ein Jahrhundert zuvor erkannt, und Michelet untermauerte sein Fehlurteil manchmal noch dadurch, daß er sich auf falsch identifizierte Porträts stützte, aus denen er dennoch jene charakterlichen Stärken oder Schwächen ablesen zu können glaubte, nach denen er bei einer ganz anderen historischen Persönlichkeit suchte. Als er in Ferney auf ein falsch zugeschriebenes Porträt der Maria Theresia stieß, glaubte er, eine Darstellung Katharinas der Großen, dieses «scheußlichen russischen Minotaurus», vor sich zu haben: eine mittelmäßige Arbeit, gewiß, aber immerhin das Werk eines glaubwürdigen flämischen Künstlers, der weder zu lügen noch zu schönen vermochte und mit pedantischem Fleiß gemalt hatte, was er sah. Welch ein Unterschied zwischen ihrem harten, finsteren, unmenschlichen Ausdruck und dem «süßlichen weiblichen Cäsar», den so viele abgeschmackte Porträts zeigten! Doch diese Verwandlung ließ sich nur allzuleicht erklären: durch ihre Verbindung zu Mördern wie Orlow und Potemkin, durch ihre eigene Verstrickung in Morde, durch ihre perfiden Grausamkeiten und die Massenhinrichtungen in Polen oder der Türkei, durch die Brutalität, welche die «alte Frau durch den schlammigen Strom gekaufter Liebe unablässig erneuerte». All das war auf dem Bild in Ferney sichtbar, und es muß Voltaire einen Schock versetzt haben, als es ihm 1770 ihren von Fett und Lasterhaftigkeit aufgeschwemmten Körper enthüllte.[44] Michelet hegte keine besondere Sympathie für Maria Theresia – doch ihre Laster waren gänzlich anderer Art; sie war eine scheinheilige Intrigantin, eine Frömmlerin, die ihre Kirchenreform nur deshalb vorantrieb, weil sie hoffte, an Kirchenbesitz zu gelangen.[45] Hätte er gewußt, daß sie auf diesem Bild dargestellt war, hätte er höchstwahrscheinlich eine gnadenlose Bloßlegung eben dieser Laster darin erkannt.

Michelets Umgang mit Porträts hatte noch weitere Schwächen. Als er das Aussehen Karls IX. vor dem Blutbad der Bartholomäusnacht beschreibt, stützt er sich auf eine lebendig geschriebene zeitgenössische Schilderung, die in den Worten gipfelt, der König habe zuweilen ein «kleines, krampfhaftes Lächeln» gezeigt, «bei dem das Auge sich schief und in völligem Mißklang mit dem verzerrten Mund zu einem komischen Zwinkern halb geschlossen» habe.[46] Michelet führt nun aus, sowohl die Zeichnung in der Bibliothèque Sainte-Geneviève[47] als auch die sehr schöne Büste im Louvre (Abb. 155)[48] hätten diesen Zug «kaum anzudeuten gewagt» – als wüßte er nicht, daß

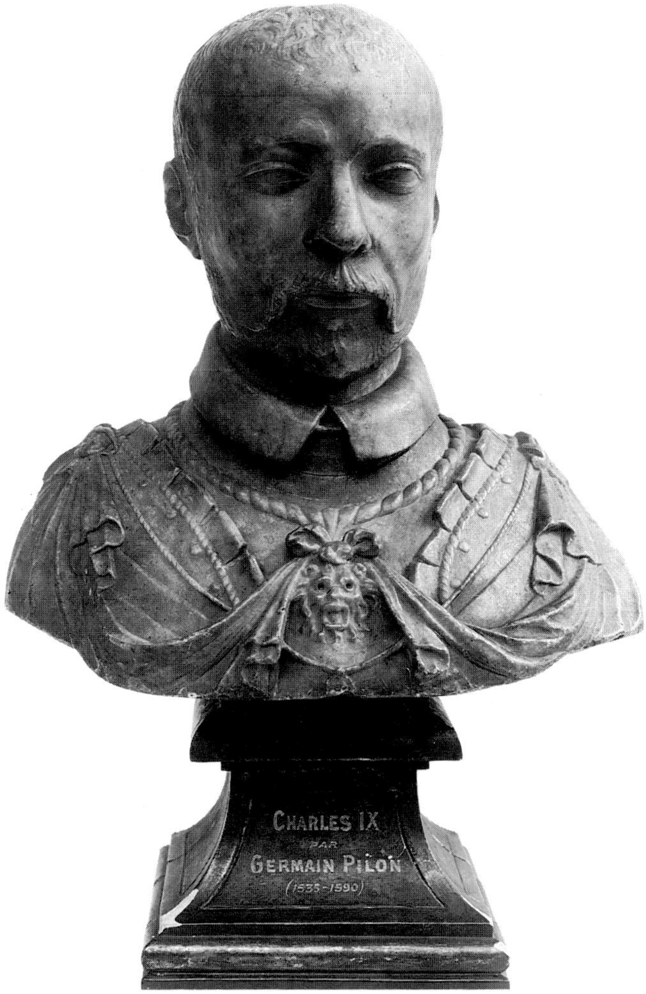

155. Germain Pilon (Werkstatt), Karl IX.; Marmor, Variante der Büste im Louvre, New York, Metropolitan Museum of Art, Vermächtnis Altman

eine offizielle königliche Büste kaum der Ort ist, an dem man hoffen darf, Hinweise auf einen derart entstellenden Tic zu finden.[49] Solche methodischen Fehler sind der Preis, den Michelet für einen ebenso originellen wie gründlichen Ansatz im Umgang mit historischen Porträts zahlte.

Es liegt auf der Hand, daß Michelets überwältigender Drang, die Vergangenheit «wiedererstehen» zu lassen, ihn vor die Notwendigkeit stellte, sich und seinen Lesern die äußere Erscheinung der wichtigsten von ihm behandelten Gestalten möglichst genau vor Augen zu führen. Michelet hielt die «malerische» Geschichtsschreibung für oberflächlich,[50] weil sie allzuviel Bedeutsames ausließ und nur beschreiben, nicht aber erklären konnte. Die Zeit, in der er aufgewachsen war, hatte die Theorien Lavaters, Galls und anderer Autoren aufgenommen, in zahllosen Karikaturen und «physiognomischen» Handbüchern mit seriöser oder humoristischer Zielsetzung waren sie verbreitet worden, und so übernahm er die Vorstellung, wonach man die Motive eines Menschen wenigstens zum Teil durch das Studium seiner Gesichtszüge erschließen könne. Dabei schien ihm eine Quelle besonders geeignet, überzeugende Ergebnisse zu liefern.

Farbige Pastelle mit Porträts der führenden Persönlichkeiten an den französischen Höfen des 16. Jahrhunderts waren Altertumskundlern und Sammlern schon seit langem bestens bekannt. Noch bevor das Jahrhundert zu Ende ging, fand André Thevet Zugang zu den Zeichnungen, die sich im Besitz der Katharina von Medici befanden; später trug Roger de Gaignières 250 Porträts zusammen, die 1717 der Bibliothèque Royale einverleibt wurden;[51] und etwa um dieselbe Zeit erwarb Henry Howard, später der vierte Earl of Carlisle, in Florenz eine ausgezeichnete Sammlung von 300 Zeichnungen, die allerdings ein wenig beachtetes Dasein auf seinem Familiensitz Castle Howard in Yorkshire fristete.[52] Es kann kaum überraschen, daß Zeichnungen dieser Art die besondere Aufmerksamkeit Alexandre Lenoirs erregten, der sich so sehr um die Bewahrung der Bilddokumente aus der französischen Geschichte verdient machte, und er mehr als vierzig solcher Zeichnungen aus unterschiedlichen Quellen, die sich nicht mehr eruieren lassen, sowie zweihundert Porträtgemälde an sich brachte. Schon zu Zeiten, als das Musée des Monuments Français unter seiner zupackenden Führung florierte, machte er sich daran, diese Parallelsammlung aufzubauen. Im Jahr 1838 erwarb der Duke of Sutherland all diese Bilder und bewahrte sie in Stafford House in London auf,[53] bis sie später im 19. Jahrhundert zusammen mit den Bildern aus Castle Howard in den Besitz des Duc d'Aumale gelangten und nach Frankreich zurückkehrten.[54]

In den frühen zwanziger Jahren des 19. Jahrhunderts hatte man versucht, etwas Ordnung in das äußerst unklare Arrangement der Zeichnungen aus den Gaignières-Beständen und anderen Sammlungen in der Bibliothèque nationale zu bringen. Jean-Adrien Joly, der Leiter des dortigen Kupferstichkabinetts, ließ sie in zwei Bänden zusammenbinden; auch über die Urheber machte man sich Gedanken, während die Identifizierung der Abgebildeten keine Mühe bereitete, da ihr Name in der Regel auf den Blättern verzeichnet war. Traditionell schrieb man die Blätter einem mysteriösen «Cornelio» und einigen anderen Zeichnern zu, darunter auch Franz I. selbst,[55] und Joly scheint an dieser Zuschreibung festgehalten zu haben. Als er 1825 von einem mittelmäßigen Historienmaler namens Jacques-Joseph Lécurieux eine weitere Gruppe von sechsundfünfzig ganz ähnlichen Porträtzeichnungen erwarb, beschrieb er sie jedoch anachronistisch als «verschiedene Personen aus der Zeit Heinrichs III., in Pastell gezeichnet und Janet [d. i. Jean Clouet] zugeschrieben».[56] Einige Jahre später bemerkte Jolys Nachfolger, daß eine dieser Zeichnungen die Aufschrift «Fulonius fecit» trug, und gab dem Band, in dem er sie zusammen mit anderen Zeichnungen zusammenbinden ließ, den Titel «Porträts von Foulon und anderen»; einige Autoren haben die These aufgestellt, Benjamin Foulon, ein Nachfolger der Clouets, sei für die Zuschreibung der Zeichnungen verantwortlich gewesen.[57] Inzwischen wird allgemein anerkannt, daß diese Kreidezeichnungen beträchtliche Unterschiede hinsichtlich Qualität, Originalität, Zweck, Entstehungszeit und Urheberschaft aufweisen; die Tatsache, daß Michelet dies nicht erkannte, hatte weitreichende Folgen für die Schlüsse, die er daraus zog.

Seit dem ersten Jahrzehnt des 19. Jahrhunderts hatten Künstler und Kunstliebhaber die reichen graphischen Bestände der Bibliothèque nationale benutzt. Der Öffentlichkeit waren sie dienstags und freitags zugänglich, doch von registrierten Besuchern konnten die Sammlungen auch an anderen Tagen eingesehen werden. Seltsamerweise erscheint Michelets Name nicht in den Registern,[58] und noch seltsamer mutet an, daß er in seinen Tagebüchern niemals davon spricht. Dennoch muß er ausgiebig sowohl im Cabinet des Estampes als auch in der Bibliothèque Sainte-Geneviève gearbeitet haben, wo sich eine weitere bedeutende Gruppe von Porträtzeichnungen des 16. Jahrhunderts befand (die 1861 in die Bibliothèque nationale überführt wurden),[59] denn seine Bücher enthalten begeisterte Beschreibungen von Zeichnungen (und zahlreichen Drucken), die sich in diesen beiden Sammlungen befanden.

Der «Foulon»-Band, der Michelet besonders beeindruckte, auch wenn er diese Bezeichnung offenbar recht unterschiedslos benutzte,[60] besteht nach neuester Einschätzung aus Zeichnungen, die um 1571 in François Clouets Atelier entstanden – mit Sicherheit aber vor der Bartholomäusnacht des folgenden Jahres, da Admiral de Coligny, der Führer der Hugenotten darin zu finden ist. Die Porträts zeigen zumeist Personen aus dem Kreis der Katharina von Medici – darunter auch eine Reihe von Protestanten –, und man hat die Auffassung vertreten, Katharina habe das Album als Geschenk für die Duchesse de Villeroy anfertigen lassen, deren Familie darin stark vertreten ist.[61] Dem modernen Auge erscheinen diese Zeichnungen einschmeichelnd, elegant, recht nichtssagend und sehr sorgfältig gearbeitet. Im frühen 19. Jahrhundert jedoch sah man in ihnen (und anderen ähnlichen Arbeiten) Vorstudien für die zahlreichen gemalten Bildnisse derselben Persönlichkeiten, die sich in öffentlichen und privaten Sammlungen fanden. Von Holbein, der den Clouets darin möglicherweise als Vorbild gedient hatte, wußte man, daß er viele seiner besten und eindrucksvollsten Zeichnungen zu diesem Zweck angefertigt hatte.[62] Ohne Zweifel hatte Michelet das Gefühl, daß «diese bewundernswerten, in ihrer Wahrheit schrecklichen Zeichnungen uns diesen Hof erhalten haben. Sie alle strafen die Drucke, die Erinnerungen und die geschriebenen Porträts Lügen. Diese wahrhaftigen, unerbittlichen, anklagenden, von leidenschaftlicher Hand mit drei Kreidestiften im Angesicht der Originale hingeworfenen Zeichnungen bedürfen keiner Inschrift. Sie sprechen für sich selbst. Das ist Guise, das ist der Kardinal, das ist Coligny, das ist der Konnetable. Jede von ihnen schreit: ‹Das ist er›.»[63]

Michelet hatte den Eindruck, daß die Umstände, unter denen die Porträts offenbar entstanden waren, ihnen eine ganz besondere Glaubwürdigkeit verliehen. So vergleicht er die Zeichnung der drei Brüder Coligny im Cabinet des Estampes (Abb. 156), die wahrscheinlich vor der Ermordung des Admirals im Jahre 1572 entstand,[64] mit dem nach dieser Vorlage geschaffenen Stich (Abb. 157), den Marc du Val im Jahre 1579 signierte (zu einer Zeit, als die Position der Hugenotten am Hof sich wieder verbesserte), und behauptet dann, der Stich verzerre das Wesen des Originals, weil er den Admiral übertrieben kriegslüstern darstelle: «Der Stecher träumte von der Bartholomäusnacht, und diesen Traum zeichnet er ihm ins Gesicht. Er hält ihn für einen kriegerischen Menschen, diesen unter allen so friedlichen Mann!»[65] Nun trifft es durchaus zu, daß die Feinheit der Zeichnung in der groben Fassung, die wir auf dem Kupferstich finden, gänzlich verschwunden ist; doch der moderne Betrachter wird den Grund dafür eher in den Unterschieden des Mediums suchen als in einer abweichenden Deutung des Charakters der dargestellten Person.

Bei anderer Gelegenheit verweist Michelet auf Porträtzeichnungen Colignys im Cabinet des Estampes (Abb. 158), als er den Versuch unternimmt, eine Erklärung für dessen seltsames Verhalten vor der Bartholomäusnacht zu finden – jenem Blutbad, das schon so oft vorausgesagt worden war:

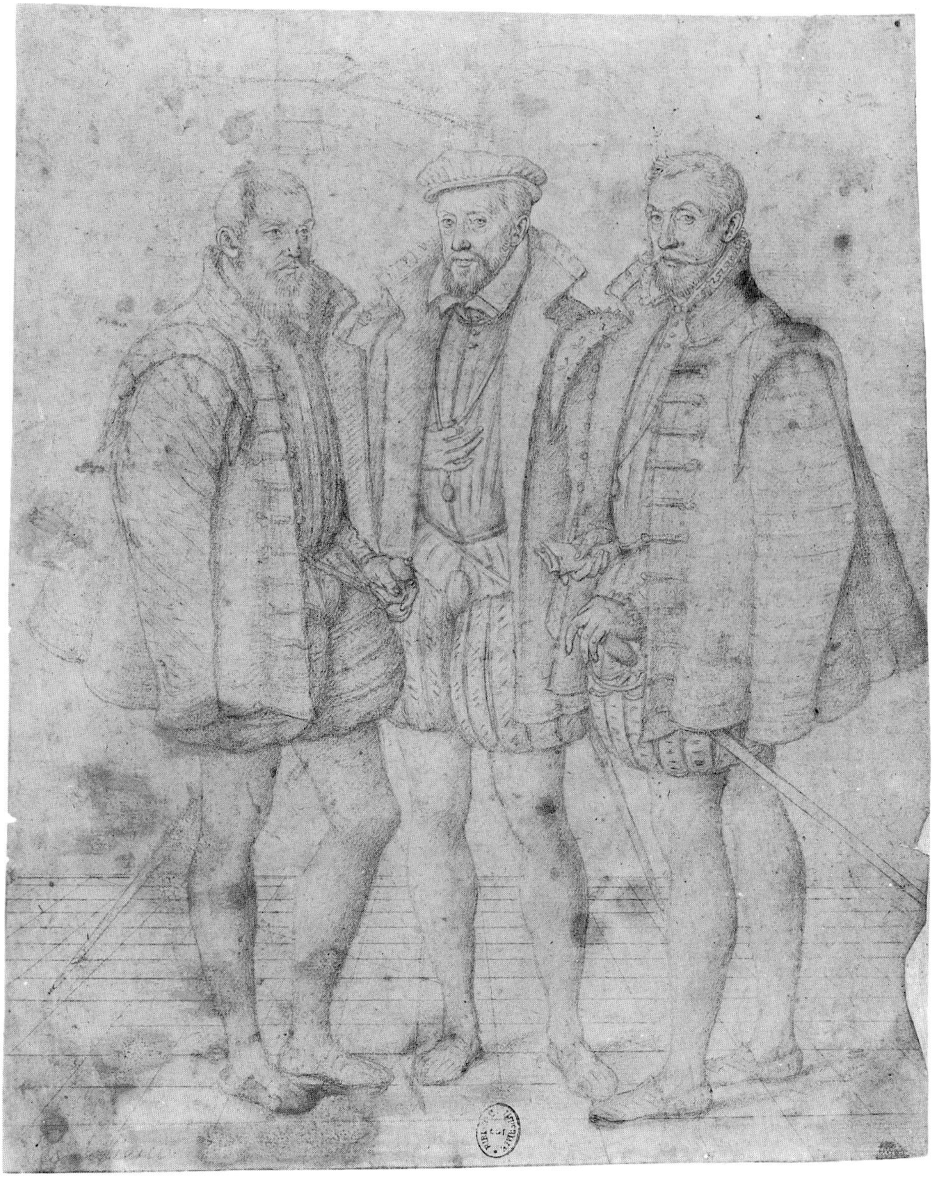

156. Marc du Val, Die drei Brüder Coligny; Kreidezeichnung, Paris, Bibliothèque nationale

«Wie ist es möglich, daß dieser alte Hauptmann, vorsichtig und erfahren, im Dienst ergraut, vor seinen Feinden kapitulierte und sich ihnen selbst auslieferte? War er plötzlich ein Kind geworden, ein dummes kleines Mädchen, dieser Admiral Coligny? Oder lag es daran, daß seine zweite Heirat (von der noch die Rede sein wird) ihn weich gestimmt hatte, so daß er Frieden um jeden Preis wünschte? Lag es daran, daß dieser allzu gute Ehemann sich stets von seinen Frauen treiben ließ, von der ersten (wie wir gesehen haben) zum Krieg, von der zweiten zum Frieden? Solche Erklärungen kommen einem kaum in den Sinn, wenn man nur (auf den ausgezeichneten Foulon-Zeichnun-

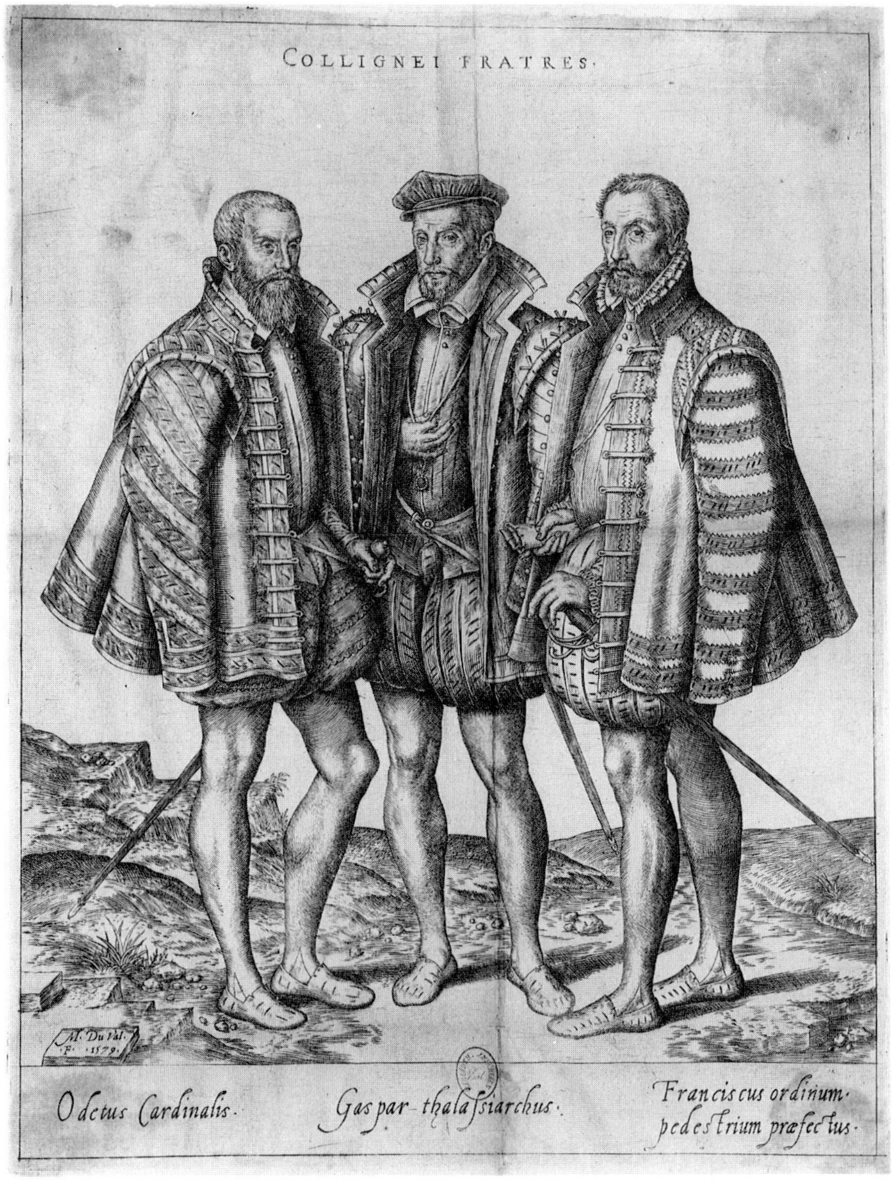

157. Marc du Val, Die drei Brüder Coligny; Kupferstich, Paris, Bibliothèque nationale

gen) das Gesicht des Mannes gesehen hat, seinen festen, schmerzerfüllten Blick, diesen Kopf eines israelitischen Richters, diesen erstaunlich strengen Ausdruck.»

Und dann führt er seine Überlegungen auf der Basis «sichererer» Angaben fort, die weitere Erklärungen für Colignys Verhalten bieten.[66]

Michelets Umgang mit künstlerischen Zeugnissen war also selbst dann waghalsig, wenn er sich auf traditionellen Forschungsfeldern bewegte (etwa Monumente aus dem kirchlichen Bereich und Porträts) und wenn er in ihnen nach Antworten auf traditionelle Fragen (zum Beispiel zu Charakter, Verhalten und Leistungen bedeutender Ge-

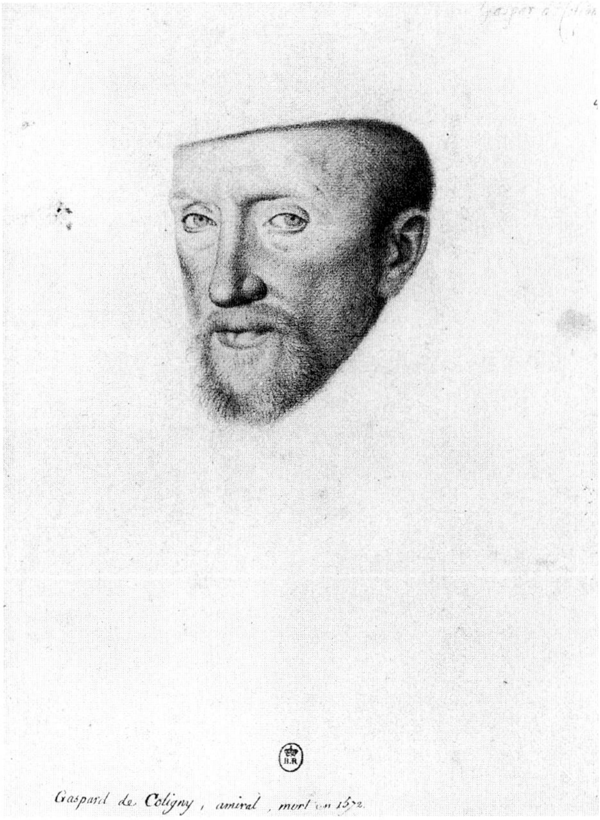

158. François Clouet, Admiral Coligny; rote und schwarze Kreide, Paris, Bibliothèque nationale

stalten der Vergangenheit) suchte. Er war jedoch auch bereit, sich auf gänzlich neues Terrain vorzuwagen. Wie wir gesehen haben, war ihm schon früh der Gedanke gekommen, daß in einigen der Skulpturen und Bauwerke, die er in Rom untersucht hatte, große historische Entwicklungen sichtbaren und greifbaren Ausdruck gefunden hatten. Und schon bald war er bereit, in künstlerischen Schöpfungen aller Art weniger präzise, dafür aber ausdrucksstärkere Hinweise auf den Geist eines Zeitalters oder Volkes zu erkennen. Viele absurde Thesen – in Michelets eigenem Werk wie auch in den Arbeiten späterer Autoren – gehen auf dergleichen Vorstellungen zurück (die einiges den Hegelschen Theorien verdanken); das sollte uns jedoch nicht hindern, den originellen und faszinierenden Charakter der Instrumente zu erkennen, die Michelet den Historikern damit anbot.

In dem bemerkenswerten ‹Tableau de France› (mit dem er 1833 den zweiten Band seiner ‹Historie de France› eröffnete) verbindet Michelet gelegentlich Eindrücke aus dem Bereich der Kunst mit solchen, die er aus Geographie und Geschichte, Recht und Sitten sowie aus der äußeren Erscheinung und dem Temperament von Menschen bezog, denen er begegnet war. Auf der Basis dieser und vieler anderer Quellen versuchte er, die reiche regionale Vielfalt des Landes nachzuzeichnen, das gleichwohl zu einer harmonischen Einheit zusammengefügt worden war. Als er sich aber «unserem guten, starken Flandern»[67] zuwandte (das er einbezog, obwohl er gesagt hatte: «Die Geschichte Frankreichs beginnt mit der französischen Sprache»,[68] oder vielleicht auch gerade deshalb), ging er noch weiter und behauptete, das vulgäre, sinnliche Temperament der Flamen könne in schriftlichen Geschichtsdarstellungen nicht genügenden Ausdruck finden, so daß man ausgiebig die bildenden Künste heranziehen müsse, um die Beschreibung zu vervollständigen. So sei die Architektur Flanderns durch ausladende Formen gekennzeichnet. Der Spitzbogen rundet sich zu sanften Kurven und wollüstigen Wölbungen. Die Kirchen, die ebenso angemalt und blitzblank geputzt sind wie die flämischen Häuser, blenden das Auge durch ihre Sauberkeit und ihren Reichtum, durch den Glanz ihrer Messingverzierungen und die Fülle ihres schwarzweißen Marmors – auch wenn man bei genauerem Hinsehen erkennt, daß die Skulpturen der Sparsamkeit wegen aus Holz sind. Und von den Türmen hoch oben erklingen in schöner Abstimmung die Kirchenglocken, Freude und Stolz der flämischen Stadt. Doch selbst Musik und Architektur sind noch zu abstrakt, als daß sie das eigentümliche Wesen der Region wiedergeben könnten. Dazu bedarf es der Farben (wahrhaftiger, lebendiger Farben): Bilder von ausgelassenen Volksfesten, auf denen rotgesichtige Männer und weißhäutige Frauen trinken, rauchen und ihre plumpen Tänze aufführen, Bilder aber auch von grausamen Torturen, von schrecklichen, abstoßenden Martyrien und wuchtigen, rosigen, fetten, skandalös schönen Madonnen. Der wahre Charakter Flanderns eröffnet sich uns unter dem Pinsel des «schrecklichen» Rubens – der so ganz anders ist als die nüchterne, ernste Malerei eines Rembrandt und eines Gerard Dou, die beide (wie Erasmus und Grotius) in der melancholischen Marschlandschaft Hollands lebten. Nicht die allegorischen und offiziellen Pariser Bilder sind da gemeint, die Maria von Medici in Auftrag gab, sondern die Gemälde, die man in Antwerpen und Brüssel besichtigen kann.

In späteren Jahren verwiesen Taine, Thoré, Fromentin und viele andere auf die unterschiedlichen politischen und religiösen Verhältnisse in Holland und Flandern, um die stilistischen Unterschiede in der Malerei dieser benachbarten Regionen zu «erklären». Doch obwohl es durchaus sein mag, daß Michelet den Anstoß zu diesen Theorien gab, ging er selbst die Frage aus dem entgegengesetzten Blickwinkel an. In seinen Augen bot die Kunst das Zeugnis, das nötig war, um das Temperament und von daher auch die Geschichte der Flamen zu verstehen – geradeso wie die «weißen, kantigen, gleichsam mit dem Rasiermesser ausgeschnittenen Felsen» und das «tosende Meer» den ganz andersartigen Charakter der Bretagne erklärten («Das Meer ist aus Neigung englisch; es liebt Frankreich nicht; es zerschlägt unsere Schiffe und läßt unsere Häfen versanden»).[69]

Michelet kam oft auf die bildenden Künste zurück, wenn er Licht auf die Glaubensvorstellungen und Verhältnisse früherer Gesellschaften zu werfen versuchte, und nicht nur auf die religiöse Feierlichkeit der gotischen Kathedralen (die bereits ein Gemeinplatz war), sondern auch auf weniger erwartungsgemäße Bilder. «Gehen Sie in die Bibliothèque, nehmen Sie einen Callot, nehmen Sie einen Rembrandt. Ein lächerlicher Vergleich, meinen Sie, und damit haben Sie recht; es ist, als wollten sie den Sand und die Kiesel eines ausgetrockneten Flüßchens mit dem Ozean vergleichen. Und dennoch, sehen Sie, studieren Sie, stellen Sie Fragen!»[70] Und was sieht er in den verschiedenartigen Arbeiten dieser beiden Männer, in den Unterschieden des Stils ebenso wie in denen der dargestellten Sujets? Den Gegensatz zwischen der grausamen Unterdrükkung, die Frankreichs Bauern zu ertragen hatten, und der stolzen Freiheit der Holländer.

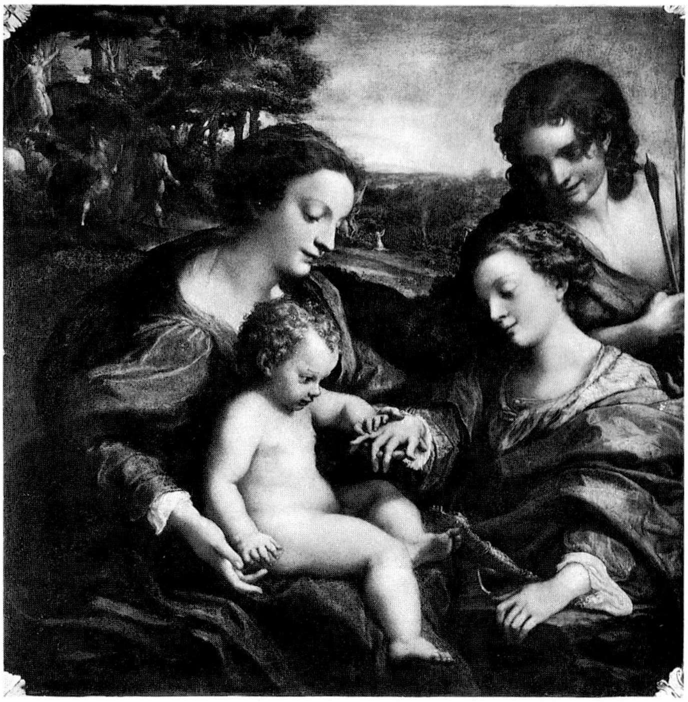

159. Correggio, Die mystische Hochzeit der hl. Katharina, Paris, Louvre

Den wohl bemerkenswertesten unter seinen oft wirren Versuchen, die Kunst als Indikator für die Mentalität einer Gesellschaft zu benutzen, finden wir in seiner Diskussion der Frage, weshalb Franz I. den Winter 1524 untätig im Luxus Norditaliens verbrachte – eine Fehlentscheidung, die schon bald zu seiner verheerenden Niederlage und Gefangennahme in der Schlacht von Pavia führte. Gewiß, sagt Michelet,[71] die Landschaft gefiel dem König, wie er in einigen späteren Gedichten zum Ausdruck bringen sollte; und es ist ganz unvorstellbar, daß er vier Monate lang ohne irgendeine Affäre verbracht hätte. Dennoch irrten die Historiker sich, wenn sie nach einer bestimmten Dame suchten, die ihn die in Frankreich zurückgebliebenen hätte vergessen machen können. Die Sache war ganz anders: In Italien sind alle Frauen Damen. Jene, die Correggio so oft gemalt hat, diese schwächlichen, dünnen, schlecht ernährten Gestalten, sind eben deshalb um so reizvoller. Ihre Anmut ist gänzlich geistiger Natur.

«Es war der Augenblick einer großen Offenbarung für Italien. Den reinen Madonnen, die schon Raffael gemalt hatte, fehlte noch der Funke. Doch hier erscheint nun eine neue Rasse; ihr Leben verdankt sie dem Leid, ihre Tränen lassen sie wachsen. Ein neuer, feiner und reizvoller Zug ist plötzlich entstanden, das schwache Lächeln ängstlichen Schmerzes, das lächelt, um nicht zu weinen. Wer wird diesen Zug erfassen? Wer ihn selbst hat und daran stirbt. Der lombardische Bauer aus dem Dorf Correggios, der ausgehungerte Künstler, der nicht weiß, wie er seine Familie ernähren soll: er erfaßt, was er sieht, dieses neue, ganz junge, aber leidende und nervöse Italien. Die kleine hl. Katharina aus der mystischen Hochzeit im Louvre [Abb. 159], ein armseliges Geschöpf, das nicht leben oder aber klein bleiben wird. Sie ist mehr als kränklich, sie ist krank; man sieht es an den Unregelmäßigkeiten der Armgelenke, die er so präzise wiedergibt. In alledem liegt eine schmerzliche Anmut, die ergreifend ist und uns vor Mitgefühl und Zärtlichkeit erschauern läßt.»

So war Italien zu dieser Zeit: schwach und blaß. Correggio brauchte es nur abzumalen und seine Inspiration aus dieser neuen Quelle zu beziehen, die durch ein seltsames, zwischen Schmerz und Anmut schwankendes Lächeln gekennzeichnet war. Franz I. hat Correggio nicht gesehen, aber er sah und erlebte Correggios Italien: «Und ich habe keinen Zweifel, daß dies das Geheimnis seiner langen Untätigkeit ist.»

Kein Historiker und kein Kunsthistoriker würde heute so über Correggio oder Franz I. schreiben; aber Kunsthistoriker haben ausführlich über die Veränderungen geschrieben, die sich gegen Ende des zweiten Jahrzehnts des 16. Jahrhunderts in der italienischen Malerei bemerkbar machten, und viele haben versucht, in diesen Veränderungen den Reflex einer tieferen Krise in den geistigen und politischen Verhältnissen des damaligen Italien zu erblicken. Als Michelet auf ein Bild zurückgriff, um die *Mentalität* Italiens in einer entscheidenden Phase seiner Geschichte zu charakterisieren – so leichtfertig dies auch gewesen sein mag –, da benutzte er als erster einen Ansatz, der noch heute in der kulturgeschichtlichen Forschung Anwendung findet.

3.

Michelets größte Leistung bleibt indessen seine «Erfindung» der Renaissance, seine These, wonach das 16. Jahrhundert nicht nur «die Wiedergeburt von Kunst und Wissenschaft» erlebte, wie man schon lange wußte, sondern – weitaus bedeutsamer – «die Entdeckung der Welt, die Entdeckung des Menschen».[72] Daß in dieser Periode etwas von großer und weitreichender Bedeutung geschehen war, hatten bereits zahlreiche frühere Historiker (darunter auch Roscoe) erkannt, doch Michelet war der erste, der den Versuch machte, die Veränderngen näher zu untersuchen und in einer allgemeinen Synthese zusammenzufassen, die er als Renaissance bezeichnete. Den Ausdruck hatte er erstmals 1840 in seinen Vorlesungen am Collège de France gebraucht,[73] doch erst als er ihn zum Titel des siebten Bandes seiner ‹Histoire de France› machte, der 1855 erschien (zwölf Jahre, nachdem er zum erstenmal an diese Veröffentlichung gedacht hatte),[74] fand der Begriff Eingang in den allgemeinen Sprachgebrauch – und zog dadurch die Aufmerksamkeit von Jacob Burckhardt auf sich.

Die Hintergründe dieser «Erfindung» sind ausgiebig analysiert worden, und vor mehr als einer Generation hat Lucien Febvre, einer seiner größten Schüler, in einer genialen psychologischen Interpretation dargelegt, was diese Entdeckung für Michelet persönlich bedeutete.[75] Febvre lenkte die Aufmerksamkeit auf die plötzliche Geburt einer neuen Leidenschaft, die einer Phase mit Schuldgefühlen beladener Trauer um den Tod seiner ersten Frau folgte; auf seine persönliche Emanzipation von der Kirche und vom Christentum; auf seine wachsende Abneigung gegenüber dem Mittelalter. All das ist zu akzeptieren. Es waren jedoch noch weitere Faktoren beteiligt. Wenn Michelet das Konzept der Renaissance im Sinne einer Wiedergeburt von Kunst und Wissenschaft in der Weise erweiterte, daß es nun sämtliche Aspekte des menschlichen Daseins umfaßte, so war dies nur möglich und nahm nur deshalb diese Gestalt an, weil er ein Gespür für die Kunst besaß und von ihrer überragenden Bedeutung überzeugt war.

Wie viele andere Menschen seiner Generation hatte Michelet als junger Mann eine

Begeisterung für die Baukunst des Mittelalters mit einer Bewunderung für die Malerei der Hochrenaissance verbunden. Er zeigte jedoch auch großes Interesse an der Skulptur und besuchte häufig das sogenannte «Musée de la Renaissance»,[76] das 1824 eingerichtet, aber erst 1835 der Öffentlichkeit zugänglich gemacht wurde; der Besuch war allerdings auch dann noch mit erheblichen Schwierigkeiten verbunden.[77] Untergebracht war es in mehreren Räumen des Louvre, die Leitung oblag der Abteilung für klassische Altertümer. Zu seinen Beständen gehörte eine Reihe von Skulpturen, die aus Lenoirs aufgelöstem Musée des Monuments Français und aus diversen anderen Quellen stammten, darunter Michelangelos ‹Sklaven›, Germain Pilons ‹Drei Grazien› (die Michelet so irritierten), Pugets ‹Milon von Kroton›, Bouchardons ‹Cupido› und zwei Gruppen von Canova. Wie sich schon aus dieser Zusammenstellung ersehen läßt, war der Begriff der Renaissance, der im Namen des Museums auftaucht, derart weit gefaßt, daß er fast jeden Sinn verlor. Dennoch dürfte Michelet erstaunt gewesen sein, daß dieser Ausdruck überhaupt verwendet wurde, obwohl er gewiß Lenoirs Katalog seines eigenen Museums kannte, in dem schon 1802 von dem Jahrhundert die Rede ist, «das im Blick auf die Zeichenkünste und sogar auf die Literaten allgemein unter der denkwürdigen Bezeichnung ‹das Jahrhundert der Renaissance› bekannt ist».[78]

Von 1849 bis 1851 ordnete man die französischen und italienischen Skulpturen des 15. und vor allem 16. Jahrhunderts im Louvre weitaus logischer in fünf gesonderten Galerien an, die jeweils nach einem prominenten französischen Meister benannt wurden.[79] Michelangelos ‹Sklaven› und Benvenuto Cellinis ‹Diana› stellte man in die «Salle de Jean de Douay, dit de Boulogne», zusammen mit diversen französischen Porträtbüsten aus derselben Zeit. Der extreme Nationalismus, der in dieser Anordnung zum Ausdruck kam, stieß auf einige Kritik, und bald wurde der Raum umbenannt.[80] Doch die künstlerische Gleichstellung Frankreichs mit Italien ermutigte Michelet ohne Zweifel, Frankreich eine führende Rolle bei der Entstehung der Renaissance zuzuweisen. Er behauptete, die Franzosen seien zwar Barbaren gewesen, als sie das erste Mal in Italien einfielen, aber nur sie seien in der Lage gewesen, die wahre Leistung der italienischen Künstler zu begreifen und dem übrigen Europa wie auch der Nachwelt zu vermitteln: «Die Entdeckung Italiens hatte unendlich größere Auswirkungen auf das 16. Jahrhundert als die Entdeckung Amerikas. Alle Nationen kommen darin hinter Frankreich; aber sie weihen sich gleichfalls ein, sehen nun klar im Lichte dieser neuen Sonne.»[81]

Michelets Vorstellungen von der zeitlichen Entwicklung der Künste war recht vage, doch wie die meisten Franzosen seiner Zeit – sieht man einmal ab von einigen extrem katholischen Reaktionären, denen sein besonderer Haß galt (deren Werke er aber dennoch studierte) – besaß er wenig Sinn für die italienische Kunst des 15. Jahrhunderts, mit Ausnahme der seltenen Fälle, in denen sie realistische Tendenzen zeigte.[82] Deshalb sah er in dieser Zeit nicht wie spätere Historiker eine Periode großer Erneuerung und Kraft im Bereich der Malerei, Bildhauerei und Architektur, sondern ein totes, niederdrückendes Jahrhundert, das jegliches Talent vernichtete. Er glaubte jedoch, daß nur die Kunst dem Menschen die Möglichkeit bot, das verächtliche Mittelalter hinter sich zu lassen – «diesen schrecklichen Sterbenden, der weder sterben noch leben konnte und um so grausamer wurde, je näher seine letzte Stunde rückte»[83] –, denn die Kunst war nicht verfolgt worden wie Wissenschaft und Technik. Das große Genie, dem er den ersehnten Durchbruch zugetraut hätte, war Brunelleschi, «der Christoph Kolum-

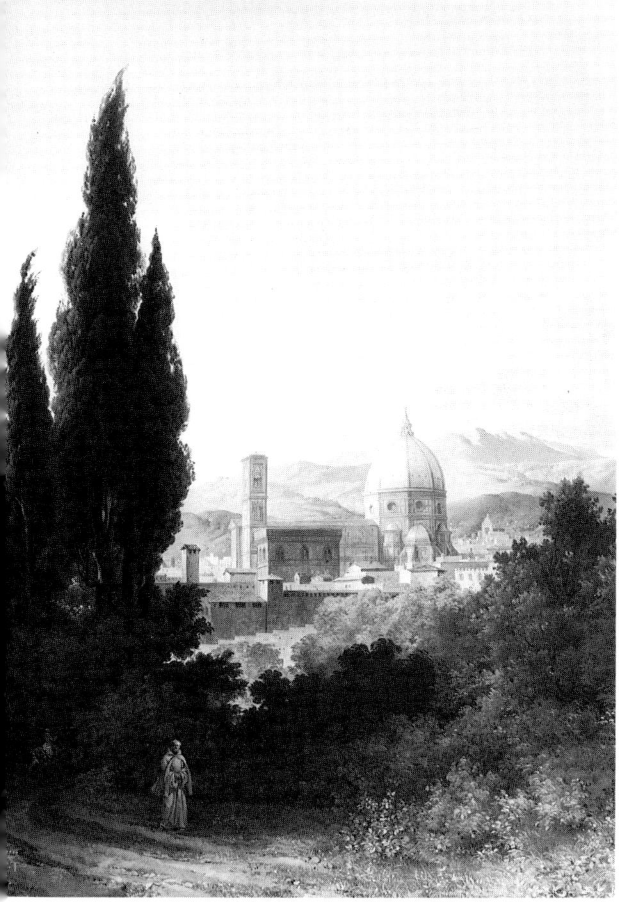

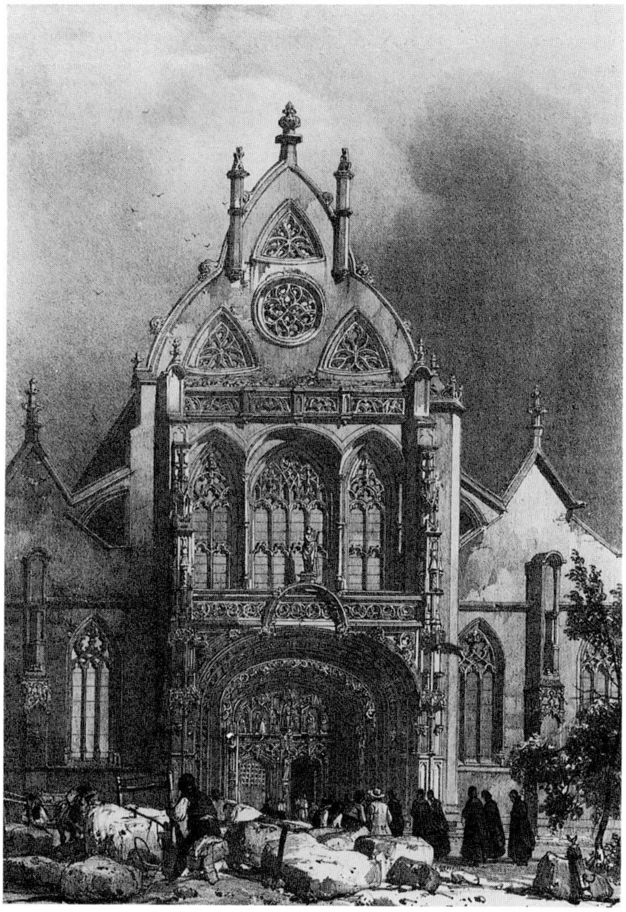

160. Lancelot-Théodore Turpin de Crissé, Ansicht des Doms von Florenz, London, Hazlitt, Gooden und Fox 1984

161. Isidore Taylor, ‹Voyages pittoresques› (Franche Comté), 1825: Die Kirche von Brou; Lithographie nach einer Zeichnung von Richard Parkes Bonington, die wahrscheinlich nach einer vor Ort angefertigten Skizze von Taylor gearbeitet wurde.

bus dieser Welt»,[84] der 1420 die Kuppel des Doms von Florenz entworfen hatte (Abb. 160). Doch erstaunlicherweise fand Brunelleschis Beispiel kaum Nachahmer. «Trotz dieses Sieges der Renaissance lebt die sterbende Gotik weiter; sie unternimmt ihre letzte Anstrengung»: Auf die Fertigstellung der Turmspitze des Straßburger Münsters folgen Ermattung und Zügellosigkeit. Die Gotik wird noch fragiler und umgibt sich zunehmend mit der ganzen Trivialkunst der Ornamente, mit den zierlichen Formen der Holzschnitzer und Stickerinnen, mit Löckchen und spitzenartigen Effekten – wie am Beispiel der Kirche von Brou (Abb. 161) zu sehen.[85]

Tatsächlich legte Margarete von Österreich den Grundstein für die Kirche von Brou 1506, mehr als achtzig Jahre, nachdem Brunelleschis Entwurf für die Kuppel des Doms von Florenz angenommen worden war.[86] Dennoch bliebe es weitgehend unerklärlich, weshalb Michelet sich so unvermittelt von der Toskana nach Frankreich wendet, gäbe es da nicht jenen bemerkenswerten Aufsatz seines Freundes Edgar Quinet aus dem Jahre 1834 – ein Prosagedicht wäre der bessere Ausdruck –, der den Titel ‹Des Arts de la Renaissance et de l'Eglise de Brou› trägt und denselben Gedanken sehr viel präziser ausführt.[87] Quinet vergleicht das moderne Italien Raffaels und Michelangelos mit der immer noch primitiven, von Wäldern und Sümpfen bedeckten Region Frankreichs, «die bis heute die unendliche Melancholie unbewohnter Gegenden behalten hat» und wo «das Mittelalter seine letzte Zuflucht in der Kirche von Brou suchte», dem letzten Monument einer kraftlos gewordenen Architektur, die alle Zeichen der Schwäche und Erschöpfung trägt.

Michelet muß Quinets Aufsatz mit besonderer Befriedigung gelesen haben, schien er doch seine These zu bestätigen, wonach Brunelleschi ein einsamer Riese gewesen war, der vergebens gegen den Fortbestand und die Trägheit der Gotik ankämpfte. Erst in Leonardos Malerei – und an diesem Punkt bekennt Michelet offen, wieviel er Quinet verdankte[88] – tritt die Renaissance wieder hervor. Doch Leonardo erleidet dasselbe Schicksal wie Brunelleschi: Er bleibt ohne Nachfolger.[89] Selbst der friedlich-anmutige Raffael erweist sich als Enttäuschung, weil er das tragische Leben seiner Zeit mit solcher Entschiedenheit und Selbstbezogenheit ausschließt: «Wissen diese unbewegten Madonnen, was ihre lebenden Schwestern bei der Plünderung von Forlì und Capua haben erleiden müssen? Können diese Philosophen der ‹Schule von Athen› in ihren Argumentationen und Berechnungen fortfahren während der Plünderung von Brescia, als ein Marodeur dem zukünftigen Erneuerer der Mathematik [Niccolo Tartaglia] an der Brust der sterbenden Mutter einen Streich versetzt? Und diese ‹Psyche› schließlich, die Raffael in seinem langen Leben zweimal mit solcher Anmut gemalt hat, hat sie nicht den schrecklichen Schrei des von den Spaniern gepeinigten Mailand gehört, die morgen schon in Rom sein werden?»[90] Es gab nur einen wirklichen Mann zu dieser Zeit, «ein Herz, einen wahren Helden» – Michelangelo, in dessen Kunst die Seele Italiens Gestalt annimmt; ihm und seinem Werk widmet Michelet fünfundzwanzig begeisterte Seiten.[91]

Michelet konnte so die Blütezeit der Renaissance in der Kunst bis weit ins 16. Jahrhundert hinausschieben, und weil er stets bereit war, in der Kunst die Verkörperung großer Entwicklungen des menschlichen Geistes zu sehen, war es ganz selbstverständlich für ihn, Michelangelos Bilder (und die Skulpturen, die er im Musée de la Renaissance sehen konnte) mit jenen geographischen, religiösen, sozialen und politischen Veränderungen zu verbinden, die eine Wasserscheide in der Weltgeschichte darstellten.

Da wir hier Michelets Verhältnis zu Malerei, Plastik und Architektur so nachdrücklich in den Vordergrund gestellt haben, könnte der Eindruck entstehen, es sei ausschließlich auf dieses Verhältnis zurückzuführen, daß er auf den Gedanken kam, das zweifellos kühnste historiographische Konzept des 19. Jahrhunderts vorzuschlagen. Dieser Eindruck wäre völlig falsch. Dennoch wäre es ebenso falsch, wenn man nicht sähe, wieviel seine «Erfindung» einer weit über die Kunst hinausreichenden Renaissance gerade seinem Sinn für Kunst verdankte. Noch bedeutsamer ist jedoch die Tatsache, daß Michelet die aus Malerei, Skulptur und Architektur zu gewinnenden Zeugnisse in die vorderste Front der historischen Forschung stellte und dadurch zur Reife brachte, was bis dahin nur die allzu ehrgeizigen und sterilen Träume von Altertumskundlern gewesen waren; damit bereitete er Forschungen den Weg, die keiner von ihnen sich auch nur im entferntesten hatte ausmalen können.

II

Museen, Illustrationen und die Suche nach Authentizität

I.

Als Michelet sich seiner Kindheit erinnerte und der Besuche im Musée des Monuments Français mit seinen unvergleichlichen Schätzen an Skulpturen, die erst kurz zuvor durch den machtvollen Befehl der Revolution aus Klöstern, Palästen und Kirchen zum Vorschein gekommen waren und nun, häßlich arrangiert, ihrer Sockel beraubt, im Museum standen, da wies er den Gedanken an ein wirres Durcheinander entschieden zurück: «Im Gegenteil, zum erstenmal herrschte eine kraftvolle Ordnung unter ihnen, die wahre, die einzig wahre Ordnung, die der Zeit. Die Beständigkeit der Nation spiegelte sich in ihnen.»[1] Solche Reaktion auf Lenoirs Dekorationstalent lag nahe, doch sie war das Gegenteil dessen, was man beabsichtigt hatte, als man kaum mehr als ein Jahrzehnt zuvor das Depot im ehemaligen Couvent des Petits Augustins vorsichtig neugeordnet hatte inmitten einer Stadt, die alles daransetzte, auch nur den Gedanken an jegliche Kontinuität zu tilgen. Es war vielleicht kein Zufall, doch gewiß auch nicht unvermeidlich, wenn diese Einrichtung, die zwar allein dem Studium der Kunst dienen sollte, in eine Stätte verwandelt wurde, die starke Gefühle im Zusammenhang mit der nationalen Geschichte auszulösen vermochte. Am anderen Ende Europas wurde jedoch etwa zur selben Zeit ein Museum eingerichtet, das genau diesem Zweck dienen sollte.

Der Tempel der Sibylle (Abb. 163), im Pulawy-Park am Ufer der Weichsel nicht weit von Warschau gelegen, wurde 1801 eröffnet.[2] Der Name ging ebenso wie die Architektur auf den frührömischen Rundtempel zurück, der malerisch über den Tivoli-Fällen bei Rom lag, und er vermittelt einen irreführenden Eindruck vom Inhalt dieses Bauwerks, das ursprünglich weitaus zutreffender den Namen «Gedächtnistempel» getragen hatte. Achtzehn gewaltige Rundsäulen aus Marmor umgaben den Bau, und wenn der Besucher die Stufen zu den Doppeltüren hinaufstieg, konnte er über dem Eingang die Worte «Die Vergangenheit für die Zukunft» lesen. Die obere der beiden kreisförmigen Hallen war mit einer Kuppel geschlossen, aus deren Zentrum Licht auf die Austellungsstücke herabströmte. In der Mitte stand ein Altar aus rosafarbenem Granit, darauf die königliche Schatztruhe mit den Kronjuwelen der polnischen Könige, zusammen mit Miniaturporträts der Monarchen und mit kleinen Stücken ihrer Kleidung oder anderen Gegenständen, die man ihren Gräbern entnommen hatte. In der Apsis gegenüber dem Eingang befanden sich Trophäen aus siegreichen Kriegen – Schilde, Schwerter und erbeutete Fahnen. Dieses einfache neoklassizistische Interieur enthielt Beutestücke aus dem Türkenkrieg – König Jan Sobieski hatte 1683 der Belagerung Wiens durch die Türken ein Ende bereitet –, in zwei halbkreisförmigen Schränken mit glasbedeckten Schubfächern befanden sich Schatullen, Tabaksdosen, Fächer, Uhren, Siegel, Münzen, Medaillen, Kleidungsstücke und andere Dinge dieser Art. An den Wänden der unteren Halle, in die das Tageslicht nicht eindringen konnte, hingen Gedächtnisschilde aus vergoldeter Bronze.

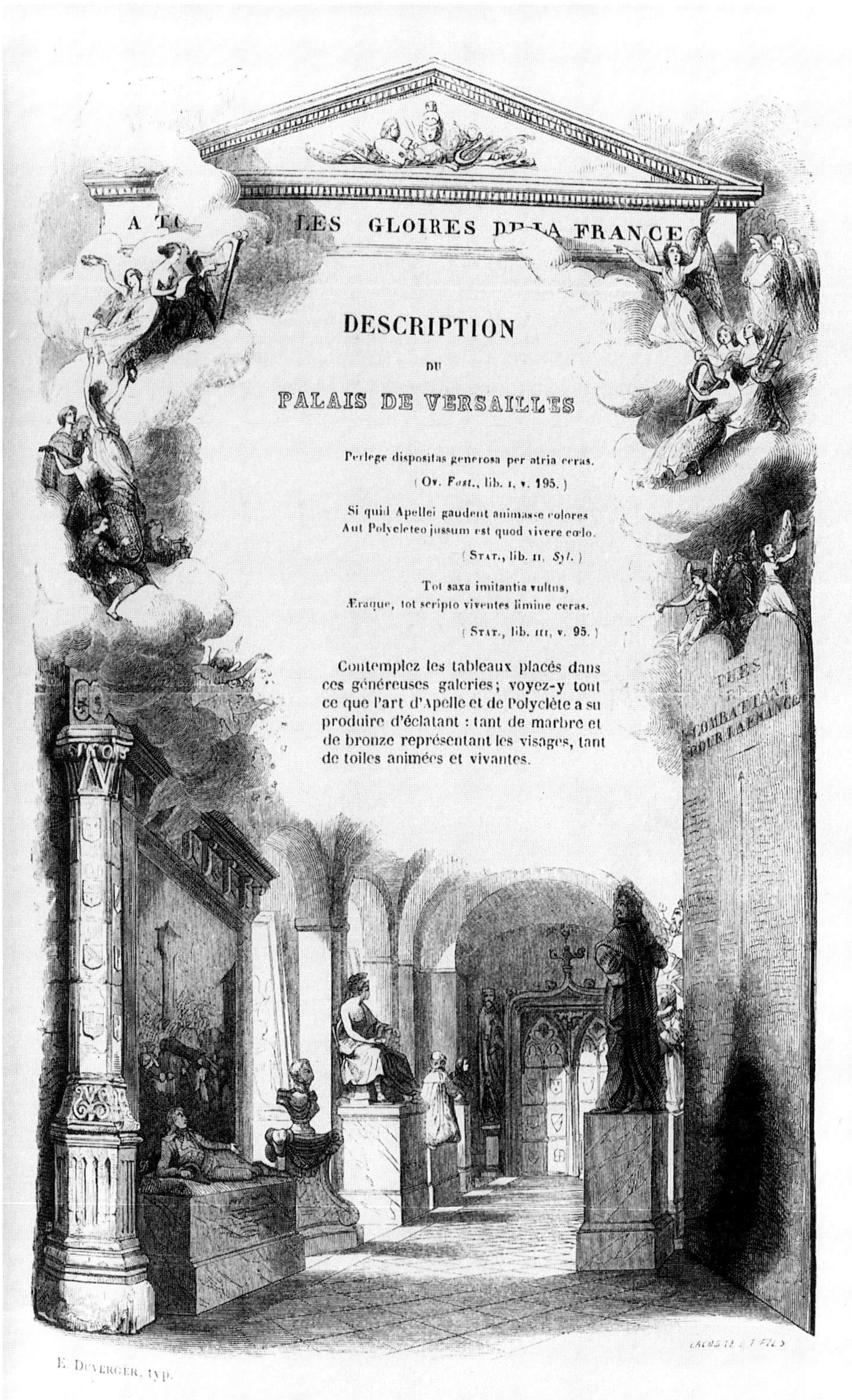
LES GLOIRES DE LA FRANCE
DESCRIPTION
DU
PALAIS DE VERSAILLES
Perlege dispositas generosa per atria ceras.
(Ov. Fast., lib. I, v. 195.)
Si quid Apellei gaudent animasse colores
Aut Polycleteo jussum est quod vivere cœlo.
(Stat., lib. II, Syl.)
Tot saxa imitantia vultus,
Æraque, tot scripto viventes limine ceras.
(Stat., lib. III, v. 95.)
Contemplez les tableaux placés dans ces généreuses galeries; voyez-y tout ce que l'art d'Apelle et de Polyclète a su produire d'éclatant : tant de marbre et de bronze représentant les visages, tant de toiles animées et vivantes.
E. Duverger, typ.

Der Tempel der Sibylle, der nach der endgültigen Teilung Polens konzipiert worden war, ähnelte eher einem riesigen Reliquiar als einem Museum. Die ausgestellten Stücke waren unterschiedlicher Art, doch alle hatten eines gemein: sie boten den greifbaren Beweis, daß einst ein großes polnisches Königreich existiert hatte. Der Tempel hatte die Aufgabe, ein kohärentes visuelles Bild der Geschichte zu zeichnen.

Prinzessin Czartoryski – auf einer ihrer zahlreichen Besitzungen wurde der Tempel erbaut – hatte schon seit langem, wie viele ihrer Zeitgenossen in ganz Europa, historische Erinnerungsstücke aufgekauft, wo immer sie ihrer habhaft werden konnte. In Stratford-upon-Avon zahlte sie zwanzig Guineen für einen Stuhl, auf dem Shakespeare gesessen hatte, und in London erwarb sie Erinnerungsstücke an Heinrich VIII. und Cromwell. Dies und vieles andere ließ sie in das «gotische Haus» bringen, einen Gartenpavillon auf demselben Grundstück, der ursprünglich für den Aufseher des Tempels gedacht war, dann aber gänzlich umgestaltet und zu einem zweiten Museum erweitert wurde. Auch dieses Museum hatte historischen Charakter. Prinzessin Czartoryski hoffte, Steine von der Bastille sowie von einem Schloß Franz I. und ein Kapitell oder Relief vom Pantheon oder Kapitol in Rom für ihr Museum beschaffen zu können. Über den Eingang ließ sie Vergils bitteren Spruch setzen: «SUNT LACRIMAE RERUM ET MENTEM MORTALIA TANGUNT». In ihrer Bedeutung, Qualität und Authentizität variierten die ausgestellten Stücke beträchtlich: Heloise und Abaelard waren durch Knochenstücke vertreten (Prinzessin Czartoryski stand mit Lenoir in Paris in Verbindung); Petrarca und Laura durch Reste ihrer Kleidung; Ossian durch unter Glas gefaßtes Gras vom Fingalsgrab; Heinrich IV., Cromwell, Newton und Karl XII. von Schweden durch Totenmasken; die Mätresse von Franz I., «La Belle Ferronière», durch Leonardo da Vincis herrliches Porträt ‹Dame mit Hermelin›, das Adam Georg Czartoryski, ein Sohn der Prinzessin, in Italien erworben und in passender Weise umbenannt hatte.

Historische Sammlungen, wie man sie im gotischen Haus in Pulawy sehen konnte, waren im frühen 19. Jahrhundert durchaus keine Seltenheit in Europa. Der Gedanke jedoch, die für authentisch gehaltenen Gegenstände aus der Vergangenheit in den Dienst einer ideologischen Zielsetzung zu stellen, wie es im Tempel der Sibylle geschah, war immer noch ungewöhnlich, auch wenn im religiösen Bereich mancherlei Vorbilder bestanden. Doch schon bald sollte dieses Vorgehen zahlreiche Nachahmer finden.[3]

1833 – gerade drei Jahre zuvor hatte man die Exponate in aller Eile aus dem Tempel der Sibylle entfernt und in ein Versteck gebracht, um sie vor den Truppen des Großfürsten Konstantin von Rußland zu schützen, der ins Land gekommen war, um den polnischen Aufstand niederzuschlagen; und ebenfalls drei Jahre zuvor hatte der Herzog von Orléans nach einer dynastischen Revolution als Louis-Philippe den französischen Königsthron bestiegen – wurde der Beschluß gefaßt, das aufgegebene Schloß von Versailles (das machtvollste Symbol der absolutistischen Bourbonenherrschaft) in ein riesiges Museum umzuwandeln, welches «alle Erinnerungsstücke der nationalen Geschichte» beherbergen sollte, «die zu verewigen Aufgabe der Künste ist» (Abb. 162). Damit verband der neue König die Absicht, «die Größe Frankreichs und den Glanz der Krone» zu verherrlichen[4] – dieselbe Verbindung von Nation und Krone, die eine Generation früher auch das anrührendere und zerbrechlichere Unternehmen der Prinzessin Czar-

162. Alexandre de Laborde, ‹Versailles Ancien et Moderne›, 1841: Das Museum von Versailles

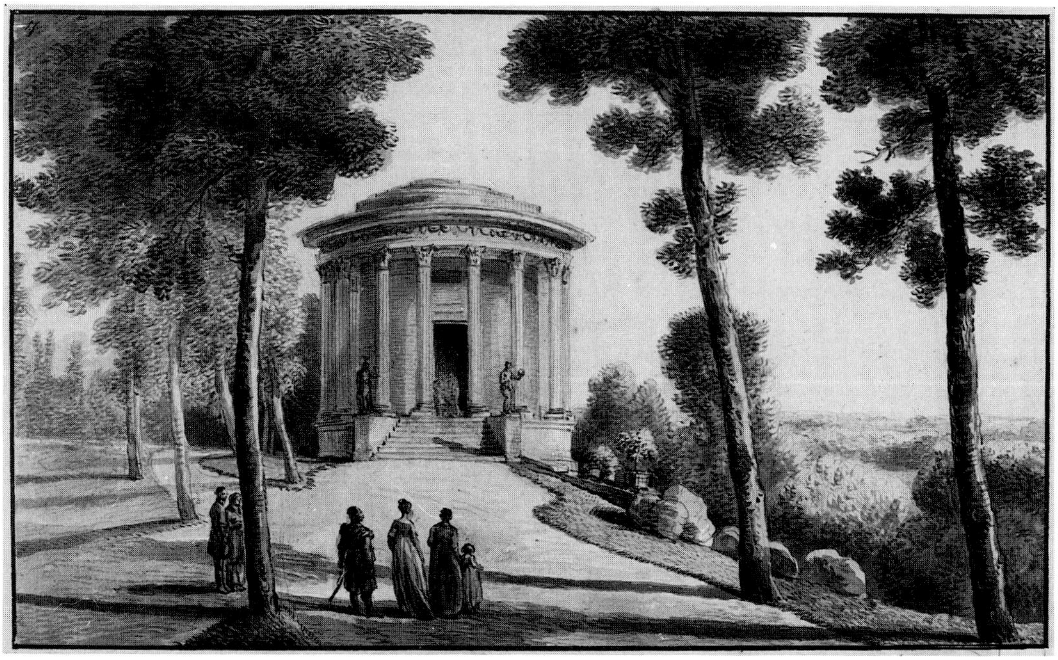

163. Jean-Pierre Norblin, Der Tempel der Sibylle in Pulawy, 1803; lavierte Zeichnung, Krakau, Czartoryski-Museum

toryski geprägt hatte. In großer Zahl gab man zahllose historische Gemälde bei Künstlern aller Art in Auftrag. Nach einigen Jahren der Vernachlässigung feierte auch Pharamond wieder seine Auferstehung, und der Künstler, dem man diese Aufgabe anvertraute, erhielt die Anweisung, mit besonderer Sorgfalt auf die unterschiedliche Kleidung der Gallier und der Franken zu achten und zu diesem Zweck die Bildersammlungen des Roger de Gaignières sowie diverse Bände mit Kupferstichen und die ‹Monumens› von Montfaucon zu Rate zu ziehen.[5] Weniger als die Kontinuität der französischen Geschichte überrascht hier die Kontinuität der zu ihrer Darstellung herangezogenen Bildquellen.

Das Versailler Museum wurde, nach den Worten eines seiner Konservatoren, «nicht unter dem Blickwinkel der Kunst, sondern unter dem Blickwinkel der Geschichte» konzipiert. Diese Einstellung dürfte nicht gerade ermutigend gewesen sein für die zahlreichen Künstler, die sich mit Ölgemälden wie ‹Die Begegnung zwischen Philipp-August und Heinrich VII. in Gisors am 21. Januar 1188› oder ‹Der Vertragsschluß zwischen Kreuzrittern und Venezianern 1201 in der Kirche San Marco› oder ähnlichen Sujets abmühten. So war man sich denn schon damals – und in späteren Zeiten nicht minder – einig, daß der Beitrag des Museums zu den bildenden Künsten, von einigen herausragenden Ausnahmen abgesehen, kaum Beachtung verdiente. Wie aber stand es um die Geschichte? Der Anspruch war beträchtlich. Das Museum war «die größte und reichhaltigste Sammlung von Kunstwerken, die jemals eine Nation dem Andenken seiner Geschichte gewidmet hatte. Belagerungen und Schlachten, Eroberungen, Kreuzzüge, historische Fakten, Zeremonien, Menschen, die sich durch Herkunft,

Genius, Tapferkeit, Wissen oder Schönheit hervorgetan hatten; Bilder, Porträts, Statuen, Grabmäler».[6]

All das mag korrekt gewesen sein, doch nach den Maßstäben, die Montfaucon gesetzt hatte, mußte das Bild, das dieses Museum von der Geschichte zeichnete, als äußerst mangelhaft angesehen werden. Vielleicht entsprach das den Absichten. Und wenn man «Andenken» durch «Phantasien» ersetzt, wird das, was in Versailles zu besichtigen war, ohne Zweifel verständlicher. Für gewisse Zeitabschnitte ließen sich die Phantasieprodukte moderner Maler durch Zeugnisse ergänzen, die größeres Gewicht besaßen: durch Büsten zum Beispiel oder – häufiger – durch Kopien von Büsten und durch Abgüsse von Grabmälern, die man vielfach recht willkürlich zu Zeiten des Musée des Monuments Français oder danach wieder zusammengesetzt hatte. Außerdem vermochte Versailles mit dem, was von der Ausstattung durch Lebrun und Coysevox erhalten geblieben war, ohne Zweifel einen kraftvollen Eindruck von der Monarchie unter Ludwig XIV. zu vermitteln – obwohl man viele wichtige Ereignisse aus dieser Zeit und dem 18. Jahrhundert gleichfalls von modernen Künstlern darstellen ließ. Derart extreme Disparitäten des Stils bei der Darstellung ein und derselben Epoche waren gewiß störend für jeden Besucher, der dort einen unmittelbaren visuellen Zugang zur Vergangenheit zu finden hoffte. Es gab aber auch unerwartete Übereinstimmungen: So sehr man auf die Veränderungen in Kleidung und Bewaffnung achtete, ein Sieg der Franzosen über die Engländer im Jahre 1745 konnte dennoch einem Sieg der Franzosen über die Russen im Jahre 1807 gefährlich ähnlich sehen, wenn beide von Horace Vernet zwischen 1828 und 1836 gemalt worden waren.[7]

Natürlich bot die neuere Geschichte das reichhaltigste und authentischste Reservoir an Bildquellen, doch diese Quellen waren zugleich auch höchst kontrovers. Die großen Gemälde von David, Gros und Girodet, die Napoleons Triumphe feierten und während der Restauration meistenteils weggeschlossen worden waren, konnten nun dazu benutzt werden, ein kraftvolles Bild dieses Regimes zu zeichnen. Die Revolution selbst aber ließ sich nur durch ihre siegreichen Schlachten – und immer mehr Schlachten – darstellen. Für das Museum hatten Danton und Robespierre niemals gelebt, denn sie waren keine «historischen Tatsachen».

Der Tempel der Sibylle sollte die Erinnerung an eine Nation wachhalten, die zerstört worden war, und das erreichte man, indem man die sichtbaren Überreste ihres einstigen Glanzes in einem Gebäude ausstellte, das alles versammelte, was man an der antiken Architektur bewunderte. Das Museum von Versailles dagegen sollte die Erinnerungen verdunkeln (oder sogar vollends auslöschen), die sich mit einem der berühmtesten Bauwerke Frankreichs verbanden – Erinnerungen an despotische, extravagante Monarchen, die in völliger Isolation von ihren Untertanen lebten; an deren Stelle sollte es ein völlig anderes Andenken setzen: die Erinnerung an eintausend Jahre Monarchie und Nation, vereint in dem gemeinsamen Bestreben, Feinde zu besiegen und für die Ausbreitung der Zivilisation zu sorgen. Das Germanische Nationalmuseum in Nürnberg, das am 15. Juni 1853 eröffnet wurde, sollte eine Geschichte für eine Nation schaffen, die noch gar nicht existierte.[8]

Untergebracht wurde das Museum in einem ehemaligen Kartäuserkloster, das schon seit der Reformation der Stadt gehörte. Den Grundstein für seine ersten Sammlungen legte Hans von und zu Aufseß, der seit gut zwei Jahrzehnten versucht hatte, eine Ein-

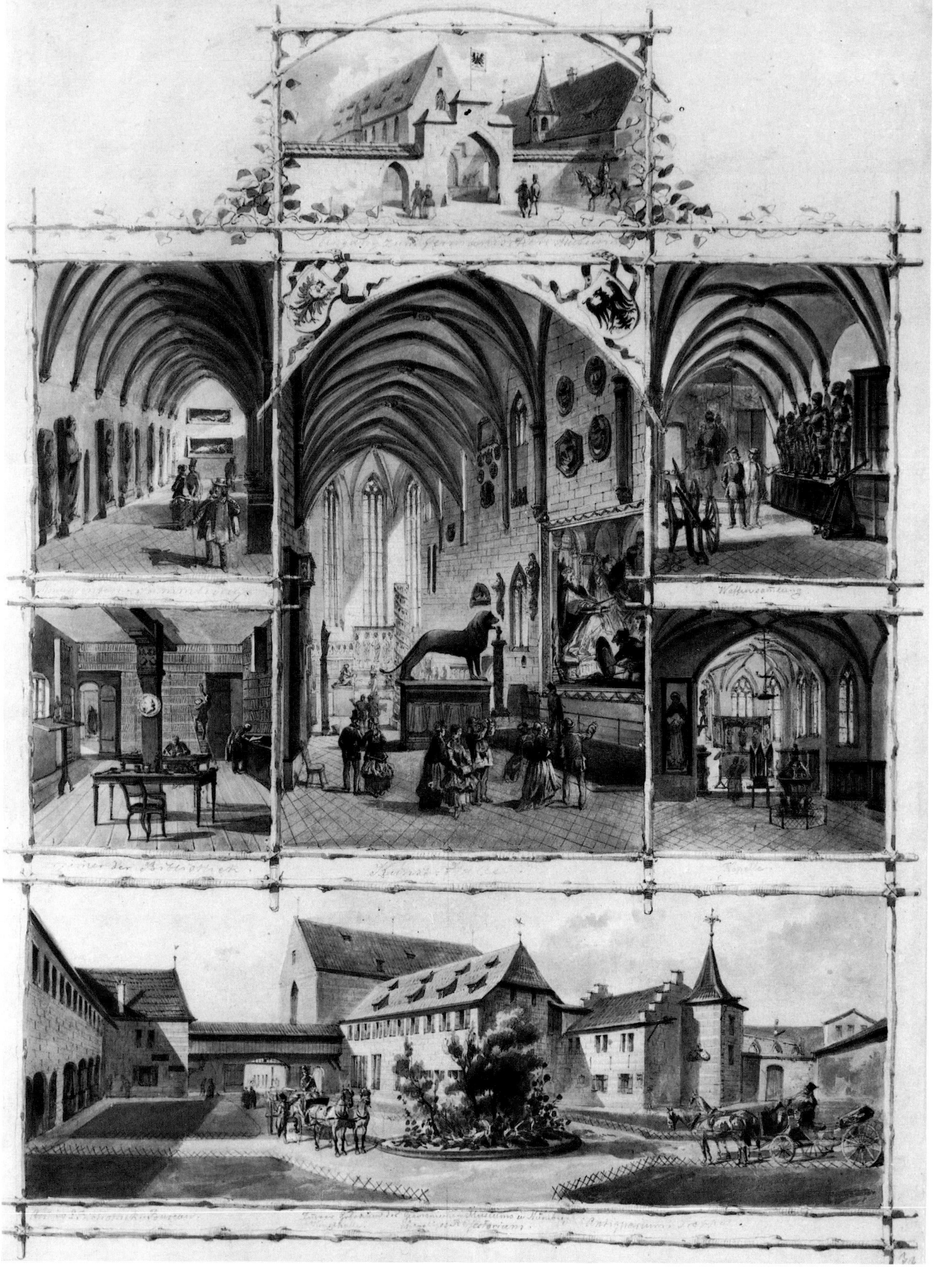
Waffensammlung
Kapelle

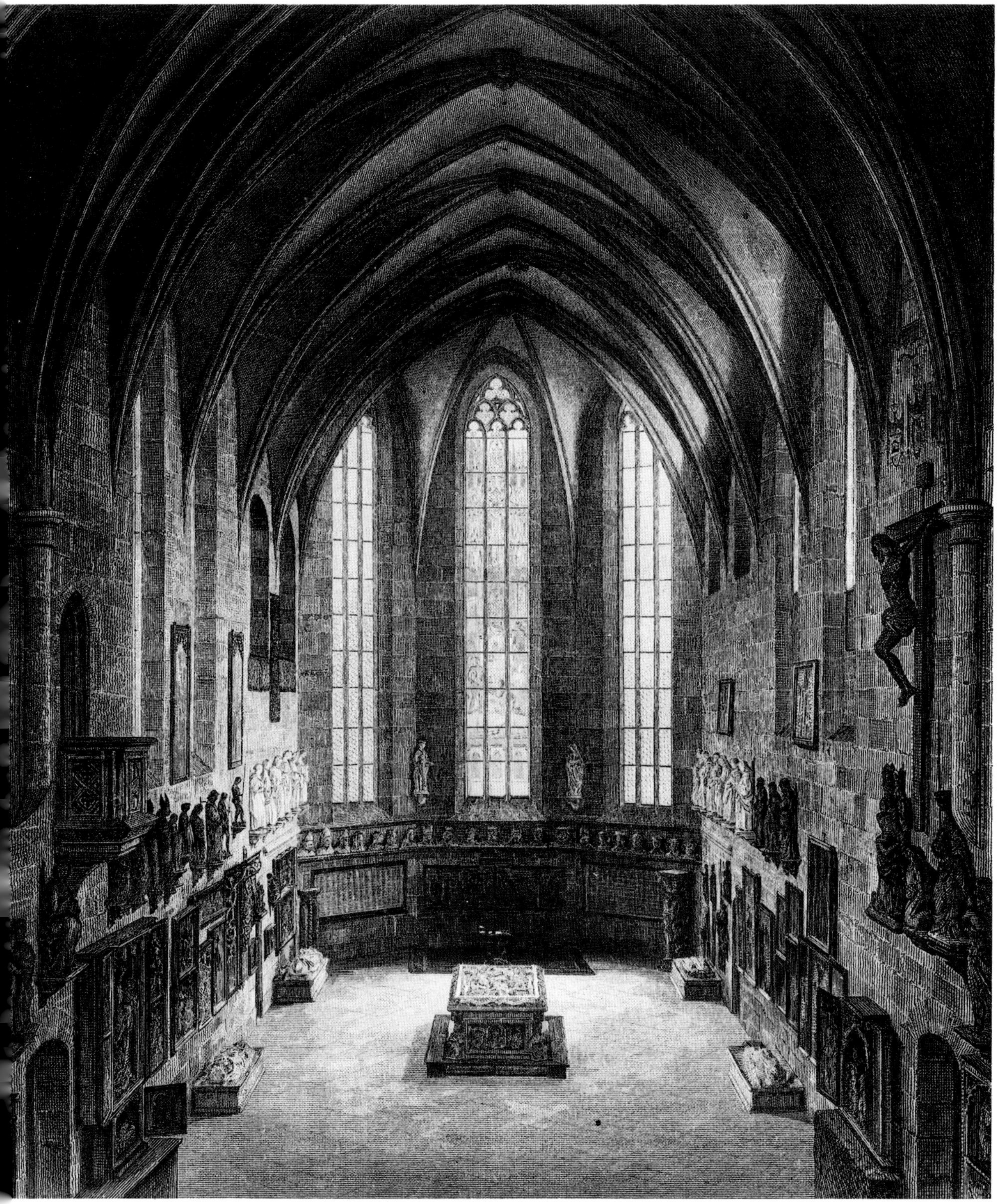

165. Franz Hablitschek, Die Kirche des Kartäuserklosters im Germanischen Nationalmuseum, um 1864; Holzstich, Nürnberg, Germanisches Nationalmuseum

164. Ludwig Braun, Ausgewählte Ansichten des Germanischen Nationalmuseums, nach 1848; Bleistiftzeichnung, laviert, Nürnberg, Germanisches Nationalmuseum

richtung dieser Art zu schaffen.[9] Zahlreiche kleine Provinzmuseen in ganz Europa waren auf diese Weise entstanden, doch wie schon der Name anzeigt, ließen sich die Gründer des Nürnberger Museums von weitaus ehrgeizigeren Plänen leiten. Sie hatten nichts Geringeres im Sinn als eine Darstellung der gesamten deutschen Kultur und Zivilisation. In allen deutschsprachigen Ländern suchte und fand man Subskribenten für eine Mitgliedschaft.[10] Viel Unterstützung kam auch von den Herrschern all der Länder, die bald schon von eben jenem deutschen Nationalismus hinweggefegt werden sollten, der von Anfang an seine Verkörperung im Germanischen Nationalmuseum und seinen Sammlungen fand. Zwar wurde das Museum vor allem nach der Reichsgründung 1871 zum Brennpunkt eines extremen Patriotismus, der ungewöhnliche und zuweilen krankhafte Ausmaße erreichte,[11] doch glücklicherweise sind solche Emotionen weniger gefährlich, wenn die Macht fehlt, ihnen substantielle Gestalt zu verleihen. Die frühen Jahre des Museums waren durch hohe Standards der Wissenschaftlichkeit und der Präsentation gekennzeichnet. Die Gründer des Museums verfolgten die Absicht, «ein wohlgeordnetes Generalrepertorium über das ganze Quellenmaterial für die deutsche Geschichte, Literatur und Kunst, vorläufig von der ältesten Zeit bis 1650, herzustellen», wobei die Sammlungen durch ein Archiv und eine Bibliothek ergänzt werden sollten.[12] Einige Jahre später heißt es dann etwas deutlicher, das Museum sei dazu bestimmt, «in seinen Sammlungen ein treues, möglichst vollständiges Bild des Lebens und Treibens unserer Vorvorderen zu gewähren, in seinen Hallen an die wichtigsten Momente vaterländischer Geschichte zu erinnern und das Andenken der hervorragendsten Männer und Frauen Deutschlands zu ehren».[13]

Die hervorragendsten Männer und Frauen Deutschlands ehrte man in einer besonderen Abteilung des Museums, in der man Münzen, Medaillen und Grabmäler sowie Gemälde und Stiche mit ihren Porträts ausstellte. In dem monatlich erscheinenden ‹Anzeiger› des Museums (der mit ausgezeichneten Holzstichen illustriert war) können wir mit Interesse und Respekt die durch Kauf oder Schenkung ermöglichten Neuerwerbungen von Drucken, illuminierten Handschriften, Büchern, Archiven sowie Möbelstükken jeglicher Art nachverfolgen, uns über sämtliche Aspekte der Entwicklung des Museums und seiner Bestände informieren und uns durch kurze, informative Buchbesprechungen mit der neuesten Literatur über die mittelalterliche deutsche Geschichte vertraut machen.[14]

Auf den Besucher übte das ehemalige Kloster eine ganz andere und sehr viel emotionalere Wirkung aus. Auf die große, kreuzrippengewölbte und mit zahlreichen Monumenten gefüllte Halle (Abb. 164) folgten Kreuzgänge mit aufgerichteten Grabplatten und Rüstungen sowie der Waffenraum, an dessen Wänden Schwerter, Schilde und Fahnen hingen; im Chor befanden sich Kopien von Grabmälern einiger großer Gestalten der deutschen Geschichte (Abb. 165), während im ehemaligen Refektorium Abgüsse des monumentalen Bronzelöwen von Braunschweig und der Bronzetüren sowie der Bernwardsäule aus Hildesheim standen. Später folgten dann farbige Glasfenster und romanische Gewölbe. Die Vermischung der Zeiten und Regionen sollte dem Besucher die Möglichkeit geben, beim Gang durch ein «musée imaginaire» gleichsam eine «histoire imaginaire» nachzuempfinden. Einen Teil dieser Geschichte konnte man sogar mit nach Hause nehmen, in Gestalt von Bronzeabgüssen und Nachbildungen aus Elfenbein oder Holz, die seit der Gründung des Museums angeboten wurden.[15]

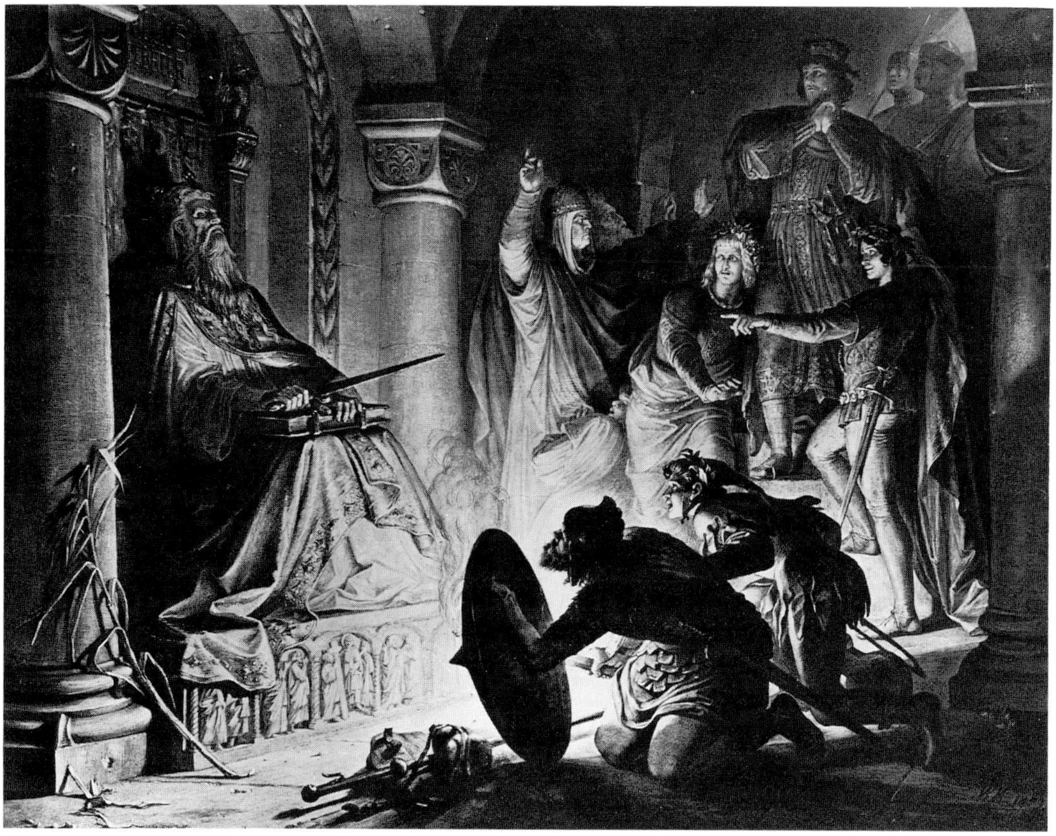

166. Wilhelm von Kaulbach, Die Öffnung des Grabes Karls des Großen auf Geheiß Ottos III., 1859; Fresko, heute zerstört, ehemals im Germanischen Nationalmuseum, Nürnberg

Das Germanische Nationalmuseum in Nürnberg war gewiß das größte Museum dieser Art in Europa, aber keineswegs das einzige und auch nicht das erste; denn viele andere Völker, die darauf bedacht waren, Staaten zu werden, versuchten, sich eine nationale Identität zu schaffen, indem sie die materiellen Zeugnisse ihrer Geschichte zusammentrugen.[16] Gegen Ende des Jahrhunderts jedoch macht sich eine Verlagerung der Gewichte bemerkbar. So erlangte Italien seine nationale Identität offenbar durch eine Kombination aus Politik und Gewalt, und viele Städte faßten den Beschluß, diese Errungenschaft durch die Schaffung spezieller Museen zu feiern. Doch da die Ereignisse erst so kurze Zeit zurücklagen, konnten die meisten Führergestalten und ihre Heldentaten im Medium der Photographie oder durch großformatige Gemälde mehr oder weniger zeitgenössischer Künstler dargestellt werden – und zwar auf eine Weise, die den Kuratoren des Versailler Museums noch versagt gewesen war, wenn sie zum Beispiel die Taufe Chlodwigs oder Karl den Großen bei der Überquerung der Alpen abbilden wollten. Zwar wurden die meisten Gemälde in den über ganz Italien verstreuten Risorgimento-Museen erst etwa eine Generation nach den dargestellten Ereignissen gemalt,[17] doch die Künstler hatten immerhin den Unabhängigkeitskampf miterlebt oder sich sogar selbst daran beteiligt, und das verlieh ihren Bildern eine Authentizität, wie sie etwa dem Teppich von Bayeux zugesprochen wurde, so groß das Moment politischer Propaganda darin auch sein mochte.

Solche Authentizität sprach man indessen den modernen Fresken ab, die zu verschiedenen Zeiten für die Dekoration des Nürnberger Nationalmuseums in Auftrag gegeben wurden. Das früheste dieser Bilder, das sich gegenüber dem Abguß des Braunschweiger Bronzelöwen im Refektorium befand, war Wilhelm von Kaulbachs melodramatische Darstellung der ‹Öffnung des Grabes Karls des Großen auf Geheiß Kaiser Ottos III.› (Abb. 166). Als das Bild 1859 enthüllt wurde, war Hans von und zu Aufseß über die Maßen erfreut, sah er doch in den ehrfürchtigen Mienen und Gesten Ottos und seines Gefolges beim Anblick der majestätischen Gestalt Karls des Großen den vollkommensten Ausdruck seines eigenen Bestrebens, eine ferne, verborgene Vergangenheit mit den flackernden Fackeln der Gelehrsamkeit zu erhellen und sein Herz am Ruhm der deutschen Nation aufzurichten.[18]

2.

Dies war eine durchaus folgerichtige Reaktion auf ein Werk, das niemals als Darstellung einer realen historischen Szene gedacht gewesen war – auch wenn Otto tatsächlich Karls Gebeine in seine Obhut genommen hatte. Dennoch widersprach Kaulbachs Fresko in seinem artifiziellen Charakter gerade jenem Authentizitätsprinzip, dem das Museum sich vepflichtet fühlte und dem alle übrigen Ausstellungsstücke entsprachen, die Originale ebenso wie die Nachbildungen. Zumindest seit einer Generation schon hatten Historiker beklagt, wie sehr das Publikum in die Irre geführt werden könne durch solche phantasievollen Rekonstruktionen der Vergangenheit, die schon lange bevor sie zu einem unerläßlichen Bestandteil von historischen Museen wie dem in Versailles wurden, häufig als Illustrationen in historischen Büchern zu finden gewesen waren. Es kann nicht überraschen, wenn der erste nachhaltige Angriff auf diese Konvention von dem führenden Exponenten einer neuen Art nationaler Geschichtsschreibung stammte.

Augustin Thierry betonte immer wieder, es könne ein gänzlich irreführendes Bild der Vergangenheit entstchen, wenn man sich – wie es seine Vorgänger so oft getan hatten – auf geschönte, bestens durchkomponierte Darstellungen von Autoren stütze, die lange nach den beschriebenen Ereignissen gelebt hatten. Vielmehr gelte es, nicht nur auf die dokumentarischen Originalquellen wie Urkunden und zeitgenössische Chroniken zurückzugreifen, sondern mehr noch auf die Worte, aus denen diese Quellen ihrerseits hervorgegangen waren. Nur wenn wir unseren Vorfahren lauschten, wie sie sich spontan in ihrer eigenen Sprache äußerten, biete sich uns die Möglichkeit, ihre Welt so zu verstehen, wie sie selbst sie verstanden hatten. Wie viele seiner Zeitgenossen, verfolgte Thierry das Ziel, in die seriöse Geschichtsschreibung jene farbige Lebendigkeit einzubringen, die Sir Walter Scott in seinen historischen Romanen und Chateaubriand in seinen rhapsodischen Darstellungen eines Zeitalters des Glaubens erreicht hatten.[19] Da konnte es nicht ausbleiben, daß Thierry und die neue, von ihm inspirierte Historikergeneration sich auch nach authentischen Bildquellen umsahen und das falsche Bild beklagten, das moderne Illustratoren von der Vergangenheit zeichneten. Genau dies tat Thierry im Jahre 1827.

«Viele Stiche», so schrieb er in seinen ‹Lettres sur l'Histoire de Fance›,[20] «kleiden die

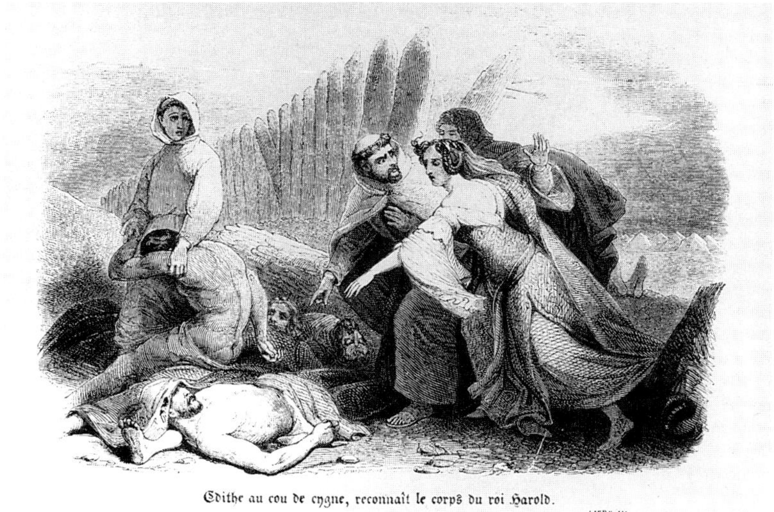

167. Augustin Thierry, ‹Histoire de la Conquête d'Angleterre›, 5. Auflage, 1838: *«Edithe au cou de cygne, reconnaît le corps du roi Harold.»*

wichtigsten Szenen der Geschichte in die bizarresten Gewänder. Blättern Sie eines dieser Büchlein durch, die von den Müttern so geliebt werden, und sehen Sie, wie Franken und Gallier einander die Hand reichen, um das Bündnis zur Vertreibung der Römer zu besiegeln, betrachten Sie Chlodwigs Krönung in Reims, Karl den Großen im Liliengewand, Philipp-August in seiner Rüstung, nach der Mode des 16. Jahrhunderts gekleidet, der am Tag der Schlacht von Bouvines seine Krone auf einen Altar legt.»[21]

Thierrys Klage klingt um so bitterer, als die fünfte Ausgabe seines eigenen wichtigsten Beitrags zur Geschichtsschreibung, die ‹Histoire de la Conquête d'Angleterre›, elf Jahre später mit einer Folge von Stichen publiziert wurde, die nicht nach dem Teppich von Bayeux gearbeitet waren (auf den er sich an wichtigen Punkten seiner Darstellung der Eroberung bezog), sondern nach äußerst phantasievollen, romantischen Zeichnungen, die Tony Johannot und andere moderne Künstler eigens für das Werk angefertigt hatten (Abb. 167); doch da war Thierry bereits blind und konnte diese Mißgriffe nicht mehr sehen.

Wie bereits ausgeführt, hatte man sich über die angemessene Illustration historischer Werke seit dem 14. Jahrhundert Gedanken gemacht, als man erstmals Geschichtsdarstellungen zum Römischen Reich mit Reproduktionen antiker Münzen versah. Später dann stattete man Ausgaben antiker Autoren und altertumskundliche Werke auch mit anderem Bildmaterial aus – zum Beispiel mit Abbildungen antiker Waffen und mittelalterlicher Grabmäler. Einer umfassenderen Visualisierung der Vergangenheit, die zugleich authentisch und unmittelbar sein sollte, stand jedoch ein wesentliches Hindernis im Wege: Gerade die berühmtesten und bekanntesten Ereignisse, von denen man in Büchern lesen konnte, waren offenbar nur sehr selten im Bild festgehalten worden – oder zumindest hatten solche Bildwerke nur selten die Zeiten überdauert. Zuweilen unternahmen Autoren und Verleger verzweifelte Anstrengungen, um diesem Mangel abzuhelfen. In seiner Übersetzung (einer von vielen) eines Werkes, das selbst eine Fälschung aus der Spätantike war (es handelte sich angeblich um einen Augenzeugenbericht aus dem Trojanischen Krieg), schrieb Charles de Bourgueville im Jahr 1572, die

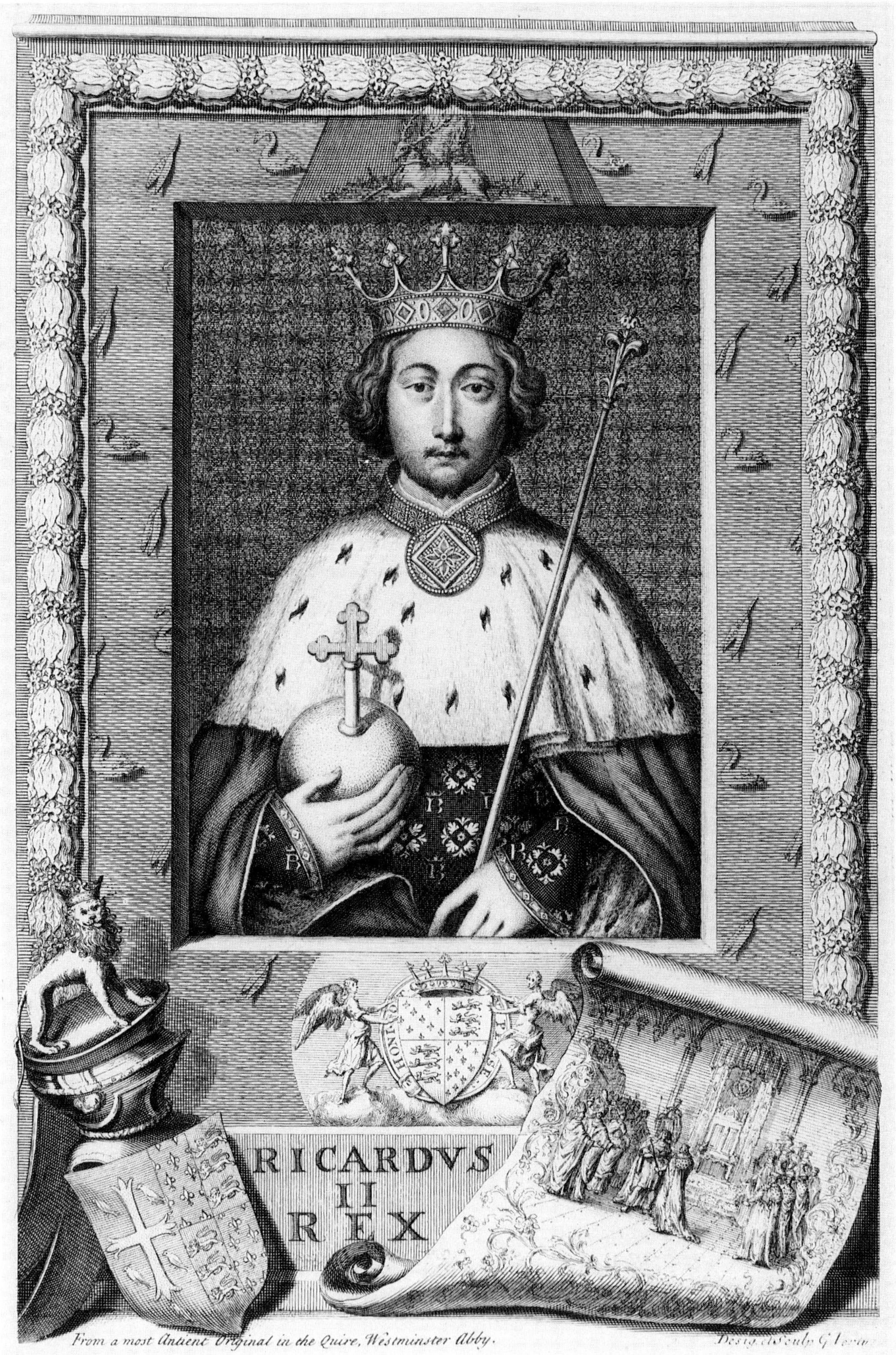
RICARDVS
II
REX
From a most Antient Original in the Quire, Westminster Abby.
Desig. et Sculp. G. Vertu

beigefügten Holzschnitte seien nach den Abbildungen in einer Handschrift gearbeitet, die «wundersam alt zu sein scheint» und ihm von einem Freund überlassen worden sei («dessen Bescheidenheit mir verbietet, seinen Namen zu nennen»).[22] Auf der Grundlage dieser Handschrift, die ihrerseits auf Bronze- und Marmorplastiken zurückgehen sollte, behauptete Charles de Bourgueville, die wahren Gesichtszüge des Achill und des Agamemnon und sogar Polyxenas Enthauptung sowie den Raub der Helena zeigen zu können. Trotz aller Beteuerungen hinsichtlich der Verläßlichkeit der Quellen (so kamen weder Götter noch Göttinnen in dieser Darstellung des Krieges vor) griff de Bourgueville hier zu einer Praxis, die bald schon üblich wurde. Man stellte berühmte Ereignisse der Vergangenheit in einem Stil dar, der sich kaum oder gar nicht von jenem der Gegenwart unterscheiden ließ.

Im 17. und 18. Jahrhundert änderte sich die Situation nur sehr langsam. Leser und Herausgeber akzeptierten die Konvention, wonach man die neuentdeckten, wenig gewinnenden Kleider und Monumente des Mittelalters neben illustrierte Darstellungen weit zurückliegender Ereignisse stellte, die im Stil der jeweiligen Moderne gehalten waren. So erschien zwischen 1732 und 1747 in London posthum eine sehr schöne englische Übersetzung der ‹Histoire d'Angleterre› von Rapin de Thoyras, die zur Aktualisierung um weitere Bände ergänzt war. Für diese Ausgabe schuf der gewissenhafte Altertumskundler und Zeichner George Vertue, teils alleine, teils in Zusammenarbeit mit anderen, sorgfältige und hinreichend genaue Reproduktionen mittelalterlicher Grabmäler und überlieferter Porträts und fügte jeweils auf derselben Tafel eine kleine Abbildung mit einer Episode aus der Zeit des behandelten Monuments hinzu, die aber in phantasievollster Rokokomanier gehalten war (Abb. 168). Das "‹Disjunktionsprinzip», auf das Panofsky sich bezieht, um den Gegensatz zwischen zeitgenössischem Stil und antikem Sujet (oder auch den umgekehrten Sachverhalt) in der mittelalterlichen Kunst zu charakterisieren,[23] zeigt sich nirgendwo so deutlich wie in den gelehrten Geschichtsdarstellungen aus der Mitte des 18. Jahrhunderts.

Die einzige Konzession, die häufig gemacht wurde, um zumindest die Illusion einer Distanz zwischen Gegenwart und Vergangenheit zu erzeugen, bestand in der Verwendung eines Stils, der sich locker an den der venezianischen Hochrenaissance anlehnte – selbst wenn das Sujet der Darstellung aus weit früherer Zeit stammte. Gut erkennen läßt sich das an den Abbildungen, mit denen man die zwischen 1723 und 1751 erschienenen achtundzwanzig Foliobände der ‹Rerum Italicarum Scriptores› von Muratori ausstattete. Muratori war der führende Mediävist in der ersten Hälfte des 18. Jahrhunderts, und wie wir gesehen haben, wußte er sehr wohl, daß Objekte für den Historiker ebenso hilfreich sein konnten wie Texte. Unter den zahllosen bis dahin unveröffentlichten (in barbarischem Latein oder italienischem Dialekt geschriebenen) Quellen zur Geschichte Italiens in der Zeit von 500 bis 1500 n. Chr., die Muratori herausgab, stoßen wir jedoch nur sehr selten einmal auf die Reproduktion eines Artefakts wie der eisernen Königskrone. Bei einem Unternehmen, das von den in der sogenannten Società Palatina zusammengefaßten Adligen gefördert wurde und dessen Herausgabe in den

168. George Vertue, König Richard II. von England mit Bildrolle, auf der «die Abdankung dieses Königs zugunsten von Heinrich Bolingbroke» (Heinrich IV.) dargestellt ist; Kupferstich zur Illustration der posthumen Übersetzung der ‹Histoire d'Angleterre› von Rapin de Thoyras

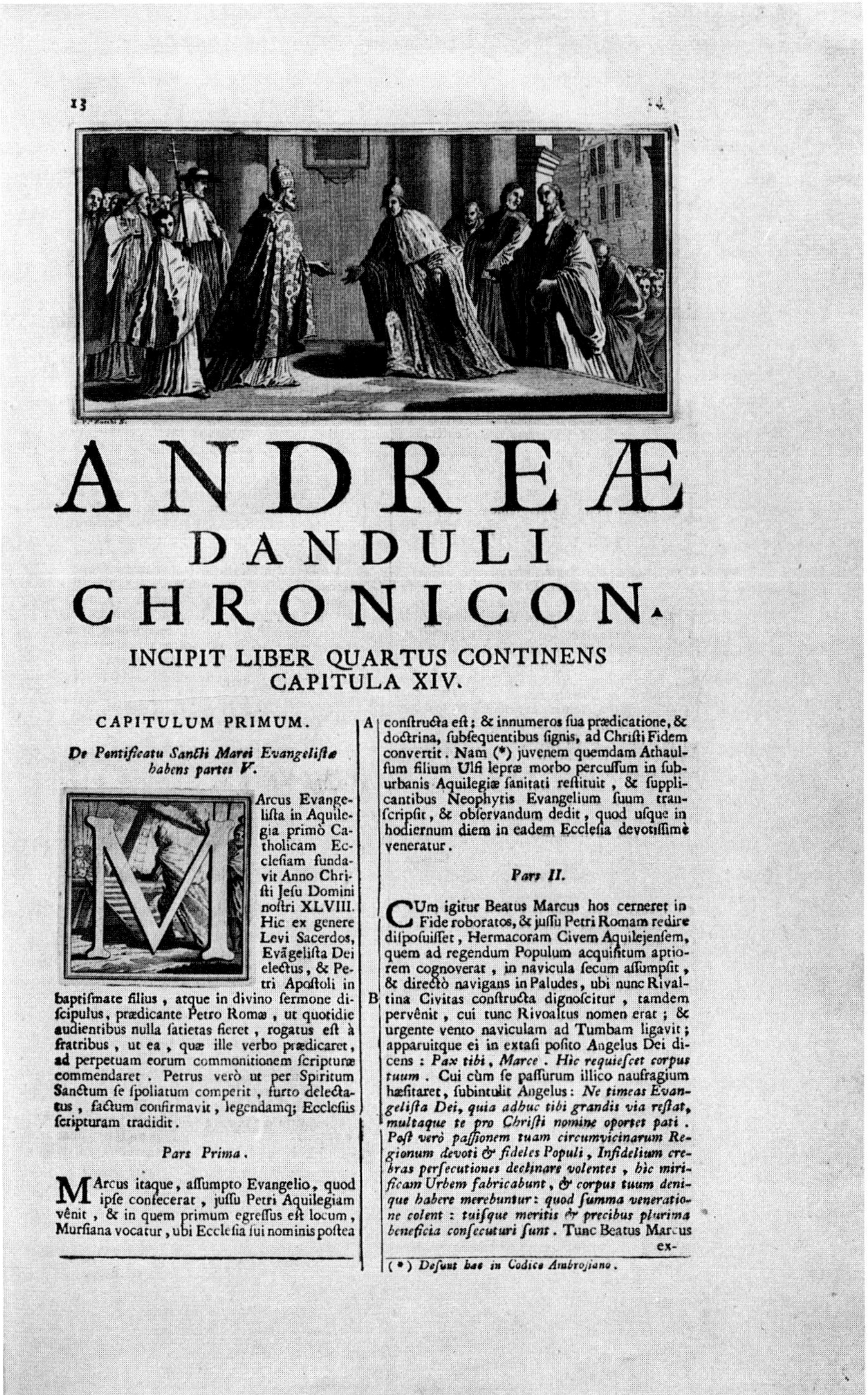

13 14

ANDREÆ DANDULI CHRONICON.

INCIPIT LIBER QUARTUS CONTINENS CAPITULA XIV.

CAPITULUM PRIMUM.

De Pontificatu Sancti Marci Evangeliſtæ habens partes V.

MArcus Evangeliſta in Aquilegia primò Catholicam Eccleſiam fundavit Anno Chriſti Jeſu Domini noſtri XLVIII. Hic ex genere Levi Sacerdos, Evãgeliſta Dei electus, & Petri Apoſtoli in baptiſmate filius, atque in divino ſermone diſcipulus, prædicante Petro Romæ, ut quotidie audientibus nulla ſatietas fieret, rogatus eſt à fratribus, ut ea, quæ ille verbo prædicaret, ad perpetuam eorum commonitionem ſcripturæ commendaret. Petrus verò ut per Spiritum Sanctum ſe ſpoliatum comperit, furto delectatus, factum confirmavit, legendamq; Eccleſiis ſcripturam tradidit.

Pars Prima.

MArcus itaque, aſſumpto Evangelio, quod ipſe confecerat, juſſu Petri Aquilegiam vênit, & in quem primum egreſſus eſt locum, Murſiana vocatur, ubi Eccleſia ſui nominis poſtea A conſtructa eſt; & innumeros ſua prædicatione, & doctrina, ſubſequentibus ſignis, ad Chriſti Fidem convertit. Nam (*) juvenem quemdam Athaulſum filium Ulſi lepræ morbo percuſſum in ſuburbanis Aquilegiæ ſanitati reſtituit, & ſupplicantibus Neophytis Evangelium ſuum tranſcripſit, & obſervandum dedit, quod uſque in hodiernum diem in eadem Eccleſia devotiſſimè veneratur.

Pars II.

CUm igitur Beatus Marcus hos cerneret in Fide roboratos, & juſſu Petri Romam redire diſpoſuiſſet, Hermacoram Civem Aquilejenſem, quem ad regendum Populum acquiſitum aptiorem cognoverat, in navicula ſecum aſſumpſit, & directò navigans in Paludes, ubi nunc Rival- B tina Civitas conſtructa dignoſcitur, tamdem pervênit, cui tunc Rivoaltus nomen erat; & urgente vento naviculam ad Tumbam ligavit; apparuitque ei in extaſi poſito Angelus Dei dicens: *Pax tibi, Marce. Hìc requieſcet corpus tuum.* Cui cùm ſe paſſurum illico naufragium hæſitaret, ſubintulit Angelus: *Ne timeas Evangeliſta Dei, quia adhuc tibi grandis via reſtat, multaque te pro Chriſti nomine oportet pati. Poſt verò paſſionem tuam circumvicinarum Regionum devoti & fideles Populi, Infidelium crebras perſecutiones declinare volentes, hìc mirificam Urbem fabricabunt, & corpus tuum denique habere merebuntur: quod ſumma veneratione colent: tuiſque meritis & precibus plurima beneficia conſecuturi ſunt.* Tunc Beatus Marcus ex-

(*) *Deſunt hæc in Codice Ambroſiano.*

169. Ludovico Antonio Muratori, ‹Rerum Italicarum Scriptores›, Bd. XII, 1728: Chronik des Andrea Dandolo mit Vignette von Francesco Zucchi

Händen des kultivierten und ambitionierten Filippo Angelati lag, war es allerdings undenkbar, den grobschlächtigen, schwierigen Texten auch noch Illustrationen der gleichen Art beizugeben. Außerdem schrieb Muratori selbst, es müsse «alles dafür getan werden, daß dieses Werk ansprechend illustriert wird; deshalb würde ich mich freuen, wenn dieser Stecher [Zucchi] es in einer Weise ausschmückt, die den Unwissenden dazu drängt, Bücher zu kaufen».[24] Und so gab man etwa zwanzig Künstlern in verschiedenen italienischen Städten den Auftrag, kleine ergötzliche Stiche im Stil der Renaissance anzufertigen, in denen unbekannte Vorfälle der mittelalterlichen Geschichte vorgestellt – aber zweifellos durch ihre Einkleidung auch entstellt – wurden (Abb. 169).

Gelegentlich lassen uns Künstler wissen, was sie selbst über jene Illustrationen dachten, die man bei ihnen für Publikationen dieser Art bestellte. In den vierziger Jahren des 18. Jahrhunderts erhielt der populäre, produktive und einflußreiche Stecher Charles-Nicolas Cochin den Auftrag, verschiedene Ausgaben der ‹Nouvel abrégé chronologique de l'histoire de France› von Hénault mit Vignetten auszustatten.[25] Cochin erkannte durchaus an, daß es für einen Künstler hilfreich sein konnte, Medaillen zu studieren, und wir wissen, daß er sich nicht nur mittelalterliche Wandteppiche ansah, um sich dort über die Kleidung zur Zeit des Königs Dagobert zu informieren, sondern sich auch Notizen über die Art der Kronen machte, die im 14. Jahrhundert von den Königen getragen wurden (wobei er sich offenbar auf Montfaucons Werk stützte). Dennoch erkärt er, in der Buchillustration dürfe man die Schönheit niemals der historischen Genauigkeit opfern, und er kritisiert Gelehrte, die «ihre Zeit mit Klagen über die Ungenauigkeit der abgebildeten Kleidung verbringen; das ist alles, worauf sie schauen können. Natürlich haben sie recht, und was sie dazu sagen, mag sehr nützlich sein ...» Aber es sei nicht wesentlich. Und da er in Veronese das beste Beispiel eines Malers sah, der trotz der Ungenauigkeit in der abgebildeten Kleidung zu den Allerbesten gehörte, entschloß er sich zu einer etwas verdünnten Version des von Veronese benutzten Stils, wenn er Szenen aus dem 12., 13., 14. Jahrhundert und aus fast allen sonstigen Zeiten einschließlich der frühesten darzustellen hatte (Abb. 170). Präsident Hénault war vollauf zufrieden damit und glaubte, diese Illustrationen seien sämtlich «historisch».

Gegen Ende des 18. Jahrhunderts aber waren nicht mehr alle bereit, eine derart laxe

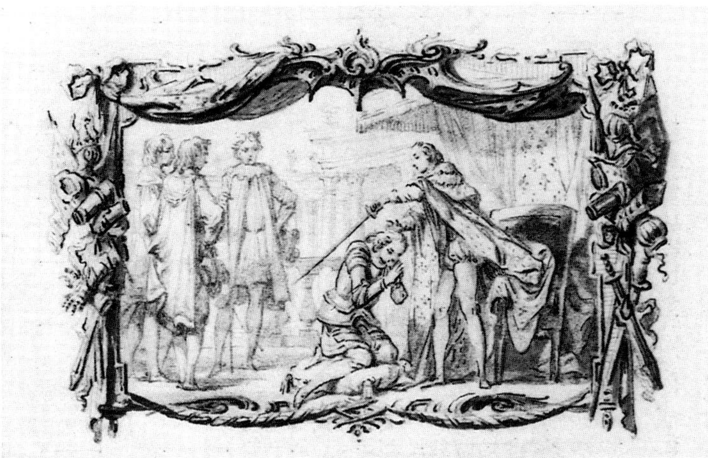

170. Charles-Nicolas Cochin, Skizze (Verbleib unbekannt) mit einer Darstellung des Ritterschlags zur Zeit der zweiten Dynastie der französischen Monarchie, d. h. vor 987, als Stich reproduziert in Président Hénaults ‹Nouvel abrégé chronologique de l'histoire de France›, 1746

Einstellung zu akzeptieren. Vor allem in England wurden kritische Stimmen laut, die sich gegen die gängigen Methoden zur Visualisierung der Vergangenheit wandten. Joseph Strutt, kein pedantischer Gelehrter, sondern ein vielversprechender Künstler und Stecher von vierundzwanzig Jahren, schrieb 1773 über die Ungenauigkeiten, die sich in den bildlichen Darstellungen mittelalterlichen Szenen fanden, und räumte ein, schuld daran sei das Fehlen authentischer Quellen. Daher veröffentlichte er – unter einem etwas irreführenden Titel – ein schmales Bändchen mit sechzig Bildnissen englischer Könige von Edgar im Jahre 966 bis Heinrich VIII., wie man sie häufig in «Abrissen der denkwürdigsten Abschnitte der Geschichte» finden konnte. Er selbst hatte die Stiche nach Vorlagen in illuminierten Handschriften angefertigt, die sich im British Museum, in der King's sowie der Bodleian Library und anderswo befanden. Zwar interessierte er sich vor allem für Kleidung und Bräuche (und in den Fußnoten teilte er zahlreiche Einzelheiten über die Farben des Originals und den Charakter der einzelnen Handschriften mit), dennoch war ihm klar, daß man in diesen Bildern keineswegs nur Modedarstellungen erblicken durfte. Handschriften dieser Art waren für die historische Vorstellungskraft und die Gelehrsamkeit von beträchtlicher Bedeutung, doch wie er wußte, waren einige von ihnen keineswegs «so alt wie der historische Augenblick, den sie darstellen sollten». Darauf verweist er anläßlich der Besprechung einer «alten Abschrift der Froissartschen Chronik», die er (aufgrund stilistischer Eigenheiten) auf das Ende der Regierungszeit Heinrichs VI. datierte, die aber den etwa sechzig Jahre früheren Augenblick darstellte, als Richard II., noch in seinen königlichen Gewändern, Krone und Zepter an den verräterischen Herzog von Lancaster übergab, der damit König Heinrich IV. wurde, auch wenn er die Insignien «mit geheuchelter Verlegenheit und Demut» entgegennahm (Abb. 171). Um die Protagonisten dieser Szene, die allen Shakespeare-Liebhabern nachgeht (obwohl Strutt sich hier gar nicht auf Shakespeare, sondern auf dessen Quelle Holinshead bezieht), sind die führenden geistigen und weltlichen Herren des Reiches versammelt.[26]

Strutt bewunderte den «guten Geschmack» dieser Illuminationen, der «angesichts des schlechten Zustandes, in dem die Kunst sich zu dieser Zeit befand», besonders auffällig sei, doch als er drei Jahre später drei Bände veröffentlichte, in denen er einen «vollständigen Überblick über die Sitten, Bräuche, Waffen, Gewohnheiten usw. der Bewohner Englands von der Ankunft der Sachsen bis zu Heinrich VIII.» zu geben gedachte, sah er sich gezwungen, zahlreiche frühe Handschriften zu reproduzieren, deren kruder Charakter und offenkundiges Unverständnis für «alles, was älter als die Sitten und Gebräuche ihrer eigenen Zeit ist», das ganze mühsame Unternehmen beinahe sinnlos erscheinen ließen. Wir wissen nicht, ob Strutt wußte, was La Curne de Sainte-Palaye etwa dreißig Jahre früher zu dieser Frage gesagt hatte, aber er erkannte sogleich, wie nützlich solche «aus Unwissenheit begangenen Fehler» sein konnten, warfen sie doch ein bezeichnendes Licht auf die «Sitten jener Zeit, in der die betreffenden Illuminatoren oder Zeichner selbst gelebt hatten». Zwar könne man einwenden, so räumt er ein, diese Zeichner hätten sich nur auf ihre Phantasie verlassen, doch es lasse sich beweisen, daß dies durchaus nicht zutreffe. Viele der Manuskripte zeigten auf dem Frontispiz einen König oder Adligen, der, von seinem Gefolge umgeben, das für ihn geschaffene Buch in Empfang nimmt. Man dürfe daher annehmen, daß diese Menschen korrekt in der Kleidung ihrer Zeit abgebildet seien, und damit könne man die

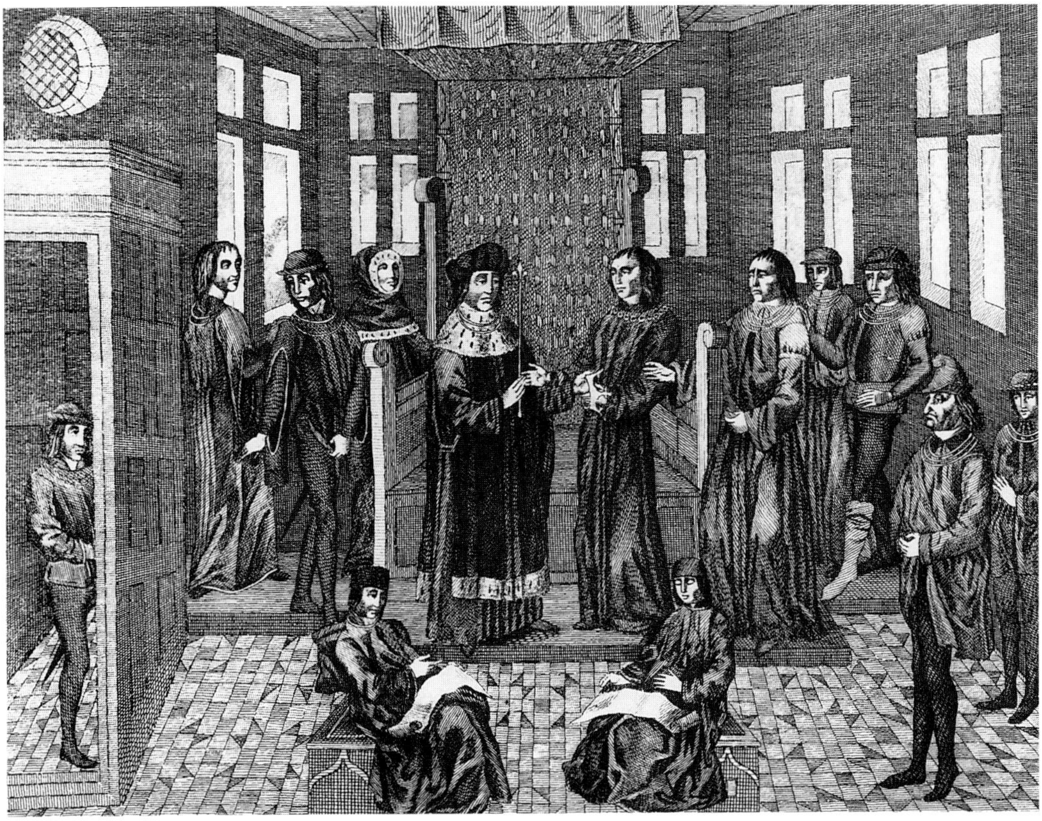

171. Joseph Strutt, Reproduktion einer Illustration aus einer flämischen Handschrift von Froissarts ‹Chronicles› (British Library, Royal MS 18. E. II), in der Richard II. von England Krone und Zepter an den Herzog von Lancaster (Heinrich IV.) übergibt; in: ‹The Royal and Ecclesiastical Antiquities of England›, London 1773, Oxford, Bodleian Library, PP 23, Th. Subt., Tafel XXXII

im weiteren Verlauf des Buches dargestellten Szenen vergleichen. Außerdem könne man auch verschiedene Bücher aus demselben Jahrhundert vergleichen; eine solche Prüfung zeige, daß sie miteinander und mit den Beschreibungen «alter Historiker» übereinstimmten.[27] Daher hielt Strutt es für vollauf gerechtfertigt, sorgfältige und genaue Reproduktionen dieser äußerst ungewöhnlichen Quellen zu veröffentlichen, auch wenn er einräumte, er sei erleichtert gewesen, als er die weit höhere Qualität der späteren Werke erreichte.[28]

In den Jahren 1777 und 1778 ließ Strutt diesen eher altertumskundlichen Werken seine zweibändige ‹Chronicle of England› folgen, «eine vollständige bürgerliche, militärische und kirchliche Geschichte der alten Briten und Sachsen, von der Landung Julius Cäsars in Britannien bis zur normannischen Eroberung. Mit einem vollständigen Überblick über die Sitten, Bräuche, Künste, Gewohnheiten usw. dieser Menschen.» Natürlich hatte er das Gefühl, die Grobschlächtigkeit der authentischen Illustrationen könne eine seriöse, für ein gebildetes Publikum und nicht für Altertumskundler bestimmte Geschichtsdarstellung nur entstellen, falls er sie ebenso getreulich wie in seinen früheren Werken reproduzierte. Und so erklärte er, die zweiundvierzig Stiche des Buches –

die «Gebäude, Erdarbeiten, Monumente usw.» aus illuminierten Handschriften wiedergaben – seien zwar «mit größter Genauigkeit nach den Dingen selbst gestochen» worden, aber er habe sich entschlossen, den Figuren bessere Proportionen zu geben und sie auch detaillierter herauszuarbeiten als in den Originalen, wenn auch «einige exakt kopiert wurden, um den Geschmack der Zeit zu verdeutlichen, in der sie entstanden sind».

Wie Montfaucon, dessen Werke er kannte, wußte Strutt sehr wohl, daß die unproportionierten Figuren in den frühen Handschriften – «in denen man häufig Städte sieht, deren Einwohner mit den Köpfen weit über die Häuser hinausragen» – der Genauigkeit der Darstellung von Männern, Frauen und Gebäuden keineswegs Abbruch taten. Doch er bemühte sich, seine Sachsen in einer Weise zu repräsentieren, die dem Geschmack seiner Zeit entsprach. Und so zeichnete er zumindest einmal gänzlich nach der Phantasie eine pastorale Szene, die «alte Germanen» zeigte, «wie Tacitus sie beschrieben hat»; links außen steht ein alter Sachse, die Arme verschränkt und auf einen Speer gestützt, die Beine gekreuzt, wie es einer der beliebtesten Posen des 18. Jahrhunderts entsprach (Abb. 172); auf der rechten Seite findet sich ein barbusiges, mit Hosen bekleidetes Mädchen, das sich mit einem liebenswürdigen, bärtigen Krieger unterhält; neben einem weiteren ins Gespräch vertieften Paar sieht man im Hintergrund einige «primitive» Hütten und dazu Bäume, wie man sie eher auf einem der eleganten Landsitze erwarten würde. Ein andermal kombiniert Strutt auf einer Tafel Details, die verschiedenen Handschriften entnommen sind; und wieder ein andermal nimmt er gleichfalls Figuren aus unterschiedlichen Handschriften und stellt sie in eine teilweise imaginäre Umgebung.[29] Das so entstandene Gemisch aus authentischer Grobschlächtigkeit und zeitgenössisch-modischer Kunstfertigkeit mutet uns heute seltsam an, doch sollte diese Kombination in verfeinerten Formen noch weithin Anwendung finden und galt offenbar als wirkungsvolles Mittel, Licht auf die Vergangenheit zu werfen. Denn obwohl Strutt erkannt hatte, daß mittelalterliche Buchmalereien oft gleichermaßen narrativen wie altertumskundlichen Wert besaßen, scheint weder er selbst noch irgend jemand anderes zu dieser Zeit vorgeschlagen zu haben, Wiedergaben solcher Illuminationen unmittelbar zur Illustration geschichtswissenschaftlicher Werke zu verwenden.

Einen kühnen Versuch, authentische Quellen zur Illustration jener Episoden aus der englischen Geschichte heranzuziehen, die zu ihrer Zeit nicht von Künstlern im Bild festgehalten worden waren, unternahm der Verleger und Kupferstecher Valentine Green in den Jahren 1786 bis 1792. Für seine ‹Acta Historica Reginarum Angliae›, die mit ‹Königin Mathilde bittet Kaiserin Mathilde im Jahr 1161 um die Freilassung ihres Gatten, König Stefan, aus dem Gefängnis› beginnt und mit ‹Die Unterhändler legen Königin Anna 1706 die Artikel des Unionsvertrages vor› endet, gab er bei dem deutschen Zeichner Johann Gerhard Huck, der aus Düsseldorf nach England gekommen war, zwölf Zeichnungen in Auftrag. Green selbst lieferte die Vorlagen und ließ die Zeichnungen stechen. Zeichnungen und Drucke wurden anschließend in seiner Galerie ausgestellt und zum Verkauf angeboten. Wer einen vollständigen Satz Drucke kaufte, erhielt zusätzlich ein Buch; es enthielt einen illustrierten Schlüssel zu den Quellen, auf denen die Zeichnungen basierten, und eine gut dokumentierte (mit zahlreichen Anmerkungen versehene) historische Darstellung der jeweiligen Ereignisse. Green erläuterte

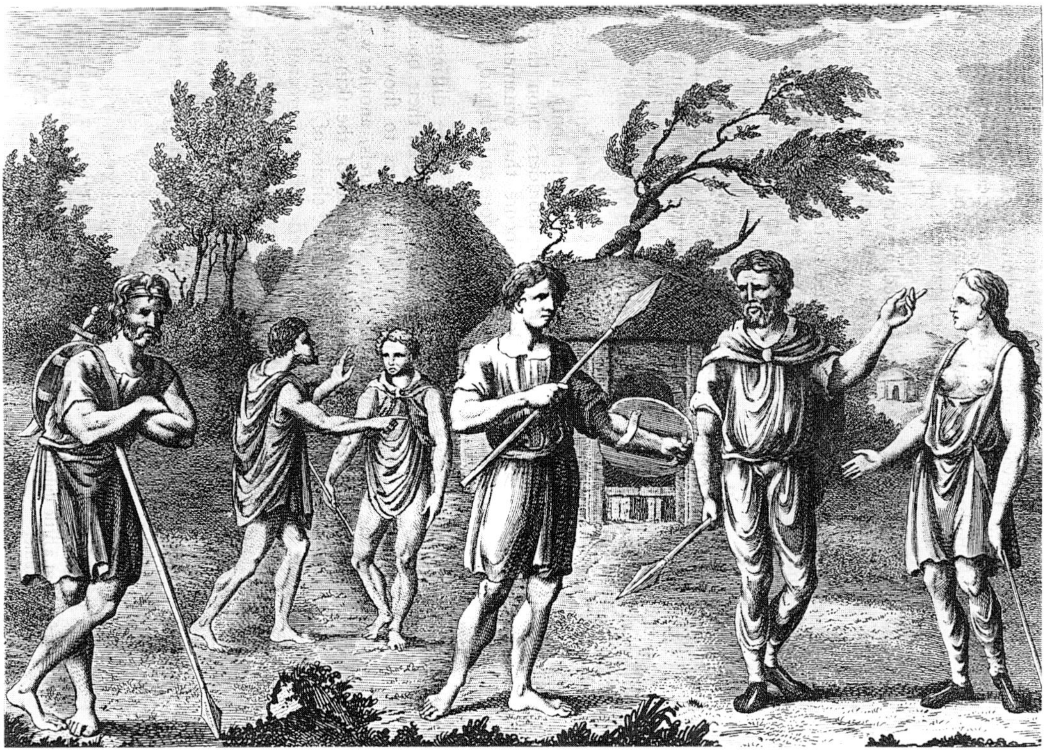

172. Joseph Strutt, ‹The Chronicle of England›, Bd. 1, London 1777: Darstellung von alten Germanen und Sachsen, nach den Beschreibungen des Tacitus, Sidonius Appollinaris, Paulus Diaconus und anderer

ausführlich die Prinzipien, denen sein Unternehmen folgte.[30] Da für die britische, römische, sächsische und dänische Zeit keine authentischen Porträts existierten, sondern nur «obskure Mönchserfindungen», konnte seine Geschichte der Königinnen von England erst nach der normannischen Eroberung beginnen. Die Porträts der Königinnen sowie anderer «adliger Personen, die tatsächlich oder vermutlich in den verschiedenen dargestellten Szenen anwesend waren», nahm er von «Münzen, Siegeln, illuminierten Meßbüchern und Handschriften, alten Glasmalereien und Grabmonumenten». Die Quellen waren nicht immer verläßlich, aber es waren die einzigen, die es gab, und wenn verschiedene Quellen dieselben Eigenheiten in den Zügen ein und derselben Person zeigten, konnte man davon ausgehen, daß dies auf korrekter Beobachtung und nicht auf künstlerischer Unfähigkeit beruhte. Wahre Porträts, so betonte Green, seien absolut unerläßlich für historische Szenen, da sie den

«sichersten und authentischsten Führer zu den Tatsachen bilden; letztlich ... können wir nur durch sie die verschiedenen Personen sicher voneinander unterscheiden. – Um es noch deutlicher zu sagen: Wollten wir uns den Spaß erlauben und bei einer Reihe ausgewählter und im Stich festgehaltener historischer Darstellungen die Titel weglassen, so würden wir erstaunt feststellen, daß dieselben Bilder zu einer Vielzahl anderer Geschichten passen, und zwar ebensogut wie zu den Geschichten, für die sie ursprünglich angefertigt wurden. – Führt man dagegen für jedes Thema nur ein einziges gutes und treffendes Porträt ein, so ist es ausgeschlossen, daß dieses Thema jemals auf eine andere Geschichte übertragen oder mit ihr verwechselt oder mit irgendeinem anderen Punkt in Zeit und Raum verbunden wird.»

Entscheidend sei eine strenge Beobachtung der Tatsachen, und nach diesen Tatsachen solle man bei den «alten erzählenden [*talkative*] Historikern» suchen, «wie man sie so treffend nennt».

Welchen Eindruck mag ein Leser des späten 18. Jahrhunderts wohl aus diesem Buch von der Vergangenheit gewonnen haben? Die Höflinge auf dem Bild ‹Königin Maria II. inspiziert 1692 im Hyde Park die Bürgerwehr von London und Westminster› dürften kaum Probleme bereitet haben. Sämtliche Porträts wurden getreulich nach Gemälden von Kneller, Riley und anderen Malern (bzw. nach Stichen solcher Gemälde) kopiert, deren Stil dem Geschmack der Zeit recht nahe kam und dennoch einen gewissen Eindruck zeitlicher Distanz vermittelte. Wer sich jedoch über das Gefolge der Königin Mathilde im Jahr 1161 (Abb. 173) oder der Königin Eleanor im Jahr 1284 wunderte, der dürfte gewiß das Gefühl gehabt haben, daß diese Damen eine bemerkenswerte Ähnlichkeit mit den Frauengestalten auf den bekannten Bologneser Gemälden des 17. Jahrhunderts zeigten. Dennoch gehört Valentine Greens ausführliches Vorwort zu den interessantesten Ausführungen über die Frage, wie das neue Bedürfnis nach Authentizität sich mit dem Bedürfnis nach bildlichen Geschichtsdarstellungen, die ihrem Wesen nach niemals authentisch sein konnten, vereinbaren lasse.

Andere englische Herausgeber und Stecher übernahmen später Greens Vorgehen. Die 1819 von dem Graphikhändler George Dyer herausgegebenen ‹Biographical Sketches of the Lives and Characters of Illustrous and Eminent Men›, die Gestalten aus vielen Jahrhunderten zeigten, waren mit Ganzfigurporträts illustriert, die hinreichend identifizierbar und zugleich seltsam fremd wirkten. Wo dies möglich war, zog man authentische Quellen heran, doch man bearbeitete die Abbildungen, so daß sie «die abgebildete Person in ihrer gewohnten Lebenswirklichkeit» zeigten und nicht «in einstudierten Posen oder theatralischen Kostümen». Erasmus, dessen Züge wir so gut aus Holbeins Bildnissen kennen, steht nun stolz in wallenden, pelzverbrämten Gewändern da (Abb. 174); Karl I. ist aus dem Umfeld des berühmten van Dyckschen Jagdgemäldes im Louvre herausgenommen und sieht uns traurig an; Lord Chesterfield sitzt konversierend in einem eleganten Rokokosessel.[31]

Unternehmungen wie die von Green und Dyer setzten eine Tradition ins 19. Jahrhundert hinein fort, die dem modernen Leser die Vergangenheit möglichst natürlich vor Augen führen wollte. Bald jedoch kamen Bestrebungen auf, die genau das entgegengesetzte Ziel verfolgten. Auch hier mußten die Originalquellen sorgfältig studiert werden – die Helme und Hellebarden, die Weihrauchfässer und Emailkästchen, die man in den neuen historischen Museen betrachten konnte –, doch man setzte sie so ein, daß die Vergangenheit fern, pittoresk und exotisch erschien.

Man fragt sich, was wohl Prosper de Barante von solchen Interpretationen hielt. Im Vorwort zur ersten Auflage seiner ‹Histoire des ducs de Bourgogne de la maison de Valois›, die 1824 bis 1826 ohne Illustrationen erschien, erklärt er, der Historiker müsse «der Geschichte die Anziehungskraft zurückgeben, die der historische Roman ihr entliehen hat», dies könne er jedoch nur dann mit Erfolg leisten, wenn er jegliche eigene Meinung aus der Darstellung, die er aus alten Chroniken zusammenfüge, eliminiere.

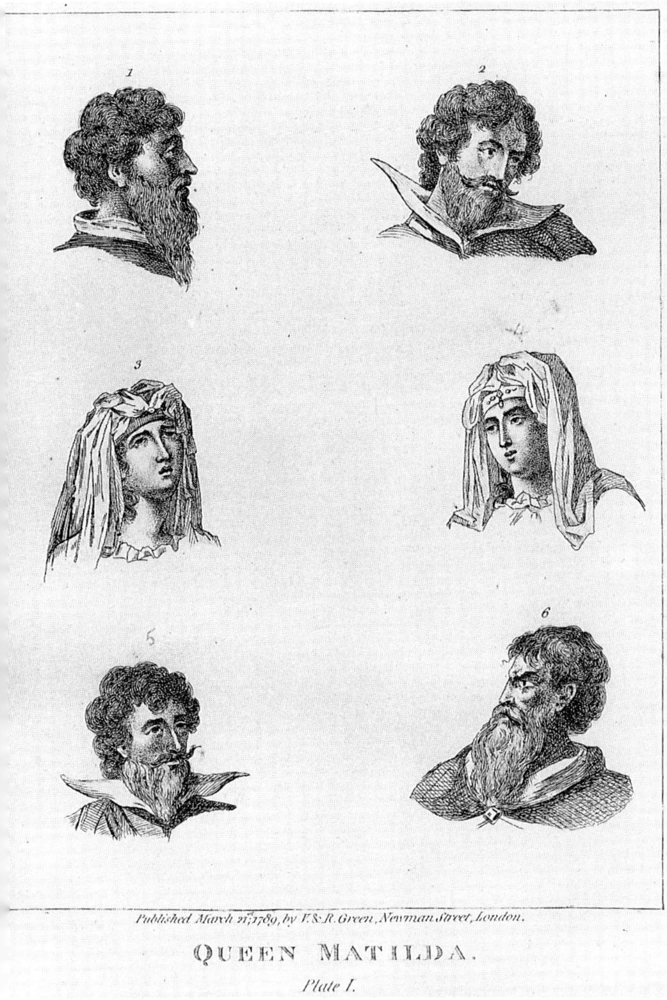

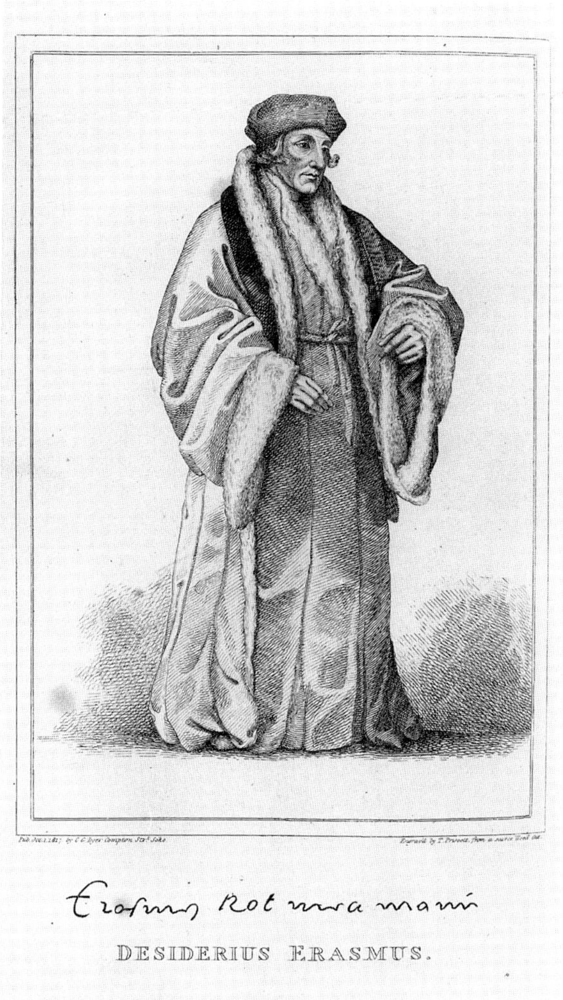

173. Johann Gerhard Huck (gestochen und veröffentlicht von Valentine Green), ‹Acta Historica Reginarum Angliae›, London 1792: Schlüssel zu den Quellen für ‹Königin Mathilde bittet die Kaiserin Mathilde um die Freilassung ihres Gatten, König Stefan, aus der Gefangenschaft›

174. George Dyer, ‹Biographical Sketches›, London 1819: Erasmus von Rotterdam

So weit nur irgend möglich, sollten diese Chroniken für sich selbst sprechen, gestützt allenfalls durch offizielle Dokumente, zum Beispiel Urkunden, denn nur so könne das «Kolorit» der mittelalterlichen Geschichte sichtbar werden.[32] Doch wie Thierry, so hatte auch Barante den Preis des Erfolgs zu zahlen. (Oder sollte es ihm gefallen haben?) Die fünfte Ausgabe seiner ‹Histoire›, die 1837/38 erschien, wurde von den führenden Künstlern der Zeit – Delacroix, Delaroche, Boulanger, Devéria, Johannot, Roqueplan und anderen – umfänglich illustriert, und in weiteren Ausgaben begegnet uns ein seltsames Gemisch aus authentischen visuellen Zeugnissen (zum Beispiel Siegel, Wappenschild und Grabmal Philipps des Kühnen), Porträtwiedergaben grotesk gestikulierender Gestalten, zum Teil über mehrere Stufen nach Originalquellen «adaptiert», und

175. Prosper de Barante, ‹Histoire de ducs de Bourgogne›, 6. Auflage, Paris 1842: Tod der Herzogin von Orléans (von Achille Devéria)

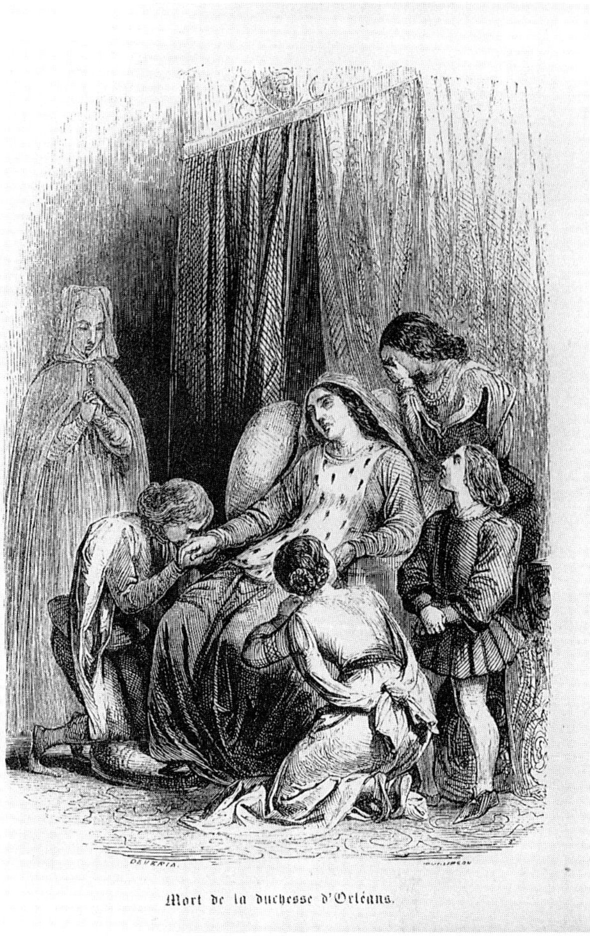

völlig frei erfundenen Kompositionen (wie Devérias ‹Tod der Herzogin von Orléans›, Abb. 175), die allein der Phantasie des Künstlers entsprungen waren.[33]

Gerade Stiche dieser Art hatten W. H. Prescott, den amerikanischen Historiker Spaniens und des spanischen Amerika, ein Jahr zuvor zu der Klage veranlaßt: «Die Illustrationen, mit denen die französischen Historiker zuweilen ihre Werke schmücken, interessieren mich nicht; mir scheint, sie passen eher zu Romanen als zur Geschichtsschreibung. Aber an authentische Porträts der großen Akteure des Dramas werde ich stets versuchen heranzukommen.»[34] Tatsächlich scheute Prescott, der trotz nahezu vollständiger Erblindung großes Interesse an den bildenden Künsten hatte, weder Kosten noch Mühen, um für die Illustration seiner Geschichtswerke Porträts zu beschaffen, die ihm verläßlich erschienen (wie er zuweilen recht optimistisch glaubte). Für seine ‹History of the Reign of Philip the Second› fertigte ein spanischer Künstler in seinem Auftrag Aquarellkopien von Gemälden aus öffentlichen und privaten Sammlungen in Madrid an, die Prescott anschließend in London stechen ließ. Obwohl er die Originale nie gesehen hatte, reichten ihm die wenig verläßlichen Adaptationen für die Feststellung, bei Tizians Philipp II. liege «etwas in dem finsteren Blick, das kaum geeignet scheint, unser Vertrauen zu wecken», und «die sehnigen Züge» des Herzogs von Alba (Abb. 176) hätten «die Härte von Stahl. Man sieht, daß es sich um eine wahrheitsgetreue Abbildung des hartherzigen Fürsten handeln muß, der die Freiheit der Niederlande mit Füßen trat.»[35]

Diese Art der Interpretation wurde um die Mitte des Jahrhunderts sehr beliebt, doch erst 1859/60 unternahm man einen entscheidenden Schritt in dem Versuch, jeden Aspekt der Geschichte über einen langen Zeitraum hinweg auf der Basis umfangreicher Bildquellen zeitgenössischen Ursprungs zu illustrieren. In ihrem gemeinsamen Vorwort zu den beiden Bänden der ‹Histoire de France depuis les temps les plus anciens jusqu'à nos jours d'après les documents originaux et les monuments de l'art de chaque époche›, die zu dieser Zeit erschienen, zeigten Henri Bordier und Edouard Charton, daß sie sich der Neuartigkeit des Unternehmens und der damit verbundenen Probleme voll bewußt waren; doch sie räumten auch ein – vielleicht allzu großzügig –, daß sie damit einem weit verbreiteten Bedürfnis nachkamen. «Die Erforschung der Geschichte auf der Grundlage von Monumenten hat seit einem halben Jahrhundert beträchtliche Fortschritte gemacht. Heute wird allgemein anerkannt, daß die historische Bildung aus zwei Quellen schöpfen muß, aus den Texten und aus den Zeugnissen der Kunst, die zur selben Zeit entstanden sind wie die dargestellten Ereignisse.»[36] Der bloßen Phantasie entsprungene und unglaubwürdige Illustrationen – also gerade jene, die bei den Verlegern am beliebtesten waren – könnten beim Leser nur ein falsches Bild erzeugen; daher hätten sie selbst sich große Mühe gegeben und dafür Sorge getragen, daß die abgedruckten Bildquellen authentisch und korrekt seien. Dies hatte natürlich zur Folge, daß die frühen Teile ihres Werkes nur spärlich illustriert waren, denn «wir

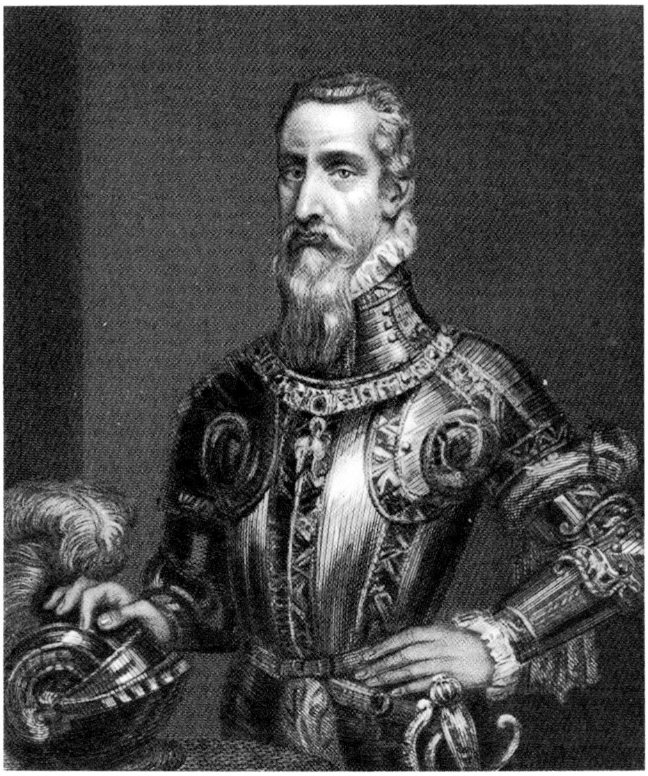

176. William Hickling Prescott, ‹History of the reign of Philip the Second›, Bd. II, London 1855: Bildnis des Herzogs von Alba

hatten nicht die Absicht, diesen aufschlußreichen Mangel zu überdecken; wir haben uns auf das beschränkt, was vorhanden ist, oder zumindest, was wir kennen, und ansonsten nichts hinzugefügt». Im Mittelalter nahm dann die Zahl der Kunstwerke beträchtlich zu, und von einer bestimmten Zeit an «ist die Geschichte Frankreichs nahezu Szene für Szene und Tag für Tag in Bildwerken, Gemälden, Zeichnungen und Stichen festgehalten».

Henri Bordier, ein Archivar mit ausgeprägt republikanischen Überzeugungen, interessierte sich sehr für die illuminierten Handschriften in der Bibliothèque nationale, die er gerne inventarisiert hätte, und so kann es nicht erstaunen, daß seine ‹Histoire de France› letztlich demonstrierte, welch eine reichhaltige Quelle für die Illustration der mittelalterlichen Geschichte sie darstellten. Auch Édouard Charton war ein eifriger Verfechter der Volksbildung. Er war ein wenig mystisch veranlagt, in jungen Jahren hatte er sich zum Saint-Simonismus bekehrt. Großen Eindruck auf ihn machten belehrende Zeitschriften wie Charles Knights ‹Penny Magazine›, und 1833 gründete er das überaus erfolgreiche und ebenso einflußreiche ‹Magasin Pittoresque›, das er fünfzig Jahre lang leitete und das im übrigen auch für die Produktion der ‹Histoire de France› verantwortlich zeichnete.[37]

Die zahlreichen Illustrationen zeigen eine Vielzahl von Objekten, die von prähistorischen Monumenten bis hin zur Julisäule reichen, welche zum Gedenken an die Opfer der Revolution von 1830 auf der Place de la Bastille errichtet worden war – und dieses Ereignis beschließt zugleich das Buch mit einem triumphalen Akzent. In gewisser Weise könnte man daher sagen, die sorgsam ausgesuchten Tafeln in Bordiers und Chartons ‹Histoire de France› verwirklichten, was für Louis-Philippes Museum in Versailles noch unerreichbar gewesen war. Zum erstenmal war es möglich, zeitgenössische visuelle Zeugnisse einer umfassenden Nationalgeschichte zu sehen – auch wenn die durchgängig festzustellende Farblosigkeit der Holzstiche den Eindruck ein wenig mindert, den man von den wechselnden Stilen der Kunstwerke aus zahlreichen Jahrzehnten und Jahrhunderten erwartet hätte. Die abgebildeten Objekte – Pfeilspitzen, Münzen, Büsten, Reliefs, Gemälde, Stiche, Kirchen – waren nach den unterschiedlichsten Quellen kopiert (die in der Regel angegeben sind, wenn auch zuweilen etwas vage mit der Formel: *«d'après une estampe du temps»* (nach einem zeitgenössischen Stich, Abb. 177). Und jedem Kapitel zur allgemeinen oder politischen Geschichte folgte, wie inzwischen üblich, ein Abschnitt über Kunst und Literatur – wobei allerdings auffällt, daß diese Abschnitte, abgesehen von wenigen Abbildungen aus dem Bereich der Architektur, stets nur mit Porträts der Künstler, niemals jedoch mit Reproduktionen ihrer Werke illustriert sind. Bordier und Charton verweisen jedoch häufig auf einzelne Bilder und auch, mit vorsichtiger Zustimmung, auf neueste Veränderungen des ästhetischen Geschmacks – wie die Rehabilitation von Watteau und Boucher –, doch in den Kapiteln über die Künste bringen sie den Wandel der Stile nur selten einmal in Verbindung mit umfassenderen Entwicklungen kultureller und politischer Art, und umgekehrt suchen sie bei der Behandlung politischer Ereignisse (bei der sie sich demonstrativ auf

177. Henri Bordier und Édouard Charton, ‹Histoire de France›, Bd. II, 2. Auflage, Paris 1862: Reproduktion eines anonymen Stichs (aus der Sammlung Hennin) mit Darstellung der Versammlung der Generalstände im Jahr 1614

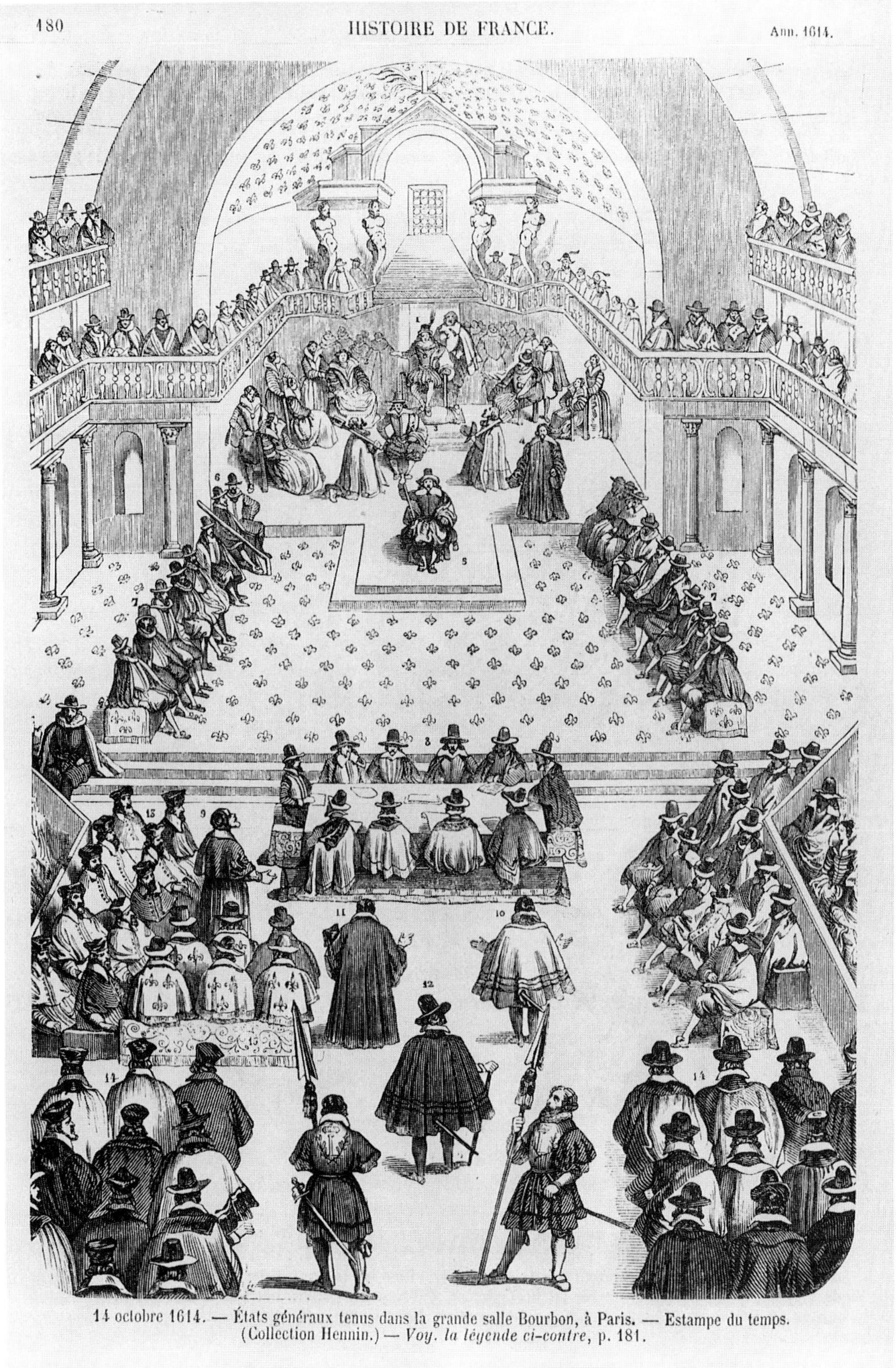
180 HISTOIRE DE FRANCE. Ann. 1614.

14 octobre 1614. — États généraux tenus dans la grande salle Bourbon, à Paris. — Estampe du temps.
(Collection Hennin.) — *Voy. la légende ci-contre*, p. 181.

Dokumente stützen) nicht nach Zeugnissen aus dem Bereich der Kunst, die ihre Darstellung stützen könnten. So finden wir zwar mehrere Reproduktionen von Szenen des Teppichs von Bayeux, doch in der Darstellung der Normannischen Eroberung nehmen die Autoren keinen Bezug darauf; auch Porträts untersuchen sie nicht im Blick auf die Frage, welche psychologischen Aufschlüsse sie über die Protagonisten der neueren Geschichte bieten könnten. Bordier und Charton zitieren gelegentlich aus Michelets Werken, aber an den Parallelen, die er gerne zwischen Politik und Kunst zog, zeigen sie kein Interesse. In gewisser Weise bietet ihre ‹Histoire de France› eine eindrucksvolle Kombination literarischer und visueller Quellen – und dies fast buchstäblich, denn die Stiche haben vielfach keinen Rand und gehen in den Text über –, doch in einem tieferen Sinne ist das Buch lediglich eine reich und phantasievoll illustrierte Geschichtsdarstellung traditionellen Zuschnitts.

Zahlreiche Vorlagen für die Abbildungen in den beiden Bänden stammten aus der Sammlung von 15 000 Zeichnungen und Drucken zur Geschichte Frankreichs, die Michel Hennin über viele Jahre zusammengetragen und in den neunundsechzig Foliobänden zusammengebunden hatte, die er schließlich der Bibliothèque nationale vermachte, als er 1863 im Alter von sechsundachtzig Jahren starb.[38] Hennin war einer der letzten in der Reihe altertumskundlicher Sammler und Gelehrter, die bis zu Roger de Gaignières und Montfaucon zurückreichte – deren Leistung er bewunderte, auch wenn er hinsichtlich der Genauigkeit ihrer Arbeit gewisse Vorbehalte äußerte.[39] Er stammte aus der Schweiz und hatte einen großen Teil seines Lebens in Italien (später dann in Deutschland) in den Diensten des Napoleon-Schwagers Eugène de Beauharnais verbracht. 1856 – drei Jahre bevor Bordiers und Chartons ‹Histoire de France› erschien – publizierte er den ersten von zehn Bänden seiner ‹Monuments de l'histoire de France›, die sich zum Teil auf seine eigene Sammlung, zum größeren Teil aber auf öffentlich zugängliche Bestände stützte. Die Kompilation, die selbst keine Illustrationen besaß, war weitestmöglich chronologisch aufgebaut. So konnte man unter jedem beliebigen Datum, von Childerich im Jahre 481 bis zur Regierungszeit Heinrichs IV., nachsehen und fand dort jeweils eine kurze Beschreibung von Bildwerken – Münzen, Siegeln, Kapitellen, illuminierten Handschriften usw. –, die eine bekannte Persönlichkeit oder ein Ereignis der betreffenden Zeit darzustellen schienen, dazu jeweils den Nachweis, wo eine Reproduktion des betreffenden Werkes (als Zeichnung in einer privaten oder öffentlichen Sammlung, einer altertumskundlichen Zeitschrift oder sonstigen Publikation) zu finden war.

All das bildete offensichtlich ein überaus wertvolles Hilfsmittel für die Forschung, doch noch anregender dürften für Bordier und Charton die vierhundert Seiten Einleitung gewesen sein, auf denen Hennin seine Thesen zur Bedeutung des Bildes als Quelle für den Historiker ausbreitete.[40] In der Tat zeigt uns dieser Text, der einem Manifest nahekommt, mit seinen Stärken und Schwächen wie kein anderer, auf welche Weise Autoren, die diese Prämisse akzeptierten, mit den daraus erwachsenden Problemen umgingen. Hennins zentrale, immer wieder vorgetragene These besagte, ein Bild könne nur dann von historischem Wert sein, wenn es aus derselben Zeit stammte wie das dargestellte Ereignis; für die elaborierten Rekonstruktionen der Vergangenheit, die bei den Malern seiner Zeit so beliebt waren, fehlte ihm jegliches Verständnis.[41] Wie viele Autoren und Künstler des vorangegangenen Jahrhunderts räumte auch er ein, daß anachronistische Bilder gleichfalls einen gewissen Nutzen insofern haben könnten, als sie Informationen über Kleidung und Sitten aus ihrer Entstehungszeit böten; dennoch beklagte er, daß im Mittelalter so viele religiöse Kunstwerke und so wenige Darstellungen des zeitgenössischen Lebens entstanden waren.[42] Auch die Renaissance habe in dieser Hinsicht keine Besserung gebracht, weil die Maler dazu übergegangen waren, bedeutende Persönlichkeiten in antiken Gewändern darzustellen – eine absurde Praxis, die selbst im 19. Jahrhundert noch nicht ausgestorben war. Hennins Ansatz war rundum altertumskundlich geprägt, er fragte nie, weshalb solche Konventionen sich änderten oder ob diese Veränderungen nicht ihrerseits Fragen von großer Bedeutung für die historische Forschung aufwarfen. Noch weniger beschäftigte er sich mit dem künstlerischen Stil als einem Phänomen von historischem Interesse, auch wenn er Montfaucon (der sich dieses Aspektes ja durchaus bewußt war) den Vorwurf machte, seine Kopisten hätten den Stil der Objekte verfälscht, statt sie getreulich zu reproduzieren. Und sogar innerhalb der Grenzen, die er selbst für seine Diskussion der Kunst als Quelle für die Wissenschaft gezogen hatte, zeigte sein Ansatz gelegentlich einen Mangel an Scharfsinn. So kam ihm nicht in den Sinn, daß auch zeitgenössische Darstellungen eines bedeutsamen Ereignisses historisch irreführend sein konnten – und solche Irreführung vielleicht sogar mit Absicht betrieben wurde: «Betrachtet man die drei von J. Le Clerc veröffentlichten Drucke, die den Einzug Heinrichs IV. in Paris zeigen, so meint man, selbst dabei zu sein»[43] – in diesem Satz kommt seine ganze Einstellung gegenüber solchen Dokumenten zum Ausdruck.

Andererseits war sich Hennin, anders als die meisten (wenn nicht sogar alle) früheren Autoren, einiger wesentlicher Aspekte visueller Quellen bewußt. So war ihm klar, daß sie mit Ausnahme der Radierungen und Stiche durch die Zeitläufe alle beträchtlich in Mitleidenschaft gezogen worden sein konnten. Krieg, Bildersturm, Plünderung, schlechte Kopien, unbefriedigende Restaurierung, radikale Veränderungen im Interesse eines veränderten Geschmacks – all das und vieles mehr hatte verheerende Auswirkungen auf das Rohmaterial gehabt, das dem Historiker zur Verfügung stand und von daher äußerst gefährdet war; selbst Daguerreotypien und Photographien verblaßten mit der Zeit und waren keineswegs so verläßlich, wie es schien.[44] Noch ein weiteres Problem von wesentlicher Bedeutung sprach Hennin an, ohne es indessen zu lösen: Man konnte zwar behaupten, die Produktion zahlreicher bildlicher Darstellungen einer historischen Episode zeuge von deren Wirkung auf die öffentliche Meinung; dennoch war unverkennbar, daß manche äußerst wichtigen Ereignisse keinerlei Aufmerksamkeit bei Künstlern oder Handwerkern gefunden hatten: «Das Schweigen der Schriftsteller zu bedeutenden Ereignissen der Vergangenheit ist ein Mangel, das Schweigen der Monumente dagegen eine Lehre.»[45] Doch welche Lehre dies war, wußte Hennin nicht zu sagen – und diese Frage sollte die Historiker auch weiterhin beschäftigen.

12

Die historische Bedeutung des Stils

1.

Im Jahr 1826 erblindete Augustin Thierry – er war gerade einunddreißig Jahre alt. Einige Jahre später beschrieb er einen Besuch der Kirchen des Languedoc und der Provence; er konnte nicht einmal mehr die deutlichsten Inschriften entziffern, und seine Sehkraft war so schwach, daß er nur noch die groben Umrisse der Bauwerke wahrnehmen konnte:

«Ich konnte gerade noch genug sehen, um mich alleine zurechtzufinden; doch im Angesicht der Bauwerke oder Ruinen, deren Entstehungszeit und Baustil es zu erkennen galt, kam meinen Augen ein seltsamer innerer Sinn zu Hilfe. Von der Leidenschaft für die Historie getrieben – wie ich es gerne nennen möchte –, sah ich weiter und deutlicher als sonst. Keine der Hauptlinien und keines der charakteristischen Merkmale entging mir, und meine Begleitung staunte angesichts der Sicherheit meines Blicks, der unter gewöhnlichen Umständen so unsicher war. Das sind die letzten Eindrücke, die der Gesichtssinn mir schenkte.»[1]

Schmerzliches Umhertasten, plötzliche Eingebung und neuerliche Dunkelheit – auf wie viele Historiker, die über Kunst schreiben, ließe sich Thierrys schmerzvolle Erfahrung in einem metaphorischen Sinne übertragen?

Während des 19. und des frühen 20. Jahrhunderts waren viele der besten Historiker in Europa und Amerika kenntnisreiche Liebhaber der Malerei, Bildhauerkunst und Architektur, und diese Liebe fand (wie wir noch sehen werden) ihren Niederschlag oft auch in ihren Büchern. Der früheste und sicher auch hervorragendste unter ihnen war Leopold von Ranke. Er verbrachte viele Stunden in den Kunstgalerien Italiens, und als junger Mann schrieb er eine ‹Geschichte der italienischen Kunst›, die er allerdings erst annähernd fünfzig Jahre später veröffentlichte.[2] In seinem ersten historischen Meisterwerk, ‹Geschichte der romanischen und germanischen Völker von 1494 bis 1535›, die 1824 erschien, folgte er dem Beispiel Gibbons (wenn auch mit größerer Entschlossenheit) und wandte sich Raffaels Bildnis von Julius II. zu (Abb. 129) – das er von einer Kopie in Berlin kannte –, um das Denken dieses Papstes zu begreifen: «Man erkennt seinen Sinn an seinem Bildnis von Raphael, an den stark ausgebildeten Zügen, dem geschlossenen Mund, dem fest gerichteten Blick, dem langen weißen Bart, während er im Lehnstuhl sitzt und denkt.»[3] Und als er wenig später seine ‹Geschichte der Päpste› verfaßte, beschrieb er nicht nur mit großem Einfühlungsvermögen die Entstehung des barocken Rom mit seinen Palästen, Gärten und Sammlungen, sondern brach auch mit der inzwischen fest etablierten Tradition, einer im wesentlichen politischen Geschichtsdarstellung lediglich einen Abschnitt über die Kunst anzuhängen. Statt dessen fügte er einige Seiten zur italienischen Malerei von Carracci bis Guercino in seine Darstellung ein, um die wachsende Rolle zu verdeutlichen, die der tiefe Glaube im Leben dieser Zeit spielte – mit Folgen, die zuweilen zwar «etwas Barockes und Gewaltsames» an sich hatten, deshalb aber keineswegs von mangelnder Aufrichtigkeit zeugten.[4]

Auch Mommsen interessierte sich sehr für Kunst, und bei einigen Autoren des deutschsprachigen Raumes war die Verbindung zwischen Geschichte und Kunstgeschichte so eng, daß man fast von einer Überlappung dieser Forschungsfelder sprechen kann. Franz Kugler zum Beispiel, einer der Begründer der Kunstgeschichte, der viele Jahre der einflußreichste und meistgelesene Vertreter seines Faches in Europa war, veröffentlichte ebenfalls 1840 eine überaus erfolgreiche ‹Geschichte Friedrichs des Großen›. Die Illustration überließ er dem jungen, noch unbekannten Adolph Menzel, der das Buch mit brillant konzipierten, zum Teil auf sehr speziellen Quellen basierenden Neorokoko-Bildern ausstattete; dennoch zeigen sie die Monarchie des 18. Jahrhunderts in einem ebenso romantisch verklärten Licht, wie es damals sonst bei Darstellungen des Mittelalters anzutreffen war.[5] Bei Kuglers Schüler Jacob Burckhardt läßt sich nur schwer entscheiden, ob er nun als Historiker oder als Kunsthistoriker die größeren Leistungen vollbracht hat, und einer seiner Bewunderer, Ferdinand Gregorovius, schrieb eine ‹Geschichte der Stadt Rom im Mittelalter›, die sich zur Rekonstruktion der Vergangenheit nicht nur auf das Zeugnis erhaltener (und zerstörter) Monumente stützte, sondern auch ein Bild der Stadt entwarf, das sich durch eine ausgeprägte visuelle Sensibilität auszeichnet.[6] Karl Justi ist ein weiterer großer deutscher Autor, dessen Bücher – über Velázquez und über Winckelmann – sich nur schwer einordnen lassen, so vertraut scheint er mit allen Aspekten der Kunst und des Lebens in den dort behandelten Epochen gewesen zu sein.

Ernst Curtius jedoch ist derjenige deutsche Historiker, dessen Ansatz am stärksten durch die Begeisterung für die Kunst geprägt war. Der erste Band seiner ‹Griechischen Geschichte› erschien 1857 in Berlin; er war damals dreiundvierzig Jahre alt, und sein Buch galt schon bald innerhalb wie außerhalb Deutschlands als der wichtigste Beitrag, der jemals zu diesem Thema erschienen war. Curtius hatte einige Jahre in Griechenland verbracht, und später sollte er die epochemachenden Ausgrabungen in Olympia leiten. Seine umfassende Kenntnis der griechischen Archäologie und der literarischen Quellen zur griechischen Geschichte waren auf dem neuesten Stand, doch in seiner Darstellung des Goldenen Zeitalters Athens kann er als ein später, aber gläubiger Erbe der Winckelmannschen Ideen gelten. Als er den Wiederaufbau der Stadt nach dem Sieg über die Perser beschrieb, schmückte er die Darstellung in Plutarchs ‹Leben des Perikles› reich aus und verwob sie mit seiner eigenen Begeisterung für die Stadt zu einem nahezu visionären Bild der Erschaffung eines irdischen Paradieses:

«Denn dem rührigen und erwerbslustigen Volke der Athener gefiel die Betriebsamkeit, welche die perikleischen Bauten veranlaßten. Material aller Art mußte herbeigeschafft werden, Metalle, Elfenbein, Edelsteine und fremde Holzarten. Alle Stände waren bei dem öffentlichen Kunstleben betheiligt, von dem Künstler an, der in der Einsamkeit seine Gedanken reift und seine Pläne entwirft, durch alle Klassen der Kaufleute, Gewerbeleute und Handarbeiter bis zu den Bergleuten und Wegebauern, den Wagnern, Seilern und Fuhrleuten, welche dafür zu sorgen haben, die unzähligen Marmorblöcke auf die Höhe der Burg zu fördern ... Ein höherer Patriotismus theilte sich den Bürgern mit, wenn sie ihre Vaterstadt vor allen anderen Städten mit den edelsten Kunstwerken ausgestattet sahen; und wenn diese Kunstwerke bei aller Pracht doch eine edle Einfachheit besaßen und durchgängig von erhebenden Gedanken durchdrungen, von Maß und Ordnung erfüllt waren, so konnten sie nicht anders als bildend und läuternd auf die Gemüther derer einwirken, welche Zeuge ihrer allmählichen Vollendung waren und die vollendeten Werke täglich vor Augen hatten. Denn es liegt eine Kraft in ihnen, welche den Menschen über die Enge seiner persönlichen Verhältnisse erhebt und ihn nöthigt, von dem Staate, der Solches schaffen kann, und dem eigenen Bürgerberufe groß und würdig zu denken. Aber auch die, welche nicht mit der Liebe und Bewunderung eines attischen Bürgers den Staat anschauen konnten, auch die Unterthanen und die Fremden konnten sich dem Eindrucke der Herrlichkeit Athens nicht entziehen . . .; und wer also hierfür Sinn hatte, der mußte Athen als die Hauptstadt Griechenlands und sich in gewissem Sinne selbst als Athener fühlen. Das war es, was Perikles erstrebte; Athen sollte sich würdig zeigen, über Hellenen zu herrschen, und die Verschwendung der Mittel zu diesem Zwecke war in der That keine Verschwendung . . .»[7]

Man ist versucht, in diesem noblen, aber außergewöhnlichen Loblied auf die griechische Kultur (in dem nicht einmal beiläufig von der Sklaverei die Rede ist) eine bewußte Entsprechung zu Herders gleichermaßen intensiver Reaktion auf das Werden des antiken Rom zu erblicken; näherliegend wäre es indessen, an Rollins kritische Bemerkungen zur Extravaganz des Perikles zu denken und vor allem an die zahllosen Darstellungen des Baus der großen gotischen Kathedralen im «Zeitalter des Glaubens», die sich während der ersten Hälfte des 19. Jahrhunderts großer Beliebtheit erfreuten.

In Frankreich begannen Guizot und Thiers ihre literarische Karriere als Kunstkritiker, auch wenn davon in den großen historischen Werken, denen sie sich später zuwandten, kaum etwas zu spüren ist. Renan und Taine dagegen folgten Michelets Beispiel; wie er schrieben sie ausführlich über die bildenden Künste und stützten sich auch in ihren allgemeinhistorischen Forschungen ergänzend auf deren Zeugnis.

Angesichts einer Welt, die ihm vulgär und verächtlich erschien, fand Renan geistigen Trost in der Kunst Roms und vor allem Athens. Doch seine Studien führten ihn auch auf ganz andere Felder, und sein Blick war sowohl in der Breite als auch in der Tiefe sehr viel durchdringender als jener Michelets, in dem er immer seinen verehrten Meister erblickte.[8] Schon bei der Abfassung seiner Doktorarbeit über ‹Averroes und den Averroismus›, die er vor Vollendung des 30. Lebensjahres abschloß, stützte er sich ausgiebig auf Gemälde und Fresken, die Orcagna, Buffalmacco, Traini, Taddeo Gaddi, Benozzo Gozzoli und anderen Künstlern aus Pisa und Florenz zugeschrieben wurden. Auf einige davon war er aufmerksam geworden, weil ihm die Texte und Illustrationen einer Reihe von Autoren – darunter Seroux d'Agincourt – vertraut waren; andere entdeckte er selbst. Und er präsentierte seine Zeugnisse keineswegs in der romantisch-intuitiven Art eines Michelet, sondern mit einem festen, sicheren, für die Geschichtsschreibung gänzlich neuen Ausdruck.[9]

Wie alle seine Zeitgenossen verachtete Renan in der Theorie «Berninis Affektiertheit» und «Borrominis Extravaganz», weil sie die Trivialität bezeugten, in die Italien im 17. Jahrhundert zurückfiel.[10] Als er aber selbst Gelegenheit hatte, ihre Kunstwerke zu sehen, milderte sich sein Urteil. In der Martorana in Palermo, «diesem kleinen Meisterwerk einer Kirche», war er keineswegs schockiert von «diesen kleinen Gewölben, in denen die primitiven Mosaiken sich mit den Albernheiten des zügellosesten Rokoko vermischen». Gewiß hören wir den Kunstliebhaber heraus und nicht so sehr den Historiker, wenn er jeden Gedanken an eine «Restaurierung» der Kirche zurückweist: «Laßt dieses kleine Monument lieber, wie es ist.» Schließlich besaß auch das Barock seine eigene Aussagekraft, und wer konnte sicher sein, daß der Geschmack sich nicht wandelte? «Das 17. Jahrhundert machte das Mittelalter nieder, ohne daran zu denken, daß diese barbarische, falsche und oft wilde Kunst eines Tages ihren Wert haben würde. Heute zerstört man das 17. Jahrhundert, weil es fade und charakterlos erscheint. Wer weiß ..., ob man nicht auch das 19. Jahrhundert eines Tages des Vandalismus zeihen wird?» Wer heute durch Italien reist, der kann nur in seine schmerzlich aktuelle Klage einstimmen, daß man «unter dem Vorwand, die Bauwerke in ihren ursprünglichen Zustand zurückzuversetzen», in diesem Land im Begriff sei, «das 17. und 18. Jahrhundert auszulöschen».[11]

Renan gehörte (angeregt von seinem Schwager Arnold Scheffer) zu den frühesten und begeistertsten Bewunderern der «Leuchtkraft, Lebendigkeit, Farbe und individuellen Originalität» der Fresken Tiepolos im Palazzo Labia in Venedig. «Wollte Tiepolo», so schreibt er 1874 an Flaubert, «eine Lektion in Geschichte oder Moral, in Archäologie oder Politik erteilen? Wollte er Antonius und Cleopatra erhöhen oder herabsetzen? Hat man ihn beschuldigt, er hätte es am nötigen Respekt vor der königlichen Majestät fehlen lassen, die sich durch die Teilnahme an einem etwas zweideutigen Bankett kompromittierte? Nein. Er hat der Phantasie einen glanzvollen Traum eröffnet. Das genügt. Weder der Archäologe noch der Moralist, weder der Historiker noch der Politiker haben Grund zur Klage.»[12]

Der schiere Hedonismus, mit dem Renan auf Tiepolos Zauber reagierte, ist ungewöhnlich. An sich war er geneigt, die Kunst mit eher pädagogischem Blick zu betrachten. Angesichts so vieler bizarrer Vorbilder ist es vielleicht bezeichnend, daß er ausgerechnet bei dem Versuch, den Charakter der scheinbar liederlichen Faustina zu ergründen, mit besonderem Eifer auf das Zeugnis ihrer Bildnisse schaute[13] – hatte er doch den Wunsch, sie gegen die Verleumdungen antiker Autoren zu verteidigen. Er wußte sehr wohl, daß man «dem Zeugnis von Bildwerken gewiß mit Mißtrauen begegnet», doch dies, so meinte er, sei nur deshalb der Fall, weil dieses Zeugnis in Wirklichkeit zu ihren Gunsten spreche. Jedenfalls erwähnt er mit keinem Wort die Marmorgruppe ‹Faustina und der Gladiator› im Louvre (Abb. 73), obwohl er von dieser Zuschreibung gewußt haben dürfte, und er spottet über jene Autoren, die in Faustinas Gesicht «die Züge einer freizügigen Kokotte» entdecken zu können glaubten. Er verweist dagegen auf andere Quellen, und dies in einem Geiste, der auf den ersten Blick besorgniserregend naiv erscheinen mag: Ein Relief in der Villa Albani zeigt sie umgeben von jungen Mädchen, denen sie Korn in die geschürzten Gewänder schüttet; ein anderes Relief zeigt sie als Abundantia, während sie einer Rede ihres Mannes zuhört; eine sehr schöne Plastik im Kapitolinischen Museum stellt ihre Apotheose dar, «während der ausgezeichnete Kaiser voll Liebe zu ihr aufschaut»; ihre Medaillen zeigen sie manchmal als Pudicitia, manchmal als Venus. Und dann greift Renan an. Man werde sagen, führt er aus, all diese Darstellungen seien lediglich Ausdruck offizieller Lobhudelei oder seien fromme Lügen. Aber hätte man für ihre Medaillen ausgerechnet solche Bilder ausgewählt, die doch die größte Gefahr der Lächerlichkeit bargen, wenn die Zeitgenossen auch nur geahnt hätten, welche Skandale spätere Geschichtsschreiber der Kaiserin unterstellen würden? Das Argument mag nicht vollständig überzeugen, aber es zeigt immerhin, um wieviel ausgefeilter die Interpretation von Bildwerken seit den Tagen eines Abbé de Raguenet geworden war.

Das Blickfeld der Brüder Goncourt war sehr viel enger als das von Michelet, Renan oder Taine (obwohl ihre Kennerschaft sehr viel tiefer reichte), doch innerhalb ihrer Grenzen nahmen sie in vielfältiger Weise Bezug auf die Kunst, als sie ihre wegweisenden Darstellungen des gesellschaftlichen Lebens im Frankreich des 18. Jahrhunderts und der Revolutionszeit verfaßten. Vor allem Edmond war sich der Neuartigkeit ihres Ansatzes sehr wohl bewußt,[14] und ihr Beispiel sollte bald schon viele Autoren zur Nachahmung anregen.

Auch in England wandten sich Historiker mit wiedererwachtem Interesse und neuer Begeisterung der Kunst zu. Ruskins ‹The Stones of Venice› ging von der Annahme aus, daß die politische und insbesondere die geistige Entwicklung der Stadt sich am besten durch eine sorgfältige Betrachtung ihrer wichtigsten Monumente ergründen ließ. Ruskins Bewunderung für die Gotik teilte auch der pedantische und streitbare Edward Augustus Freeman, Autor der ‹History of the Norman Conquest›, der seine wissenschaftliche Laufbahn mit einer ‹History of Architecture› begann, die er 1849 veröffentlichte. Und Freemans Freund J. R. Green, Verfasser einer überaus populären ‹Short History of the English People›, zeigte eine besondere Liebe zur Malerei.[15] Dasselbe galt für W. H. Lecky, der seine umfangreiche Kenntnis der italienischen Kunst – wie wir später noch sehen werden – auf recht exzentrische Weise in seiner ‹History of the Rise and Influence of the Spirit of Rationalism in Europe› einsetzte, während Mandell Creighton, der Historiker der Päpste, ursprünglich eine Geschichte der italienischen Kunst geplant hatte.[16] Macaulay selbst hatte zwar wenig Interesse für Malerei, doch sein Herausgeber C. H. Firth war nicht nur eine führende Autorität auf dem Gebiet der politischen und militärischen Geschichte Englands im 17. Jahrhundert, sondern auch ein Spezialist für Graphik und Bilder dieser Zeit.[17] Froude bewunderte zutiefst die Gemälde im Prado – «die schönsten der Welt, glaube ich . . . Oh, die Bilder in Madrid!»[18] Und John Addington Symonds, der Historiker der italienischen Renaissance, schrieb ausführlich und mit tiefem Verständnis über die italienische Kunst, nicht nur in seiner ‹History›, sondern auch in Einzelstudien. Vor allem aber bemühte sich der Amerikaner Henry Adams mit einer Leidenschaft, die ihresgleichen suchte, wenn man einmal von Ruskin absieht, durch die Erforschung der Architektur, der Plastik und der farbigen Fenster der großen französischen Kathedralen und Kirchen in das innerste Wesen der mittelalterlichen Kultur einzudringen und dort spirituelle Werte zu finden, die auch für seine Zeit noch Geltung haben konnten. «Wir sind ein ernstes Volk», schreibt er über die Normannen am Anfang seines ‹Mont Saint-Michel and Chartres›. «Wenn ihr außer Krieg und Politik noch andere Beweise wollt, so schaut auf unsere Kunst. Die religiöse Kunst ist ein Maß für menschliche Tiefe und Wahrhaftigkeit; jede Trivialität, jede Schwäche, sticht ins Auge.»[19]

2.

Unter den zahlreichen Historikern des 19. Jahrhunderts, die ein echtes Interesse an den Künsten zeigten – und wir haben hier nur einige von ihnen erwähnt –, setzten sich vor allem drei mit der Frage auseinander, wie sie die Zeugnisse der Architektur, der Plastik und der Malerei systematisch für ihre Forschungen nutzen konnten: John Ruskin, Jacob Burckhardt und Hippolyte Taine. Die italienische Kunst der verschiedenen Epochen lenkte ihre Aufmerksamkeit auf die relevanten Fragen, und alle drei statteten Italien in den fünfziger und sechziger Jahren des 19. Jahrhunderts folgenreiche Besuche ab. Alle drei leisteten auch auf anderen Gebieten Bedeutendes, doch hier soll uns nur dieser historische Aspekt ihrer Forschungen interessieren.

Der Gedanke, die Kunst als Quelle für das Verständnis der Vergangenheit heranzuziehen, scheint Ruskin bei der Betrachtung von Veroneses ‹Hochzeit zu Kana› am 8. September 1849 im Louvre gekommen zu sein: «Der erste klare Eindruck, der sich einem aufdrängte, war die ganze Überlegenheit der Malerei gegenüber der Literatur als Beweis, Ausdruck und Zeugnis des menschlichen Geistes, und die Erkenntnis, wieviel mehr Geist sich in ein Bild fassen – und darin lesen – läßt, als dies bei einem Text möglich ist ... Ich hatte das Gefühl, daß die Malerei noch niemals als das verstanden worden war, was sie in Wirklichkeit ist: als eine Deutung des Menschseins.»[20] Als er Jahre später auf die drei – 1851 bis 1853 erschienenen – Bände von ‹The Stones of Venice› zurückblickte, schrieb er, bei der Abfassung dieses Buches habe er kein anderes Ziel verfolgt «als den Aufweis, daß die gotische Architektur Venedigs aus einem Zustand reiner Treue zur Nation und heimischer Tugend hervorgegangen war und all deren Merkmale zeigt, während die Renaissancearchitektur aus einem Zustand heimlicher Untreue gegenüber der Nation und heimischer Korruption hervorgegangen war und all deren Merkmale zeigt».[21] Und 1884, zu einer Zeit, als er diesem Frühwerk bereits äußerst kritisch gegenüberstand und seine Meinung über den Charakter der venezianischen Gesellschaft grundlegend geändert hatte,[22] hielt er dennoch an der Überzeugung fest, daß die Kunst einen einzigartigen Schlüssel zum Verständnis der Geschichte biete: «Große Nationen schreiben ihre Autobiographien in drei Bücher: das Buch ihrer Taten, das Buch ihrer Worte und das Buch ihrer Kunst. Keines dieser Bücher können wir verstehen, wenn wir nicht auch die beiden anderen lesen; doch von den dreien ist nur das letzte vollkommen glaubwürdig.»[23]

Als Ruskin im November 1849 nach Venedig kam,[24] um an einer Studie über die gotischen Monumente der Stadt zu arbeiten, die ihm schon seit längerem vorschwebte, war er dreißig Jahre alt und hatte sich als Autor der ersten beiden Bände der ‹Modern Painters› bereits einen Namen gemacht. Allgemein bewunderte man die Schönheit seines Stils, und sein vehementes Eintreten für die These einer Abfolge künstlerischer Zwecke – insbesondere in den Gemälden von Turner, von Tintoretto und den frühen italienischen Meistern – begann seine Leser in Anhänger zu verwandeln. Sein höchst emotionales Verhältnis zu bestimmten Lieblingsautoren und insbesondere zur Bibel, das sowohl in der Kadenz seiner Prosa als auch in der Wahl seiner Zitate zum Ausdruck kommt, verbarg sich nicht hinter der extremen Selbstgewißheit seines «vorlauten kleinen protestantischen Geistes», wie er es später einmal ausdrückte;[25] doch auch wenn er es seinen Eltern nicht gerne eingestand, unter dem Eindruck jener Meisterwerke katholischer Malerei, Plastik und Architektur, die er immer besser kennenlernte, lösten sich seine Vorurteile langsam auf. Keines seiner Bücher beschränkte sich auf ein einziges Thema, und auch wenn er behauptete, ‹The Stones of Venice› verfolgten «kein anderes Ziel» als den Aufweis der sittlichen Implikationen der gotischen und der Renaissancearchitektur, befaßte sich das Buch in Wahrheit mit einer Vielzahl (mehr oder weniger) zusammenhängender Themen, darunter auch eine Interpretation der Geschichte Venedigs, wie sie sich aus der Erforschung des Stilwandels seiner Monumente ergab.

Ruskin hatte Venedig schon 1835, als Sechzehnjähriger, zusammen mit seinen Eltern kurz besucht und 1841 dort nochmals acht Tage verbracht; in dieser Zeit hatte er sorgfältige Zeichnungen von San Marco und anderen Bauwerken angefertigt. Doch die fünf Wochen, die er 1845 allein, und die zwei Wochen, die er ein Jahr später nochmals mit seinen Eltern dort verbrachte,[26] gaben ihm erst wirklich Gelegenheit, sich die venezianische Malerei und Architektur genau anzusehen; dabei mußte er mit Schrecken feststellen, daß Eisenbahn und Gaslicht in der Stadt Einzug hielten, vor allem aber – und am verheerendsten von allem, verheerender noch, als er es sich damals hätte vorstellen können – in großem Stil vorgenommene «Restaurierungen». Als er dann 1849 zu seinem wichtigsten Aufenthalt im Hotel Danieli abstieg, hatten sich die äußeren Umstände in zweierlei Hinsicht entscheidend verändert, auch wenn dies keinen sonderlichen Eindruck auf ihn gemacht zu haben scheint: Er war verheiratet, und nach nur einem Jahr als unabhängige Republik hatte Venedig sich seinen österreichischen Herren beugen müssen.[27]

Zumindest dieses Ereignis mochte den Historiker daran erinnern – doch dessen bedurfte es damals schon gar nicht mehr –, daß Venedig einen überaus reizvollen Forschungsgegenstand bot: den unaufhaltsamen Verfall und Untergang eines Imperiums, das einst zu den mächtigsten in ganz Europa gezählt hatte. Einem aufmerksamen Beobachter bot die Stadt indessen auch mancherlei Hinweise, wie er sich diesem Gegenstand nähern konnte. Nirgendwo sonst auf der Welt war es möglich, eine auffälligere Ansammlung von prächtigen Monumenten zu betrachten, die man zur Ehre Gottes und der Menschen errichtet hatte und deren Entstehungszeit von den frühen (wenngleich nicht den frühesten) Christen bis zu Napoleon reichte – für viele Kunstliebhaber und Altertumskundler um die Mitte des 19. Jahrhunderts war die Fülle der mittelalterlichen Bauten mehr als Ersatz für das Fehlen jener Ruinen aus der klassischen Antike, deren Beliebtheit immer noch unübertroffen war und die man in Rom besichtigen konnte. In nächster Nähe zueinander standen Kirchen, private Paläste und öffentliche Bauten, die in den unterschiedlichsten Stilen gehalten waren, und da keiner dieser Stile den anderen dominierte (wie es in den meisten Städten Italiens der Fall war), konnte man hier an Ort und Stelle eine reichhaltige, aber verwirrende «Geschichte Venedigs auf der Grundlage von Beispielen seiner Künste aus allen Epochen» – wie so viele Bücher dieser Zeit in ihrem Titel versprachen – in Augenschein nehmen, wenn man eine Rundfahrt mit einer Gondel unternahm oder auch nur einen Spaziergang rund um den Markusplatz machte. Wollte man sagen, die ganze Stadt sei ein – steinernes, in buntem Marmor gestaltetes, vielfarbiges – Beispiel jener illustrierten Werke, die Bordier und Charton bald in Angriff nehmen sollten, so würde man damit kaum der Größe und Schönheit Venedigs gerecht und ganz gewiß nicht dem Leben seiner Bewohner, aber man böte immerhin andeutungsweise eine Erklärung dafür, warum die Stadt einen solchen Reiz auf Historiker ausübte, die sich, wie wir gesehen haben, zunehmend für visuelle Zeugnisse interessierten.

Auf seiner Suche nach solchen visuellen Zeugnissen (im engsten Sinne des Wortes) überraschte Ruskin seine Freunde und sogar sich selbst – vor allem aber die Einwohner der Stadt – durch den Eifer und den Unternehmungsgeist, mit denen er Venedig während der folgenden vier Monate bei oft bitterer Kälte durchstreifte. Er stieg auf Leitern, um die Details an Kapitellen und Simsen von San Marco und anderen Gebäuden aus nächster Nähe zu betrachten, und legte sich auf den Boden, um die Basis der Säulen in Augenschein zu nehmen.[28] Er bedeckte Hunderte von Seiten mit Notizen und Skizzen, in denen er mit größter Präzision die Merkmale hervorhob, die ihn besonders interessierten (Abb. 178).[29] Tatsächlich war noch keine Stadt – von Rom einmal abgesehen – je einer so liebevollen und genauen Prüfung unterzogen worden. Einen großen Teil seines Materials diskutierte Ruskin niemals in seinen publizierten Werken;[30] doch obwohl sein unermüdliches Kopieren seinen Grund zum Teil gewiß in einem nahezu sinnlichen Hunger nach der äußeren Schönheit der venezianischen Architektur[31] und in der Furcht hatte, sie könne unter den Händen der «Restauratoren» bald schon verschwunden sein, sollten wir darin zugleich auch ein Äquivalent zu den langatmigen Notizen erblicken, die konventionellere Historiker in den Archiven und Bibliotheken der Stadt anfertigten. Ruskin gibt selbst eine Erklärung, weshalb diese visuelle Forschung erforderlich war. Er hatte erwartet, schreibt er, daß die Entwicklung der venezianischen Architektur in ihren chronologischen Grundzügen bereits von örtlichen Altertumskundlern geklärt worden sei. Schon bald mußte er jedoch erkennen, daß dies keineswegs der Fall war (Cigognara etwa nennt er «so ungenau, daß er kaum Erwähnung verdient») und daß man selbst bei einem so bedeutenden Bauwerk wie dem Dogenpalast in den Datierungen auf gewaltige Diskrepanzen stieß, die bis zu mehreren hundert Jahren betragen konnten.[32]

Schon in einer frühen Phase seiner Erforschung der mittelalterlichen Architektur gelangte Ruskin zu dem Schluß, daß dieser Palast «das zentrale Gebäude der Welt» darstelle, weil es etwa zu gleichen Teilen jene drei Elemente – das romanische, das lombardische und das arabische – enthielt, aus deren Verbindung die Gotik hervorgegangen war.[33] Doch erst während seines zweiten ausgedehnten Aufenthalts in der Stadt und nach Veröffentlichung des ersten Bandes von ‹The Stones of Venice› wurde ihm klar, welche wichtige Rolle er dem Dogenpalast in seiner Sicht der venezianischen Geschichte zuzuweisen hatte. In einem Brief vom April 1852, der viel darüber aussagt, wie Ruskin selbst seine Art der Geschichtsschreibung sah, erklärte er seinem Vater:

«Das Buch wird gleichsam eine große Darstellung des ‹Geistes des Dogenpalastes in Venedig› sein; alle übrigen Informationen werden auf diesen Palast und seine Bedeutung ausgerichtet sein, wie Herodots Geschichte auf die Schlacht von Salamis ausgerichtet ist. Er durchstreift die Welt, erzählt die Geschichte Ägyptens und Babylons, Persiens und Skythiens, Phöniziens und des alten Griechenland, und einem unaufmerksamen Leser mag es scheinen, als bestünde das Buch aus einem kunterbunten Gemisch zusammenhangloser Materials, doch wer es aufmerksam liest, der erkennt, daß die ersten acht Bücher nur Vorreden zum neunten sind und daß alles dort Berichtete und Erforschte lediglich zeigen soll, wer die Männer waren, die ihre Schiffe in der Meerenge von Salamis gegeneinander lenkten. Und so werde ich manche Beschreibung eines Simses hier und eines Bogens dort einfügen, doch sie alle werden nur Anmerkungen zu der eigentlichen Darstellung des Aufstiegs und Niedergangs des Dogenpalastes sein, und diese Darstellung wird ihrerseits nur die Aufgabe haben, die Ursachen und Folgen des Aufstiegs und Niedergangs der Kunst in Europa aufzuzeigen.»[34]

Erst wenn man die chronologische Entwicklung der venezianischen Architektur ganz verstanden hatte, ließ sich dieser Aufstieg und Niedergang nachzeichnen, und Ruskin erkannte rasch, daß «jede Datierung nur auf der Grundlage des Zeugnisses der

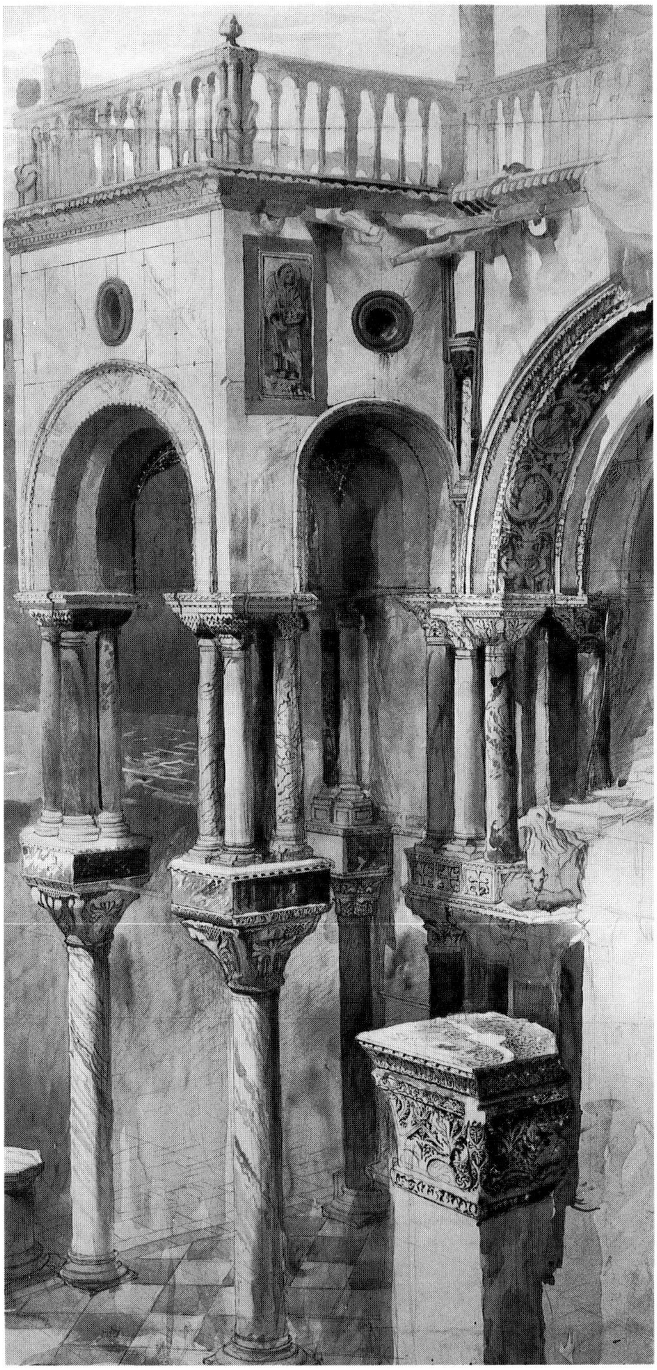

178. John Ruskin, Südwestportikus von San Marco in Venedig, von der Loggia des Dogenpalastes aus gesehen, um 1849; Bleistift und Aquarell, weiß gehöht, Privatsammlung

Dinge selbst möglich war; so wurde es notwendig für mich, nicht nur alle älteren Paläste Stein für Stein zu untersuchen, sondern jedes Fragement in der Stadt, das einen Hinweis auf die Entstehung seines Stils bieten mochte».[35] In Wirklichkeit konnte Ruskin sich nicht allein auf diese Zeugnisse verlassen. Er war stets bereit, Ideen und Forschungen lokaler Altertumskundler zu nutzen (für die er sonst nur Verachtung übrig hatte), und unter der Anleitung seines Freundes, des Archivars Rawdon Brown, dieser überaus toleranten und erfreulichen Autorität für alle Venedig betreffenden Fragen, prüfte er «die meisten schriftlichen Dokumente», veröffentlichte wie unveröffentlichte, die sich mit der Architektur der Stadt befaßten, und machte in seiner Besprechung des Dogenpalastes ausgiebig Gebrauch von ihnen. Aber, so schrieb er, bei der Untersuchung dieses Bauwerks benutzte er «noch ein weiteres Dokument, das heranzuziehen den venezianischen Altertumsforschern niemals in den Sinn gekommen war: die Steinmetzarbeit des Bauwerks selbst».[36]

So ähnelten Ruskins Forschungen in ihrer Anfangsphase noch deutlich der Arbeit anderer Kenner wie Waagen und Cavalcaselle (die er von Herzen verachtete); ihre schriftlichen Quellen waren meist unzulänglich, und so konnten sie Urheberschaft und Datierung Tausender kaum untersuchter und vielfach verstümmelter Bildwerke nur auf der Basis der unterschiedlichen Stile bestimmen. Zumindest Cavalcaselle fertigte zu diesem Zweck mit gleichem Eifer wie Ruskin Zeichnungen an – die allerdings schematischer und nicht so elegant ausfielen.

Dennoch war für Ruskin (anders als für Cavalcaselle) Kennerschaft kein Ziel an sich. Er mußte das Zeugnis des künstlerischen Wandels nutzen, um jenes besondere historische Problem zu lösen, wie und warum Venedig seinen Niedergang erlebt hatte (ein Problem, das für die Zukunft Englands noch entscheidende Bedeutung gewinnen sollte). Zunächst suchte er Rat bei den zwei wichtigsten Büchern zu diesem Thema. Er las Sismondis ‹Histoire des républiques italiennes du moyen-âge›[37] – oder vielmehr: er bat seine Frau, es zu lesen und ihm Auszüge zu machen, und er studierte Pierre Darus immer noch maßgebliche ‹Histoire de la République de Venise›, die erstmals 1819 und seither in zahlreichen Neuausgaben erschienen war.[38] Tatsächlich müssen wir uns dieses Werk etwas genauer ansehen, wenn wir den außergewöhnlichen Charakter von Ruskins ‹The Stones of Venice› verstehen wollen.

Der Satz, mit dem das Buch beginnt, ist so eindrucksvoll wie viele in der historischen Literatur: «Eine berühmte Republik, die lange Zeit mächtig war und aufgrund ihrer Ursprünge, ihrer Lage und ihrer Institutionen einzigartig dastand, ist vor unseren Augen untergegangen.»[39] Danach fährt die Darstellung flüssig und ergiebig fort – allerdings ohne auffällige Kadenzen und auch ohne Pathos oder Farbe. Gegen Ende der zahlreichen, mit Berichten über Unterdrückung, Grausamkeit, Gewalt und Habgier gefüllten Bände gelangt Daru zu dem traurigen Schluß: «Wie andere Nationen, so kannte auch Venedig Zeiten des Glanzes und des Reichtums, aber kein Zeitalter des Heldentums – jene Zeiten, da edle Leidenschaften und republikanische Tugenden ein Volk über andere Völker hinausheben: so finden wir zum Beispiel in keiner Phase der venezianischen Geschichte Verachtung für den Reichtum.»[40] Die besondere Bedeutung der ‹Histoire› lag indessen in der Dokumentation, denn erst nach dem Fall der Stadt waren ihre Geheimarchive zugänglich geworden, und Daru war der erste Historiker, der ausgiebig davon Gebrauch machte – in einem Werk, das allerdings vollständig in Frankreich geschrieben wurde (dorthin hatte man einen Großteil der Dokumente gebracht, und dort waren auch gedruckte Quellen gut zugänglich). Denn Daru hatte nie selbst einen Fuß zwischen die Steine von Venedig gesetzt, er korrespondierte lediglich mit dortigen Wissenschaftlern und beschäftigte Assistenten, die Dokumente für ihn kopierten. Verfaßt hatte er die sieben Bände in den Jahren unmittelbar nach Waterloo, während eines sehr kurzen Rückschlags in seiner ansonsten von stetigem Erfolg geprägten Karriere, und das Werk erregte überall in Europa Aufmerksamkeit, aber auch den Zorn der venezianischen Patrioten, darunter Cicognara.

Pierre Daru war 1767 in Montpellier geboren worden. Schon als Junge begann er, lateinische Gedichte zu übersetzen, und diese Übung setzte er zu verschiedenen Zeiten seines Lebens fort. Anfangs unterstützte er zwar die Revolution, geriet aber bald in Schwierigkeiten und wurde für kurze Zeit inhaftiert. Als die Skulpturen und Gemälde, die man in Rom aufgrund des Vertrages von Tolentino beschlagnahmt hatte, 1798 in Toulon eintrafen, sang man anläßlich ihres offiziellen Empfangs die Darusche Fassung des ‹Carmen saeculare› von Horaz. Doch ihren Höhepunkt erreichte Darus Karriere erst unter dem Konsulat und im Kaiserreich, denn unter Napoleon (und in engem Kontakt zu ihm) war er als Intendant-général für die gesamte Versorgung der Armeen von Italien bis nach Moskau verantwortlich. Er hielt zwar an seinen früheren liberalen Auffassungen fest, äußerte sie aber offenbar nicht allzu offenherzig, und in jedem Falle machten seine Fähigkeiten ihn unverzichtbar: Obwohl er dem Kaiser auch während der Hundert Tage die Treue hielt, erhob ihn Ludwig XVIII. schon im Laufe des Jahres 1819 in den Adelsstand. Und es kann kaum überraschen, daß sein junger Vetter Stendhal (der zeitweilig der Liebhaber seiner Frau war) ihn trocken, verbissen, phantasielos und kalt fand.[41]

Daru näherte sich der venezianischen Geschichte weitgehend im Stile eines erfahrenen Mannes von Welt, und obwohl ein Gutteil seines Materials neu war, wirkt seine Einstellung gegenüber der Vergangenheit in vielem altmodisch. Er interessierte sich nur für die militärischen, ökonomischen und konstitutionellen Aspekte seines Themas, und sein spielerischer Umgang mit der Vielzahl der untersuchten Dokumente beruhte zum Teil auf dem Mangel an kritischem Fachwissen, der seine Untersuchungen auszeichnete: Er war bereit, sekundären und offenkundig voreingenommenen Darstellungen ebensoviel Gewicht einzuräumen wie verläßlichen Originalquellen. Überdies besaß er keinerlei Gespür für die künstlerischen Leistungen der Stadt, und wenn er einmal den Namen eines Malers erwähnt, zum Beispiel Tizian, so läßt er dennoch selbst jene Bilder unerwähnt, die er sich in Paris hätte ansehen können. Auch sein Entsetzen über die Grausamkeiten, mit denen er so oft konfrontiert wurde, blieb konventionell. Von Zeit zu Zeit flocht er eine Anspielung auf den «illustren Historiker Voltaire»[42] oder auf Gibbon ein, und gerne beschloß er die Darstellung sensationeller Episoden in einem Geiste, der an den ihren erinnert: «Wir haben vier Dogen in Folge mit ausgestochenen Augen ins Exil gehen sehen; und vier in Folge sahen wir nach der Abdankung ins Kloster gehen: Fast stets ist es der Geist der Nachahmung, der das Handeln der Menschen bestimmt.»[43]

Diese trockene, lakonische Ironie zeigt zur Genüge, wie weit – ja man müßte sagen: wie unüberbrückbar weit – Darus Einstellung zur Vergangenheit Venedigs in ihrem Geiste von Ruskins Einstellung entfernt war. Dennoch ließ Ruskin sich offenbar von einem Urteil Darus inspirieren, als er ganz zu Beginn der ‹Stones of Venice› den wohl wichtigsten Einzelsatz dieses Buches niederschrieb, von dem alle übrigen abhängen: «Ich datiere den Beginn des Niedergangs Venedigs auf den Tod Carlo Zenos am 8. Mai 1418.»[44]

Dieses Datum hat alle Kommentatoren irritiert[45] – und dies um so mehr, als Ruskin Zeno in seinem Buch nur noch einmal beiläufig erwähnt. Zwei Jahre später jedoch erläuterte er (erkennbar unredlich), er habe Zenos Tod als Wendepunkt angegeben, weil er der Ansicht sei, «ein Staat, der solch einen Mann zu seinen Bürgern zählt, kann unmöglich im Niedergang begriffen sein»;[46] und diese Einschätzung Zenos muß er von Daru übernommen haben. Zwar hatte Daru manchen Mangel im Charakter und manchen Rückschlag in der Karriere des großen Befehlshabers zu Lande und zu Wasser bemerkt, der Venedig im Krieg von Chioggia zwischen 1378 und 1381 so tapfer gegen eine übermächtige Allianz aus italienischen und ausländischen Staaten verteidigt hatte; und niemals hatte er in seinem Tod ein Ereignis von einschneidender historischer Bedeutung erblickt. Dennoch beschrieb Daru Zeno als «einen der größten Männer, deren die venezianische Nation sich rühmen durfte»,[47] und über keine andere Gestalt der venezianischen Geschichte sprach er mit vergleichbarer Bewunderung.

So könnte es scheinen, als hätte Ruskin seine Ausgangsideen über den Beginn des Niedergangs Venedigs aus konventionellen historischen Darstellungen bezogen (die er dann allerdings unkonventionell interpretierte); doch als er auf die Ursachen des Niedergangs zu sprechen kommt, äußert er seine Unzufriedenheit mit Quellen dieser Art, die sämtlich von Vorurteilen geprägt seien und nicht überzeugen könnten. War der Zusammenbruch der Stadt durch die Abänderung der Verfassung im Jahr 1297 ausgelöst worden, als man die Macht in der Republik nach sechshundert Jahren unumschränkter Herrschaft eines einzelnen ganz in die Hand des Adels gegeben hatte? Oder waren diese Veränderungen ihrerseits nur die Folge nationaler Erschlaffung? Oder könnte man, «wie ich eher glaube», die Geschichte Venedigs nicht «nahezu ohne jeden Bezug auf die Zusammensetzung seines Senats oder die Prärogativen des Dogen» schreiben? Das Problem lasse sich am besten lösen, wenn man sich auf das «häufige und unwiderlegbare» *(irrefragable)* Zeugnis der Künste stütze, und dieses Zeugnis belege, «daß der Niedergang der politischen Prosperität genau mit dem der innerstaatlichen und individuellen religiösen Bindungen zusammenfiel».[48]

«Irrefragable», unwiderlegbar, scheint kaum das angemessene Adjektiv, aber es ist aufschlußreich, denn nur zwei Jahre zuvor hatte Pietro Selvatico erklärt, er sei zu seinen Auffassungen hinsichtlich der Datierung des Dogenpalasts – die Ruskin zurückwies, obwohl er eine gewisse Achtung vor diesem Erforscher der venezianischen Kunst empfand[49] – auf der Basis «unwiderlegbarer schriftlicher Zeugnisse» *(irrefragibili carte)* gelangt.[50] Ruskin benutzte sein ganz anders geartetes Zeugnis zwar in ganz anderer und gelegentlich widersprüchlicher Weise, doch sein Bild von der Vergangenheit Venedigs bezog er fast ausschließlich aus den Künsten der Stadt. Und im Gegensatz zu den bislang besprochenen Historikern gab er dem Zeugnis der Künste den Vorzug gegenüber schriftlichen Quellen, wenn beide im Widerspruch zueinander standen. Als er bei Daru las, Carlo Zeno sei 1382 als Anwärter auf das Amt des Dogen zugunsten Michele Morosinis übergangen worden, «der sein Vermögen während des Krieges durch Spekulationsgeschäfte verdreifacht hatte»,[51] war Ruskin überzeugt, der Gesichts-

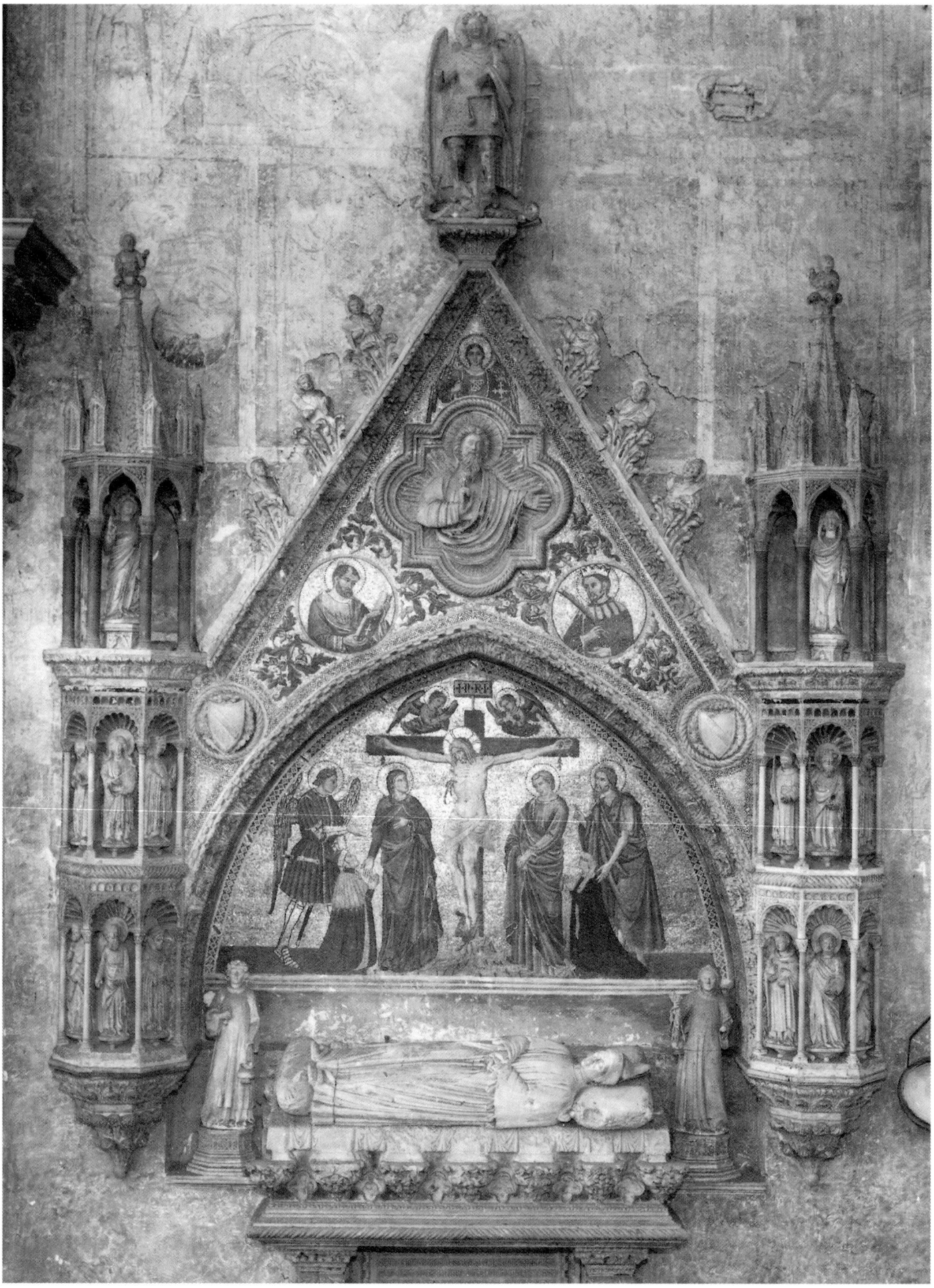

179. Grabmal des Dogen Michele Morosini (gest. 1382), frühes 15. Jahrhundert, Venedig, Santi Giovanni e Paolo

ausdruck der Statue auf Morosinis Grabmal – «entschlossen, nachdenklich, offen und voller Schönheit» (Abb. 179) – stehe in eklatantem Widerspruch zu solchen Anwürfen; also schrieb er an Graf Carlo Morosini, einen Nachfahren des Dogen, und fand es erwartungsgemäß «absolut überzeugend», daß der Graf Darus Urteil empört zurückwies.[52]

Allerdings mußte Ruskin eine kleine Korrektur an seiner Datierung vornehmen, damit seine Deutung der vorliegenden künstlerischen Fakten annehmbar wurde. Der Niedergang Venedigs hatte zwar mit dem Tode Carlo Zenos im Jahre 1418 begonnen, doch erst fünf Jahre später, mit dem Tod eines «anderen überaus edlen und weisen Sohnes der Stadt», des Dogen Tommaso Mocenigo, war der Beginn dieses Niedergangs wirklich *sichtbar* geworden.[53]

Trotz Mocenigos Tugenden zeigten sich erste – aber auch nur allererste – Zeichen dieses Niedergangs in seinem eigenen Grabmal (Abb. 180). Ruskin änderte mehrmals seine Meinung zu diesem Grab in der Kirche Santi Giovanni e Paolo, das zwei Bildhauer aus der Toskana in Mocenigos Todesjahr vollendeten, das aber in der Folgezeit mehrfach verändert wurde. Über dem Grabmal steht auf einem Piedestal eine Statue der Justitia (die Ruskin für die heilige Jungfrau hielt), von dort fällt ein großer zeltförmiger, von zwei Engeln geöffneter Baldachin bis zur Basis herab. Der Doge liegt auf dem Sarkophag, dessen Vorderfront figürliche Darstellungen der Tugenden und je einen römischen Soldaten rechts und links trägt. In der Wand hinter dem Baldachin befinden sich zwei Reihen von Nischen; in denen der oberen Reihe stehen sechs Heilige. Heute sieht man wie schon zu Ruskins Zeiten in dem Grabmal den Einfluß der Florentiner Renaissance auf den traditionellen venezianischen Stil; so ist einer der beiden Soldaten unmittelbar nach Donatellos hl. Georg gearbeitet, und die Nischen mit den Tugenden wie auch die mit den Heiligen enden in muschelartig gerundeten Formen statt in gotischen Spitzbögen.[54]

Als Ruskin dieses Grabmal zum erstenmal sah, notierte er: «Hervorzuheben der lange Vorhang mit Tragstange – von kleinen Engeln zur Seite geschoben. Viel schlechter gearbeitet, als ich dachte: die Madonna auf der Spitze. Sechs Figuren in Nischen über dem Schrein, ich weiß nicht, welche Tugenden unten dargestellt; Figuren in römischer Rüstung an den Ecken. Hervorzuheben die Kriechblumen überall, im Porta-della-Carta-Stil und ganz nach Art der Renaissance ... diese Plinthen und üppigen Kriechblumen, die an den senkrechten Kanten daraus hervorkommen, und alle Renaissancemerkmale in voller Entfaltung.»[55] In seinem Buch dagegen unterließ es Ruskin, einen dieser Mängel «hervorzuheben», und legte die Betonung statt dessen auf einen ganz anderen Aspekt: «Das klassische Element dringt weitgehend in die Details ein, doch der Gesamteindruck bleibt davon noch unberührt.» Und dann schrieb er mit Eloquenz und schöner Beobachtungsgabe über das «getreue, aber zartfühlende Bildnis des Dogen auf seinem Totenbett, so weit herausgearbeitet, wie es ohne Peinlichkeit möglich ist. Er trägt Gewand und Haube seiner Amtswürde – der Kopf ruht leicht seitlich geneigt auf dem Kissen – die Hände sind schlicht übereinandergelegt. Das Gesicht ist abgezehrt, die Züge lang, aber so rein und herrschaftlich und so natürlich gemeißelt, daß sie selbst zu seinen Lebzeiten wie Marmor gewirkt haben müssen. Gedanken und Tod haben tiefe Spuren auf dem Gesicht hinterlassen, das Geflecht der Adern an den Schläfen tritt hervor, die Haut ist in tiefe Falten gelegt; die Braue hoch gewölbt und struppig;

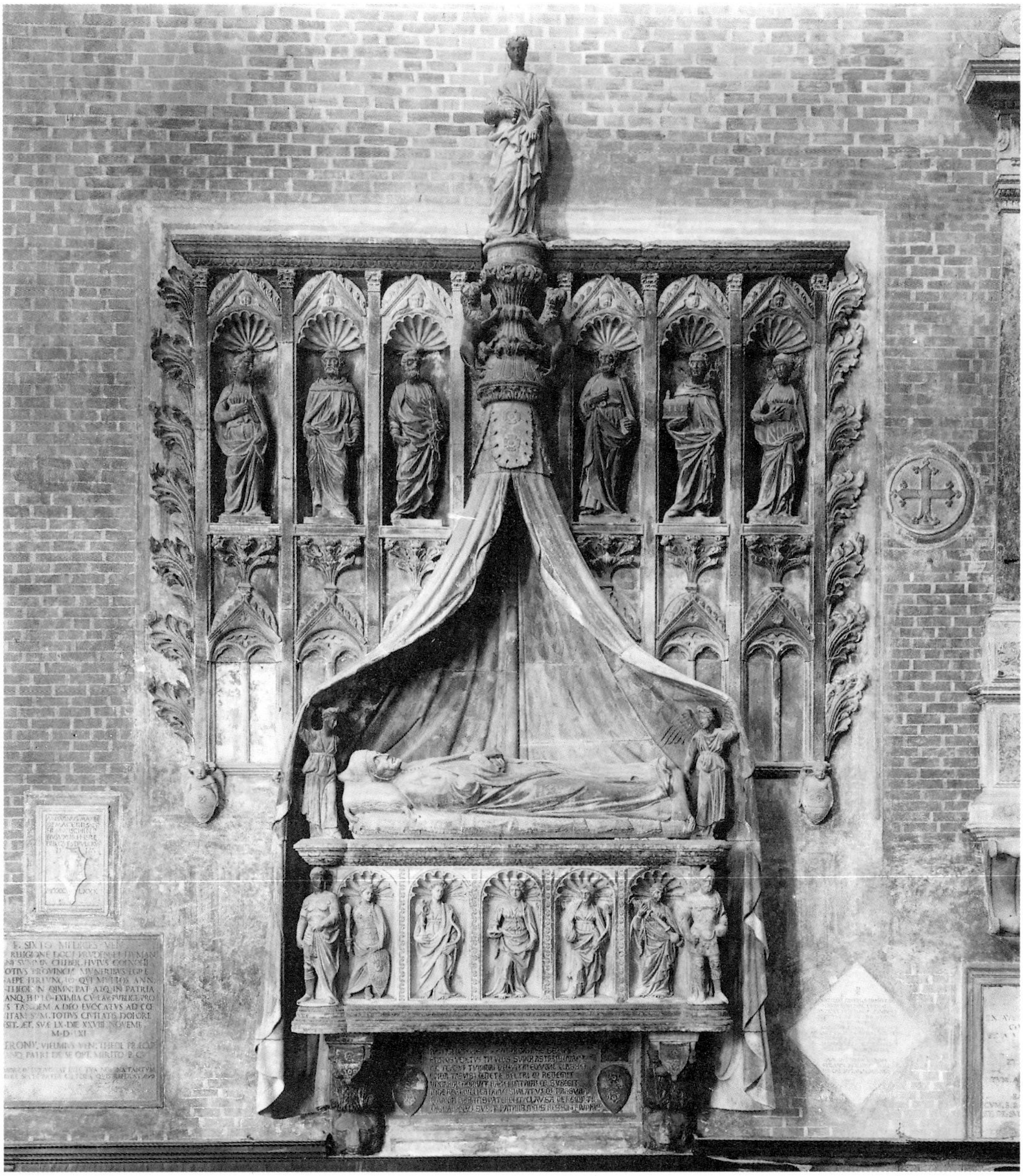

180. Grabmal des Dogen Tommaso Mocenigo (gest. 1423), um 1423, signiert von Pietro Lamberti und Giovanni di Martino aus Fiesole, Venedig, Santi Giovanni e Paolo

der Augapfel erstaunlich groß; die geschwungenen Lippen seitlich gerade bedeckt von dem dünnen Schnurrbart; der Bart kurz, geteilt und spitz zugeschnitten: alles strahlt Adel und Ruhe aus; wie Licht läßt der weiße Grabesstaub die strengen Formen der Wange und der Braue hervortreten.»[56]

Doch als Ruskin das Grabmal zwei Jahre später nochmals aufsuchte, fielen ihm wieder die Renaissancemerkmale störend ins Auge: Die «große Auffälligkeit» der Figuren der Tugenden «zeugt von der wachsenden Überheblichkeit bei der Gestaltung der Monumente. Was den Rest angeht, ist dieses Grabmal das letzte in Venedig, das der gotischen Periode zugerechnet werden kann. Die Simse sind bereits in grob klassischer Manier gearbeitet, und es zeigt sinnlose Figuren in römischer Rüstung an den Ecken; doch der Tabernakel darüber ist noch gotisch, und die liegende Figur ist sehr schön.»[57]

Ruskins wechelnde Betonungen bei der Beurteilung des Grabmals waren ebenso bezeichnend für seine Interpretation des Niedergangs Venedigs, wie es die unterschiedlichen Konstruktionen hinsichtlich der Archivmaterialien des *ancien régime* für die Historiker der Französischen Revolution gewesen waren. Denn er war der Überzeugung, daß «von allen Zeugnissen ..., welche die verschiedenen Künste des 15. Jahrhunderts bieten» und die ein Licht auf jenen anmaßenden Stolz warfen, der eine so entscheidende Rolle beim Niedergang der Stadt gespielt hatte, keines so interessant und aufschlußreich war wie die Grabmonumente. Aus diesem Grunde widmete er einigen der wichtigsten Grabmonumente Venedigs und Veronas eine umfangreiche Diskussion – die ursprünglich noch länger ausfallen sollte.[58]

Wie oben bereits angemerkt, hatte Michelet zehn Jahre zuvor die Bedeutung der Grabmonumente für den Historiker diskutiert – und wir wissen, daß Ruskin einige Schriften von Michelet kannte, wenn auch nicht ganz sicher ist, ob er die ‹Histoire de France› gelesen hat. Wie Michelet, so glaubte auch Ruskin, daß die Pracht eines Grabmonuments in der Regel im umgekehrten Verhältnis zur Tugendhaftigkeit des damit Geehrten stand, doch seine künstlerischen Überzeugungen drängten ihn unausweichlich dazu, Helden und Schuften weit weniger Bedeutung für das Schicksal der Nationen beizumessen als Michelet. Nicht daß Michelet trotz seiner aufmerksamen Erforschung der Struktur und Ausschmückung gotischer Kathedralen Ruskins Gefühlsstärke und Beobachtungsgabe gänzlich hätte vermissen lassen; doch auch wenn Ruskins Schlüsse häufig falsch und seine Deduktionen vielfach irrig waren, ließ ihn die sorgfältige Erforschung der «Steine von Venedig», verbunden mit der Präzision seiner Zeichnungen, erkennen, was Michelet niemals ganz begriff: daß umfassende Veränderungen des Stils und der Konventionen ihre Ursache weit mehr in der Zeit haben als in individuellen Entscheidungen. Aus der Tatsache, daß das Grabmal des «Mörders» Cansignorio in Verona (Abb. 153) besonders prachtvoll war, zog Michelet ganz selbstverständlich (und ohne dafür einen Beleg anzuführen) den Schluß, das wuchtige anonyme Grabmonument daneben müsse das seines ermordeten Bruders sein.[59] Auch Ruskin wußte um Cansignorios Verbrechen, und er räumte gleichfalls ein, daß eben darin der Grund liegen mochte, weshalb das Monument, das ihm (schon zu Lebzeiten) errichtet wurde, so viel prachtvoller war als das rohe, grob gearbeitete Grabmal seines Bruders, und vor allem, weshalb die Figuren der Tugenden so sehr in den Vordergrund gerückt wurden. Dennoch war das Monument «schön, denn es gehört noch in die edle Zeit, den letzten Teil des 14. Jahrhunderts». Aus demselben Grunde war auch das etwas frühere Grabmonument des «schwachen und verkommenen» Mastino II. «insgesamt ein ausgezeichnetes Kunstwerk», dessen Komposition «in ihrer Vollkommenheit den kunstreichen Verzierungen gleichkäme», wäre da nicht der «kleine Umstand» einer gänzlich unverdienten Auszeichnung durch die Figur der Tapferkeit.[60] Wenn Ruskin auf die historische und moralische Bedeutung der von ihm untersuchten Zeugnisse zu sprechen kommt, fällt es ihm stets schwer, zwischen den zuweilen gegensätzlichen Botschaften abzuwägen, die er aus der ästhetischen Qualität und der Aufrichtigkeit des jeweiligen Werkes herauslesen zu können glaubte. Natürlich fühlte er sich am wohlsten, wenn gar kein Widerspruch bestand – ein häßliches, unehrenhaftes Projekt in kruder Ausführung oder ein würdiges, das phantasievoll oder fein gearbeitet war –, doch wenn er sich entscheiden mußte, gab in der Regel die Qualität den Ausschlag. Und da der künstlerische Stil – dieser «unwiderlegliche» Indikator der herrschenden Moral – in seinen Augen unablässig verfiel, je mehr man sich der Renaissance näherte, so ließ sich auch die menschliche Verkommenheit oder Schwäche, die am Niedergang Venedigs schuld war, auf einer Zeitskala anordnen, und zwar nahezu unabhängig vom Tun einzelner Personen, an deren Handeln Ruskin nur wenig Interesse zeigte.

Es muß ihn mit Genugtuung erfüllt haben, daß das Grabmal des Francesco Foscari in der Frari-Kirche (Abb. 181) ihm vulgär und überheblich erschien, denn dieser Doge (der Mocenigo im Amt folgte und 1457 starb) hatte sich Ruskins Verachtung zugezogen, weil er den letzten erhalten gebliebenen byzantinischen Teil des Dogenpalasts hatte abreißen und durch einen Renaissancebau ersetzen lassen. Doch obwohl «nichts an der Geschichte Foscaris uns irgendeinen besonderen Adel in seinen Zügen erwarten ließe», war Ruskin dennoch geneigt, die Gemeinheit seines Bildnisses eher einem «verachtungswürdigen Bildhauer» als dem Dogen selbst zuzuschreiben: «ein großes, grobes, knochiges Narrengesicht mit jener seltsam aufgedunsenen, sinnlichen Verschlagenheit darin, wie man sie so oft in den Gesichtern der schlimmsten römischen Priester antrifft».[61] Ruskins Einstellung zum Grabmal des Dogen Andrea Vendramin in Santi Giovanni e Paolo (Abb. 182) war sehr ähnlich. Die Fehler oder Sünden dieses Dogen, der 1478 nach nur zweijähriger Herrschaft starb und «Venedig zu Wasser und zu Lande in Schande zurückließ», sind vergessen, ja fast verziehen, aller Tadel trifft den Bildhauer, der es versäumt hat, die von unten her nicht sichtbare Seite des Kopfes auszuarbeiten: diese «fühllose Kälte, die nur mit einem extremen geistigen und moralischen Verfall einhergehen kann: Hätte jemand, der ein Herz in der Brust hat, anhalten können, als seine Hand die verschwommenen Linien im Antlitz dieses alten Mannes zog – ohne Majestät einst, gewiß, doch zumindest geheiligt durch die Würde des Todes –, hätte er anhalten können, als seine Hand die Wölbung der grauen Stirn erreichte und die letzten Adern abmaß: so viel für die Zechine?»[62] Ruskins Vorwurf gilt der Zeit, und als er bei den Monumenten des 17. Jahrhunderts anlangt, die in seinen Augen für den völligen Verfall der Kunst stehen, da denkt er nicht einmal mehr daran (wie Michelet es sicherlich getan hätte), die Laufbahn eines Dogen wie Giovanni Pesaro zu diskutieren, dessen Grabmal in der Frari-Kirche «von vier kolossalen Negerkaryatiden» getragen wird, «grinsend und schrecklich, aus schwarzem Marmor mit weißen Augen» (Abb. 183).[63] Hatte der Doge tapfer gegen die Türken gekämpft? Hatte er das Vermögen seiner Familie auf Kosten des Staates gemehrt? Das alles war bedeutungslos. Mit der Unbarmherzigkeit eines calvinistischen Theologen spricht das künstlerische Zeugnis sein Verdammungsurteil über ihn und alle seine Zeitgenossen ohne Ansehung ihrer individuellen Tugenden oder Laster. Zu Anfang seines Buches hatte Ruskin noch einen Unterschied gemacht zwischen der habgierigen Kommerzialisierung des öffentlichen Lebens von Venedig

181. Grabmal des Dogen Francesco Foscari (gest. 1457), um 1457, Antonio und Paolo Bregno zugeschrieben, Venedig, Santa Maria dei Frari

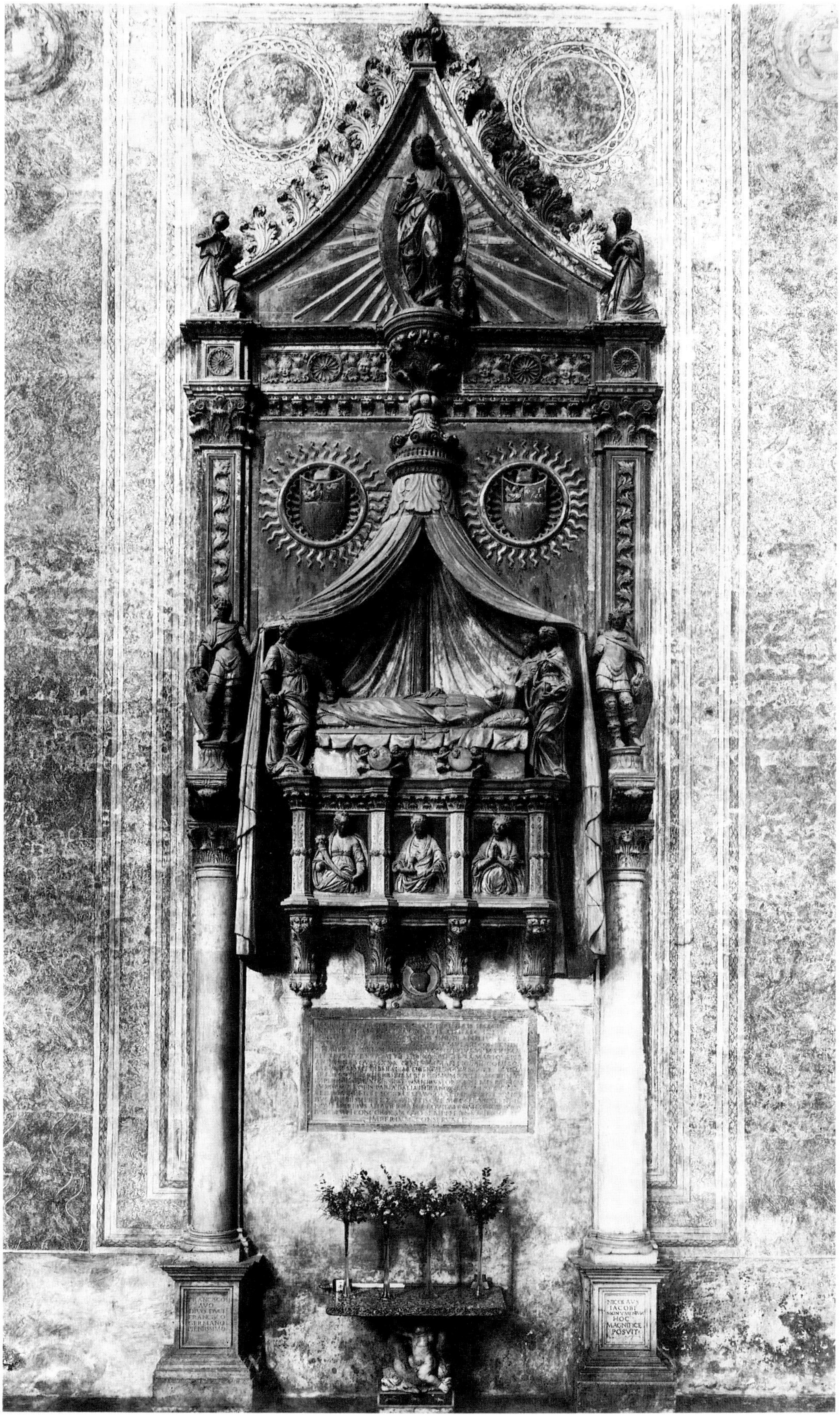
NICOLAVS
IACOBI
HOC
MAGNIFICE
POSVIT

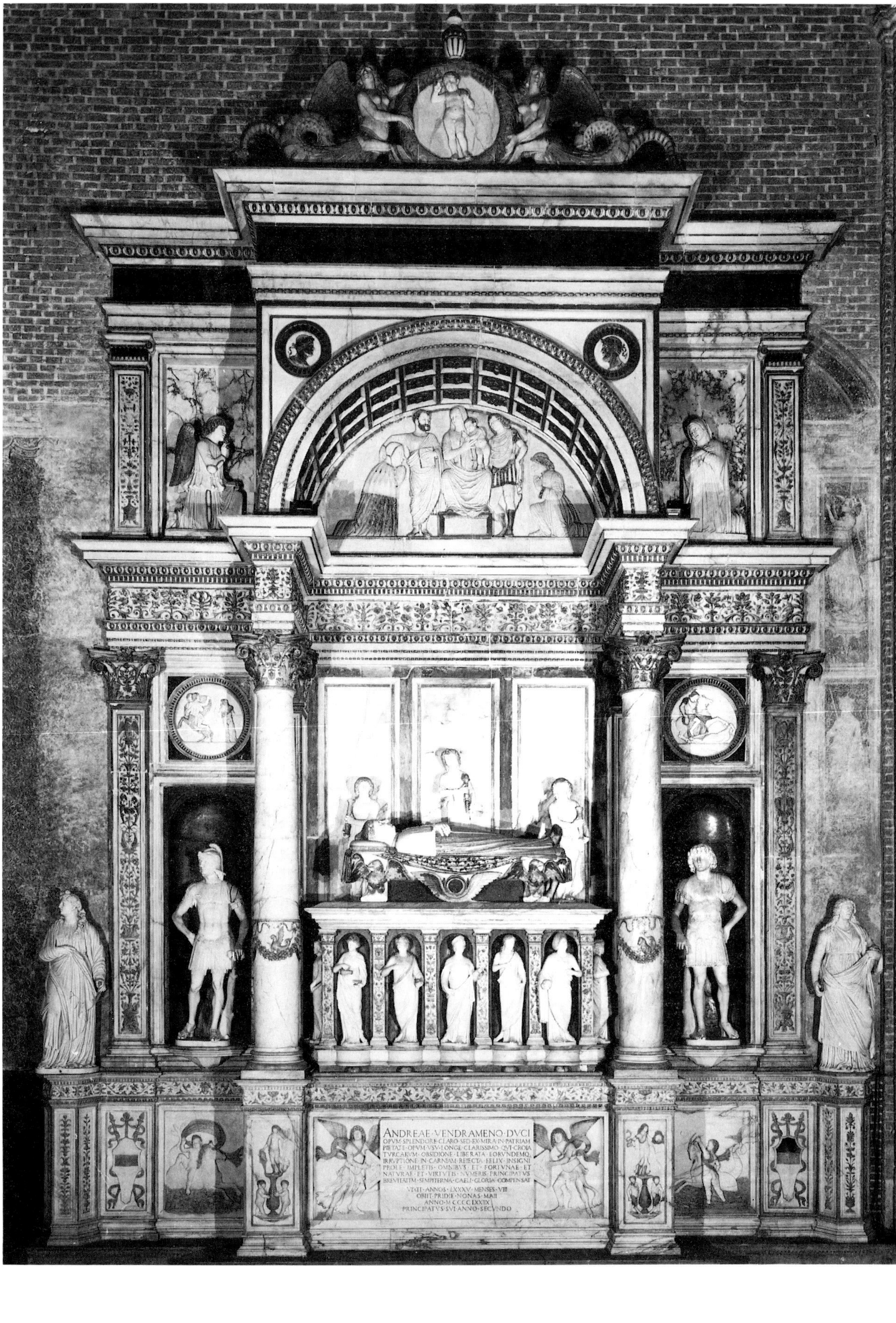
ANDREAE·VENDRAMENO·DVCI
OPVM·SPLENDORE·CLARO·SED·EX·MIRA·IN·PATRIAM
PIETATE·OPVM·VSV·LONGE·CLARISSIMO·QVI·CROIA
TVRCARVM·OBSIDIONE·LIBERATA·EORVNDEMQ.
IRRVPTIONE·IN·CARNIAM·REIECTA·FELIX·INSIGNI
PROLE·IMPLETIS·OMNIBVS·ET·FORTVNAE·ET
NATVRAE·ET·VIRTVTIS·NVMERIS·PRINCIPATVS
BREVITATEM·SEMPITERNA·CAELI·GLORIA·COMPENSAT
VIXIT·ANNOS·LXXXV·MENSES·VIII
OBIIT·PRIDIE·NONAS·MAII
ANNO·MCCCCLXXIIX
PRINCIPATVS·SVI·ANNO·SECVNDO

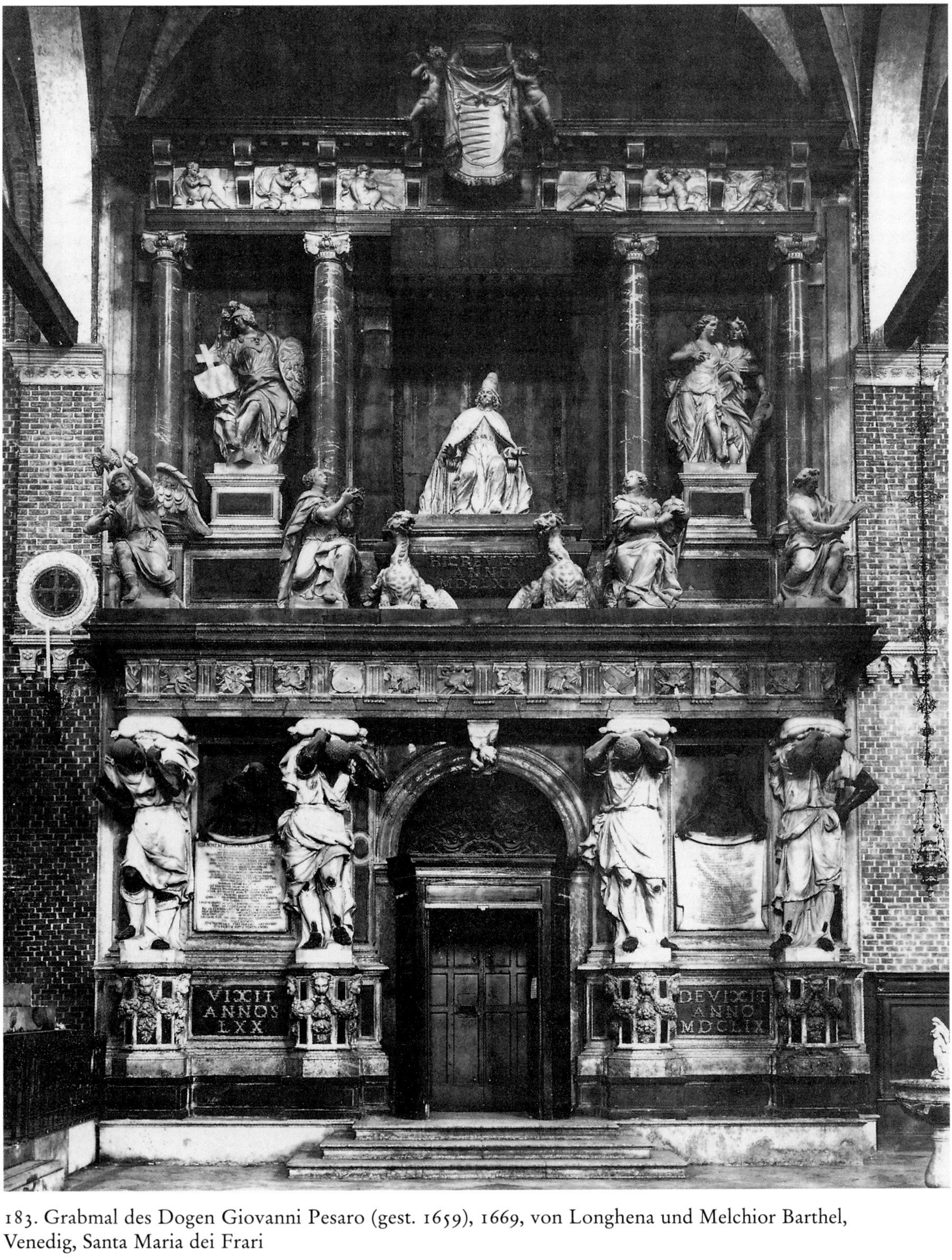

183. Grabmal des Dogen Giovanni Pesaro (gest. 1659), 1669, von Longhena und Melchior Barthel, Venedig, Santa Maria dei Frari

182. Grabmal des Dogen Andrea Vendramin (gest. 1478), nach 1490 fertiggestellt, Pietro, Antonio und Tullio Lombardo zugeschrieben, Venedig, Santi Giovanni e Paolo

184. Venedig, Dogenpalast, Außenfassade, der Piazzetta und der Lagune zugewandte Ecke: Der Sündenfall, Ende 14. Jahrhundert

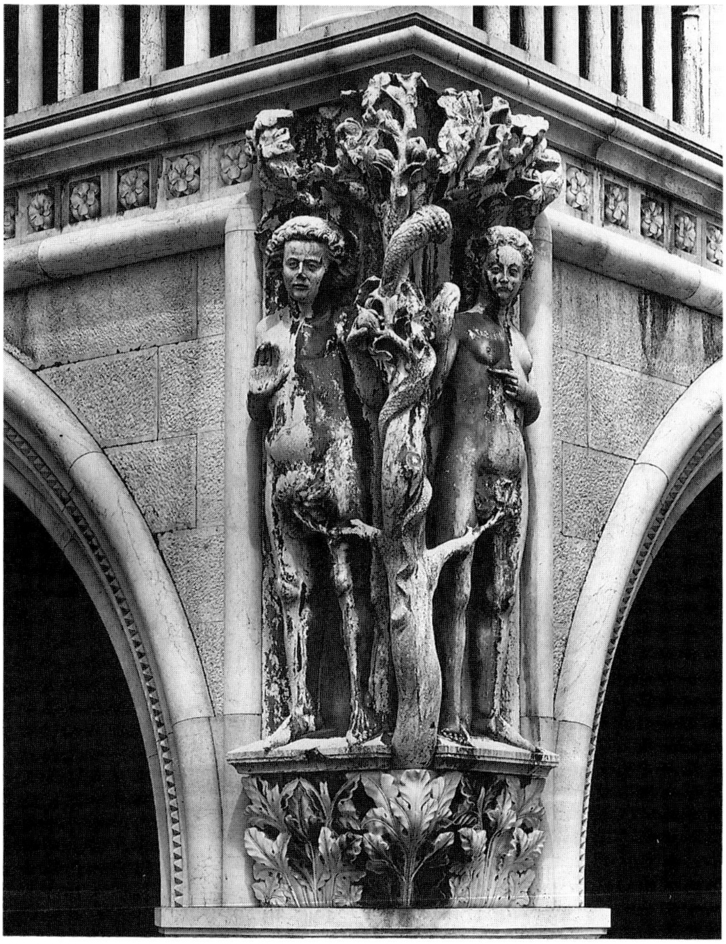

und der Lebendigkeit der Religion in der privaten Sphäre,[64] doch nun hat der einzelne keine Chance mehr, sich gegen den Geist der Zeiten zu stellen, der in seiner Intensität entschieden Hegelschen Charakter hat.

Auch Daru hatte wie alle Historiker im Niedergang und Untergang Venedigs einen kontinuierlichen und wahrscheinlich unaufhaltsamen Prozeß gesehen, wenngleich dieser Niedergang in seinen Augen gelegentlich durch kurze Phasen der Erholung unterbrochen wurde, die sich der Kühnheit oder Schlauheit eines militärischen Helden oder Staatsmannes verdankten. Die Perioden und Ereignisse, die in seinen Augen den Zusammenbruch ankündigten – die Stagnation des Handels, die Eroberung eines Reiches auf dem italienischen Festland, die Entdeckung Amerikas, die überwältigende Macht des ottomanischen Reiches, der Rückzug in die Neutralität und die Trägheit, die ein allzulanger Friede mit sich brachte –, waren ganz andere, als Ruskin sie später anführte, für den das Ganze eine moralische und daher sehr viel grundsätzlichere Frage war. Weit umfassendere Kräfte als die Sittlichkeit einzelner Menschen waren da am Werk, und Ruskin versuchte, diese Zusammenhänge stets auf der Basis des künstlerischen Zeugnisses zu ergründen.

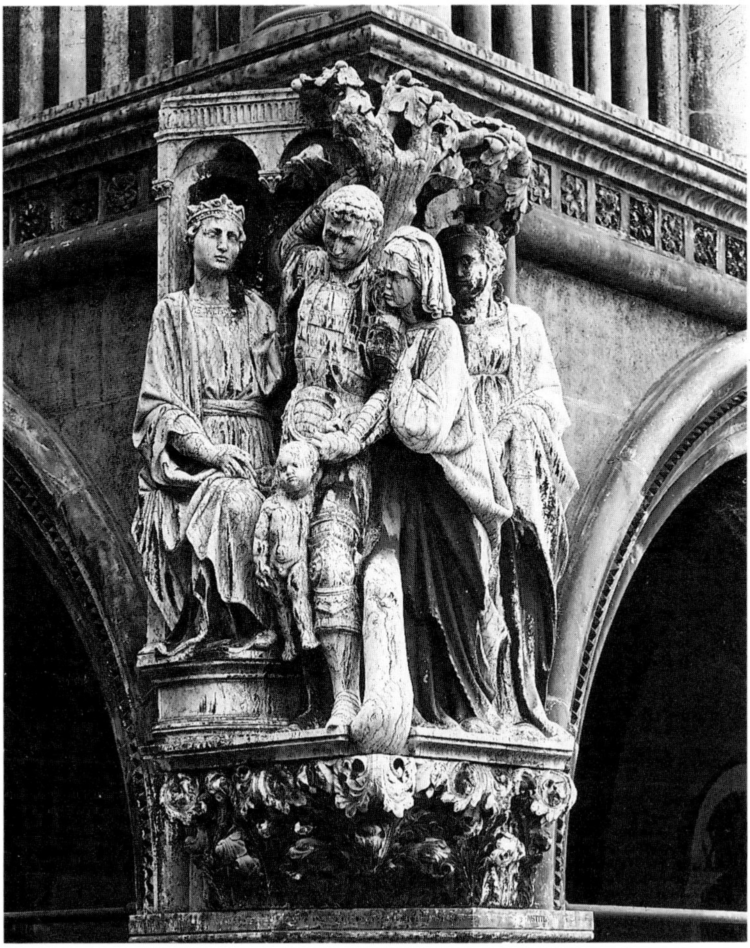

185. Venedig, Dogenpalast, Ecke der Außenfassade neben der Porta della Carta: Das Urteil des Salomo, um 1430

Bei der Besprechung der Skulpturen an den Ecken des Dogenpalasts (auf die wir noch zurückkommen werden) stellte Ruskin die These auf, der ‹Sündenfall› (Abb. 184) und ‹Die Trunkenheit Noahs› an den beiden der Lagune zugewandten Ecken stünden für den Geist der Gotik – das heißt das «offene Bekenntnis zur eigenen Schwäche» –, während das aus dem 15. Jahrhundert stammende ‹Urteil des Salomo› (Abb. 185) an der Ecke zur Piazzetta für den Geist der Renaissance stehe – das heißt für das «sichere Vertrauen auf die eigene Klugheit».[65] Er räumte ein, das ‹Urteil des Salomo› sei «an sich ausgezeichnet, so daß es dem oberflächlichen Betrachter stärker in die Augen fällt als die beiden übrigen», doch dann betont er, in seiner «handwerklichen Qualität» sei es von «unendlich geringerem Geiste», und die Blätter des Baumes, die in jedem Falle teilweise dem Feigenbaum im ‹Sündenfall› nachempfunden seien, hätten nichts von der Naturtreue des Originals: «Sie sitzen schlecht auf dem Stamm, die Ränder sind stumpf, und ihre Kurven sind nicht die von wachsenden Blättern, sondern von zerknittertem Stoff».[66] Vor allem aber fragte sich Ruskin, ob das «sehr edle» Kapitell unter dieser Skulptur, das «Beispiele von Gerechtigkeit oder guter Regierung» zeigt, «lediglich als Deckmantel für schiere Gewalt und Verbrechen» anzusehen sei. Darauf antwortete er:

«Doch im wesentlichen halte ich den Gefühlsausdruck für echt. Ich glaube nicht, die Mehrheit der führenden Venezianer dieser Zeit, deren Bildnisse überdauert haben, seien entschiedene, unverbesserliche Heuchler gewesen. Ich sehe keine Heuchelei in ihren Gesichtern. Viel Fähigkeit dazu, viel Schlauheit, viel natürliche und erworbene Zurückhaltung, doch keine Gemeinheit. Im Gegenteil: unendliche Größe, Besonnenheit, Mut und jene besondere Einheit und Ruhe des Ausdrucks, die nur aus Aufrichtigkeit und Lauterkeit erwachsen; und es bedürfte schon großer Überzeugungskraft, wollte jemand mich glauben machen, daß man solches jemals in den Gesichtszügen eines unlauteren Menschen sehen könnte.»

Auf der Grundlage solcher Porträts gelangte Ruskin zu der «Zuversicht ..., daß diese venezianischen Adligen des 15. Jahrhunderts in der Mehrzahl danach strebten, jedermann Gerechtigkeit widerfahren zu lassen». Angesichts der Notwendigkeit, die Lauterkeit der Gesichter in der Porträtkunst des 15. Jahrhunderts mit dem von ihm wiederholt verdammten Geist der Renaissance in Einklang zu bringen, meinte Ruskin, «das ganze Moralsystem war durch die Lehren der römischen Kirche unterminiert, die Idee der Gerechtigkeit hatte sich von der Idee der Wahrheit abgelöst, so daß Verstellung im Interesse des Staates den Charakter einer Pflicht erhielt».[67]

Wir wissen nicht genau, welche Porträts Ruskin gesehen hatte, doch höchstwahrscheinlich dachte er neben den Grabplastiken an die extrem stilisierten Gemälde, die seit der Mitte des 14. Jahrhunderts regelmäßig für den Dogenpalast in Auftrag gegeben und nach dem Brand des Jahres 1577 durch andere ersetzt wurden, die aus Tintorettos Werkstatt stammten und in einem entschieden archaisierenden Stil gehalten waren.[68] Es braucht kaum betont zu werden, daß diese offizielle Bilderserie, aber auch individuelle Meisterwerke wie Giovanni Bellinis ‹Doge Leonardo Loredan› (das erst vor kurzem von der National Gallery in London erworben worden war), genau den Eindruck vermitteln sollten, den Ruskin empfand, und man kann sich nur wundern, daß er diesen Eindruck so naiv gelten ließ.

Vor das größte Problem stellte ihn natürlich die Malerei. Wenn man aus dem «Zeugnis der Kunst» erschließen konnte, daß der Niedergang Venedigs *sichtbar* im Jahre 1423 begonnen hatte, wie war es dann möglich, daß eineinhalb Jahrhunderte später, zu einer Zeit, als Baukunst und Plastik unheilbar darniederlagen, Tintoretto immer noch Bilder malen konnte, die wie die ‹Kreuzigung› in San Rocco «jenseits aller Analyse und über jedem Lob» standen?[69] Nur einmal stellt sich Ruskin dieser Frage in ‹The Stones of Venice›. Gentile und Giovanni Bellini, so schreibt er, die 1421 und 1423 geboren wurden, «beschließen die Reihe der sakralen Maler Venedigs. Doch ihr Werk ist bis zum Schluß von höchstem religiösem Geist beseelt.» Andererseits finde sich «keinerlei Religiosität in irgendeinem Werk von Tizian», dessen «größere religiöse Themen ihm lediglich Gelegenheit zur Entfaltung künstlerischer Rhetorik – Komposition und Farbe – boten». Dasselbe gilt für Tintoretto, auch wenn sein Geist, «unvergleichlich tiefer und ernster als der Tizians, die Feierlichkeit seines Tons über die religiösen Themen breitet, denen er sich nähert, und sich zuweilen sogar bis hin zur Frömmigkeit vergißt». Diese Unterschiede hatten jedoch, so erläutert Ruskin, nichts mit der individuellen Frömmigkeit oder dem Charakter dieser Künstler zu tun – etwa mit der Tatsache, daß Bellini ein religiöser Mensch war und Tizian nicht. Die Ursachen waren vielmehr allgemeinerer und tieferer Natur: «Bellini wuchs im Glauben auf, Tizian im Formalis-

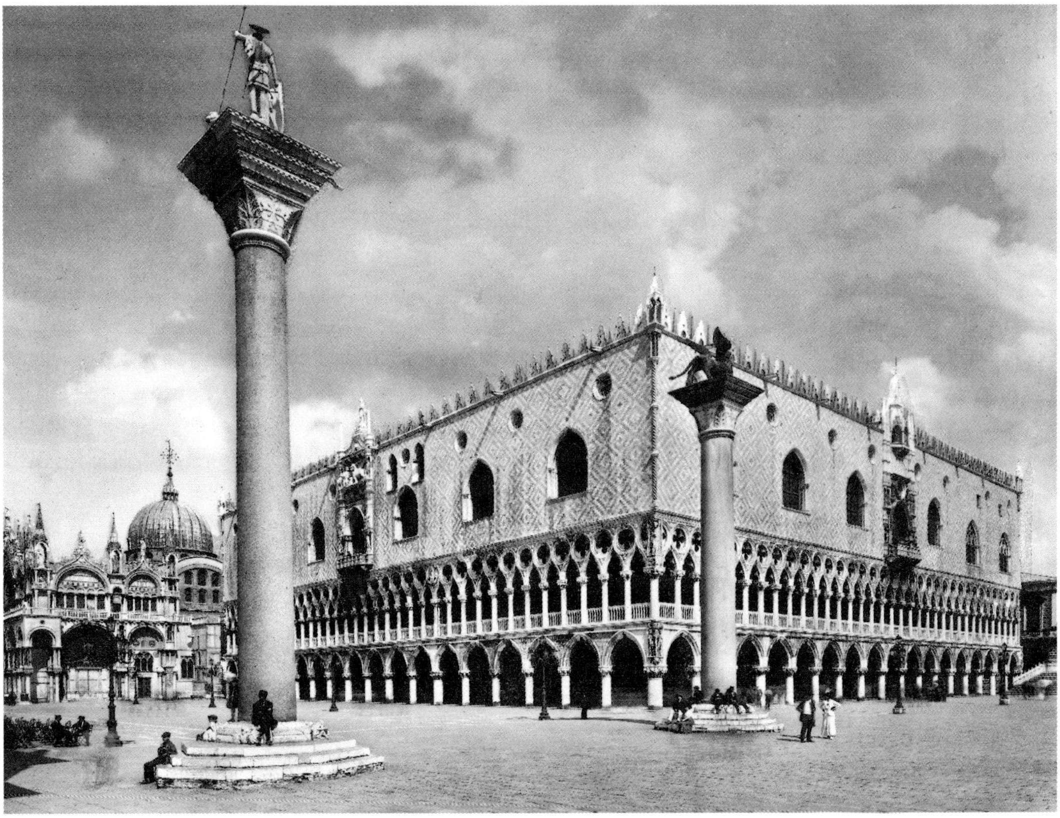

186. Venedig, Dogenpalast

mus. In der Zeit, die zwischen ihren Geburtsjahren liegt, hatte Venedig den lebendigen Glauben verloren.»[70]

Man erkennt natürlich sogleich, daß Ruskin hier keineswegs das Zeugnis der Kunst heranzieht, um Zeitpunkt und Charakter des Niedergangs Venedigs zu bestimmen, sondern den Charakter der Kunst auf der Basis dessen zu erklären versucht, was er über den Niedergang Venedigs zu wissen glaubt – und dies noch in einer Weise, die nicht mit der von ihm behaupteten Bedeutung der künstlerischen Qualität in Einklang steht. Dennoch, als er nahezu dreißig Jahre später auf sein Werk zurückblickt, ist dieser Zirkelschluß eine der ganz wenigen Thesen, die er nicht mit der gewohnten Ironie als Jugendsünde abtut; im Gegenteil, er äußert größte Genugtuung darüber: «Diese beiden Absätze sind ebenso wahr wie verwegen. Ich bin sehr stolz auf sie, beim Wiederlesen.»[71] Doch wie dem auch sei, er muß sich erleichtert gefühlt haben, als er sich der Architektur als dem wichtigsten «Dokument» zum Verständnis der venezianischen Geschichte zuwenden konnte.

Die beiden Hauptfassaden des Dogenpalasts – die der Lagune bzw. der Piazetta zugewandt sind (Abb. 186) – zeigen in Konzeption und Stil eine nahezu völlige Übereinstimmung. Daher lag die Annahme nahe, daß sie zur selben Zeit entworfen und gebaut worden seien. Schriftliche Dokumente, die den Altertumsforschern des 19. Jahrhunderts bekannt waren, belegten indessen, daß dies nicht zutraf. Die Arbeiten an der Südfassade (auf der Lagunenseite) und dem ersten Stück der Westfassade, die zusammen die Außenwände eines großen Ratssaales bilden, waren um 1340 und 1360 bereits voll im Gang, obwohl der Saal erst 1423 endgültig fertiggestellt wurde; das übrige Stück der Westfassade wurde dagegen erst nach 1423 gebaut, nachdem man ein älteres Gebäude abgerissen hatte, das sich an dieser Stelle befand.[72] Offenbar hatte man sorgfältig darauf geachtet, daß ein einheitliches Bild entstand; abgesehen von einem Stützpfeiler an der Verbindungsstelle beider Fassadenteile, der etwas stärker war als die übrigen, fiel es gar nicht leicht, zwischen der Arbeit aus dem 14. Jahrhundert und dem siebzig Jahre später hinzugefügten Bauteil zu unterscheiden.

Graf Leopoldo Cicognara, der als erster den Versuch unternahm, den scheinbaren Konflikt zwischen dem, was man sah, und dem, was man lesen konnte, aufzulösen, entdeckte zwar die Verbindungsstelle, gelangte aber nach einigem Zögern zu dem Schluß, für die Gleichförmigkeit der Fassaden sei nur eine Erklärung denkbar: Der Stil der Erweiterung des Dogenpalastes aus dem 15. Jahrhundert (vom zwölften Bogen der Piazettafassade bis zur Porta della Carta) müsse dem Geschmack der Zeit so sehr entsprochen haben, daß man den ursprünglichen, aus dem 14. Jahrhundert stammenden Teil des Gebäudes entsprechend überarbeitet hätte, damit ein vollkommen einheitliches Erscheinungsbild entstand.[73] Mit anderen Worten, die gesamten Fassaden, wie man sie zu Cicognaras Zeiten sehen konnte (und heute noch sieht), stammen aus den 1420er Jahren. Und zahlreiche Autoritäten akzeptierten diese Erklärung (für die Cicognara keinerlei dokumentarischen Beleg beibringen konnte) oder gelangten wie Selvatico auf anderem Wege zu ähnlichen Schlüssen.[74] Die Frage war jedoch noch keineswegs entschieden und bot immer wieder Anlaß zu Auseinandersetzungen.[75]

Diese Debatten bildeten den Hintergrund für die «Bestürzung», mit der Ruskin 1849 feststellen mußte, daß «die venezianischen Altertumskundler bei der Bestimmung des Alters der Fassade des Dogenpalasts um einhundert Jahre voneinander abwichen».[76] Er selbst war bereits fest überzeugt von der völligen Überlegenheit der Gotik gegenüber der «scheußlichen Kunst der Renaissance»,[77] während Cicognara die gegenteilige Auffassung vertrat, und angesichts der Bedeutung dieses Bauwerks mußte Ruskin unbedingt die These widerlegen, es stamme aus dem 15. Jahrhundert. Zu diesem Zweck stützte er sich auf ein Dokument, das die venezianischen Altertumsforscher, wie er behauptete, vernachlässigt hätten: die Steinmetzarbeit. Wandte man sich von der südlichen Fassade der westlichen zu, so wechselten «mitten im achten Bogen, von der Ecke zur Piazetta gerechnet», die Steine von kleineren zu größeren. Dieser Wechsel bewies, daß der erste Teil der Fassade und die gesamte Südfront aus einer früheren Zeit stammen mußten – aus dem 14. Jahrhundert; bestätigt wurde dies auch durch den Stilwandel in den Kapitellen von giottesken zu klassischen Renaissanceformen.[78] Diese Beobachtung hatte um dieselbe Zeit auch ein venezianischer Altertumskundler gemacht,[79] doch in Ruskins Augen kam dem Stilwechsel bei den Kapitellen zentrale Bedeutung zu und war nicht bloß ein wichtiger Hinweis für die Datierung der Fassaden. Die meisten Kapitelle aus dem 15. Jahrhundert waren «unbeholfene Kopien» der älteren, und zwar nicht – so behauptete er ohne weiteren Beleg –, weil die Bildhauer ebenso wie der Architekt den Auftrag gehabt hätten, sich an die Formen des älteren Bauteils zu halten, sondern weil «sie gar nicht fähig waren, neue Kapitelle zu erfinden».

In einer dieser Kopien – einem Kapitell mit einer Darstellung der Tugenden – war die neue Fassung einigermaßen genau und vollständig, mit einer Einschränkung allerdings, die für die Szene der betenden Hoffnung galt: «Die Hand Gottes ist nicht mehr zu spüren.»[80]

In Ruskins Augen versinnbildlichte nichts so deutlich, weshalb die Hammerschläge, die man gegen das alte byzantinische Gebäude richtete, um an seine Stelle einen Renaissancebau zu setzen, «das Totengeläut für die Baukunst Venedigs – und für Venedig selbst» waren.[81] Den Auftrag dazu hatte 1422 der «edle Doge Mocenigo» gegeben,[82] dessen Grabmal bei Ruskin so zwiespältige Gefühle auslöste; ausgeführt wurden die Arbeiten dann zu Beginn der Amtszeit seines Nachfolgers, Francesco Foscari, im Jahre 1423, jenem Datum, das den «sichtbaren Beginn» des Niedergangs der Stadt markierte.

Angesichts der Unsicherheit, die Ruskin hinsichtlich der Qualität des Grabmals von Mocenigo empfand, könnte man meinen, gerade dieser Umbau des Dogenpalasts habe ihn ursprünglich dazu ermuntert, dem Jahr 1423 zentrale Bedeutung in seiner Sicht des Niedergangs der Stadt beizumessen. Doch das ist nicht der Fall. Er war selbst äußerst überrascht, als er den «Zufall» bemerkte – wie er in einem Brief an seinen Vater schreibt –, «daß der erste Hammerschlag gegen den alten Palast ausgerechnet in dem Jahr erfolgt sein sollte, auf das ich den *sichtbaren* Beginn des Niedergangs Venedigs datiert habe, im Jahr 1424 nämlich»;[83] denn auch wenn er dogmatisch an der Datierung des Niedergangs als solchen festhielt, gestattete er sich doch einen gewissen Spielraum, wenn es um das genaue Datum des sichtbaren Beginns ging.

Danach konnte Ruskin sich nun auf seine fanatisch genaue und feine Beobachtungsgabe stützen – verbunden mit einer moralischen Sensibilität, die seine Vorstellungskraft noch erweiterte –, um das, was er sah, als einen nahezu ununterbrochenen Verfallsprozeß der venezianischen Kunst zu deuten: vom Renaissancestil, der herzlos war, weil er den schöpferischen Kräften der damit beschäftigten Handwerker keinerlei Entfaltungsspielraum ließ, bis hin zum «grotesken» Stil des 17. und 18. Jahrhunderts, der, anders als die mittelalterlichen Grotesken der nordeuropäischen Kunst, keine Verehrung der Schönheit und keine Barmherzigkeit zuließ.[84]

Zum Glück konnte das «Zeugnis der Kunst»[85] auch ermutigender sein und Ruskin die Möglichkeit geben, gewisse Episoden der venezianischen Geschichte von Vorwürfen zu entlasten, die frühere Kritiker akzeptiert hatten. So hatte Daru behauptet, die Machtergreifung durch eine kleine Gruppe aristokratischer Familien in der Zeit von 1289 bis 1319 sei ein Akt der Ungerechtigkeit und der Usurpation gewesen, der schlimme Folgen zeitigte.[86] Ruskin verwies darauf, daß dieser Schritt einhergegangen war mit dem «Beginn einer großen Epoche der Architektur, in deren Verlauf erstmals die Kraft der aristokratischen Macht und des gotischen Stils auf die Arbeit am Dogenpalast Anwendung fand». Er hielt dagegen, die konstitutionellen Veränderungen, die den liberalen Daru so beunruhigten, seien in Wirklichkeit «Ausdruck der Achtung des Volkes vor den Familien, denen die Stadt ihren wachsenden Wohlstand in erster Linie verdankte», und er verstieg sich gar zu der Behauptung, der neuerbaute Kerker bestünde aus «komfortablen, gut gelüfteten Räumen mit guten, flachen Lärchendächern».[87]

Ruskins Argumentation war jedoch keineswegs immer konsistent. Manchmal sah er in den Formen der Architektur und der architektonischen Dekoration Sinnbilder menschlicher Wünsche und Bedürfnisse – so galt ihm die «einzigartige Schlichtheit der architektonischen Ornamentierung», die sich zu Beginn des 13. Jahrhunderts zunehmend einstellte, als Ausdruck der «einzigartigen Einfachheit des häuslichen Lebens» in Venedig.[88] Bei anderer Gelegenheit wischte er mit robustem Common sense deutsche Theorien beiseite, wonach die gotischen Turmspitzen in gewisser Weise die Frömmigkeit des nordeuropäischen Mittelalters reflektierten: «Feuchte Keller und lose Dachziegel haben leider sehr viel mehr mit den Moden des Hausbaus zu tun als mit Vorstellungen von himmlischer Glückseligkeit und engelhafter Tugend.»[89]

Doch obwohl Ruskin gerne auf das «unwiderlegliche» Zeugnis der Kunst verwies und die moralische Bedeutung der Baukunst und der Plastik energisch zu ergründen versuchte, machte er nur selten Gebrauch von diesem Zeugnis, um die tatsächliche Geschichte Venedigs aufzuklären. Und wenn er es tat, wechselte er höchst willkürlich zwischen rationaler Argumentation und dogmatischer Erstarrung.

Die frühen Chroniken waren dunkel und widersprüchlich, und da es nur wenige verläßliche schriftliche Dokumente gab, lag es nahe, sich bei der Suche nach Informationen über die ferne Vergangenheit der Stadt an ihre Bauwerke zu halten. Doch diese Forschung wurde durch den Umstand kompliziert, daß sich auch diese Bauwerke nur schwer datieren ließen. Auf der verwüsteten, verlassenen Insel Torcello – der «Mutter Venedigs»[90] – sah Ruskin sich die schmucklosen Wände und die mit massigen Steinblenden versehenen Fenster der Kathedrale an und gelangte zu dem Schluß, sie müsse von Menschen erbaut worden sein, die auf der Flucht waren und in Not lebten – von jenen Menschen nämlich, die nach der langobardischen Invasion 641 vom Festland geflohen waren. Dennoch hatte man in der lichtdurchfluteten Kirche (denn die Opfer von Angst und Bedrückung vermochten Dunkelheit nicht zu ertragen) die Kapitelle und einige andere Elemente äußerst reich verziert (Abb. 187). Dieser Reichtum – wie auch die Pracht der Mosaiken – zeugte von der Frömmigkeit der ersten Siedler, er bewies, wie sehr sie Gott und durch ihn auch die Natur verehrt hatten. Einen weiteren Beleg für die geistige Einstellung der frühen Beter in der Kathedrale von Torcello boten die erhöhten rohen Sitzgelegenheiten und der Bischofsthron in der Apsis, die es dem Bischof und den Geistlichen gestatteten, «die Gebete des Volkes zu beobachten und anzuleiten und im täglichen Gottesdienst buchstäblich die Funktion von Bischöfen und Hirten der Herde Gottes zu erfüllen».[91]

Jahre später räumte Ruskin ein: «Ein Gutteil dieser Aussagen ist flüchtig und manches auch falsch»,[92] und bereits zur Zeit der Niederschrift erkannte er, daß einige seiner Interpretationen problematisch waren. So ließ sich die handwerkliche Meisterschaft einiger Verzierungen kaum mit jener «Flucht und Not» vereinbaren, die offenbar für die Schmucklosigkeit des übrigen Raumes verantwortlich waren, und in einem Anhang räumte er ein, die Kathedrale könne möglicherweise doch aus dem 11. Jahrhundert stammen, wie einige Autoren behaupteten, und nicht aus dem siebten. Und es gab noch weitere Probleme. Doch keines davon hatte wirklich Gewicht, da der Geist der Jahrhunderte, in denen «die Herrschaft Venedigs begann und von einer Eroberung zur anderen schritt», durch jene «Herzenskraft» geprägt war, die in der Kathedrale von Torcello so edel zum Ausdruck kam.[93]

Ruskins Ansatz und die Schlüsse, zu denen er in Torcello gelangte, mögen uns recht zweifelhaft erscheinen; dennoch spüren wir, daß seine Interpretation des künstlerischen Zeugnisses zumindest der Theorie nach auf Beobachtung und Vernunft basierte. Es war durchaus möglich, aus dem schmucklosen Äußeren der Kathedrale darauf zu schließen, daß sie von Menschen erbaut worden war, die sich auf der Flucht und in Not befanden; und es war durchaus möglich, in dem erhöhten Chorgestühl einen Ausdruck seelsorgerischen Pflichtgefühls zu erblicken. Doch wenn wir von der kleinen Insel Torcello in die große Metropole des byzantinischen Venedig hinüberwechseln, verändert sich der Ansatz grundlegend. Denn die Stadt, die es nun zu erforschen galt, existierte nicht mehr. Auf der Basis von San Marco, einer kleinen Zahl bruchstückhaft erhaltener, vielfältig restaurierter Paläste und der «gespenstischen Ruine» des Fondaco dei Turchi[94] mußte Ruskin erst das visuelle Zeugnis konstruieren, das dann der Interpretation bedurfte. Und so beschrieb er beredt und phantasievoll «jenes erste und schönste Venedig, das nun aus der Lagune emporwuchs, und das Leid der Menschen; eine Stadt voll anmutiger Arkaden und schimmernder Mauern, von blauen Adern durchzogen, in warmen Goldtönen strahlend, durchwebt mit weißen Plastiken, wie Reif auf den Zweigen eines Waldes, der zu Marmor erstarrt ist ...» Dann analysierte er diese Stadt im Blick auf die Frage, welches Licht sie auf die frühe Geschichte Venedigs werfen konnte – doch diesmal basierten seine Schlußfolgerungen auf ganz anderen Kriterien als bisher. Die Argumentation kreist nun hauptsächlich um «Adel und Heiligkeit» der Farbe.[95] Darauf kommt Ruskin immer wieder zurück: «Ich glaube, von Anbeginn der Welt hat es nie eine wahre und schöne Kunst gegeben, die die Farbe verachtet hätte»;[96] und

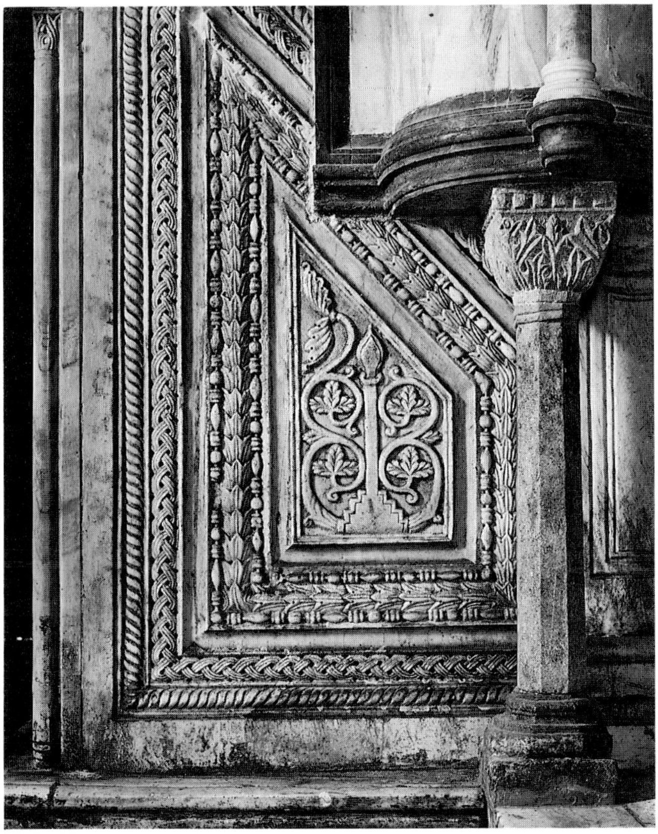

187. Kathedrale von Torcello, Detail des im 14. Jahrhundert aus sehr viel älteren Fragmenten rekonstruierten Ambos

«der wichtigste Umstand, der den Ernst des frühen venezianischen Geistes kennzeichnet, ist ... diese Liebe zur strahlenden, reinen Farbe, die in modifizierter Form später die Grundlage zum Triumph der venezianischen Schule der Malerei legte, in ihrer größten Schlichtheit aber nur für die byzantinische Zeit charakteristisch war». Die These, daß Farbe Ernst bedeute und «alle gute Farbe in gewisser Weise nachdenklich» sei: «die schönste ist Melancholie, und die reinsten, nachdenklichsten Geister sind jene mit der größten Liebe zur Farbe», diese These leitete Ruskin nicht aus rationalen Überlegungen ab, wie er sie anläßlich der Architektur der Kathedrale von Torcello angestellt hatte, sondern aus einem «universellen Gesetz», das er in der Bibel fand, denn dort sei es «nicht ohne Bedeutung, daß die Liebe Israels zu seinem auserwählten Sohn ihren Ausdruck in dem ‹vielfarbigen› Rock fand», und dies war nur eines unter zahlreichen Beispielen, denen man in der Bibel begegnen konnte.[97]

Ruskin besuchte Venedig noch mehrere Male, und mehrmals änderte er seine Meinung zu wichtigen Aspekten der Stadt; auch schrieb er ausführlich über Bauwerke im übrigen Europa und vertiefte seine Auffassung zur beherrschenden Rolle der sittlichen Kräfte bei der Ausformung der Gesellschaft. Doch niemals mehr versuchte er, eine derart kohärente (oder immerhin relativ kohärente) historische Synthese einer vergangenen Kultur zu schaffen wie in seinem genialen Jugendwerk ‹The Stones of Venice›, deren dritter und letzter Band 1853 erschien.

3.

Im März dieses Jahres machte Jacob Burckhardt sich auf den Weg nach Rom, nachdem er der Schule in Basel, an der er als Lehrer tätig gewesen war, verärgert den Rücken gekehrt hatte. Er war fünfunddreißig Jahre alt. Das lange braune, über den Ohren gewellte Haar erinnerte noch daran, daß er in der Hochzeit der Romantik aufgewachsen war, doch der zurückhaltende Blick und der dichte, leicht herabhängende, gestutzte Schnurrbart zeigten, daß er diese Phase nun hinter sich hatte (Abb. 188). Solche Schlußfolgerungen, aus den wenigen Porträts und Photographien gezogen, in deren Anfertigung er widerstrebend einwilligte,[98] erinnern an die Charakterdarstellungen, die man so häufig in den Werken anderer Autoren dieser Zeit antrifft, und – wie stets – scheinen sie mit anderen Zeugnissen aus dem Leben der betreffenden Person übereinzustimmen. Er schreibt auch weiterhin gelegentlich Gedichte, doch die Zeit leidenschaftlicher Hingabe ist längst vorbei. Dasselbe gilt für seine (nur kurz währende) Sympathie für den politischen Liberalismus und seine ehemals tiefe Freundschaft mit dem linken Dichter und Kunsthistoriker Gottfried Kinkel. Im Rückblick können wir erkennen, daß er bereits ganz auf dem Wege war, jene Gestalt zu werden, die uns aus Beschreibungen seines späteren Lebens vertraut ist: seinem Wesen nach ein Einzelgänger, dem jeder gesellschaftliche Ehrgeiz fremd ist; desillusioniert von nahezu allen Aspekten der modernen Welt und der Zukunft ebenso, aber geradezu besessen von seinen Forschungen zu Kunst und Geschichte und von der Aufgabe, seine Ergebnisse mitzuteilen, weniger durch Bücher als durch den mündlichen Vortrag vor einem relativ kleinen Publikum. Nur in Italien fühlte er sich wirklich wohl.

Er war schon früher dort gewesen, und wie er es in Belgien, Deutschland und seinem Heimatland, der Schweiz, gehalten hatte, so fertigte er auch hier ausgiebig Notizen und

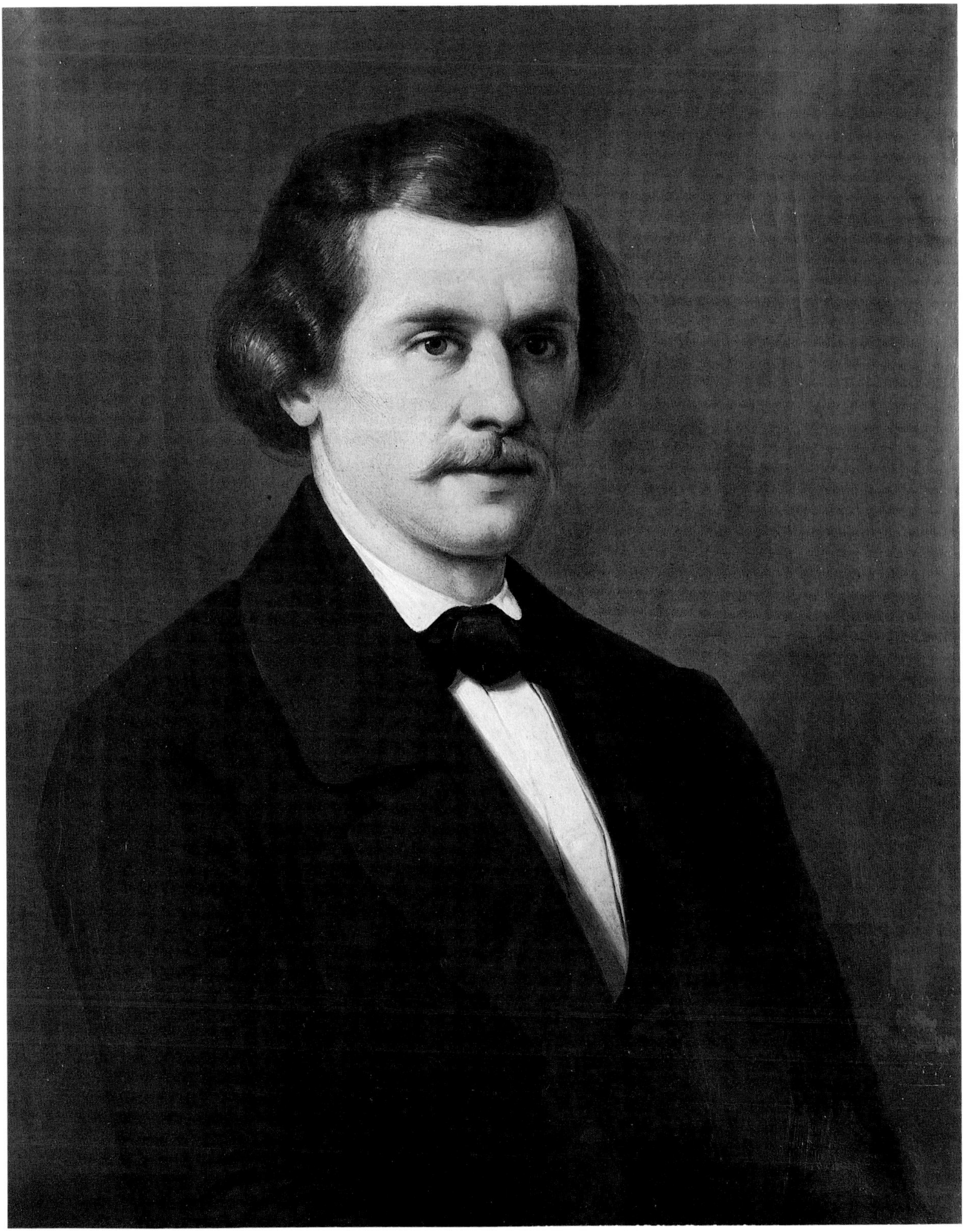

188. Hermine von Reck, Jacob Burckhardt, 1853; Basel, Privatbesitz

Zeichnungen an, um seine tiefempfundenen Eindrücke von Kirchen und Monumenten aller Art festzuhalten. Seine Zeichnungen unterscheiden sich indessen beträchtlich von den spannungsreichen, fein gearbeiteten Skizzen seines Zeitgenossen Ruskin; sie sind reizvoll, aber ohne jede Autorität: fragil, ohne Emphase und unpersönlich. Und anders als Ruskin, war Burckhardt bereits bestens informiert über die Kunst, die er noch gar nicht gesehen hatte.

Denn Burckhardt hatte mehr als ein Jahr in Berlin verbracht, um Neuausgaben zweier Bücher seines Lehrers und Freundes Franz Kugler vorzubereiten: das ‹Handbuch der Geschichte der Malerei seit Constantin dem Großen› und das ‹Handbuch der Kunstgeschichte›.[99] Diese beiden umfangreichen, gelehrten und äußerst einflußreichen Werke umfaßten einen weitaus größeren Ausschnitt der Kunstgeschichte, als bis dahin jemals erforscht oder zusammengestellt worden war. Für das ‹Handbuch der Geschichte der Malerei›, das er beträchtlich umarbeitete, mußte er sich (wie schon zuvor Kugler) nicht nur mit den großen Namen des italienischen Mittelalters und der Renaissance auseinandersetzen, sondern auch mit wenig erforschten – aber dennoch bereits strittigen – Themen wie der Kunst der Katakomben, den byzantinischen Mosaiken, der Entstehung der Romanik und den Stilen der mittelalterlichen Miniaturen. Und für das ‹Handbuch der Kunstgeschichte›, an dem er sehr viel weniger änderte, mußte er die neuesten Forschungen zu den Ursprüngen der Menhire, zu Parallelen zwischen ägyptischen und mittelamerikanischen Pyramiden, zu den Beziehungen zwischen sassanidischer, römischer und islamischer Kunst, den Grundrissen armenischer Kirchen und zu ähnlich komplizierten Problemen berücksichtigen. Natürlich war er dabei auf gänzlich unzulängliche Illustrationen angewiesen, und seine hastigen Zusätze oder Veränderungen am Kuglerschen Text sind nicht immer korrekt, doch durch seine Arbeit an den beiden Büchern gewann er nicht nur ein derart breites kunsthistorisches Verständnis, daß Ruskin dagegen geradezu provinziell wirkt, sondern erwarb auch ein gewaltiges Wissen, auf dessen Grundlage er das Zeugnis der bildenden Künste für das Verständnis der Geschichte nutzen konnte.

Diese Frage hatte ihn schon seit Jahren beschäftigt, und immer wieder wirft er sie auf, in seinen Schriften wie auch in den Vorlesungen, die er vor und nach seiner Berufung an die Universität Basel vor einem gebildeten Publikum hielt. Neuere Versuche von Historikern, Kunststile in einen Zusammenhang mit umfassenderen kulturellen (und sogar politischen) Entwicklungen zu stellen,[100] faszinierten ihn, und einmal stellte er die (inzwischen durchaus geläufige) These auf: «Die geheimsten Ahnungen und Ideale jedoch werden der Nachwelt vielleicht nur im Gewande der Kunst anvertraut, umso wahrer, je unabsichtlicher.»[101] Allerdings dürfe die Interpretation nicht in einem allzu engen, allzu Hegelschen Geiste erfolgen,[102] und in einer Anmerkung, die er 1851 dem Manuskript einer einige Jahre zuvor gehaltenen Vorlesung hinzufügt, schreibt er kategorisch: «Die Kunst ist nicht das Maß der Geschichte; ihre Entwicklung oder Abnahme ist kein unbedingtes Zeugnis für oder wider eine Zeit oder eine Nationalität, immer aber eines der höchsten Lebenselemente begabter Völker.»[103]

Diese Fragen hatten inzwischen eine neue Dringlichkeit für ihn erlangt. Am 19. Januar 1848 – er hielt sich gerade in Rom auf und versenkte sich ganz in die Kunst, die ihn umgab – schrieb er an einen Freund, er habe gerade «einen großen literarischen Plan“› ersonnen, eine «Bibliothek der Kunstgeschichte … lauter kleine, lesbare, wohlfeile

Bändchen, ... teils von mir, teils von andern Leuten, denen an der Popularisierung der Wissenschaft etwas liegt». Dabei dachte er an Themen wie das «perikleische Zeitalter – die spätere römische Kaiserzeit – das achte Jahrhundert – die Hohenstaufenzeit – das deutsche Leben im XV. Jahrhundert – das Zeitalter Raffaels usw.»[104]

Als Burckhardt wieder in Basel war, begann er eine Vielzahl von Notizen für ein Buch zu sammeln, das wohl für diese Reihe bestimmt sein sollte und 1853 unter dem Titel ‹Die Zeit Constantins des Großen› erschien.[105] Dabei sah er sich mit dem uns schon bekannten Problem konfrontiert, vor dem Künstler und Chronisten seit dem 15. Jahrhundert standen, der Frage nämlich, weshalb die antike Kunst noch vor dem Einbruch der Barbaren einen so drastischen Verfall erlebt hatte.

Bei dem Versuch, Schlußfolgerungen aus den Darstellungen auf dem Konstantinsbogen und den Figuren auf Grabmälern, Münzen, Mosaiken oder den Böden von Trinkgläsern der Zeit zu ziehen, die in seinen Augen «etwas Krankhaftes, Skrophulöses, Aufgedunsenes und Eingefallenes» hatten, oder aus dem mittelmäßigen Stil der kolossalen Porphyrsarkophage Helenas und Konstantins im Vatikan oder aus dem architektonischen Reichtum und dem teuren, exotischen Marmor, dessen Verwendung in Palmyra und Spalato bereits «sprichwörtlich» war, zeigte er wenig Neigung, sich – im Geiste Hegels oder sogar Ruskins – auf eine «allgemein philosophische Betrachtung der Zeiten» einzulassen, aus der sich dann im voraus feststehende Antworten ergäben. Statt dessen suchte er nach rein zufälligen Ursachen, mit denen sich eine Reihe gesonderter, wenngleich miteinander verbundener Schwächen erklären ließ. So war der Bogen «ein Werk der Hast und Eile, und dies erklärt und entschuldigt hinlänglich die große Roheit der plastischen Ausführung». Was die «Häßlichkeit der Gestalten und die Verkümmerung der Züge» anging, so ließen sie sich darauf zurückführen, daß die Künstler angesichts ihrer Umwelt jeden Bezug zu den Idealen der Schönheit verloren hatten, denn der «damalige Menschentypus» war aufgrund von Krankheit, Hunger und Angst physisch (wenngleich nicht moralisch) verkümmert. Außerdem drängte die modische Verwendung exotischen und schwer zu bearbeitenden Baumaterials das künstlerische Genie in den Hintergrund, während die Arbeit der Sklaven in den Vordergrund rückte, denn nur sie waren in der Lage, den harten Porphyr langsam abzutragen; so heißt es im Katalog, allein die Restaurierung des Sarges der Helena unter Pius VI. habe «fünfundzwanzig Menschen neun Jahre hindurch in Anspruch genommen». Und dieselbe Wirkung hatte die Verdrängung der Malerei durch das Mosaik.[106]

Burckhardts Abneigung gegen jede umfassende Theorie zur Erklärung des künstlerischen Niedergangs – eine Abneigung, die sehr typisch für ihn und ganz untypisch für seine Zeitgenossen war – erscheint um so erstaunlicher, als er die politischen Aspekte der Zeit sehr offen, ja unbekümmert diskutierte. Er sah in Konstantin einen «genialen Menschen, dem der Ehrgeiz und die Herrschsucht keine ruhige Stunde gönnte», einen «mörderischen Egoisten», umgeben von Lügnern, Heuchlern und Verleumdern (deren bekanntester Eusebius, der christliche Historiker des Reiches, war).[107] Schon bald sollten weitere Tyrannen dieser Art in Burckhardts Studien auftauchen, und er war von ihnen ebenso fasziniert wie abgestoßen. «Der Name des ‹Großen› ist ihm unbestritten geblieben», räumt er ein[108] und kommentiert kühl: «Wir wollen die Möglichkeit nicht leugnen, daß Constantin eine gewisse Superstition zugunsten Christi in sich habe aufkommen lassen»,[109] doch die Frage nach seiner religiösen Aufrichtigkeit war weitgehend belanglos, denn: «Eine hohe geschichtliche Notwendigkeit hatte das Christentum auf Erden eingeführt, als Abschluß der antiken Welt, als Bruch mit ihr, und doch zu ihrer teilweisen Rettung und Übertragung auf die neuen Völker, welche als Heiden ein bloß heidnisches Römerreich vielleicht gänzlich barbarisiert und zernichtet haben würden.»[110]

Obwohl Burckhardt in der Regel aus seinen Überlegungen zur Kunst jeden Anflug jenes quasi-Hegelschen Determinismus ausschloß, den so viele Historiker des Christentums vertraten und dem er auf anderen Gebieten gleichfalls folgte, war er offenbar nicht glücklich darüber, auch nur in höchst beschränktem Maße einen Zusammenhang zwischen Kunst und Politik zur Zeit Konstantins anerkannt zu haben – während Kugler diesen Zusammenhang aufgriff, als er bei der Besprechung des Buches hervorhob, wie wichtig ein Verständnis der Kunst für die Geschichtsschreibung sein konnte.[111] Gewiß äußerte Burckhardt sich mit wachsendem Unmut über Leute, die über die Kunst «schwatzten»;[112] das Buch jedoch, das er plante, als er im März 1853 nach Italien aufbrach, sollte andere Reisende zu jenem «Genuß der Kunstwerke Italiens» anleiten, den er selbst auf früheren Italienreisen so intensiv erlebt hatte.

Leider sind nur wenige Briefe und keine Zeichnungen von dieser Reise erhalten geblieben,[113] doch wir wissen immerhin, welche Städte er besuchte. Eine gewisse Vorstellung davon, wie er seine Zeit verbrachte, vermittelt uns ein Bericht über sechs kraftraubende, aber anregende Wochen in Neapel. Mit entsprechenden Abwandlungen dürfte dieser Aufenthalt ähnlich verlaufen sein wie an anderen Orten, denn Burckhardt war ein Mann von regelmäßigen Gewohnheiten. Um sechs Uhr morgens begann er, die Stadt zu erkunden, unterbrochen von einer Tasse schwarzem und einer Tasse Milchkaffee. Um elf Uhr trank er ein Glas Wein, und vor dem Mittagessen nahm er ein Bad im Meer. Den Nachmittag verbrachte er im Hotel; dort schrieb er die Notizen ins Reine, die er sich am Morgen gemacht hatte. Gegen Abend ritt er auf einem Maultier hinaus in die Hügel vor der Stadt.[114]

Diese Informationen sind spärlich genug, doch der ‹Cicerone› (den er zwei Jahre später veröffentlichte) gibt eine sehr persönliche, zum Teil sogar emotional gefärbte Darstellung dessen, was in Italien zu entdecken war. Auf der ersten Seite spricht er vom Meer, dessen glitzernde Fläche man zwischen den Säulen des Neptuntempels in Paestum sehen kann, und auf der letzten von seinem Heimweh nach dem «unvergeßlichen» Rom (ein Heimweh, das zeitweilig schlummern mag, aber niemals stirbt). Immer wieder schildert er seine Gefühle im Angesicht der Altertümer, und gelegentlich macht er sogar einen Scherz darüber: Wie schon andere Besucher des Etruskischen Museums im Vatikan, so mußte auch er beim Anblick mancher der dort ausgestellten Terrakottaköpfe an den typischen Engländer «mit der langen Oberlippe und dem eigenthümlich starren Kinn» denken.[115]

Diese kunstvolle Spontaneität gerät keineswegs in Konflikt mit einem breiten Spektrum detaillierter Beobachtungen und Kenntnisse, die von der Antike bis ins 18. Jahrhundert, von Kerzenständern und Gärten bis hin zu Kirchen und Palästen reichen, aber sie veranlaßt Burckhardt, jede Diskussion des historischen Hintergrunds der besprochenen Kunstwerke auszuschließen oder sie wenigstens auf ein Mindestmaß zu beschränken, weil er eine Ablenkung durch andere Gefühle vermeiden möchte. So sollen wir frühchristliche Monumente allein auf der Basis ihrer künstlerischen Qualität beurteilen und die «elegischen Gefühle» verdrängen, die aus dem Wissen erwachsen mögen, daß «eine Kirche, der unsere Phantasie einen geheimnisvollen Nimbus giebt», darin von den Hervorbringungen einer völlig anderen Kultur Gebrauch machte;[116] und in einer Passage, die sich wie eine Widerlegung all dessen liest, was Ruskin gerade über den Dogenpalast in Venedig veröffentlicht hatte, schreibt er: «Es ist schwer, mit einem Gebäude zu rechten, welchem abgesehen von Größe und Pracht auch noch durch historische und poetische Vorurtheile aller Art ein so großer Phantasie-Eindruck gesichert ist. Sonst müßten wir bekennen, daß die ungeheure, rautenartig incrustierte Obermauer die beiden Halbstockwerke, auf welchen sie unmittelbar ruht, in den Boden drückt.»[117] Von diesem allgemeinen Ansatz, den er häufig wiederholte,[118] gestattete er sich nur eine einzige Ausnahme. Kunstwerke in Stilen, die er für minderwertig hielt (wie das Barock) oder die dem Geschmack seiner Zeit völlig fremd waren (wie die Werke Michelangelos), betrachtete er eher aus der Perspektive des Historikers als des Kunstliebhabers.[119] Wie wir noch sehen werden, ist dieser Gedanke, der weithin akzeptiert wurde (und immer noch akzeptiert wird), für das Thema unseres Buches von großer Bedeutung.

Obwohl es Burckhardt im ‹Cicerone› gelang, sich wie geplant auf die Betrachtung der künstlerischen Qualität zu beschränken, entwickelte er bei der Vorbereitung und Abfassung des Buches dennoch die zentralen Gedanken, die sein fünf Jahre später erschienenes historisches Meisterwerk, ‹Die Cultur der Renaissance in Italien›, prägten.

Wie schon häufig bemerkt wurde, gehört es zu den seltsamsten Eigenheiten dieses Buches, daß es der bildenden Kunst über weite Strecken keinerlei Aufmerksamkeit schenkt. Burckhardt selbst erklärte dazu: «Der größten Lücke des Buches gedenken wir in einiger Zeit durch ein besonderes Werk über die ‹Kunst der Renaissance› abzuhelfen.» Doch in der zweiten Ausgabe 1869 gesteht er ein, daß ihm dies nur zum Teil gelungen sei.[120] Obwohl ein beträchtlicher Teil des gesammelten Materials von ihm selbst oder nach seinem Tod von seinen Nachlaßverwaltern publiziert wurde,[121] bezieht sich dieses Material keineswegs im strengen Sinne auf die Kernaussagen seines Buches, und für Burckhardts Verweise auf dieses Material gilt dasselbe. Die eigentliche «Lücke» betrifft nicht die Diskussion der Kunst in der italienischen Renaissance, sondern die Diskussion der Frage, inwiefern diese Kunst Licht auf die Kultur dieser Zeit zu werfen vermag. Dabei entnimmt Burckhardt der Renaissanceliteratur häufig einschlägige Zeugnisse, auch wenn er die Literatur niemals um ihrer selbst willen diskutiert. Die Beobachtungen über die italienische Baukunst, die 1867 als Band IV von Kuglers allgemeiner ‹Geschichte der Baukunst› erschienen und die Burckhardt im Zusammenhang mit der ‹Cultur der Renaissance› eigens erwähnt, lesen sich in Wirklichkeit wie eine Folge wissenschaftlicher Anmerkungen zum ‹Cicerone›.[122]

In der ‹Cultur der Renaissance› vermeidet es Burckhardt selbst dann vielfach, auf die Kunst einzugehen, wenn solche Hinweise sich förmlich aufdrängten. Als er im Kapitel über «Thyrannis des 14. Jahrhunderts» auf Can Grande della Scala zu sprechen kommt, erwähnt er zwar dessen Förderung der Literatur, nicht aber sein Grabmal in Verona.[123] Ein paar Jahre zuvor jedoch hatte er im ‹Cicerone› zu diesem Grab und den Grabmälern der übrigen Scaliger erklärt: «Culturgeschichtlich sind diese Gräber eben so merkwürdig als in Betreff der Kunst.»[124] Und als er von der Bedeutung spricht, welche die Gonzaga der Zucht von Rassepferden beimaßen, verweist er nicht auf Giulio Romanos Fresken im Palazzo del Tè in Mantua, auf denen diese Pferde dargestellt sind (während seines Besuchs zur Vorbereitung des ‹Cicerone› hatte er sie nicht besuchen können, doch auf einer früheren Italienreise hatte er sie gesehen).[125] Er behandelt ausführlich die Entdeckung der Landschaft und ihrer Schönheit in Italien, doch der Malerei widmet er dabei weniger als eine Zeile. Und als er ebenso ausführlich die Entdekkung des Menschen in Italien bespricht, verweist er auf das Zeugnis des literarischen Porträts, kaum aber auf das Bildnis in der Malerei.[126]

Wenn Burckhardt in der ‹Cultur der Renaissance› einmal kurz auf die bildende Kunst eingeht, neigt er dazu, ihre Bedeutung für den Kulturhistoriker herunterzuspielen, da den Veränderungen in diesem Bereich stets solche in anderen Bereichen der «Bildung» vorausgingen.[127] Auch bemüht er sich, seinen gegenwärtigen Ansatz von dem des ‹Cicerone› abzugrenzen. In einer lebendigen, an gespenstischen Details reichen Schilderung der Fraktionskämpfe im Perugia des späten 15. Jahrhunderts heißt es: «Da wehrte sich auf der Piazza der achtzehnjährige Simonetto Baglione mit Wenigen gegen mehrere Hundert, und stürzte mit mehr als zwanzig Wunden, erhob sich aber wieder, als ihm Astore Baglione zu Hülfe kam, hoch zu Roß in vergoldeter Eisenrüstung mit einem Falken auf dem Helm; ‹dem Mars vergleichbar an Anblick und an Thaten sprengte er ins Gewühl›». Darauf folgt nun sein erster Hinweis auf konkrete Gemälde: «Damals war Raffael als zwölfjähriger Knabe in der Lehre bei Pietro Perugino. Vielleicht sind Eindrücke dieser Tage verewigt in den frühen kleinen Bildchen des heil. Georg und des heil. Michael; vielleicht lebt noch etwas davon unvergänglich fort in dem großen St. Michaelsbilde, und wenn irgendwo Astore Baglione seine Verklärung gefunden hat, so ist es geschehen in der Gestalt des himmlischen Reiters im Heliodor.»[128] Diese Passage wäre weit überzeugender als Beschreibung eines kleinen historischen Genrebildes zu Raffaels Leben (wie es zu Burckhardts Jugendzeit in der Romantik beliebt war) denn als seriöse Darstellung einer möglichen Quelle künstlerischer Inspiration; und sie ist gerade deshalb interessant, weil sie sich so radikal von der Darstellung des schöpferischen Prozesses bei Raffael unterscheidet, die Burckhardt im ‹Cicerone› gibt. Den ‹Hl. Georg› und die beiden Darstellungen des ‹Hl. Michael› hatte er dort nicht erwähnt, denn sie befanden sich nicht in Italien; doch in seiner leidenschaftlichen Besprechung des Freskos der ‹Vertreibung des Heliodor› im Vatikan (Abb. 189) wie auch in seiner Analyse der Stanza dell'Eliodor insgesamt hatte Burckhardt sich darauf beschränkt, «die Gruppe ... des himmlischen Reiters, mit den im Sturm zu seiner Seite schwebenden Jünglingen und dem gestürzten Frevler nebst dessen Begleitern» hervorzuheben und auf die großartige Komposition sowie die Verkürzung der Figuren hinzuweisen».[129] Tatsächlich hatte er schon oft hervorgehoben, daß Raffael sich bei der Behandlung seiner Sujets und auch bei ihrer Auswahl fast stets von «rein künstlerischen Beweggründen» habe leiten lassen.[130]

Der verborgene und dennoch allgegenwärtige Einfluß, den Burckhardts leidenschaftliches Studium der Künste auf seine ‹Cultur der Renaissance in Italien› ausübte, erschließt sich uns also nicht, wenn wir uns seine Behandlung einzelner Ereignisse oder auch des allgemeinen Glaubensklimas ansehen; dieses Studium lieferte ihm vielmehr eine Reihe von Konzepten, die ihn nach ihrer Übertragung aus dem Bereich der Kunst auf die Gebiete der Politik oder Kultur in die Lage versetzten, die zentralen Fragen anzugehen, die ihn am meisten interessierten.

Burckhardts Auffassung der Renaissance unterschied sich in einem Punkt grund-

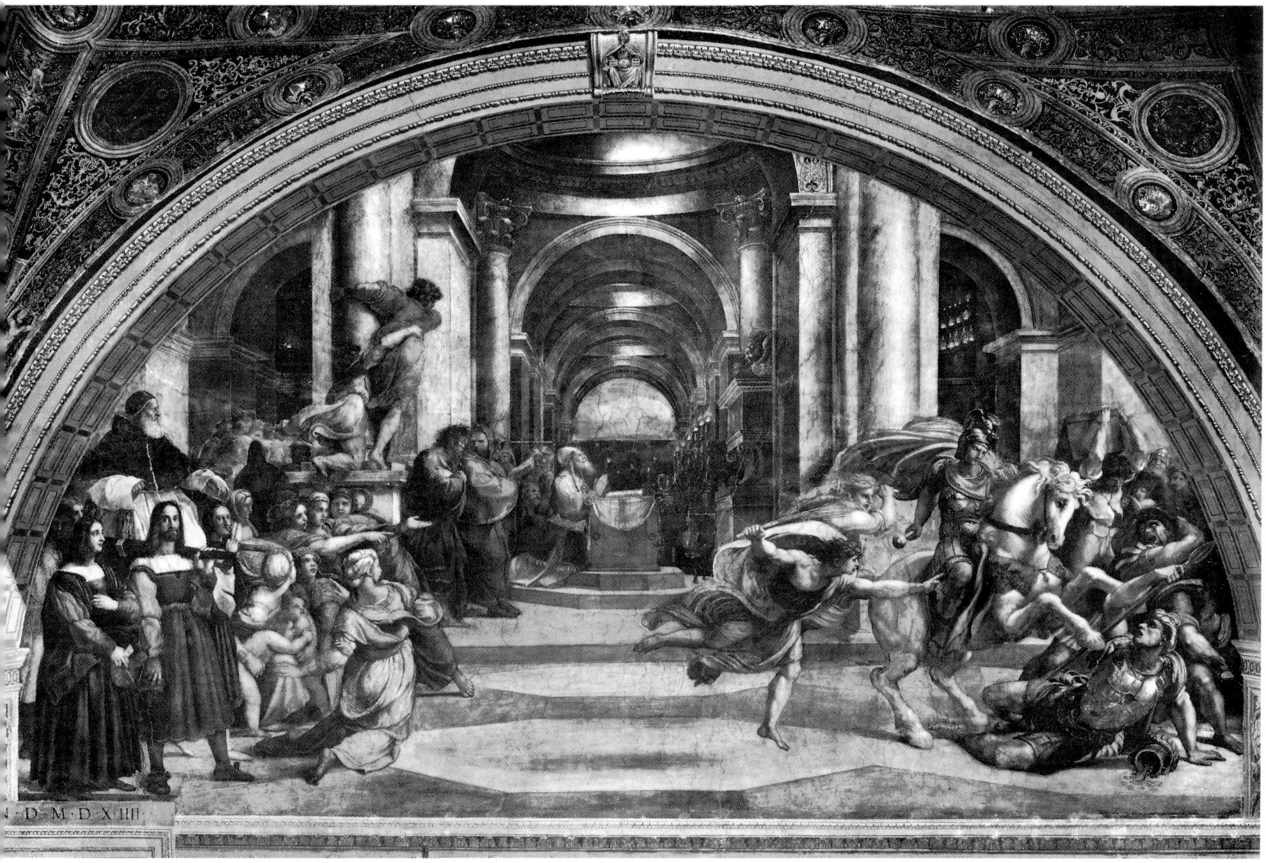

189. Raffael, Die Vertreibung des Heliodor; Fresko, Vatikan, Stanza dell'Eliodoro

legend von den Auffassungen Voltaires, Roscoes und nahezu aller anderen Autoren, die das Thema behandelt hatten, seit es in der Aufklärung erstmals die Aufmerksamkeit auf sich zog. Trotz aller sonstigen Unterschiede waren sich diese früheren Autoren meist einig in dem Gedanken, daß die «Wiederbelebung von Kunst und Wissenschaft», die das Wesen der Renaissance ausmachte, ihren eigentlichen Ursprung in der Wiederentdeckung der Antike während des 16. Jahrhunderts habe. Diese Datierung hatte auch Michelet akzeptiert, obwohl er der Renaissance eine weitaus breitere und tiefere Bedeutung beimaß als irgend jemand vor ihm. Für Burckhardt dagegen war der «entschiedene Sieg des Modernen»[131] bereits ins 15. Jahrhundert zu datieren – und seine Wurzeln ließen sich sogar noch hundert Jahre weiter zurückverfolgen. Außerdem verdanke dieser Sieg sich nicht hauptsächlich den neuen Einflüssen der klassischen Antike, wie stets und «in einseitiger Weise» behauptet worden war. Im Gegenteil, die meisten «neuen geistigen Richtungen», die sie charakterisieren, seien auch ohne die antiken Einflüsse denkbar gewesen.[132] Das Wesen der Kultur der Renaissance in Italien (und Burckhardt teilte nicht Michelets Auffassung, das Mittelalter sei damit zu Ende gegangen) lag im Individualismus und im Kult des Individuums, die vielfach bis in gefährliche Extreme getrieben worden seien.

Obwohl ‹Die Cultur der Renaissance in Italien› nur wenige Hinweise auf die Kunst enthält, findet sich Vasaris Name häufig in den Fußnoten. Und man kann davon ausgehen, daß Burckhardt zu all seinen revolutionären, epochemachenden Erkenntnissen über Ursprung und Wesen der Renaissancekultur bei der Erforschung der Kunst und jener kunsthistorischen Quellen gelangte, die er für den ‹Cicerone› benutzt hatte.

Die italienische Malerei des 15. Jahrhunderts hatte auch schon vor Burckhardts ‹Cicerone› Bewunderung erregt; doch nur wenige Autoren hatten sie in den Mittelpunkt ihres Interesses gerückt, denn sie schien grundverschieden von den Werken der Hochrenaissance, die traditionell als Höhepunkt der europäischen Kunst galt und auch von Michelet noch als solcher anerkannt wurde. Für Rio, für Lord Lindsay und in weitem Maße auch für Ruskin war die italienische Malerei des 15. Jahrhunderts – mit einigen anderen Bereichen der italienischen Kultur aus derselben Zeit – durch kindliche Unschuld und demütige Hingabe an spirituelle Werte geprägt, die im Werk des jungen Raffael noch zu spüren waren, danach aber akademischer Pedanterie, Korruption und einem sinnenfreudigen Materialismus wichen. Burckhardt stellte nicht deshalb eine Besonderheit dar, weil er die Malerei des 15. Jahrhunderts schätzte, sondern weil er in ihr ein Streben nach der immer höheren Vollkommenheit des 16. Jahrhunderts erblickte, das seinen Höhepunkt in Raffaels großen Spätwerken fand. In dieser Auffassung verdankte er Vasari weit mehr als irgendeinem seiner Vorgänger oder Zeitgenossen.

Spürbar geworden war der neue Geist in den ersten Jahrzehnten des 15. Jahrhunderts. Die Kunst blieb zwar der Kirche verhaftet, doch das «Kunstwerk giebt zunächst mehr als die Kirche verlangt … ein Abbild der wirklichen Welt; der Künstler vertieft sich in die Erforschung und Darstellung des äußern Scheines der Dinge und gewinnt der menschlichen Gestalt sowohl als der räumlichen Umgebung allmälig alle ihre Erscheinungsweisen ab. (Realismus.)» An die Stelle der genrehaften Behandlung der Sujets und Gewänder treten nun Genauigkeit und Naturalismus. Die Schönheit, die bis dahin als wichtigstes Attribut des Heiligen galt, verschwand im Zuge des Strebens nach Genauigkeit oder verwandelte sich in eine rein weltliche Schönheit. In diesem Sinne gab die Kunst der Kirche *weniger,* als diese erwartete, denn das religiöse Element vermag nur dann zu blühen oder auch nur zu überleben, wenn es die absolute, ungeteilte Herrschaft behält: Jede noch so geringe Konzession an das Weltliche muß den Bann brechen – und das gilt schon für die genaue Beobachtung eines Gewandes um seiner selbst willen oder den Wunsch, die Figuren korrekt im Raum anzuordnen.[133]

Einige Jahre vorher hatte Burckhardt diese Entwicklung der Tatsache zugeschrieben, daß die Kirche ihre Herrschaft über die Künstler gelockert hatte, so daß diese begannen, ihrem Ehrgeiz und ihrer Individualität zu frönen.[134] Dieser Gedanke taucht in ganz ähnlicher Form, diesmal aber auf die Politik gemünzt, zu Beginn seiner ‹Cultur der Renaissance in Italien› wieder auf; dort heißt es, der Aufstieg hemmungsloser Tyrannen im 14. und 15. Jahrhundert sei erst durch die relative Schwäche des Kaisers und des Papstes ermöglicht worden.[135] Im ‹Cicerone› hütete Burckhardt sich zwar, historische Umstände zur Erklärung künstlerischer Veränderungen heranzuziehen, er glaubte aber ohne Zweifel, daß die Maler sich deshalb auf die Suche nach realistischer Darstellung machen konnten, weil die Kirche nicht länger das Machtmonopol besaß.

In Florenz traten diese neuen Entwicklungen besonders deutlich hervor[136] – und in seinen frühen Tagen hatte Perugino, wie Burckhardt ausführt, zur Florentiner Schule gehört. Später jedoch kehrte er nach Perugia zurück und verwarf, was er von den Florentinern gelernt hatte; um der öffentlichen Nachfrage nach einem bestimmten Typus religiöser Darstellungen zu entsprechen, malte er endlose Folgen sich wiederholender, mechanischer Figuren.[137] Als der junge Raffael Bilder seines Lehrers vollenden sollte, suchte er seine Inspiration jedoch in Peruginos früheren, aufrichtigeren Werken. Raffael war niemals bereit, sich auf seinen Lorbeeren auszuruhen; sein ganzes Leben lang strebte er – eher aus sittlichen als aus ästhetischen Gründen – nach stets neuen und höheren Ausdrucksformen. «Diese sittliche Eigenschaft wäre ihm bei längerem Leben auch bis ins Greisenalter verblieben. Wenn man die colossale Schöpfungskraft gerade seiner letzten Jahre sich ins Bewußtsein ruft, so wird man inne, was durch seinen frühen Tod auf ewig verloren gegangen ist.»[138]

In der Baukunst war Burckhardts Ansatz ähnlich und ebenso ungewöhnlich. Kugler und die deutschen Historiker insgesamt hatten die Bedeutung der Renaissancearchitektur des 15. wie auch des 16. Jahrhunderts stets gering veranschlagt, da sie keinen «organischen Stil» darstellte wie die Baukunst des antiken Griechenland und mehr noch die des mittelalterlichen Deutschland; vielmehr sei sie der wenig gelungene Versuch, bestimmte Elemente verschiedener antiker Bauwerke miteinander zu verbinden; dem modernen Architekten biete sie keinerlei wertvolle Anregungen. Erst nach jahrelangen Reisen und Studien in Italien vermochte Burckhardt sich von den Beschränkungen dieser Einschätzung zu lösen, doch als er es tat, wandte er sich entschieden den neuen Werten zu. Er räumte ein, daß die Baukunst der italienischen Renaissance nicht «organisch» sei, dennoch biete sie ein ausgezeichnetes Vorbild, und die Frage des Eklektizismus sei nicht wirklich entscheidend.[139] «Wir können», so schrieb er, «zwei Perioden der eigentlichen Renaissance trennen. Die erste reicht etwa von 1420 bis 1500 und kann als die Zeit des Suchens charakterisiert werden. Die zweite möchte das Jahr 1540 kaum erreichen; es ist die goldene Zeit der modernen Architektur, welche in den größten Aufgaben eine bestimmte Harmonie zwischen den Hauptformen und der in ihre Grenzen gewiesenen Decoration erreicht.»[140]

Burckhardt konnte Michelets These nicht akzeptieren, wonach Brunelleschi ein einsames Genie gewesen war und vergeblich versucht hatte, die Renaissance in Italien einzuführen und das Land aus dem Würgegriff des Mittelalters zu befreien. Im Gegenteil: «Was Brunelesco angefangen hatte, führte der Florentiner Michelozzo fort ..., ohne diesen Palast [den von Michelozzo erbauten Palazzo Riccardi] hätten Bern. Rosellino und Benedetto da Majano später die ihrigen nicht zu Stande gebracht.»[141] Zwar hatten diese Architekten nicht die Statur eines Brunelleschi, doch ihre Gebäude zeigten zumindest in der ersten Phase, daß die Renaissance eine Errungenschaft des 15. Jahrhunderts darstellte und daß sie sich den unterschiedlichen Talenten vieler Männer verdankte, von denen Brunelleschi allerdings der größte war.

Im Geiste Vasaris suchte er Anzeichen für die Renaissance, wo er sie nur finden konnte, und begrüßte sie voller Begeisterung. In dieser Hinsicht war seine Einstellung genau das Gegenteil der Ruskinschen, obwohl beide in ihren Beobachtungen vielfach übereinstimmten. So waren beide der Ansicht, daß der spätgotische Stil der Porta della Carta des Dogenpalasts in Venedig sich der Renaissance näherte, doch während Ruskin den Stilverfall beklagte und von «geschmackloser Konfusion» sprach, war sie für Burckhardt «ein sehr werthvoller und tüchtiger Bau».[142]

Natürlich hatte es Rückschläge gegeben, doch nicht – wie Michelet glaubte – im 15. Jahrhundert, sondern sehr viel früher, und in jedem Falle hatte es sich dabei nur um ein zeitweiliges Straucheln auf dem Weg zur Renaissance gehandelt. Dieser Gedanke war Burckhardt erstmals während seines Besuches in Florenz 1856 gekommen. Dort hatte er das Baptisterium und die Kirche Santi Apostoli studiert, deren aus dem 11. Jahrhundert stammende Bausubstanz im 14. und 15. Jahrhundert drastisch modernisiert worden war. Burckhardt sprach anläßlich dieser Kirche von «einer gewissen Vorblüte der Renaissance, die dann durch den germanischen Stil wieder verdrängt ward, bis sie sec. XV unaufhaltsam wieder hervorbrach».[143] Neun Jahre später griff er diesen Gedanken im ‹Cicerone› bei der Betrachtung der Florentiner Kirche San Miniato al Monte (Abb. 88) neuerlich auf, deren Fassade schon in den ersten Jahren des 13. Jahrhunderts vollendet worden war und deren klassizistisches Aussehen die Historiker schon lange vor ein Rätsel gestellt hatte: «Endlich faßte die Kirche S. Miniato das vorgothische Kunstvermögen Italiens auf eine so glänzende Weise zusammen, daß man die bald darauffolgende Einführung des gotischen Stiles aus dem Norden beinahe zu bedauern versucht ist.»[144]

So hatte sich die Renaissance sowohl in der Malerei als auch in der Architektur trotz gelegentlicher Bedrohungen vom frühen 15. bis in die Mitte des 16. Jahrhunderts gehalten. Burckhardt hatte zwar einmal gesagt: «Die Kunst ist nicht das Maß der Geschichte, ihre Entwicklung oder Abnahme ist kein unbedingtes Zeugnis für oder wider eine Zeit oder eine Nationalität»;[145] doch bei einem Gelehrten, der so tief in jenen Formen von Kulturgeschichte verwurzelt war, wie sie von deutschen Autoren in den ersten Jahrzehnten des 19. Jahrhunderts propagiert wurden, wären schon Zweifel von außergewöhnlicher Kraft erforderlich gewesen, damit er die erstaunliche künstlerische Entwicklung, die er beobachtete, nicht in irgendeiner Weise als aufschlußreiches Zeichen eines weit umfassenderen geistigen Prozesses interpretiert hätte. Die Anfangskapitel seiner ‹Cultur der Renaissance in Italien›, die er fünf Jahre später veröffentlichte, beweisen, daß Burckhardt solche Zweifel nicht hatte.

Als er auf die Erhabenheit der monumentalen Fassade des Palazzo Pitti (Abb. 190) von Brunelleschi zu sprechen kommt, der zum Teil von anderen Architekten gebaut und erweitert wurde, schreibt Burckhardt: «Man frägt sich, wer denn der weltverachtende Gewaltmensch sei, der mit solchen Mitteln versehen, allem bloß Hübschen und Gefälligen aus dem Wege gehen mochte?»[146] Dieser merkwürdige Satz, der später noch Nietzsche faszinieren sollte,[147] scheint sich eher auf Brunelleschi zu beziehen (obwohl Burckhardt auch die Leichtigkeit des Stils in einigen seiner übrigen Bauten bewunderte) als auf den Auftraggeber (auf den er ganz und gar nicht gepaßt hätte). Der Leser der ‹Cultur der Renaissance› wird darin sogleich einige Keime der denkwürdigen Beschreibung entdecken, die Burckhardt in diesem Buch den blutrünstigen, aber kultivierten Tyrannen widmete – jenen Tyrannen, die ihn so abstießen und zugleich so faszinierten. Obwohl in Florenz niemals solche Männer geherrscht hatten, entdeckte er in den Werken der Florentiner Künstler viele jener Attribute, die er später als Kennzeichen des Renaissancetyrannen beschrieb.

Burckhardt hatte Donatellos ‹Maria Magdalena› im Baptisterium des Doms von Florenz (Abb. 191) erstmals auf seiner Italienreise im Frühjahr 1846 gesehen, und der extreme Naturalismus der Statue hatte ihn abgestoßen.[148] Als er Florenz 1853 nochmals be-

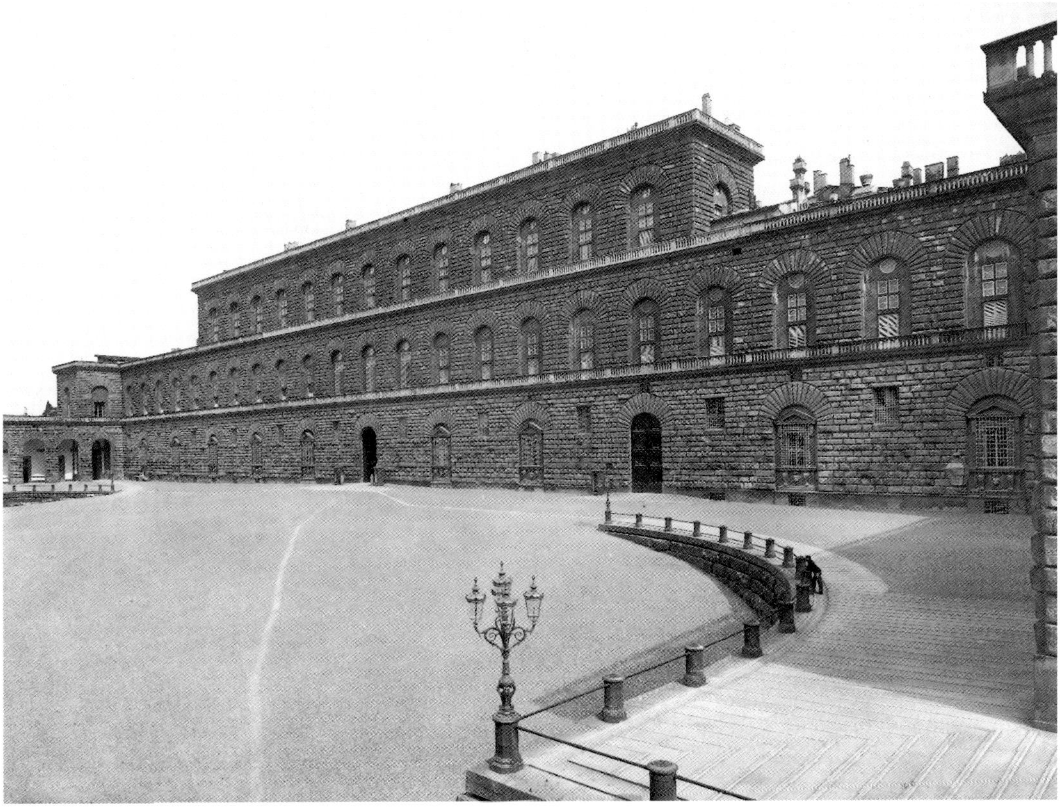

190. Fassade des Palazzo Pitti, Florenz, ursprünglich um 1440 von Brunelleschi entworfen, im späten 16. und frühen 17. Jahrhundert jedoch im Erscheinungsbild und in den Proportionen stark verändert

suchte, verwandelte sich seine Abneigung in eine Mischung aus Abscheu und Haß, die sich auch gegen andere Werke von Donatello richtete. Über die Marmorstatue Johannes' des Täufers (Abb. 192), die heute als ein Frühwerk des Francesco da Sangallo gilt und damit mehr als ein halbes Jahrhundert nach Donatellos Tod entstanden sein muß, schrieb er: «Gräßlich! brandmager, hart, vorwärtstänzelnd, sodaß er nach rechts umschlagen muß, zumal wenn er im Gehen weiterliest. Füße und Hände förmlich wie geschunden.»[149] Im ‹Cicerone› ist Burckhardts Sprache natürlich zurückhaltender, doch sein wohlüberlegtes Urteil über Donatello ist von großer Bedeutung für seine spätere Interpretation der italienischen Gesellschaft.

«Es kommt in der Kunstgeschichte häufig vor, daß eine neue Richtung ihre schärfsten Seiten, durch welche sie das Frühere am Unerbittlichsten verneint, in einem Künstler concentrirt. So ganz nur das Neue, nur das dem Bisherigen Widersprechende, ist aber selten bei einem Stilumschwung mit derjenigen Einseitigkeit vertreten worden, wie der Formgeist des XV. Jahrh. vertreten ist in Donatello.» In der frühen ‹Verkündigung› in Santa Croce (Abb. 196) zeigte sich noch ein flüchtiger Anklang an die klassische Antike, auch wenn die beiden männlichen Putten auf dem Karnies, die sich aneinanderklammern, damit es ihnen nicht schwindelig wird (Abb. 195), bereits in die Zukunft wiesen und bis dahin nirgendwo zu finden gewesen wären. Auch in einigen

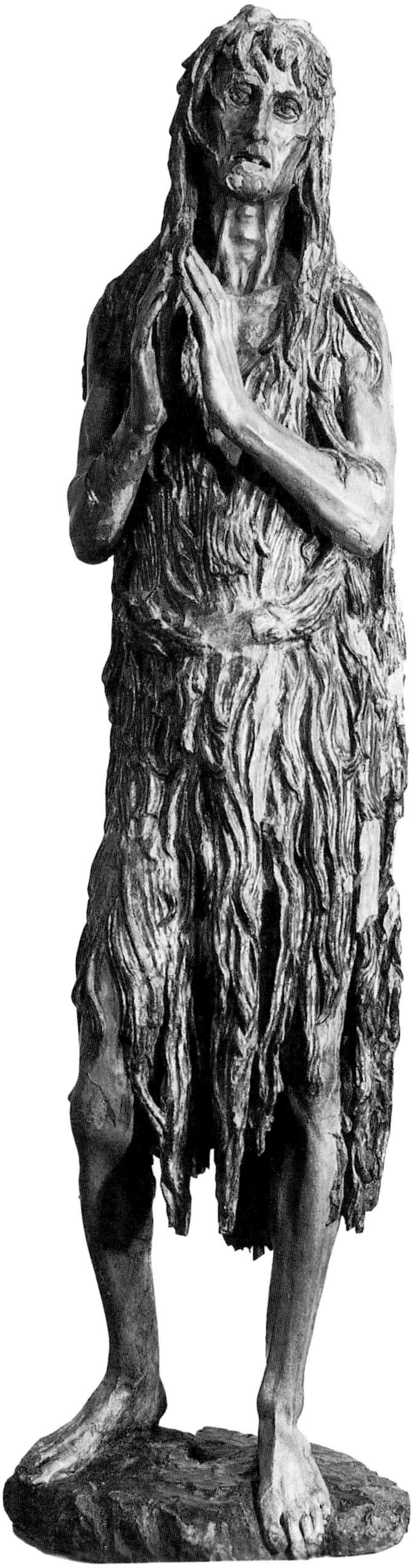

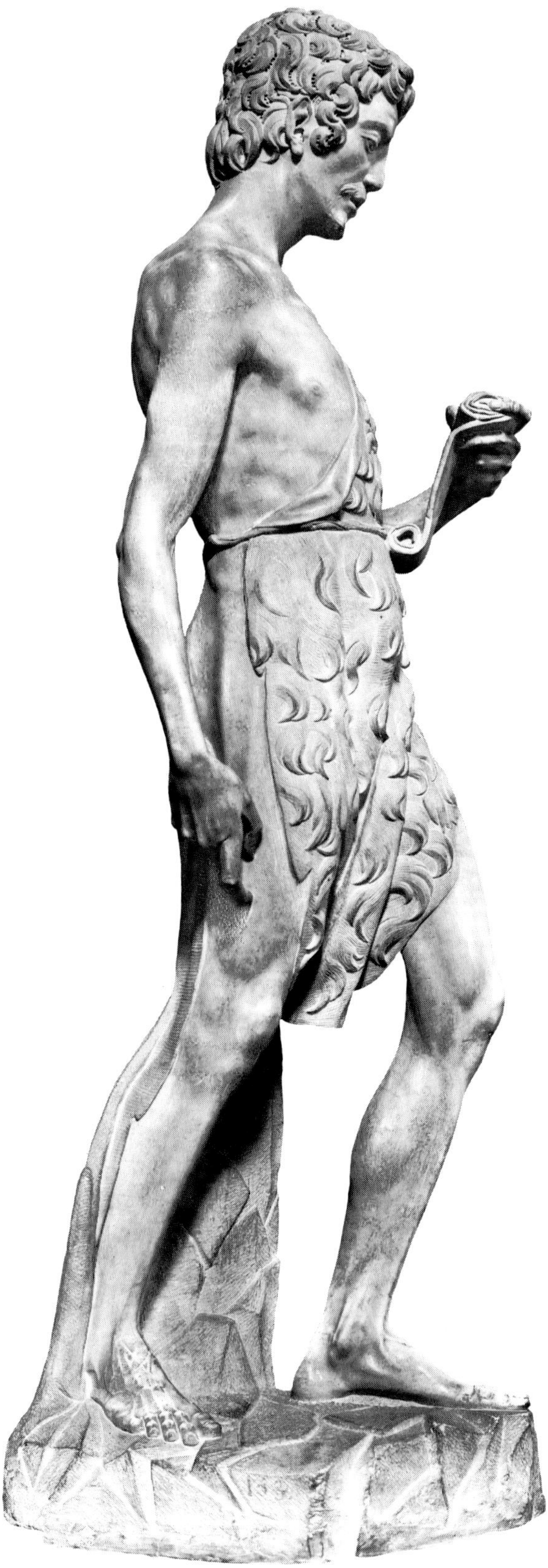

späteren Plastiken von Donatello zeigten sich Anklänge an antike Sarkophage und andere Altertümer, «solche Stellen stechen aber befremdlich ab neben dem Übrigen». Donatello, so fährt Burckhardt fort, «war ein hochbegabter Naturalist und kannte in seiner Kunst keine Schranken. Was da ist, schien ihm plastisch darstellbar, und Vieles schien ihm darstellungswürdig bloß weil es eben ist, wenn es Charakter hat. Diesem in seiner herbsten Schärfe, bisweilen aber auch wo es der Gegenstand zuließ in seiner großartigen Kraft rücksichtslos zum Leben zu verhelfen, war für ihn die höchste Aufgabe.»[150]

Burckhardt muß sich an diese Eindrücke erinnert haben, als er vier oder fünf Jahre später über die Condottieri, diese «entsetzlichen Gestalten» schreiben mußte, diese «Menschenrasse», die «zu den frühsten völlig emancipirten Frevlern gehörte», und dabei zu dem Schluß gelangte: «Der Mangel dieses Charakters erscheint zugleich als die Bedingung seiner Größe: der entwickelte Individualismus.»[151] Das faszinierte Mißtrauen gegen alle Formen der Macht, das wir hier wie auch an anderen Stellen in der ‹Cultur der Renaissance› und mehr noch in seinen späteren Schriften finden, ist bereits in seinem Urteil über Donatello und einige andere Künstler zu erkennen. Obwohl seine äußerst zwiespältige und vielfach feindselige Einstellung zu Michelangelo in seinen persönlichen Aufzeichnungen deutlicher zutage tritt als in seinen publizierten Werken,[152] werden alle, die Burckhardts Einstellung seiner eigenen Zeit gegenüber kennen, die zusammenfassende Würdigung des Künstlers im ‹Cicerone› als Verdammungsurteil begreifen:

«Er war ein großartiges Schicksal für die Kunst; in seinen Werken und seinem Erfolg liegen wesentliche Aufschlüsse über das Wesen des modernen Geistes offen ausgesprochen. Die Signatur der drei letzten Jahrhunderte, die Subjectivität, tritt hier in Gestalt eines absolut schrankenlosen Schaffens auf. Und zwar nicht unfreiwillig und unbewußt wie sonst in so vielen großen Geistesregungen des XVI. Jahrh., sondern mit gewaltiger Absicht.»[153]

In seiner Einstellung zu Donatello und Michelangelo zeigt Burckhardt, wieviel er Vasari verdankte, zugleich aber auch, wie entschieden er dessen Urteil ablehnte. So stammte die Beobachtung, daß die beiden Putten auf dem Karnies der ‹Verkündigung› in S. Croce sich aus Furcht aneinanderklammern, ursprünglich von Vasari (und Burckhardt hatte sie aufgegriffen), doch Vasari hatte Donatello rückhaltlos bewundert wegen «seiner Anmut, seiner Zeichnung und seiner Güte», die ihn auf eine Stufe mit den Bildhauern der Antike stellten und ihn im Verein mit seinem Naturalismus befähigten, Florentiner Künstler zu wesentlichen Schritten in Richtung der Vollendung eines Michelangelo zu ermuntern. Burckhardt dagegen sah zwar die «ungeheure Wirkung», die von Donatello ausging, doch er hielt sie zum Teil auch für gefährlich: «Ohne den starken innern Zug nach dem Schönen, welcher die Kunst immer von Neuem über den bloßen Realismus und auch über das oberflächliche Antikisieren emporhob, d.h. ohne den starken Geist des XV. Jahrh. wäre Donatello's Princip eine tödtliche Mode geworden.»[154] Der Rückgriff auf eine Hegelsche Bewegung des Geistes, nahezu unabhängig von den Fähigkeiten und vom Willen einzelner Künstler (die er bereits zu Beginn

191. Donatello, Maria Magdalena; Holz, farbig gefaßt, Florenz, Baptisterium

192. Francesco da Sangallo (zugeschrieben), Johannes der Täufer, um 1520 (?); Marmor, Florenz, Museo Nazionale del Bargello

193. Matteo Civitale, Anbetender Engel, nach 1477; Lucca, Dom, Sakramentskapelle

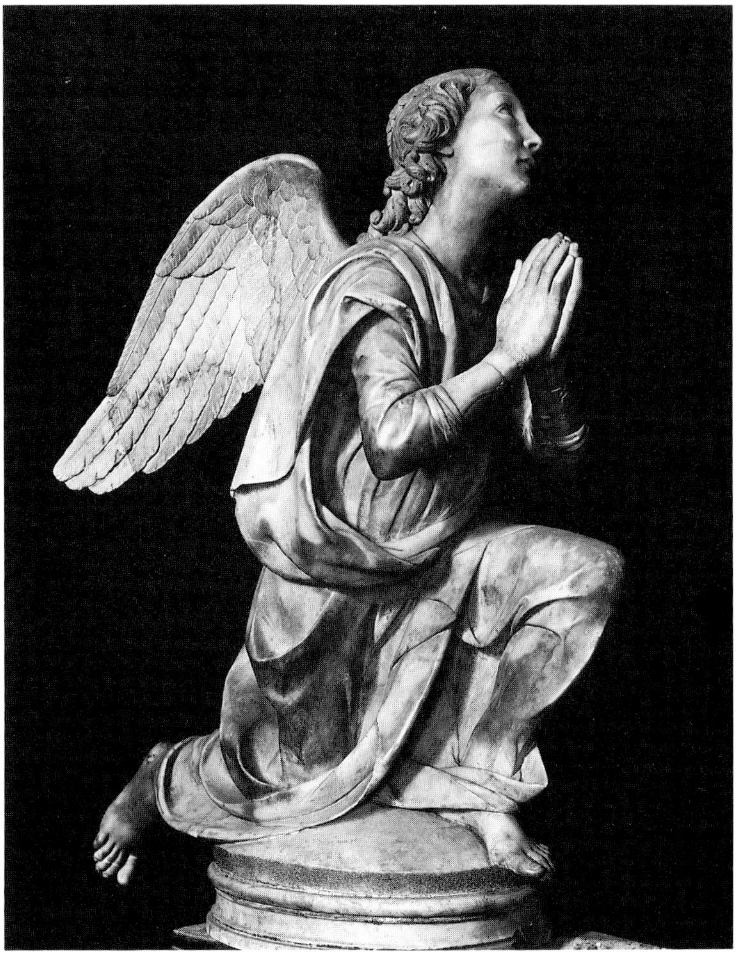

seines Abschnitts über Donatello angesprochen hatte), ermöglicht ihm nun die These, dieser ungewöhnliche Bildhauer sei eher eine marginale als eine zentrale Gestalt in der Entwicklung der Renaissance gewesen. «Der Schönheitssinn fehlte ihm nicht, aber er mußte sich beständig zurückdrängen lassen, sobald es sich um den Charakter handelte»,[155] während «der große Matteo Civitale» (von dem Cicognara viele Jahre zuvor gesagt hatte, er werde unterschätzt[156]) die «Härten und Ecken Donatello's ... gänzlich überwunden» habe. Im Dom von Lucca (Abb. 193 und 194) «findet man in den beiden anbetenden Engeln auf dem Altar der Sacramentscapelle ... Alles erfüllt, was jene Gestalt verhieß. Mit dem edelsten Stil, den das XV. Jahrh. seit Ghiberti aufweist, verbindet sich hier der Ausdruck einer inbrünstigen Andacht und hohe jugendliche Schönheit».[157] Auch bei dem Gegensatz, den die ‹Cultur der Renaissance› zwischen der vielfältigen Entwicklung der Individualität in Florenz und dem Individualismus der Despoten andernorts in Italien herstellt (der nur ihnen und ihren nächsten Anhängern vorbehalten war),[158] bleibt die Frage offen, ob Burckhardt diese beiden Systeme für besondere Merkmale der Renaissance gehalten hat.

Burckhardts Ablehnung der traditionellen Auffassung, wonach in erster Linie die

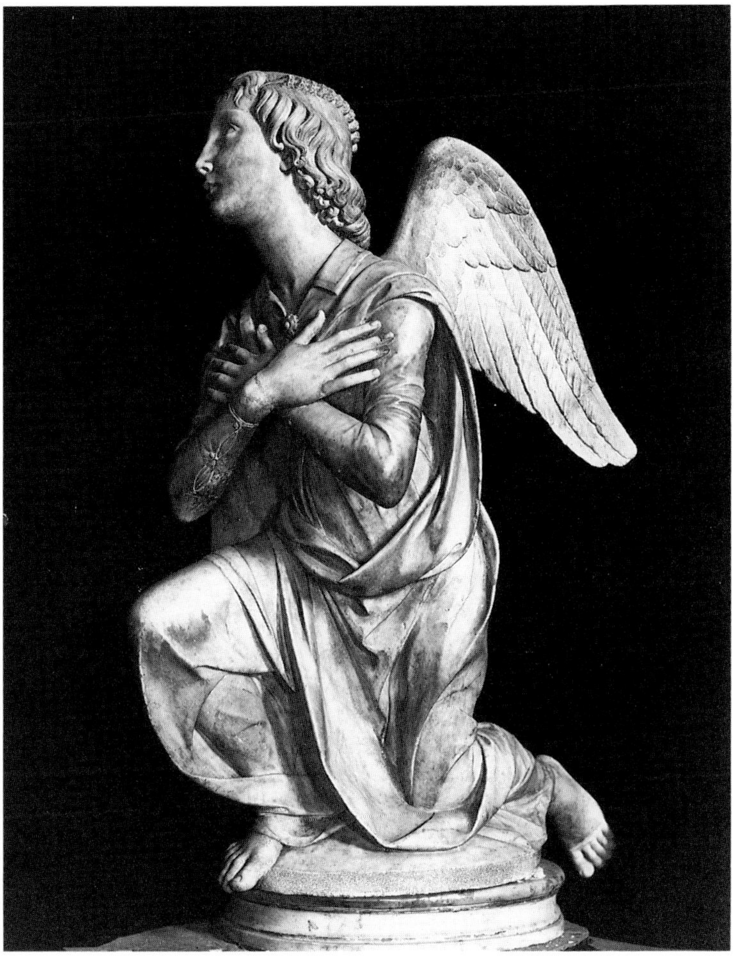

194. Matteo Civitale, Anbetender Engel, nach 1477; Lucca, Dom, Sakramentskapelle

Wiedergeburt der Antike für die Renaissance verantwortlich war, scheint gleichfalls ein bewußter oder unbewußter Reflex seiner frühen Forschungen zur italienischen Kunst gewesen zu sein. Im ‹Cicerone› stimmt er zwar mit Vasari darin überein, daß Brunelleschi der erste gewesen sei, der «mit vollem Bewußtsein dessen, was er wollte, die Bauformen des Alterthums wieder ins Leben rief»,[159] doch er tat wenig, um diesen Gedanken zu entfalten. Und bei der Behandlung Donatellos und seiner Plastik hob er deren unklassische Merkmale sehr deutlich hervor.

In der ‹Cultur der Renaissance› behauptete Burckhardt, die Renaissance sei zwar nicht von der Antike abhängig, wohl aber «von der Einwirkung der antiken Welt mannigfach gefärbt» gewesen. Auch ohne die Wiederbelebung der Antike wäre sie ihrem Wesen nach dieselbe geblieben, nur ihre «Äußerungsweise im Leben» sei dadurch geprägt worden.[160] Diese These ergibt sich ganz selbstverständlich aus seiner Sicht und seinem umfassenden Studium der italienischen Architektur, Plastik und Malerei des 15. Jahrhunderts. Ähnliches gilt für viele seiner äußerst einflußreichen Urteile – darunter auch die These, daß die Renaissance im wesentlichen eine italienische und keine universelle geistige Bewegung gewesen sei.

196. Donatello, Verkündigung; Florenz, Santa Croce

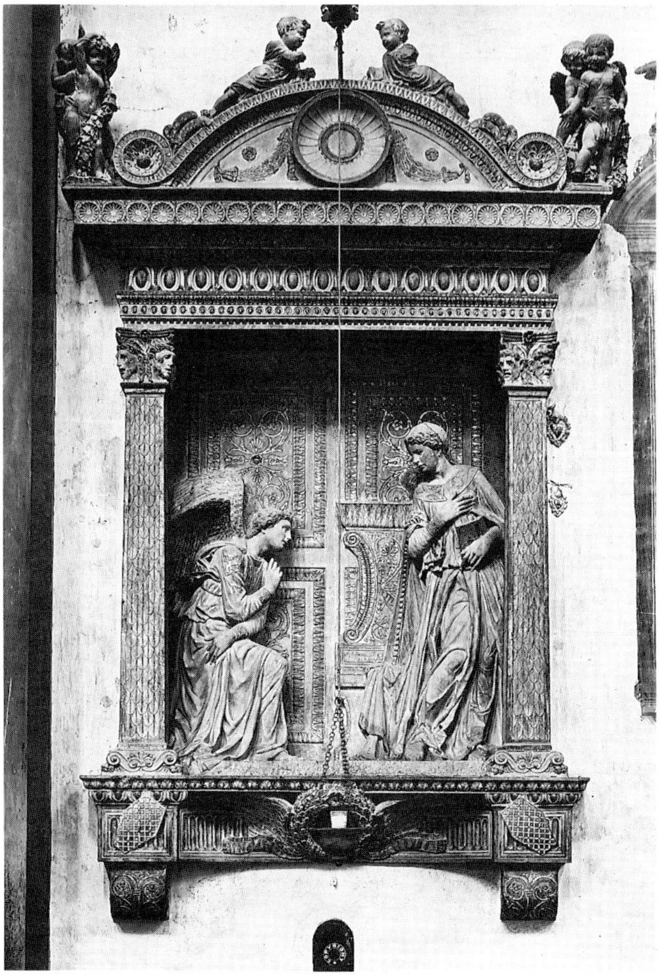

195. Detail aus Abb. 196

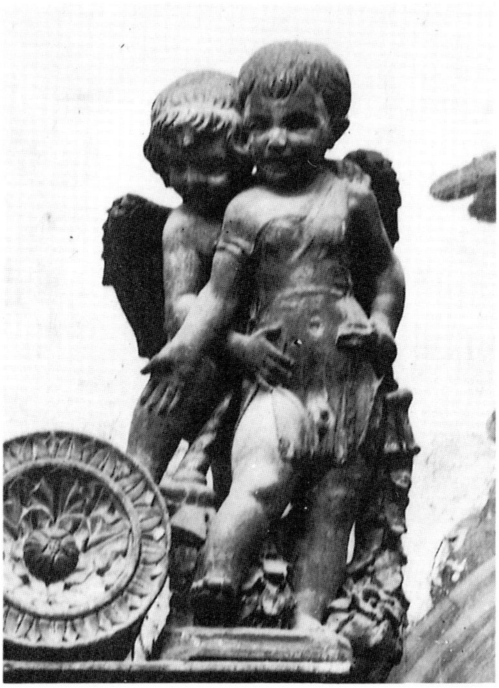

Obwohl also Burckhardts größtes historisches Meisterwerk nur selten auf die Kunst Bezug nimmt, gründen seine wichtigsten Erkenntnisse (wie auch die Gesamtform des Buches) unmittelbar in der Liebe zur Kunst und in deren Studium. Die Kunst diente ihm eher als Quelle der Inspiration und als prägender Geist denn als Dokument im strengen Sinne. In der ‹Cultur der Renaissance› fand die seit der Renaissance immer wieder vertretene Auffassung von der historischen Bedeutung der Bilder – unerwartet – ihre feinsinnigste Bestätigung.

Diese Sicht des Burckhardtschen Ansatzes zur Erforschung der italienischen Renaissance scheint auch durch seine späteren Leistungen bestätigt zu werden. Bis zum Ende seines Lebens schrieb er viele ausgezeichnete Texte über die bildenden Künste, und seine Begeisterung für die Kulturgeschichte nahm mit den Jahren eher zu als ab. Doch niemals verband er beides zu einem einzigen umfassenden Werk, wie er es ursprünglich geplant hatte. Wenn Architektur und Plastik in der posthum veröffentlichten ‹Griechischen Kulturgeschichte› nur eine marginale Rolle spielen, so wahrscheinlich deshalb, weil er selbst niemals in Griechenland gewesen war, auch wenn er die griechischen

Altertümer in den Museen von London, Berlin und München sehr genau kannte. Hätte er es getan und hätte er auch diesem Land einen ‹Cicerone› gewidmet, dann wäre er sicher in der Lage gewesen, einem Buch, das zwar feinsinnig und tiefgründig war, aber – nach seinen eigenen Maßstäben und denen seiner Bewunderer – dennoch nicht voll befriedigen konnte, ein größeres Formgefühl und mehr Sinn für die Aktualität der antiken Welt zu verleihen.

4.

‹Die Cultur der Renaissance in Italien› erschien 1860. Das Buch wurde kein Erfolg, doch unter den ersten, die seine wahre Qualität erkannten, war Hippolyte Taine, der es neun Jahre später, beim Erscheinen der zweiten Auflage, als ein «bewundernswertes Buch» charakterisierte, «das vollständigste und philosophischste, das je über die italienische Renaissance geschrieben worden ist»,[161] und Burckhardt seinerseits sollte Taines unvollendetes Buch ‹Les Origines de la France contemporaine› als Meisterwerk der Kulturgeschichte bewundern.[162]

1860 kam Taine nach England. Er hatte das Bedürfnis, die Eindrücke von der englischen Kultur, die er aus seiner umfangreichen Lektüre gewonnen hatte, an Ort und Stelle zu überprüfen.[163] In den vier gewichtigen Bänden über englische Literatur, die er drei Jahre später veröffentlichte, schrieb er ausführlich über Carlyle, doch Ruskin erwähnte er nicht, und es ist nicht klar, ob er ‹Modern Painters› und ‹The Stones of Venice› überhaupt gelesen hatte. In der Folgezeit gab er jedoch Kommentare zu beiden Büchern ab.[164] Sie seien anregend, schrieb er, doch während er mit den Thesen in ‹Modern Painters› keineswegs übereinstimmte, blieben seine Äußerungen zu ‹The Stones of Venice› recht unbestimmt. Aber vielleicht bestärkten ihn die Beschreibungen und Argumente, die er dort las, in der Überzeugung, seine Italienreise 1864 zu einem «Kurs in italienischer Geschichte» zu machen, «dem nicht die Literatur als Dokumentationsgrundlage dient, sondern die Malerei».[165]

In einem anderen Brief, den er aus Venedig schrieb, heißt es: «Ich habe in den Bauwerken, Bildern und Statuen eine zweite Literatur gefunden, welche die erste kommentiert und vervollständigt»,[166] und diese Aussage traf schon eher zu, denn wie Ruskin – und mehr noch als dieser – bezog er sich bei seiner Interpretation der italienischen Vergangenheit stets gleichermaßen auf Schrift- und Bildquellen. Dennoch setzte er sich sehr einfühlsam und sehr viel breiter (wenngleich weit weniger intensiv) als Ruskin mit der Architektur, der Plastik und der Malerei in Rom, Neapel, Florenz, Venedig und anderswo auseinander, um die Geschichte dieser Städte zu verstehen. Die Entscheidung, sich so ausgiebig auf Zeugnisse dieser Art zu stützen, hatte er ganz bewußt getroffen, und zwar aufgrund von Überlegungen über das Wesen historischer Forschung, die er schon sehr viel früher angestellt hatte. Sie entsprang weder einem spontanen Gefühl für die Kunst noch führte sie zu einem besonderen Verständnis für sie.

In den vierziger Jahren muß Taine einer der brillantesten und fleißigsten Studenten in Frankreich gewesen sein; aber während eine jüngere Schwester mit dem Gedanken spielte, Malerin zu werden, lagen seine eigenen Interessen ausschließlich auf dem Gebiet der Literatur, der Philosophie und der Wissenschaft.[167] Doch 1846 freundete er sich mit Emile-Marcelin-Isidore Planat an, einem leidenschaftlichen Kunstliebhaber, der Jahre später unter dem Pseudonym Marcelin die berühmte illustrierte Wochenzeitschrift ‹La Vie Parisienne› gründen sollte.

Mehr als vier Jahrzehnte nach ihrer ersten Begegnung beschrieb Taine in seinem Nachruf auf Planat, welchen Einfluß dieser begabte, aber stets unter Geldmangel leidende Zeitgenosse auf ihn ausgeübt hatte.[168] Obwohl die Erinnerungen, die er in seinem Aufsatz mitteilt, durch seine späteren Forschungen eingefärbt sein mögen, lohnt es sich, sie hier wiederzugeben, weil sie so aufschlußreich sind und so viel über die Ideen und Vorhaben aussagen, welche die beiden Männer bei vielen Gelegenheiten miteinander diskutiert haben müssen. Planat, so berichtet er, war ein leidenschaftlicher Sammler von Stichen (und offenbar ermunterte er Taine, ihn auf seinen Exkursionen zu begleiten[169]); im Laufe seines Lebens trug er nahezu dreihunderttausend Blätter zusammen, keine besonders schönen oder seltenen Exemplare, sondern alles, was nur irgendwie «ausdrucksvoll» war und einen Aspekt der Sitten und Gebräuche vergangener Zeiten illustrierte, so zweifelhaft die Qualität auch sein mochte; alles, was ihn den Menschen näherbrachte, die in diesen Zeiten gelebt hatten: einem Fürsten, einem Höfling, einer Frau von zweifelhaftem Ruf, einem Soldaten. Durch das Studium solcher Drucke vermochte Planat sich in viele verschiedene Zeiten zurückzuversetzen: in die Zeit Louis-Philippes oder der Restauration, des Kaiserreiches oder der Republik, in die Zeit Ludwigs XVI. oder des frühen 18. Jahrhunderts oder Ludwigs XIV. – bis zurück ins Italien des 16. Jahrhunderts. «Er sprach, als hätte er selbst in diesen Zeiten gelebt»; er sah, wie die Menschen sich kleideten und wie sie sich bei Festlichkeiten oder Besuchen verhielten; wie sie einander begrüßten und flirteten und tanzten. «Und so hatte er Zugang zu fünf oder sechs Welten, deren jede ebenso vollständig war wie die unsere. Ohne jede bewußte Willensanstrengung trat er dort ein ... Er fühlte sich dort zu Hause, er fühlte sich wohl – wohler noch als in unserer eigenen Welt.» Doch Taine hatte gewisse Zweifel am Sinn solcher Träume und mehr noch am Erkenntniswert eines derart visuellen Zugangs zur Vergangenheit. Denn die Kunst vermittelte unweigerlich den Eindruck einer vollständigen, abgeschlossenen Welt, statt das Bild einer Welt zu zeigen, die sich in ständigem Wandel befand. Vor allem aber war die Kunst irreführend, weil in der realen Welt niemand an die Bilder der großen Meister heranzureichen vermochte: «Die Modelle von Franz Hals oder Rembrandt bleiben weit hinter ihren Bildnissen zurück; man denke nur an ‹Bürgermeister Six› oder ‹Die Vorsteher der Tuchmacherzunft›; kein holländischer Würdenträger des Jahres 1650 besaß solche Intensität des Ausdrucks und des Lebens; und hätte er sie gehabt, dann wären die Menschen auf der Straße zusammengelaufen, um ihn zu sehen. – Wenn wir dagegen aus dem Museum kommen, vor allem bei trübem Wetter, erscheinen die Passanten wie kraftlose Skizzen, wie mißlungene Entwürfe auf schmutzigem Papier, wie Probeabzüge oder Makulatur.»

Solche Gefahren drohten, wenn man sich der Vergangenheit auf dem Weg über deren Kunst näherte. Dennoch sah Taine in Planat einen «wahren Historiker», weil er in Stichen und Gemälden instinktiv und unmittelbar nach den Unterschieden zwischen den Menschen der verschiedenen Zeiten suchte. Er erkannte auf den ersten Blick, daß der Franzose seiner Zeit «einer ganz anderen Spezies» angehörte als der Franzose des Jahres 1780 oder 1680 oder gar 1580: «einer anderen Spezies, mit anderen Bedürfnissen, Vorlieben und Abneigungen, Vorstellungen und Gedanken». Jeder hatte seine eigenen Vorstellungen von Glück und Ehre, seine eigenen Gefühle und seine eigene Einstellung zu Vergnügen, Gefahr und Tod. Nur durch die Betrachtung der Stiche und ohne ein vorgefaßtes System vermochte Planat auch die vorherrschenden Stimmungen und Gefühle zu erkennen, die das Handeln der meisten Menschen in den verschiedenen Epochen bestimmt hatten und daher das Wesen der damaligen Gesellschaftsordnung ausmachten.

Auch wenn Taine einige dieser Ideen erst später ausgearbeitet (und gewiß etwas übertrieben dargestellt) hat, so wissen wir doch, daß Planats Auffassung vom Wert der Kunst als Quelle der Geschichtswissenschaft einen sehr unmittelbaren Einfluß auf ihn ausübte. Denn Planat führte ihn an jenem Ort ein, der eines der Zentren seines geistigen Lebens werden sollte: im Cabinet des Estampes; und als er sich endgültig in Paris niedergelassen hatte, kehrte er immer wieder dorthin zurück. Nach 1850 verbrachte er dort offenbar mehrere Jahre lang jeweils zweimal in der Woche eineinhalb Stunden, denn er war entschlossen, die «Sprache» der Druckgraphik zu erlernen.[170] Bald vermochte er sie «flüssig zu lesen» – «eine Falte im Gewand ist die Spur einer Leidenschaft wie ein Epitheton» –, und trotz einiger frivoler Kommentare über den erotischen Charakter gewisser Stiche von Raffael, die er einem Freund gegenüber machte («ein prächtiger, kraftvoller Sultan»[171]), hatte sein Ansatz stets etwas ausgeprägt Methodisches. Es kann kaum überraschen, daß die vortrefflichen Brüder Goncourt (die allerdings gleichfalls Pionierarbeit in der Auswertung von Graphik für sozialgeschichtliche Zwecke leisteten) entsetzt über die Einstellung waren, mit der Taine 1863 ihre Stiche untersuchte: «Er betrachtet sie, und wir sehen, daß er sie gar nicht sieht», lautet ihr Kommentar, und dann folgt ein Satz, der viel über die Bedeutung aussagt, welche die Kunst nun für die historische Forschung einzunehmen begann: «Da man aber den Anschein erwecken muß, als ob man sähe, und da die Kunst heute als etwas zu gelten beginnt, aus dem sich Ideen gewinnen lassen, drechselt er über diese Dinge ein paar Sätze im Stile eines geistreichen, aber blinden Mannes.»[172]

Taines Berührung mit den übrigen Künsten war in diesen frühen Jahren seines Lebens nicht sonderlich fruchtbar. Die Bücher über die italienische Malerei im Louvre und über die niederländische Malerei, die er damals offenbar plante, schrieb er jedenfalls nicht, doch obwohl der Vergleich zwischen Michelangelos ‹Jüngstem Gericht› und den Bildern von John Martin, den er in einigen Briefen zog, nicht gerade den Eindruck erweckt, daß er etwas sonderlich Interessantes oder Einfühlsames hätte produzieren können,[173] nutzte er jede Gelegenheit, um seine visuellen Erfahrungen auf Reisen in die französische Provinz zu erweitern. 1863 schrieb er mit außerordentlicher Wärme und Einfühlungskraft über ‹Das Neugeborene› von Georges de La Tour, das erst zwei Jahre zuvor «entdeckt» worden war und damals Le Nain zugeschrieben wurde.[174] Eine gewisse Faszination übte auch die moderne Malerei auf ihn aus, und ganz besonders schätzte er Couture und Decamps, obwohl er auch vorsichtige Bewunderung für Delacroix äußerte.[175] Sein Umgang mit der Architektur war gelegentlich recht unkonventionell. Poitiers, das ihm 1852 als häßlich, ja «abstoßend» erschienen war, beschreibt er zwölf Jahre später als «amüsant».[176] Er zeigte ein gewisses Interesse an der «riesigen und merkwürdigen» Kirche Saint-Sernin in Toulouse und an der Kathedrale von Reims, doch seine Begeisterung galt dem «edlen» Nancy, das «nichts Bürgerliches, das heißt: Kleinbürgerliches an sich hat». Er bewunderte viele Renaissanceskulpturen,[177] aber nur den antiken war er von ganzem Herzen zugetan. Unter den Abgüssen im Louvre «verehrte» er drei oder vier ganz besonders: «den Apollo Sauroctonos, die beiden jungen Athleten, den schönen stehenden Jüngling, dessen Kopf Prévost Paradol besitzt.»[178] Es scheint deshalb etwas erstaunlich, daß man ihn offenbar aufgrund dieser doch noch recht beschränkten Erfahrungen im Oktober 1864 zum Nachfolger von Viollet-le-Duc als Professor für Ästhetik und Kunstgeschichte an der École des Beaux-Arts berief. Allerdings war er damals gerade aus Italien zurückgekehrt und arbeitete an der Veröffentlichung seiner Reiseeindrücke, die ihre Krönung zwei Jahre später in den beiden gewichtigen, hauptsächlich der Kunst gewidmeten Bänden seiner ‹Voyage en Italie› fanden.

Die Reiseliteratur über Italien hatte zwar über die Jahrhunderte beträchtliche Veränderungen erfahren, doch schon lange war es ein Gemeinplatz, sich über dieses Genre insgesamt lustig zu machen, da über ein Land, das bereits so eingehend erforscht worden war, nichts Neues mehr zu sagen sei. Es ist indessen nicht schwer zu verstehen, weshalb weiterhin so viele Bücher über Italien veröffentlicht wurden. Die römische Kultur hatte immer noch zentrale Bedeutung für die europäische Bildung, und die vielfältigen Schönheiten der Landschaft und der Kunst, die man dort allerorten finden konnte, zogen talentierte Schriftsteller aus vielen Ländern nach Italien. Fast ebenso bedeutsam war die Tatsache (die auch dem bestens vorbereiteten Taine nicht unbekannt gewesen sein dürfte, als er seine Reise antrat), daß es erst sehr wenige lesbare Bücher über die Geschichte der italienischen Kunst gab; außerdem bot das flexible Genre der Reiseliteratur gute Möglichkeiten, ein rasch wachsendes Interesse zu befriedigen. Tatsächlich hatten viele große Klassiker der kunsthistorischen Forschung im 19. Jahrhundert keinen Hehl daraus gemacht, daß sie der langen Tradition der Reiseliteratur manches verdankten – Rumohrs Untersuchungen zur frühen italienischen Malerei 1827 bis 1831 etwa, Passavants und Waagens Verzeichnisse der Sammlungen alter Meister 1833, 1837 bis 1839 und 1854 bis 1857, Burckhardts ‹Cicerone› von 1855 und Aufsätze von Thoré, Morelli oder Fromentin in den folgenden beiden Jahrzehnten. Auch für Taine, der seine Theorie über den Einfluß von «Rasse», «Milieu» und «Zeit» auf das künstlerische Schaffen bereits formuliert hatte, war die Möglichkeit, Kunstwerke am Ort ihrer Entstehung zu sehen, von besonderer Bedeutung. Trotz seines ehrgeizigen Anspruchs, die italienische Geschichte eher auf der Basis visueller Zeugnisse als aufgrund literarischer Quellen zu studieren, mußte er doch oft erleben, daß er – wie die meisten seiner Vorgänger (deren Erkenntnisse sich häufig in seinen eigenen Beobachtungen wiederfinden) – die Kunst mit Augen betrachtete, die durch die konventionelle Geschichtsschreibung vorgeprägt waren. Doch verbindet er die beiden Ansätze oft so genial, daß wir sie kaum voneinander trennen können, und häufig stellt er Fragen, die anregend und wirklich bedeutsam sind.

Schmal, etwas steif, mit kurzgeschnittenem Bart, blauen, hinter einer Brille verborgenen Augen, einem trockenen Temperament, aber sehr darauf bedacht zu gefallen, und geistreich im Gespräch – so sahen ihn die Brüder Goncourt kurz vor seiner Reise nach Italien.[179] Er war bereits bekannt, hauptsächlich wegen seiner heftigen Angriffe auf führende Persönlichkeiten im philosophischen Pantheon des 19. Jahrhunderts in Frankreich und wegen seiner Studien zur englischen Literatur – bekannt, aber nicht erfolgreich, denn durch seine unkonventionellen Anschauungen hatte er sich wiederholt Abfuhren in der akademischen Welt geholt. Er hatte bis zur Erschöpfung gearbeitet,

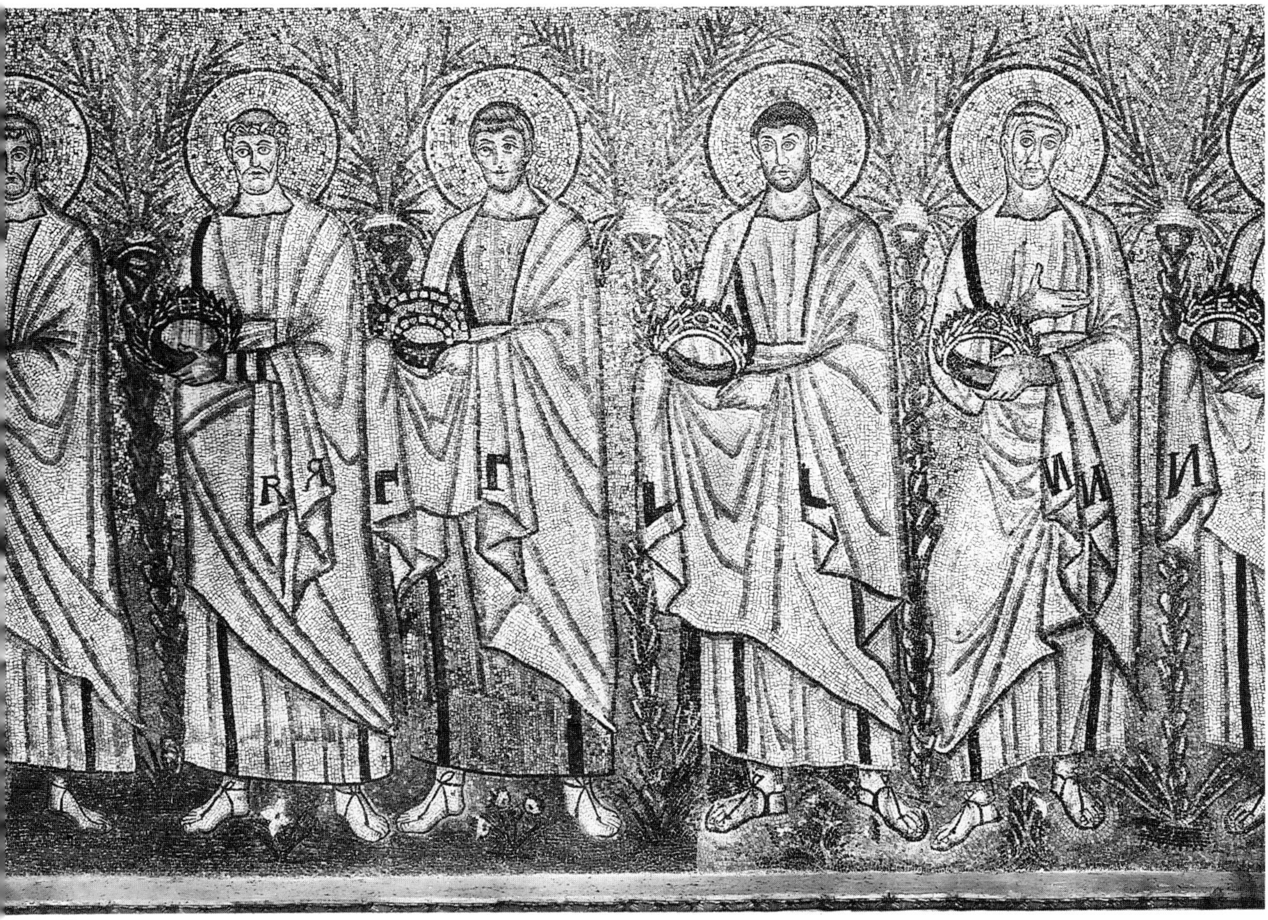

197. Heilige Märtyrer, Mosaik, 6. Jahrhundert, Ravenna, San Apollinare Nuovo

war sogar krank geworden, und sein eingeschränktes Leben mit einer launenhaften Mutter und einer zur Mystik neigenden jüngeren Schwester fand nur gelegentlich Erleichterung durch unregelmäßige Besuche in literarischen Salons und in Bordellen.[180] Italien bedeutete für ihn vor allem eine gewisse Befreiung. Er fühlte sich unwohl in seiner konventionellen Kleidung und war wie berauscht von den nackten männlichen Körpern, die er allenthalben sah – in den Straßen von Neapel, in den Museen für antike Kunst und in jenen Fragmenten der antiken Literatur, auf die er immer wieder anspielte, um die Bedeutung hervorzuheben, welche die Griechen der körperlichen Schönheit und dem Körperkult beimaßen – die er aber auch verzerrte und sogar verfälschte, indem er Einschränkungen ausließ, die dem Autor der zitierten Stelle durchaus wichtig gewesen waren.[181]

Diese Leidenschaft, die er in seinem Buch so häufig feierte, zog einen satirischen Kommentar der Brüder Goncourt auf sich: «Ich habe festgestellt, daß die größte Begeisterung für den nackten Körper, für die gymnastischen Kulturen, bei Leuten mit schlechtem Körperbau anzutreffen ist. Taine träumt davon, einen schönen nackten Körper zu haben …»[182] Doch so lächerlich dieser Traum zuweilen erscheinen mag, er trug dazu bei, daß Taine in Italien ein Land der Jugend sah, frei von Hemmungen und zur Gewalttätigkeit neigend.

Dieser Gedanke war nicht neu. Auf extravagante Weise hatte ihn Stendhal formuliert, und selbst auf einen so nüchternen Historiker wie Burckhardt hatte er seine Wirkung nicht verfehlt. Stendhal hatte zwischen der blutrünstigen Gewalttätigkeit und Ausschweifung des 15. und 16. Jahrhunderts, die (fälschlich) als italienische Besonderheit galten, und der Kunst der Renaissance einen ebenso engen Zusammenhang hergestellt, wie er zwischen dem Zeitalter des Glaubens und den gotischen Kathedralen oder den Fresken eines Giotto bestanden haben sollte: Die Borgia und später die Familie Cenci hatten auf die Kunst einen ebenso befruchtenden Einfluß ausgeübt wie der heilige Franz und Dante.

Taines Ansatz war in der Regel weniger plump und insgesamt vorsichtiger – er war sehr darauf bedacht, sich von Stendhals Kult der Kraft zu distanzieren, die dem Individuum den Vorzug auf Kosten des Staates gab, doch er war gleichfalls der Ansicht, daß die Vendetta («das Wort ist fast vollständig aus unserem Denken verschwunden») den Schlüssel zur italienischen Geschichte darstellte.[183] Er schätzte die Hochrenaissance sehr, noch mehr aber den Augenblick, als die Kunst sich vor allem in Florenz von den Konventionen der Gotik zu lösen begann und jener Wandel sich anbahnte, den Ruskin mit solchem Entsetzen beobachtet hatte.[184] Taine, der einmal gesagt hatte: «Tugend und Laster sind Erzeugnisse wie Vitriol und Zucker», sah in der Geschichte einen Gegenstand, den man leidenschaftslos zu studieren hatte. Natürlich kannte auch er Begeisterung, und manchmal tat er so, als wäre er davon überrascht; doch da ihm jeder sonderlich individuelle Geschmack ebenso abging wie Spontaneität, liegt angesichts der sorgfältigen Vorbereitung seiner Reise der Schluß nahe, daß (zum Beispiel) seine Entdeckung Tintorettos in Venedig eher auf die Lektüre Ruskins zurückzuführen ist als auf eine plötzliche Bekehrung zur Scuola di San Rocco.[185] Er schätzte die Kunst, weil sie ein so einzigartig kraftvolles Bild der Sitten und Gebräuche, des Glaubens und des Charakters früherer Jahrhunderte zu bieten schien – wie er sie allerdings meist zuvor in schriftlichen Quellen kennengelernt hatte, muß hier wohl hinzugefügt werden. Die Heiligen auf den endlosen Reihen von Mosaiken, die sich durch die Seitenschiffe der Kirche San Apollinare Nuovo in Ravenna ziehen (Abb. 197), hatten sich zwar eine Spur antiker Würde bewahrt, doch es fehlte ihnen jegliche Individualität; sie sahen aus, als hätte ein Kind sie gezeichnet: «Kein einziger ist darunter, der nicht wie ein stumpfsinniger, platter, kranker Idiot aussähe.» Sie wirkten wie gutgebaute Männer aus gesundem Stamm, die jedoch durch allzulanges Fasten und Beten nun fast zerstört schienen. Weitaus lebendiger als die alten Chroniken oder als Gibbon boten sie das in der Geschichte der Menschheit einzigartige Bild des tausendjährigen Verfalls einer alten Zivilisation, die, umgeben von östlichen Einflüssen, ihr Dasein unter einer korrupten Form von Christentum fristete.[186] In ähnlicher Weise sagten die Büsten der spätrömischen Kaiser im Kapitolinischen Museum weit mehr aus als die schwächlichen Chroniken, die uns aus dieser Zeit überkommen sind. Aber was sagten sie aus? Taine bleibt die Antwort schuldig. Und als er sich einer früheren, besser dokumentierten Periode zuwendet, gelangt er zu dem Schluß – um nur ein Beispiel zu zitieren –, Neros Kopf zeige, daß er «wie ein Schauspieler» aussah, «wie ein Opernsänger, fett und lieder-

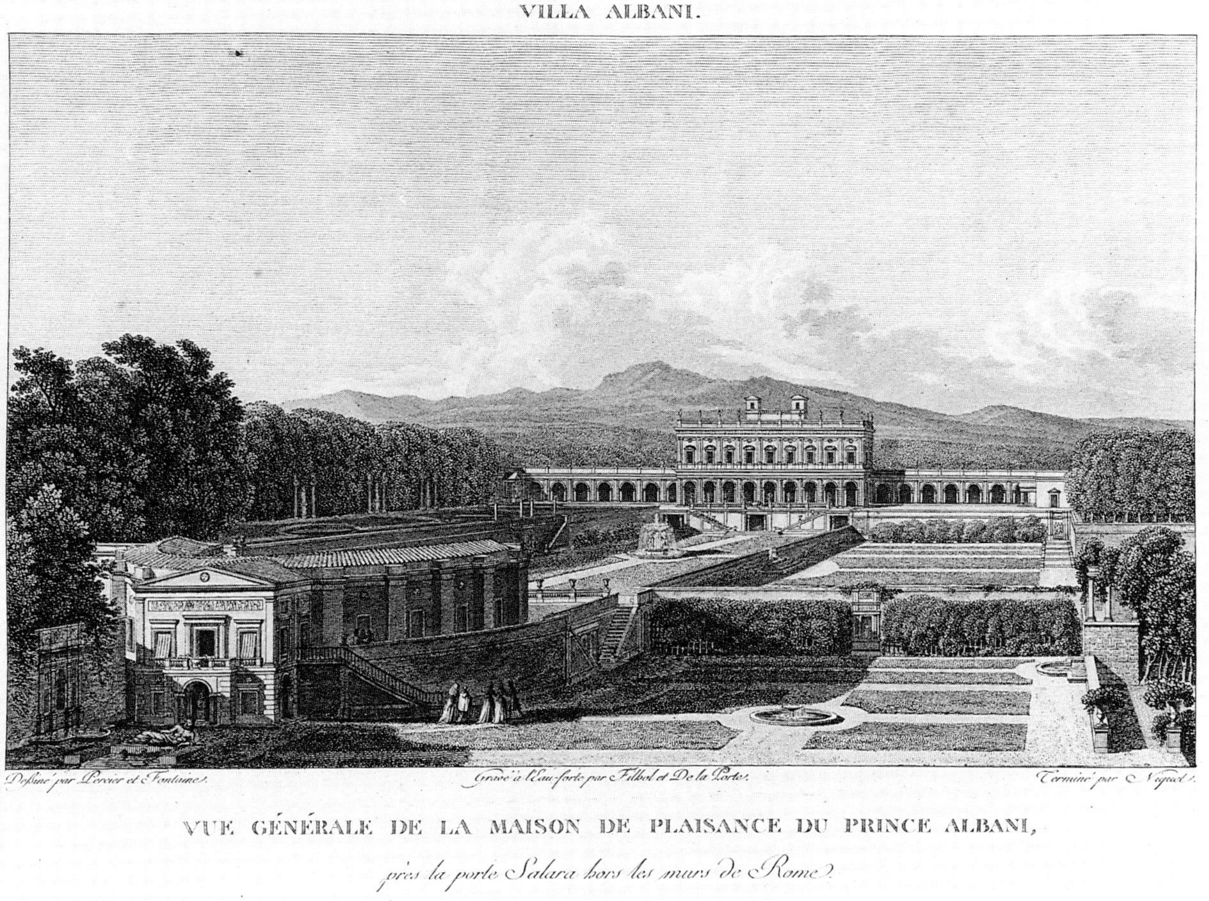

198. Charles Percier und Pierre François Léonard Fontaine, ‹Choix des plus célèbres maisons de plaisance de Rome et de ses environs›, Paris 1809: Gesamtansicht der Villa Albani

lich, mit kranker Phantasie und krankem Hirn».[187] Über einen derartigen Ansatz hatte Gibbon sich schon ein Jahrhundert zuvor lustig gemacht; doch Taine versuchte hier mit weit größerer Präzision die These zu überprüfen, daß sich geschriebene Quellen durch visuelle Zeugnisse ersetzen oder zumindest ergänzen ließen. In Anwendung des aus der Naturforschung des frühen 19. Jahrhunderts stammenden Grundsatzes, wonach man «ein Tier sehr gut versteht, wenn man sich sein Gehäuse ansieht», ging er durchaus programmatisch der Frage nach, was man über Kardinal Albani erfahren konnte, wenn man seine Villa studierte[188] (Abb. 198). Es war klar, daß er ein «Grandseigneur und eine hohe Persönlichkeit bei Hofe» gewesen sein mußte; das ergab sich aus der strengen Anlage des Gartens, die an Versailles erinnerte in ihrem Bemühen, die Natur in allen ihren Aspekten dem Menschen unterzuordnen und ihr jegliche Eigenständigkeit zu nehmen. Der Kardinal mußte darüber hinaus ein Altertumskundler gewesen sein: Die Statuen und antiken Fragmente, die überall in der Villa standen und selbst in die Wände eingelassen waren, zeigten höchst unterschiedliche Qualität, und viele von ihnen konnten nur aus einem pedantischen Geist heraus erworben worden sein – jener Pedanterie, die den Geist von wesentlichen Fragen ablenkte und die leeren Stunden zu füllen vermochte. Ein dritter, «nicht weniger sichtbarer» Punkt war die Erkenntnis, daß er ein Italiener, ein Südländer, gewesen sein mußte, denn die Gebäude hätten in jedem nordeuropäischen Land unsinnig deplaziert erscheinen müssen. Dann fährt Taine in seiner Erkundung der Villa Albani fort und denkt an die Geistlichen, die sich umsehen und miteinander unterhalten, während sie auf ihren Herrn warten: «Sie heben den Blick zum ‹Parnasse› von Mengs und vergleichen ihn mit dem von Raffael, zeigen so ihre Bildung und ihren Geschmack und vermeiden zugleich gefährliche Themen, die sie kompromittieren könnten.»

Taines Versuch, das Leben einer vergangenen Gesellschaft aus der für sie geschaffenen Architektur zu erschließen, bleibt insofern interessant, als es gleichsam ein «wissenschaftliches» Experiment darstellte, das letztlich durch Cuviers zoologische Demonstrationen inspiriert war. In einem Falle jedoch sollten sich seine Spekulationen als äußerst einflußreich erweisen.

Die Kirche Il Gesù, die in der zweiten Hälfte des 16. Jahrhunderts für die Jesuiten in Rom gebaut und hundert Jahre später sehr prunkvoll ausgestattet wurde, gilt heute als eine der spektakulärsten Kirchen der Stadt, mit starker Ausstrahlung in alle Welt. Ihr langes, breites, hallenähnliches Hauptschiff, das Giacomo Vignola zwischen 1568 und 1573 entwarf, wurde zum Vorbild für zahlreiche Kirchen in ganz Europa; dasselbe gilt für die imposante, wenngleich zurückhaltende Fassade, die aus zwei durch massive Voluten verbundenen Stockwerken besteht; die illusionistische Wirkung des Deckenfreskos, das Battista Gaulli zwischen 1676 und 1679 malte und das wahrscheinlich von Bernini inspiriert war, fand gleichfalls zahlreiche Nachahmer (wenngleich weniger in Rom selbst) und gehört zu den Meisterwerken der Barockmalerei (Abb. 199 und 202). In der ersten Hälfte des 19. Jahrhunderts faszinierte die Kirche dank ihrer Pracht die meisten Rombesucher und blieb daher nicht unbeachtet wie die meisten anderen Kirchen aus dieser Zeit. Doch ihre Geschichte sowie die damit verbundenen Namen der Künstler und Stifter waren den meisten ebenso unbekannt, wie es noch zweihundert Jahre zuvor für die Namen von Künstlern und Stiftern der mittelalterlichen Kirchen gegolten hatte. Man hielt die Kirche für ein Paradebeispiel des schlechten Geschmacks. Taine teilte diese allgemeine Auffassung – wie er in ästhetischen Fragen überhaupt meist die allgemeine Auffassung teilte –, doch anders als üblich schrieb er ihren vulgären Charakter nicht dem allgemeinen Verfall von Kunst und Gesellschaft zu. In seinen Augen bestand ein spezifischer Zusammenhang zwischen dem Stil der Kirche und der Rolle der Jesuiten.

Damals wurde es üblich, alle Kirchen, die wir heute als Barockkirchen bezeichnen würden, ausschließlich mit den Jesuiten in Verbindung zu bringen, während der Ausdruck «Barock» zu dieser Zeit kaum benutzt wurde. Wir wissen nicht genau, wann der Begriff entstand, doch 1844 – damals war das Wort noch nicht allgemein üblich – schrieb Burckhardt für das Lexikon der Gebrüder Brockhaus einen Artikel über den «Jesuitenstil». Eindeutig mit Blick auf das Barock (auch wenn er das Wort nicht benutzte) hob er hervor, die Jesuiten hätten in Deutschland stets großen Einfluß auf die Architektur ihrer Bauten genommen. Dennoch unterschied er eine frühe Phase, in der sie mit «affektierter Ehrbarkeit» an mittelalterlichen Stilen für ihre Kirchenbauten fest-

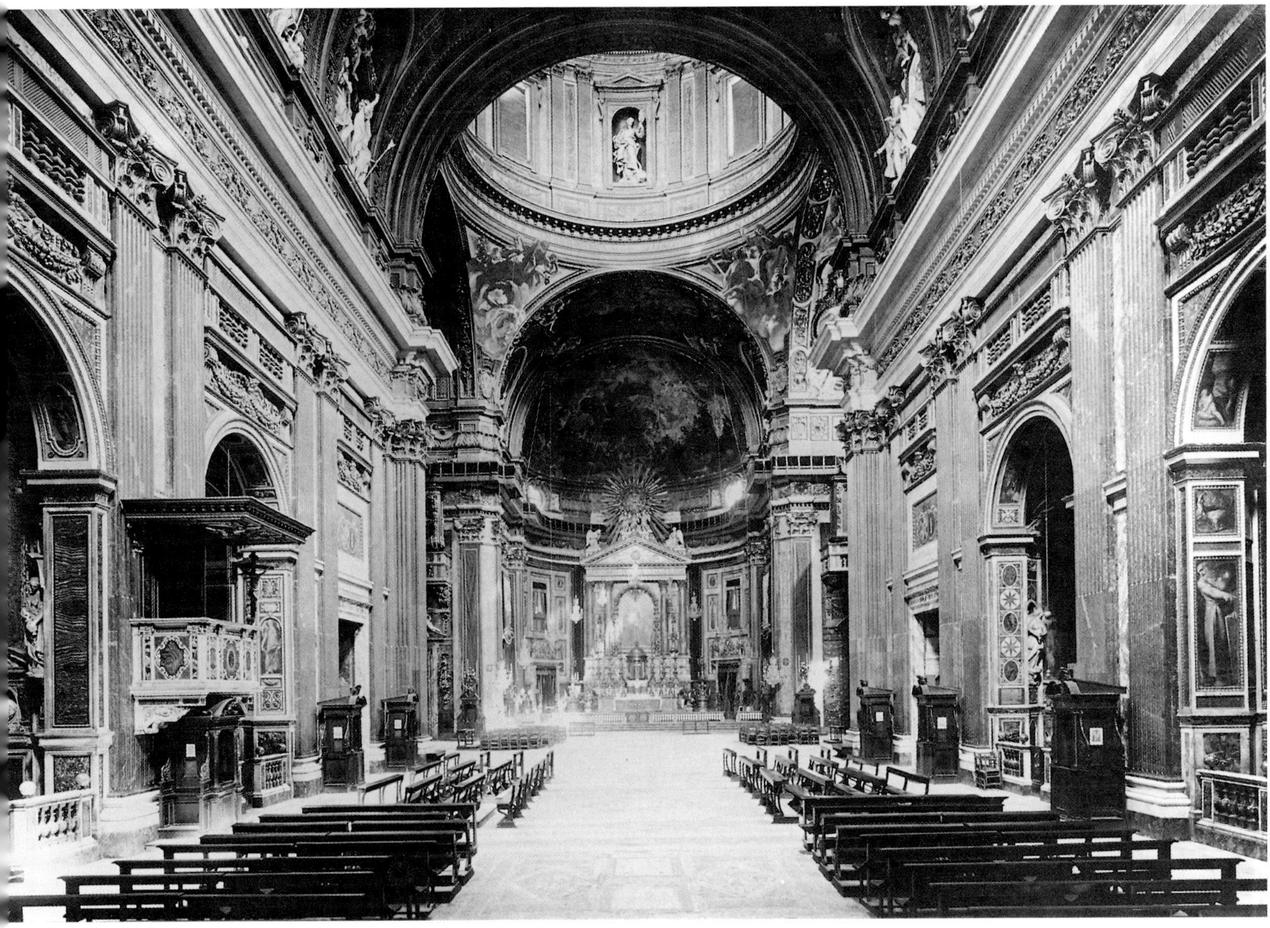

199. Innenansicht von Il Gesù, Rom

gehalten und ihre äußerst prunkvolle Dekoration auf das Kircheninnere beschränkt hätten, von der Zeit nach 1650, als sie sich einem «ausgearteten italienischen Stil» zuwandten, der Prunk und Pracht mit innerer Armseligkeit verknüpfte.[189]

Die größte Aufmerksamkeit sollten indessen die Barockkirchen Belgiens auf sich ziehen. In den späten vierziger Jahren des 19. Jahrhunderts brachte der Antwerpener Graphikhändler Louis Granello eine Serie von Lithographien heraus, auf denen wieder einmal die ausgefallensten Kanzeln in Antwerpen, Brüssel, Gent und anderen belgischen Städten zu sehen waren, deren «Einzigartigkeit» schon einhundert Jahre zuvor manchen Reisenden fasziniert hatte.[190] Nach Belgien waren viele Franzosen nach dem Staatsstreich Napoleons III. im Dezember 1851 geflohen, und auch dies dürfte eine gewisse Rolle gespielt haben bei der Ausbreitung des Bewußtseins für diesen Stil. In Victor Hugos ‹Les Miserables› etwa, die 1862 erschienen, sagt Gillenormand zu Cosette, sie solle nicht in der Pfarrkirche Saint-Denis-du-Saint-Sacrement, sondern in Saint-Paul heiraten: «Die Kirche ist besser. Von den Jesuiten gebaut. Das ist zierlicher ... Das Meisterwerk der jesuitischen Baukunst ist in Namur und heißt Saint-Loup. Dorthin müßt ihr fahren, wenn ihr verheiratet seid. Es ist die Reise wert.»[191] Saint-Loup war zwischen 1621 und 1645 von dem Jesuiten und Architekten Pierre Huyssens für die Gesellschaft Jesu gebaut worden; auffällig ist zum einen die hohe, dreigeschossige Fassade, die sich nach oben hin verjüngt und durch zahlreiche Säulen gegliedert ist, zum anderen die Innenausstattung aus schwarz-rotem Marmor.[192] Zwei Jahre nach Victor Hugo sollte Baudelaire die Kirche als «düsteres, galantes Wunder ... ein schrecklicher, köstlicher Katafalk» beschreiben; sie unterscheide sich von allen sonstigen Beispielen jesuitischer Architektur, und auch er sprach anerkennend vom «Jesuitenstil» der Kirchen von Namur.[193] In seiner Abhandlung ‹Du Principe de l'art et de sa destination sociale›, die 1865 posthum erschien, verkündete Proudhon mit der ihm eigenen Anmaßung und Ungenauigkeit: «Die Jesuiten haben uns mit ihrer Moral auch eine Architektur gegeben.»[194] Taines Besuch in der Kirche Il Gesù am 15. März 1864 dürfte indessen entscheidend gewesen sein für die Ausbreitung einer Auffassung, die er folgendermaßen zusammenfaßt: «Wie die Jesuiten eine Theologie und eine Politik haben, so haben sie auch einen Geschmack; stets bringt eine neue Auffassung der göttlichen und menschlichen Dinge auch ein neues Verständnis von Schönheit hervor; der Mensch spricht in seinen Dekorationen, Kapitellen und Kuppeln zuweilen deutlicher und stets aufrichtiger als in seinen Taten und Schriften.»[195]

Für Taine gab es keinen Zweifel, was der Mensch durch die Dekorationen, Kapitelle und Kuppeln in der Kirche Il Gesù sagen wollte.[196] Die große «heidnische Renaissance» des 16. Jahrhunderts hatte begonnen, sich tiefgreifend zu verändern, so daß dieses Gebäude nun einem prunkvollen, mit Silber und Kristall gefüllten Bankettsaal ähnelte, der die Treue zur Kirche symbolisierte: «Das alte Rom hatte die Welt in einem einzigen Reich vereint; ich erneuere dieses Rom und trete seine Nachfolge an. Was Rom für den Leib getan hatte, das tue ich für den Geist. Durch meine Missionen, meine Hierarchie, werde ich die Kirche überall auf der Welt auf ewig prachtvoll etablieren.» Solche Gefühle waren allen Kirchenbauten der Zeit gemein, erklärt Taine, denn sie suchten nicht das Christentum zu verherrlichen, sondern die Kirche. Man brauchte jedoch nur den Fuß in die Kirche Il Gesù zu setzen, um zu erkennen, daß die Jesuiten einen eigenständigen Beitrag zu dieser Politik geleistet hatten: «Unter diesen genialen, geschickten Händen wird die Religion weltlich; sie will gefallen, sie schmückt ihren Tempel wie einen Salon.» Die kleinen Rotunden beiderseits des Hauptschiffes waren entzückende Marmorzimmer, erfrischend und schwach beleuchtet wie das Boudoir oder das Bad einer schönen Frau. Alles war dazu geschaffen, das Auge zu blenden; überall der Schimmer kostbaren Marmors und Goldes, überall die eleganten Schenkel schöner Marmorengel und Ornamente aus Bronze, Achat oder Lapislazuli.

All dies, fährt Taine fort, war Teil eines wohldurchdachten Systems. Auch er war beeindruckt gewesen von der Jesuitenkunst, die er einige Jahre zuvor in Belgien gesehen hatte – von Saint-Charles Borromée zum Beispiel, ihrer Kirche in Antwerpen, das erste größere Werk, das Pierre Huyssens (im zweiten Jahrzehnt des 17. Jahrhunderts) geschaffen hatte. Der Innenraum mit seinen Rubensgemälden war 1718 ausgebrannt,

200. Rom, Il Gesù: Ignatius-Altar von Andrea Pozzo, um 1695; mehrfarbiger Marmor, Bronze, Silber und andere kostbare Materialien; links Théodons ‹Triumph des Glaubens über das Heidentum›, rechts Legros' ‹Die Religion besiegt die Häresie›, 1695–1699

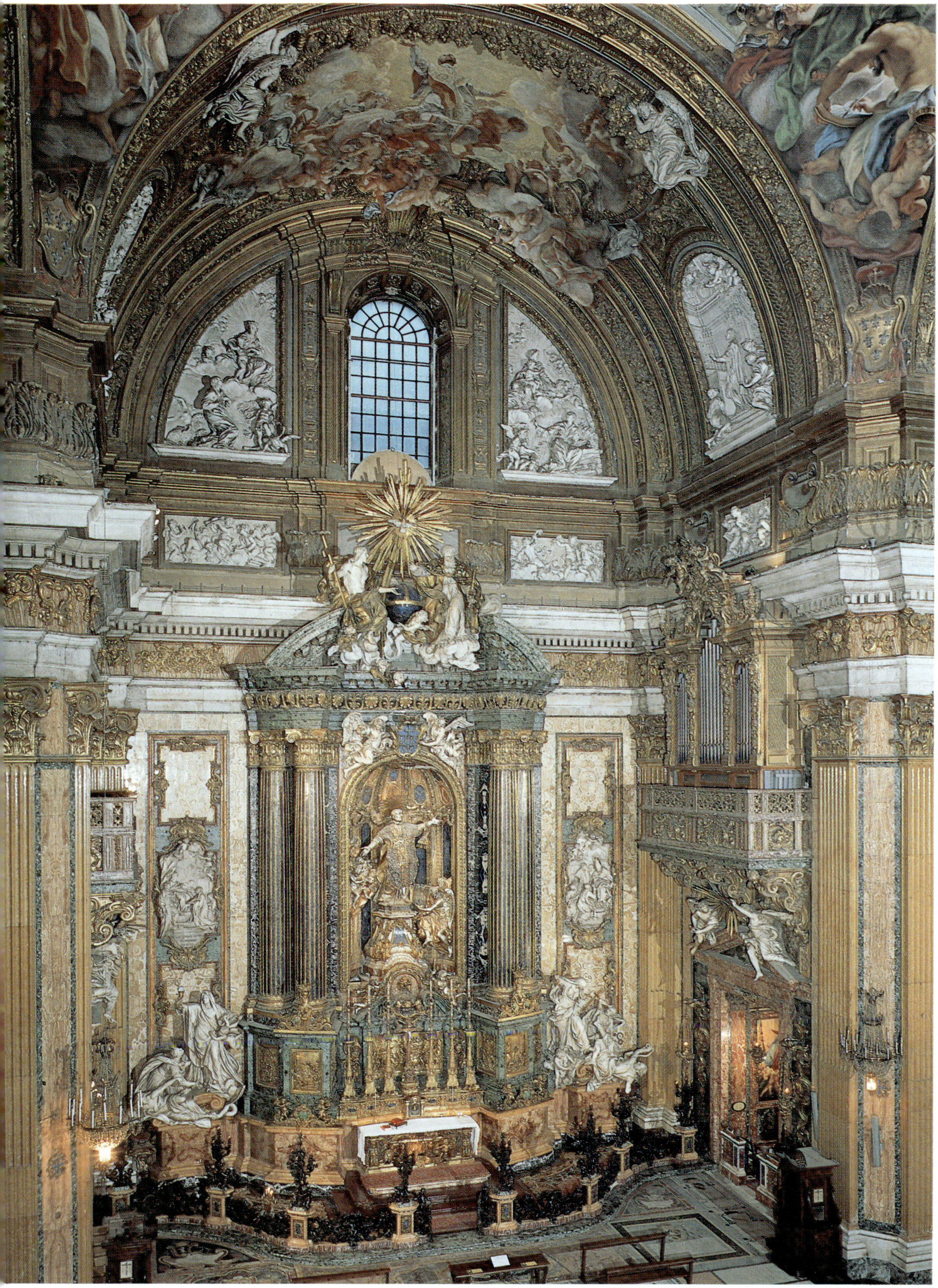

doch hatte man ihn prunkvoll erneuert, wie es der Fassade entsprach, die vom Feuer verschont geblieben war. Es gab auch eine erstaunlich fein gearbeitete hölzerne Kanzel, die Hendrik Frans Verbruggen 1696 bis 1699 für die Kirche der Jesuiten in Löwen geschaffen hatte, die dann aber 1776 in die gotische Kathedrale von Brüssel gebracht worden war.[197] Eine Lithographie dieser Kanzel befand sich in Granellos Album (Abb. 201), und Taine beschrieb sie als einen «wahren Garten mit Staketenzäunen, Rankpflanzen, einem Pfau, einem Adler, allen möglichen Tieren, der ganzen Menagerie des Paradieses, Adam und Eva, dezent bekleidet, und dem Engel, der zornig wirken soll, aber aussieht, als lachte er.»[198] Dieselbe geniale, süßliche Kunst sah er auch in anderen Bauwerken der Jesuiten verwirklicht – eine Kunst, die auch in den schwachen lateinischen und französischen Versen und den Illustrationen zum Ausdruck kam, wie man sie im ‹Imago primi seculi› fand, jenem in Flandern geschaffenen Prachtband, der das hundertjährige Bestehen der Statuten der Societas Jesu feiern sollte und sich als Manifest ihres Geschmacks erwies.

Dieser Geschmack ließ sich in einem Wort zusammenfassen: «Alle Süßigkeiten der frommen Confiserie». Aber diese Süßigkeit war auf ihre Weise genial, hatten die Jesuiten mit ihrer Hilfe doch halb Europa erobert. Die Kirche des 17. Jahrhunderts erkannte, daß man der neuen, aus der Renaissance hervorgegangenen Welt zumindest einige Zugeständnisse machen mußte und daß eine Rückkehr ins Mittelalter ausgeschlossen war. Daher hatten die Jesuiten die engen, aus der Strenge der Kirchenväter und der Konzilien erwachsenen Glaubens- und Verhaltensbeschränkungen gelockert, zugleich aber hatten sie dieser neuen Freiheit Grenzen gesetzt, indem sie die menschliche Phantasie methodisch unter ihre Kontrolle zu bringen versuchten. Es war ein genialer Schachzug, der Erkenntnis zu folgen, daß die Phantasie sich weit besser als die Vernunft dazu eignet, unsere Einstellung zur Welt zu prägen. Wieder einmal greift Taine zu einem Vergleich aus den Naturwissenschaften, um darzulegen, auf welche Weise Bilder, die an die Sinne gerichtet sind, sich in unserem Kopf festsetzen. Dort vermehren sie sich nahezu unbemerkt, wie aus Samen Pflanzen werden, und gewinnen schließlich solche Macht, daß sie die Herrschaft über unseren Willen erlangen. Genau dies war das Ziel der ‹Exercitia spiritualia› des hl. Ignatius, und es war auch das Ziel derer, die für die Ausschmückung der Jesuitenkirchen verantwortlich waren.

Taines Thesen und die zahlreichen Kontroversen, die sie auslösten, erwiesen sich als äußerst einflußreich,[199] und seine Ausführungen über Il Gesù bieten zweifellos den wirkungsvollsten Beleg für seine erklärte Absicht, die Geschichte ausschließlich auf der Basis der bildenden Künste zu rekonstruieren – obwohl er natürlich über die Jesuiten auch aus schriftlichen Quellen bestens informiert war. Das originellste Element seiner Analyse ist die Entschlossenheit, ein rationales Motiv hinter der Entstehung eines, wie ihm schien, keineswegs kongenialen Stils zu suchen; es genügte ihm nicht, sie einem spirituellen Niedergang zuzuschreiben. Taine akzeptierte den Gedanken eines unvermeidlichen Niedergangs der Kulturen und Stile, und zur Illustration dieses Verfallsprozesses wählte er Tiepolo, einen «Manieristen, der in seinen religiösen Bildern das Melodrama-

201. Hendrik Frans Verbruggen, ursprünglich für die Kirche der Jesuiten in Löwen geschnitzte Kanzel, 1696–1699, heute im Dom zu Brüssel; Lithographie, nach 1840, verlegt bei Louis Granello in Antwerpen

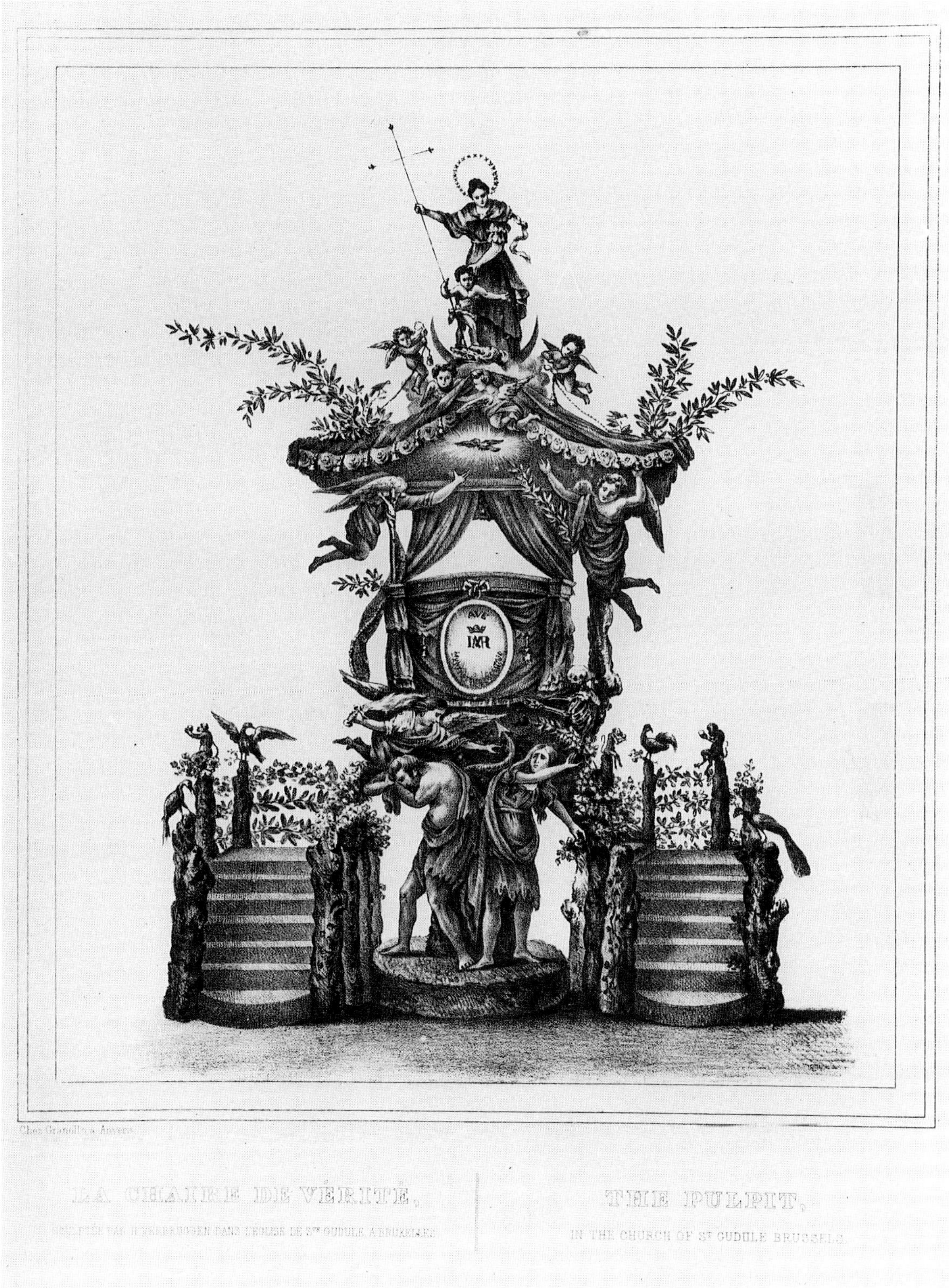
LA CHAIRE DE VÉRITÉ,
SCULPTÉE PAR H. VERBRUGGEN DANS L'ÉGLISE DE STE GUDULE, À BRUXELLES
THE PULPIT,
IN THE CHURCH OF ST GUDULE BRUSSELS

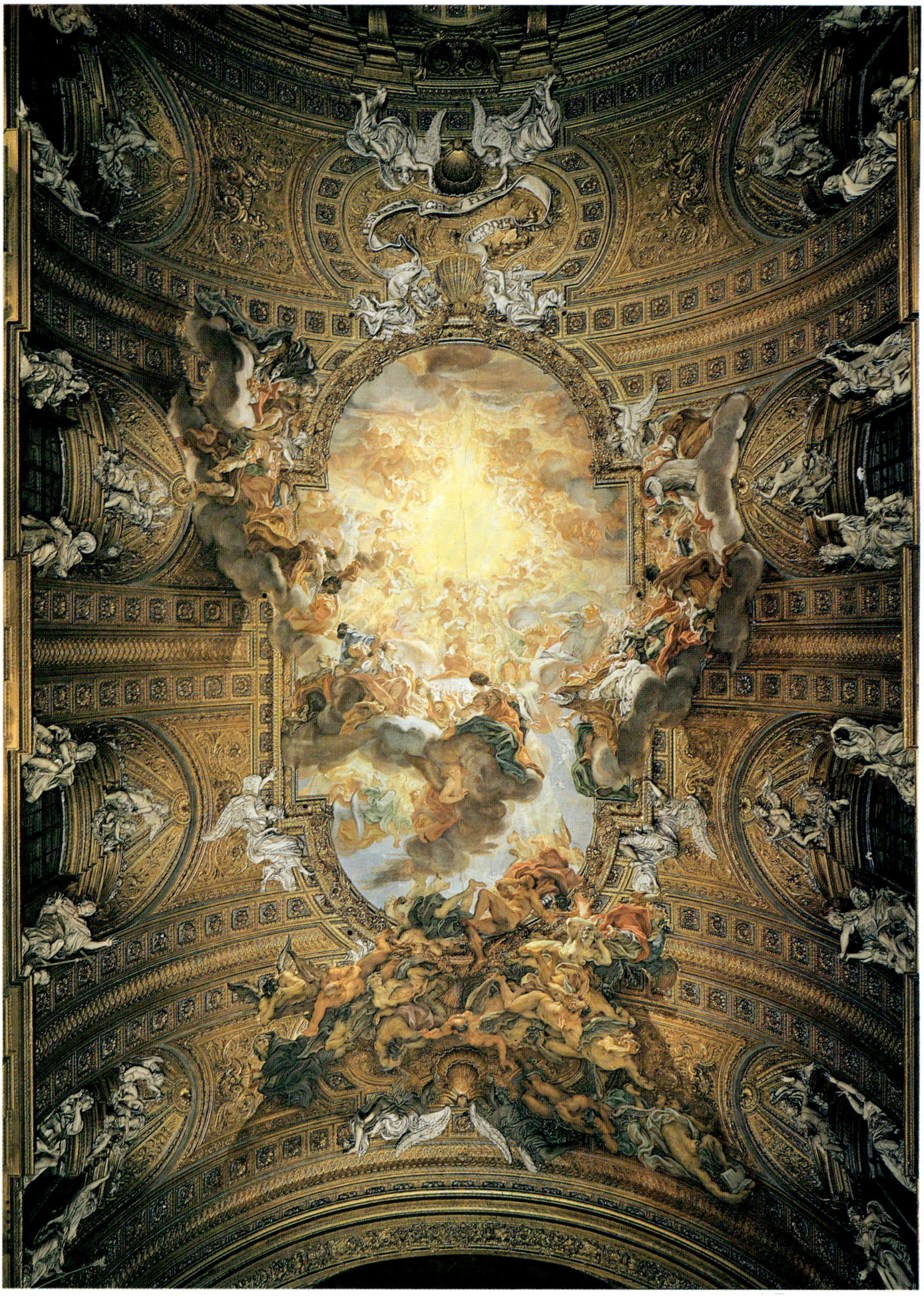

202. Giovanni Battista Gaulli (Baciccio), Triumph des Namens Jesu, 1676–1679; Deckenfresko im Mittelschiff von Il Gesù in Rom

tische und in seinen allegorischen Darstellungen Bewegung und Effekt sucht»[200] – doch er sah den Zusammenhang zwischen Kulturverfall und Niedergang der Kunst nicht so eng, wie es inzwischen üblich war. Wie Ruskin und viele andere Italienreisende verfolgte er die Entwicklung der Grabplastik in der Kirche Santi Giovanni e Paolo in Venedig, und (wie Ruskin) fand er die späteren Werke kläglich.[201] Doch er sah darin keinen Beleg für die Degeneriertheit der Zeit und vermied so simplifizierende Schlußfolgerungen, wie er sie in seinen späteren Schriften gelegentlich zog. Zuweilen weist er allzu leichtfertige Parallelen zwischen ästhetischen und geistigen Werten sogar ausdrücklich zurück: «Welch ein Gegensatz zwischen Kunst und Sitten!» ruft er angesichts der Bilder der umbrischen Schule des 15. Jahrhunderts aus, die er in Perugia sah,[202] und wenn er schreibt: «Wer eine Kunst verstehen will, der muß die Seele des Publikums studieren, an die sie sich wandte»,[203] dann scheint er zentrale Fragen des Geschmacks und der Kunstförderung zu berühren – ohne sie indessen so fruchtbar weiterzuverfolgen, wie man es sich gewünscht hätte.

Letzten Endes können auch die Ausführungen über die Kirche Il Gesù nicht überzeugen, so neu und brillant die dort vermittelten Erkenntnisse auch sein mochten, und dies nicht nur, weil moderne Wissenschaftler – mit weit mehr Zeitaufwand und weitaus besseren Quellen – Taines These einer politisch motivierten Jesuitenkunst widerlegt haben. Wichtiger ist die Tatsache, daß seine visuellen Quellen und der selektive Gebrauch, den er davon machte, inadäquat waren.

Wie wir gesehen haben, machten die Brüder Goncourt sich vor Taines Italienreisen über dessen Kunstgefühl lustig, und noch manch anderer Kritiker empfand Unbehagen angesichts der Mischung aus Kühnheit und Dogmatismus, die seine Urteile gelegentlich kennzeichnete. Erstaunlich ist auch, daß er trotz der Feinsinnigkeit seiner Beschreibungen und des Scharfsinns seiner historischen Beobachtungen auf einige recht wilde Geschichten hereinfiel, die man über die Bilder in den römischen Galerien und anderswo erzählte. Zwar wußte er, daß man selbst dokumentarische Stiche mit Vorsicht genießen mußte, weil der Künstler «sich nicht enthalten konnte, Künstler zu sein»,[204] und sehr viel später, in seinem letzten Buch, ‹Les Origines de la France contemporaine›, zeigte er, daß viele Illustratoren des 18. Jahrhunderts trotz gewisser Rücksichten auf die Kleidung keine wirklichen Unterschiede zwischen Germanen, Arabern und anderen fernen Völkern gemacht hatten: «derselbe Körperbau, dieselben Gesichter und dieselbe Physiognomie, blaß, ohne klare Linie, dezent und schicklich».[205] Beim Besuch des Palazzo Doria jedoch zögerte er nicht, seiner offenbar wohlinformierten Bewunderung für ein Bildnis Ausdruck zu verleihen, das von Veronese (geboren 1528) stammen und Lucrezia Borgia (gestorben 1519) zeigen sollte, «in schwarzem Samt, den Busen leicht enthüllt ... wie sie war, als Bembo ihr die wohlformulierten Beteuerungen seiner prahlerischen Briefe zukommen ließ» (Abb. 203).[206]

Die Fehleinschätzungen, die Taine bei der Betrachtung der Dekoration in der Kirche Il Gesù und anderen Jesuitenkirchen unterliefen, waren weniger drastisch, in ihren Konsequenzen aber weitaus aufschlußreicher. Zunächst einmal übersah er offenbar – was frühere Besucher im 19. Jahrhundert durchaus gesehen hatten[207] –, daß die Stuckdekoration des Deckengewölbes und die reiche Verzierung mit Silber, Bronze, Marmor und Lapislazuli, die solchen Eindruck auf ihn gemacht hatte, nicht zur ursprünglichen Ausstattung der Kirche gehörten und sogar im Widerspruch zu deren Konstruktion

203. Scipione Pulzone (zugeschrieben), Bildnis einer Dame, Rom, Palazzo Doria

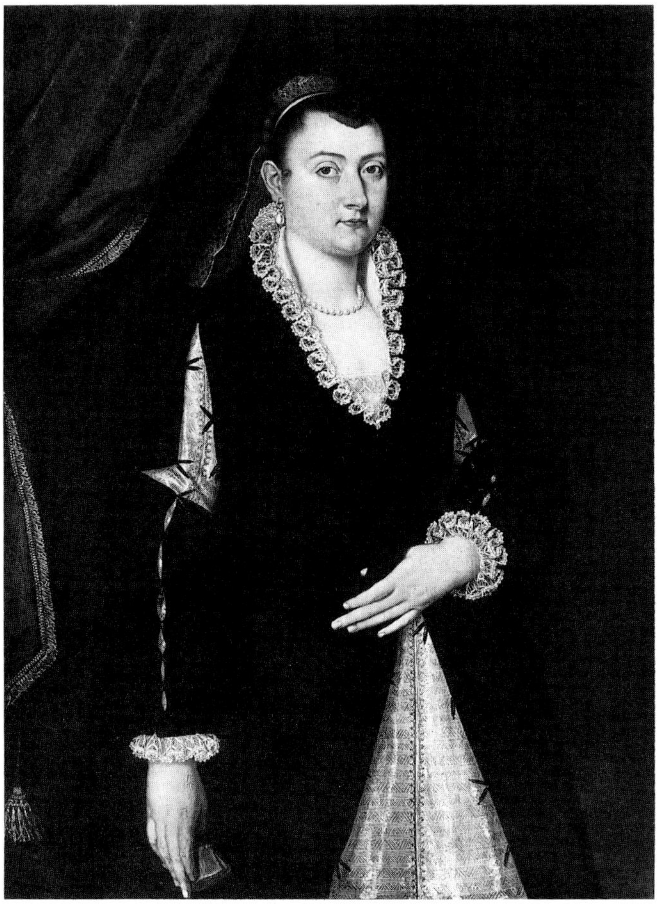

standen. Das meiste davon war erst nachträglich, in den letzten Jahrzehnten des 17. Jahrhunderts, hinzugefügt worden, während man die Pilaster erst sieben Jahre vor Taines Besuch gelb gestrichen hatte. Entstanden war die ganze «geniale Süße» also erst lange, nachdem die Jesuiten halb Europa für die Kirche zurückerobert hatten; sie konnten daher nicht, wie Taine behauptete, Teil eines durchdachten, auf die ‹Exerzitien› des hl. Ignatius zurückgehenden Planes gewesen sein. Außerdem hatte Taine die Gemälde in den Seitenkapellen kaum beachtet; viele von ihnen waren kurz nach dem Bau der Kirche entstanden, also vor den großen katholischen Triumphen des 16. und 17. Jahrhunderts; hätte er sie auch nur flüchtig beachtet, so hätte er bemerkt, daß sie keineswegs zu seiner Vorstellung eines süßlichen Stils paßten, fanden sich darauf doch zahlreiche Darstellungen von Martyrium, Leiden und Brutalität. Doch vor diesem Aspekt der «Jesuitenkunst» verschloß Taine die Augen. So verweist er nur nebenbei auf die beiden (von Théodon und Legros geschaffenen) Marmorgruppen ‹Der Triumph des Glaubens über das Heidentum› und ‹Die Religion besiegt die Häresie›, die links und rechts des prunkvollen Ignatius-Altars stehen und aus den letzten Jahren des 17. Jahrhunderts stammen (Abb. 200). Von ihnen sagt er lediglich, sie demonstrierten «den neuen Geist der Orthodoxie und des Gehorsams», doch er macht keinen Versuch, die Personifizierungen der gedemütigten und gemarterten Feinde der Kirche zu beschreiben, die von der jesuitischen Orthodoxie unters Joch gebeugt (oder vernichtet) wurden.

Taine hatte viele persönliche Gründe – und mancherlei Gelegenheit –, die schlagkräftigen Waffen zu beklagen, die der klerikalen Macht selbst im Frankreich seiner Zeit noch zu Gebote standen; doch angesichts der Kirche Il Gesù zog er es vor, statt der ostentativen Demonstration brutaler Gewalt den verführerischen Reiz der Dekoration hervorzuheben. Selbst das großartige Deckengemälde (Abb. 202), das in seiner strahlenden Farbenpracht und Wärme auf den ersten Blick so einladend wirkt – und Taines Bild der Jesuitenkunst so vollkommen zu verkörpern scheint –, erweist sich bei näherem Hinsehen als ausgesprochen bedrohlich: Die Strahlen, die vom Namen Jesu ausgehen, tauchen nicht nur die Seligen ins Licht, sondern bedrängen auch die Verdammten. Nackte, gewundene Leiber werden von dem blendenden Licht über den Stuckrahmen des Bildes hinausgedrängt, der uns einen Blick auf den Himmel gewährt, und es ist, als stürzten sie in das Kirchenschiff hinab. Und hätte Taine sich einige andere Jesuitenkirchen in Rom angeschaut – zum Beispiel San Stefano Rotondo –, dann hätte er die erschreckendste Freskenfolge sehen können, die jemals in der Stadt gemalt worden war: einen Zyklus grausamer Marterszenen, die in allen Einzelheiten Martyrien zeigen, wie sie die ersten christlichen Heiligen im spätrömischen Reich hatten erdulden müssen.

Taines Analyse der jesuitischen Strategie basierte also auf einer sehr tendenziösen Interpretation der ihm zugänglichen visuellen Quellen. Er folgte nicht dem Beispiel seines Mentors Planat, der, wie Taine selbst ausführt, als «wahrer Historiker» aus dem Studium der Künste den Schluß gezogen hatte, daß die Menschen der verschiedenen Zeiten «mit anderen Bedürfnissen, Vorlieben und Abneigungen, Vorstellungen und Gedanken» ausgestattet seien. Auf seiner Italienreise jedoch suchte er nur sporadisch nach den Lehren, die man aus dem Studium der Kunst über die Geschichte des Landes ziehen konnte. Weit wichtiger war ihm das Projekt, an das er sich gleich nach seiner Rückkehr machte: die Kunst des Landes auf der Grundlage der Geschichte zu erklären. Die Vorlesungen und Aufsätze, die er diesem Thema widmete – und die sich auch auf andere Teile Europas erstreckten –, begründeten seinen Ruf auf dem Gebiet der Ästhetik. Doch diese Leistung ist nicht Gegenstand unseres Buches.

13
Das trügerische Zeugnis der Kunst

1.

So sehr Historiker, Kunsthistoriker und Altertumskundler sich auch in ihren Ansätzen unterschieden und so sehr (oder so wenig) sie nach ihren jeweiligen Überzeugungen handeln mochten, so stimmten sie doch darin überein, daß die bildende Kunst im Prinzip einen direkten Einblick in die Vergangenheit gewährte, sofern sie nur authentisch war und aus derselben Zeit stammte wie die betreffenden Personen oder Ereignisse. Gelegentliche Ausnahmen bestätigten allenfalls die Regel – etwa die Tatsache, daß die Kunst der Katakomben mehr über die frühen Christen aussagte als über die Begebenheit von Jonas und dem Wal oder auch nur über das Aussehen der frühen Märtyrer. Außerdem konnte schlechte Kunst ebenso aufschlußreich sein wie gute, da sie etwas über den Niedergang der Kultur oder über die Frömmigkeit von Menschen mitteilte, denen Schönheit nur Ablenkung bedeutete. Dennoch wandten die meisten Kulturhistoriker des 19. Jahrhunderts aus gutem Grund ihre Aufmerksamkeit in erster Linie jener Kunst zu, die sie bewunderten – oder die sie zumindest für wichtig hielten (wie Burckhardt im Falle Donatellos und Michelangelos), auch wenn sie diese Kunst nicht wirklich zu würdigen vermochten.

Man konnte allerdings einwenden, wirkliche Erkenntnisse über die Vergangenheit ließen sich nicht durch das Studium großer und außergewöhnlicher Kunstwerke gewinnen; das Gewöhnliche, der Durchschnitt, das Zweitrangige biete einen weitaus verläßlicheren Zugang zur Mentalität vergangener Zeiten.

Ursache dafür war unter anderem gerade jenes Moment, das die Aufmerksamkeit der Historiker in allererster Linie auf die Kunst lenkte. Gerade die Schönheit bewirkte, daß die Kunst eine irreführende, ja trügerische Führerin sein konnte. Wie wir gesehen haben, kam Taine dieser flüchtige Verdacht, als er sich angesichts der von Rembrandt und Frans Hals geschaffenen großartigen Bildnisse vorstellte, wie die darin verewigten, wohl eher schäbigen holländischen Würdenträger in Wirklichkeit ausgesehen haben mochten. Und als Ruskin ‹The Stones of Venice› schrieb, kam selbst ihm an einer Stelle plötzlich in den Sinn, daß die Grundkonzeption seines Buches möglicherweise auf einer Täuschung beruhte. In Gedanken an die Besuche, die er der Stadt vor dem Bau der Eisenbahn abgestattet hatte, beschrieb er den Augenblick, als endlich «die Gondel über die silberne Fläche des Meeres glitt, und jenseits der Lagune blickte die von rötlichen Adern durchzogene Fassade des Dogenpalastes hinauf zur schneeweißen Kuppel von Santa Maria della Salute.» (Vielleicht sich selbst) warnend schrieb er: «Kein Wunder, daß der Geist sich so sehr vom visionären Reiz einer derart schönen und seltsamen Szene einnehmen läßt und dabei die dunkleren Wahrheiten ihrer Geschichte und Gegenwart vergißt. Da mag es scheinen, eine solche Stadt verdanke ihr Dasein eher dem Stab eines Zauberers als der Angst von Flüchtlingen.»[1]

Autoren, die sich mit solchen Fragen befaßten, wußten natürlich, daß den Künsten nachgesagt wurde, ihre Schönheit biete einen gewissen Trost angesichts des drückenden Elends der Welt. Doch erst gegen Ende des 18. Jahrhunderts scheint manchen die Erkenntnis gedämmert zu sein, welch ein irreführendes Bild dieses Elends gerade die erfolgreichen Trostbemühungen dieser Art dem Historiker vermittelten. Beredeten Ausdruck fand eine solche Erkenntnis unter anderem in den Vorworten des Abbé de La Chau und des Abbé Le Blond zu den beiden prachtvollen, 1780 und 1784 erschienenen Katalogbänden der Gemmensammlung des Herzogs von Orléans: «Was finden wir in der Geschichte außer Kriegen und dem Aufstieg und Umsturz der Reiche? Das traurige Bild der elenden Knechtschaft der Menschheit. Die Werke der Kunst dagegen künden von ihrer Größe und Macht ...; die Kunstwerke, die auf uns gekommen sind ..., haben durch süße, unschuldige Illusionen dazu beigetragen, über das Elend des Lebens hinwegzutäuschen.»[2] Auch andere zeitgenössische Autoren äußerten diesen Gedanken, zeigten jedoch kein Interesse, seinen Implikationen für den Historiker nachzugehen.

Eine Lösung des Problems, das die Existenz solcher «süßen, unschuldigen Illusionen» für den Historiker darstellte, bot die These, sie seien nicht notwendig trügerisch, wobei man im Gefolge Stendhals behauptete, die geistige Energie, die für die edelsten Kunstwerke verantwortlich sei, könne sich ebenso in den schlimmsten Verbrechen äußern. Burckhardt und Taine fanden diesen Gedanken verführerisch, akzeptierten ihn jedoch nie vollständig. Eine andere, weitaus genialere Erklärung bot indessen Michelets enger Freund Edgar Quinet, der Italien schon lange vor Ruskin, Burckhardt und Taine besucht hatte und dessen Forschungen zum Verhältnis von Kunst und Geschichte sich als fast ebenso fruchtbar erwiesen wie die ihren eine Generation später. Quinet gehörte zu den ersten, die das Problem erkannten; und wie später dann bei Ruskin, war es der einzigartige Zauber des Dogenpalastes in Venedig, der seine Aufmerksamkeit darauf lenkte. Als er 1832 in der Sala del Maggior Consiglio stand, deren Decke und Wände die mächtigen Gemälde Veroneses und Tintorettos beherrschen, kam ihm ein Gedanke: «Der Senat lebte zwischen zwei Folterkammern: unter seinen Füßen befanden sich die unterirdischen Verliese, über ihm die Bleikammern.» Daraus zog er nun einen weitaus umfassenderen Schluß: «Es fällt zunächst auf, daß der düstere Ernst des politischen Regimes von Venedig sich niemals der venezianischen Malerei mitgeteilt hat. Betrachtet man nur die Regierung, meint man, die ganze Gesellschaft müsse ständig in Furcht und Schrecken gelebt haben, ein düsterer Schleier müsse sich über das Denken aller Bürger gelegt haben. Betrachtet man dagegen die Kunst, meint man, diese Menschen hätten in einem unablässigen Fest gelebt, und ihre ungestüme Phantasie könne nur unter einem Regime exzessiver Freiheit geblüht haben.»[3]

Erst einige Jahre später versuchte Quinet ausführlicher zu begründen, weshalb die Kunst der italienischen Renaissance nur ein äußerst trügerisches Bild der italienischen Geschichte zu bieten vermochte – und dies konnte er nur, weil sowohl die italienische Kunst als auch die italienische Geschichte ihm so viel bedeuteten. In einem fiktiven Dialog, den er in der Schweiz verfaßte – er lebte dort während des Zweiten Kaiserreichs im Exil –, bittet er einen Freund, der nach Frankreich reisen will (er selbst kehrte erst 1870 dorthin zurück), nicht die Menschen, die er dort treffen werde, von ihm zu grüßen, sondern nur einigen antiken Skulpturen und einigen Gemälden von Leonardo, Raffael und Veronese im Louvre Lebewohl zu sagen. «Sage ihnen, daß ich meine Augen oft auf sie richte, daß ich sie suche und mich an sie wende. Sie werden diese Botschaft verstehen, denn sie wissen, daß ich sie bewundert habe, als ich mich noch an ihrer Sonne wärmen konnte ... Erzähle ihnen von meiner Verehrung.»[4] Doch Quinets Umgang mit der Kunst beruhte nicht allein auf seiner Kunstliebe und dem Wissen um den Trost, den die Kunstwerke spenden konnten. Schon 1824, im Alter von einundzwanzig Jahren, hatte er Herders ‹Ideen zur Philosophie der Geschichte der Menschheit› übersetzt. Daraus hatte er wahrscheinlich den Schluß gezogen, daß die Künste als wertvolle Quelle für die Erhellung der innersten Überzeugungen eines Volkes dienen konnten – auch wenn Herders Interessen sich im wesentlichen auf die Literatur beschränkten. Bei der Vorbereitung der Vorlesungen zur italienischen Geschichte, die Quinet in den vierziger Jahren mit gewaltigem Erfolg am Collège de France hielt, machte er die Erfahrung, daß die zeitgenössischen Arbeiten zum Thema ihm überhaupt nichts nutzten. Lange Zeit fühlte er sich in einem Labyrinth aus irreführenden Fakten und Theorien gefangen. «Um dem zu entkommen, unternahm ich eine Reise nach Italien. Die kirchlichen und weltlichen Bauwerke und die alten Fresken begannen, mir die Augen zu öffnen. Die Mauern blendeten mich: es war mir, als berührte ich das wirkliche Leben Italiens im Mittelalter.»[5]

Quinets Reise dauerte etwa vierzehn Monate, von Mai 1832 bis Juli 1833, und er geriet in Verzückung.[6] Unter den Orten, die ihn besonders faszinierten, war auch Pisa: «An den Mauern des Friedhofs von Pisa gleiten Giottos blasse Jungfrauen wie Auferstandene zwischen den Gräbern umher. Die Zeit ist gekommen, da die Engel von Gozzoli, Buffalmacco und Fiesole [Fra Angelico] ihre goldenen Trompeten an den Mund heben und die geschwungenen Bögen auf ihre Saiteninstrumente setzen.»[7] Seine Hinweise auf einzelne Gemälde bleiben vage und unklar, aber auf die Fresken im Campo Santo sollte er im ersten Band seiner bedeutsamen Darstellung der italienischen Geschichte, ‹Les Révolutions d'Italie› (erschienen 1848), noch einmal zurückkommen.[8] In die Beschreibung der endlosen Streitigkeiten in den Stadtstaaten des 14. und 15. Jahrhunderts und den daraus resultierenden Vertreibungen fügt Quinet ganz unvermittelt eine Passage ein, die seltsam und unerklärlich anmutet: «Was wurde aus den Handwerkern, die man aus der Stadt vertrieben hatte? Die wichtigste Zuflucht für die Vertriebenen war die Kunst. Steimmetze und Holzschnitzer flüchteten sich auf den Campo Santo. Ein ganzes Heer von Geächteten führte den Pinsel; auf den Mauern schuf es sich das ideale Vaterland, das die Erde ihm verweigerte.»[9]

Drei Jahre später, im zweiten Band seines Werkes,[10] scheint Quinet den trügerischen historischen Firnis, mit dem er seine eindringlichen Impressionen vom Campo Santo überzogen hatte, verallgemeinert zu haben; er überträgt den Gedanken eines materiellen Exils auf die Idee eines geistigen Exils und entwirft eine bedeutsame Theorie des Zusammenhangs – oder fehlenden Zusammenhangs – zwischen der Kunst einer Zeit und ihren Entstehungsbedingungen.

Wie die meisten zeitgenössischen Historiker Italiens interessierte sich auch Quinet besonders für den physischen und geistigen Niedergang dieser ehemals herausragenden Nation und für die Folgerungen, die sich daraus für andere Gesellschaften ergeben mochten – weshalb er denn auch ständig Parallelen zum Frankreich seiner Gegenwart zieht. Der finsterste Aspekt dieses Niedergangs war in seinen Augen die Passivität, mit der die Italiener jahrhundertelang die Herrschaft einheimischer und fremder Tyrannen erduldet hatten; und er erläutert diesen Gedanken, indem er der Frage nachgeht, welchen Beitrag eine Reihe berühmter, repräsentativer Männer zu dieser Passivität geleistet hatten. Quinet beschuldigt sie nicht unmittelbar der geistigen Korruption – obwohl er bei dem Historiker Francesco Guicciardini keine Gnade kennt –, sondern versucht zu zeigen, daß sie bei all ihrem sonstigen Genie auf unterschiedliche Weise das ihre getan hatten, den Widerstandswillen der Italiener zu brechen. So hatte Dante viel zuviel Vertrauen in das Wunder der Erlösung durch den Kaiser des Heiligen Römischen Reiches gesetzt – doch immerhin hatte er sich unmittelbar mit den wichtigsten politischen Fragen seiner Zeit auseinandergesetzt. Und Boccaccio hatte zwar unbewußt dazu beigetragen, die falschen Auffassungen von Feudalherrschaft und Rittertum zu zerstören, aber über die Mißbräuche des Klerus war er mit einem Lächeln hinweggegangen, statt sie mit einem Aufschrei des Zorns zu quittieren. Im 16. und 17. Jahrhundert dann hatten die Italiener das Streben nach nationaler Unabhängigkeit immer mehr aufgegeben, obwohl der große, aber von Makeln nicht ganz freie Machiavelli sie wachzurütteln versuchte. Doch da war es längst zu spät. Die besten Italiener hatten den Kampf bereits aufgegeben; sie waren nun Kosmopoliten, denen es nicht um die Nation ging, sondern um die Schaffung einer idealen Welt, die der ganzen Menschheit gerecht werden könnte. Dieser Aspekt der italienischen Geschichte fand seine Verkörperung in den Werken jener Künstler, die schon aufgrund ihrer Arbeit stärker universell ausgerichtet und weniger den Konventionen ihrer Zeit verhaftet waren als die Schriftsteller. Deshalb vermögen die von ihnen geschaffenen Werke der Baukunst, der Plastik und der Malerei so wenig über die Zeit auszusagen, in der sie entstanden waren, und über die Heimsuchungen, unter denen ihr Vaterland zu leiden hatte.

Auf je eigene Weise schirmten Leonardo, Raffael und Benvenuto Cellini sich vor den Unbilden der Welt ab: Leonardo identifizierte sich mit dem Geist der Schöpfung und der Natur; Raffael suchte nach einer heiteren, universellen Religion, die Heidentum und Christentum miteinander versöhnen sollte; und Cellini verschrieb sich dem Ziel absoluter, amoralischer Selbstverwirklichung und der Kunst als solcher. Doch die «Tyrannei des Schönen», der die Künstler in ihrer Opposition gegen eine bedrückende, feindselige Umwelt verfielen, blieb letztlich wirkungslos. Selbst Raffaels sublime, allumfassende Vision im Vatikan, die «noch katholischer als die katholische Kirche» war, vermochte das Wesen einer Kirche nicht wirklich zu verändern, die sich unfähig zeigte, ihren eigenen Idealen gemäß zu handeln. Die Revolution der Hochrenaissance blieb daher ganz auf die Kunst beschränkt. Der Fall des gequälten Michelangelo lag etwas anders, denn in einigen seiner Werke fanden die tragischen Umstände des zeitgenössischen Italien ihren Niederschlag. Dennoch verlor er sich in den letzten zwanzig Jahren seines Lebens ganz in den Linien des Petersdoms; «das Gesicht der Straße zugewandt, tritt er ein in den Himmel des reinen Geistes».[11]

Wahrscheinlich hätten nur wenige andere Autoren Quinet in der Darstellung der Gründe zugestimmt, weshalb die Kunst der Hochrenaissance als unmittelbare historische Quelle in die Irre führte; doch die allermeisten dürften gleichfalls der Ansicht gewesen sein, *daß* sie in dieser Hinsicht irreführend war. Das Problem lag nicht allein in der offenkundigen Tatsache, daß die Künstler des frühen 16. Jahrhunderts in ihren Darstellungen aus dem Bereich der Geschichte, des Mythos, der Allegorie und der Glaubenswelt jedes «Lokalkolorit» zu vermeiden suchten und sich eher auf das Allgemeine als auf das Besondere konzentrierten – denn wie Quinet erkannte, bildete dies schon für sich allein eine historische Frage von wesentlicher Bedeutung. Fast ebenso wichtig war ein psychologisches Hemmnis, das großes Gewicht besaß. Von einem Stil, der besondere Bewunderung verdiente, erwartete man (und erwartet man vielfach auch heute noch), daß er im Betrachter völlig andere Empfindungen auslöst als ein Stil, dem nur zweitrangige Bedeutung zukommt; ersterer habe vollkommene und daher zeitlose Werte zu verkörpern; letzterer sei vor allem von «historischem Interesse», entweder weil seine Schwächen zeigten, wie steinig der Weg zum Gipfel gewesen war und wie leicht man von dort wieder abstürzte, oder weil diese Schwächen den Betrachter dazu drängten, sich nach anderen Quellen der Befriedigung umzusehen. Unterscheidungen dieser Art, die wahrscheinlich erstmals Vasari eingeführt hatte, gewannen gegen Ende des 18. Jahrhunderts zunehmend an Bedeutung; und sie wurden damals wie auch später nur selten in Frage gestellt, selbst wenn man bei unvoreingenommener Betrachtung hätte erkennen müssen, daß der Charakter der fraglichen Bilder sie keineswegs immer rechtfertigte. Zur selben Zeit, als Quinet durch Italien reiste, erschien die zweite Ausgabe des illustrierten Foliobandes von Lasinio über den Campo Santo in Pisa; darin stellte der Autor die frühen grobschlächtigen Fresken, die uns ein Bild der Sitten und der Kleidung ihrer Zeit vermitteln und daher für das Verständnis von Petrarca oder Villani nützlich seien, den «sublimen» Szenen gegenüber, wie sie Benozzo Gozzoli im 15. Jahrhundert gemalt hatte.[12]

Aus einer rein historischen Neugier entwickelt sich indessen häufig eine tiefempfundene Bewunderung, wie man aus dem Wandel der Einstellung gegenüber der Gotik Ende des 19. Jahrhunderts ersehen kann. Später dann wurden in ähnlicher Weise der Barock, der Manierismus und der Klassizismus einer Neubewertung unterzogen. Und kaum hatten die Kunstliebhaber diesen Stilen die Würde höchster Qualität zugestanden, waren sie auch schon gewissermaßen aus der Reichweite jener Forscher gerückt, denen es in erster Linie um deren Bedeutung als historische Zeugnisse ging. Bei Werken «geringeren» Werts oder solchen der «Volkskunst» gab es Barrieren dieser Art niemals, und erst recht galt dies für Werke, die schlichtweg als schlecht oder als uninteressant eingestuft wurden.

2.

Seit der zweiten Hälfte des 18. Jahrhunderts waren Volkslieder, Balladen, Volksmärchen, volkstümliche Feste und ähnliche Traditionen ein Feld, dem sich Altertumsforscher vor allem in England und Deutschland in wachsendem Maße zuwandten, zum einen wegen der Ausdrucksstärke und der scheinbar unverbildeten Kraft, die ihnen innewohnten, zum anderen wegen ihrer Bedeutung für die regionale oder nationale Geschichte. Schon bald erfaßte dieses Interesse ein breiteres Publikum. Die Pariser Académie Celtique, deren Gründungsversammlung am 30. März 1805 – höchst angemessen unter der Leitung von Alexandre Lenoir – im Musée des Monuments Français stattgefunden hatte, begann mit der systematischen Erforschung des dahinschwindenden Brauchtums in Frankreich,[13] und kaum eine Generation später war die Märchenforschung der Gebrüder Grimm in ganz Europa bekannt und berühmt. Aber obwohl die Altertumsforscher weiterhin unablässig Hügelgräber ausgruben und lange Aufsätze über Münzen und Scherben verfaßten, erregten die bildenden Künste nicht annähernd so viel Aufsehen in der geistigen Welt wie das neue volkskundliche Interesse in seiner frühen Phase. So schickte die Académie Celtique einen Fragebogen zu Ritualen und abergläubischen Bräuchen, die in den Dörfern überlebt hatten, sowie zu Volksliedern, Tänzen, Märchen und Dialekten an die Präfekten und an örtliche Experten in ganz Frankreich, während die einzige Untersuchung auf dem Gebiet der Kunst und des Handwerks Charakter und Gestaltung von Grabsteinen betraf. Und als man 1807 an die dreihundert Varianten eines beliebten, mit sechs groben und stark vereinfachten Illustrationen versehenen Druckes mit einem «Volkslied» über ‹Vie et débauche de l'enfant prodigue› für die Académie Celtique sammelte, da galt die Aufmerksamkeit nicht den Bildern, sondern dem Text, an Hand dessen man die lokalen Dialekte studieren konnte.[14]

Diese Vernachlässigung des Visuellen hatte ihren Grund zum Teil in der Tatsache, daß die volkstümliche Bildwelt auch dann noch blühte, als die bei den Bauern von Generation zu Generation überlieferten Lieder und Geschichten bereits im Verfall begriffen waren; tatsächlich stammten die Illustrationen zu ‹L'Enfant prodigue› etwa aus derselben Zeit wie die Nachforschungen, die man darüber anstellte.

Als sich dann in den vierziger und fünfziger Jahren Altertumskundler erstmals auch den volkstümlichen Bildern zuwandten, fiel ihnen vor allem ins Auge, daß dieses Material eine Alternative zur hohen Kunst oder den im strengen Sinne archäologischen Artefakten bildete, die bis dahin allgemeine Aufmerksamkeit gefunden hatten. Diese Wahrnehmung war von solcher Bedeutung für ihre Forschung, daß man danach mindestens eine Generation lang nur selten eine theoretische Unterscheidung zwischen Karikatur und Volkskunst antrifft. Verstärkt wurde die Verwirrung – wenn das denn überhaupt möglich war – noch durch die Illustrationen in ihren Büchern, die so oft reproduziert wurden, daß es zuweilen schwerfällt, in Technik oder Stil zwischen einer hölzernen Miserikordie, einer Radierung von Callot und einem antiken Onyx zu unterscheiden. Jedes Bild, das in seiner Ausführung grob oder vereinfacht erschien oder das die konventionellen Darstellungsweisen ins Freche, Satirische, Grobe oder Obszöne verschob, wurde deshalb unabhängig von Zeit und Ort als Karikatur eingestuft. Oft bewunderte man diese Bilder wegen ihrer rohen Kraft, und im 17. Jahrhundert wurden sie gelegentlich in die großen Graphiksammlungen jener Liebhaber aufgenommen, die Belegstücke sämtlicher Künstler, Stilrichtungen und Sujets besitzen wollten. Um 1660 etwa kaufte der Abbé de Marolles nicht nur Kupferstiche Dürers und Marcantonio Raimondis oder von Parmigianino, sondern auch Hunderte von *bouffoneries.* Er tat dies, weil sie trotz «Zügellosigkeit» und «schlechter Scherze» Licht auf «die Geschichte der Zeit» zu werfen vermochten.[15] Aus eben diesem Grund sollten diese *bouffoneries* zwei Jahrhunderte später die Aufmerksamkeit von Wissenschaftlern auf sich ziehen, die diese Stücke weitaus faszinierender fanden als die Meisterwerke in Marolles' Sammlung.[16] Keinerlei Verehrung, wie man sie einem Raffael (oder selbst noch einem Teniers) entgegenbrachte, entzog die «Volkskunst» einer unvoreingenommenen historischen Forschung.

Im Jahr 1813 brachte ein amerikanischer Künstler aus Philadelphia eines der ersten Bücher heraus, die sich mit diesem reizvollen Gebiet befaßten. James Peller Malcolm war in den achtziger Jahren des 18. Jahrhunderts nach London gekommen; dort befaßte er sich schon bald mit Stichen sowie mit topographischen und altertumskundlichen Forschungen. Sein ‹Historical Sketch of the Art of Caricaturing› war eindrucksvoll mit Abbildungen grotesker Figuren illustriert, die nahezu ausnahmslos aus dem British Museum stammten, aber ein breites Spektrum abdeckten; sie reichten von einer römi-

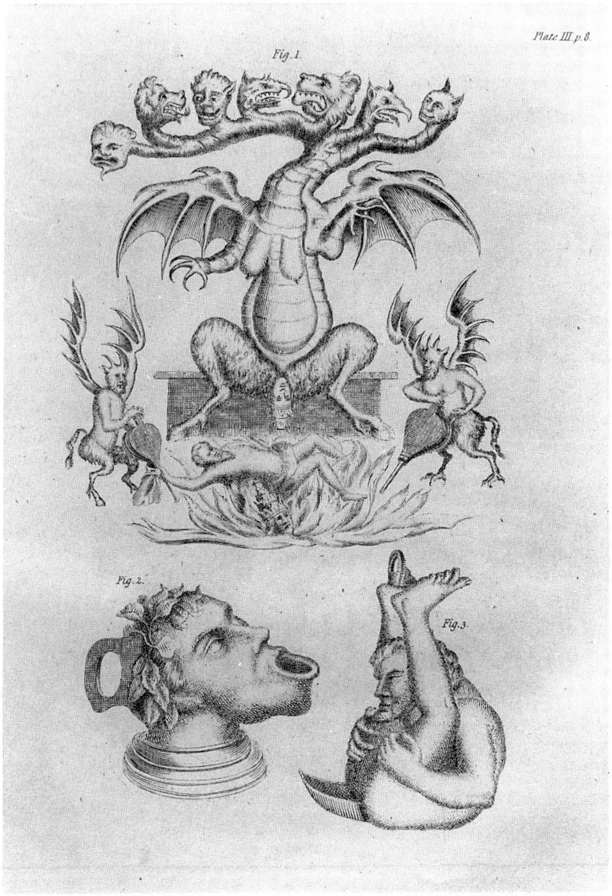

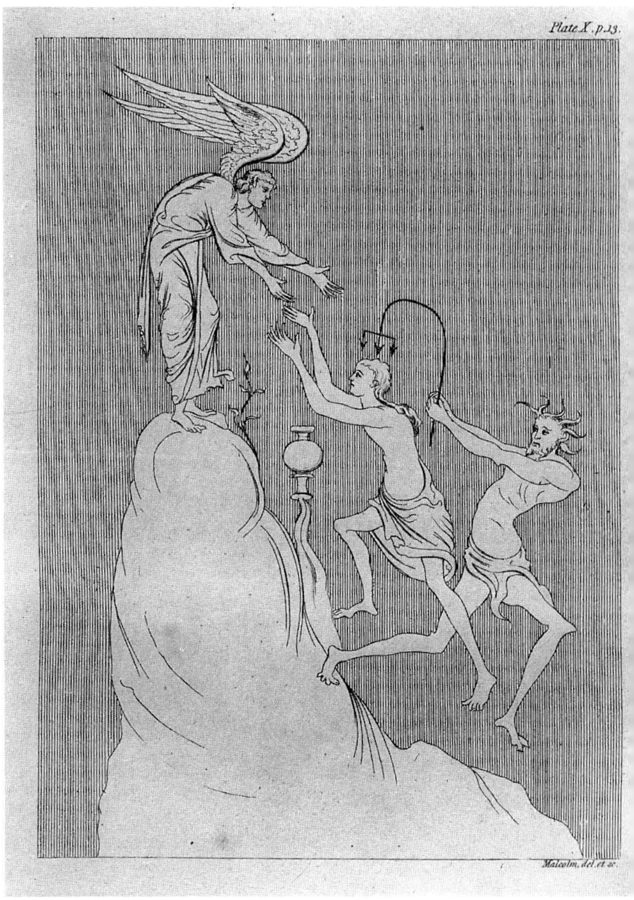

204. James P. Malcolm, ‹Art of Caricaturing›, London 1813: Abb. 1 gibt einen elisabethanischen, gegen den Papst gerichteten satirischen Stich wieder, Abb. 2 und 3 zeigen römische Lampen.

205. James P. Malcolm, ‹Art of Caricaturing›, London 1813: Reproduktion einer Miniatur aus dem Harleian Manuskript 603, London, British Library

schen Lampe in Gestalt eines nackten Mannes, der seinen Kopf zwischen den Beinen hindurchstreckt (Abb. 204), bis zu einer mittelalterlichen Handschrift mit dem Bild «eines Teufels, der einen gebogenen Dreizack in den Kopf einer Gestalt zu stoßen versucht, welche sich bemüht, zu einem Engel hinaufzugelangen, der sie mit offenen Armen empfängt» (Abb. 205); oder von chinesischen Bronzen bis hin zu gesellschaftlichen oder politischen Satiren seiner eigenen Zeit. Dadurch holte er eine Fülle unbekannten Materials ans Licht und bot manche nützliche Information über die Hintergründe der politischen Karikatur in England, der sein besonderes Interesse galt. Doch seine übertriebene Abneigung, die Gefühle der Menschen zu verletzten, machte ihn zu einem recht unzuverlässigen Führer durch das späte 18. Jahrhundert (so erwähnt er Gillray kein einziges Mal); außerdem zieht er keinerlei Schlußfolgerungen aus seiner Zusammenstellung, mit Ausnahme der These, die Überlegenheit Englands auf diesem Gebiet sei ein sprechender Beweis für das Maß an Freiheit, das dort herrsche.[17]

Malcolms etwas dürftige Abhandlung mag indessen in Frankreich die Publikation einer umfangreichen Serie von Heften mit dem Titel ‹Musée de la caricature› angeregt haben, die 1838 zu zwei sehr schönen Bänden zusammengefaßt wurden.[18] Der – auch mit eigenen Beiträgen vertretene – Herausgeber der Reihe war Pierre-Joseph Rousseau (auch unter dem Namen E. Jaime bekannt), der zahlreiche Lustspiele schrieb. Jedes Heft enthielt drei Illustrationen, viele davon in ausgezeichnetem Farbdruck, und einen erläuternden Aufsatz von vier oder fünf Seiten; die Verfasser gehörten zu einer Gruppe, die der romantischen Bewegung nahestand, darunter Charles Nodier, Jules Janin und Léon Gozlan. Die Zahl der Illustrationen war zwar insgesamt weit höher als in Malcolms Sammlung, aber ihr Spektrum war sehr viel enger. Bis auf zwei Abbildungen stammten sämtliche Beispiele aus Frankreich und aus dem Bereich der Graphik, das älteste aus einer Handschrift des 14. Jahrhunderts, das jüngste vom Ende der Napoleonischen Kriege. Wie Malcolm, so trafen auch Jaime und seine Gruppe keinerlei theoretische Unterscheidung zwischen Karikatur und Volkskunst: «An den Portalen alter Kirchen kann man diese schrecklichen Wasserspeier sehen, diese Sphingen und Schimären, diese Teufel mit riesigen Mäulern und Beinen wie von Echsen, Tigern oder Affen; all diese Skulpturen sind *Karikaturen* des Teufels.»[19] Und wie Malcolm, so bemüht sich auch Jaime kaum, Schlußfolgerungen aus seinem Material zu ziehen. Seine Bände sind deshalb interessant, weil sie eine Fülle visueller Quellen boten, von denen spätere Autoren dann ausgiebig Gebrauch machten.[20] Bestimmt waren sie jedoch für jenen Teil des Publikums, der auch andere gut ausgestattete und schön illustrierte Werke von Autoren kaufte, die zur Zeit der Romantik in Mode waren. Der eigentliche Anstoß zu der systematischen Erforschung des Grotesken, des Komischen und des Volkstümlichen, wie sie ein Vierteljahrhundert später in England, Deutschland und Frankreich betrieben wurde, kam aus einem ganz anderen und sehr viel klarer abgegrenzten Forschungsfeld.

Im Jahre 1851 veröffentlichte Theodor Panofka, der sich durch seine einfallsreichen (und heute vielfach belächelten) Forschungen zur Bildwelt der Antike bereits in ganz Europa einen Namen gemacht hatte und an der Friedrich-Wilhelm-Universität in Berlin lehrte, einen zweiundzwanzigseitigen Aufsatz über ‹Parodieen und Karikaturen auf Werken der Klassischen Kunst›. Dem Text waren drei Tafeln mit mehr als zwanzig kleinen Abbildungen beigegeben, bei denen es sich meistens um Details von griechischen Vasen handelte (Abb. 206). Diese Abbildungen fanden schon bald Eingang in das Repertoire aller am Thema interessierten Wissenschaftler. Panofka diskutierte die Bedeutung der abgebildeten Szenen und verwies zugleich auf eine Reihe anderer Darstellungen; bei einigen von ihnen war der Stil, wie er schrieb, von einer «absichtlichen Sorglosigkeit» geprägt.[21] Er war sich der Neuartigkeit seines Unternehmens vollauf bewußt und wußte sehr wohl, daß es «manch unerwartetes Licht» auf «Richtung und Entwickelung des hellenischen Geistes» zu werfen vermochte.[22] Es war zwar bereits seit langem bekannt, daß manche Figuren auf griechischen Vasen und anderen Artefakten in satirischer Absicht geschaffen worden waren, und schon Plinius hatte auf die Existenz eines komischen Genres in der antiken Malerei hingewiesen, doch der Gedanke, die Griechen hätten sich mit solch niedrigen Formen der Kunst abgegeben, stieß in gelehrten Kreisen immer noch auf einigen Widerstand, da man dort noch sehr an der von Winckelmann eingeführten Vorstellung hing, nach der die griechische Kunst ganz durch

206. Theodor Panofka, ‹Parodieen und Karikaturen›, Berlin 1851: verschiedene Parodien griechischer Mythen, meist von antiken Vasen; Abb. 1: Das Urteil des Paris; Abb. 5: Die Blendung Polyphems usw.

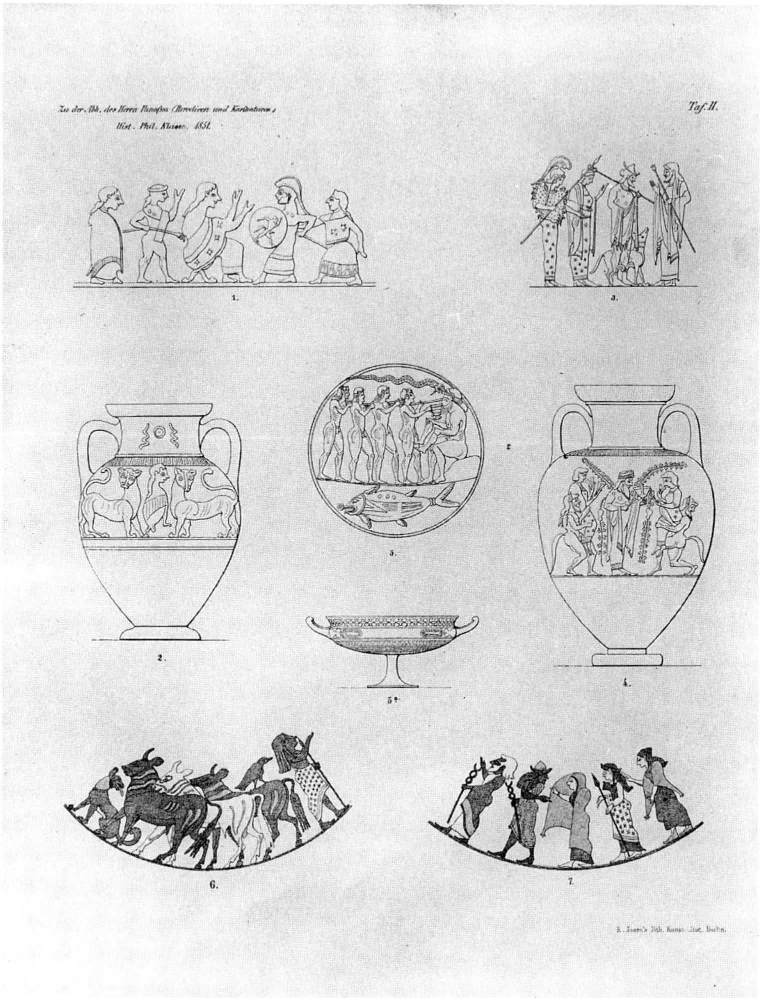

ideale Schönheit geprägt war. Aus diesem Grunde und weil Panofka zahlreiche Kontakte nach Frankreich hatte, erregte sein kurzer Aufsatz große Aufmerksamkeit bei Wissenschaftlern in ganz Europa.[23]

Erst nach 1860 jedoch fanden vereinzelte Versuche dieser Art Eingang in populärwissenschaftliche Werke, die nun das Geschichtsbild zu verändern begannen. Im Jahre 1862 veröffentlichte der Politikwissenschaftler Friedrich Ebeling die erste von zahlreichen Ausgaben einer ‹Geschichte des Grotesk-Komischen›. Dabei handelte es sich um die Umarbeitung eines Buches, das fast fünfundsiebzig Jahre zuvor erschienen war. Die ursprüngliche, von Karl Friedrich Vlögel stammende Fassung aus dem Jahre 1788 besaß nur eine einzige Illustration; sie befand sich gegenüber dem Titelblatt und zeigte zwei Ansichten der verstümmelten Terrakottafigur eines römischen komischen Mimen. Der Text, der sich vor allem mit dem Theater und mit burlesken Darbietungen unterschiedlicher Art befaßte, bildete die natürliche Fortsetzung einer vom selben Autor stammenden, vierbändigen Geschichte der komischen Literatur. Der Verleger bat Ebeling, möglichst viel vom Originaltext zu erhalten und in einer Weise auf den neuesten Stand zu bringen, die dem Geschmack der Zeit entsprach.[24] Aus diesem Grunde fügte Ebeling einen großen Abschnitt über die bildenden Künste und – wichtiger noch – vierzig Illustrationen hinzu, viele davon in Farbe, die von Darstellungen aus der Antike bis hin zu Arbeiten von zeitgenössischen Künstlern wie Grandville und Tony Johannot reichten. Unter den abgebildeten Objekten befanden sich mittelalterliche Münzen, Charaktere aus der *commedia dell'arte* und dem Puppentheater, Spielkarten und satirische Modedarstellungen aus dem 18. Jahrhundert. Ebelings Buch bot also ein recht breites Spektrum «niederer Kunst», und da er (oder sein Verleger) beschlossen, auch eine Reihe recht indezenter Darstellungen aufzunehmen, lenkte es die Aufmerksamkeit auf einen Aspekt dieser Kunst, der bereits einige Sorgen bereitete.

Thomas Wright in England vermied das Thema, soweit es eben ging; Champfleury in Frankreich nahm nur allzuoft darauf Bezug, doch er versprach, er werde «bei dieser delikaten Aufgabe alle nötige Vorsicht» walten lassen.[25] Die umfangreichen Forschungen dieser beiden Männer, die etwa zeitgleich mit den stärker beschränkten und im Bereich des Gewohnten verbleibenden Forschungen von Ebeling stattfanden, hoben die «alternative Tradition» in der Kunst auf eine neue Ebene.

Wright und Champfleury arbeiteten offenbar unabhängig voneinander,[26] auch wenn Wrights zahlreiche altertumskundliche Arbeiten in Frankreich bestens bekannt waren und die Académie des Inscriptions et Belles-Lettres ihn schon 1842 – er war damals zweiunddreißig Jahre alt – zum korrespondierenden Mitglied gewählt hatte. Er verfiel dem Zauber Jacob Grimms,[27] und bevor er dreißig Jahre später in geistiger Umnachtung versank, produzierte er einen endlosen Strom von Aufsätzen, Büchern und wissenschaftlichen (sowie weniger wissenschaftlichen) Ausgaben älterer Texte. Die meisten davon befaßten sich mit diversen Aspekten des Volkslebens im Mittelalter und waren reich mit Holzstichen illustriert, die recht grob nach illuminierten Handschriften, kirchlichen Monumenten und anderen Bildquellen gearbeitet waren. Seine ‹History of Caricature and Grotesque in Literature and Art› erschien 1865, im selben Jahr, in dem Champfleury seine ‹Histoire de la caricature antique› und seine ‹Histoire de la caricature moderne› veröffentlichte.

Diese drei Werke zeigen eine Reihe von Gemeinsamkeiten, die sich zum Teil der Tatsache verdanken, daß die beiden Autoren, wie wir gesehen haben, nicht im eigentlichen Sinne Pioniere waren; ihre Bücher bildeten vielmehr den Höhepunkt einer langen Reihe vereinzelter Studien auf einem Gebiet, das man als «populäre Kunst» bezeichnen könnte. Beide waren mit ihren Vorgängern der Ansicht, daß Deformationen in der Malerei und Plastik von der Antike bis in ihre Zeit im wesentlichen stets demselben Zweck gedient hatten. Mit Champfleury zu sprechen, war die Karikatur «der Schrei der Bürger ... die Masse».[28] Noch wichtiger ist die Tatsache, daß beide Autoren meinten, eine Tradition zu erforschen, die inzwischen nahezu tot war. «Man kann kaum behaupten, daß es heute eine Schule [der Karikatur] gäbe», schrieb Wright im Schlußkapitel seines Buches; und Champfleury erklärte: «Ich schreibe diese Zeilen in einem Augenblick, da die Karikatur in Frankreich nahezu vollständig verschwunden ist und tot zu sein scheint.»[29] Der Bauer habe selbst zu seiner Korrumpierung beigetragen: «Von der städtischen Kunst korrumpiert, vergißt er sein Brauchtum, wie er Volkslieder, Legenden und Traditionen vergißt, um Abenteuerromane nach Art der ‹Drei Musketiere› zu lesen, und er zieht Lithographien den Holzstichen naiver Illustratoren vor.»[30] Doch trotz ähnlicher Grundannahmen unterschieden sich die Ansätze der beiden Autoren beträchtlich voneinander. Wright sammelte eine Fülle von Texten und Illustrationen von der Antike bis in seine Zeit; doch er hatte kein Gefühl für die Qualität seines Materials (sieht man einmal von seinen allzu häufigen Klagen über dessen Freizügigkeit ab), und er besaß auch keine Theorie über die Bedeutung der Darstellungen. Champfleury dagegen eröffnete seine ‹Histoire de la caricature antique› mit einem klangvollen Glaubensbekenntnis: «Es gibt Menschen, die sind so beschaffen, daß sie sich stärker von der Malerei als von Gedrucktem, stärker von Bildern als von Büchern beeindrucken lassen. Ein einziger Federstrich sagt ihnen fast ebensoviel wie die Geschichte. Wenn sie das soziale und private Leben, die Sitten und Gebräuche eines Volkes kennenlernen wollen, sehen sie sich zunächst ein Fresko, einen mit Inschriften versehenen Stein oder das Fragment eines Mosaiks an; erst danach suchen sie in Büchern nach Belegen.»[31] An anderer Stelle erklärt er, die Karikatur gewinne zunehmend an Bedeutung für Wissenschaftler, die nun anfingen, sich bei der Erforschung «all dessen, was Licht auf Ereignisse und Menschen werfen kann», nach «Bildquellen» *(monuments figurés)* umzusehen.[32] Außerdem hatte Champfleury genaue Vorstellungen von der Interpretation solche Bilder und verspottete die Pedanten, die übertrieben gelehrte Erklärungen für grobschlächtige Darstellungen anboten, deren Bedeutung auf der Hand lag und gar keiner Erklärung bedurfte.[33] Vor allem aber war Champfleury ein missionarischer Geist: Die Bilder mochten ja durchaus grobschlächtig sein, und ihre Bedeutung mochte auf der Hand liegen, sollte er später ausführen, doch gerade diese Merkmale machten sie so wertvoll für die überkünstelten und übersensiblen Maler seiner Zeit.[34] Was anderen Autoren als Mangel erschien, den es zu entschuldigen galt, war für Champfleury gerade eine Tugend, für die jeder sich einsetzen solle, der am Wohlergehen der zeitgenössischen Kunst interessiert sei. Bis ans Ende seines Lebens blieb Champfleury bei diesen Überzeugungen. Er veröffentlichte erweiterte Ausgaben seiner Bücher über die antike und die moderne Karikatur (1867, 1872 und später) und stieß noch tiefer in das Gebiet der – wie er meinte – unterbewerteten Künste und des Kunsthandwerks vor. Er publizierte Bücher über die Keramik der Revolutionszeit (1867), über die populäre Bildwelt (1869) sowie über die «Karikatur» im Mittelalter, in der Renaissance sowie im 17. und 18. Jahrhundert (1871, 1874 und 1880).

Bei einigen seiner Bücher stützte er sich auf Wrights Arbeiten, doch insgesamt trug Champfleury mehr als irgendein anderer Autor des 19. Jahrhunderts dazu bei, die Aufmerksamkeit auf die Bedeutung der «niederen» Künste für das Verständnis jener Aspekte der Vergangenheit zu lenken, die von den Historikern weitgehend vernachlässigt worden waren. Seine Botschaft fand Gehör bei all jenen, die mit Sorge daran dachten, daß zukünftige Historiker nur wenige visuelle Zeugnisse aus dem Frankreich ihrer Zeit würden auffinden können. Seinem Einfluß dürfte es zuzuschreiben sein, wenn der Kritiker Ernest Chesneau 1868 mit Sorge über die Weltausstellung dieses Jahres schrieb:

«Ist es Ihnen noch nie in den Sinn gekommen, daß dieses 19. Jahrhundert unmerklich voranschreitet und, sofern nichts geschieht, sein Ende erreichen könnte, ohne daß die französische Kunst irgend etwas hinterlassen hätte, das es späteren Generationen dereinst ermöglichte, jenes Frankreich wiederzufinden, in dem wir heute leben? Wenn

Frankreich das bleibt, was es seit Jahrhunderten ist, wird sich ohne Zweifel eine authentische Tradition in den Sitten unserer Zeit herausbilden; aber es ist keineswegs sicher, daß unsere Nachfahren die Elemente dieser Tradition in den modernen Gemälden finden werden – sie werden sie bei unseren Karikaturisten suchen müssen, bei Gavarni und Daumier, unseren wahren Sittenmalern, und in den illustrierten Zeitschriften.»[35]

Champfleurys Weg zur Volkskunst erscheint zumindest im Rückblick als recht gerade. Er stammte aus der Provinz, aus Laon, und hatte sich mit zwanzig Jahren, 1843, in Paris niedergelassen; dort machte er sich rasch einen Namen als Journalist und als Autor von Kurzgeschichten. Diese Geschichten kreisten häufig um das Leben von Künstlern, und bald begann er, direkt über die Kunst der Vergangenheit wie auch der Gegenwart zu schreiben. Seine Sympathie galt in erster Linie Malern, die das Leben der einfachen Leute darstellten: Courbet, mit dem er sich anfreundete, und den Brüdern Le Nain, über die er mehrere wegbereitende Arbeiten schrieb. Doch ebenso bedeutsam für die Ausrichtung seines Geschmacks war sein Lokalpatriotismus. Die Brüder Le Nain stammten aus seiner Heimatstadt Laon, und Quentin La Tour, dem er eine bewundernde Monographie widmete, war im selben Teil Frankreichs geboren wie er; für Champfleury war dieser Umstand wichtiger als die Tatsache, daß La Tours einschmeichelnde (wenngleich lebendige) Pastellporträts der beliebtesten Gestalten aus der Mitte des 18. Jahrhunderts eindeutig im Gegensatz zu den Werten der Naivität und Aufrichtigkeit standen, für die er sich bei anderer Gelegenheit so oft eingesetzt hatte. Vor allem aber fühlte Champfleury sich zu den Pantomimen am Théâtre des Funambules hingezogen, wo die Darbietungen des Mimen Jean-Gaspard Deburau seit nahezu zwanzig Jahren die jüngere Generation der romantischen Schriftsteller in ihren Bann zogen. Zwar starb Deburau kurz nach Champfleurys Ankunft in Paris, doch sein Sohn setzte die Tradition fort; für ihn und für andere Darsteller schrieb Champfleury eine Reihe von Pantomimen, die sämtliche volkstümlichen Zutaten des Genres beibehielten, ihnen zugleich aber einen gewissermaßen philosophischen (wenngleich durchaus nicht belehrenden) Zug verliehen.

Wie Courbet, so wurde auch Champfleury mit dem Realismusstreit identifiziert, der in der Anfangsphase des Zweiten Kaiserreichs aufkam, doch anders als Courbet hütete er sich sehr, mit der linken Opposition gegen das Regime in Verbindung gebracht zu werden. Die Erforschung der Volkskultur (die von der Regierung Napoleons III. gefördert wurde) hatte für ihn zum Teil deshalb einen besonderen Reiz, weil sie ihm die Möglichkeit gab, seiner tiefempfundenen und trotzig vorgetragenen nostalgischen Liebe zu allem Subversiven und Abweichenden Ausdruck zu verleihen, sofern beides vergangenen Jahrhunderten angehörte. Denn bei aller Verehrung für den Realismus zog ihn vor allem das Sonderbare an. Zu den bemerkenswertesten Aspekten seiner umfangreichen Forschungen gehört die Tatsache, daß er gerade jenen Bereich, der den weitaus größten Teil der im 19. Jahrhundert anzutreffenden volkstümlichen Kunst ausmacht, nur nebenbei behandelte: die vielen tausend orthodox-religiösen, meist grellbunten Holzstiche – mit Darstellungen von Heiligen vor allem –, die oft eindeutig nach bekannten Kompositionen großer Meister gearbeitet waren.

Champfleury befaßte sich zwar auch mit Volkserzählungen und stellte eine Anthologie von ‹Chansons populaires de France› zusammen, doch den größten Teil seiner Anstrengungen verwandte er auf die visuellen Künste; die Begeisterung, die er einst für seinen Zeitgenossen Courbet empfunden hatte, übertrug er nun auf die «volkstümliche Bildwelt» und die Karikatur; auf diesen Gebieten erwies er sich tatsächlich als Wegbereiter des Geschmacks und der Wissenschaft. Dazu bedurfte es keines Richtungswechsels, sondern allenfalls einer veränderten Gewichtung, denn auch hier galt seine Sympathie vor allem dem «Naiven». Gerade diese *naiveté* aber warf Fragen auf, denen er sich niemals wirklich stellte, obwohl sie in seinen Büchern immer wieder einmal aufscheinen. Konnte man zum Beispiel wirklich davon ausgehen, daß die Bilder, um die es ging, «vom Volk und für das Volk» geschaffen worden waren? Und vor allem: War die *naiveté* ein Charakterzug, der «dem Volk» zu allen Zeiten und allerorten zukam, wie es gelegentlich bei ihm anklingt, oder handelte es sich um ein besonderes Erbe Frankreichs, in dem der «gallische Geist und der liebevolle Charakter»[36] des Landes ihren Ausdruck fanden? Er wußte um die nationalistischen Implikationen seiner Forschungen und kommentierte die «patriotischen» Motive, die skandinavische Volkskundler in ihrer Arbeit leiteten[37] und die 1872 in Stockholm zur Gründung des ersten Volkskundemuseums in Europa führten.[38] Bald schon wurde die Volkskunde zur Brutstätte eines besonders bösartigen Chauvinismus, doch Champfleurys Arbeiten bemühten sich um die Entfaltung einer anderen Möglichkeit, die in der Erforschung volkstümlicher Holzschnitte und Keramiken angelegt war: um die Förderung des Regionalismus. In jedem Falle aber war er mehr an der Betrachtung einzelner Objekte interessiert als an generalisierenden Schlußfolgerungen.

Während des 19. Jahrhunderts begann eine neue, verstörende Bilderwelt die Aufmerksamkeit der am Mittelalter Interessierten auf sich zu ziehen. Neben den artifiziellen, prachtvollen, von kräftigen schwarzen Umrißlinien eingeschlossenen oder durchzogenen Christusbildern und Darstellungen von Königen oder Aposteln, die den Altertumskundler durch die geradezu barbarische Intensität ihrer Blau-, Grün- und Rottöne in Erstaunen versetzen, wenn er zu den Glasfenstern der Kathedralen und Kirchen hinaufschaute; neben den äußerst fein gearbeiteten und modisch gekleideten, von Zierrahmen mit exotischen Vögeln, Schmetterlingen und Blumen umgebenen Heiligen, deren Zerbrechlichkeit ihn entzückte, wenn er in den pergamentenen Stundenbüchern des 15. Jahrhunderts blätterte; neben den gravitätischen, aber zuweilen auch lächelnden Jungfrauen aus Holz, deren Gewänder in ihrem ruhigen, schweren Faltenwurf an die schönsten Stücke griechischer Plastik erinnerten; neben den liegenden Marmorfiguren von Bischöfen, die nun, die Hände zu frommem Gebet gefaltet, wie schlafend im Tod die Ruhe genossen, welche sie sich zu Lebzeiten durch ihre Tugend verdient hatten – neben all diesen bekannten Bildwerken förderte man nun aus den wenig erforschten Schatzkammern der kirchlichen Kunst einige höchst sonderbare Artefakte zutage (Abb. 207).

«Menschliche Körper mit Tierköpfen; Köpfe zweideutigen Charakters; Teufel, die mit aufgeblasenen Backen das Feuer unter riesigen Kesseln anfachen; Verdammte, die von feurigen Pferden davongetragen werden; Frauen, deren Geschlecht von Dämonen verschlungen wird; Tiere, die von Kanzeln predigen; wilde Reiter, die Verdammte an den Haaren hinter sich herziehen, während die Eingeweide aus den aufgeschlitzten Bäuchen quillen; Drachen, deren aufgerissene Mäuler Wasser speien; Affen in Mönchskutten; Köpfe von Menschen, die halb Irre, halb Priester sind; riesige Mäuler mit gewaltigen Zähnen, die ganze Menschen verschlingen; orgelspielende Tiere; grinsende Faune,

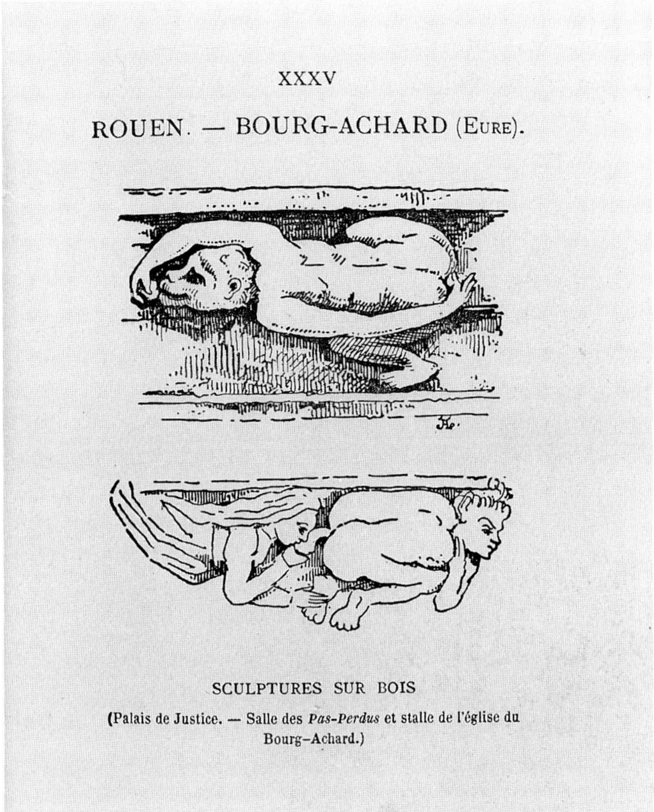

207. Jules Adeline, ‹Les Sculptures grotesques›, Rouen o.J.: Holzskulpturen in Rouen, Salle des Pas-Perdus, und Bourg-Achard, Chorgestühl der Kirche

die die Gläubigen verhöhnen; Verdammte, die von Teufeln auf lange Spieße gesteckt werden; singende und leierspielende Esel ...»[39]

Dererlei Bildwerke fand man an Kragsteinen und Miserikordien, Wasserspeiern und Kapitellen, auf Friesen und Reliefs in zahllosen Kirchen und Kathedralen, wo sie die vielen Jahrhunderte des Zerfalls und des Bildersturms, des Diebstahls und der Restaurierungsversuche überlebt hatten. Ihre kraftvolle Grobheit entzückte Victor Hugo, entsetzte aber die Gläubigen, denen es schwerfiel, diese lebhaften Zeugnisse des Spotts und der Farce, der Gier und der Wollust, des Aberglaubens und des Heidentums, der Grausamkeit und der Verkrüppelung mit den gerade erst lautstark verkündeten Vorstellungen eines Zeitalters des Glaubens in Einklang zu bringen. Und so machte ein Strom von Geistlichen und anderen Autoren sich im Auftrag der katholischen Presse daran, einen Artikel nach dem anderen zu produzieren, in denen sie erklärten, daß die Dinge nicht so seien, wie sie schienen.[40] Die Darstellung eines Totentanzes mochte abscheulich sein, aber man spürte darin «den Herzschlag Frankreichs, des Vaterlands, noch des darniederliegenden Frankreich, des entmutigten Vaterlands, das in seiner Verzweiflung nur noch auf den Tod zählt, statt sich auf seinen eigenen Mut zu verlassen».[41] Die Obszönität lag vielfach gar nicht in den Bildern, sondern allein in der Phantasie des Betrachters, und selbst wenn sie doch einmal offensichtlich war, blieb sie ohne wirklichen Bezug zur Sexualität. Groteske Figuren wie Affen in Mönchskleidung sollten wahrscheinlich gar keine Mönche darstellen, denn auch Bauern und arme Leute hätten solche kuttenähnliche Kleidung getragen. Alles, was dem uninformierten Betrachter als lächerlich, unnatürlich oder beleidigend erschien, war in Wirklichkeit von tiefem Ernst geprägt, da all diese Bilder symbolisch gemeint waren und sich nur schwer deuten ließen.[42]

Einige dieser Versuche, allzu vereinfachte Thesen zu widerlegen, waren überaus scharfsinnig; und Thomas Wright gab einen wertvollen Hinweis, als er die Behauptung aufstellte, daß die übertriebenen Gesten, die man in der frühen Kunst gelegentlich findet, möglicherweise nur der Verdeutlichung dienten und nicht unbedingt als groteske Verzerrung oder Satire gedacht waren.[43] Doch Champfleury bedachte alle Theorien dieser Art mit Spott, und auch über die «Voltairianer» machte er sich lustig, die behaupteten, das Farcenhafte, das man in der kirchlichen Kunst so häufig antraf, sei satirisch gemeint gewesen. «Als ich diese Forschungen begann, glaubte ich, die Steine der Kathedralen seien ein sprechendes Zeugnis für die Revolte des Volkes; nun, da ich sie beende, glaube ich nicht mehr an eine so verführerische Beredsamkeit.» Tatsächlich suchte Champfleury nach der einfachsten Erklärung, die mit der ungewöhnlichen Bildwelt vereinbar war, um deren Erforschung er sich bemühte. So seien die Szenen mit unzüchtigen Mönchen, die man gelegentlich in illuminierten Handschriften finde, eher als Warnung gedacht gewesen denn als Darstellung wirklichen Verhaltens; und in jedem Falle hätten öffentliche Lustbarkeiten noch bis vor gar nicht langer Zeit zumeist in den Kirchen stattgefunden. Was den orthodoxen Kommentatoren als komplexe religiöse Symbolik und den «Voltairianern» als bittere antiklerikale Satire erschien, sei in Wirklichkeit etwas ganz anderes: eine «unbewußte, naive Kunst, ebenso unschuldig wie das Kind, das in der Öffentlichkeit sein Hemd hebt».[44]

Der Gedanke, wonach die volkstümliche Kunst Ausdruck des naiven und gutmütigen «Volkes» war, bildete den Ausgangspunkt und den Schluß von Champfleurys Forschungen, und da er davon ausging, daß der «Volkscharakter» sich in diesem Punkte über die Jahrhunderte nicht verändert hatte, war er unfähig, seiner Erforschung der volkstümlichen Kunst eine historische Dimension zu verleihen. Er machte sich lustig über den aus zweiter Hand übernommenen Hegelschen Gedanken, jedesmal, wenn der Künstler zur Palette oder zum Meißel greife, sage er sich: «Jeder meiner Pinselstriche wird den Geisteszustand meiner Zeitgenossen enthüllen.»[45] Doch der eigentliche Grund für seine Haltung lag darin, daß er jegliches bewußte Element bei der Schöpfung volkstümlicher Kunst ausschloß, und diese Auffassung besagte zugleich, daß der Fortgang der Zeit keine Rolle spielte. Für Champfleury war all das ohne Belang. Bei der Besprechung recht eindeutiger, aber komischer Phallusdarstellungen auf einem Mosaik in Herculaneum meinte er, selbst Aristophanes habe «so getan, als erröte er» beim Anblick solcher Szenen, während man in Indien, Ägypten, China, Japan und im Mittelalter phantastische, launige, kuriose oder satirische Motive darin erblickte.[46] In seinen Augen ähnelten die Holzschnitzer, die manche mittelalterlichen Ratssäle mit groben Darstellungen ausschmückten, Kindern, die in aller Öffentlichkeit urinieren, und geradeso mochte das Nebeneinander grellbunter Farben auf volkstümlicher Keramik die Bürger schockiert haben, entsprach aber vollkommen dem Geschmack von Kindern und Wilden – oder auch von Bauern, die auch in anderen Aspekten ihres Geschmacks gewisse Ähnlichkeiten mit Phöniziern und Etruskern, Chinesen und Japanern zeigten.[47] Obwohl Champfleury wiederholt auf die historische Bedeutung der volkstümlichen Bildwelt als Zeugnis religiöser, politischer und sonstiger Glaubensvorstellungen hinwies, ließ sich – folgt man seinen Ausführungen – aus diesen Bildwerken allenfalls ein sehr stabiler Sinn für gesunde Werte herauslesen; und so meinte er denn, als er die frommen Stiche des 15. mit denen des 19. Jahrhunderts verglich: «Das Stammeln der Kinder ist in allen Ländern dasselbe; und obwohl die Entwicklung zum Stillstand gekommen ist, haben diese Stiche den Reiz der Unschuld; und der Reiz der heutigen Bildermacher liegt darin, daß sie sich ihre Kindlichkeit bewahrt haben, das heißt, daß sie dem Fortschritt der städtischen Kunst nicht gefolgt sind.»[48] Die volkstümliche Kunst sagte demnach nichts über den historischen Wandel aus und konnte allenfalls als Indikator für den Grad der Verfeinerung in jenen Gesellschaften dienen, in denen man sie antraf. In einem Land, in dem man über Darstellungen des männlichen Geschlechtsteils nur lachte und man sie (wie in Algier oder Konstantinopel) selbst Kindern beiderlei Geschlechts zeigen konnte, ohne daß diese erröteten, mußte die Zivilisation auf einem niedrigen Niveau stehen.[49] Einmal jedoch unternahm Champfleury einen ernsthaften Versuch, diese äußerst beschränkte Auffassung zu überwinden.

Die Wertschätzung des 19. Jahrhunderts für die Keramik des 18. und für deren Klassifikation ging einher mit einer großen Begeisterung für die übrigen Künste des *ancien régime,* und schon um 1830 herrschte eine rege Nachfrage nach den prunkvollen Schalen und Tellern aus Chantilly und Vincennes oder nach den luxuriösen, oft auch ausgefallenen Erzeugnissen anderer führender Manufakturen in Frankreich. Man war allerdings einhellig der Meinung, daß die Qualität mit der Revolution einen rapiden Verfall erlebt habe.[50] Um 1850 jedoch begann Champfleury, die grobschlächtigen Fayencen zu sammeln, die einige Hersteller nach 1786 massenhaft auf den Markt hatten werfen müssen, weil das Handelsabkommen mit England die Preise für feines Porzellan drückte. Er fand nur wenige Konkurrenten. Die Teller, deren unschöne Verzierungen und geschmacklose Farben die Liebhaber selbst dann abstießen, wenn sie keine politischen Botschaften subversiver Art trugen, waren noch unattraktiver, wenn sie mit einer phrygischen Mütze oder einem kraftvollen Bauern oder einem Spruch wie «La République Française 1793» geschmückt waren. Um solche Objekte zu finden, reisten Champfleury und der Händler, den er damit beauftragt hatte,[51] überall in der Provinz umher und durchstöberten rattenverseuchte Scheunen, wo man die Stücke samt unliebsamen Ahnenbildern abgestellt hatte, als die Mode abgeklungen war, oder auch die Katen weniger modebewußter Bauern, die sie immer noch stolz auf ihrem Wandbord präsentierten. In Läden dagegen waren keine mehr zu finden. Champfleury erkannte, daß die «populären» Bilder, ob gestochen oder auf Keramik gemalt, nun in industriellem Maßstab an Orten gefertigt wurden, die oft weit von jenen Märkten entfernt waren, auf denen die einfachen Leute sie erwarben. Die Tatsache jedoch, daß man sie immer noch in jener Umgebung fand, für die sie bestimmt gewesen waren, bestärkte ihn in der Überzeugung, daß seine ständig wachsende Sammlung ihn in unmittelbaren Kontakt mit einer Kunst brachte, die «vom Volk für das Volk» geschaffen worden war.[52]

Diese Keramik bot daher ein einzigartiges Zeugnis für die Reaktionen, welche die rasch wechselnden Phasen der Revolution in jenen Teilen der Gesellschaft auslösten, die sie nicht schriftlich festzuhalten vermochten. «In diesen Fayencen verfolgen wir den Gang der Revolution. Die Prinzipien von 1789 bringen das Herz des Volkes zum Klingen, als wäre es eine Glocke. Die Unbeholfenheit der Zeichnung verblaßt angesichts der überzeugten Gefühle des Volkes. In dieser Kunst lese ich wie in einem Buch, ja, deutlicher noch als in einem Buch.»[53] Ihr Zeugnis war um so wichtiger, als spätere Künstler, die für eine sentimentale Bourgeoisie malten, die Wirkung der Revolution vollkommen verzerrt dargestellt hatten. Wie viele Bilder über «Das letzte Mahl der Girondisten», «Die königliche Familie im Temple» und Ludwig XVI. konnte man auf jeder Ausstellung sehen! Der Haß auf die Revolution hatte dazu geführt, daß man die Kunst, die sie hervorgebracht hatte, verhöhnte oder falsch verstand. Champfleury wollte die Kunst zum «beredten Anwalt der Revolution» machen.[54] Wie intensiv er diesen Kampf um Geschmack, Stil und Politik führte, zeigen seine Kontakte mit den führenden Kennern der Kunst des 18. Jahrhunderts, die – wie er – stolz darauf waren, neue künstlerische Moden ins Leben zu rufen. 1860 sah er sich die Gemälde und Zeichnungen an, die von den Brüdern Goncourt mit so wählerischem Geschmack zusammengetragen worden waren; aufgrund dieser Sammlung und aufgrund ihrer abschätzigen Urteile über die Kunst der Revolutionszeit gelangte er zu dem Schluß, die Goncourts seien «naive siamesische Zwillinge», die sich nur von «zartem Schmelz und anderen kümmerlichen Effekten der Farbgebung und der Strichs» beeindrucken ließen.[55] Die beiden wiederum verachteten Champfleury und sahen in ihm einen «Feind». Edmond sollte später über Champfleurys Teller schreiben: «Ich glaube, seit Anbeginn der Welt hat es in der Töpferei aller Völker kein Erzeugnis gegeben, das so häßlich, so schlecht und so entlarvend für den antikünstlerischen Charakter einer Gesellschaft gewesen ist.»[56]

Trotz solcher Ausbrüche waren die Differenzen zwischen ihnen nicht unüberbrückbar. Die Brüder Goncourt bemühten sich nicht minder als Champfleury darum, die Kunst zur Illustration der Vergangenheit zu nutzen, und zumindest einen Maler (Prud'hon) liebten alle drei gleichermaßen. Tatsächlich stützte Champfleury sich bei seiner Erkundung der geistigen Verfassung der Revolutionszeit gelegentlich sowohl auf die hohe als auch auf die niedere Kunst, wenn auch recht oberflächlich. So behauptete er, der ‹Triumph des Marat› von Boilly beweise, «daß das Volk auf den Festen fröhlich, offen und ordentlich gekleidet war» – obwohl er wußte, daß Boilly dieses Bild zur Zeit der Schreckensherrschaft gemalt hatte, um andere, die als obszön galten, vergessen zu machen.[57] Auf einer etwas reflektierteren Ebene stellte er die These auf, allein schon die Qualität der von David und anderen Künstlern geschaffenen Werke zeige den sittlichen Ernst, der die Revolution beseelt habe. Ein Maler demonstriere dies vor allen anderen: «Jean Goujon personifiziert die Renaissance; Prud'hon die Revolution. Ihn wird die Nachwelt in der Revolution suchen, und so wird diese vielgeschmähte Zeit von der idealsten Gestalt der französischen Kunst repräsentiert werden.»[58]

Die eigentliche Neuerung, die Champfleury in die historische Methode einführte, lag jedoch in dem Gebrauch, den er von der volkstümlichen Keramik machte. Er stützte seine Argumentation nicht mehr nur auf die naive Kraft und andere Merkmale der darauf befindlichen Bilder. Vielmehr stellte er nun ernsthaft die Frage nach deren Bedeutung. Fast alle Teller, die er prüfte, waren mit Inschriften versehen – *«faïence parlante»*, «sprechende Keramik», nannte er dieses Genre. Und wie die Numismatiker früherer Jahrhunderte schenkte Champfleury den Hinweisen, die diese Inschriften boten, besondere Beachtung; dennoch galt seine Aufmerksamkeit in weit stärkerem Maße, als es bei den Numismatikern jemals der Fall gewesen war, auch dem Stil und dem Charakter des visuellen Bildes als solchem. So bemerkt er, daß der Ausdruck *«sansculottes»* nur sehr selten auf diesen Keramiken zu finden sei, und fährt dann fort: das einzige Beispiel, das er kenne, sei eine in lebhaften Farben gehaltene Vase mit rosenpflückenden Putten im Stile Fragonards, woraus er dann den Schluß zieht, daß diese Inschrift später hinzugefügt worden sein müsse.[59]

Durch die Prüfung von mehr als zehntausend «patriotischen Keramiken» – er selbst besaß zwischen fünf- und sechshundert, die er allerdings nicht zu dem erhofften Preis verkaufen konnte[60] – versuchte er herauszufinden, welche revolutionären Gefühle die meisten Menschen in der Provinz, weitab von den Zentren des politischen Geschehens, bewegt hatten und wie diese Gefühle sich im Laufe der Jahre veränderten. Aus der Tatsache, daß so viele Teller und Schalen überlebt hatten, die Mirabeau gewidmet waren (Abb. 208) – der einzigen Persönlichkeit, die während der gesamten Revolutionszeit auf solche Weise geehrt wurde –, schloß er, daß «der Redner, dem man Prinzipienlosigkeit vorwarf, für das Volk dennoch ein Prinzip blieb».[61] In diesem Falle stützte Champfleury sich fast ausschließlich auf das Mittel der Statistik; dabei ließ er zum Beispiel unerwähnt, daß Mirabeau keineswegs zu Lebzeiten, sondern erst nach seinem Tod solche Anziehungskraft auf die Keramikhersteller ausgeübt hatte. In anderen Fällen stützte er sich bei seinen Aussagen jedoch auf Veränderungen in den Bildern. So behauptete er, die schrittweise Radikalisierung der Revolution in ländlichen Gegenden finde ihren Ausdruck in einer großen Gruppe von Keramiken, die den dritten Stand feierten. Die frühesten zeigten das Schwert der Aristokraten und den Krummstab der Geistlichkeit harmonisch neben der Lilienkrone, die der Bauer mit dem Spaten auf seinen Schultern zu tragen scheint – wobei er allerdings keinerlei Unzufriedenheit verrät (Abb. 210); doch bald schon verschwinden die Symbole des Königtums, und um 1791 war es die Freiheit (in Gestalt eines geöffneten Käfigs), die nun statt der Monarchie von Schwert, Krummstab und Spaten gestützt wird, wie auf einem kostbaren Pokal zu sehen, der die Inschrift *«Vive la Réunion»* trägt (Abb. 209).[62] Im selben Jahr tauchen auch unheilverkündende Zeichen auf. Eine Reihe von Tellern zeigt einen Bauern, der schwer an der Last des Schwertes und des Kreuzes trägt oder sie zu Boden wirft; in beiden Fällen gibt er kund: *«Je suis las de les porter»* – Ich bin es leid, sie zu tragen (Abb. 211).[63] Gelegentlich jedoch macht Champfleury deutlich, daß er sich der Gefahr bewußt ist, die der Annahme innewohnt, jedes Beispiel einer *«faïence parlante»* müsse die Gefühle des Volkes zum Ausdruck bringen. So verweist er auf die «Anomalie» eines Tellers mit der Inschrift *«Le tiers nuit»* (Der dritte Stand schadet) und meint dann, ein so reaktionärer Spruch könne nur von einem verbitterten Aristokraten stammen.[64] Erstaunlicherweise kommt ihm jedoch offenbar nicht in den Sinn, daß die Eintracht zwischen den drei Ständen, die der Pokal so elegant verkündet, möglicherweise auf die Wünsche eines bürgerlichen Kunden zurückgeht, zumal ein derart schön gearbeiteter Tischschmuck wohl kaum von einem Bauern in Auftrag gegeben worden war.

Champfleury besprach und zeigte einige der Sujets, die sich am häufigsten auf volkstümlicher Keramik fanden, aber er widmete auch einem Motiv mehrere Seiten, das trotz gegenteiliger Behauptungen, wie er betonte, niemals darauf zu finden war. Die Guillotine, so erklärte er, «war ein Werkzeug der Stadt, nicht des Dorfes». Sie hätte sich viel-

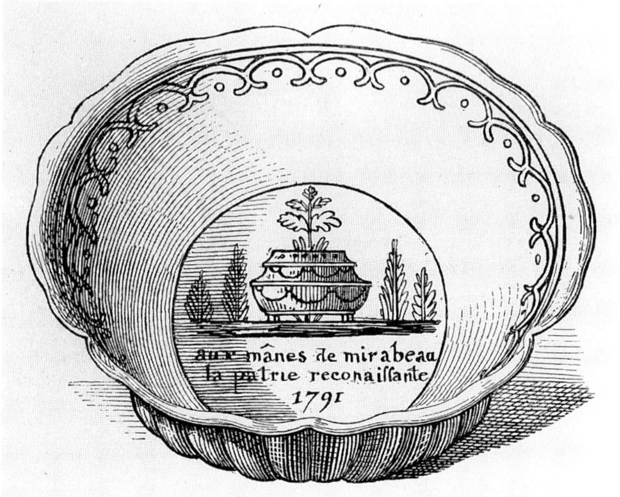

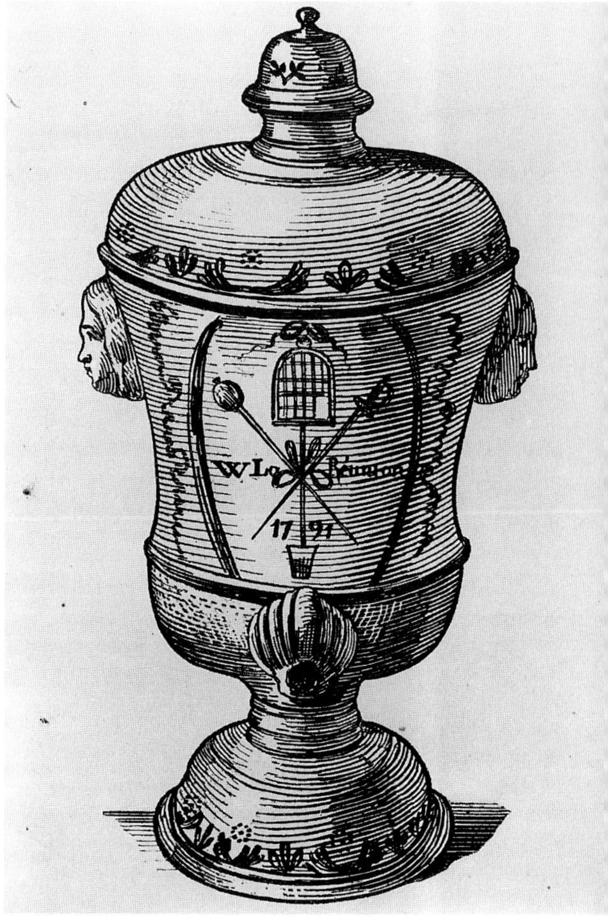

208. Champfleury, ‹Faiences patriotiques›, 2. Auflage, Paris 1867: Salatschüssel aus Nevers

209. Champfleury, ‹Faiences patriotiques›, 2. Auflage, Paris 1867: Deckelpokal aus Nevers

210. Champfleury, ‹Faiences patriotiques›, 2. Auflage, Paris 1867: Teller, Herkunft unbekannt

211. Champfleury, ‹Faiences patriotiques›, 2. Auflage, Paris 1867: Teller, Herkunft unbekannt

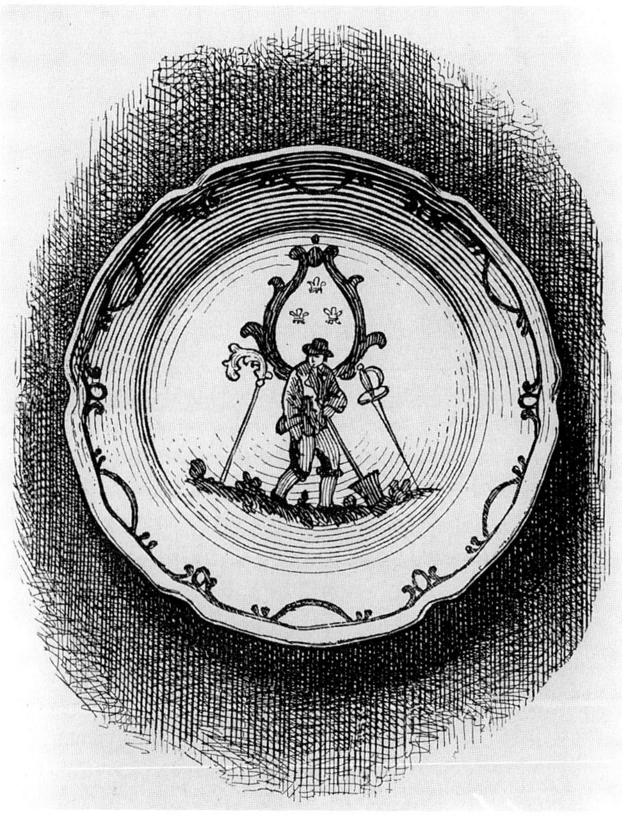

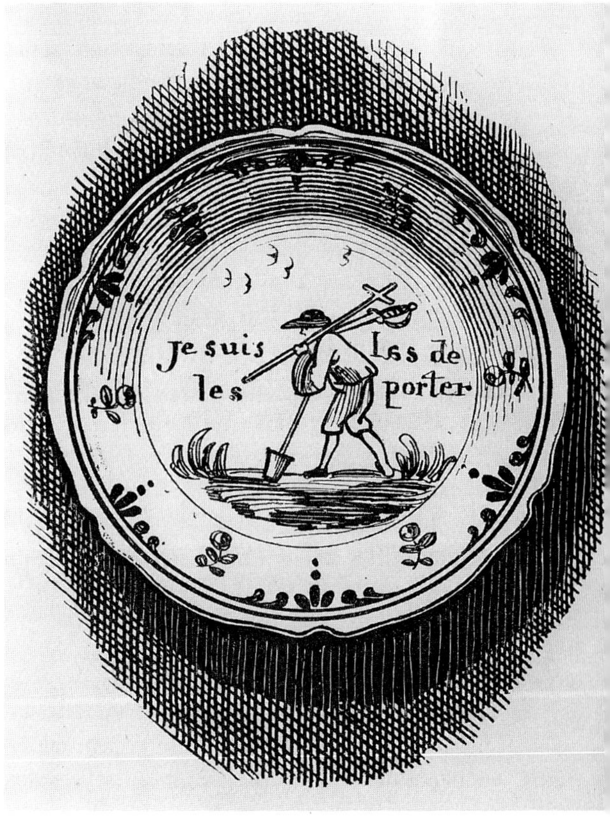

leicht zur Verzierung modischer Ohrringe geeignet, doch für die Zierteller der Landbevölkerung sei dieses Bild des Hasses und der Rache niemals verwendet worden; und sollte eines Tages dennoch ein solcher Teller auftauchen, so müsse es sich um eine Fälschung handeln, die einen einfältigen Sammler täuschen solle.[65]

Für Champfleury war es ebenso wichtig, die Produktionszentren der volkstümlichen Keramik zu kennen, wie es für einen Kenner feinen Porzellans wichtig war, zwischen den Manufakturen von Chantilly, Sèvres und Moustiers unterscheiden zu können: «Schritt für Schritt gelang es mir durch zahlreiche Funde, die Geistesverfassung bestimmter Provinzen durch die Gesamtheit der dort produzierten patriotischen Keramik zu klären.»[66] Das im Herzen Frankreichs gelegene Nevers war bei weitem die reichhaltigste Quelle, und von Nevers aus brachte man sie über die Loire und ein dichtes Netz von Kanälen in Städte wie Paris, Nantes, Orléans und Bordeaux. Von hier gelangten sie dann in die umliegenden Dörfer. Große Mengen «sprechender Keramik» fanden sich auch in der Gegend von Beauvais, doch diese Stadt war «vom Royalismus verpestet»; eine genauere Untersuchung ergab indessen, daß die dortigen Stücke nicht am Ort hergestellt worden waren, sondern aus Nevers stammten, so daß Champfleury die These aufstellen konnte, daß «zur Zeit der Revolution ein kräftiger patriotischer Wind durch die ländlichen Regionen der Oise und der Nièvre» blies.

Champfleurys Analyse der Bildwelt und der Produktion «sprechender Keramik» während der Revolution und die vielen Fragen, die er dazu stellte, bilden seinen wichtigsten Beitrag zur Erforschung der volkstümlichen Kunst und der Geschichte – trotz mancher Verwirrung und langer, irrelevanter Abschweifungen. Zwar brachten auch einige seiner übrigen Bücher dem Historiker eine Fülle unbekannter (und noch interessanterer Bilder) zur Kenntnis – etwa die Bücher über die Karikatur im Verlauf der Geschichte und vor allem über die Illustrationen zum «ewigen Juden» und anderen Legenden. Doch erst als er sich auf die Betrachtung einer kurzen Zeitspanne von nur zwei Jahrzehnten beschränkte, löste er sich von dem verführerisch einfachen Bild des «Volkes» als einer gleichförmigen Masse, die stets und überall dieselben Merkmale besaß; statt dessen gestand er – in knappen Worten und noch sehr vorsichtig – ein, daß eine Kunst, die er (bei aller Bewunderung) in ihrer Qualität dennoch für zweitrangig hielt, aus ebendiesem Grunde von wirklichem historischem Wert sein konnte und nicht nur von altertumskundlichem Interesse.

3.

Wie wir gesehen haben, gründete Champfleurys Interesse an den volkstümlichen Bildern wie bei vielen seiner Zeitgenossen zum Teil in der Tatsache, daß sie gegenüber der hohen Kunst seiner Zeit und früherer Jahrhunderte offenbar eine alternative Tradition von unbezweifelbarer Kraft darstellten und daher anfangs kaum Grund bestand, zwischen «volkstümlich», «primitiv» und «karikaturistisch» zu unterscheiden. Champfleury wäre sicher nicht überrascht gewesen, hätte er einen Bericht gelesen, der 1865, auf dem Höhepunkt seiner eigenen Forschungen, entstand und in dem es hieß, die australischen Ureinwohner seien nicht in der Lage, sich selbst auf einem farbigen Stich zu erkennen, während sie eine «einfache Zeichnung mit übertriebener Darstellung der Züge durchaus zu erkennen vermochten».[67] Man kann daher verstehen, daß es ihm schwerfiel, Schlußfolgerungen konventionell-historischen Charakters aus jener Art von Kunst zu ziehen, mit der er sich auf so unkonventionelle Weise befaßte; denn mit Ausnahme der «sprechenden Keramik» der Revolutionszeit war das meiste davon nicht nur anonym, sondern auch scheinbar zeitlos: Wenn überhaupt, dann hatte diese Kunst allenfalls Bedeutung für den Ethnologen oder den Psychologen, nicht aber für den Historiker. Dennoch lenkten Champfleurys illustrierte Bücher die Aufmerksamkeit auf zahllose Bilder, die gerade deshalb eher der Erforschung bedurften als der Bewunderung, weil sie vom kultivierten Geschmack nicht gebilligt waren. Etwa zur selben Zeit wie Museen für die aus den Kolonien importierte primitive Kunst entstanden auch Museen für europäische Volkskunst. Doch wie es schon drei Jahrhunderte zuvor mit dem Kult der Numismatik geschehen war, so neigte auch die Erforschung dieser beiden Bereiche der Kunst zu Engstirnigkeit und Kritiklosigkeit. Champfleury selbst zeigte nahezu kein Interesse an den Übereinstimmungen und Unterschieden zwischen den von ihm gesammelten Keramiken und dem feinen Porzellan oder den Skulpturen, die aus derselben Zeit stammten; und nur selten einmal verband ein Wissenschaftler die Erforschung der volkstümlichen, konventionellen und trivalen Kunst mit einem ähnlichen Interesse an der «hohen Kunst». Den Liebhabern der «hohen Kunst», die zu Recht zu den edelsten Errungenschaften der Menschheit gezählt wird, erschien noch bis vor kurzem der Gedanke abwegig, daß die Erforschung der volkstümlichen, konventionellen und trivialen Kunst auch für das Verständnis der «hohen Kunst» von Nutzen sein könnte. Es gehört zu den zahlreichen Leistungen Aby Warburgs, daß es ihm gelang, diese ideologischen Barrieren zu durchbrechen und damit auch die Verehrung und Erforschung der «hohen Kunst» mit neuem Leben zu erfüllen, wodurch er zugleich deren Wert für den Historiker erhöhte.

Die einzelnen Schritte, die zu dieser Einsicht führten, lassen sich gut nachzeichnen, doch Ernst Gombrich hat darauf hingewiesen, daß Warburgs Bereitschaft, sich auf diese abenteuerliche Reise zu begeben, viel dem Einfluß Karl Lamprechts verdankt, dessen Vorlesungen er als einundzwanzigjähriger Student an der Universität Bonn besuchte.[68]

Lamprecht war ohne Zweifel der einflußreichste – und bei weitem auch umstrittenste – Kulturhistoriker Deutschlands in der Generation, die auf Burckhardt folgte.[69] Er schrieb ausführlich über die Wirtschaftsgeschichte des Mittelalters in Frankreich und Deutschland, aber er studierte auch Kunstgeschichte in München, und diese Erfahrung nutzte er ausgiebig in den mehr als zwanzig Bänden seiner ‹Deutschen Geschichte›, von denen einige über sechshundert Seiten aufweisen.[70] In diesem gewaltigen Werk, das auf systematisch-theoretischen Vorstellungen aufbaut, wie sie Burckhardt und auch Warburg fremd waren, erörtert Lamprecht die Entwicklung des deutschen Geistes über eine Reihe von Kategorien (das Symbolische, das Typische, das Konventionelle und das Individuelle), die er aus der Betrachtung der nationalen Kultur ableitete. Lamprecht stellt die These auf, Malerei und Plastik seien «der beste Gradmesser» für die Entwicklung des Geistes.[71] Daher widmet er viele Seiten der bildenden Kunst, die er offenbar recht eingehend studiert hatte. Häufig beschreibt er Bilder und zieht daraus Schlußfolgerungen hinsichtlich der Unterschiede zwischen aufeinanderfolgenden Zeitaltern. Tatsächlich dürfte Lamprechts Werk, an dem er viele Jahre arbeitete (und zwar noch lange, nachdem Warburg Bonn verlassen hatte), der ehrgeizigste Versuch gewesen sein, der jemals unternommen wurde, um die Geschichte eines Landes im Lichte seiner

Kultur zu erforschen; doch obwohl die Kunst darin großen Raum einnimmt, läßt sich kaum behaupten, daß diese Bände einen sonderlichen Beitrag zur historischen Interpretation von Bildwerken geleistet hätten. Außerdem findet sich auf den vielen tausend Seiten keine einzige Abbildung.

Doch lange vor seiner ‹Deutschen Geschichte› hatte Lamprecht 1882 eine kleine, reich illustrierte Abhandlung veröffentlicht, die für Warburg schon eher interessant gewesen sein dürfte. Sie befaßte sich mit den reich verzierten Initialen in deutschen Handschriften des 8. bis 13. Jahrhunderts, die größtenteils aus dem Rheinland stammten. Obwohl dieses Schmuckelement von den Historikern zumeist übersehen worden war, hatte es die Zeiten in solchen Mengen überdauert, daß es, wie Lamprecht ausführte, einzigartig reichhaltiges Material zur Erforschung von Kontinuität und Wandel des geistigen Lebens der Zeit bot.[72] Außerdem wissen wir aus Aufzeichnungen Aby Warburgs, daß Lamprecht in seinen Vorlesungen besonderes Gewicht auf die «prosaischen» und «konventionellen» Aspekte der gotischen Kunst legte, wobei er auch auf den Charakter der Symbolik, auf religiöse Rituale, volkstümliche Bräuche und Zeremonien sowie auf die Ausdrucksmöglichkeiten der Gestik einging.

Ob Warburg nun von Lamprecht in diese Fragen eingeführt wurde oder nicht, in jedem Falle blieben sie für ihn sein Leben lang von allergrößter Bedeutung. Er selbst erlebte den Einfluß religiöser Rituale und volkstümlicher Bräuche, als er 1895 indianische Siedlungen in Arizona besuchte, zunächst um die ornamentalen Muster zu studieren, die bei den dortigen Handwerkern in Gebrauch waren, und später dann, um Stammestänze und andere Zeremonien zu beobachten. Den Anstoß zu diesem überraschenden Schritt, zwei Jahre nach dem Abschluß seiner Doktorarbeit über die mythologischen Gemälde Botticellis, könnten – wie Gombrich meint – die Schriften Adolf Bastians, des Gründers des Völkerkundemuseums in Berlin, gegeben haben. Mit vielen anderen an volkskundlichen Studien interessierten Wissenschaftlern (darunter auch Champfleury) fürchtete Bastian, Kunst und Brauchtum der primitiven Gesellschaften stünden angesichts der modernen Welt vor ihrer Auslöschung; daher sei es absolut unerläßlich, zu sammeln und zu erforschen, was noch vorhanden war, bevor es zu spät sei. Schon bald versuchte Warburg, Volkskundler in Hamburg zu einem Kongreß zusammenzubringen. Ihm war bewußt geworden, daß er verstehen mußte, wodurch die «volkstümliche Kunst» des 15. Jahrhunderts sich ausgezeichnet und weshalb sie so unerhört lange inmitten des Heiligtums der Florentiner Renaissance überlebt hatte; denn diese Kunst war keineswegs eine bedrohte Art gewesen, die des Schutzes bedurfte, sondern eher eine Pest oder ein Unkraut, das die geistige Fortentwicklung des modernen Menschen zu ersticken drohte. In erhaltenen Inventarlisten hatte Warburg entdeckt, daß die Räume der Medici-Villa Careggi, Treffpunkt der führenden Florentiner Anhänger der platonischen Philosophie und – wie Warburg glaubte – die ursprüngliche Heimstatt von Botticellis ‹Frühling› (dem zentralen Gegenstand seiner Dissertation), reich mit billigen burgundischen Wandbehängen geschmückt gewesen waren, die erotische und grob humoristische Szenen zeigten. Der Charakter dieser Darstellungen wäre Champfleury und seinen Nachfolgern sehr vertraut gewesen, und Warburg begann, die Sujets und Stile solcher Arbeiten mit derselben Sorgfalt zu studieren, die er auch auf das Studium der von ihm so bewunderten hohen Kunst der Florentiner Renaissance verwandte.

Neben diese «niederen» Wandbehänge stellt Warburg noch weitere Kunstphänomene, die nicht im Einklang mit dem herkömmlichen Bild der Renaissance zu stehen schienen: den schmucklosen Realismus der flämischen Porträtmalerei etwa, die sich bei den Florentiner Kunstliebhabern weitaus größerer Beliebtheit erfreute, als die traditionelle Kunstgeschichte wahrhaben wollte, und auch die farbenfrohen, manierierten Wandteppiche aus dem Norden, die von italienischen Antikenverehrern eifrig gesammelt wurden, obwohl die griechischen und römischen Helden darauf nach der neuesten und extravagantesten Mode des burgundischen Hofes gekleidet waren.

Doch diese Alexanders in ihrer bunten, modischen Kleidung (Abb. 212) waren nicht die reizvollen Produkte einer «kindlichen» Phantasie. Im Gegenteil. Noch die trivialsten Bildwerke konnten in den Augen dieses deutschen Gelehrten die erstaunlichsten Implikationen bergen, dessen Interpretation der Renaissancekunst (und damit auch der zugehörigen Gesellschaft) ebenso stark von moralischen Erwägungen geprägt war wie jene Ruskins – wenn auch mit entgegengesetztem Vorzeichen. «Dieser realistische Stil der Kleidungsdarstellung *alla franzese*», so warnt er in einem Aufsatz über frühe Florentiner Stiche mit Darstellungen erotischer Tändeleien, «der so genial und unschuldig erscheint, war in Wirklichkeit der größte Feind des neuen pathetischen Stils *all'antica,* der sich nur dank der heroischen Anstrengung eines Antonio Pollaiuolo (Abb. 213) von diesen schweren, luxuriösen Kleidern befreien konnte.»[73] Ebenso wie Michelet hatte auch Warburg das Gefühl, daß die Kultur vom verachtungswürdigen Mittelalter bedroht worden war – «diesem schrecklichen Sterbenden, der weder sterben noch leben konnte und um so grausamer wurde, je näher seine letzte Stunde rückte». Und die Tafeln, mit denen er seine Aufsätze illustrierte, sagten genau dasselbe. Auf zwei gegenüberliegenden Seiten finden sich zwei Fassungen des ‹Planeten Venus› aus jener Kupferstichfolge der Planeten, die man mit Baccio Baldini in Verbindung brachte (Abb. 214). Ihre Komposition ist ein wenig wirr, und trotz beträchtlicher Unterschiede in der Anordnung, der Ausrichtung und den Posen der Figuren, spricht aus beiden Darstellungen derselbe Geist: Junge Höflinge musizieren und tanzen in einer blumenübersäten Landschaft, während die nackten Paare im Hintergrund die von Venus symbolisierte Erotik unterstreichen. Doch während die tanzende Frau auf dem ersten Blatt, so führt Warburg aus, noch die ganze Barbarei der nördlichen Quelle zeigt, aus der beide abgeleitet sind, ist auf dem zweiten «der Schmetterling der Antike aus der burgundischen Larve geschlüpft, die Draperie flattert siegreich, und Medusas Schwingen sind an die Stelle der schweren Haube getreten. Hier erleben wir den archaisierenden Idealismus, der zu seinem höchsten Ausdruck in Botticellis Werk findet», dem man diesen Stich zuschreiben möchte. In solchen Analysen scheint Warburg Taines Aphorismus: «eine Falte im Gewand ist die Spur einer Leidenschaft wie ein Epitheton», übernommen und in einer Weise entfaltet zu haben, wie es Taine selbst niemals vermochte.

Warburg sollte seine Ansicht über die verheerende Wirkung des spätgotischen Stils noch ändern, doch seine Forschung war stets geprägt von der Suche nach den Unterschieden – wenn nicht gar Widersprüchen – zwischen verschiedenen Arten von Bildern und nach den Folgerungen, die sich aus diesen Unterschieden für unser Verständnis der Vergangenheit ergeben. Allein schon das Betrachten der Bilder, auf die er seine soliden, aber ganz und gar untheoretischen historischen Forschungen stützte, vermit-

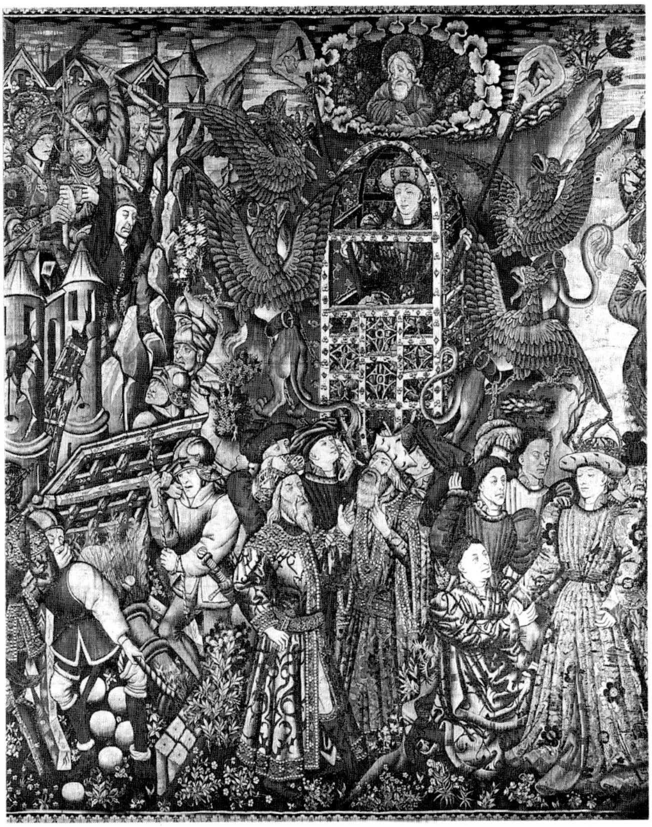

212. Flämischer Wandteppich des 15. Jahrhunderts: Szenen aus dem Leben Alexanders des Großen, Rom, Palazzo Doria

213. Antonio Pollaiuolo, Kampf der nackten Männer; Kupferstich, Oxford, Ashmolean Museum

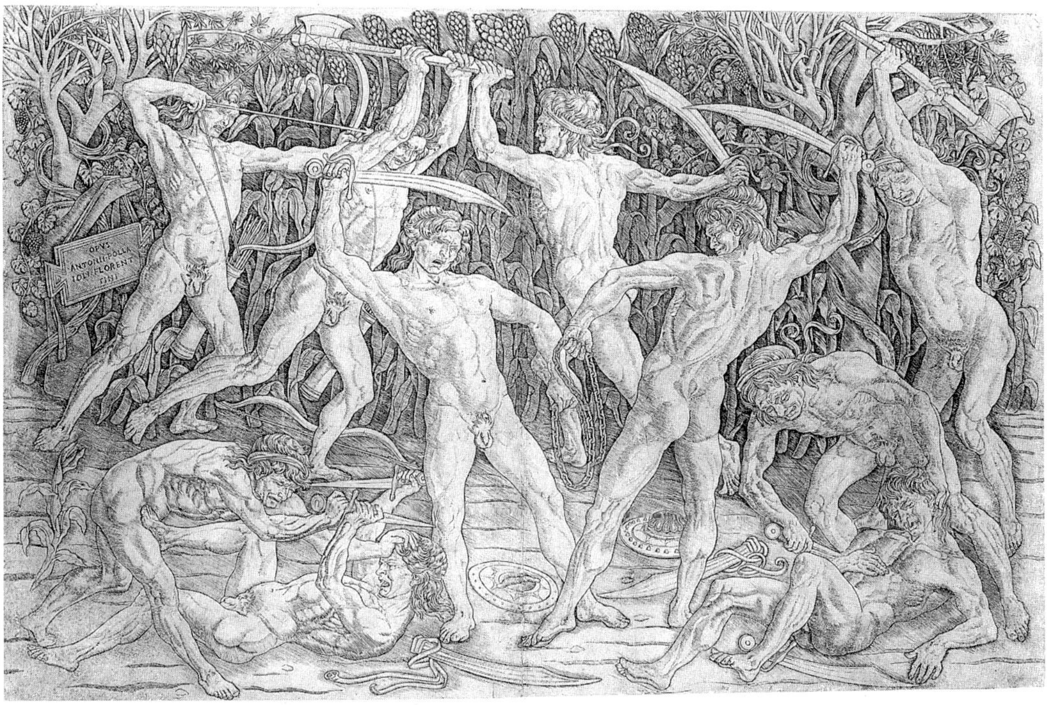

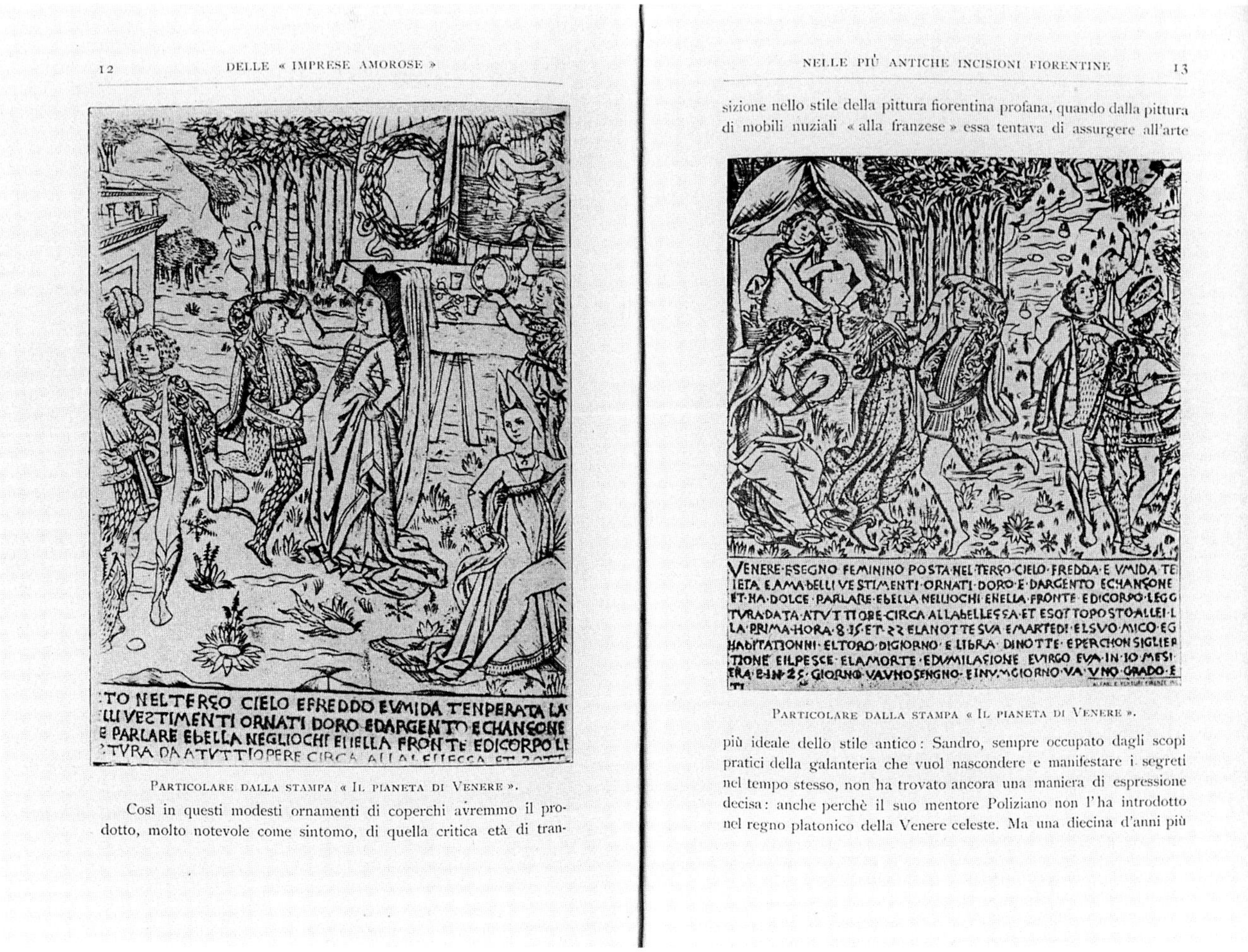

12 DELLE « IMPRESE AMOROSE »

PARTICOLARE DALLA STAMPA « IL PIANETA DI VENERE ».

Così in questi modesti ornamenti di coperchi avremmo il prodotto, molto notevole come sintomo, di quella critica età di tran-

NELLE PIÙ ANTICHE INCISIONI FIORENTINE 13

sizione nello stile della pittura fiorentina profana, quando dalla pittura di mobili nuziali « alla franzese » essa tentava di assurgere all'arte

PARTICOLARE DALLA STAMPA « IL PIANETA DI VENERE ».

più ideale dello stile antico: Sandro, sempre occupato dagli scopi pratici della galanteria che vuol nascondere e manifestare i segreti nel tempo stesso, non ha trovato ancora una maniera di espressione decisa: anche perchè il suo mentore Poliziano non l'ha introdotto nel regno platonico della Venere celeste. Ma una diecina d'anni più

214. Ausschnitte aus einer früheren und einer späteren Fassung eines Baccio Baldini zugeschriebenen Kupferstichs des Planeten Venus; Aby Warburgs Gegenüberstellung soll die antikisierende Erneuerung der «barbarischen nordeuropäischen Kleidung» der tanzenden Frau demonstrieren.

telt eine seltene Erfahrung, die damals geradezu einzigartig gewesen sein muß. Bilder, die aus den Werken eines Flögel, Wright oder Champfleury oder aus dem Katalog eines Museums für volkstümliche Kunst stammen könnten, stehen hier neben solchen von Botticelli und Dürer, Memling und Ghirlandaio!

Wohl auch aufgrund der schweren Spannungen, die seine psychische Stabilität mehrere Jahre lang zerrütteten, war sich Warburg stets bewußt, welche Bedrohung Grobheit und Gewalt ebenso wie das Modische und Leichte für eine Hochkultur darstellen; dennoch erkannte er, daß die kulturelle Welt eines Lorenzo de' Medici und seiner Zeitgenossen ohne allzugroße Gefahr auch scheinbar gegensätzliche Bilder ertragen konnte. Es war sogar möglich, daß diese Kunst, in der die höchsten Strebungen der Menschheit ihren Ausdurck fanden, auch das Zweitrangige, Naive und Abergläubische für ihre eigenen Zwecke nutzte. So schreibt Warburg in einem 1901 erschienenen Aufsatz über

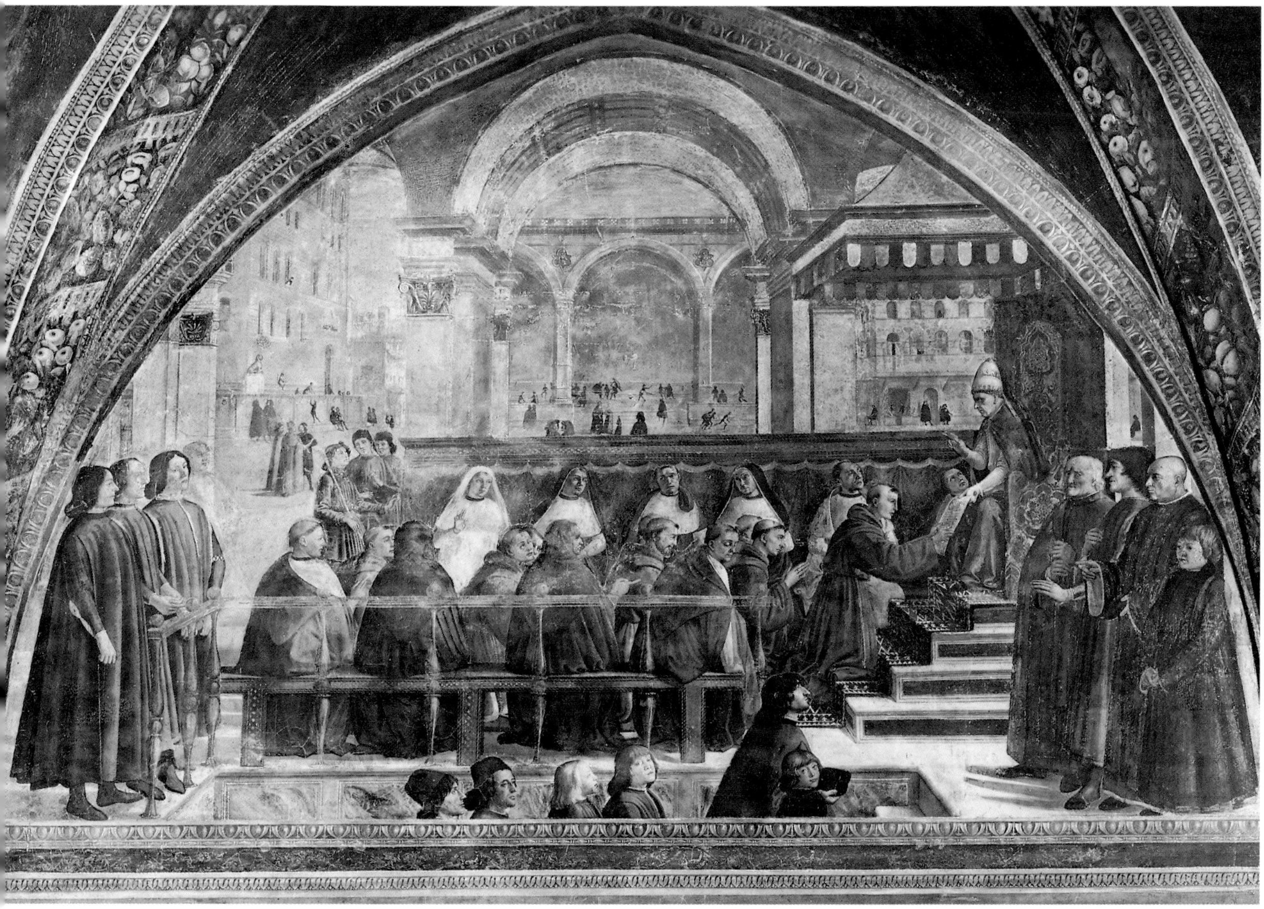

215. Domenico Ghirlandaio, Bestätigung der Ordensregel der Franziskaner durch Papst Honorius III.; Fresko, Florenz, Santa Trinita, Sassetti-Kapelle

das Fresko ‹Die Bestätigung der Ordensregel der Franziskaner› von Ghirlandaio (Abb. 215), das sich in der Sassetti-Kapelle der Kirche Santa Trinita in Florenz befindet,[74] das Wesen dieser «wunderbaren Porträtköpfe», die Lorenzo mit seiner Familie und Freunden in Gesellschaft des Francesco Sassetti zeigen und bislang nicht «gebührend und eingehend gewürdigt» worden seien, werde verständlich, wenn wir erkennen, daß dieses Gemälde sich einer «feierlichen ..., barbarischen Sitte» verdankte. Seit der Spätantike hatten Christen von Macht und Einfluß alles getan, um so nah (und sichtbar) wie möglich an die geheiligten Stätten heranzukommen; seinen Höhepunkt erreichte dieses Bestreben in dem Privileg, Wachsfiguren von sich und seiner Familie in der Kirche aufzustellen. Die Wachsfiguren wurden äußerst realistisch nachgebildet und mit echten Kleidern des Stifters bekleidet. Im frühen 16. Jahrhundert war Santa Annunziata in Florenz mit Hunderten von lebensgroßen Wachsfiguren derart vollgestellt, daß man viele von ihnen an Stricken oben am Gebälk aufhängen mußte und die Wände zusätzlich noch mit Ketten verstärkte, was jedoch nicht verhinderte, daß einige gelegentlich herabfielen und die Betenden und Andächtigen beträchtlich störten und daß die Kirche wie ein «Wachsfiguren-Kabinett» aussah. Zu Lorenzos Zeit hatte diese Sitte noch nicht derart groteske Ausmaße angenommen, dennoch erklärt das Überdauern dieses kruden Brauchs, weshalb Lorenzo – und mit ihm zahlreiche Zeitgenossen – in der Darstellung einer feierlichen, für die Geschichte des Christentums überaus bedeutsamen Zeremonie auftaucht, die zweieinhalb Jahrhunderte zuvor stattgefunden hatte. Und der Wunsch, sich unter den Schutz der Heiligen zu stellen, erklärt zugleich, weshalb ihre Gesichtszüge so realistisch dargestellt sind. Ghirlandaios Fresko erweist sich damit als ein «im Vergleich zum fetischistischen Wachsbildzauber verhältnismäßig diskreter Annäherungsversuch an die Gottheit»; doch Warburg hatte stets ein waches Auge für die Gefahren abergläubischer Vorstellungen.

Wie wir gesehen haben, war man schon immer der Ansicht gewesen, auch Zweitrangiges könne von «historischem Interesse» sein, weil es Licht auf die Sitten und Bräuche früherer Gesellschaften warf; ebenso war es ein Gemeinplatz, daß man auch offenkundig grobschlächtige und rudimentäre Kunst studieren solle, um die Entwicklung zu begreifen, die schließlich zu den Meisterwerken eines Raffael geführt hatte. Warburg (dessen gewaltige Leistung wir hier nur in einigen wenigen Aspekten berührt haben) akzeptierte die Hierarchie der Werte, die in diesem Ansatz angelegt ist. Doch er bereicherte diese Werte beträchtlich, indem er erstmals aufzeigte, daß eine Erforschung der Dämonen und Monstren, der astrologischen Verzerrungen und der Trivialität, die sich manchmal in beängstigender Nähe zu der von Burckhardt so geliebten Malerei fanden, unser Verständnis dieser Malerei verändern kann, ohne daß dies ihrer Qualität irgendeinen Abbruch tut. Die Renaissancekunst, die früheren Historikern als zeitlos und von der Welt abgewandt erschienen war, konnte nun als eine Leistung neu interpretiert werden, die ihrem Wesen nach dynamisch und das Produkt eines schwierigen Kampfes war. Sie bot in der Tat wichtige Erkenntnisse über die Geschichte Italiens; die Frage, die Quinet gestellt hatte, war beantwortet.

14
Kunst als Prophetie

1.

Im Jahr 1573 – erst kurz zuvor war eine verheerende Welle wütender Bilderstürmerei über die südlichen Niederlande hinweggefegt, und das Problem der kirchlichen Bilder war immer noch äußerst akut – brachte Bernhard Jobin, ein protestantischer Verleger, einen Farbholzschnitt von Tobias Stimmer heraus, der die Kapitelle zweier Säulen zeigte, die sich im Hauptschiff des Straßburger Münsters befanden (Abb. 216). Diese Darstellung gehört zu den seltsamsten mittelalterlichen «Karikaturen», die Champfleurys Aufmerksamkeit erregten.[1]

Das wichtigere der beiden Kapitelle zeigt eine Prozession von Tieren; angeführt wird sie von einem Bären, der in der rechten Tatze einen Weihwasserwedel und in der linken einen Eimer trägt; ihm folgt ein Wolf oder ein Fuchs mit einem Kreuz, das ebenso groß ist wie er, des weiteren ein Hase mit einer großen brennenden Kerze. Den Zug beschließen ein Schwein und eine Ziege, die auf einer Bahre einen schlafenden Fuchs tragen, während man unter der Bahre eine Hündin erkennt, die anscheinend nach dem Schwanz des Schweins greift. Das zweite Kapitell zeigt zwei Esel beim Lesen der Messe.[2]

Was diese Darstellungen, die 1685 zerstört wurden, bedeuten sollten, ist bis heute nicht geklärt. Wahrscheinlich zeigten sie Szenen aus ‹Reineke Fuchs› oder einer der anderen Volkserzählungen, die trotz gewisser Momente antiklerikaler Satire häufig in gotischen Kirchen oder Kathedralen dargestellt wurden. Doch im späten 16. Jahrhundert war ihre Bedeutung bereits verloren gegangen, und so erhielt Jobins Einblattdruck den Titel ‹Abzeichnus etlicher wolbedencklicher Bilder von Römischen abgotsdienst›. Zur Erklärung der Bilder, die mehrfach wiederabgedruckt wurden, bat Jobin seinen Schwager Johann Fischart um einen Kommentar in Versform.

Fischart, ein weitgereister, gebildeter und scharfer protestantischer Polemiker, der sich schon bald einen Namen als Satiriker und als Übersetzer des ‹Gargantua› von Rabelais machen sollte, deutete die Prozession als Darstellung des lasterhaften Klerus, die ein scharfsinniger Bildhauer dreihundert Jahre zuvor geschaffen hatte. Der schlafende Fuchs symbolisierte die Heuchelei des Klerus, Schwein und Ziege stünden für die Gier und die Wollüstigkeit der Geistlichen und Mönche, die Hündin für deren schamlose Konkubinen, und in gleicher Weise deutete er auch die übrigen Tiere.[3]

Fünfzehn Jahre später übernahm der katholische Apologet Johann Nass die Aufgabe, eine befriedigendere orthodoxe Erklärung zu liefern. Nass, den Fischart einen «schamlosen, lügnerischen Mönch» schimpfte und den er wegen seiner niedrigen Herkunft verspottete (er hatte als Schneider begonnen), war ein kraftvoller Prediger und Pamphletist, der als junger Mann beinahe zum Protestantismus übergetreten wäre. Sein langes Poem über die Straßburger Kapitelle war eine seiner letzten Veröffentlichungen, denn er starb zwei Jahre später, 1590, im Alter von sechsundfünfzig Jahren.[4]

Auch für Nass symbolisierten die Tiere verschiedene Laster, doch er sah darin keine Beschreibung des Lebens, wie es dreihundert Jahre zuvor gewesen war, sondern eine

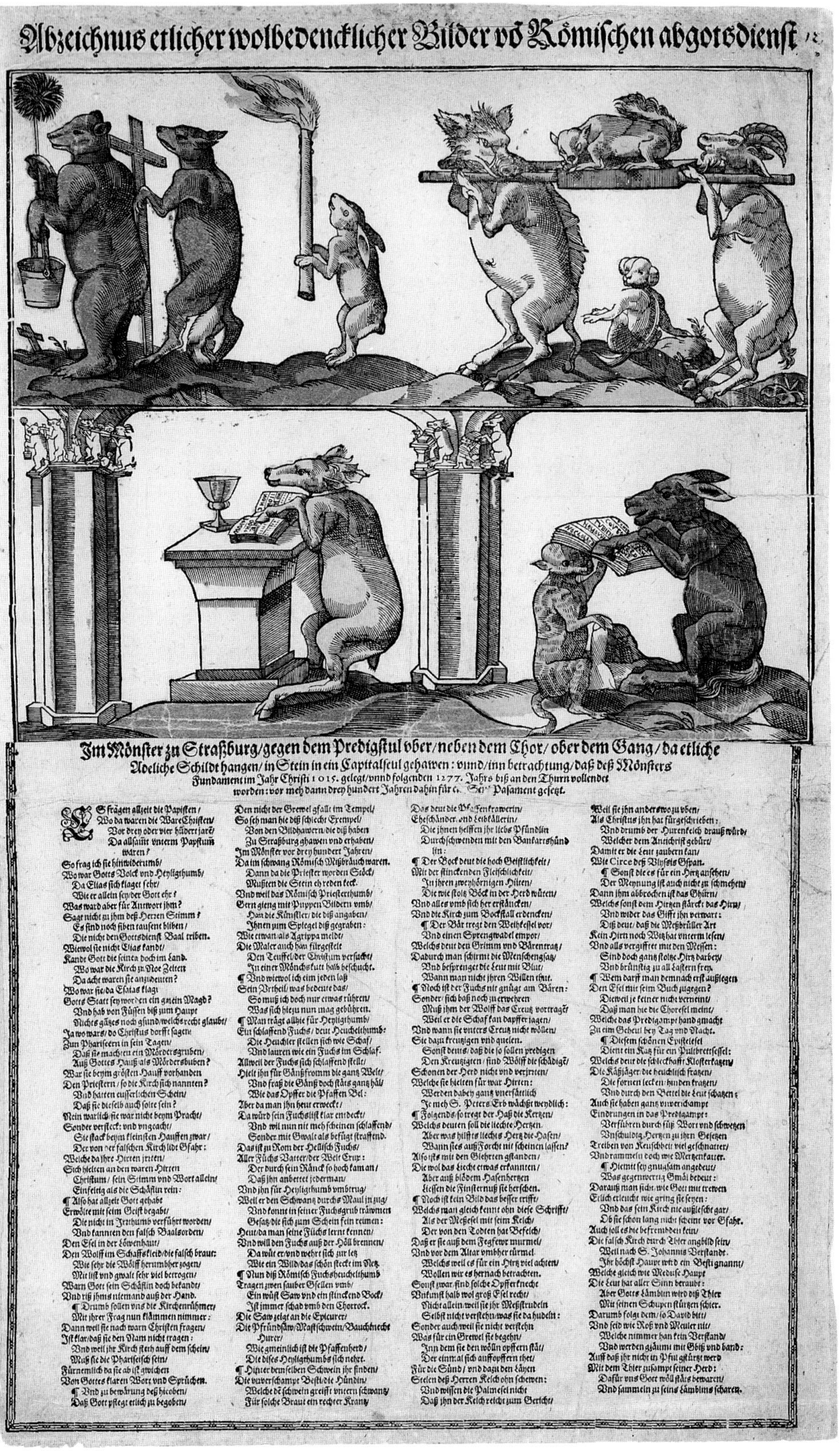
Abzeichnus etlicher wolbedencklicher Bilder vō Römischen abgotsdienst
Im Mönster zu Straßburg/gegen dem Predigstul vber/neben dem Chor/ober dem Gang/da etliche Adeliche Schildt hangen/in Stein in ein Capitalseul gehawen: vnnd/inn betrachtung/daß deß Mönsters Fundament im Jahr Christi 1015. gelegt/vnnd folgenden 1277. Jahrs biß an den Thurn vollendet worden: vor meh dann drey hundert Jahren dahin für ei. Sey Pasament gesetzt.

Prophezeiung «zukünfftiger gar bösen Gschicht/Deß Abfalls von dem Glauben alt». Der schlafende Fuchs war der Glaube, von dem die Protestanten behaupteten, er allein vermöge alles und bedürfe nicht der Unterstützung durch gute Taten; Schwein und Ziege standen für die Verletzung jener Keuschheit, die man einst von allen Dienern Gottes verlangte; und wie Fischart vor ihm, so ging auch Nass sämtliche Tiere durch und deutete sie. Allerdings war seine Aufgabe schwieriger, mußte er doch erklären, wie es möglich war, daß sich Darstellungen protestantischer Mißbräuche in Kirchen fanden, die mehr als zweihundert Jahre vor Luthers Geburt geschaffen worden waren. Die Erklärung dafür war die Prophetie:

«Der Propheceyung recht Urkundt, / Verkündt auch solchs in allem Landt, / Wo Rotten und Secten seyn bekandt, / Auff daß ihr Falschheit komm an Tag, / Der Welt zu Nutz, merk, was ich sag / Von Bildhawern, die solches haben / Zu Straßburg ghawen und erhaben / Im Münster vor drey hundert Jarn, / Da noch solch Volck und Lehrer warn, / Die Gott von rechten Hertzen suchten, / Grob Sünd und Irrthumb sie verfluchten, / Die auch von heilign Geist bericht / Zukünfftiger gar bösen Gschicht / Deß Abfalls von dem Glauben alt, / Deß Übels Wachsung mancher Gstalt, / Das haben den Büchern sie vertrawt, / Ja habens in die Stein gehawt, / Wie du dort sichst abconterfeht, / Also es jetzt beyn Secten geht . . .»[5]

Diese Exegese gehört in eine uralte Tradition der Deutung prophetischer Träume; ungewöhnlich ist nur, daß hier einem so konkreten, leicht sichtbaren und klar datierten Bild die Fähigkeit zur Vorhersage der Zukunft zugesprochen wird. Obwohl die Diskussion der beiden Kapitelle weiterhin Unannehmlichkeiten mit sich brachte – noch 1728, lange nachdem sie zerstört worden waren, wurde ein protestantischer Drucker in Straßburg schwer bestraft, weil er Fischarts Flugblatt neu aufgelegt hatte[6] –, scheint die Erklärung, die Nass für ihre Anwesenheit im Münster gab, kein größeres Gewicht gehabt zu haben. Erst im 17. Jahrhundert stoßen wir auf ein Bild oder eine Reihe von Bildern, die lange Zeit im Ruf prophetischer Voraussicht standen.

1635 erhielt van Dyck den Auftrag, ein Bildnis Karls I. von England zu malen, das dessen Kopf aus drei verschiedenen Blickwinkeln zeigen sollte (Abb. 217). Karl, dessen Macht damals ihren Gipfel erreicht hatte, ließ dieses Dreifachporträt nach Rom schikken, damit Bernini – mit einer Sondererlaubnis des Papstes ausgestattet – eine Marmorbüste des Königs anfertigen konnte. Als Bernini das Bild sah, «sagte er etwas Unheilvolles und Unglückliches voraus, das ihm die Erscheinung dieses ausgezeichneten Fürsten verriet». Im Druck erscheint diese Behauptung erstmals bei John Evelyn, der lediglich sagt, es sei ihm «erzählt» worden.[7] Da er selbst das Bild nie gesehen hatte und sechzig Jahre später schrieb, also lange nach dem Bürgerkrieg und der Hinrichtung Karls I., begegnet man seiner Geschichte heute mit allergrößter Skepsis.[8] Doch wir brauchen die Reaktion, die Bernini hier unterstellt wird, nicht als völlig unwahrscheinlich abzutun. Er war gewiß nicht vertraut mit den Konventionen sensibler aristokratischer Zurückhaltung, denen van Dyck in so vielen seiner englischen Porträts folgte; und selbst gemessen an diesen Konventionen, zeigen die Züge Karls I. auf diesem Dreifachporträt eine Melancholie, wie sie nirgendwo sonst in bildlichen Darstellungen

216. Tobias Stimmer, ‹Abzeichnis etlicher wolbedenklicher Bilder von Romischen abgotsdienst›; kolorierter Holzschnitt, 1573, Neudruck von Bernhard Jobin, 1576, Zürich, Zentralbibliothek

von Herrschern dieser Zeit zu finden ist. Doch ob nun etwas Wahres an Evelyns Geschichte ist oder nicht, jedenfalls hatte sie gewichtige Folgen, denn im 18. und 19. Jahrhundert wurde sie häufig wiederholt und vielfältig ausgearbeitet, bis daraus die These entstand, van Dyck habe in prophetischer Weise den Geist eines Hofes festgehalten, dessen Niedergang er vorausahnte. Der Kontext, in dem Evelyns Bemerkung steht, legt eigentlich den Schluß nahe, daß die wirkliche Physiognomie des Königs und nicht van Dycks ahnungsvolle Interpretation Bernini so beeindruckt hatte, doch zwischen diesen beiden Möglichkeiten zu unterscheiden wäre wohl damals schon schwergefallen (erst recht gilt das für uns heute), und da Evelyn diese Anekdote unmittelbar im Anschluß an eine ähnliche bringt, die von dem legendären Apelles handelt, wollte er damit wahrscheinlich zum Ausdruck bringen, daß nur die größten Maler die Gabe besäßen, in die Zukunft zu sehen.

Eine ähnliche Version der Geschichte bietet Sir Richard Bulstrode, der selbst noch im Bürgerkrieg unter Karl I. gedient hatte und 1711 im Alter von 101 Jahren starb.[9] Möglicherweise stammt sie sogar von ihm, denn seine ‹Memoirs and Reflections› wurden erst posthum veröffentlicht, und wir wissen nicht, wann er das Manuskript verfaßte, auf dem sie basieren.[10] Bulstrodes Version unterscheidet sich nur leicht, aber in einem entscheidenden Punkt von der Evelynschen, denn er behauptet, als Bernini van Dycks Porträt sah, habe er nicht gewußt, wen es darstellte. Das klingt zwar ausgesprochen unwahrscheinlich, aber ohne Zweifel stärkt es die Rolle des Künstlers als Orakel. Im frühen 19. Jahrhundert war man der Ansicht, daß Bulstrode und Evelyn sich gegenseitig bestätigten, und so heißt es um diese Zeit, «die bekannte Anekdote über den Bildhauer ist authentisch», und «kein Bildnis irgend eines anderen Herrschers weckt so starke Gefühle wie der Kopf Karls des Ersten».[11]

Nicht alle teilten indessen die Ansicht, van Dyck habe in seinem Porträt des Königs prophetische Gabe bewiesen. Als Jonathan Richardson sich um 1715 ein anderes, von van Dyck gemaltes Bildnis Karls I. anschaute (Abb. 218) – auf dem der König etwas robuster wirkt –, muß er an Evelyn gedacht haben, wenn er ausführte, van Dyck sei lediglich «historisch» gewesen, als er «eine gewisse Sorge» in den Ausdruck hineingelegt habe, denn er habe das Bild gemalt, als die «Schwierigkeiten des Königs bereits begonnen hatten». In Wirklichkeit hatte van Dyck dieses Bild etwa zur selben Zeit gemalt wie das Dreifachporträt, das nach Rom geschickt wurde, also lange bevor Karls Schwierigkeiten begannen.[12] Und im Jahre 1830 machte Isaac D'Israeli sich die Mühe, ein «schönes, großes» Gemälde von Mytens, das zur Zeit der Thronbesteigung Karls I. gemalt worden war, mit der stark verkleinerten Kopie eines Porträts zu vergleichen, das van Dyck um dieselbe Zeit gemalt haben sollte. Auf beiden Bildern fand er keine Spur der «heimlichen Sorge», der «tiefen Melancholie» und der «quälenden Gedanken», die Bernini so erstaunt hatten. Deshalb gelangte er zu dem Schluß: «Hätte der physiognomische Wahrsager die beiden aus glücklicheren Tagen stammenden Porträts Karls I. untersucht, so hätte er wahrscheinlich ein glückliches Schicksal vorausgesagt. Damit ist klar, daß das Eigentümliche in den Zügen Karls I. erst nach seinem dreißigsten Lebensjahr erkennbar wurde.»[13]

Trotz aller Einwände von Zweiflern ist der prophetische Charakter der van Dyckschen Porträts Karls I. und des Hauses Stuart zur Legende geworden und wirkt bis heute nach. Doch er ist auch einzigartig. So findet sich keine ähnliche Deutung für die

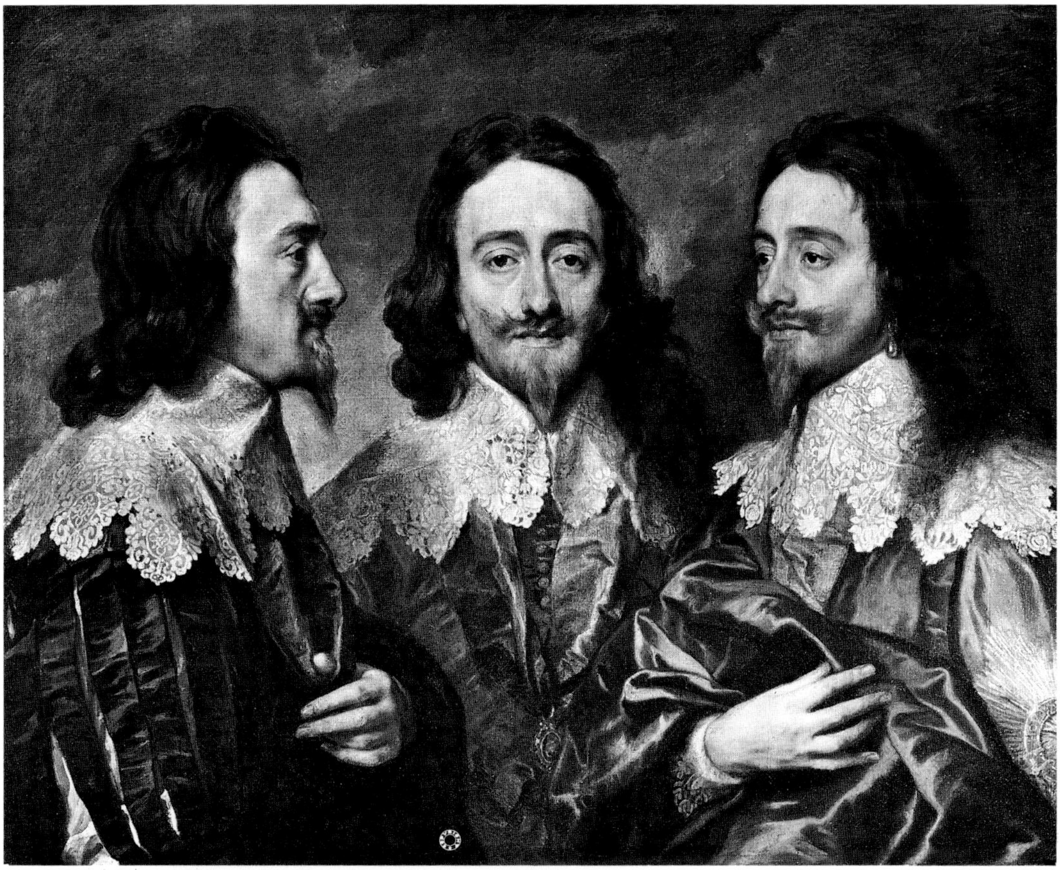

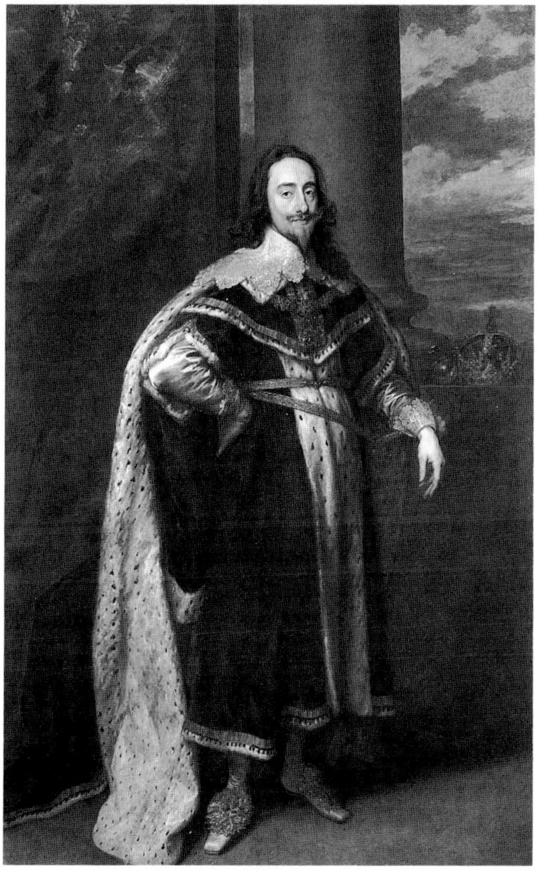

217. Anton van Dyck, Karl I. von England in drei Ansichten, The Royal Collection, Windsor Castle

218. Anton van Dyck, Karl I. von England, The Royal Collection, St. James's Palace

wenigen Porträts, von denen man annimmt, daß sie Maria Stuart in glücklichen Tagen darstellen, Porträts, die entweder nach Originalquellen reproduziert oder aber im 18. Jahrhundert *vollkommen neu* geschaffen wurden.[14]

2.

Der Gedanke, wonach die ersten Vorboten von Veränderungen – im Bereich der Politik, der Moral, der Gesellschaft oder der Religion – sich in den Werken der Kunst entdecken lassen, hat das historische Denken (bis heute) nachhaltig beeinflußt, auch wenn nur wenige seriöse Historiker ihn einer Prüfung unterzogen haben. Ursprung und Entwicklung dieser These sind nicht leicht auszumachen, weil sie zu verschiedenen Zeiten ganz unterschiedliche Konzepte umfaßte. Es lohnt sich jedoch, einigen dieser Stränge nachzugehen und herauszuarbeiten, wann und weshalb sie jeweils Einfluß gewannen.

Gegen Ende des 18. und zu Beginn des 19. Jahrhunderts vertrat eine Reihe von Denkern die These, Künstler aller Art seien mit einer prophetischen Gabe gesegnet, die nicht nur gewöhnlichen Menschen, sondern auch den Gebildeten versagt sei – das galt vor allem für Deutschland (wo man große Unzufriedenheit empfand angesichts der Oberflächlichkeit, des Rationalismus und des Materialismus, die man Frankreich zuschrieb). Viele romantische Dichter glaubten aufrichtig, diese Gabe zu besitzen, die auf die sakralen Ursprünge ihrer Berufung zurückging, auch wenn sie natürlich nicht behaupteten, Wahrsager im üblichen Sinne des Wortes zu sein – womit sie im übrigen lediglich eine alte Tradition aufgriffen und mit neuer Kraft fortführten.[15]

Sehr aufschlußreich für die Entwicklung dieser Vorstellung sind Diskussionen, die der Publikation des Gedichts ‹Die Künstler› von Friedrich Schiller im März 1789 vorausgingen.[16] Schiller hatte darin von Anfang an eine philosophische Hymne an den Adel und die sittliche Höhe gesehen, die der Mensch in der Moderne erreicht habe – «Wie schön. o Mensch, mit deinem Palmenzweige, / Stehst du an des Jahrhunderts Neige / In edler stolzer Männlichkeit . . .». Und er hatte behauptet, dieser Fortschritt verdanke sich der Kultur im allgemeinen und der Kunst im besonderen. Als er jedoch Wieland eine frühe Fassung des Gedichts zeigte, erklärte dieser neue Mentor, die Gewichte zwischen den beiden Faktoren seien falsch verteilt. Wieland mißfiel Schillers Gedanke, die Kunst sei lediglich die Magd der hohen Kultur, denn das hieße, den Frühling dem Herbst unterzuordnen. Solche Bescheidenheit lag ihm fern: «Alles was wißenschaftliche Kultur in sich begreift, stellt er tief unter die Kunst und behauptet vielmehr, daß Jene Dieser diene.»[17] Angesichts dieser Einwände, an denen Schiller manches berechtigt schien, änderte er einen Teil des Gedichts, damit unmißverständlich klar werde, daß die Kunst Bildung und Sittlichkeit den Weg bereite: «Die Kunst enthüllt rasch und mit Leichtigkeit Wahrheiten, die der spekulative und wissenschaftliche Verstand nur spät und unter Schwierigkeiten entdeckt», heißt es in einem neueren Text über Schiller.[18]

Solche verallgemeinerten Ansprüche auf den intuitiven Primat der Kunst wurden zum anerkannten Bestandteil des deutschen ästhetischen Denkens und breiteten sich rasch in ganz Europa aus. Etwa eine Generation später jedoch erhielten sie eine völlig neue Dimension und drangen auch in das Bewußtsein von Historikern ein, denn inzwischen schienen präzise empirische Belege, die weit von Schillers Vorstellungen entfernt waren, diesen Anspruch zu bestätigen.

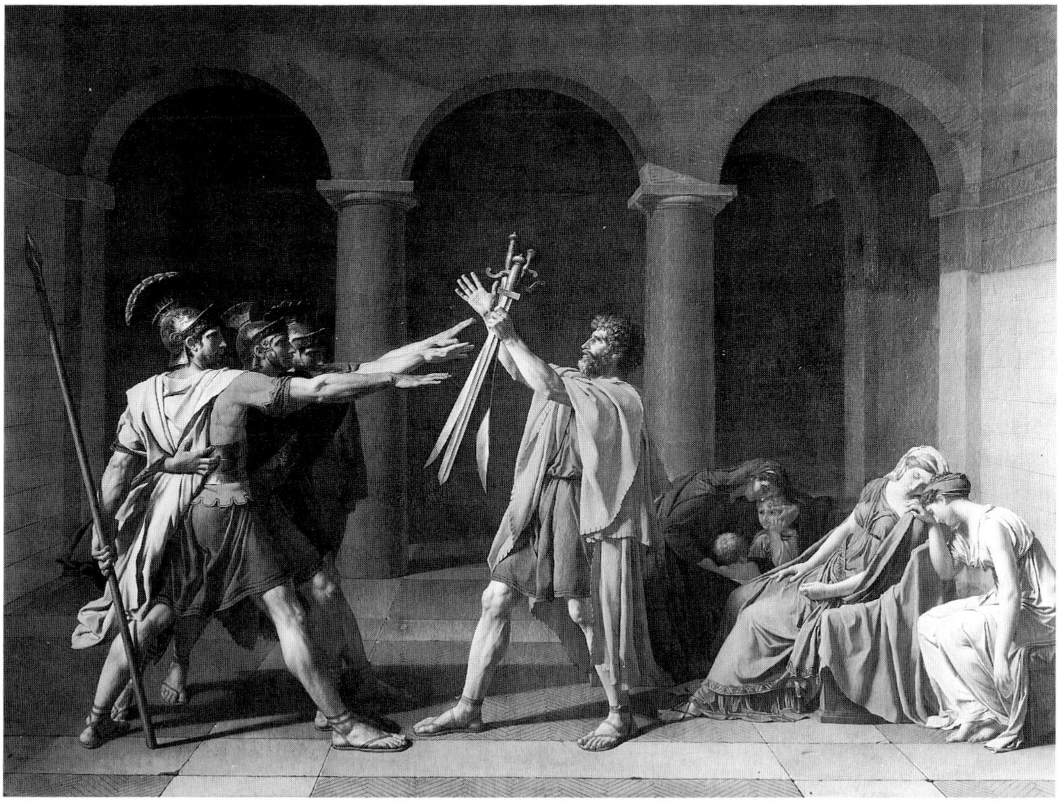

219. Jacques-Louis David, Der Schwur der Horatier, Paris, Louvre

Fünf Jahre bevor Schiller ‹Die Künstler› schrieb, stellte Jacques-Louis David in seinem Atelier in Rom ein großes Gemälde aus, das er dort gemalt hatte und das eine Episode aus der legendären Geschichte der Stadt zeigte: Die drei Söhne des Heerführers Horatius geloben, das Königreich in einem Kampf gegen die drei Curatier-Brüder aus dem benachbarten Königreich Alba zu vertreten, obwohl die beiden Familien durch enge Liebes- und Heiratsbande miteinander verbunden waren (Abb. 219). Die Darstellung dieser «glücklichen Zeiten, da das Wohlleben noch nicht seine machtvolle Herrschaft über das gesegnete Latium gebreitet hatte und der römische Geist noch in seiner ganzen Größe blühte»,[19] erwies sich als gewaltiger Publikumserfolg. Doch die Altertumskundler – darunter auch Seroux d'Agincourt – zeigten sich skeptisch: Hatte der Schwur wirklich stattgefunden?[20] Und wenn ja, wußte man nicht viel zu wenig darüber, um ihn zum Gegenstand eines großen Gemäldes zu machen? Warum hoben zwei der Brüder den *linken* Arm? Warum waren ihre Schwerter so verschieden? Weshalb war kein Altar zu sehen? Doch trotz dieser und einiger anderer Einwände war der Triumph des Bildes vollkommen.[21]

Einige Monate später, im September 1785, hing das Bild im Pariser Salon, wo es in letzter Minute eintraf, nachdem sein etwas verwirrender Ruf ihm bereits vorausgeeilt war. Wie andere in königlichem Auftrag geschaffene Bilder hing es hoch oben,[22] doch hatte David dank der Unterstützung einflußreicher Förderer erreicht, daß man es genau in der Mitte der Hauptwand aufhängte (Abb. 220). Gleich darüber – und teilweise die Nachbarbilder überdeckend – befand sich eine Komposition von Jean Bardin, ‹Die letzte Ölung› betitelt und ein wenig im Stile eines horizontal stark erweiterten Poussin gehalten – «lang, lang, lang» kommentierte ein gelangweilter Besucher, der das Bild wie auch die übrigen Kritiker mit müder Herablassung besprach.[23] Unter Davids Gemälde hing das vom schwedischen König bei Adolf Ulric Wertmüller in Auftrag gegebene Bild ‹Die Königin mit dem Dauphin und der Dauphine beim Spaziergang im englischen Garten des Petit Trianon›, dessen vertrockneter Charme nicht einmal jene Kritiker inspirierte, die ihrer Loyalität gegenüber der königlichen Familie nur allzugern Ausdruck verliehen hätten.[24] Die gespannte Kraft und der «republikanische Stolz»[25] des ‹Schwurs der Horatier› erschlugen die benachbarten Bilder und beherrschten den ganzen Salon. Fast alle übrigen Werke, darunter auch eine Reihe gleich großer Gemälde anerkannter Künstler, die in tadelloser Manier Themen aus der Antike behandelten, wirkten etwas langweilig (oder «brav») im Vergleich zu der «sublimem Ausführung» des Davidschen Meisterwerkes, das vor Augen führte, welche «alten Maximen» und welcher «veraltete Geschmack» in anderen hochmögenden Darstellungen des Konflikts zwischen Liebe und Pflichterfüllung herrschten.[26]

Es gab allerdings viel Kritik, wenn auch zumeist etwas anderer Art als in Rom. Niemand interessierte sich für das Sujet, doch auch in Paris monierten einige Autoren, daß zwei der Brüder die linke statt der rechten Hand zum Schwur hoben, sowie einige andere Punkte ähnlichen Charakters. Doch im Vordergrund standen stilistische Erwägungen, und zwei davon gaben besonderen Anlaß zum Streit: die exzessive Gleichförmigkeit der Komposition und der Farbe sowie die Tatsache, daß David die Hauptfiguren oder Gruppen auf drei durch leere Räume deutlich voneinander getrennte Flächen verteilt hatte und damit gegen alle Regeln der Komposition zu verstoßen schien, die verlangten, daß das Auge sanft von einem Teil des Bildes zum anderen geleitet wurde.[27]

Obwohl David die akademischen Konventionen mißachtete – und zum Teil vielleicht gerade deshalb –, behielt die Begeisterung ohne Schwierigkeiten die Oberhand gegenüber solchen Einwänden. Kritiker lobten die «völlig neue Komposition», die der «patriotischen, grausamen Moral der frühesten Römer» entsprach, wie auch die «Schlichtheit und Kraft der Anordnung, die diesen einfachen, heroischen Zeiten gerecht» wurde. Trotz aller Mängel war dieses Bild «ohne Zweifel das schönste des Salons», und «ich gestehe ein, ich habe noch nie ein modernes Bild gesehen, das so entschieden ist und sich so wenig an das bekannte Genre und an die gewohnte Manier unserer Meister hält».[28]

Zumindest eine Voraussage hätte jeder intelligente und umsichtige Kunstliebhaber mit Sicherheit machen können, bevor der Salon schloß: David (und der Stil, mit dem man ihn identifizierte) würde in Zukunft noch größeren Erfolg haben als bisher. Seit einigen Jahren schon genoß er höchstes Ansehen; nun wurde er der beliebteste Maler der Zeit. Nur zu einigen Mitgliedern der Akademie – die ihm, wie er meinte, von Anfang an Steine in den Weg gelegt hatten und dies auch in der Stunde seines Triumphes weiterhin taten – wurde sein Verhältnis immer schwieriger und sogar bitter. Doch er erhielt zahlreiche Aufträge, von der königlichen Familie ebenso wie von Privatpersonen, und verständlicherweise war er stolz auf die Erfolge, die er mit seinen Darstellungen aus der antiken Geschichte (‹Der Tod des Sokrates›, ‹Liktoren bringen Brutus die Lei-

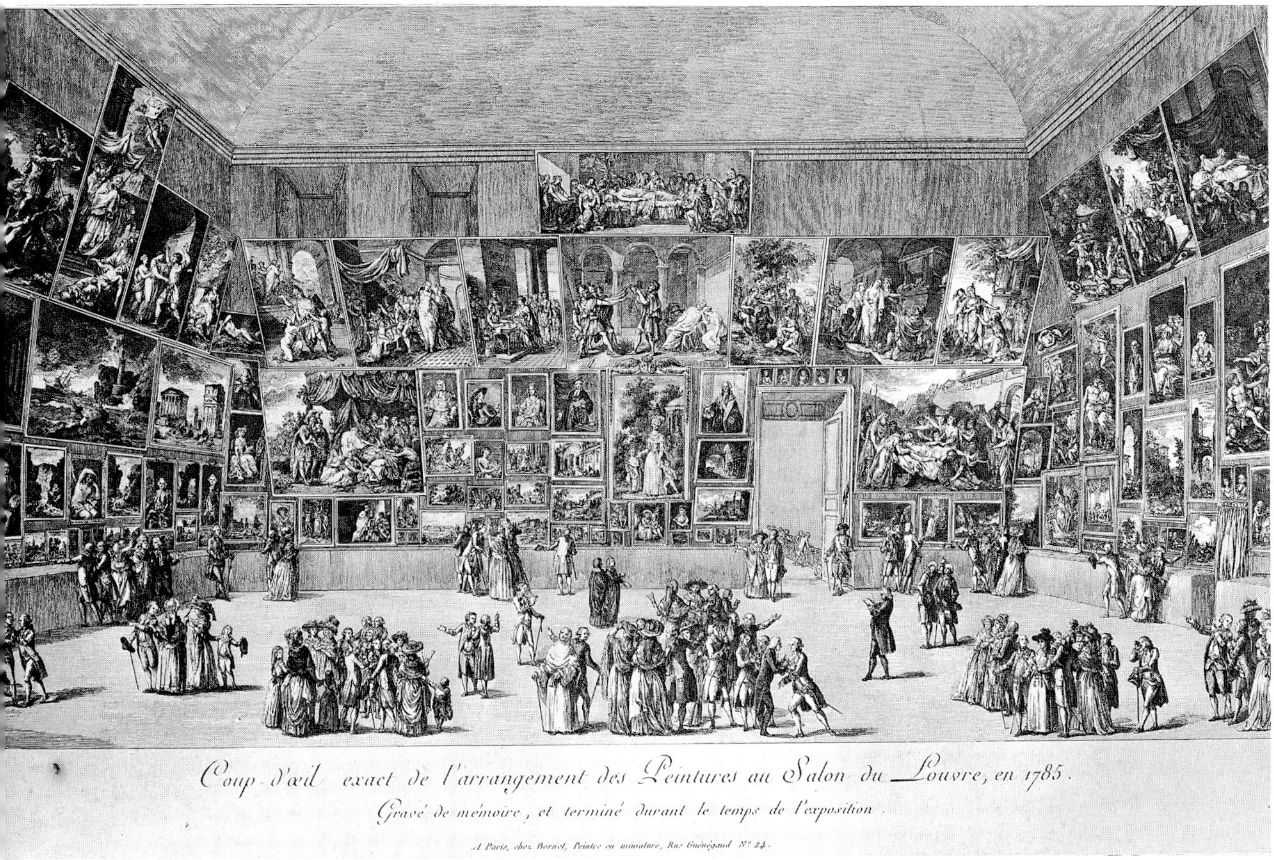
Coup-d'œil exact de l'arrangement des Peintures au Salon du Louvre, en 1785.
Gravé de mémoire, et terminé durant le temps de l'exposition.
A Paris, chez Bornet, Peintre en miniature, Rue Guénégaud N° 24.

220. P. A. Martini, Der Salon von 1785; Kupferstich

chen seiner Söhne›), durch seine Ausflüge in die erotische Mythologie (‹Die Liebschaften von Paris und Helena›) und durch seine Porträts errang.[29]

Als die Willkürherrschaft 1789 und 1790 ins Wanken geriet und der Staat sich, zögernd noch und mit zahlreichen Rückfällen, in Richtung einer konstitutionellen Monarchie zu bewegen schien, da begrüßte David diese Entwicklung, wie es auch einige liberaler gesinnte Adlige und Mitglieder der reichen, gebildeten Bourgeoisie taten, in deren Kreisen er verkehrte. Vielleicht war er auch selbst Zeuge eines der wichtigsten Schritte, die man (trotz der Einschüchterung entschlossen und trotz der Provokation friedlich) in diese Richtung unternahm: des feierlichen Schwurs nämlich, den die Vertreter des dritten Standes in den Generalständen am 20. Juni 1789 im Versailler Ballhaus leisteten (wo sie zusammengekommen waren, nachdem man sie aus ihrer üblichen Versammlungsstätte im Schloß vertrieben hatte) und in dem sie sich verpflichteten, ihre Beratungen so lange fortzusetzen, bis sie eine Verfassung ausgearbeitet hätten, die unter anderem auch an den «wahren Prinzipien der Monarchie» festhalten sollte. Sicher dachte David daran, diese Szene zu malen, vielleicht auch aus eigenem Antrieb, doch schon bald bemühte er sich intensiv um den offiziellen (und lukrativen) Auftrag, sie für die Nachwelt festzuhalten.[30]

Tatsächlich entwarf David selbst die unbeholfene und pathetische Rede, die der Abgeordnete Edmond-Louis-Alexis Dubois-Crancy am 28. Oktober 1790 vor den Mitgliedern des Jakobinerclubs hielt und in der er forderte, das Ballhaus müsse als Denkmal für alle Freunde der Freiheit in gutem Zustand erhalten werden, und «der kraftvollste Pinsel, der geschickteste Stichel» solle «unseren Urenkeln vermitteln, was nach zehn Jahrhunderten der Unterdrückung Frankreich für sie getan hat». Dieser Pinsel sollte sein eigener sein, und beim Vortrag seiner Forderung machte David erstmals eine Aussage, die im Rückblick von größter Bedeutung ist: «Sagen wir ihnen, für die Aufgabe, unser Denken auf der Leinwand mit Leben zu erfüllen, haben wir den Maler des Brutus und der Horatier ausgewählt, dessen Genie die Revolution vorweggenommen hat *(dont le génie a devancé la Révolution).*»[31]

Was meinte David mit diesem prägnanten Satz? Wollte er sagen, er habe tatsächlich eine «vorrevolutionäre» Botschaft vermitteln wollen, als er die ‹Horatier› und den ‹Brutus› malte? Man kann sich durchaus vorstellen, daß er genau dies im Jahre 1790 andeuten wollte – auch wenn er wenig Bereitschaft zeigte, diese Andeutung genauer auszuführen, obwohl er häufig Gelegenheit dazu gehabt hätte.[32] Es kann aber auch sein, daß der Ballhausschwur, an dem einige seiner Freunde und Bekannten beteiligt gewesen waren, ihn wirklich beeindruckte und ihm als ein natürlicher Nachfolger des Schwurs der Horatier erschien, dem er wenige Jahre zuvor auf der Leinwand neue Gestalt verliehen hatte. In der Tat benutzte man Details dieses Gemäldes häufig, um Ereignisse der Zeit markant zur Darstellung zu bringen.[33] Vor allem aber zeigte sich, daß der entschieden schmucklose Stil, den David (mit einigen anderen) für die Darstellung antiker Beispiele öffentlicher Tugend einsetzte – zu einer Zeit, als moderne Beispiele solcher Tugend unauffindbar schienen –, ein sehr gutes Mittel darstellte, zeitgenössische Entwicklungen im Bild festzuhalten, zumal Beteiligte und Beobachter nun das Gefühl hatten, daß diese Entwicklungen endlich einmal an die Größe der Griechen und Römer heranreichten.

Aus all diesen Gründen wurde der Gedanke, Davids künstlerisches Genie habe «die Revolution stets vorausgesehen» *(sembla toujours prévoir la révolution),*[34] häufiger auch von anderen wiederholt, doch weder sie noch David selbst waren offenbar der Ansicht, diese Gabe verdanke sich einer angeborenen Fähigkeit, die nur Künstlern zugänglich sei. Gelegentlich allerdings unterstellte man ihm eine Fähigkeit zur Antizipation der Zukunft, die über die bloße Berührung mit ihr hinausging, denn man lobte die ‹Horatier› und den ‹Brutus› auch deshalb, weil sie dazu beigetragen hätten, die Zukunft herbeizuführen, indem sie «mehr Herzen für die Freiheit entflammten als die besten Bücher».[35] All denen, die glaubten, David habe tatsächlich seherische Fähigkeiten bewiesen, als er 1784/85 die ‹Horatier› malte, könnte man natürlich entgegenhalten, daß ihm diese Gabe jedenfalls 1790/91 abhanden gekommen sein mußte, sonst hätte er in seinem Entwurf zum ‹Schwur im Ballhaus› (Abb. 221) nicht Männer in den Vorder-

221. Jacques-Louis David, Vorstudie zu ‹Der Schwur im Ballhaus›; Bleistift, Feder und Tusche, laviert und weiß gehöht, Paris, Louvre, Dauerleihgabe im Musée national de Versailles

222. Jacques-Louis David, unvollendete und zerschnittene Version des ‹Schwur im Ballhaus›; Öl, schwarze und weiße Kreide, braune Tusche auf Leinwand, Paris, Louvre, Dauerleihgabe im Musée national de Versailles

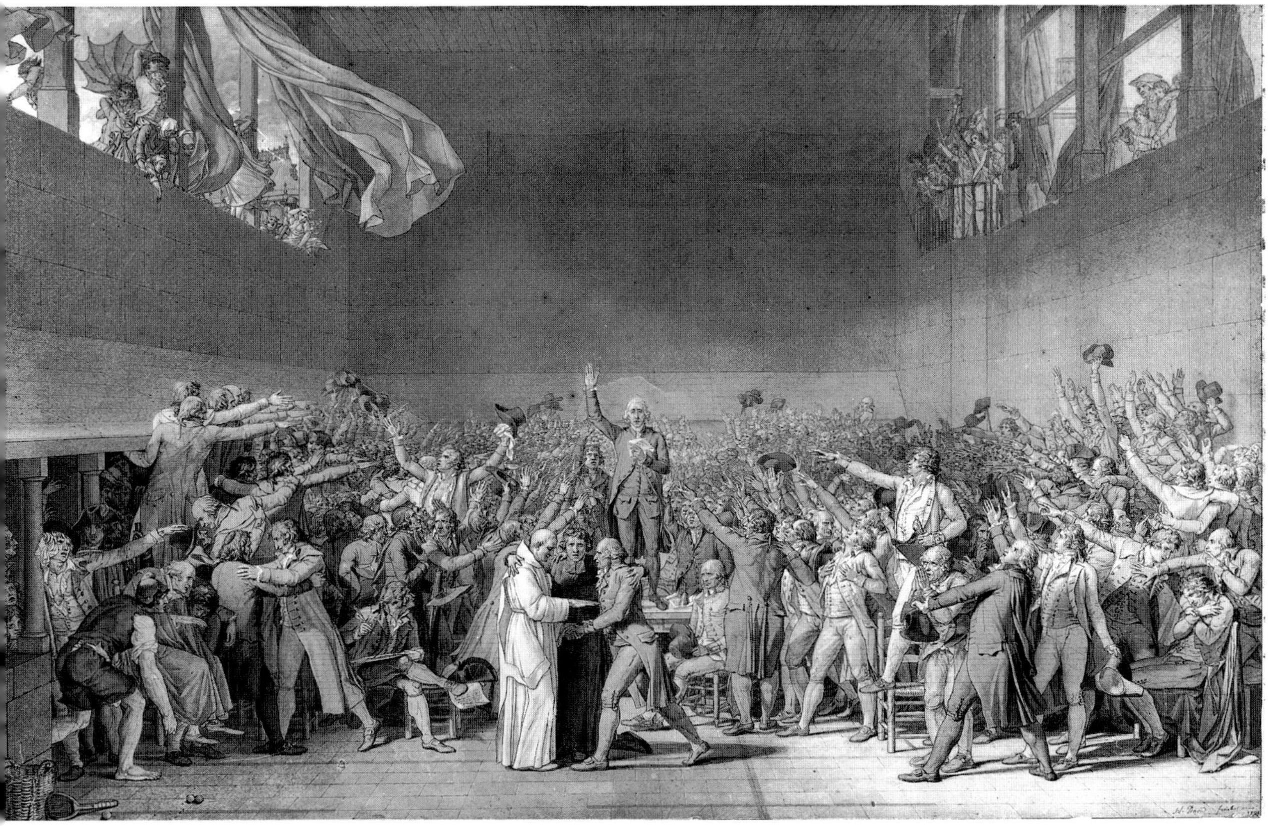

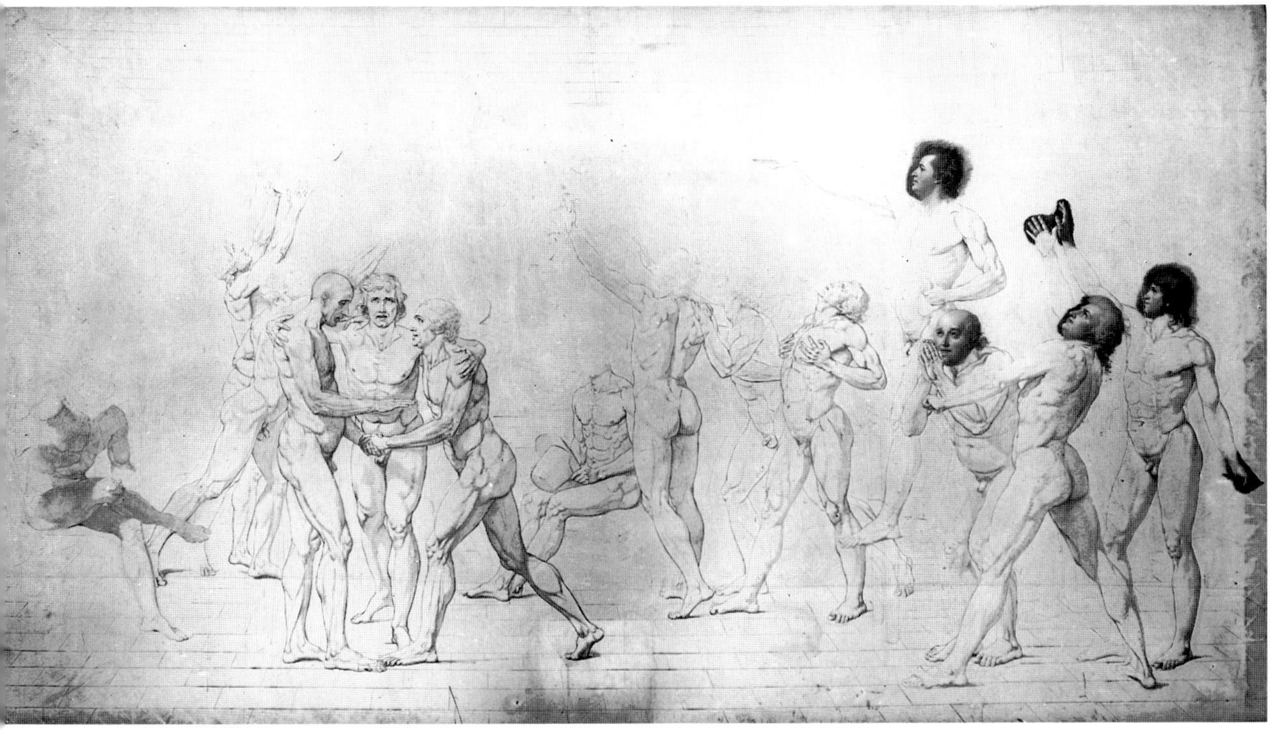

grund gerückt, die wenig später schon zu Verrätern gestempelt wurden. Gerade diese Tatsache zwang ihn, das Bild aufzugeben, auch wenn er 1798 den Vorschlag machte, jene Abgeordneten, die «ganz bedeutungslos für die Nachwelt» seien, aus der Komposition zu tilgen und durch solche zu ersetzen, die «sich seither Ansehen erworben haben und deshalb für unsere Nachkommen von größerem Interesse sind».[36]

So vorsichtig solche Gedanken auch vorgetragen wurden und so wirr sie sein mochten, gewannen sie dennoch zunehmend an Überzeugungskraft. Als der liberal gesinnte Italiener Filippo Mazzei, ein ehemaliger Freund Davids, um 1810 seine Memoiren schrieb, erinnerte er sich an ein Diner, das einundzwanzig Jahre zuvor in Paris stattgefunden hatte, und zwar am Tag nach der erzwungenen Übersiedelung der königlichen Familie nach Paris. Auf diesem Diner hatte David die Königin heftig attackiert und gesagt, er hoffe, man werde sie aufhängen oder in Stücke hauen. Daraufhin hatte die Gräfin von Albany Mazzei gefragt, ob David nicht ein wenig verrückt sei. Und Mazzei hatte ihr geantwortet: «Maler und Dichter haben immer etwas Verrücktes und auch etwas Prophetisches.»[37] Diese Aussage ist allgemein gehalten, und was die Verrücktheit angeht, handelte es sich bereits um ein uraltes Klischee. Wahrscheinlich aber dachte Mazzei hier eben an die einige Jahre zurückliegende Diskussion um den Zusammenhang zwischen dem ‹Schwur der Horatier› und den revolutionären Entwicklungen. Sicher ist jedenfalls, daß die Bilder, die David zwischen 1785 und 1789 malte, mehr als jedes andere Kunstwerk dazu beitrugen, im historischen Denken die Vorstellung zu verankern, daß größere Veränderungen des künstlerischen Stils bevorstehende Umwälzungen der Gesellschaft oder einen Umsturz, der die Stabilität der gesamten Welt betraf, ankündigten (oder ankündigen mußten?).[38]

3.

Ende des 18. Jahrhunderts waren also einige der wichtigsten Fragen bereits formuliert, die grundlegende Bedeutung für jede Erörterung des Themas «der Künstler als Seher» haben mußten. Einerseits konnte man sich vorstellen, der Künstler setze bewußt (oder eher unwillkürlich) seine Intuition ein, um über eine entsprechende Wahl des Stils und des Sujets das Bild einer Zukunft zu entwerfen, die er entweder fürchtete oder herbeiwünschte – wobei es nicht darauf ankam, ob er diese Zukunft für unausweichlich hielt oder nicht, solange die Nachwelt feststellen konnte, daß diese Zukunft tatsächlich eingetreten war. Andererseits konnte man im Künstler lediglich ein Moment – wenn auch ein überaus wichtiges – eines gleichsam selbsttätigen historischen Prozesses erblicken, in dem der einzelne keine Rolle spielte. Auf diese Weise ließ sich die prophetische Gabe des Künstlers verschiedenen Ursachen zuweisen, die zwar nicht identisch waren, aber einander überlagerten oder sogar in einem unauflösbaren Zusammenhang miteinander standen.

Eine breite theoretische Grundlage für die zweite Auffassung legte in den ersten zwei oder drei Jahrzehnten des 19. Jahrhunderts eine Reihe linker französischer Denker recht unterschiedlicher und sogar gegensätzlicher Prägung. Dabei zeigte keiner dieser Autoren Interesse für die bildenden Künste, alle aber interessierten sich sehr für die Rolle des Künstlers in der Gesellschaft, wobei ihre Vorstellung vom «Künstler» weit über die traditionelle Auffassung hinausging, die Maler, Dichter und Musiker darunter faßte. Einige waren der Meinung, die Rolle des Künstlers sei jener von Unternehmern und Intellektuellen untergeordnet, deren Ideen die Künstler auf ansprechende und verständliche Weise propagieren sollten; andere meinten, die Künstler könnten selbst die führende Rolle auf dem Weg in eine glücklichere Zukunft übernehmen. Saint-Simon, in dessen Kreis diese Diskussion aufkam, äußerte sich keineswegs einheitlich zu diesen Fragen, und auch wenn er gelegentlich die zweite der genannten Auffassungen vertrat, glaubte er doch stets, die Rolle des Künstlers müsse sich am Charakter seiner Botschaft orientieren.[39]

Die folgende Generation war etwas subtiler. Der religiöse – um nicht zu sagen mystische und sentimentale – Ton, in den Pierre Leroux verfiel, wenn er über die Rolle der Kunst sprach, war an sich schon geeignet, den Künstler auf eine weit höhere Ebene zu heben, als Saint-Simons Denken ihm zugestand; und während Leroux den Künstlern seiner Zeit Vorwürfe machte (weil sie die Gegenwart in ihren Werken vernachlässigten), billigte er – wie es so oft in den Kontroversen dieser Jahre geschah – den Künstlern der Vergangenheit herausragende Bedeutung zu: «Dichter, woher kommt die Menschheit, und wohin geht sie? Das weißt du nicht. Aber die Künstler des Mittelalters glaubten, es zu wissen, und wußten es in der Tat unter einem prophetischen Schleier. Die Erbauer der Kathedralen wußten es; Dante, Raffael und Michelangelo wußten es.»[40]

Wie wir gesehen haben, hatte Schiller ein halbes Jahrhundert zuvor in ‹Die Künstler› verkündet, der schöpferische Künstler sei aufgrund seines besonderen Vermögens eher in der Lage, den geistigen Fortschritt der Menschheit zu fördern als der Wissenschaftler oder Gelehrte. Daher ist es interessant, daß sein Gedicht 1828 ins Französische übersetzt und in ‹Le Gymnase› veröffentlicht wurde, einer saint-simonistischen Zeitschrift (die nur wenige Monate erschien), obwohl die sozialen Fortschritte, um die es den Saint-Simonisten ging, völlig anderer Art waren, als Schiller sie für die Menschheit insgesamt erhoffte. Außerdem hatte schon 1826 Philippe Buchez, ein Schüler Saint-Simons, der sich jedoch eine größere Freiheit bewahren konnte als die meisten anderen, auf beide Traditionen zurückgegriffen und erklärt, der Genius der Künste und der Literatur liege darin, «die Zukunft zu erkennen, durch Eingebung zu entdecken, was die Wissenschaften lehren, und den Vielen diesen Weg des Glücks und der Unsterblichkeit aufzuzeigen».[41]

Die allermeisten Verallgemeinerungen dieser Art waren ausgesprochen vage und vermieden jeden Bezug auf bestimmte Künstler. Die Saint-Simonisten fanden jedoch besonderes Interesse an David, und so geben ihre unterschiedlichen Reaktionen auf seine Werke einigen Aufschluß über die prophetische Rolle, die sie der Kunst zuwiesen.

Als 1826 in der saint-simonistischen Zeitschrift ‹Le Producteur› die posthume Verkaufsausstellung besprochen wurde, die anläßlich der Auflösung des Davidschen Ateliers stattfand, gab der Autor eine Interpretation des unvollendeten und zerschnittenen Gemäldes ‹Der Schwur im Ballhaus› (Abb. 222), aus der hervorzugehen scheint, daß Künstler zuweilen die Zukunft voraussähen, ohne daß sie sich dessen bewußt sein müßten. So schreibt er über die zu einer Gruppe vereinten drei Männer im Vordergrund («eine höchst tiefsinnige Erfindung»), über deren Köpfen Jean-Sylvain Bailly den Text des Eides verliest: «Es handelt sich um den Abbé Grégoire, Don Gerle und den protestantischen Minister Rabaut; sie stehen eng beieinander, und an die Stelle ihrer früheren Meinungsverschiedenheiten ist die Hoffnung auf eine gemeinsame Zukunft getreten, die der ganzen Menschheit Glück bringen soll. Ich weiß nicht, ob der Maler gesehen hat, was wir heute darin sehen können; aber mit Sicherheit finden wir hier ein eindringliches Bild vom Sturz der theologischen Macht, sehen wir in dieser Gruppe doch die weltliche und die kirchliche, die orthodoxe und die häretische Geistlichkeit in ein und demselben zukünftigen Schicksal vereint.»[42] Man fragt sich, was der Autor in der Komposition dieser drei – in der Skizze wie alle übrigen Figuren nackt gezeichneten – Gestalten wohl gesehen hat, das die «Sicherheit» seiner Interpretation hätte rechtfertigen können.

Andererseits machte derselbe Autor David bei der Besprechung von dessen Gemälde ‹Der Tod des Marat› den Vorwurf, er habe eines nicht erkannt: «Wir Menschen des 19. Jahrhunderts sähen Charlotte Corday gerne gelassen neben dem Opfer stehen. Für uns wäre sie eine Heldin . . . Jeder, der Davids Gemälde betrachtet, fragt sich, wo Charlotte Corday ist.» Und er gelangt zu dem Schluß, David habe der Frau nicht die Rolle zugewiesen, die ihr nach späterer Auffassung gebührte, weil er noch allzusehr gefangen war «im Geist der Zeiten, in denen er gelebt hat, so widersprüchlich und abrupt der Übergang auch war, als daß er die Gestalten des Marat und der Corday gemeinsam hätte darstellen können».[43]

Gelegentlich finden wir Andeutungen, wonach der Künstler ein sensibles Instrument darstellt und Erfahrungen aufzuzeichnen vermag, die gewöhnlichen Sterblichen verwehrt sind. Zu Davids politischem Verhalten meint der Autor des Artikels, man müsse bedenken, «daß er nichts aus sich selbst heraus war; daß eine Einbildungskraft, wie seine Kunst sie erfordert, aus allem schöpfen muß, was sich ihr bietet; daß nichts so veränderlich ist wie ein großer Künstler, weil nichts neue Eindrücke so lebhaft aufzunehmen vermag wie er.» Diese Andeutungen werden zwar nicht widerlegt, wohl aber beträchtlich abgeschwächt durch die Schlüsse, die der Autor aus der Betrachtung der Davidschen Skizzen zieht: «Darin finden wir den greifbaren Beweis, daß in unserer Kultur der Künstler in der Malerei wie in der Literatur nur wenig erfindet; daß sein schöpferisches Genie vor allem darin besteht, die Ideen seiner Vorgänger auf neue Art zu verbinden; und er ist glücklich, wenn er der Theorie und Praxis der Kunst seiner Zeit eine oder zwei neue Ideen hinzufügen kann.» Was den Einfluß des Künstlers auf die Gesellschaft angeht, sehe man in Davids Skizzen den Keim all jener Reminiszenzen an die Antike, welche bald schon die Kostüme und die Ausstattung der Theater, Museen und Privatwohnungen überschwemmten.[44]

Wenn die Saint-Simonisten David eine relativ beschränkte Rolle bei der Förderung des menschlichen Fortschritts zubilligten, so auch deshalb, weil sein Werk nicht in einer «organischen», sondern einer «krisenhaften» Phase entstanden war (wir werden die beiden Begriffe noch kurz erläutern); das geht aus einer Vorlesung hervor, die in ‹L'Organisateur, Journal de la doctrine saint-simonienne›, abgedruckt wurde: «Meine Herren, während man vom Jahrhundert des Phidias und vom Jahrhundert Raffaels spricht, ist bei David nur von einer Schule die Rede.»[45] Vier Jahre später scheint jedoch Balzac diese Einschränkung in Frage zu stellen. Balzac war eigentlich ein entschiedener Gegner der Saint-Simonisten, doch er bewunderte Leroux, und er dachte offenbar an Vorstellungen, die aus ihren Debatten stammten, als er schrieb: «Ein Mensch, der das Denken beherrscht, ist ein Herrscher. Könige herrschen für eine bestimmte Zeit über ein Land; der Künstler beherrscht ganze Jahrhunderte; er verändert das Gesicht der Dinge, er setzt eine Revolution in Gang; er verändert die Welt und verleiht ihr eine neue Gestalt. Das gilt für Gutenberg, für Kolumbus, für Schwartz, für Descartes, für Raffael, für Voltaire, für David.»[46]

Daß David hier in einem Atemzug mit Raffael genannt wird, ist nicht so erstaunlich, wie es auf den ersten Blick erscheinen mag. Auch bei anderen Gelegenheiten finden wir diesen Vergleich, manchmal weil die behauptete Stärke ihrer (höchst unterschiedlichen) Überzeugungen in so deutlichem Gegensatz zur allgemeinen Kraftlosigkeit der Künstler während der Julimonarchie stand,[47] zumeist aber weil man die gegensätzlichen Zeiten, in denen sie gelebt hatten, für die höchst verschiedenartigen Rollen verantwortlich machen konnte, die man ihnen als Zeugen für den Fortschritt der Menschheit beilegte.

Für viele Kunstliebhaber des frühen und mittleren 19. Jahrhunderts stellte Raffaels Entwicklung ein ernsthaftes Problem dar. Wie es schien, war aus seinem Spätwerk die Bologneser Kunst des 17. Jahrhunderts hervorgegangen, die als kalt, pedantisch und herzlos galt. Seine Bewunderer betonten daher lieber seine traditionellen als seine innovativen Qualitäten. Die Saint-Simonisten wußten dies wahrscheinlich, doch sie interessierten sich in erster Linie für eine andere Frage: Wie war diese Kunst im Verhältnis zu den organischen und den krisenhaften Phasen einzustufen, in denen sie die wichtigsten Indikatoren der Menschheitsentwicklung erblickten? Organische Phasen waren vor allem die Blütezeiten des Heiden- und des Christentums gewesen, als «alle Menschen unter ein und demselben Banner versammelt waren – das heißt, sie hatten dieselben Gefühle und Gedanken, und sie verfolgten dieselben Ziele». Krisenzeiten dagegen waren durch den Zusammenbruch solcher einheitlichen Ziele gekennzeichnet; solche Krisen hatten etwa die griechischen Philosophen und die protestantischen Reformatoren herbeigeführt. In organischen Phasen wirkten alle Künste harmonisch unter der Führung des Tempels oder der Kirche zusammen. Das Theater jedoch (und in gewissem Maße auch der Roman), das in der Antike wie im Mittelalter zunächst diesem Schema folgt (zum Beispiel in den Mysterienspielen), trägt schließlich zur Zerstörung der Einheit bei, indem es potentiell subversive Ansichten vorträgt. Daraus läßt sich ersehen, daß die Kunst eine zweideutige Rolle spielt.

Eine weitere Schwierigkeit kommt hinzu. Die vollkommensten Werke entstehen gerade in solchen Zeiten, in denen eine organische Phase sich auflöst. «Phidias», so heißt es chronologisch etwas ungenau im ‹L'Organisateur›, «ist ein Zeitgenosse von Sokrates; Michelangelo und Raffael sind Zeitgenossen Luthers.» Der Eindruck, der sich daraus ergeben mag, ist falsch. Der wahre Grund, weshalb derart verschiedene Genies gleichzeitig auftreten, liegt in dem Umstand, daß die Künste sehr viel Zeit zu ihrer Vervollkommnung brauchen, und die organischen Phasen waren (mit Ausnahme des alten Ägypten) stets nur sehr kurz, so daß vollkommene Kunstwerke (wie Raffaels Bilder) ihre Entstehung zwar einer organischen Phase verdankten, aber erst in einer Zeit der Krise hervortraten. Das war keineswegs alles. Die organische Phase des Heidentums war gänzlich materialistisch, die des Christentums gänzlich spirituell ausgerichtet gewesen. Die Krisenzeiten, die diesen organischen Phasen folgten, waren daher durch «Idealismus» beziehungsweise «Physizismus» geprägt. In der organischen Phase der Zukunft jedoch würden die materielle und die spirituelle Ausrichtung zu einer harmonischen Einheit verschmelzen. Einen Vorgeschmack auf das Kommende boten jene vollkommenen Kunstwerke, die in einer organischen Phase heranreiften, aber erst in der nachfolgenden Krise erblühten. So bringt die Statue des «olympischen Jupiter nicht nur materielle Allmacht zum Ausdruck; auch geistige Macht ist in hohem Maße präsent; und das ist nicht mehr nur heidnisch, sondern enthält bereits ein spirituelles Moment; daher sollte man nicht sagen, sie hätte die Frömmigkeit der Menschen *neu entfacht,* denn das hieße, daß sie sich wieder der Vergangenheit zugewandt hätten; vielmehr sollte man sagen, sie habe eine neue Frömmigkeit vorbereitet oder *entfacht.* Ähnliches könnte man von dem berühmten Gemälde der ‹Verklärung Christi› (Abb. 223) sagen; die *Formen* sind von solcher Schönheit, daß man darin den Keim eines materialistischen Protestes entdecken könnte, obwohl das Bild ein Produkt christlichen Denkens ist. Darin zeigt sich, daß große Künstler, Menschen, deren prophetischer Blick stets auf die Zukunft gerichtet ist, unter den ersten waren, welche die Notwendigkeit bewiesen, eine unvollkommene Lehre aufzugeben, indem sie einige der Lehre widersprechende Elemente in ihre Werke einfügten und damit zugleich die feinere Harmonie zwischen materieller und spiritueller Schönheit, die wir in ihren Bildern finden.»[48]

Übersetzt man dies aus der Theologie in die Geschichte, so ergibt sich daraus der Schluß, daß Raffael aufgrund seines Genies und der Zeit, in die er hineingeboren wurde (aber unabhängig von seinen Intentionen), in der Lage war, die nächste Stufe der im voraus festgelegten Menschheitsentwicklung vorauszusehen und einige materialistische Elemente in ein Bild aufzunehmen, das er selbst (in Übereinstimmung mit seinen Auftraggebern) nach Form und Inhalt als ein spirituelles konzipiert hatte.

Solche Vorstellungen – wenngleich zumeist weniger metaphysisch formuliert – waren bald so weit verbreitet, daß es keinen Sinn hätte, ihre Ursprünge weiter zurückzuverfolgen. Es kann jedenfalls nicht erstaunen, daß Thoré-Bürger, der als junger Mann ein eifriger Anhänger Saint-Simons gewesen war, im Jahre 1865 schrieb: «Die Kunst sollte man nicht aus der Sicht der Vergangenheit beurteilen, sondern aus der Sicht der Zukunft. Die Kunst ist der Idee stets voraus; das ist ihr Wesen, denn sie ist das spontane Gefühl, das dem Denken vorausgeht.»[49] Seine Diskussion der Malerei des 17. Jahrhunderts basierte zu einem Großteil auf dieser Prämisse. Ruskin ging noch weiter und behauptete, die protestantischen Tugenden, wie man sie im England seiner Zeit antraf – «philosophisches Fragen, präzises Denken, Selbständigkeit und Unabhängigkeit des Landes, entschiedenes Selbstbewußtsein und aufrechte Suche nach religiöser Wahrheit» –, seien allein in den typischen Merkmalen der gotischen Schulen vorweggenommen worden – «geädertes Blattwerk und dorniges Rankenwerk und dunkle Nischen und verstrebte Pfeiler und die furchtlose Höhe filigraner Spitztürme».[50] Und er war der Ansicht: «Die ganze Arbeit der Geological Society in den letzten fünfzig Jahren hat lediglich jene Wahrheit über die Formen von Bergen bestätigt, die Turner als Junge vor fünfzig Jahren gesehen und mit wenigen Strichen eines Kamelhaarpinsels zum Ausdruck gebracht hat.»[51] Er hielt solche Thesen für so selbstverständlich, daß er gar nicht erst nach einer Theorie suchte, die sie stützen konnte.

Im Jahre 1865 jedoch griff der anglo-irische Historiker W. H. Lecky einige dieser vage formulierten Vorstellungen auf, um einem Buch Substanz zu verleihen, das den erst Siebenundzwanzigjährigen sogleich berühmt machte und in viele Sprachen übersetzt wurde – ins Russische und Japanische geradeso wie ins Deutsche und Niederländische: ‹History of the Rise and Influence of the Spirit of Rationalism in Europe›.[52] Lecky erwarb sich sein Wissen und seine Liebe zur Kunst auf zahlreichen Reisen nach Frankreich, Italien und Spanien. Schon 1861 konnte er sich rühmen, nicht nur den Pra-

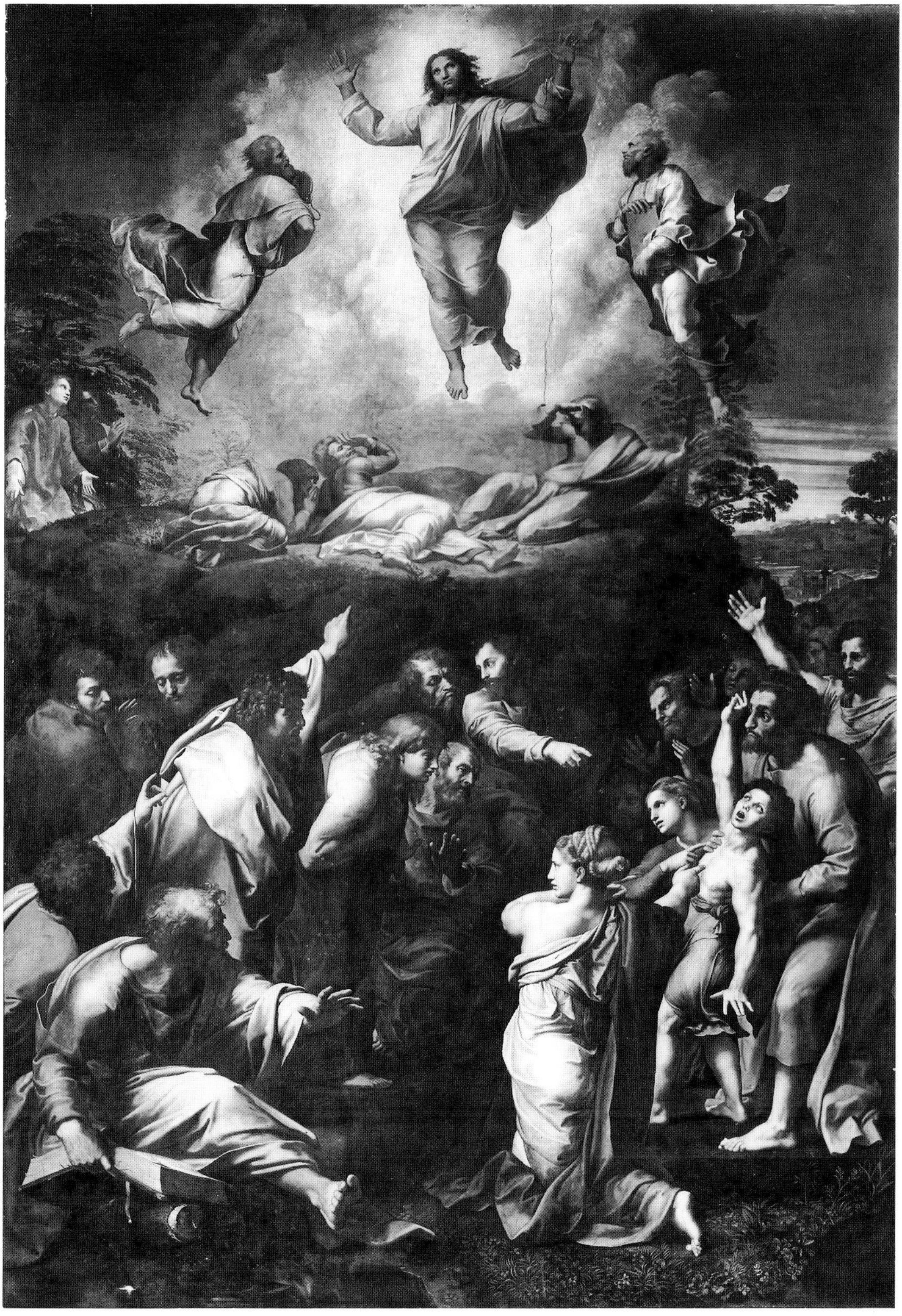

223. Raffael, Verklärung Christi, Rom, Vatikan, Pinakothek

do bestens zu kennen, wo er die «wunderbare Gelegenheit hatte, sich mit einigen kleineren spanischen Meistern vertraut zu machen, die man in Italien oder Deutschland fast nie sieht», sondern auch mit «allen übrigen Malerschulen der Welt».[53] Er trug eine eigene Sammlung zusammen und ließ sich von einem spanischen Maler Kopien von Gemälden seines Lieblingsmalers Velázquez anfertigen.[54] 1862 schrieb er: «Ich habe fast das Gefühl, ich kenne jedes Bild in Florenz, und ich habe so viel darüber gelesen, daß mir ganz übel davon wird; deshalb bin ich mit Vergnügen zur Geschichte zurückgekehrt.»[55] Doch obwohl er so vieles aus eigener Anschauung kannte und obwohl er später einmal bedauernd feststellte, er fände «kein Thema, das eine so brillante Farbigkeit gestattet wie die Kunst»,[56] stützte er sich bei der Behandlung der Kunst in seiner ‹History› weitaus stärker auf literarische Quellen als auf seine eigenen Eindrücke; und unter diesen Quellen bewunderte er ganz besonders die wegweisenden Arbeiten zur christlichen Ikonographie von Adolphe-Napoléon Didron,[57] dessen früheste Schriften in einer von dem Saint-Simonisten Philippe Buchez herausgegebenen Zeitschrift erschienen waren.[58]

Lecky wollte herausfinden, weshalb der Glaube an Hexerei und Wunder, der bei Katholiken und Protestanten so tief verwurzelt gewesen war, sich zu seiner Zeit in Europa fast gänzlich verflüchtigt hatte. Wissenschaft, Entdeckungen, Vernunft – all das schien ihm weitgehend irrelevant; desgleichen die Intelligenz: «Jahrhunderte lang mochten die tüchtigsten Männer den Aberglauben nicht abweisen, beeiferten sich vielmehr, ihn mit Ernst und kräftigster Überzeugung zu verteidigen.» Der eigentliche Grund war eine «stufenmäßige und unmerkliche, aber um so tiefer gehende Umgestaltung der Denkweise in Europa»; und am besten ließ sich dieser Wandel des «Meinungsklimas» in den bildenden Künsten ablesen, da «vor der Erfindung der Buchdruckerkunst die Malerei der treueste Spiegel des Volksgeistes war und fast jede Bewegung desselben in jenem sich abbildete».[59]

Wie wir gesehen haben, waren Behauptungen dieser Art schon oft genug von Altertumskundlern, Kennern und Kunsthistorikern aufgestellt worden, doch Lecky scheint der erste Historiker gewesen zu sein, der sich nicht berufsmäßig mit Kunst befaßte und diese Thesen dennoch ernst nahm. Ernst ist jedoch noch nicht gleichbedeutend mit Konsistenz und Tiefe, und die Art, wie Lecky die Kunst zur Interpretation der Geschichte einsetzte, ist verwirrend und mißverständlich, zumal er niemals darlegte, welchen Prinzipien er folgte, wenn er zu demonstrieren versuchte, daß «vor der Erfindung der Buchdruckerkunst ... der eigentliche Gang der Kirchengeschichte mehr in den Werken der Künstler als in denen der Theologen dargelegt ist».[60] Der Gang der Kunst bewegte sich in seinen Augen offenbar zwischen je zwei gegensätzlichen Polen: dem Symbolischen und dem Anthropomorphen, dem Häßlichen und dem Schönen. Wahres religiöses Empfinden der edlen Art zeigte sich nur im Bereich des jeweils ersten Pols. Die Kunst der Katakomben war rein symbolischen Charakters und «überaus erhaben», ein Umstand, der «auch von höchster Wichtigkeit in der Geschichte der Kirche» war, obwohl die frühen Christen auch zahlreiche aus dem Heidentum stammende Bilder in ihre Kunst übernahmen. Tatsächlich hatte die «grundsätzliche Ausschließung aller Bilder der Not, des Leidens und der Rache, zu einer Zeit, die vor allen anderen geeignet schien, solche hervorzubringen», ihren Grund in der Aufnahme der Orpheusgestalten und nackten Genien (aber auch symbolischer Szenen aus der Bibel wie der

Errettung des Jonas). Andererseits finde man vom 13. Jahrhundert an in der katholischen Kunst Anthropomorphismen jeglicher Art, und «von allen Formen des Anthropomorphismus ist wohl keine dem protestantischen Gefühl so widerstrebend wie die Abbildung der ersten Person der Dreieinigkeit, die man bis jetzt so häufig sieht» und die man, wie Leckys Mentor Didron (mit ehrfürchtiger Bewunderung und keineswegs mit Abscheu) aufgezeigt hatte, in vielen Gemälden, von Raffael bis John Martin, fand. «Bei solcher Denkart, welche die Gottheit nur in der menschlichen Gestalt vorstellte, war es äußerst natürlich, daß die Zahl der Gottheiten zunehmen mußte.» Die Fülle der Jungfrauen und Heiligen führte folgerichtig zu Polytheismus und Götzendienst. «Es ist natürlich», schreibt Lecky, «daß Nationen, die eine gewisse Stufe erreicht haben, ihre Bilder entfernen.» Doch zweimal in der Geschichte finde sich ein anderer Verlauf – im alten Griechenland und in der Renaissance. Nur diese beiden Kulturen hielten an ihren Bildern fest; doch da sie sich veränderten, könne man an ihren Bildern die aufeinanderfolgenden Stufen im Fortschritt der Menschheit ablesen. «Denn der ästhetische Geschmack und das andächtige Gefühl sind so vollkommen verschieden, daß unmöglich beide zugleich den Geist zu beherrschen im Stande sind und sich nur höchst selten demselben Gegenstande zuwenden.»[61]

Die mittelalterliche Kunst, so behauptet Lecky, ist im allgemeinen häßlich – und in seiner Diskussion blickt er explizit auf die von Filippo Buonarroti begründete Tradition zurück, von der in einem früheren Kapitel dieses Buches bereits die Rede war.[62] Daher spiegelt sich in ihr die Frömmigkeit der Zeit. Doch das Ästhetische verdrängt nach und nach das Andächtige – und hier greift Lecky offenbar einen Gedanken der Saint-Simonisten auf. Das zeigt sich im Spätwerk Raffaels, der zur Verweltlichung der Kunst beitrug; es zeigt sich aber vor allem bei Michelangelo. Über ihn schreibt Lecky (in einer Passage, die er später modifizierte): «Kaum einer unter den großen Malern hat aus der Kunst die christliche Stimmung so vollständig vertrieben ... Indem er das Jüngste Gericht zu einer Studie der nackten Figuren benutzte ..., zerstörte er den Glauben an die Realität der Sache am wirksamsten.»[63]

Ein ähnlicher Prozeß war auch in der Baukunst am Werk: «Der Kölner Dom, das letzte der großen Unternehmungen des Mittelalters, blieb unvollendet.» Und den Petersdom vertraute man Michelangelo an, «der die Verweltlichung der Malerei am meisten vorangetrieben hatte»:

«Von allen Gebäuden, die von Menschenhand aufgerichtet worden sind, bietet vielleicht keins dem Geschichtsschreiber des menschlichen Geistes ein tieferes Interesse als die Peterskirche, und gewiß gibt es keins, welches uns eine betrübendere Kunde von der Fruchtlosigkeit menschlicher Anstrengungen und von der Flüchtigkeit menschlicher Hoffnungen brächte ... Denn sie repräsentiert das Ende jenes aus einer anthropomorphen Bildungsstufe erwachsenen Antriebes, der die Menschheit Jahrhunderte lang dazu drängte, ihre religiösen Gefühle in sinnlichen Bildern von großem, dunklem und Schrecken einflößendem Charakter auszudrücken. Sie repräsentiert den Übergang des religiösen in das ästhetische Element, welches das sichere Zeichen war, daß die religiöse Bedeutung der Architektur ein Ende gefunden hatte. Das Zeitalter der Dome war vorüber und dasjenige der Druckerpresse hatte begonnen.»[64]

Dieses Zeitalter hatte natürlich schon lange vor Michelangelo begonnen, doch Lecky wollte zeigen, daß grundlegende historische Veränderungen sich besser in Bildern als in

Worten vermitteln ließen. Und zwar deshalb, weil die Veränderungen, die wir in der Geschichte wahrnehmen – etwa das Schwinden des Hexenglaubens –, selbst die späten Folgen eines weitaus tiefer liegenden Wandels der Ansichten sind, der seinen unmittelbaren Ausdruck in den Künsten (in der Malerei und gelegentlich auch in der Literatur) findet:

«Die Entwicklung der Phantasie ging, wie dies immer der Fall ist, der Entwicklung der Vernunft voraus. Die Menschen wurden von der keuschen Schönheit der griechischen Literatur hingerissen, bevor sie von dem Geiste der Abstraktion, der freien Kritik und der hohen Philosophie, die in ihr atmet, erfüllt waren. Sie lernten die Reinheit des Stils und den Reiz eines Gemäldes bewundern, ehe sie einen geläuterten Glauben und eine vorurteilslose Philosophie zu schätzen wußten. Überall in Europa bestand die nächste Wirkung der wiederauflebenden Wissenschaften in einer allgemeinen Blüte des Schönen. Eine allgemeine Unzufriedenheit mit den bestehenden Formen des Glaubens wurde erst viel später hervorgerufen.»[65]

In diesen Passagen, auf die er sehr stolz war, hat man Schwierigkeiten, den Sinn der Leckyschen Argumentation genau zu erfassen, doch – wie es sich für den Historiker des Aufstiegs des Rationalismus gehört – bietet er uns offenbar nicht die nahezu mystischen Erklärungen an, mit denen die Saint-Simonisten die führende Rolle der Künstler begründet hatten: Die Künstler sahen die Zukunft nicht in einem buchstäblichen Sinne voraus; es hatte nur den Anschein, als täten sie es, weil sie ihre Vorstellungen im Medium der Architektur, Malerei oder Dichtung unmittelbarer zum Ausdruck bringen konnten als Theologen, Philosophen und Wissenschaftler im Medium der komplexen Sprache. Und so kam es denn, daß jene Gefühlsströmungen, die schließlich zur «freien Kritik, zur hohen Philosophie und zum geläuterten Glauben» der Reformation führten, ihren ersten Ausdruck in der «keuschen Schönheit der griechischen Literatur» und in «der Reinheit eines Stils oder dem Reiz eines Gemäldes» fanden.

4.

Lecky war der Ansicht, niemals habe «eine Bewegung in ihren letzten Folgen so mächtig zur Befreiung des menschlichen Geistes beigetragen wie die Reformation». Er konnte indessen auch nicht leugnen, «daß die Reformation eine Zeit lang die Übel gerade vermehrte, die sie beseitigen wollte».[66] Dieser Umstand war natürlich von besonderem Interesse für jene Historiker, die von der angeblichen prophetischen Gabe großer Künstler beeindruckt waren. Ebenso natürlich erlangten solche Untersuchungen nach dem Ersten Weltkrieg besondere Beliebtheit, war doch dieser Krieg anscheinend geradeso wie die Reformation und die Französische Revolution durch mysteriöse neue Entwicklungen im Bereich der Kunst vorausgeahnt worden.

Zu Beginn der zwanziger Jahre kamen solche Deutungen vor allem in Deutschland auf, und sie reichten dort von vagen philosophischen Vorstellungen, wie sie bei den Romantikern im Schwange gewesen waren, bis zu Konzepten, die historisch weitaus präziser sein wollten. In einem Abschnitt seiner Arbeit über Proust, die er 1922 begann und drei Jahre später veröffentlichte, analysierte der große Literaturkritiker und Kunsthistoriker Ernst Robert Curtius (ein Enkel des Archäologen und Historikers Griechenlands Ernst Curtius) recht optimistisch die Entstehung eines neuartigen positiven und gesunden Relativismus, der den falschen, skeptischen Relativismus des 19. Jahrhunderts überwinden werde. «Kann es befremden», fährt er fort,

«daß uns ein literarisches Werk zu solchen Betrachtungen führt? Die sensitiven Organe des Künstlers sind es doch immer, die zuerst eine neue Sehweise registrieren. Falls eine Geschichtsprognose möglich ist, oder, sagen wir richtiger und anspruchsloser, falls sich überhaupt die Grundzüge eines kommenden Zeitalters deuten lassen, so kann es nur von der Kunst aus geschehen – niemals von der Geschichte; niemals von der Philosophie der Schulen. ‹Die Romane›, sagte Friedrich Schlegel, ‹sind die sokratischen Dialoge unserer Zeit; in diese liberale Form hat sich die Lebensweisheit vor der Schulweisheit geflüchtet.› Die schöpferischen Werke der Literatur und der Kunst sind die Meilensteine, aus denen wir die Bewegungskurve des modernen Geistes ablesen können. Anzeichen einer Bewußtseinswende, deren Tragweite zu beurteilen vermessen wäre, darf man in dem Relativismus Prousts sehen wie in der Raumgestaltung moderner Malerei.»[67]

Als Max J. Friedländer, Direktor des Kupferstichkabinetts im Berliner Kaiser-Wilhelm-Museum, diese Passage las, notierte er sich: «Entscheidende Wandlungen der Kultur zu frühest in Kunstwerken spürbar. So Curtius. Paßt auf Dürers ‹Apokalypse› als einer Vorahnung der Reformation.»[68] Die Lektüre dieses Absatzes dürfte ihm Freude bereitet haben, denn einige Jahre zuvor hatte er in seiner Monographie über Dürer, die 1921 in Leipzig erschien, zu dessen ‹Apokalypse› geschrieben: «Seine empfindliche Seele fühlte den Sturm, der in der Luft lag, der sich in dem geistigen Aufruhr der Reformation entladen sollte.»[69]

Dürer brachte seine fünfzehn großformatigen Holzschnitte zur ‹Geheimen Offenbarung›, die man damals dem Evangelisten Johannes zuschrieb, 1498 in Form eines Buches heraus, das neben den Bildern auch den lateinischen und deutschen Text enthielt. Die wirren, barbarischen Szenen, in denen der Autor seine prophetische Vision der bevorstehenden Schlachten zwischen Gut und Böse, der Zerstörung Babylons und der Heraufkunft des Neuen Jerusalem beschreibt, nehmen in Dürers Holzschnitten weitaus lebendigere Gestalt an als in den Worten des Textes. Die Bilder wurden rasch berühmt und fanden Nachahmer in ganz Europa; 1511 erschien eine zweite Ausgabe. Drei Jahrhunderte später fanden einige Bilder der Folge – zum Beispiel ‹Die vier apokalyptischen Reiter› – Eingang in das Denken und Fühlen der Romantik, und etwa um dieselbe Zeit begannen Kunsthistoriker, Stil und Bedeutung der Darstellungen zu ergründen.

In der deutschen Kunst waren schon oft Szenen aus der Apokalypse dargestellt worden, allerdings noch nie so vollständig. Dürers Genie hob die Behandlung des Themas weit über das Niveau all seiner Vorgänger hinaus, wenngleich er für einige seiner Ideen und deren bildliche Ausformungen aus früheren Bearbeitungen des Themas Anregungen entnommen hatte. All das brachten Gelehrte des 19. und frühen 20. Jahrhunderts ans Licht, und dabei diskutierten sie auch andere chiliastische Themen, die sich in der deutschen Kunst besonderer Beliebtheit erfreuten: Schon das Datum 1498 war in dieser Hinsicht aufschlußreich. Natürlich wußte man, daß der Gedanke, die Welt werde von falschen geistigen Führern in die Irre geführt und das Böse, das in ihr herrschte, könne nur durch Feuer und Schwert ausgerottet werden, schon sehr alt war und vielfältigen Ausdruck gefunden hatte; dennoch ließen die historischen Zeugnisse den Schluß zu, daß Gefühle dieser Art noch niemals mit solcher Heftigkeit zum Ausbruch gekommen waren wie gegen Ende des 15. Jahrhunderts. Sie waren in Italien ebenso verbreitet wie in Deutschland, und da die Offenbarung des Johannes die Deutung zuließ, daß sie gegen Rom (wenn auch ein noch heidnisches Rom) gerichtet war, spekulierte man natürlich ausgiebig über die Frage, was Dürer selbst von Rom und dem Papsttum hielt, als er seine Illustrationen zur Apokalypse schuf. Doch darüber war (oder ist) so gut wie nichts bekannt. Wie aber Davids Einsatz für die Revolution 1789/90 die Historiker ermunterte, in den erstaunlichen Bildern, die er fünf Jahre zuvor gemalt hatte, nach verborgenen Anzeichen seiner vorrevolutionären Einstellung zu suchen, so führte auch die Tatsache, daß Dürer sich zwanzig Jahre nach der Veröffentlichung der ‹Apokalypse› an die Seite Luthers stellte und ihn im Kampf gegen Rom unterstützte, einige Historiker unvermeidlich zu der These, Dürer habe schon 1498 zu «jener jüngeren deutschen Geistesgeneration» gehört, «die im reinen Glauben ihre Zuversicht sucht, er gehört nicht so sehr zu den Humanisten als vielmehr bereits zu den Reformatoren».[70]

Doch erst 1921 ging man dieser These ernsthaft nach und unternahm neuerlich Anstrengungen, die tiefere geistige Bedeutung der Holzschnitte zu ergründen. Eine Generation, die gerade erst mit Not der Zerstörung der Zivilisation entkommen war, vermochte Dürers Bildern neue Bedeutung abzugewinnen. Fast fünf Jahre lang war so Unglaubliches und Schreckliches geschehen, wie man es sich noch ein Jahrzehnt zuvor nicht in den schlimmsten Träumen hätte ausmalen können. Man hatte gesehen, wie Schiffe von Torpedos versenkt wurden, die man unter Wasser abfeuerte; wie Städte von Bomben getroffen wurden, die aus den Wolken fielen; wie Soldaten in gelben Giftgasschwaden versanken oder von Panzern niedergewalzt wurden; wie Könige und Kaiser ins Exil flohen oder mit ihren Familien ermordet wurden; wie Revolutionen die ganze Welt auf den Kopf zu stellen drohten. Viele Zeugen solcher Szenen (Zeugen im weitesten Sinne des Wortes) waren überzeugt davon, all dies sei die Folge der ungeheuerlichen Anbetung materialistischer Werte, die vor 1914 geherrscht hatte, und die Welt sei nun, nach dieser schrecklichen, aber notwendigen Reinigung, bereit für ein neues Zeitalter des Idealismus. Wie erschütternd muß es für diese Überlebenden gewesen sein, Dürers visionäre Reiterei (Abb. 224) zu sehen, die auf löwenköpfigen, feuerspeienden Rössern herniedersprengt, während der Erzengel in die Posaune stößt und unten vier Engel – erkennbar erschöpft von dem Unmaß an Gewalt – mit Schwertern auf die Frauen, Pferde und gekrönten Häupter unter ihren Füßen einschlagen; oder die überwältigende Gestalt des unbesiegbaren Erzengels Michael, der die Kehle des Drachens mit der Lanze durchbohrt, während seine Mitstreiter neben ihm eine ähnliche Schlächterei im Dienste des wahren Glaubens vollbringen (Abb. 225); oder die vier apokalyptischen Reiter (Vorbild für so viele Darstellungen blinder Zerstörungswut), die unaufhaltsam über die Erde stürmen, die Augen fest auf ein fernes Ziel gerichtet, gleichgültig gegen das Schicksal all derer, ob hoch oder niedrig, die der Tod unter den Hufen seines knochendürren Rosses zermalmt (Abb. 226); oder auch die ruhigere Schlußszene, in welcher der Engel den Drachen des Bösen in den Brunnen des Abgrunds stürzt, wo er tausend Jahre eingeschlossen sein wird, während oben auf einem Hügel ein anderer Engel dem jungen Johannes das Neue Jerusalem mit seinen mittelalterlichen Stadtmauern, Giebeln und Kirchtürmen zeigt, das «aus dem Himmel von Gott her» herabsteigt, «bereitet wie eine Braut, die für ihren Mann geschmückt wird» (Abb. 227). Kann es da überraschen, daß man gerade in solch einer Zeit Dürers Darstellung der ‹Geheimen

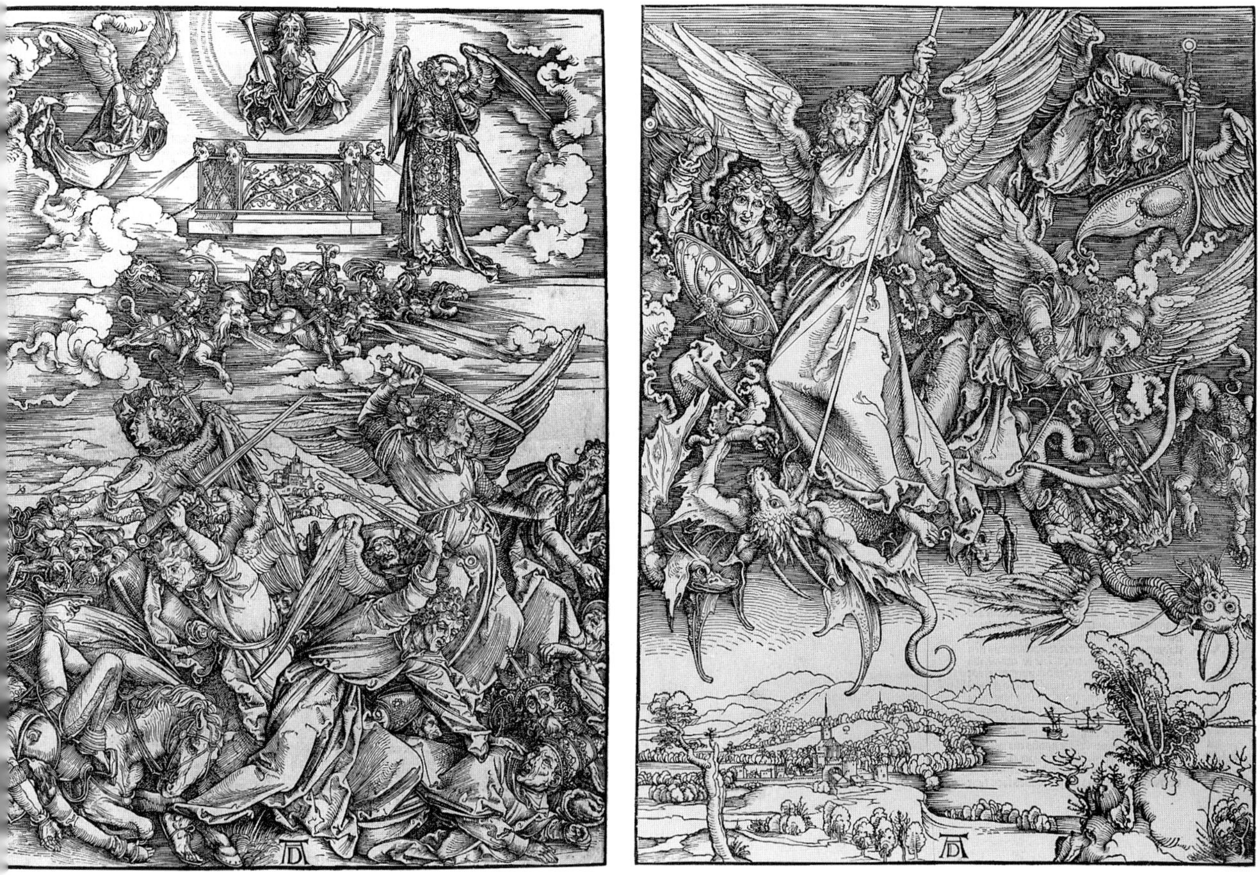

224, 225. Albrecht Dürer, Apokalypse: Der Kampf der Engel und: Michaels Kampf mit dem Drachen; Holzschnitte, London, British Museum

Offenbarung› des Johannes die visionäre Vorwegnahme von Ereignissen des 16. wie auch des 20. Jahrhunderts zuschrieb, die Dürer niemals vorausgesehen haben konnte?

Im Jahr 1921, einige Monate vor seinem Tod, hielt Max Dvorák, Professor für Kunstgeschichte an der Universität Wien, eine Vorlesung über «Dürers ‹Apokalypse›», die 1924 posthum in München in einem Aufsatzband mit dem bezeichnenden Titel ‹Kunstgeschichte als Geistesgeschichte› erschien.[71] Dvorák, der Wickhoff und Riegl auf dem Lehrstuhl für Kunstgeschichte gefolgt und mit Kokoschka befreundet war, fühlte sich einige Jahre lang von der neuen antinaturalistischen Kunst Deutschlands und Mitteleuropas angezogen, da er darin eine Alternative zu dem krassen Materialismus der Zeit erblickte. Für ihn als gelehrten Kunsthistoriker lag es nahe, auch gewisse frühere Schulen nichtrealistischer Malerei – vor allem den «Manierismus» – einer neuen Betrachtung im Lichte seiner gegenwärtigen Begeisterung zu unterziehen; und da er glaubte, daß Kunststile die tiefsten Bestrebungen und innersten Überzeugungen ihrer Zeit zum Ausdruck brachten, wies er den Künstlern, die sich in diesen Stilen äußerten, eine Rolle zu, die er selbst ohne Zögern als prophetisch bezeichnete. Am deutlichsten zeigt sich diese Einstellung im Schlußabsatz einer Vorlesung über El Greco,

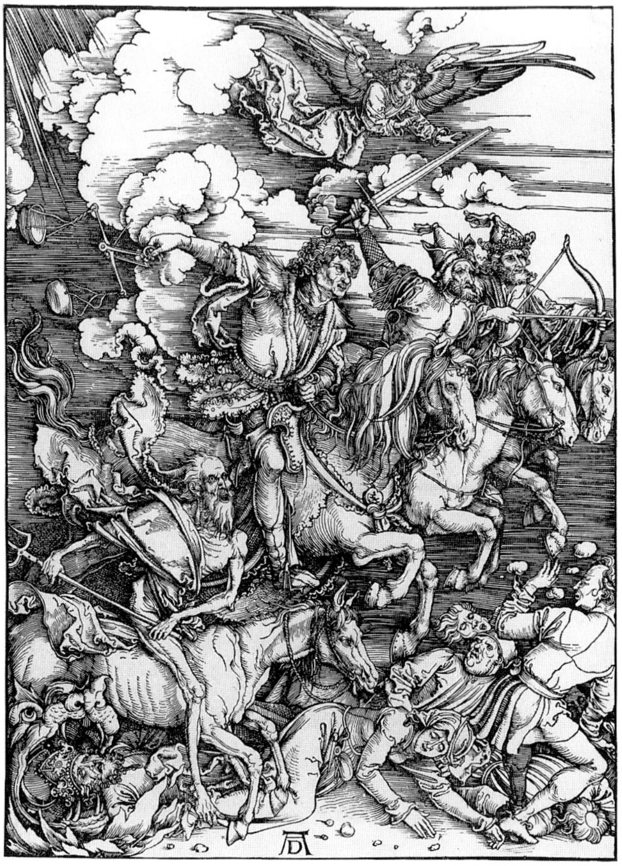

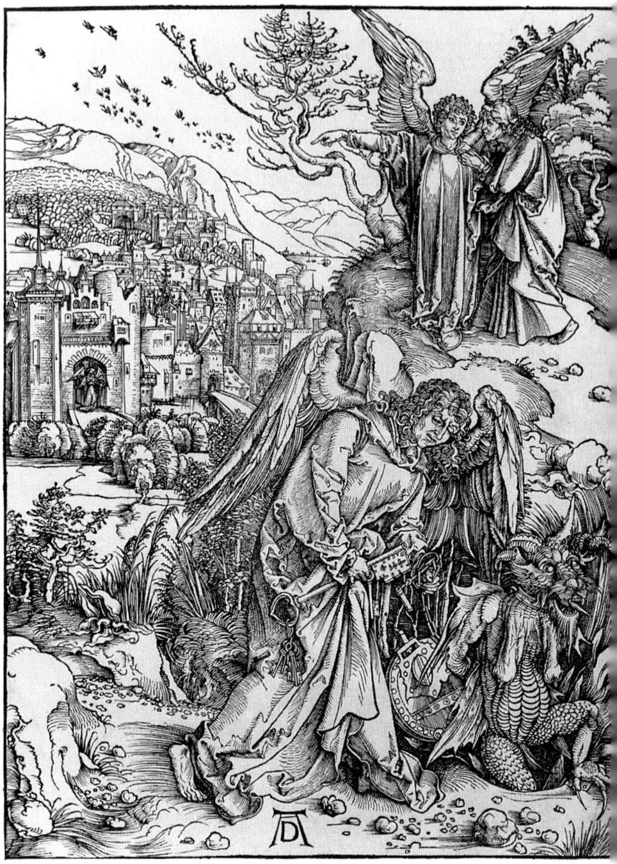

226, 227. Albrecht Dürer, Apokalypse: Die vier apokalyptischen Reiter und: Der Engel mit dem Schlüssel zum Abgrund; Holzschnitte, London, British Museum

die Dvorák 1920 hielt und die später zusammen mit seiner Vorlesung über Dürer veröffentlicht wurde:

«Es bedarf kaum vieler Worte, um darzulegen, daß in den folgenden zwei Jahrhunderten, denen der Vorherrschaft der Naturwissenschaften, des mathematischen Denkens, des Kausalitätsglaubens, des technischen Fortschrittes und der Mechanisierung der Kultur, die nur Augen- und Gehirn-, doch keine Herzenskultur war, Greco immer mehr in Vergessenheit geraten mußte. Heute steht diese materialistische Kultur vor ihrem Ende. Ich denke dabei weniger an den äußeren Zusammensturz, der nur eine Folgeerscheinung war, als an den inneren, der seit einer Generation auf allen Gebieten des geistigen Lebens beobachtet werden kann: im philosophischen und wissenschaftlichen Denken, wo die Geisteswissenschaften die Führung übernommen haben, und wo auch in den Naturwissenschaften die für felsenfest angesehenen Voraussetzungen des alten Positivismus von Grund aus erschüttert wurden, in der Literatur und Kunst, die sich wie im Mittelalter und in der Zeit des Manierismus dem geistig Absoluten, von der sinnlichen Naturtreue Unabhängigen zugewendet haben, und schließlich in jener Übereinstimmung aller Ereignisse, die das geheimnisvolle Gesetz des menschlichen Schick-

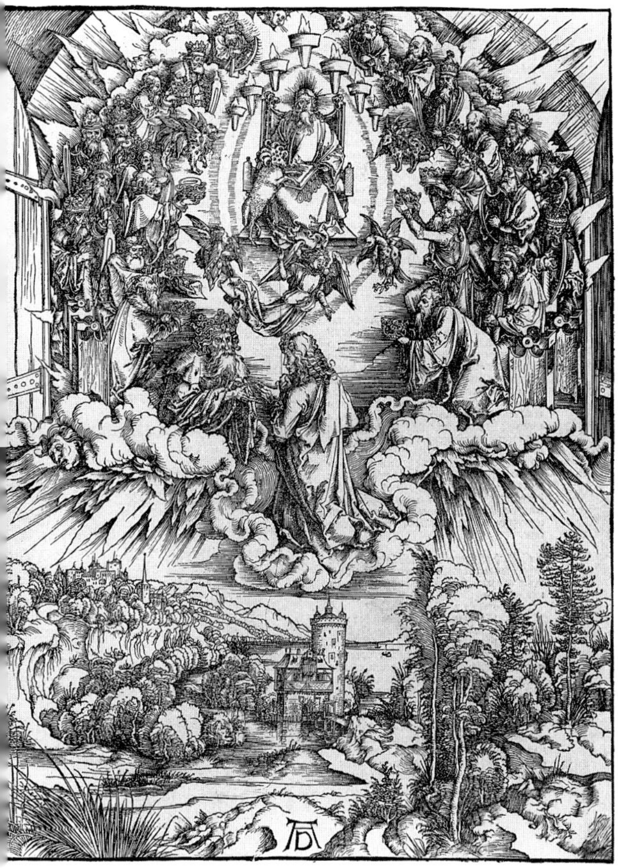

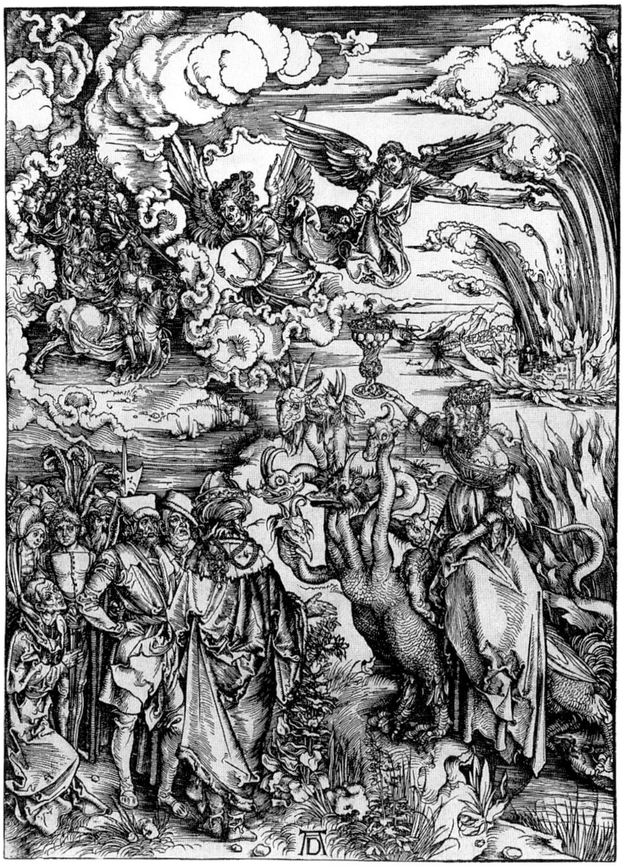

228, 229. Albrecht Dürer, Apokalypse: Johannes vor Gott und den Ältesten und: Die babylonische Hure; Holzschnitte, London, British Museum

sals alle nach der Richtung eines neuen, geistigen, antimaterialistischen Weltalters zu lenken scheint. In dem ewigen Ringen zwischen Materie und Geist neigt sich die Waage zum Siege des Geistes, – und dieser Wendung haben wir es zu verdanken, daß wir in Greco einen großen Künstler und einen prophetischen Geist erkannt haben, dessen Ruhm auch in der Folgezeit in hellem Lichte erstrahlen wird.»[72]

So erfüllte El Greco demnach die eher mystischen Anforderungen der Prophetenrolle, indem er nahezu unbewußt jene Aspekte des Geistes seiner Zeit zum Ausdruck brachte, die – so hoffte Dvorák (mit demselben unberechtigten Optimismus wie Curtius) – nach den Schrecken des Weltkriegs die Oberhand gewinnen würden. Bei Dürer lagen die Dinge ganz anders, auch wenn Dvorák sie ohne seinen Glauben an die prophetische Gabe großer Künstler nicht in der Weise hätte definieren können. Denn er bescheinigt Dürer, mit der ‹Apokalypse› nicht nur «das erste große deutsche Kunstwerk der Neuzeit» geschaffen zu haben, sondern auch «eine Predigt von Luthers Tiefe und Beredsamkeit vor Luther, in der der Geist zum Geiste spricht». In einem erstaunlichen Satz bestätigt Dvorák die Prophetenrolle des Künstlers: «Noch im Jahre 1521 schreibt er, als er während seiner niederländischen Reise eine falsche Nachricht von

Luthers Tode erhalten hatte, in sein Tagebuch unter ausdrücklicher Berufung auf die Apokalypse flammende Worte gegen die Kurie» – woraus sich nur der Schluß ziehen lasse, daß Dürers feindselige Haltung gegenüber dem Papsttum bis in jene Zeiten zurückreichte, als er an der ‹Apokalypse› arbeitete. Doch erst um 1519 finden sich erste schriftliche Hinweise darauf, wie Dürer über diese Dinge dachte (denn erst für dieses Jahr ist verbürgt, daß er sich mit Luthers Lehren beschäftigte). Dvoráks Urteil basiert also ausschließlich auf seiner Analyse der Bildwelt und des Stils in den Holzschnitten der ‹Apokalypse›.

Dvorák konzentriert sich im wesentlichen auf zwei Tafeln; aus der ersten leitet er (in nicht ganz nachvollziehbarer Weise) ab, wie Dürer sich visionären Sujets im allgemeinen näherte, und aus der zweiten, wie er zu einigen besonderen Fragen der Zeit stand.[73]

In dem Holzschnitt ‹Johannes vor Gott und den Ältesten› (Abb. 228) verweist Dvorák auf den Kontrast zwischen der stillen, lieblichen Landschaft unten, die Dürer nach eigener Beobachtung habe zeichnen können, und der phantastischen himmlischen Szene darüber; auf diese Szene könne Dürer nur gekommen sein im Nachdenken über «wundersame altvertraute Vorstellungen der überweltlichen Mächte, Gestalten und Bilder, wie er sie in der Kirche oder in alten Manuskripten sah, die nur in der Phantasie leben und doch das Wirklichste sind». Dürer vermag jedoch die beiden Sphären seines Bewußtseins (sinnliche Erfahrung und übernatürliche Eingebung) zu einer traumartigen Einheit zu verschmelzen. Ein derartiger Subjektivismus wäre im Mittelalter unmöglich gewesen, als das Verhältnis des Menschen zur Welt ausschließlich durch theologische Erklärungen bestimmt wurde. Die flämischen und italienischen Künstler hatten jedoch versucht, «dieses Verhältnis durch Beobachtung und Erfahrung neu zu begründen»; in Deutschland hatte man dies aber nicht auf dem Wege «der Nachahmung der Natur und der Erkenntnis der in ihr waltenden Gesetzmäßigkeit» zu erreichen versucht, sondern durch «innere Erfahrung, durch Bereicherung des inneren Vorstellungslebens». Deshalb «wäre es falsch, den merkwürdigen Stil der Apokalypse aus einem letzten Aufflammen des mittelalterlichen Geistes erklären zu wollen».

Dvoráks Auffassung, wonach die ‹Apokalypse› als eine «Tendenzschrift» und als ein gegen Rom gerichtetes «Revolutionslied» zu verstehen sei, gründete vor allem in der Deutung der Tafel ‹Die babylonische Hure› (Abb. 229), und in diesem Falle ist sein Ansatz weitaus traditioneller als bei der Deutung der Tafel ‹Johannes vor Gott und den Ältesten›. Wie schon andere vor ihm glaubt Dvorák, Dürer habe das Bild der babylonischen Hure nach der Skizze einer schönen Frau – wahrscheinlich eine Hofdame – gearbeitet, die er drei Jahre zuvor in Venedig angefertigt hatte, und habe sie so eindeutig mit dem Rom seiner Zeit gleichsetzen wollen (geradeso wie Johannes, der nach Dvoráks Auffassung das heidnische Rom seiner Zeit im Auge gehabt hatte). Dvorák stützt seine These, indem er Dürers geheimnisvolle Sprache etwa in derselben Weise liest, wie die Altertumsforscher der vorausgegangenen zweihundert Jahre Gestik und Ausdruck der Figuren auf griechischen Vasen und mittelalterlichen Wandteppichen zu entschlüsseln versucht hatten. So heißt es über die Schar der Männer und Frauen, der die babylonische Hure erscheint:

«Nur einer scheint sie zu bewundern: ein Mönchlein mit weit geöffneten Augen und sinnlich gespitzten Lippen sinkt anbetend vor ihr nieder. In den anderen Gesichtern malt sich scheuer Schrecken oder Widerspruch. Ängstlich schielen der Edelknabe und die Frau hinüber. Mit starrem, verächtlichem Trotze blickt der Bauer. Kritisch, in unbeugsamer Haltung, breitbeinig, mit Händen in den Hüften faßt die Mittelfigur, in der wir Dürer selbst vermuten können, die Buhlerin ins Auge ...»

Die Schwäche dieses Ansatzes braucht hier nicht hervorgehoben zu werden[74] und auch nicht die Tatsache, daß eine Allegorie, die so stark verkleidet ist, daß ihre Deutung vier Jahrhunderte auf sich warten läßt, als «Tendenzschrift» oder «Revolutionslied» kaum überzeugend wirkt. Interessant ist dagegen die Wendung, die Dvorák der Vorstellung von der Prophetenrolle des Künstlers gibt, und dies in einem überaus bedeutsamen Augenblick. Dvoráks Auffassung unterscheidet sich beträchtlich von der Friedländers (die Übereinstimmung der Daten macht es unwahrscheinlich, daß sie voneinander wußten). Für Dvorák ist die ‹Apokalypse› «beinahe ein Stück Selbstbiographie» und bringt Dürers «persönliche Auffassung der wichtigsten geistigen Probleme der Zeit» zum Ausdruck. Für Friedländer ist die Vorankündigung der Reformation in der ‹Apokalypse› weniger eine Folge bewußter Überlegung als eine instinktive Reaktion auf sehr frühe Veränderungen des barometrischen Drucks (um seine eigene meteorologische Metapher zu benutzen). Dennoch kann kaum ein Zweifel bestehen, daß beide Männer die Anregung zu ihren Gedanken der Beobachtung jener künstlerischen Entwicklungen verdankten, die ihre eigenen Erlebnisse und Lebenserfahrungen, wie es schien, auf so unheimliche Weise vorausgeahnt hatten.

5.

Von der Apokalypse war in den Jahrzehnten um die Jahrhundertwende allenthalben in Europa die Rede,[75] doch nicht immer dachte man dabei an das jüngste Gericht. Im Subskriptionsprospekt zum Almanach ‹Der Blaue Reiter›, den Franz Marc im Januar 1912 verfaßte, heißt es:

«Die Kunst geht heute Wege, von denen unsere Väter sich nichts träumen ließen; man steht vor den neuen Werken wie im Traum und hört die apokalyptischen Reiter in den Lüften; man fühlt eine künstlerische Spannung über ganz Europa – überall winken neue Künstler sich zu: ein Blick, ein Händedruck genügt, um sich zu verstehen!

Wir wissen, daß die Grundideen von dem, was heute gefühlt und geschaffen wird, schon vor uns bestanden haben, und weisen mit Betonung darauf hin, daß sie in ihrem *Wesen* nicht neu sind; aber die Tatsache, daß neue Formen heute an allen Enden Europas hervorsprießen wie eine schöne, ungeahnte Saat, das muß verkündet werden und auf all die Stellen muß hingewiesen werden, wo Neues entsteht.»[76]

Einige Jahre vor Ausbruch des Ersten Weltkriegs glaubte eine Reihe von Malern in verschiedenen Ländern Europas, eine Kunst zu schaffen, die als prophetisch bezeichnet werden konnte: eine Kunst, der es darum ging, die Einstellungen der Menschen zu verändern und damit eine zukünftige Welt vorauszusehen, die ganz anders war als die gegenwärtige. Die Zukunft, die sie voraussahen, war allerdings keineswegs dieselbe. Und auch die künstlerischen Stile, die sie schufen, um ihren Visionen Ausdruck zu verleihen, waren höchst unterschiedlich. In ihren eigenen Augen wie auch in denen des Publikums, das ihre Werke erstmals sah, und selbst noch in den Augen der Kunsthistoriker, die Generationen später darüber schrieben, hatten alle diese Stile jedoch eines gemeinsam, nämlich den überaus bedeutungsvollen Bruch mit den traditionellen, bis in die Renaissance zurückreichenden künstlerischen Darstellungsformen. Noch heute hängen die Bilder dieser Maler eher in Museen für moderne und zeitgenössische Kunst als in den großen Nationalmuseen, die im 19. Jahrhundert für die Meisterwerke aller Zeiten gebaut wurden; und noch immer mißt man sie vielfach eher nach dem Beitrag, den sie zur Entstehung der Moderne geleistet haben, als nach der ihnen eigenen malerischen Leistung (wie man ja auch in vergangenen und verachteten Zeiten einen Künstler nicht nach seinen tatsächlichen Fähigkeiten beurteilte, sondern nach der Bedeutung seiner Sujets). Dieser Aspekt ihres Werkes ist von so fundamentaler Bedeutung, daß ihre Bewunderer und Verächter (selten aber sie selbst) schon früh der Ansicht waren, sie hätten nicht nur die zukünftigen Entwicklungen innerhalb der Kunst gleichsam «vorweggenommen», sondern die neue Welt als solche, die zwischen Ende 1914 und Ende 1917 entstand. In gewisser Weise jedoch können wir die Entstehung und spätere Interpretation all dieser Kunstrichtungen mit Konzepten in Zusammenhang bringen, die viele Jahre zuvor in Paris erstmals formuliert worden waren.

Denn dort hatten Künstler seit den Zeiten Davids – gefolgt von Courbet und Daumier, Manet und den Impressionisten – am nachdrücklichsten (wenngleich nicht immer präzise) die These vertreten, neue Entwicklungen im Fortschritt der Menschheit bedürften auch neuer Formen schöpferischen Ausdrucks. Gegen Ende des 19. Jahrhunderts waren Gauguin, van Gogh und ihre Zeitgenossen noch einen Schritt weiter gegangen, indem sie diesen Gedanken abwandelten und zugleich verengten. Diese Künstler, deren Talent vom breiteren Publikum eher ignoriert als mißachtet wurde, hofften nicht so sehr auf posthume Anerkennung, sondern hielten es für ihre Aufgabe, die Richtung, in der die Kunst sich entwickelte, so zu beeinflussen, daß sie selbst auf der Seite der Zukunft standen. Noch nie spekulierte man so intensiv über die Kunst der Zukunft wie in diesen Jahren. Van Gogh beschäftigte sich geradezu obsessiv mit solchen Spekulationen, und die Schlüsse, zu denen er dabei gelangte, gaben ihm den Mut, auch unter schwierigsten Bedingungen weiterzuarbeiten: «Aber der Maler der *Zukunft* ist ein *Kolorist, wie es noch keinen gegeben hat*», schrieb er im Mai 1888 und charakterisierte damit bestens seine eigene Leistung zu dieser Zeit.[77] Der Gedanke, daß Kunst prophetisch sei, war also schon tief im französischen Denken verwurzelt, als Guillaume Apollinaire dieses Kriterium zum Qualitätsmaßstab seiner eigenen Arbeit erhob und diese Phase seines Lebens dann in einigen wunderbaren Versen zusammenfaßte, die er neun Monate vor seinem Tod veröffentlichte:

> Mitleid für uns, die wir immer an den Grenzen
> Des Unbegrenzten und der Zukunft kämpfen
> Mitleid für unsre Irrtümer, Mitleid für unsre Sünden.[78]

Zweifellos dachte er dabei an Picasso und seine anderen Freunde unter den Kubisten, denn in den vorausgegangenen zehn Jahren hatten sie so gewagte Neuerungen in die Kunst eingeführt, wie es schon seit Jahrhunderten nicht mehr geschehen war.

Zurückhaltende, dunkle Farben – vorwiegend Grau- und Ockertöne –, in gleichmäßigem Licht über die Bildfläche verteilt und durch kräftige Vertikalen, Horizontalen

230. Pablo Picasso, Violine und Trauben, Frühjahr-Sommer 1912, New York, The Museum of Modern Art, Vermächtnis Mrs. David M. Levy

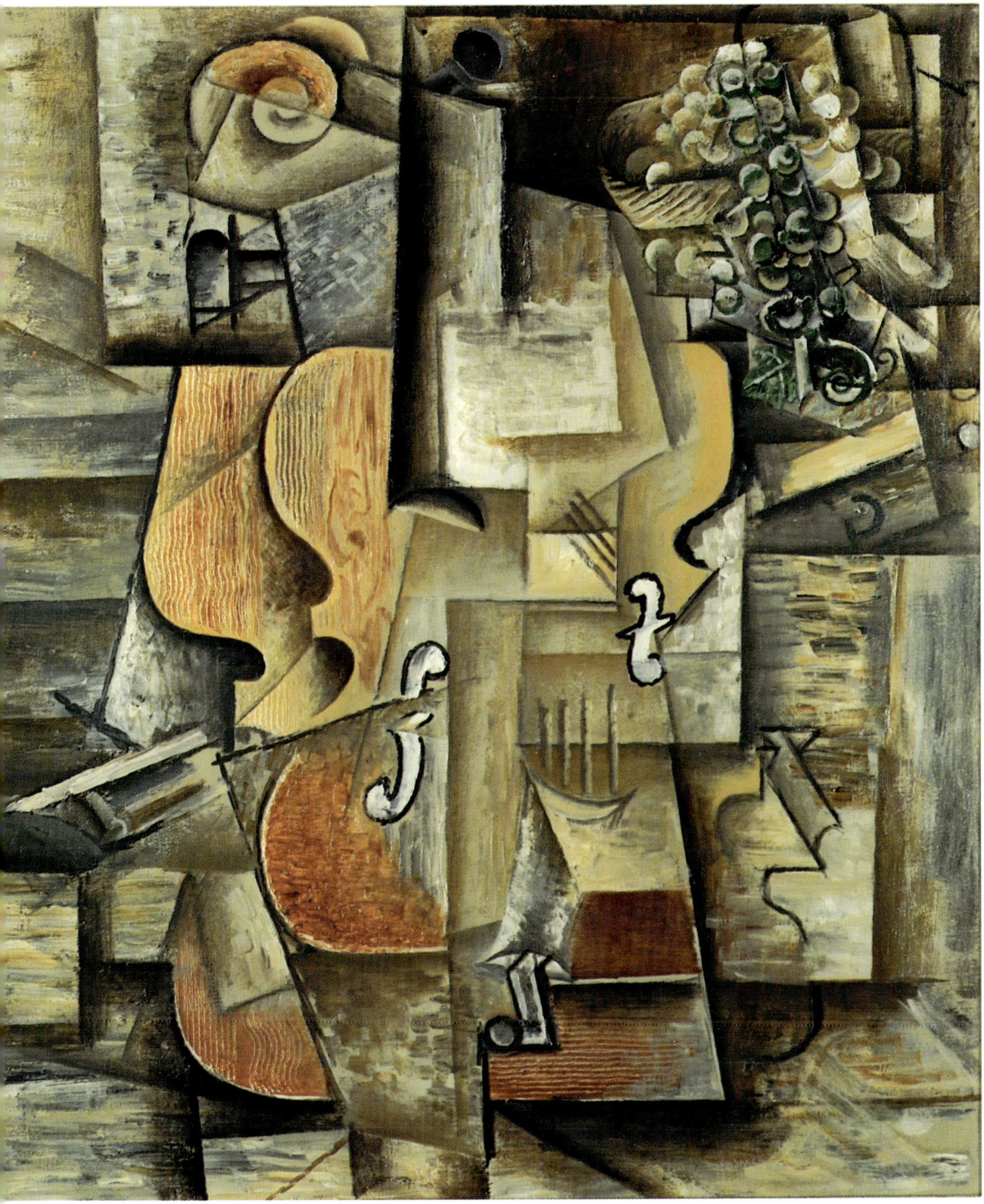

sowie einige Diagonalen und Kurven voneinander getrennt (Abb. 230); geometrische Formen, die an Quadrate und Rechtecke erinnerten, aber gänzlich ungleich in Form und Größe und ohne erkennbaren Sinn nebeneinandergesetzt waren; ein wirres, aber statisches Puzzle, in dem kein Teil zum anderen paßte, so daß man sie willkürlich zerbrechen mußte, damit sie an ihrem Ort blieben – das sah man zuerst in den kubistischen Bildern, und es hatte keinerlei Ähnlichkeit mit allem, was man außerhalb der Bilder sehen konnte. Doch bei näherem Hinsehen – und nach einem Blick in den Katalog oder auf das Schildchen auf dem Rahmen – erkannte man nach und nach Formen, die nicht willkürlich waren und sich auch nicht lediglich, wie manche Kritiker behaupteten, als abstrakte Formen erwiesen. Klare, feste Formen traten aus dem facettierten Hintergrund hervor und schienen wieder darin zurückzusinken oder zu verschwinden: ein Tisch, eine Gitarre, eine Klarinette, eine Geige, eine Pfeife, eine Zeitung, manchmal ein Porträt, gelegentlich Fragmente eines Wortes. Aufgrund solcher Hinweise gelang es dem Betrachter schon bald, mehr zu erkennen, und was ihm zunächst als sinnlos erschienen war, erwies sich nun als eine Ansammlung fragmentierter Objekte, die aus unterschiedlichen Blickwinkeln, aber innerhalb eines verständlichen Rahmens, betrachtet wurden.

Picasso und Braque, die beiden Begründer des Kubismus, äußerten sich in dieser Zeit nicht öffentlich zu den Gründen, weshalb sie die äußere Erscheinung der Dinge in ihren Werken derart veränderten. Doch aus den Aussagen von Zeitgenossen wie auch aus späteren Aussagen der beiden Künstler ergibt sich das klare Bild, daß es ihnen hauptsächlich um Probleme der Darstellung und der Form und um die Schaffung einer Wirklichkeit ging, die weitaus «realer» war als jene, die sich dem Auge darbot (wobei durchaus auch der Einfluß neuerer Entwicklungen in Philosophie und Wissenschaft eine Rolle gespielt haben mag, wie gelegentlich behauptet wurde). Kritik und Erneuerung der Gesellschaft waren für sie als Künstler ohne Belang. Und obwohl sie (nach Aussagen ihrer Anhänger) die neue Welt, die um sie her Gestalt annahm, begeistert begrüßten, gefielen sie sich nicht in dem Gedanken, ihre Kunst vollziehe einen fundamentalen Bruch mit der Vergangenheit. Im Gegenteil, ihre Anhänger betonten vielfach die Kontinuität, die zwischen ihren Arbeiten und den Werken von Cézanne, Courbet oder sogar David bestand.[79]

In Holland und Italien, Deutschland und Rußland gab es keine derartigen Traditionen, aus denen einfallsreiche Künstler der Zeit hätten schöpfen können. Wenn sie – in unterschiedlichem Maße und auf unterschiedliche Weise – die neue, in Paris entstandene Sprache aufgriffen, betonten sie stets die Neuartigkeit ihrer Ziele und Leistungen. Die intensiven und immer noch lebendigen Kontroversen um die Frage, wieviel diese Künstler französischen Vorläufern verdankten (oder ob ein solcher Zusammenhang überhaupt bestand), zeigen, wie wichtig es inzwischen geworden war, zur «Avantgarde» zu gehören. Außerhalb Frankreichs wurde der künstlerische Wandel häufig von einer Fülle deklamatorischer Literatur begleitet, die der Öffentlichkeit klarmachen sollte, wie wichtig das, was da entstand, für die Kunst, ja für die ganze Menschheit, war.

Auf den Bildern, die Giacomo Balla 1913 dem Thema der Geschwindigkeit widmete, schwingen sich in kräftigen Farben gemalte, einander überkreuzende Kurven, deren Intensität abwechselnd zu- und abzunehmen scheint, in horizontaler und vertikaler Richtung über die Fläche des Bildes (Abb. 231). Man meint, eine Landschaft zu erahnen, die

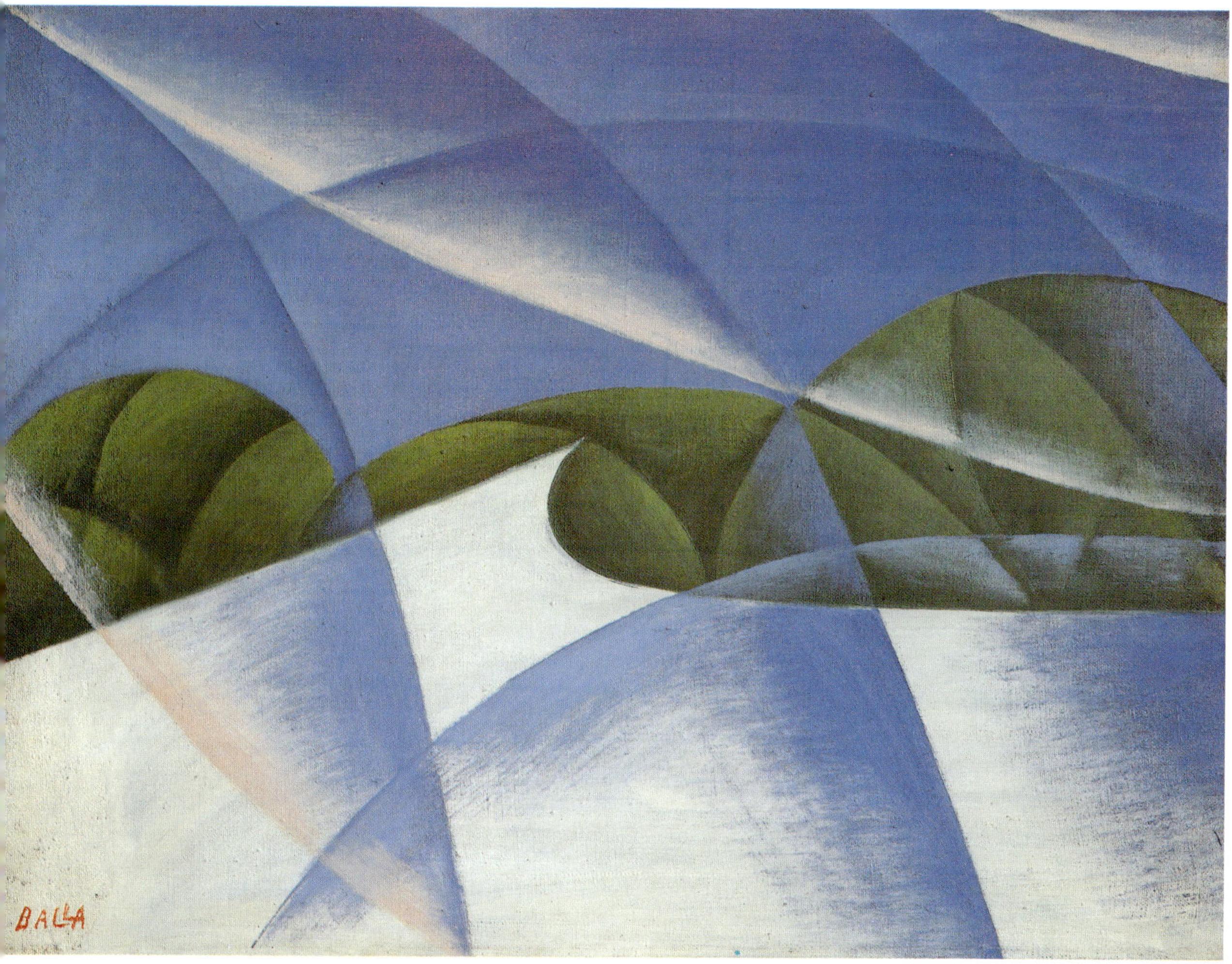

231. Giacomo Balla, Abstrakte Geschwindigkeit – Der Wagen ist vorbeigefahren, 1913; London, Tate Gallery

aber ohne Zweifel nicht vorhanden ist. Diese Gemälde scheinen eine Reihe von Zielen der futuristischen Bewegung bis in ihre Extreme zu verfolgen, die Balla und seine Freunde drei Jahre zuvor formuliert hatten: «Jegliche Nachahmung ist zu verachten; nur Originalität zählt ... alle bisher benutzten Themen müssen wir beiseite fegen, um unserem wirbelnden, stählernen, fiebrigen Leben voller Geschwindigkeit Ausdruck zu geben ... die Malerei muss die universelle Dynamik als dynamische Empfindung vermitteln ...»[80]

Aus den Gemälden, die Piet Mondrian kurz darauf zu malen begann, ist alles Bewegte und Grelle, das für Balla und die Futuristen so typisch ist, vollständig verbannt. «Der Futurismus», so schreibt er,

«geht einen großen Schritt über den Naturalismus hinaus, aber er befaßt sich im Übermaß mit menschlichen Empfindungen. Der Kubismus, der in seinen Sujets immer noch an früheren Formen von Schönheit orientiert ist (und daher weniger unserer Zeit

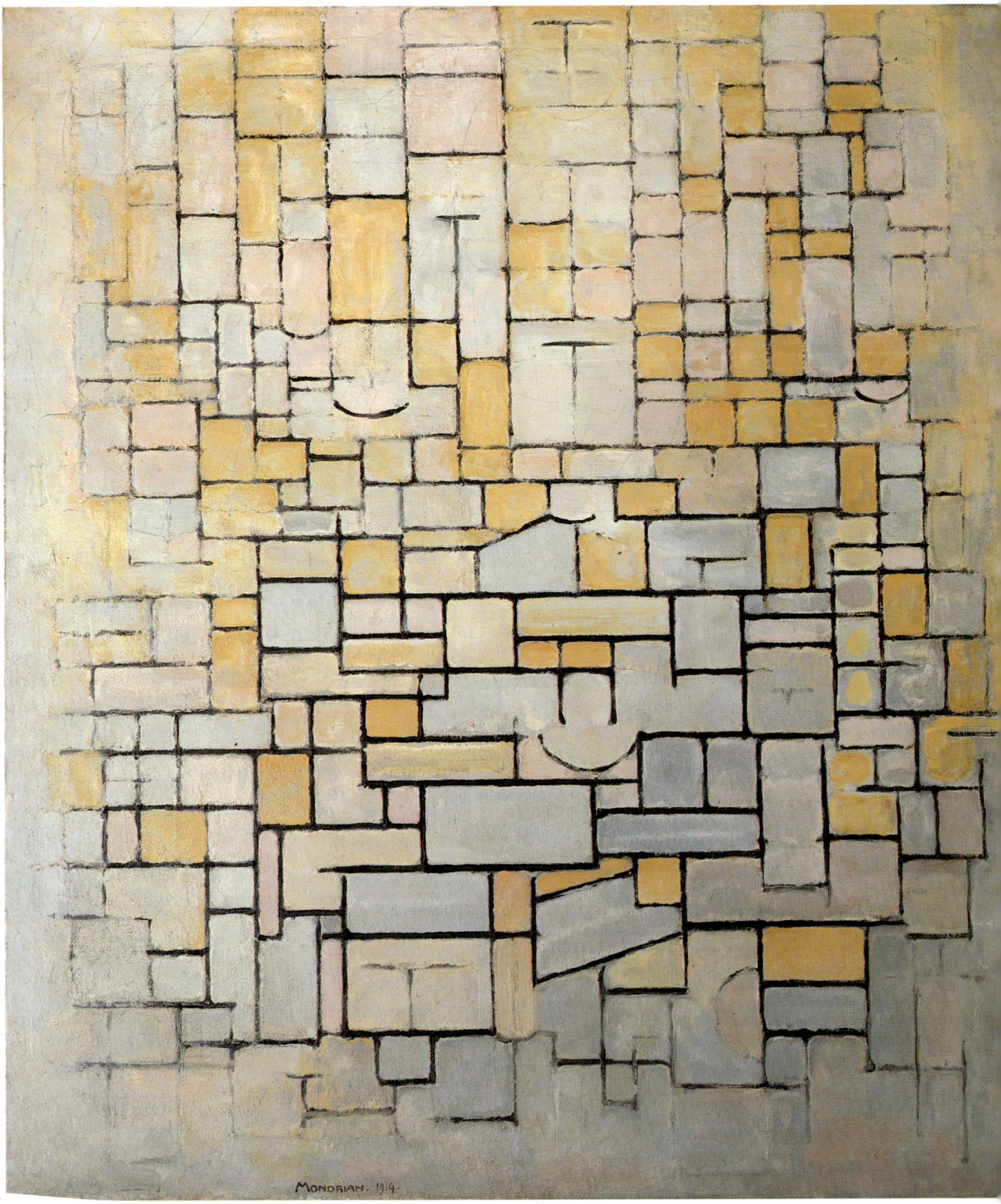

232. Piet Mondrian, Komposition Nr. 7 (Fassade), 1914, Fort Worth, Kimbell Art Museum, Geschenk der Anne Burnett and Charles Tandy Foundation in Erinnerung an Anne Burnett Tandy, 1983

233. Kasimir Malewitsch, Malerischer Realismus. Junge mit Ranzen – Farbmassen in der vierten Dimension, 1914–1915, New York, The Museum of Modern Art

entspricht als der Futurismus), machte einen großen Schritt in Richtung Abstraktion; darin gehört er sowohl zu unserer Zeit als auch zur Zukunft; modern ist er nicht in seinen Inhalten, sondern in seinen Wirkungen. Ich denke, ich selbst gehöre keiner dieser Richtungen an, finde in mir aber den zeitgenössischen Geist, der in beiden anzutreffen ist.»[81]

In seiner ‹Komposition Nr. 7› aus dem Jahre 1914 (Abb. 232) ist keine erkennbare Anspielung auf die äußere Welt mehr enthalten, woher auch immer die Anregung für das dort zu sehende Muster stammen mag. Gerade schwarze Linien verlaufen vertikal und horizontal über die Leinwand; zum Rand hin werden sie dünner und schwächer und verschwinden, bevor sie ihn erreichen. In unregelmäßigen Abständen werden sie in ihrem Lauf leicht versetzt, so daß ein Kaleidoskop aus Rechtecken und Quadraten unterschiedlicher Größe entsteht; gelegentlich enden die Linien in einem Halbkreis, der wie die Apsis im Grundriß einer Basilika wirkt. Diese Rauten sind in einem unerhört zarten Taubengrau, Ocker und Blaßblau ausgemalt, mit Anflügen von Rosa und Lila, manchmal sehr leicht und manchmal in cremigem Impasto aufgetragen. In solchen Bildern strebte Mondrian nach dem «Geistigen, dem Göttlichen, dem Universellen», und er hatte keinen Zweifel, daß dies «eine Kunst für die Zukunft» war.

Kurze Zeit zuvor hatte Kandinsky ganz ähnliche und genauso mystische Ziele formuliert. Sie waren ebenso ehrgeizig, denn er glaubte, die Kunst sei «einer der machtvollsten Agenten des geistigen Lebens» und habe die Aufgabe, «der Entwicklung und Verfeinerung der menschlichen Seele zu dienen». Auf den Bildern, die er in den letzten Jahren vor dem Ersten Weltkrieg malte, lassen sich in den explosiven Tupfern und kraftvollen Strichen mit ihren lebhaften Farben kaum noch Figuren und Landschaften erkennen oder auch nur erahnen. In seinen Augen war die Eliminierung erkennbarer Gegenständlichkeit ein notwendiger Schritt im Kampf gegen den verderblichen Materialismus der Zeit, der schließlich ins Reich reiner Geistigkeit führen sollte.[82]

Etwa um dieselbe Zeit unternahm Malewitsch den radikalsten Schritt von allen. In seinen ‹Farbmassen in der vierten Dimension› (Abb. 233), die erstmals 1915 ausgestellt wurden, setzte er zwei Rechtecke unterschiedlicher Größe, das eine rot, das andere schwarz, auf der grauen Fläche der Leinwand räumlich so zueinander und zu dem rechteckigen Rahmen ins Verhältnis, daß der Betrachter keine klare, logische Beziehung zu erkennen vermag. Wie Kandinsky und viele andere russische Maler sah Malewitsch in den Futuristen Pioniere, die «dem ‹Neuen› im modernen Leben, der Schönheit der Geschwindigkeit, zum Durchbruch verholfen» hatten. Dennoch lehnte er den Futurismus ab, weil er noch zu sehr der natürlichen Erscheinung der Dinge verhaftet sei, während der von ihm selbst vertretene Suprematismus noch einen Schritt weiter gehen und der Moderne allein in geometrischen Formen und reinen Farben Ausdruck verleihen sollte.[83]

Auch deutsche Maler suchten die Grenzen der Kunst zu erweitern und dann gänzlich zu sprengen, allerdings gingen sie dabei einen anderen Weg. In ihren Bildern spiegelt sich die sichtbare Welt noch recht deutlich, aber diese Spiegelung ist durch Angst, Gewalt und Haß verzerrt. In Kirchners Berliner Straßenszenen aus den Jahren 1913 und 1914 stolzieren spitzzulaufende Riesinnen an uns vorüber, arrogant und herausfordernd in ihren grellen Grün-, Rot- und Blautönen, ihre Gesichter ähneln Masken, Augen und Lippen wirken, als seien sie brutal hineingeschnitten, und die auffälligen

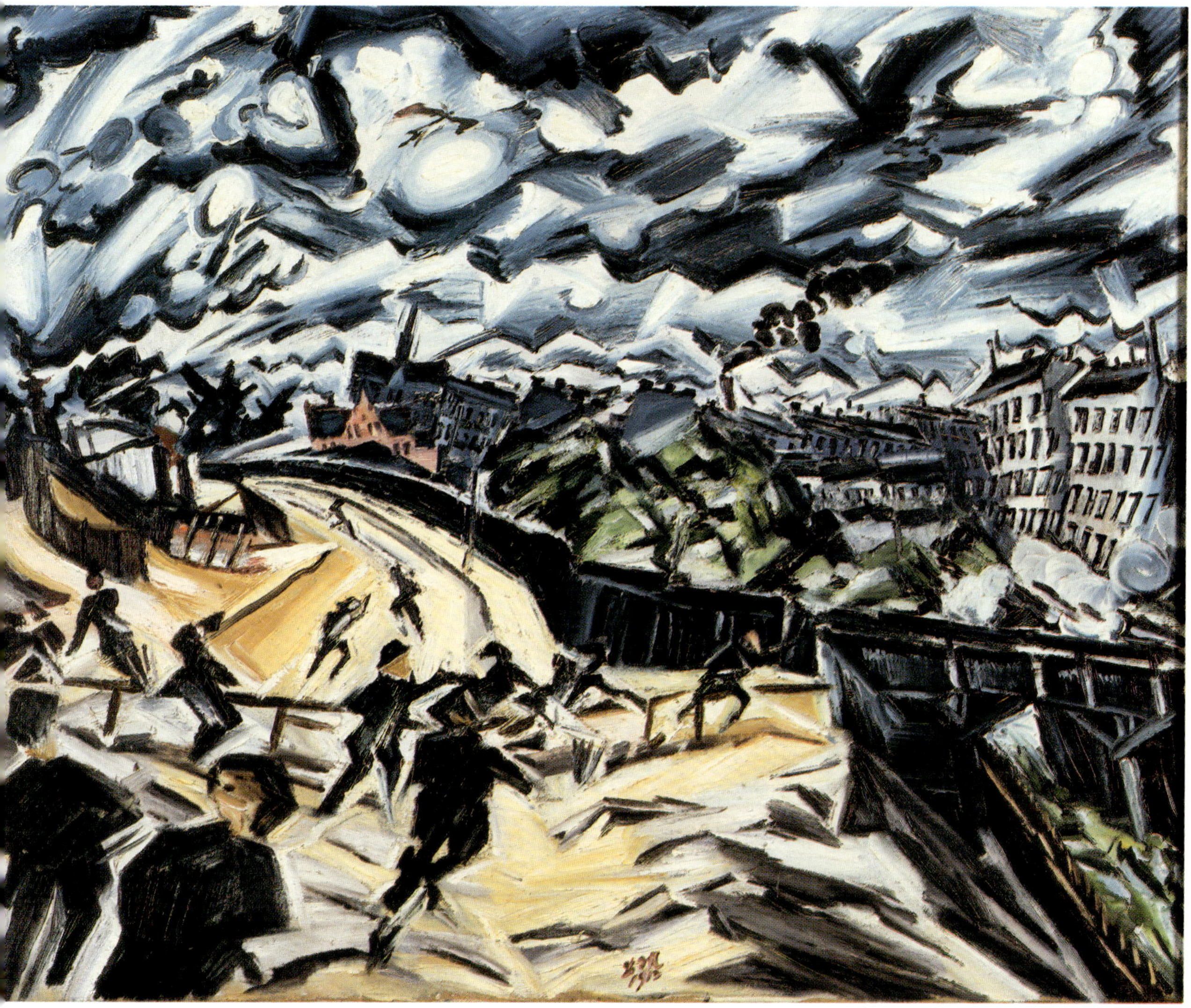

234. Ludwig Meidner, Apokalyptische Landschaft, 1913; Los Angeles County Museum of Art

Federn an ihren Hüten verdecken die Gebäude hinter ihnen. Doch die (angesichts der späteren Ereignisse) bemerkenswertesten deutschen Bilder stammen von dem jüdischen Maler Ludwig Meidner, der gleichfalls in Berlin arbeitete; er verband den Expressionismus Kirchners und seiner Freunde mit entfernten Anklängen an Kubismus und Futurismus zu «apokalyptischen Landschaften», die 1912 und 1913 entstanden (Abb. 234). Zusammenbruch und Zerstörung der großen Städte waren in der Literatur seit der Bibel immer wieder beschrieben worden, und zahlreiche Künstler hatten sie in gespenstischen und aufsehenerregenden Bildern dargestellt, darunter auch einige, die ein eigenes Genre daraus machten, wie «Monsù Desiderio» im 17. und John Martin im 19. Jahrhundert. Doch die wankenden, stürzenden Häuserfronten in Meidners grellen Bildern, die Melonen tragenden Gestalten, die in Panik zu fliehen versuchen, auf Straßen, die sich wie Pfade durch einen in Auflösung begriffenen Dschungel zu winden scheinen; die nackten, verrenkten Gestalten, die mit abgestreckten Gliedmaßen in den Trümmern einer vom Erdbeben zerstörten Stadt liegen; die Explosionen, die den Himmel in Stücke reißen – all das war allzu schmerzhaft und grausam und grell, als daß es noch jene Sehnsucht nach dem Pittoresken und Exotischen angesprochen hätte, die frühere Vorstöße in das Reich der Zerstörung und des Schreckens geprägt hatte.[84]

Nicht um den Schrecken ging es Meidner, sondern um die Moderne, und als er 1914 über seine Ziele sprach, fand sich nicht der geringste Hinweis, daß er sich an den schrecklichen Zerstörungskräften weidete, die eines Tages Berlin heimsuchen sollten, oder daß er Kirchners Ekel vor den gepeinigten Menschenmassen teilte, die sich in den Straßen der Großstädte drängten. Im Gegenteil. Er verkündete: «Wir müssen endlich anfangen, unsere Heimat zu malen, die Großstadt, die wir unendlich lieben.»[85] Dennoch verrät die heftige, eindringliche Sprache, mit der er beschrieb, wie dies geschehen solle, manches über die Bilder, die er gerade vollendet hatte. Wir müssen, so erläuterte er, diese Anklänge ländlicher Süße hinter uns lassen, welche die impressionistischen Stadtbilder eines Monet und Pissaro aus den siebziger und achtziger Jahren ausgezeichnet hat: «Eine Straße besteht nicht aus Tonwerten, sondern ist ein Bombardement von zischenden Fensterreihen, zausenden Lichtkegeln zwischen Fuhrwerken aller Art und tausend hüpfenden Kugeln, Menschenfetzen, Reklameschildern und dröhnenden, gestaltlosen Farbmassen» (Abb. 235). Dabei waren für den Maler von Stadtbildern drei Faktoren besonders wichtig: das Licht, der Blickpunkt und der Gebrauch der geraden Linie. Das Licht darf nicht über die ganze Fläche verteilt sein, sondern muß einen unregelmäßigen Fluß darstellen. Es zerfetzt die Dinge. «Zwischen hohen Häuserreihen blendet uns ein Tumult von Hell und Dunkel.» Das Licht bringt alle Dinge im Raum in Bewegung, so daß Türme, Häuser und Laternen zu hängen oder zu schwimmen scheinen. Das Licht kann weiß oder silbrig, violett oder blau sein. Noch wichtiger ist der Blickpunkt:

«Stehen wir zum Beispiel geradeausblickend mitten auf der Straße, so sind vor uns, weit unten, alle Häuser senkrecht zu sehen und ihre Fensterreihen scheinen der landläufigen Perspektive Recht zu geben, denn sie laufen dem Horizont zu. Doch die Häuser neben uns – wir fühlen sie nur mit halbem Auge – scheinen zu wanken und zusammenzubrechen. Hier schießen Linien, die in Wirklichkeit parallel laufen, steil empor und schneiden sich. Giebel, Schornsteine, Fenster sind dunkle, chaotische Massen, fantastisch verkürzt, vieldeutig.»

Nur die gerade Linie, die aus der Malerei verbannt worden war, könne die Formen der modernen Stadt getreulich wiedergeben, ihre Schönheit zeige sich in den Werken der modernen Ingenieurskunst: «Nebenbei sei bemerkt, daß auch die moderne Bewegung des Kubismus große Sympathie für geometrische Formen an den Tag legt, sie für uns aber eine noch tiefere Bedeutung haben ... Was für Dreiecke, Vierecke, Vielecke und Kreise stürmen auf den Straßen auf uns ein.» Über die Farbe brauchte nicht viel gesagt zu werden. Um Berlin zu malen, solle man nur Weiß und Schwarz, wenig Ultramarin und Ocker, aber viel Umbra verwenden. Die Worte, mit denen Meidner seine Ausführungen beschließt, erinnern an die futuristischen Manifeste, auf die er sich auch ausdrücklich bezieht:

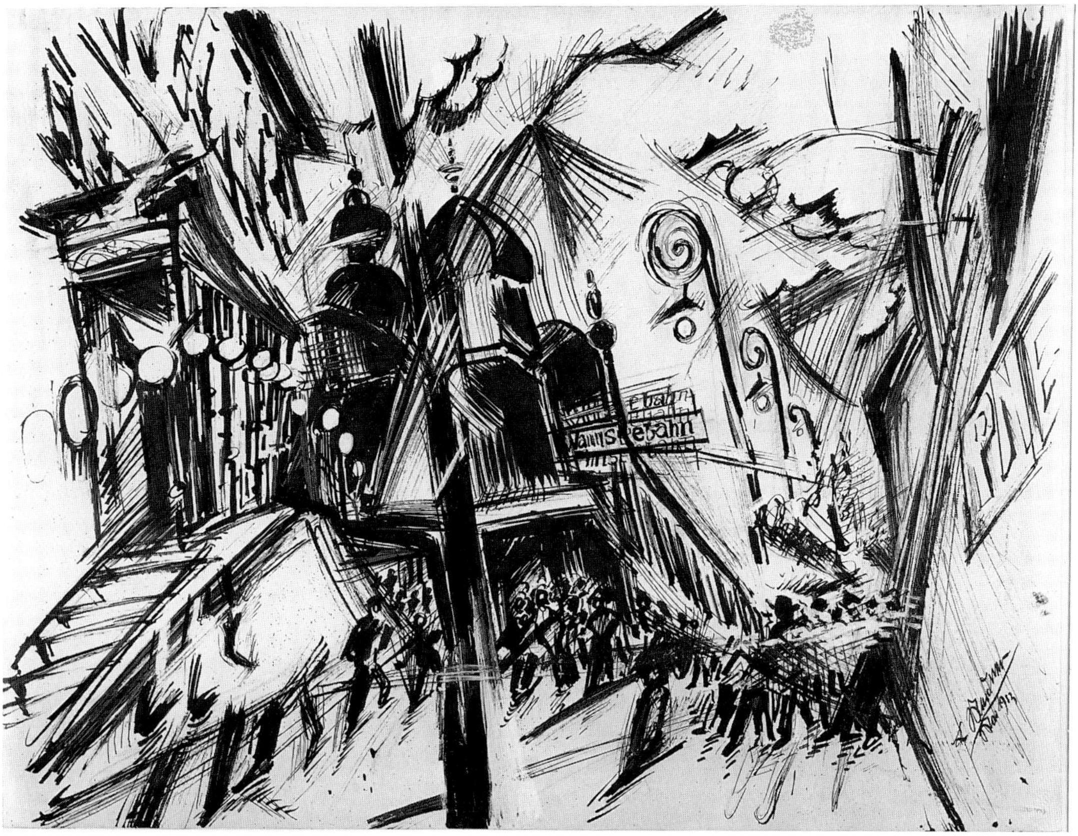

235. Ludwig Meidner, Bahnhof Wannsee; Tusche weiß gehöht, 1913; Los Angeles County Museum of Art, The Robert Gore Rifkind Center for German Expressionist Studies

«Malen wir das Naheliegende, unsere Stadt-Welt! die tumultuarischen Straßen, die Eleganz eiserner Hängebrücken, die Gasometer, welche in weißen Wolkengebirgen hängen, die brüllende Koloristik der Autobusse und Schnellzuglokomotiven, die wogenden Telephondrähte (sind sie nicht wie Gesang?), die Harlekinaden der Litfaß-Säulen, und dann die Nacht ... die Großstadt-Nacht ... Würde uns nicht die Dramatik eines gut gemalten Fabrikschornsteins tiefer bewegen als alle Borgo-Brände und Konstantinsschlachten Raffaels?»

Dies sind nur einige wenige Bilder (und Konzepte), aus sehr vielen anderen, ebenso bemerkenswerten ausgewählt – Bilder, die in Amsterdam und Sankt Petersburg, in Mailand und Berlin gemalt wurden; Bilder, in denen eine neue Welt verherrlicht wird, die sich von Jahr zu Jahr mit wachsender Geschwindigkeit (mit der Geschwindigkeit des Automobils und des Flugzeugs) zu verändern schien; Bilder, die zum Teil stilistische Verwandtschaft zeigen, zum Teil keinerlei Verbindung aufweisen und dennoch alle eines gemein haben: Sie stammen von Künstlern, die sich der Kluft, die sie von der früheren Kunst trennte, nicht nur bewußt waren, sondern die diese Kluft freudig akzeptierten. Und diese Bilder entstanden sämtlich wenige Jahre, bevor die Welt, in der sie geschaffen worden waren, durch Krieg und Revolution ein gewaltsames Ende fand und unwiederbringlich zugrunde ging. Zufall – oder Voraussicht?

Die Maler der Avantgarde waren selbst die ersten, die sich fragten, ob sie und ihre Kollegen die Ereignisse dieser Jahre auf merkwürdige Weise vorausgesagt hatten. Ihre Antworten fielen sehr unterschiedlich aus. Wahrscheinlich zum erstenmal geschah das bereits wenige Monate nach Ausbruch des Krieges. Als man Kandinsky fragte, ob ein Gemälde, das er kurz vor Weihnachten 1913 abgeschlossen hatte – «ein nichtfigürliches Bild, ein freies Muster aus farbigen Arabesken, explosiv und ballistisch im Charakter»[86] –, nicht beweise, daß er den Krieg vorausgesehen habe, da antwortete Kandinsky: «Nicht diesen Krieg. Ich hatte keine Vorahnung, was diesen Krieg betraf. Aber ich wußte, daß in der Geisteswelt ein schrecklicher Kampf tobte; deshalb habe ich das Bild gemalt.»[87] Meidner dagegen wurde sehr viel deutlicher, als er 1919 erklärte, er habe sich in seinen Vorkriegsbildern seine Bedrängnisse von der Seele gemalt, «denn in jenen Tagen warf zähnefletschend das große Weltengewitter schon einen grellen Schatten auf meine winselnde Pinselhand».[88] Und im selben Jahr schrieb Malewitsch: «Kubismus und Futurismus waren revolutionäre Bewegungen in der Kunst, welche die ökonomische und politische Revolution von 1917 vorwegnahmen.»[89]

Vielleicht ist es jedoch bezeichnend, daß Malewitsch gerade die beiden Stile nannte, die er selbstbewußt und öffentlich abgelehnt hatte, als er den Suprematismus zum angemessenen Stil der Zeit erhob. Einige andere Mitglieder der Vorkriegsavantgarde waren sehr darauf bedacht, ihre Kunst aus jeder Verbindung mit jener Zukunft herauszuhalten, die tatsächlich eingetreten war und sich deutlich von der Zukunft unterschied, für die sie vor 1914 so kämpferisch eingetreten waren. Maurice de Vlaminck – dessen wegweisende Rolle als Bewunderer afrikanischer Kunst und als Maler kraftvoll-fauvistischer Landschaften Apollinaire so bewundert hatte – behauptete sogar, die Nichtigkeit der Kubisten und vor allem ihrer Bewunderer sei ein Vorzeichen für die unvermeidliche Zerstörung gewesen, die ihrem Triumph folgte. So schrieb er 1919:

«Mitte Juni 1914 besuchte ich eine Galerie für moderne Kunst in der Rue La Boétie. Über Paul Guillaumes Schreibtisch begeisterte ein letztes kubistisches Machwerk ein paar Ästheten, die sich davor im Tone von Eingeweihten oder Proselyten unterhielten. Mir schwand der Boden unter den Füßen. Als ich sah, wie diese sogenannte Elite, junge Intellektuelle und würdige Gestalten mit Goldrandbrillen, ehrfürchtig zu diesen farbigen geometrischen Figuren aufblickten, wie sie die Finanziers dieser Mysterien um Aufklärung baten, weil sie offenbar der Überzeugung waren, mit einer hübschen Summe Geld könnten sie sich ihren Anteil an dem spanischen Schatz sichern, da hatte ich das Gefühl, in einen Abgrund zu schauen. Die menschliche Dummheit kannte offenbar keine Grenzen mehr; mir schien, sie war zum Schlimmsten fähig. Und plötzlich, wie in einem Blitz, sah ich den Krieg vor mir.»[90]

Differenzierte Urteile dieser Art verschwanden rasch, als die Kulturhistoriker den Gedanken übernahmen, die Künstler der Avantgarde hätten in gewisser Weise die neue Welt der Zukunft vorausgesehen: Fauvismus, Kubismus, Futurismus, Suprematismus, Neoplastizismus, Expressionismus – sie alle mußten nun unterschiedslos als Beleg für diese These herhalten.[91]

Kandinskys Aussage, das «explosive» Bild aus dem Jahre 1913 sei nicht Ausdruck einer Vorahnung des bevorstehenden Krieges, stammt aus einem Brief an Michael Sadler, dem er das Bild als Geschenk übersandte. Diese Aussage hinterließ einen starken Eindruck bei Sadler, denn zwanzig Jahre später kam er auf die Frage zurück und diskutierte sie in einem breiteren Rahmen. Sadler, 1861 geboren, war eine bekannte Gestalt in der gebildeten Welt Englands. Mit sicherem Urteil sammelte er Gemälde, und 1912 machte ihn sein Sohn mit Kandinsky bekannt. Vater und Sohn (der Sohn sollte zwei Jahre später Kandinskys ‹Über das Geistige in der Kunst› ins Englische übersetzen) besuchten den Maler in Bayern und waren tief beeindruckt von seiner einfachen Lebensweise, seiner Freundlichkeit und von den kleinen Hinterglasmalereien, die an den Wänden des ländlichen Hauses hingen, «in lebhaften Farben, meist mit religiöser Thematik – manche bayerische Bauernkunst des achtzehnten Jahrhunderts, manche Arbeiten eines Mannes aus Murnau, einige wenige (die mystisch und primitiv wirkten) von Kandinsky selbst».[92] Sadler kaufte Kandinsky einige Bilder ab, doch das große Gemälde ‹Fragment 2 zu Komposition VII› (Abb. 236), das wichtigste unter seinen Vorkriegsbildern, das Kandinsky ihm unerwartet nach England schickte, dürfte eine Überraschung für ihn gewesen sein. Jedenfalls taufte er es «Luftkrieg», und ein Jahr später, «als wir Bomben und Kampfflugzeuge nur allzugut kannten», fragte er den Künstler nach der Bedeutung des Bildes.[93]

Im Jahre 1932 hielt Sadler, der inzwischen in den Ritterstand erhoben worden und zum Präsidenten des University College in Oxford ernannt worden war, eine Vorlesung im Rahmen der dortigen Liberal Summer School, und zu deren Ergänzung organisierte er in Halle und Bibliothek seines College eine zweitägige Ausstellung von «nahezu zweihundert Beispielen moderner Kunst (Gemälde, Zeichnungen, Lithographien, Farbdrucke, Plastiken, Keramik und Textilien)». Seine Vorlesung trug den Titel «Modern Art and Revolution» und befaßte sich mit der Frage, «ob Geisteshaltung und Gefühlslage der Werke vieler moderner Künstler Vorboten einer ökonomischen und sozialen Revolution sind».[94] Diese Vorlesung wurde kurze Zeit später von Leonard und Virginia Woolf in der aktuellen Reihe der Hogarth Press veröffentlicht.

Sadler behandelt dieses Thema, das zu verwegenen, selbstsicheren und mystischen Deutungen reizt, zurückhaltend, vorsichtig und bevorzugt rationale Deutungen. Doch er bezahlt diese Qualitäten mit einer Abneigung, Argumente sonderlich weit zu verfolgen und in konkreten Fällen zu einem abschließenden Urteil zu gelangen. Er umkreist die zentrale Frage, kommt ihr zuweilen recht nahe und schweift dann wieder ab, indem er sich anderen Problemen zuwendet, zum Beispiel den wichtigsten Merkmalen der modernen Kunst und – weitaus befriedigender – den Gründen, weshalb sie «Widerwillen, Zorn und Bestürzung» auslöse. Die treffenden Kommentare, die er dazu gibt und die zum Teil auf eigenen Erfahrungen beruhten, führen ihn zu dem Schluß, es sei tatsächlich die prophetische Gabe des innovativen Künstlers, die uns solches Unbehagen bereite. Dennoch bleibt er in der Frage, ob es eine prophetische Gabe dieser Art wirklich gebe, recht unentschieden. Er verweist auf die großen Veränderungen des Geschmacks, zu denen es in unregelmäßigen Abständen in der europäischen Kunst gekommen war, und meint dann, es sei «verwegen, die Frage beantworten zu wollen, ob der Künstler sich bei diesen frühen Wandlungen des Geschmacks an neue, bereits im Entstehen begriffene Bedingungen anpaßte oder ob er ein Vorbote kommender Veränderungen war». Anfangs sagt er noch, daß in dem «aggressiven Modernismus eines Großteils der Kunst unserer Zeit etwas Bedrohliches liegt, etwas, das jene erschreckt, die ängstlich in die Zukunft blicken. Sagen diese Entwicklungen in der Kunst wirklich eine drastische

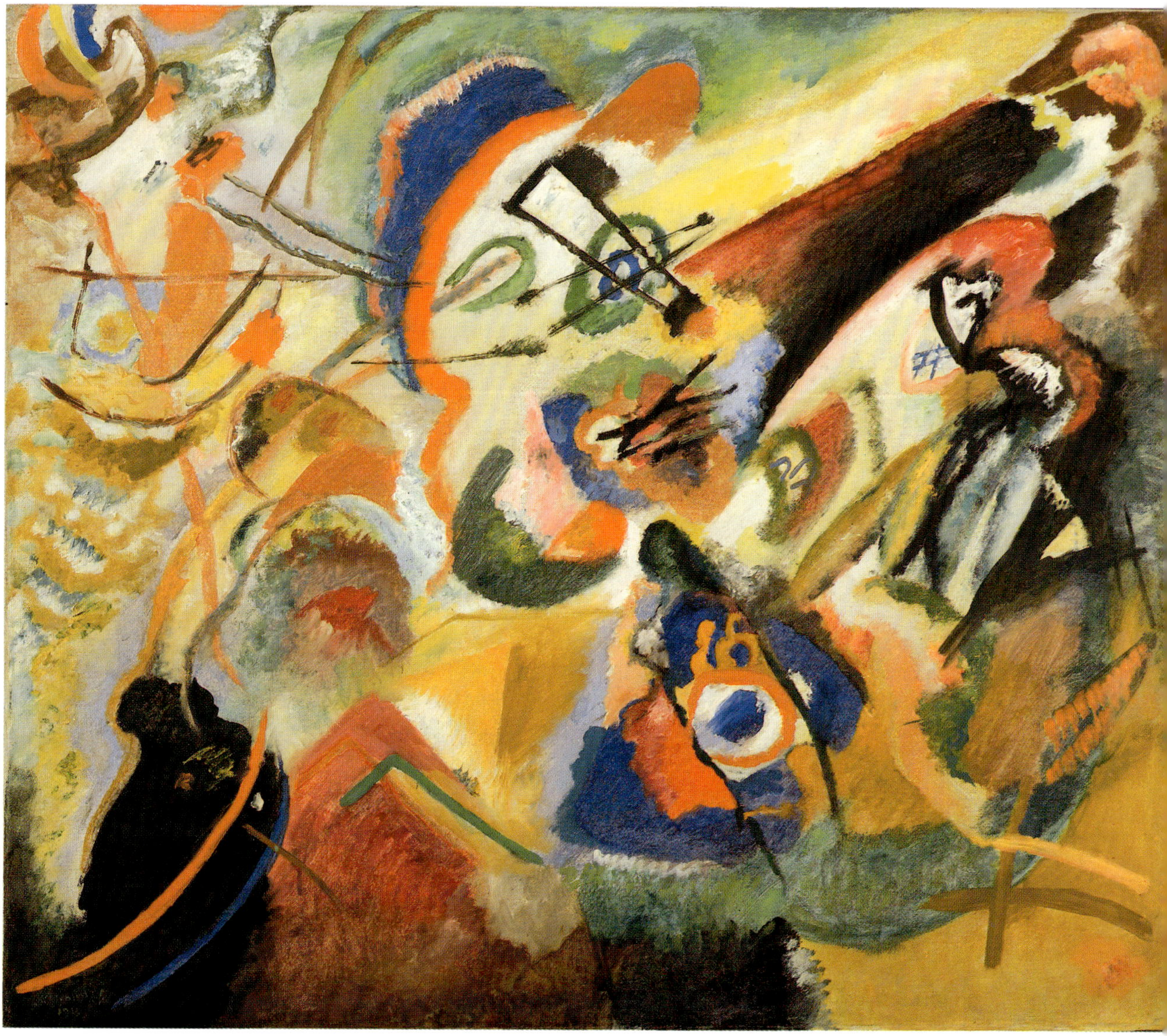

236. Wassily Kandinsky, Fragment 2 zu Komposition VII, 1913; Buffalo, Albright-Knox Art Gallery, Room of Contemporary Art Fund

Veränderung unserer Lebensweise und der Überzeugungen voraus, die unseren Willen bestimmen?» Doch dann macht er – typisch für ihn – einen Rückzieher, denn die gegenwärtigen Strömungen der modernen Kunst seien «derart verschieden und disparat, daß sie allenfalls eine Zukunft der allgemeinen Verwirrung voraussagen können».

Es gibt jedoch eine kurze, überraschende Passage in Sadlers Vorlesung, in der er alle Vorsicht in den Wind schlägt. Er mochte Kandinskys Aussage, wonach sein Bild keine Vorahnung des Krieges enthalte, nicht in ihrer ganzen Tragweite akzeptieren und behauptete sogar, nicht nur Kandinsky, sondern auch Meryon habe – in einer 1866 entstandenen Radierung des Marineministeriums in Paris – die Luftschlachten des Weltkrieges vorausgesehen: «Es war fast die letzte Radierung vor seinem Tod. Als Silhouetten vor sturmzerfetzten Wolken, die im Abend- und Morgenrot leuchten, fliegen feindliche Flugzeuge ihren Angriff. Einige der Flugzeuge haben die Form von Fischen oder Vögeln oder Pferden, doch andere sehen fast so aus, wie wir sie heute sehen.»

Ein derartiger Höhenflug der Phantasie war ganz untypisch für einen Mann, der von sich behauptete: «Ich will keinen Deut mehr sagen als ich fühle», und seine überlegtesten Äußerungen zum Thema sind weitaus zurückhaltender:

«Einige geniale Künstler haben Vorahnungen gehabt. Diese düsteren oder heiteren Vorahnungen waren vage. Doch manche ungewöhnlich sensiblen Menschen besaßen offenbar ein Gespür für das, was in der Luft lag und im Begriff stand, aus Ursachen hervorzugehen, die der gewöhnlichen Wahrnehmung noch verborgen waren. Wir müssen aber in Betracht ziehen, daß diese Ursachen, die schon lange unbemerkt am Werk waren, von einigen Menschen verstanden werden konnten, die einen besonderen Grund oder eine besondere Gelegenheit hatten, sie zu studieren. Und es ist stets möglich, daß der Maler solch einer Quelle Hinweise auf das Kommende entnommen hat.»

Ein derart sorgfältiger und rationaler Schluß mußte die Bedeutung der Sache insgesamt eigentlich schmälern, und in der Tat scheint Sadler gegen Ende seiner Vorlesung das Gefühl gehabt zu haben, daß die Vorzeichen, auf die er die Aufmerksamkeit anfangs gelenkt hatte, kein so großes Gewicht besaßen, wie er ursprünglich gedacht hatte. Spannungen innerhalb der modernen Kunst verwiesen offenbar nur dunkel auf «tiefgreifende Veränderungen in der bestehenden Wirtschaftsordnung und der Staatsform und damit auch in unserer geistigen Bildung». Die neue Welt mochte «für manche Menschen die Rückkehr zu einem ursprünglicheren Leben bedeuten, wie sich an Vigelands auf einfache Formen reduzierter Plastik in Oslo zeigt». Wenn wir «den Anforderungen unserer Zeit gerecht werden wollen, müssen wir daher die Grundlagen liberaler Erziehung ändern. Wir brauchen etwas, das Körper, Geist und Gefühl zur Einheit zu bringen vermag.»

Etwas mehr als ein Jahrzehnt später war nur allzu deutlich geworden, wie unendlich zahm diese Prophezeiungen in Wirklichkeit waren (wenngleich das «ursprünglichere» Leben, auf das Vigelands Plastik angeblich hindeutete, wahrscheinlich vollständige Nacktheit verlangt hätte). Als der französische Historiker Germain Bazin 1946 auf mehr als dreißig Jahre unvorstellbaren Schreckens zurückblickte, in denen dennoch hervorragende Malerei entstanden war, verband er die beiden Phänomene weitaus kompromißloser als Sadler. In einem kleinen Buch mit dem Titel ‹Le Crépuscule des images› schrieb er: «Der Künstler gleicht einem Magier, dem das zweite Gesicht gegeben ist; aus dem Palimpsest einer Zeit vermag er deren Schicksal herauszulesen und ihm in der Sprache der Formen Ausdruck zu verleihen. Denn der Künstler ist vielfach ein Prophet, dessen Vision eher das Kommende voraussieht, als die eigene Zeit beschreibt. Das Kunstwerk – zumindest das geniale – ist eher Antizipation und Koinzidenz als Folge.» Das Beispiel, das er zur Illustration seiner These heranzieht, ist ein wenig seltsam, und verständlicherweise hält er es für äußerst bemerkenswert. Tintorettos Wandgemälde ‹Das Paradies› im Dogenpalast in Venedig (das um 1588 entstand) bot offenbar eine bildliche Darstellung der allgemeinen Gravitationslehre, und dies zu einem Zeitpunkt, als Kopernikus gerade die Heliozentrik entdeckt hatte (im ersten Jahrzehnt des 16. Jahrhunderts), wovon Tintoretto aber zweifellos nichts gewußt habe.[95]

Die Intuition des Künstlers sei häufig genauer als die des Denkers, und seine schöpferische Kraft, die nicht durch die logischen Mechanismen der Sprache eingeschränkt werde, greife stets weiter voraus als das schriftlich fixierte Denken. So hätten denn auch Künstler früher als Schriftsteller den Zusammenbruch der Welt im 20. Jahrhundert erfaßt. Als das «süße Leben» *(la douceur de vie)* seinen Höhepunkt erreichte und die Welt sich am Wiener Walzer berauschte, erschienen die Vorzeichen des kommenden Unheils: Rouaults blutige Marionetten, Ensors alptraumhafte Masken, die verdrehten Gestalten der Fauvisten und Kubisten, «dieser Folterer des menschlichen Körpers, der seit tausend Jahren als heilig verehrt worden war»; Vlamincks turbulente Landschaften, Utrillos freudlose Straßen, ganz besonders aber die verzweifelten Clowns aus Picassos Blauer Periode. Vor allem Picasso, «das prophetische Genie unseres Jahrhunderts», habe das ganze Unheil vorausgesehen, «als alle Welt noch auf dem Vulkan tanzte und sich von der Aussicht auf ein Goldenes Zeitalter hypnotisieren ließ, mit der Ideologen, Soziologen und Demokraten die Welt blendeten». Noch bevor Deutschland seine ersten Verbrechen gegen die menschliche Zivilisation verübte, habe die Qual, die dieses Land bedrückte, ihren Ausdruck in der Wiederbelebung des Expressionismus gefunden, während die Porträts von kultivierten Industriellen, Architekten, Gelehrten und Kunstliebhabern, die der Österreicher Kokoschka malte, bewiesen, daß er «das Raubtier, das in jedem Deutschen steckt», hatte erkennen können.[96]

Niemand wird leugnen wollen, daß ein Künstler geradeso wie ein Schriftsteller oder Politiker über die Zukunft spekulieren und seiner Sicht des Kommenden in einem besonderen Stil oder einer besonderen Bildwelt Ausdruck verleihen kann. Spekulationen über die Möglichkeit eines Krieges in Europa und einer Revolution in Rußland waren zu Beginn des 20. Jahrhunderts weit verbreitet. Doch die prophetische Gabe, die man Künstlern in den hier diskutierten Fällen zuschrieb, hat mehr mit ihrer außergewöhnlichen Sensibilität zu tun als mit ihrem Verstand und mit der Fähigkeit, ihre Klugheit einzusetzen, um die Zukunft zu erraten. Wie wir gesehen haben, glaubte man vielfach, es handele sich um eine mystische Fähigkeit, von der der Künstler selbst nichts wisse und die *per definitionem* erst im nachhinein erkennbar sei. Dieser Umstand hat natürlich Auswirkungen auf die Beurteilung eines Künstlers. Hubert Roberts Ansichten des in Trümmern liegenden Louvre, zu der er sich von den Ruinen der antiken Tempel und Paläste in Rom anregen ließ, wurden von den Sammlern des *ancien régime* wahrscheinlich als reizvoll und ein wenig auch als Nervenkitzel empfunden; doch 1791 schrieb der deutsche Philosoph Melchior Grimm, Herausgeber von Diderots ‹Salons›, voll Bitterkeit an Katharina die Große: «Man darf annehmen, daß Robert, dessen Haupttalent im Malen von Ruinen liegt, sich heute in seinem Vaterland wie der Hahn im Korbe fühlt. Wohin er auch blickt, findet er sein Genre in den Himmel gehoben, und er sieht die schönsten, frischesten Ruinen der Welt.»[97] Robert selbst dürfte etwas wehmütig an seine frühen Phantasien zurückgedacht haben, als er viele Jahre später – sicher zu seinem eigenen Erstaunen – die Zerstörung einiger der schönsten Kirchen von Paris malte.

Doch nicht allen Katastrophenbildern und einschneidenden stilistischen Wandlungen innerhalb der Kunst folgten schon bald dramatische Ereignisse außerhalb der Kunst, wie es bei Roberts Ruinenphantasien und Meidners apokalyptischen Landschaften geschah. Delacroix' Beispiel ist hier aufschlußreich. Seine stilistischen Neuerungen setzten seine Zeitgenossen in Erstaunen, und seine Bildwelt beeindruckt uns noch heute durch ihre Gewalttätigkeit. Wir können verstehen, weshalb Baudelaire auf das «Molochhafte» in seinem Werk hinwies und weshalb er dem Maler eine besondere Intuition hinsichtlich der tiefsten Grundströmungen im «modernen Leben» des 19. Jahrhunderts zubilligte.[98] Doch es kann kaum überraschen, daß Sadler anscheinend sehr bewußt Delacroix als Beispiel eines Malers auswählte, der sich an «neue, bereits im Entstehen begriffene Umstände anpaßte», statt «Vorbote kommender Veränderungen» zu sein.[99] Offenbar hat niemand behauptet, im ‹Tod des Sardanapal› habe er die Revolution von 1830 und in ‹Attila und die Barbaren walzen Italien und die Kunst nieder› die Katastrophen des preußisch-französischen Krieges und der Kommune vorausgesagt. Die seherischen Fähigkeiten sind offenbar recht ungleich verteilt, und der Historiker täte gut daran, sich nicht allzusehr auf dergestalt gewonnene Beweise zu verlassen.

15
Huizinga und die «flämische Renaissance»

1.

Im Jahr 1919, zu einer Zeit, als viele Menschen, die zu historischer Spekulation neigten, der Ansicht waren, größere Veränderungen im Bereich der bildenden Kunst könnten wertvolle Hinweise auf gewichtigere Veränderungen in anderen Bereichen bieten, die erst später ans Licht kommen würden, veröffentlichte der holländische Historiker Johan Huizinga sein Buch über den ‹Herbst des Mittelalters›, das schon bald in zahlreiche Sprachen übersetzt wurde. Darin stellte er die These auf, daß eine der auffälligsten Innovationen auf dem Gebiet der Kunst – der scheinbare «Realismus», den Jan van Eyck und seine Nachfolger in die flämische Kunst des 15. Jahrhunderts eingeführt hatten – falsch interpretiert worden sei. Gemälde wie der Genter Altar verkündeten keineswegs die Geburt einer neuen Gesellschaft, sondern seien Ausdruck einer Kultur, die sich im letzten Stadium des Verfalls befunden habe. Zur Stützung seiner These und zur Klärung ihrer Konsequenzen stellte Huizinga einige kurze, fast beiläufige, aber tiefgründige Fragen zum Verhältnis zwischen Kunst und historischem Denken. Nur wenige davon sind (meines Wissens) mit der gebührenden Aufmerksamkeit analysiert worden, und Huizinga bleibt der letzte große Historiker, der einen wesentlichen Beitrag zum Thema unseres Buches geleistet hat. Umfang und Art dieses Beitrags lassen sich nur ermessen, wenn wir zunächst den Hintergrund des von ihm untersuchten Problems ausführlich darstellen.[1]

2.

Schon seit der Renaissance – und sogar noch früher – hatte ein gewisser Nationalismus oder zumindest Lokalpatriotismus in vielen historischen Schriften zur Kunst eine Rolle gespielt. Vasaris Behauptung, die Florentiner Schule sei allen anderen Schulen Italiens überlegen, löste schon zu seinen Lebzeiten (mehr aber noch im 17. und 18. Jahrhundert) heftige Gegenangriffe seitens der Anhänger anderer italienischer Städte aus, die allerdings mit ihm darin übereinstimmten, daß die italienische Kunst insgesamt die Künste aller übrigen Länder Europas überrage. Ihre Argumentation stützte sich zuweilen auf das frühe Auftreten vergangener, zuweilen auf die Qualität gegenwärtiger Leistungen und gelegentlich auf eine Kombination beider Faktoren – während die Franzosen, die Ende des 17. Jahrhunderts als erste in den Wettbewerb eintraten, ihre Ansprüche nur auf die zweite Alternative stützen konnten.

Viele der nachfolgenden Kontroversen führten immerhin dazu, daß man nach bislang übersehenen Kunstwerken suchte und unerforschte Archive erschloß; doch in der Anfangsphase beschränkte sich das Interesse meist auf die Gelehrten, die sich aktiv an diesen Forschungen beteiligten. Wie wir gesehen haben, begannen die stärker philosophisch orientierten Autoren des 18. Jahrhunderts, die Kunst als Maßstab für zahlreiche andere Aspekte der Kultur heranzuziehen, und diese Tendenz verstärkte sich noch während und nach der Romantik. Im Rom des 16. Jahrhunderts mochte man die Schwächen, die Tizians Kunst im Vergleich mit jener Michelangelos aufwies, der venezianischen Unsitte zuschreiben, dem Zeichnen allzuwenig Beachtung zu schenken; doch im Berlin des 19. Jahrhunderts ließen sich aus der Tatsache, daß es Dürer im Vergleich zu seinen italienischen Zeitgenossen offenbar an glatter Professionalität gemangelt habe, weitaus tiefere und umfassendere Schlüsse ziehen. Dieser Mangel galt denn als ein «getreuer Spiegel seines edlen, reinen, echten und wahrhaft deutschen Geistes».[2] In ganz Europa dachte man damals in solchen Kategorien, wenn man über Kunst schrieb.

Thesen dieser Art verdankten sich zum Teil den künstlerischen Umwälzungen im Gefolge der Französischen Revolution. So holte man einige legendäre, aber wenig bekannte Meisterwerke der nordeuropäischen Kunst nach Paris, darunter Tafeln des Genter Altars, und warf mittelalterliche Gemälde aus säkularisierten Kirchen oder Klöstern auf den Markt, so daß sich allen, die aus den verschiedensten Gründen eine veränderte Sicht begrüßten, aufregende neue Eindrücke boten. Vor allem für eine Reihe deutscher Kunstkenner und Sammler bedeuteten diese Bilder (noch bevor deren Urheber eindeutig geklärt waren) die Entdeckung eines kulturellen Erbes, das dieselbe oder noch größere Bewunderung verdiente als die Antike oder das 16. Jahrhundert in Italien. Und schon bald griffen öffentliche Museen und wissenschaftliche Forschung die Begeisterung einzelner Liebhaber auf.

Die Wiederentdeckung der altniederländischen und altdeutschen Maler des 15. und 16. Jahrhunderts erfolgte gleichzeitig, und anfangs machte man kaum Unterschiede zwischen ihnen.[3] In den ersten Sälen des Louvre hingen einige van Eycks und «Hemmelincks» und «Claissenses», die man aus Brügge und Gent geholt hatte, neben ein paar Werken von Dürer und Holbein, in chronologischer Ordnung, aber unter der gemeinsamen Bezeichnung «École Flamande», auch wenn man im Katalog bei den Angaben zu den einzelnen Malern eine gewisse Unterscheidung zwischen den Schulen vornahm.[4] Die Bilder erregten offenbar wenig Aufmerksamkeit; die meisten Besucher dürften an ihnen vorbeigeeilt sein, um die van Dycks, Rembrandts und Dujardins zu bewundern, die in großer Zahl in den hinteren Sälen hingen. Doch im Juli und August 1802 unterzog Friedrich Schlegel sie einer genaueren Untersuchung. Schlegel war damals zweiunddreißig Jahre alt, und sein Interesse hatte bis dahin vor allem der Antike und der zeitgenössischen Literatur gegolten. Kurz vor seinem Besuch in Paris verbrachte er jedoch einige Monate in Dresden; die Meisterwerke der italienischen Renaissance, die er im dortigen Museum bewundern konnte, machten großen Eindruck auf ihn, und er führte lange Gespräche über die altdeutsche Kunst mit Wilhelm Tieck, der ein großer Bewunderer Dürers war. An Tieck schrieb er auch seine Eindrücke aus dem Louvre, die zwischen 1803 und 1805 erstmals veröffentlicht wurden.[5]

Wie zu erwarten, war Schlegel tief beeindruckt von den Arbeiten Raffaels und Correggios, zweier Künstler, die auch in Dresden mit weltberühmten Werken vertreten waren. Doch er erklärte, die spätere italienische Kunst habe ihn nicht angezogen, und er beschloß, einige Seiten den im Louvre gezeigten «altdeutschen Gemälden» zu widmen. Den Anfang machten mehrere ausgezeichnete Bilder, die damals van Eyck zugeschrieben wurden. In ‹Die Hochzeit zu Kana› (Abb. 237) erinnerten ihn die Köpfe der Frauen an die in Holbeins Marienbildnis (Abb. 238), das er in Dresden bewundert hat-

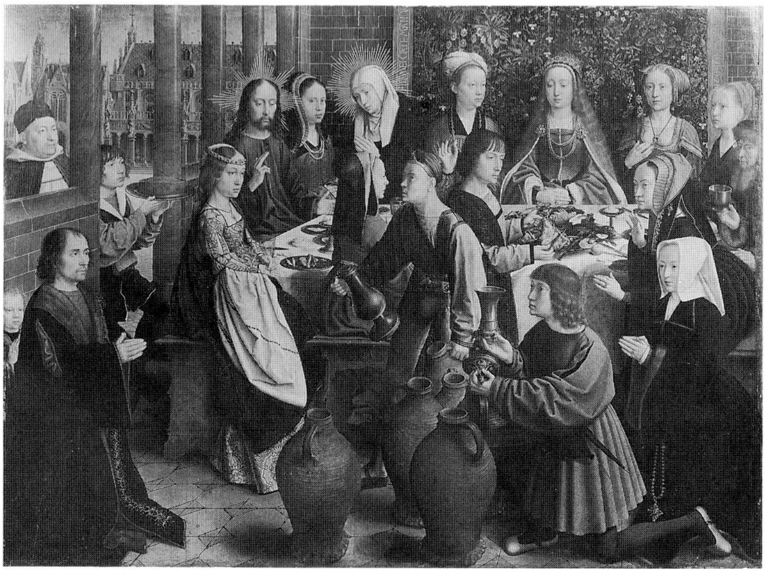

237. Gerard David (ehemals Jan van Eyck zugeschrieben), Die Hochzeit zu Kana; Paris, Louvre

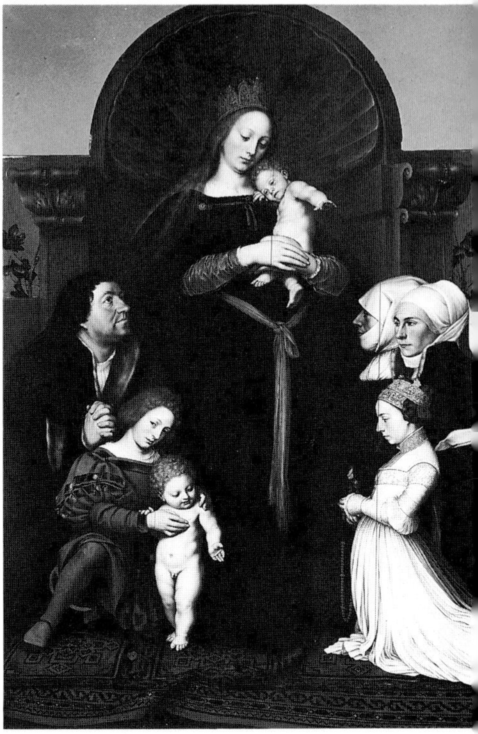

238. Hans Holbein (alte Kopie nach), Die Madonna des Bürgermeisters Meyer; Dresden, Gemäldegalerie

te.[6] Er bemerkte darin eine ähnliche Verbindung aus Demut und Hoheit, die aufrichtiger sei als jene in Raffaels (Sixtinischer) ‹Madonna›, da die Darstellung des Hoheitsvollen dort allzu allgemein ausgefallen sei und ebensogut zu einer Juno oder gar zu einer Diana passe (Quellen, aus denen sie im übrigen durchaus stammen mochte). Van Eyck – dessen Genter Altar Schlegel gleichfalls in höchsten Tönen lobte – müsse in der Tat als der Begründer der deutschen Schule angesehen werden, die in Holbein und Dürer ihren Höhepunkt gefunden habe.[7] In ihnen seien die wichtigsten Errungenschaften der deutschen Malerei vereinigt.

Van Eyck, Holbein und Dürer waren schon lange dem Namen nach bestens bekannt,[8] doch Schlegel weist darauf hin, daß es in der Frühzeit der deutschen (und italienischen) Kunst auch andere bemerkenswerte Maler gegeben habe, die von den drei berühmten Meistern schon bald in den Schatten gestellt wurden. Einer davon ist der «alte Maler Hemmelinck», dessen im Louvre gezeigte Darstellung einiger Heiliger in einer Landschaft zu den größten Leistungen der deutschen Schule gehöre.

Die französischen Truppen hatten Memlings ‹Moreel-Triptychon› (Abb. 239) ohne Zweifel deshalb aus dem Johanneshospital in Brügge mitgenommen, weil ein angesehener Reiseführer aus dem Jahre 1769 die «ausgezeichnete Ausführung und die herrlichen Farben» pries: «Es ist das schönste Werk dieses Meisters, und sogar eine Sehenswürdigkeit».[9] Die große Mitteltafel zeigt den hl. Christophorus, der, in Blau und Rot gekleidet, den langen Stab in Händen, aus dem Fluß steigt; auf seinen Schultern sitzt das Jesuskind, von einem goldenen Hof umgeben; links und rechts steht je ein schwarzgekleideter Mönch, der eine hält einen Krummstab, der andere streichelt ein Reh. Die üppige

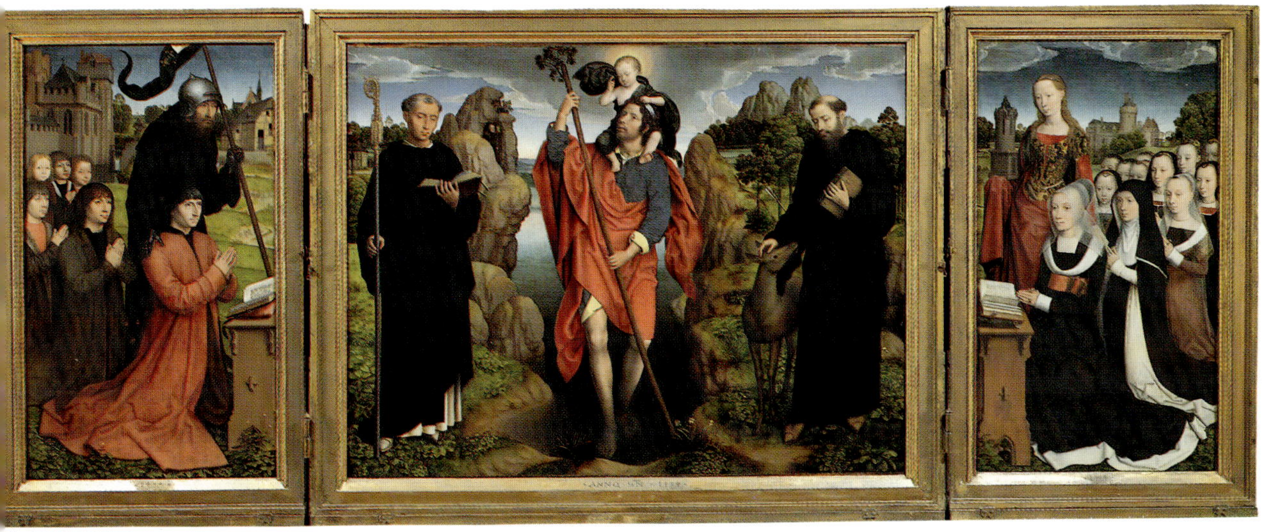

239. Hans Memling, Moreel-Triptychon; Brügge, Stedelijk Groeninge Museum

Berglandschaft zieht sich unter einem dunklen, wolkigen Himmel bis in weite Ferne. Auf den beiden Flügeln knien die Stifter des Bildes, hinter ihnen ihre Söhne und Töchter, und schützend zu ihrer Seite stehen die beiden Namenspatrone, der heilige Wilhelm und die heilige Barbara. In Paris scheint das Bild niemandem aufgefallen zu sein, bis es Schlegel eine künstlerische Erfahrung vermittelte, die er bisher noch nicht gekannt hatte. Denn nicht die «ausgezeichnete Ausführung» beeindruckte ihn am meisten, sondern die Empfindung: der freundliche Ausdruck auf dem Gesicht des hl. Christophorus, die Ruhe, die Schlichtheit, der Friede, die Gelassenheit, die Freundlichkeit, die Offenheit – Schlegel fügt eine Charakterisierung an die andere, als wäre er hypnotisiert von dem Anblick und von seiner Unfähigkeit, die Schönheit des Bildes Tieck und seinen Freunden zu vermitteln, die nichts Vergleichbares jemals gesehen hätten. Mit Ausnahme Dürers vielleicht; aber Dürer ohne das karikaturistische Element, ein unendlich milderer Dürer. Ganz ohne Zweifel war das Bild seinem tiefsten Wesen nach deutsch.

Im September 1803 trafen drei junge Kunstliebhaber aus Köln, Johann Baptist Bertram sowie die Brüder Sulpiz und Melchior Boisserée, in Paris ein und freundeten sich schon bald mit Schlegel an. Er zeigte ihnen im Louvre die Bilder, die er besonders liebte, und sie führten ihn umgekehrt in die gotische Baukunst ein; bis dahin hatte er Notre-Dame noch nicht besichtigt. Im April 1804 reisten alle vier nach Köln, wobei sie in Brüssel, Löwen, Aachen und anderen historischen Städten Station machten.[10] In den hellen Räumen des Brüsseler Museums, in denen sie eine Reihe weiterer Werke der frühen nordeuropäischen Malerei besichtigen konnten, versuchte Schlegel aufs neue, die unterscheidenden Merkmale des deutschen und des flämischen Stils zu ergründen und ihr wechselseitiges Verhältnis zu verstehen. Es fällt nicht immer leicht, seinen Gedanken zu folgen, weil sich viele der von ihm besprochenen Werke nicht mehr identifizieren lassen, doch allgemein sah er in Dürer einen Künstler, der den Versuch gemacht hatte, die Qualitäten beider Schulen zu vereinen. Dennoch fand er auch hier keinen Maler, der ihn so tief bewegt hätte wie Memling.

Köln befand sich damals unter französischer Besatzung, die Kirchengüter waren säkularisiert worden, und inmitten der Wirren begannen einige Sammler, darunter nun auch die Gebrüder Boisserée, wunderbare Gemälde zusammenzutragen, welche «die innige Verbindung und Identität der altdeutschen und altniederländischen Malerei augenscheinlich» bewiesen.[11] Schlegel war ein begeisterter Bewunderer dieser Sammlungen, doch ein großes goldunterlegtes Triptychon mit der ‹Anbetung der Könige› (Abb. 240), das sich in der Kapelle des Rathauses befand, brachte ihm seine zweite Offenbarung künstlerischer Erhabenheit in diesen Jahren.[12] Aufgrund der außerordentlichen Qualität schrieb man es natürlich Dürer, dem größten deutschen Künstler, zu, und Schlegel räumte durchaus ein, daß die bizarre Erscheinung und die Kleidung des Gefolges der Könige Anklänge an Dürers Stil zeigten, aber insgesamt schien ihm diese Zuschreibung nicht überzeugend. Die sanften Fleischtöne der Gesichter erinnerten eher an Holbein, doch letztlich waren sie eher für die Zeit insgesamt typisch als für einen bestimmten Künstler. Der dunkelgrüne, teppichartige Vordergrund und der ernste Ausdruck in den Gesichtern ließen dagegen an van Eyck denken. So vereinte das Bild Merkmale aller drei großen Meister in sich. Doch wie bei Memling, so machte auch hier die Empfindung den tiefsten Eindruck auf Schlegel – vor allem der Ausdruck durchgeistigter Liebe –, und darin übertraf es die drei Genies, die man mit ihm in Verbindung brachte. Nachdem Schlegel einige der besonderen Schönheiten aufgezählt hat, beschreibt er die zarte Trauer, mit der die hl. Ursula (auf dem linken Flügel des Triptychons) ihren jungen Geliebten anschaut, die blassen, friedvollen Züge der Märtyrer an ihrer Seite und die melancholischen Aspekte, die den freudigen Glanz des zentralen Sujets mit einem innigen Gefühl zarter Liebe verschmelzen. Er schließt mit der Feststellung, es sei unmöglich, etwas Vollkommeneres zu finden, das von Menschenhand geschaffen sei.

Aber wer hatte dieses Meisterwerk geschaffen? Der Maler war ebenso unbekannt wie der Architekt des Kölner Doms, denn nicht Eitelkeit, sondern Liebe habe sie zu ihrem Werk beflügelt. Schlegel war sich jedoch sicher (ohne dafür Belege anzuführen), das Bild müsse um 1410 vollendet gewesen sein, und das bedeutete, daß es nur von Meister Wilhelm stammen konnte, der in einer Chronik des späten 15. Jahrhunderts als der berühmteste Künstler der Zeit bezeichnet worden war. Die Chronologie war etwas ungewiß – Schlegel sprach recht allgemein von der Blüte der deutschen Schule, für die Wilhelm von Köln, Jan van Eyck und Memling stünden[13] –, doch schon bald war man sich in Deutschland darüber einig, daß die Meister der Kölner Schule den Anstoß zur Entstehung der Tafelmalerei in Flandern gegeben hatten.[14] Gut ein Jahrzehnt später schrieb Goethe über den ‹Dreikönigsaltar› (der noch immer nicht Stefan Lochner zugeschrieben wurde), das Bild werde «jetzt dergestalt mit Hymnen umräuchert, daß zu befürchten ist, es werde bald wieder so verdüstert vor den Augen des Geistes dastehen, wie es ehemals von Lampen- und Kerzenruß verdunkelt den leiblichen Augen entzogen gewesen».[15]

Die außerordentliche Zartheit und das religiöse Gefühl der Kölner Schule, deren neuentdeckte Werke wiederholt mit den Meisterwerken Fra Angelicos verglichen wurden, weckten auch weiterhin leidenschaftliche Begeisterung in Deutschland – und bald auch anderswo in Europa, als die Ergebnisse deutscher Gelehrsamkeit in Übersetzungen zugänglich waren.[16] Doch es wurde zunehmend deutlich, daß diese «kindlichen»

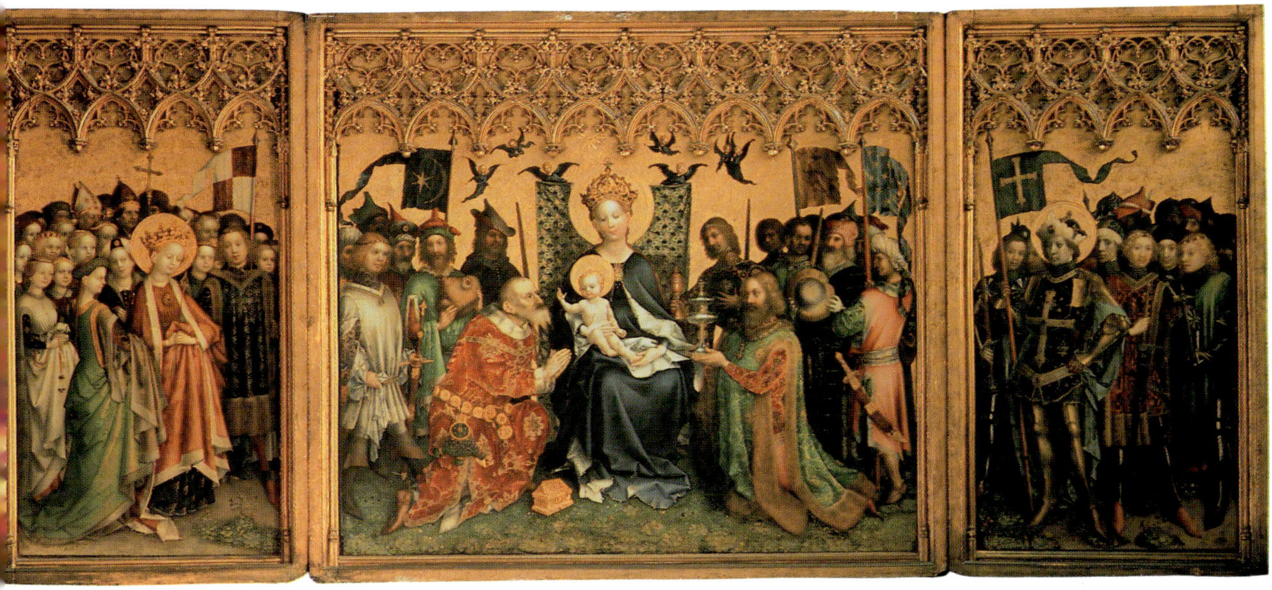

240. Stefan Lochner, Dreikönigsaltar; Köln, Dom

Gemälde sich ganz wesentlich von der flämischen Malerei unterschieden, wie Gustav Friedrich Waagen 1822 erstmals präzise aufzeigte. In seiner kleinen, aber epochemachenden Monographie über die Brüder van Eyck, die in diesem Jahr in Breslau erschien (und nur eine einzige schematische Zeichnung enthielt), brach der damals achtundzwanzigjährige Waagen mit den sentimentalen Ergüssen, die für die Behandlung der nordeuropäischen Primitiven bis dahin typisch gewesen waren. Er hielt sich streng an deren Leistungen und erkundete schriftliche Quellen, statt die ungeprüften Überlieferungen zu wiederholen, die spätere Historiker tradiert hatten. Dadurch brach er auch mit den Konventionen jener Kreise, in denen er aufgewachsen war, und zusammen mit seinem Mentor Carl Friedrich von Rumohr griff er selbstbewußt nach den Methoden, die Niebuhr auf die frühen römischen Legenden angewandt hatte. Mit seinem Buch ‹Über Hubert und Johann van Eyck› und Rumohrs ‹Italienischen Forschungen›, die einige Jahre später erschienen, kamen unbekannte Epochen der Kunst ans Licht und eine neue Ära der kunsthistorischen Forschung begann.[17]

Es gab in der Tat einige Parallelen zwischen der Kölner Schule und den Brüdern van Eyck, so führte Waagen aus; und verglich man die symmetrische Komposition, das korrekte Verhältnis der Figuren, die einfache, edle Draperie, den schönen, reinen, zarten Ausdruck in den Gesichtern der Frauen und den würdigen Ausdruck in den Zügen der Männer, die für die Kölner ‹Anbetung› so charakteristisch waren, mit den Gemälden Jan van Eycks (Abb. 241), so mochte der flämische Maler durchaus unterlegen erscheinen.[18] Doch wieviel mehr an Leben, Individualität und Vielfalt war bei van Eyck zu finden; auch seine Maltechnik war völlig anders – feste, klare Umrisse zum Beispiel statt der Weichheit der Kölner Schule; eine kräftige, treffende Farbgebung statt der deutschen Blässe. Van Eyck war der Herold einer spezifisch altniederländischen Schule, die durch eine präzise Zeichnung des sozialen und politischen Umfeldes geprägt war.

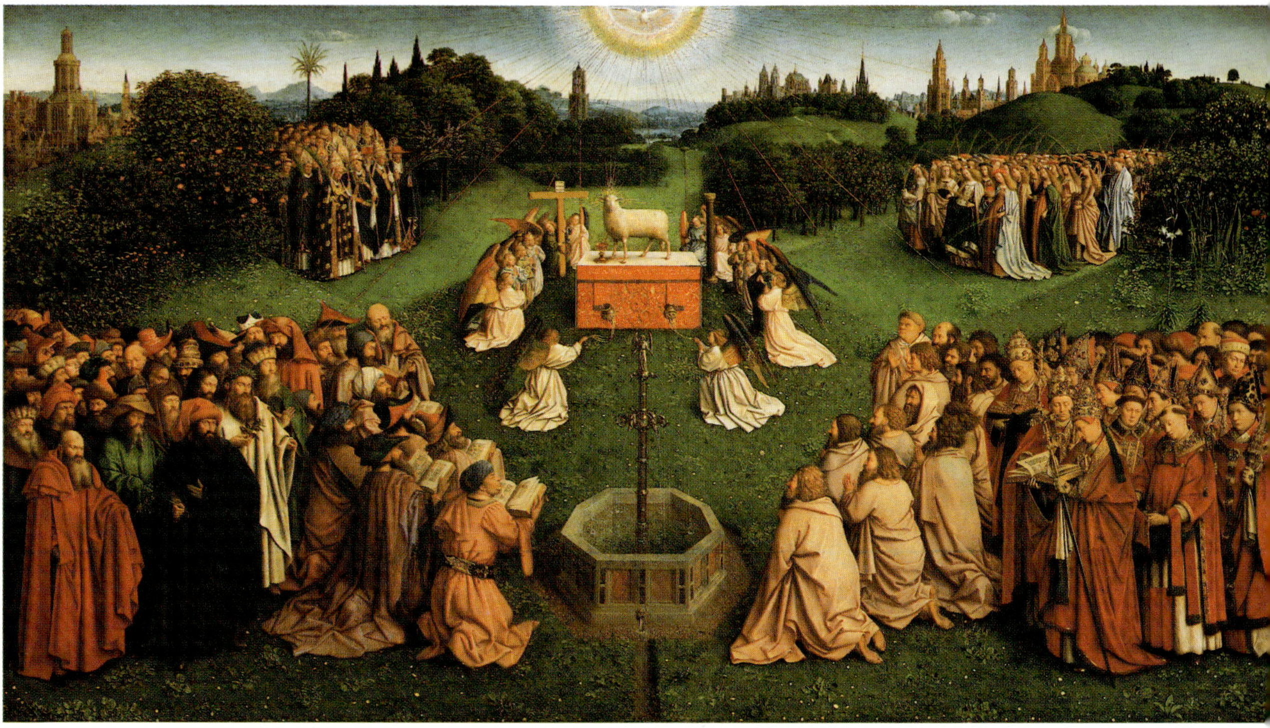

241. Jan van Eyck, Genter Altar, Anbetung des Lammes; Gent, St. Bavo

Mit einigen Vorbehalten fanden die von Waagen formulierten Unterschiede zwischen der Kölner und der altniederländischen Schule weithin Anerkennung,[19] auch wenn der Streit um die Bedeutung ihres jeweiligen Beitrags zur europäischen Kunst noch gut ein halbes Jahrhundert währte.[20] Altniederländische wie altdeutsche Künstler hatten Anspruch auf die Bewunderung aller am Fortschritt Interessierten (da sie die Technik der Ölmalerei bzw. des Kupferstichs «entdeckt» hatten), doch in einer Zeit, da man die Stile des Mittelalters und der Renaissance weitgehend für ideologische Gegensätze hielt, blieb die Stellung der Brüder van Eyck nach wie vor unbestimmt.

Man war sich einig, daß sie in ihren Werken Kunst und Natur in ihrer ganzen Wahrheit dargestellt hatten.[21] Das Auge werde in weite Fernen getragen, und die ganze sichtbare Welt um uns her gelange in ihren Bildern zur Darstellung – Himmel und Erde, nah und fern, die anmutige Kuppe eines fernen Berges, grüne Wiesen, mit Früchten schwer beladene Bäume, die Behausungen der Menschen und mancherlei Dinge, die sie zum Leben brauchten. Und obwohl die menschlichen Gestalten in notwendigem Bezug zueinander stünden und zusammen mit den Dingen um sie her zum erstenmal eine vollkommene, sinnvolle Einheit bildeten, habe die einzelne Gestalt sich dennoch die statuenhafte Feierlichkeit und Würde des früheren Stils bewahrt, so daß die traditionellen Motive nun lediglich mit mehr Leben erfüllt seien. Der (inzwischen zerlegte) Genter Altar zeige zwar, daß die Brüder van Eyck an der Grenze zweier Stile stünden; dennoch stelle ihre Leistung einen völlig neuen Aufbruch dar und nicht nur ein Glied in einer Kette schrittweiser Verbesserungen. So finden wir schon in den Anfängen der van-Eyck-Forschung, wenn auch zunächst noch vorsichtig formuliert, jene zentralen Fragen – Realisten oder Symbolisten? Vorwärts blickend oder rückwärts gewandt? –, die nahezu ein Jahrhundert später die Interpretation einer ganzen Kultur prägen sollten: der burgundischen Kultur des 15. Jahrhunderts.

Für den Comte (später Marquis) Léon de Laborde, der die Grundlage zur modernen Erforschung dieser Kultur legte, war die Kunst der van Eycks nicht mit solchen Unklarheiten behaftet. Nach großen Schwierigkeiten war es ihm 1847 endlich gelungen, die Seitenflügel zur ‹Anbetung des Lammes› zu sehen, auf denen Adam und Eva überlebensgroß dargestellt waren (Abb. 242, 243).[22] Aus Gründen des Anstands hatten die Bischöfe von Gent sie mehr als ein halbes Jahrhundert auf einem Speicher versteckt, auf dem die Tafeln ohne jeden Schutz extremsten Schwankungen der Temperatur und der Feuchtigkeit ausgesetzt waren. In den Augen des Comte de Laborde stellten diese beiden Bilder die Natur selbst dar; der Realismus ging darin so weit, daß man an der Sonnenbräune erkennen konnte, welche Körperteile bei den Modellen gewöhnlich nicht mit Kleidern bedeckt gewesen waren. Die Brüder van Eyck, so behauptete Laborde, hätten die «Nachahmung der Natur» auf ihre Fahnen geschrieben, und nachdem ihnen durch ihre Meisterwerke das Recht des Eroberers zugefallen war, hätten sie ihr Programm dem ganzen Land aufgeprägt.[23] Auch sei es keineswegs erstaunlich, daß dieses Programm seither die Oberhand behalten hatte. Denn das Prinzip hatte Frucht getragen, weil es gesund war. Es konnte sich nicht nur auf eine lange Tradition der Miniaturmalerei stützen, die zu minutiöser, detailreicher Nachahmung ermutigte, sondern paßte auch besser zum Nationalcharakter des Landes, so daß die Künstler der Niederlande, nachdem sie sich kurze Zeit an italienischen Vorbildern orientiert hatten, im 17. Jahrhundert wieder auf jenen Weg zurückkehrten, den die Brüder van Eyck eröffnet hatten. Die überragende Bedeutung dieses Gedankens sollte sich bald erweisen.

Selbst zu einer Zeit, als adlige Herkunft nicht mit einer beruflichen Karriere als Wissenschaftler unvereinbar schien und die penible Erforschung kleinster Objekte und detaillierter Dokumente mit einem lebhaften gelehrten Interesse an vielfältigen historischen Fragen durchaus einhergehen konnte, beeindruckte der mit guten Beziehungen, einem unabhängigen Geist und zuweilen auch einer scharfen Zunge ausgestattete Léon de Laborde seine Zeitgenossen, ließ aber sie ebenso wie ihn selbst gelegentlich befürchten, er könnte sich in seinen zahlreichen Unternehmungen verzetteln. Diese Furcht war zum Teil durchaus gerechtfertigt angesichts der eher spekulativen, zusammenhanglosen und fragmentarischen Art, in der er seine Forschungen betrieb, zumal er darauf bestand, sie nur in sehr kleinen Auflagen zu veröffentlichen.[24]

Léon war 1807 als Sohn des Alexandre de Laborde geboren worden, jenes Reisenden und Archäologen, der nahezu im Alleingang die Architektur Spaniens «entdeckt» und durch prachtvolle Bücher in Europa bekannt gemacht hatte; im Alter von achtzehn Jahren begleitete der Sohn seinen Vater nach Petra, in die Wüste Sinai und an andere entlegene Orte des Nahen Ostens. Fünf Jahre später veröffentlichte er seine Eindrücke und oft bedeutsamen Entdeckungen in einem schönen Folioband mit Lithographien, nach zum Teil an Ort und Stelle angefertigten Zeichnungen. Sein Bildnis, das ihn in Reisekleidung als «Araber der Wüste» darstellt (Achille Dévira hatte es nach einer Zeichnung der Madame D. gefertigt), zeigt uns einen eleganten, sorglosen Forschungsreisenden, wie man ihn aus zahlreichen englischen Publikationen kennt.[25]

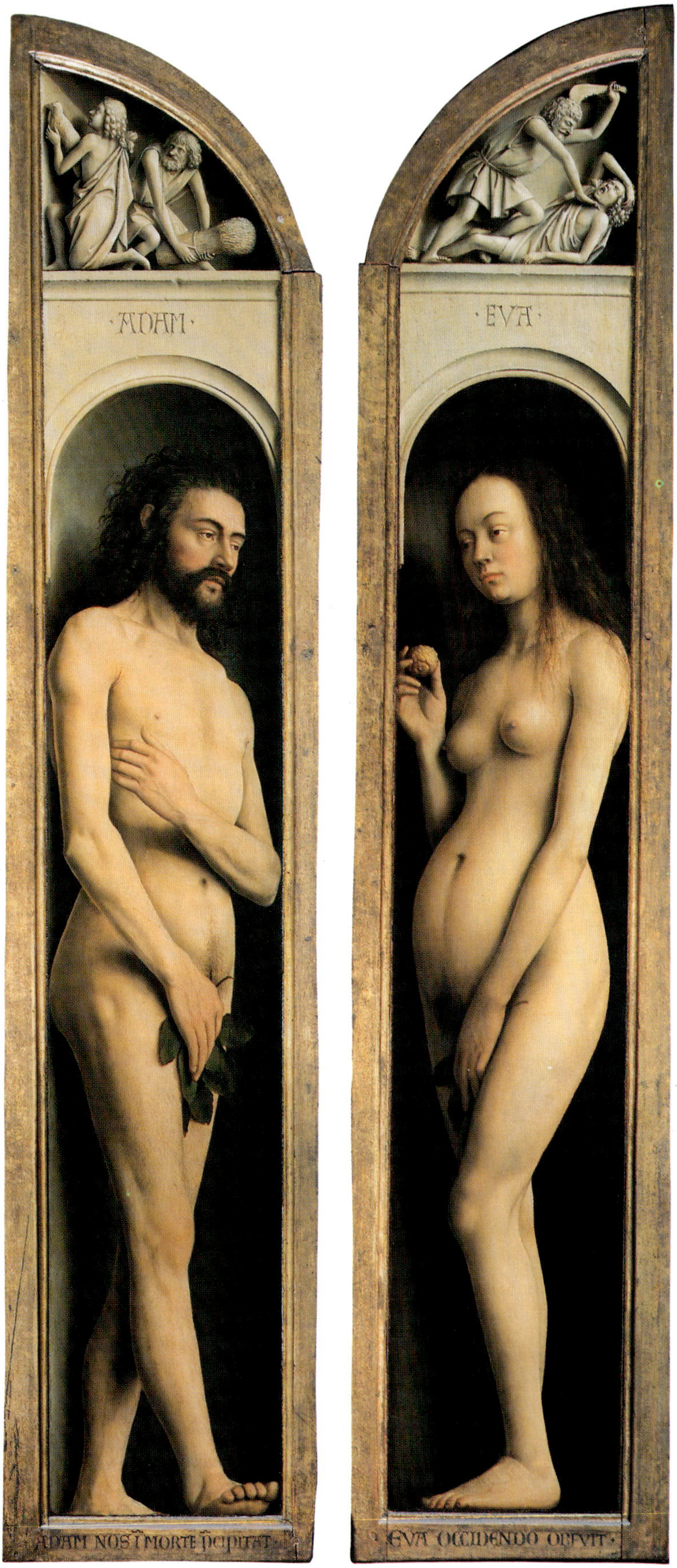
ADAM
EVA
ADAM NOS I MORTE PCIPITAT
EVA OCCIDENDO OBFUIT

Im Jahr 1847 folgte er dem Comte de Clarac als Leiter der Skulpturenabteilung des Louvre, doch zugleich war er auch konservativer Abgeordneter, der dem Hause Orléans engstens verbunden war, so daß man ihn Jahr später in der Revolution von 1848 seines Postens enthob. Wenig später kehrte er an den Louvre zurück, doch seine neue Stellung war deutlich niedriger als zuvor und überdies noch eine Zeitlang gefährdet. Man entzog ihm die Zuständigkeit für die griechische und römische Kunst, so daß ihm nur die Plastik des Mittelalters, der Renaissance und der Moderne blieb. Einen Großteil seiner Kraft verwandte er darauf, die zahlreichen Objekte aus Lenoirs Musée des Monuments Français zu retten, die immer noch verstreut und unbeachtet in der École des Beaux-Arts lagerten; doch er schrieb (neben zahlreichen Aufsätzen) auch einen äußerst klugen, sorgfältig gearbeiteten und gut dokumentierten Katalog der Emailarbeiten, die sich in seiner Obhut befanden. Außerdem interessierte er sich sehr für die Anwendung der Kunst in der Industrie und für die künstlerische Erziehung der Kinder, die, wie er meinte, zugleich mit dem Lesen und Schreiben auch das Zeichnen lernen sollten.

Vor allem aber (und sehr zu recht) galt der Archivar Laborde nicht nur als Pionier und Autorität, sondern als einer der vier «Heiligen» in der Kirche der französischen Kunstgeschichte.[26] Kurz nach seiner Entlassung im Louvre begann Laborde mit der Durchsicht und Auswahl meist unveröffentlichter Dokumente über die Herzöge von Burgund – und später zur Renaissance in Frankreich. Er beschränkte sich jedoch nicht auf das trockene und pedantische, wenngleich durchaus nützliche Sortieren des Materials, wie man es schon häufig unternommen hatte seit den Tagen Montfaucons und seiner Mitbrüder aus dem Benediktinerorden, denen er (großzügig) zugestand, sie hätten es bereits verstanden, «dem Ernst der Geschichte jene anekdotische Farbigkeit hinzuzufügen, die sie erst reizvoll und interessant macht».[27] Labordes Bände sollten vielmehr die «Belegstücke» für eine Kulturgeschichte bereitstellen, die er plante, aber niemals schrieb, da er dazu neigte, seine Forschungsergebnisse in Fragmenten zu veröffentlichen. Er war der festen Überzeugung, daß «die Dokumente unfruchtbar bleiben müssen, wenn man sie nicht von Zeit zu Zeit mit einem Kunstwerk in Verbindung zu bringen vermag»,[28] und als die nordeuropäische Kunst seine Aufmerksamkeit immer stärker auf sich zog, begann er, seine als Kunstkenner erworbenen Fertigkeiten auf sie anzuwenden. Er besichtigte englische Landhäuser und belgische Kirchen, um echte von nachgemachten van Eycks und Clouets unterscheiden zu können, die immer größere Beachtung fanden, oder um in der Lage zu sein, Rogier van der Weydens und Holbeins Stile zu charakterisieren – und er tat dies mit einer Unabhängigkeit des Urteils, die eindrucksvoll, wenn auch nicht immer überzeugend ist.[29]

Schon zu Beginn seiner Arbeit erkannte Laborde, daß die Zerstörungen durch Kriege und Revolutionen es unmöglich machen würden, eine ernsthafte Geschichte der burgundischen Kunst zu schreiben, die sich allein auf das Zeugnis noch vorhandener Kunstwerke stützte. Und so durchforstete er die Archive von Lille und Dijon, von Brüssel, Gent, Brügge und anderen großen Zentren der flämischen Kunst im ehemaligen Herzogtum Burgund. Dabei bereiteten ihm solche Archive besondere Befriedigung, die noch nicht allzu systematisch geordnet waren, «da die Informationen, die

242 und 243. Jan van Eyck, Genter Altar: Adam und Eva; Gent, St. Bavo

wir benötigen, unter keine spezielle Rubrik fallen, sondern sich vermischt in all jenen Akten finden, die aus dem politischen oder administrativen, dem religiösen oder bürgerlichen Leben stammen.»[30] Indem er diese Quellen und auch die Forschungen örtlicher Wissenschaftler nutzte (deren Entdeckungen er gewissenhaft nachwies), gelang es ihm, den Hintergrund und zuweilen sogar die Umrisse des Lebens einiger Künstler und Handwerker zu klären, die bis zu diesem Zeitpunkt allenfalls dem Namen nach bekannt gewesen waren.

Dennoch ging Laborde die Sache offenbar niemals direkt an; sein Versuch, «die Suche nach unveröffentlichten Dokumenten mit der Erforschung der vorhandenen Kunstwerke zu verbinden» und dadurch das Fundament für eine wirkliche Geschichte der europäischen Kunst zu legen, war am Ende doch nicht so hilfreich, wie man hätte annehmen mögen; man könnte sich sogar vorstellen, daß er selbst diesen Eindruck hatte und sich deshalb nie an die Gesamtdarstellung heranwagte, die er doch eigentlich zu schreiben beabsichtigte.

Überall, wohin er reiste, erkundete er Bauwerke, Museen und Archive; wenn er seine «Herberge in Tournai, Gent, Haarlem, in all diesen alten flämischen und holländischen Städten, vor allem aber in Brügge, verließ», überkam ihn «eine Art Schwindel», so sehr erinnerte ihn der Anblick rings umher an die Bilder der Schule des 15. Jahrhunderts. Kunst und Natur flossen ineinander, und er hatte das Gefühl, in einem Bild von van Eyck zu leben oder in einer illuminierten Handschrift – kleine, niedrige Häuser mit einheitlicher Fassade säumten breite Straßen, auf denen wie verloren Menschen standen, die keinen Schatten warfen unter dem grauen Himmel.[31] Die Übereinstimmung zwischen der Kunst und der äußeren Welt schien vollkommen.

Doch in den Archiven ließen die Dokumente einen ganz anderen Eindruck entstehen. Banner und Wappen und Turnierausrüstungen; golddurchwirkte Kleider und Stoffe aus Seide und weißem Damast; Tafelsilber und vergoldete Pokale; fein gearbeitete, reich mit Edelsteinen verzierte goldene Halsketten; Kandelaber und Rubine; Löwen und Dromedare, Jagdhunde und Falken[32] – mit der Auflistung solcher Dinge waren die Rechnungsbücher Seite um Seite gefüllt, und sie riefen in ihm einen «Schwindel» ganz anderer Art hervor als die stillen Straßen von Brügge. Während er sich durch die Fülle der unmittelbaren Zeugnisse hindurcharbeitete, die den bereits legendären Luxus der Herzöge von Burgund belegten – «große Kinder, denen es Freude bereitete, durch Reichtum und Vielfalt der Kleidung, durch Pomp und glanzvolle Zeremonien zu gefallen»[33] –, mußte Laborde (selbst Aristokrat, der sich gleichfalls durch eine kostbare Kunstsammlung vor der Häßlichkeit der Welt abzuschirmen verstand[34] und im übrigen mit einem starken visuellen Vorstellungsvermögen begabt war) eine Kultur vor seinem inneren Auge erstehen sehen, die nur entfernte oder gar keine Ähnlichkeit mit dem nüchternen Realismus in den Bildern der van Eycks und ihrer Nachfolger erkennen ließ. War es möglich, diese gegensätzlichen Wahrnehmungen miteinander in Einklang zu bringen?

Es blieb Huizinga vorbehalten, diese Möglichkeit fast ein Dreivierteljahrhundert später zu erkunden. Laborde dagegen sperrte sich gegen jede umfassende Synthese. Nur die Existenz, nicht aber der Charakter der flämischen Kunst ließ sich auf die Förderung durch die burgundischen Herzöge zurückführen. Das Klima spielte keine Rolle: England war genauso nebelig wie Nordfrankreich. Dasselbe galt für den Nationalcharakter – die Deutschen und mehr noch die Chinesen waren ebenso ruhig und kontemplativ –, es galt für die politischen und ökonomischen Verhältnisse – wie stand es um die Hansestädte? – und für Rasse oder Sprache. Der Luxus der burgundischen Herzöge war Ausdruck ihrer Großzügigkeit,[35] doch obwohl Laborde zu widersprüchlichen Aussagen neigte, wenn es um den Umfang und die Klugheit ihrer Kunstförderung ging – die nur kurze Zeit währte und mit den Verhältnissen in Frankreich nicht vergleichbar war[36] –, konnte nur sie dafür verantwortlich sein, daß die Saat so prächtig aufgegangen war (die Saat, die Gott ganz zufällig ausstreute, die aber nur unter bestimmten Bedingungen zu gedeihen vermochte). Wenn die altniederländische Malerei sich auf den Weg des Realismus begeben hatte, so gehörte das Lob nicht den Auftraggebern, sondern den Malern, die – der immer noch vorherrschenden sklavischen Nachahmung byzantinischer Vorbilder überdrüssig und in Ermangelung anregender antiker Vorbilder – zu der Erkenntnis gelangt seien, daß die «Nachahmung der Natur» der einzige Weg war, der nach vorne wies.[37]

Die Bedeutung des van Eyckschen «Realismus» wurde allgemein anerkannt. So empfand Burckhardt, der als junger Mann Belgien besucht hatte, große Bewunderung für den Genter Altar.[38] Tatsächlich war seine Bewunderung so groß, daß er 1855, als er den ‹Cicerone› veröffentlichte, offenbar einen Augenblick in seiner Überzeugung schwankte, daß nur die Italiener eine wirkliche Renaissance gehabt hätten. Schließlich wurde «dieser große Übergang» in der Malerei des frühen 15. Jahrhunderts auch «durch den unsterblichen Johann van Eyck» bezeichnet, «der sein einsam strahlendes Licht weit über das ganze Jahrhundert, über die ganze deutsche, französische und spanische Malerei wirft» und sogar die Italiener beeindruckte. Entscheidend ist indessen das Wort «einsam»; denn Burckhardt wendet hier – ob er dies nun wußte oder nicht – dieselbe Argumentationsfigur auf Flandern an, mit der Michelet einst das Fehlen jeder wahren Renaissance im Italien des 15. Jahrhunderts begründet hatte. An die Stelle Brunelleschis setzt Burckhardt hier van Eyck als das einsame Genie, dessen Nachfolger nicht an ihn heranreichten und sich deshalb mit einem weitaus beschränkteren Formenrepertoire begnügen mußten. Und wie Michelet behauptete, erst Leonardo habe viele Jahrzehnte später der Gotik, die sich auch nach Brunelleschis Tod noch zäh gehalten hatte, die entscheidenden Schläge versetzt, so schrieb Burckhardt über van Eycks Nachfolger: «Es muß auf ihnen gelegen haben wie eine Lähmung; als Dürer, Messys und Holbein zu spät erschienen, mußten sie erst eine Last abgestorbener Formen, die Frucht des XV. Jahrh., beseitigen.»[39]

In den achtziger und neunziger Jahren des vergangenen Jahrhunderts stellte man Labordes und Burckhardts wegbereitende Leistungen in den Dienst einer Sache, der sie selbst keinerlei Sympathie entgegengebracht hätten, der These nämlich, der Norden habe noch vor Italien eine Wiedergeburt der Künste erlebt – Italien sei der «Letztgeborene unter den Söhnen der Renaissance», wie Louis Courajod provokativ in Umkehrung der Burckhardtschen These formulierte, das Land sei «der Erstgeborene unter den Söhnen des jetzigen Europas».[40]

Courajod hatte viel von Burckhardt gelernt und schätzte ihn sehr,[41] während Laborde sein wissenschaftliches Denken wohl am stärksten beeinflußte.[42] 1874 trat er als Vierunddreißigjähriger in die Skulpturenabteilung des Louvre ein, die eine Generation zuvor von Laborde geleitet worden war, und wie dieser kümmerte er sich intensiv um die Überreste des aufgelösten Musée des Monuments Français und bemühte sich, den Verlust dieses Museums durch einen würdigen Nachfolger auszugleichen. Dieses Ziel verfolgte er schließlich mit solcher Leidenschaft, daß er sogar in seinem Büro schlief.[43] Seine archivarische Arbeit und seine knappen, aber eigenwilligen Veröffentlichungen[44] waren seinen Fachkollegen bestens bekannt, doch nach 1887 hatte er nahezu ein Jahrzehnt lang auch Gelegenheit, seine Vorstellungen einem breiteren Publikum vorzutragen, den Studenten und sonstigen Zuhörern, die seine mitreißenden Vorlesungen an der neu gegründeten École du Louvre besuchten – Vorlesungen, die unwillkürlich an Michelet denken ließen.[45] In einem Saal aus dem Zweiten Kaiserreich, der im Stil des frühen 18. Jahrhunderts eingerichtet war, saß Courajod an einem grün bezogenen Tisch, auf den er seine Photographien warf, als handele es sich um Beweisstücke in einem wichtigen Gerichtsverfahren. Die Öllampe stand so, daß sein Gesicht im Dunkeln blieb und nur seine Hände hell erleuchtet waren. Vor einer wachsenden Zuhörerschaft – der Raum faßte etwa 130 Personen – projizierte er seine Diapositive, die damals noch eine Neuheit darstellten. Doch am liebsten sprach er vor den wirklichen Objekten, vor Abgüssen und, wenn möglich, Originalplastiken aus dem Louvre.[46]

Courajod war ungestüm und kompromißlos, aber auch verletzbar und einsam. Er heiratete nie, und der Tod seiner Mutter raubte ihm allen Lebensmut, so daß er ein Jahr später, im Alter von fünfundfünfzig Jahren, starb.[47] Der emotionale Ton, mit dem er gelegentlich «ein väterliches Verhältnis und eine geistige Beziehung» zu den jungen Leuten in seinem Publikum herzustellen versuchte,[48] dürfte seinen Einfluß noch verstärkt haben, zumal in einer Zeit, die so stark durch nationalistische Gefühle geprägt war wie das letzte Jahrzehnt des 19. Jahrhunderts. Doch Courajod empfand keine Ressentiments gegen die Deutschen, vielmehr galt seine Kritik der Rolle, die man Italien in der Entstehung der modernen Kunst traditionell einräumte.

Burckhardt hatte gesagt, der kompromißlose Realismus eines Bildhauers wie Donatello sei weitaus wichtiger für die Schaffung des modernen Geistes im Sinne der Renaissance gewesen als die Wiederbelebung der antiken Kunst und Literatur. Courajod stimmte ihm darin von ganzem Herzen zu, doch er betonte, nicht im Süden, sondern im Norden Europas sei der künstlerische Naturalismus erstmals erschienen, und die Ursprünge der Renaissance seien in Frankreich, vor allem aber in Flandern zu suchen – wobei er der Bezeichnung «Renaissance» allerdings mißtraute, weil sie eher an «Wiedergeburt» denken ließ als an eine neue Entdeckung.[49] Deshalb zitierte er in voller Länge die Passage, in der Laborde von dem Schwindel sprach, der ihn überkommen hatte, als er die enge Übereinstimmung zwischen der flämischen Kunst und dem Aussehen der flämischen Städte erkannte, aus der er nur den Schluß ziehen konnte, daß die Brüder van Eyck ihr Genie ganz bewußt in den Dienst einer Nachahmung der Natur gestellt hatten.[50]

Für Courajod jedoch, der sich in erster Linie für die Plastik interessierte, hatte der ganze Prozeß bereits etwa hundert Jahre früher begonnen. Von der zweiten Hälfte des 12. bis zur Mitte des 13. Jahrhunderts war der gotische Stil Frankreichs überall in Europa der herrschende Stil gewesen, daran konnte kein Zweifel bestehen. Doch man glaubte allgemein, danach habe er einen Niedergang erlebt. Sehr energisch vertrat diese These Ernest Renan in seinem folgenreichsten Beitrag zur Kunstgeschichte.[51] Renan behauptete, trotz aller Verbesserungen im Bereich der Buchmalerei und auf einigen anderen

Gebieten sei die französische Kunst durch die Abkehr vom Klassizismus dekadent geworden, was sich in grober Geschmacklosigkeit und der Suche nach Häßlichem und Vulgärem zeige. Courajod dagegen wollte beweisen, daß der Vorstoß zum Naturalismus, der auf den Idealismus der Hochgotik folgte, eine äußerst fortschrittliche Entwicklung dargestellt habe. Die Anregung dazu kam zwar hauptsächlich aus der Kunst Flanderns, dennoch war Paris (wo viele führende flämische Künstler arbeiteten) das eigentliche Zentrum gewesen – «nirgendwo wurde die flämische Kunst glanzvoller praktiziert als in Paris»[52] –, und als dann Frankreich durch den Krieg zerstört wurde, fand die französische Kunst Zuflucht im friedlichen Burgund. Diese französisch-flämische Kunst mit ihrem Individualismus und Realismus sei eine wahrhafte Renaissance gewesen, die dem Naturalismus eines Donatello oder Pisanello um gut fünfzig Jahre vorausging. Der Kult der Antike, der nur in Italien möglich war und das Land schließlich in die Lage versetzte, die französische Bewegung zu übernehmen (um dann später die alleinige Urheberschaft zugesprochen zu bekommen), war «einer der glücklichen Momente der großen Umwälzung ..., aber er war nicht deren Ausgangspunkt». Wir wollen nicht vergessen, fügt er hinzu, «und ich kann es nur immer wieder sagen: die allgemeine Entwicklung, aus welcher der endgültige Stil der Renaissance, einschließlich des Stils der italienischen Renaissance, hervorging, verdankte sich der flämischen Schule – die bereits in der Mitte des 14. Jahrhunderts in Nordfrankreich ihren Einfluß geltend machte – und den neuen emanzipatorischen Prinzipien, die sie verkörperte und der westlichen Kunst aufprägte.»[53]

In Passagen wie dieser – und es gibt deren viele – hat es den Anschein, als übernähme Courajod wohl eher unwissentlich und mit gewissen Anpassungen eine Argumentationsfigur, die vor ihm schon Michelet mit ähnlicher Zielsetzung benutzt hatte. Beide hatten den Wunsch, Frankreich die führende (wenn nicht sogar exklusive) Rolle bei der Herausbildung der Renaissance zuzuweisen. Michelet tat dies, indem er die Renaissance in das 16. Jahrhundert verlegte, da nur Frankreich in der Lage gewesen sei, die zunächst in Italien entstandenen Neuerungen zu verfeinern und für ihre Verbreitung zu sorgen. Courajod dagegen datierte die Entwicklung zweihundert Jahre früher und betonte die enge Verbindung zwischen dem mächtigen Haus Valois und jenen Künstlern, die es aus Burgund an seinen Hof zog. Erst gegen Ende des 15. Jahrhunderts sei dann der italienische Einfluß spürbar geworden: «Von da an war die Ursache für die alte, rein französische oder französisch-flämische Form der Renaissance verloren».[54]

Trotz seiner Vorbehalte gegen die Bedeutung, die man der italienischen Renaissance gewöhnlich zuschrieb, war Courajod zutiefst von Italien und der italienischen Kunst angetan.[55] Als begeisterter Liebhaber der burgundischen Plastik des Spätmittelalters und der Renaissance pilgerte er offenbar mehrmals nach Dijon und pries die herausragende Stellung eines Claus Sluter; und auch er «geriet in einen geistigen und archäologischen Taumel, wenn er sich in die alten Steine versenkte, die er einen nach dem anderen untersuchte».[56] Doch erstaunlicherweise gibt es keinerlei Hinweis, daß auch Belgien solche Gefühle in ihm weckte, und in den letzten Jahren seines Lebens reiste er nur selten ins Ausland.

Der Vortrag mit dem Titel ‹Definition des Begriffs «flämischer Stil»›, den er am 26. Dezember 1888 an der École du Louvre hielt, war in der Tat in einem völlig unpersönlichen Ton gehalten. Auch stammten die Erkenntnisse, auf die er sich stützte, in der Mehrzahl von anderen, und er enthielt keine jener treffenden Beobachtungen zum Charakter von Brügge oder Gent, die inzwischen fast obligatorisch waren, wenn man die Altniederländer behandelte – doch dieser Eindruck mag auch darauf beruhen, daß seine Vorträge nur in mangelhafter Form überliefert sind.[57] Sein Vortrag über die Definition des flämischen Stils ist vor allem deshalb bemerkenswert, weil er sich vornehmlich mit Malern und weniger mit Bildhauern befaßt; doch schon wenig später erklärte Courajod dies mit dem Hinweis, Jan van Eyck habe gewiß auch Entwürfe für Skulpturen angefertigt; außerdem habe er geradeso wie Rogier van der Weyden zweifellos Skulpturen bemalt, die von hauptberuflichen Schnitzern gearbeitet worden waren.[58] Allerdings versucht der Vortrag kaum, seinem Titel gerecht zu werden; zur Definition des «flämischen Stils» findet sich kaum mehr als die Feststellung: «Diese kollektive flämische Schule [der Brüder van Eyck und Claus Sluters] übte nahezu ein Jahrhundert lang in der Geschichte der europäischen Kunst eine unangefochtene und wahrhaft tyrannische Herrschaft aus ... So kommt denn der flämischen Kunst, ob es einem gefällt oder nicht, eine überaus bedeutsame Stellung in der Kultur zu.» Die Kunst Nordeuropas sei ihrem Wesen nach heftig und revolutionär, und der Einfluß der flämischen Schule sei gänzlich in Richtung des Realismus gegangen. Dennoch räumt Courajod ein (und dies ist eines seiner seltenen Zugeständnisse an die herrschende Meinung): «Gewiß gab es auch eine Schatzkammer voll Zärtlichkeit in der Seele eines Memling oder Quentin Metsys. Die ganze flämische Schule war so offen für Empfindsamkeit und Gefühl, daß sie dazu prädestiniert war, die Natur zu lieben, ihre Seele zu malen und das stumme Universum zum Sprechen zu bringen. Sie war prädestiniert dazu, die Mutter der Landschaftsmalerei und des Porträts zu werden.» Zur Illustration zeigte Courajod seinen Zuhörern Photographien von Werken altniederländischer Malerei aus den wichtigsten Sammlungen in London, München, Berlin, Madrid und Brüssel und einige der «allzu wenigen, aber bewunderungswürdigen Tafeln im Louvre, unseren Jan van Eyck, unsere Memlings, das große Altarbild aus dem Hospital von Beaune».[59]

Die altniederländische Kunst war aufgrund ihres Realismus die treibende Kraft hinter der gesamten europäischen Renaissance, doch ihre größten Leistungen blieben zerstreut und weitgehend unbekannt – dies dürften die beiden wichtigsten Schlüsse gewesen sein, zu denen Courajods Zuhörer gelangten, während sie die unzureichenden Belege prüften, die er ihnen vorlegte. Anderthalb Jahrzehnte später sollte eine höchst bedeutende Ausstellung die erste dieser beiden Thesen auf den Prüfstand bringen, indem sie die in der zweiten These behaupteten Mängel behob.

3.

Anfang des Jahres 1900 machte der belgische Kunstkritiker Paul Wytsman den Vorschlag, in Brüssel eine Ausstellung altniederländischer Gemälde zu veranstalten. Die Anregung dazu verdankte er einer Reihe national gesinnter Ausstellungen, die während der letzten Jahre in vielen Teilen Europas stattgefunden hatten, darunter vor allem der Rembrandt-Ausstellung in Amsterdam und der Rubens-Ausstellung in Antwerpen. Man gründete ein Komitee, schrieb sogleich an die städtischen Behörden in Brügge und Gent und bat um Ausleihe der Memlings und van Eycks, die der Stolz dieser Städte waren. Die rasche, aber höfliche Ablehnung wurde in einer Weise begründet, die bald schon weltweit Verbreitung fand: mit der potentiellen Beschädigung der Bilder einerseits, dem sicheren Schaden für den Tourismus andererseits. Was nun folgte, war allerdings überraschend: Das Brüsseler Komitee machte den Vorschlag, die Ausstellung nach Brügge zu verlegen. Und der Vorschlag wurde angenommen – obwohl damit fast alle Väter des Projekts ausschieden.[60] Die Organisation übernahm schließlich Baron Henri Kervyn de Lettenhove, Sohn des Staatsmannes und Historikers, selbst ein glühender Patriot, Amateurkünstler und ein Vielschreiber auf dem weiten Feld der Kultur.[61]

Es blieben dennoch große Schwierigkeiten. Die ursprüngliche Ablehnung der Stadt Brügge hatte manch böses Blut gemacht,[62] und ihre Weigerung, sich auch finanziell zu beteiligen, tat ihr übriges. Bis die Stadt schließlich doch einwilligte, hatte man die Regierung bewegt, einzuspringen. Die neuen Organisatoren bliesen kräftig ins nationale Horn, und zum Beleg verwies man auf Studien von Ausländern wie Laborde. Schließlich war genug Geld aus öffentlichen und privaten Quellen beisammen.

Fast ebenso schwierig wie die Lösung der finanziellen Probleme war die Suche nach geeigneten Räumen. Ursprünglich hatte man das Hôtel Gruuthuse für ideal gehalten (ein schönes großes Privathaus in der Nähe der Kirche Notre-Dame, das die Stadt erst kürzlich erworben hatte). Doch als die Zahl der zugesagten Bilder immer größer wurde, beschloß man, diese Räume nur für die Ausstellung von illuminierten Handschriften sowie von Stücken dekorativer und sogar prähistorischer Kunst zu verwenden. Diese Stücke suchte man mit chaotischer Hast im letzten Augenblick zusammen, und obwohl sich darunter einige ausgezeichnete Objekte befanden, die Massen begeisterter Zuschauer anlockten,[63] sollte die nachhaltigste Wirkung von den Gemälden ausgehen. Viele Monate lang schien das Problem ihrer Unterbringung jedoch unlösbar. Erst nach endlosen bürokratischen Kämpfen gelang es Kervyn nur sechs Monate vor dem geplanten Ausstellungsbeginn schließlich doch, den Stadtrat zu bewegen, seine Versammlungen zeitweilig an einen anderen Ort zu verlegen und ihm acht Büros und freie Räume im Palais Provincial zu überlassen. Das imposante neugotische Gebäude, das erst eine Generation zuvor erbaut worden war, nahm fast eine ganze Seite der Grande Place ein, an deren Ende das Wahrzeichen des mittelalterlichen Brügge, der Glockenturm, stand. Die emotionalen und patriotischen Implikationen der Ausstellung hätten nicht sinnfälliger demonstriert werden können,[64] auch wenn man weithin den Ansicht war, daß die Bilder in den kleinen dunklen Räumen keineswegs zur Geltung kamen.[65]

Die Auswahl der Bilder nahm mehr als ein Jahr in Anspruch – Kervyn schrieb später, drei Jahre wären eigentlich wünschenswert gewesen –, und die endgültigen Anforderungen der Leihgaben gingen erst einen Monat vor Ausstellungsbeginn hinaus, so daß eine Woche vor dem geplanten Termin erst drei von vierhundert angeforderten Werken eingetroffen waren.[66] Über die Probleme, die bei den Verhandlungen um die Leihgaben auftraten, ist viel veröffentlicht worden (auch wenn ein noch größerer Teil unpubliziert blieb[67]), und dieses Material bietet dem Historiker wichtige Informationen. Die Wirkung der Ausstellung beruhte ebenso auf der Anwesenheit wie auf dem Fehlen ganz bestimmter Werke; und wie bei allen Ausstellungen hing dies mindestens ebenso vom Zufall ab wie von der Planung.

Aus erfolglosen Bemühungen um einige wichtige Gemälde in Sankt Petersburg lernten Kervyn und seine Mitarbeiter, wie wichtig persönliche Kontakte für die Beschaffung der gewünschten Bilder waren.[68] Deshalb suchten sie viele bedeutende Sammler in ganz Europa persönlich auf. Ihr Charme und ihr taktisches Geschick machten offenbar Eindruck, denn allein in England gelang es ihnen, nahezu siebzig Bilder auszuleihen, obwohl Belgiens Unterstützung der Buren in London äußerst feindselige Reaktionen ausgelöst hatte und der König seine Beteiligung zum Teil deshalb ablehnte, weil die belgischen Behörden einen jungen Mann, der ihn zwei Jahre zuvor in Brüssel zu ermorden versuchte hatte, recht nachsichtig behandelten.[69] Auch Franzosen und Deutsche waren sehr großzügig. In Belgien hatte man Museen und Kirchen schließlich bewegen können, ebenso freigebig auszuleihen wie die privaten Sammler,[70] doch außerhalb des Landes beteiligte sich kaum eine öffentliche Institution an der Ausstellung. So schickten die National Gallery in London, der Louvre, der Prado und das Kaiser-Wilhelm-Museum lediglich Photographien (die gesondert ausgestellt wurden) – und auch auf den Geschmack, die Launen und die Erwartungen von privaten Eigentümern und Händlern galt es Rücksicht zu nehmen. Obwohl einige Mitglieder des Organisationskomitees ausgezeichnete Experten waren, scheint man nur eine relativ kleine Zahl sehr bekannter Bilder ausdrücklich für die Ausstellung ins Auge gefaßt zu haben. Aus Kervyns Erinnerungen gewinnt man überdies den Eindruck, daß ihn die reichen, eleganten Sammler, denen er in Paris, London und anderswo begegnete und die er als Berater für seinen Beirat gewinnen konnte, derart beeindruckten, daß er mit Freuden alles akzeptierte, was sie ihm anboten.[71] Da war es denn unvermeidlich, daß manches unbedeutende oder zweifelhafte Werk mit sehr optimistischen Etiketten versehen wurde.

Ein weiteres Problem war die Wahl des Ausstellungstitels (der den an der Vorbereitung von Ausstellungen Beteiligten vielfach wichtiger zu sein scheint als die Qualität der auszustellenden Objekte). Allerdings ist diese Frage keineswegs bedeutungslos, denn die Wirkung einer Ausstellung hängt möglicherweise ebensosehr von den geweckten Erwartungen ab wie von den individuellen Reaktionen auf das Gezeigte. Jedenfalls löste die Frage schon auf der ersten Sitzung des Organisationskomitees langwierige Debatten aus,[72] und diese Diskussion wurde auf den Sitzungen und in der Presse auch dann noch fortgesetzt, als das Publikum bereits in großen Massen in das Palais Provincial strömte. War es nicht absurd, ja geradezu herabwürdigend, derart fähige und feinsinnige Künstler, die überdies noch ihre Vorgänger weit überragten, als «primitiv» zu bezeichnen?[73] Alle waren sich einig, daß diese Bezeichnung, die man aus Frankreich übernommen hatte, fehl am Platze und irreführend war. Ihren heftigsten Gegner fand sie in dem leidenschaftlichen belgischen Gelehrten Jules Helbig, der sich seit mehr als vierzig Jahren mit den altniederländischen Meistern beschäftigte. Er räumte ein: «Ihre Demut, ihre bescheidene, aber intensive Arbeit, das Fehlen jeglicher Scharlatanerie und Großsprecherei mögen ja dazu geführt haben, daß man sie zu den ‹Primitiven› zählt, doch wir dürfen sie nicht in einer Art Vorzimmer zur großen Kunst belassen. Denken wir, was die Meister angeht, an das Wort Pius IX. seligen Angedenkens: ‹Es gilt, ihrem wahren Wert wieder Sprache zu verleihen›.»[74]

Wie der verstorbene Papst das Problem des Ausstellungstitels gelöst hätte, verrät Helbig uns nicht. Klar ist indessen, daß er selbst keinesfalls bereit war, die Vorstellung einer «Renaissance» zu akzeptieren, die trotz aller Argumente und der von Courajod entfalteten Beredsamkeit immer noch mit allzu vielen italienischen und heidnischen Assoziationen behaftet war. Als Kervyn ihn auf einer Sitzung nach einer passenden Be-

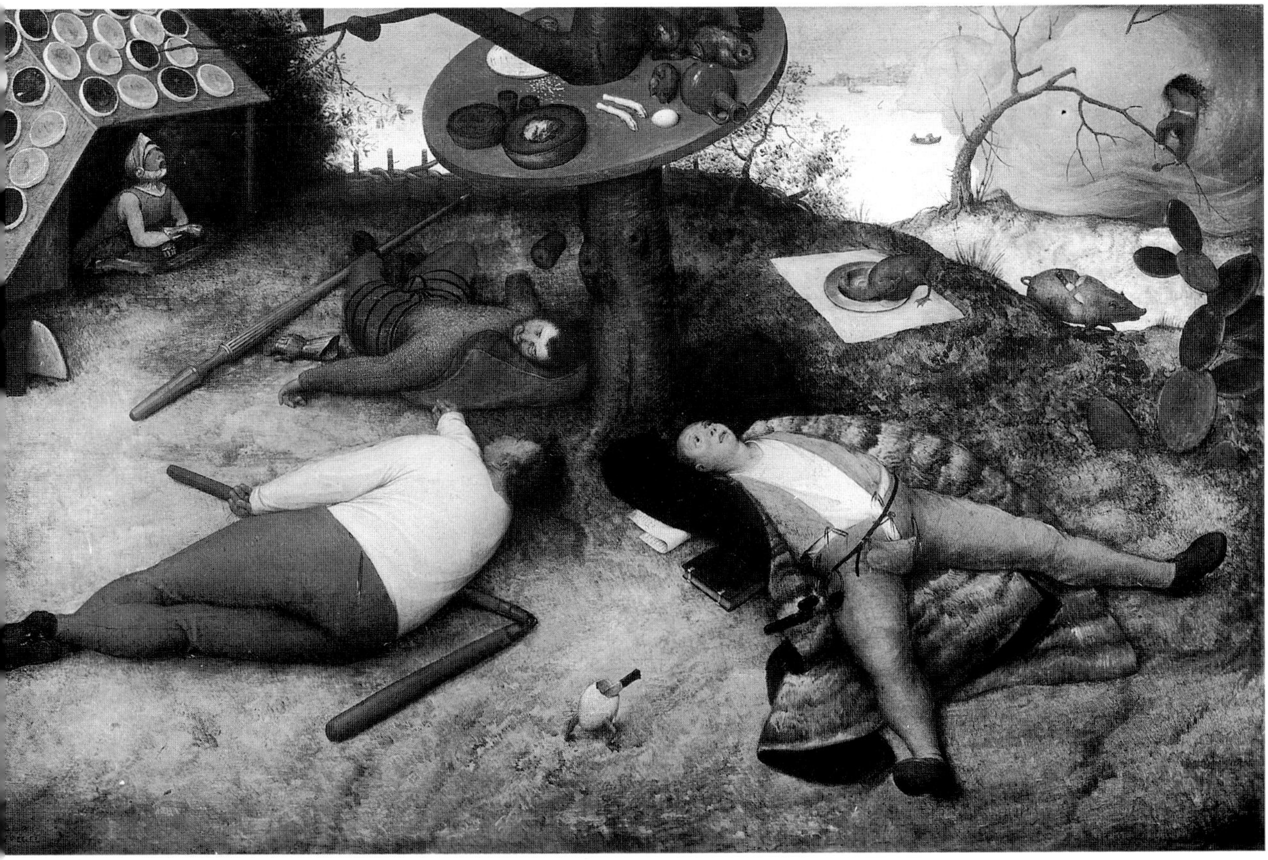

244. Pieter Brueghel, Das Schlaraffenland; München, Alte Pinakothek

zeichnung fragte, antwortete Helbig: *«les maîtres antérieurs à la Renaissance»* (die der Renaissance vorangegangenen Meister); worauf Kervyn nur trocken erwiderte: «Wir suchen nach einem Wort und nicht nach einem Satz.»[75] So blieb es denn bei den «Primitiven».

Die Frage des Titels bereitete auch deshalb so große Schwierigkeiten, weil die Organisatoren sich niemals öffentlich zur Reichweite der intendierten Ausstellung äußerten, und soweit das verfügbare Material Aufschluß darüber gibt, wurde die Frage auch nicht sonderlich intensiv debattiert. Die Auswahl mag zuweilen unlogisch und ahistorisch erscheinen, dem bloßen Zufall folgte sie gewiß nicht. Als «primitiv» konnte man Pieter Brueghels ‹Anbetung der Könige›, sein ‹Schlaraffenland› (Abb. 244) oder ‹Die Volkszählung zu Bethlehem›[76] kaum bezeichnen, aber der Grund, weshalb man diese drei Meisterwerke aufnahm, jedoch kein einziges Werk seines nur wenige Jahre älteren Antwerpener Zeitgenossen Frans Floris, wird vollkommen klar, wenn man die Schlußpassage eines kurzen, vorläufigen Ausstellungsführers liest, der wenige Tage vor der Eröffnung erschien: «Brueghel bildet den krönenden Abschluß einer Reihe nationaler Meister, die dem wachsenden Einfluß der italienischen Renaissance widerstanden ... Er gehört eindeutig zu den anziehendsten und sympathischsten Gestalten des flämischen 16. Jahrhunderts. Die Reihe der in Brügge versammelten flämischen Primitiven könnte nicht glanzvoller schließen als mit der humorvoll-spöttischen Feinsinnigkeit dieses Malers.»[77] Gerade weil Brueghel nach Italien gegangen war und dennoch der Kunst seines Heimatlandes treu blieb, verdiente er besonderen Respekt.[78]

Damit bildete er einen lobenswerten Kontrast zu Jan Gossaert (Mabuse), der zwei Generationen zuvor Italien besucht hatte und «sich so sehr von der Renaissance einnehmen ließ, daß er alle Traditionen seiner eigenen Schule vergaß».[79] Tatsächlich war Gossaert von Italienern des 16. Jahrhunderts gerade deshalb gelobt worden, weil er der erste gewesen war, «der aus Italien die Übung in jene Länder mitnahm, nackte Gestalten in seine historischen und poetischen Szenen aufzunehmen».[80] Erstaunlicherweise war in der Ausstellung ein (allerdings nur kleiner) Beleg dafür zu sehen – ein kräftiger, bärtiger Herkules im Kampf mit einem Antäus, der mit Armen und Beinen in der Luft rudert[81] –, doch die übrigen, ihm zugeschriebenen Werke beschränkten sich auf züchtige Porträts und religiöse Szenen, die in keinerlei Konflikt mit der frommen Atmosphäre der schwermütig blickenden Jungfrauen und ernsten Stifter gerieten.

Gossaerts vorsichtige Anklänge an Nacktheit, Heidentum und Italien wurden in Wirklichkeit kaum bemerkt und störten gewiß nicht den Hauptzweck der Ausstellung, die Integrität einer kraftvollen nationalen Kultur zu demonstrieren. Größere Sorge bereitete da schon der Umstand, daß man zwar mit Brueghel belegen konnte, wie stark diese Kultur selbst noch in ihrer letzten, bedrängten Phase gewesen war, unglückliche Umstände es Baron Kervyns Mannschaft jedoch unmöglich gemacht hatten, die Geburt dieser Kultur auf ähnlich kraftvolle Art zu zelebrieren. Im Jahr 1816 – die vier zentralen Tafeln des Genter Altars waren erst ein Jahr zuvor aus ihrem zwanzigjährigen Exil im Musée Napoléon in Paris nach Hause zurückgekehrt – schloß einer der Domherren die Flügel mit der Darstellung Adam und Evas weg und verkaufte die übrigen Seitenflügel; 1821 erwarb das Berliner Museum diese Flügel, und vierzig Jahre später übergab man die Tafeln mit Adam und Eva dem belgischen Staat, der sie im Königlichen Museum in Brüssel ausstellte. So war denn 1902 das wichtigste Symbol der flämischen Kunst auf drei Institutionen verteilt. Es war der Traum der Organisatoren, den gesamten Altar für die Ausstellung in Brügge zusammenzuführen – und es war buchstäblich ein Traum, denn Baron Kervyn beschreibt lebhaft, welch süße Melodie er hörte, als er abends einen Brief unter sein Kopfkissen legte, in dem ihm die «sensationelle Mitteilung» gemacht wurde, daß Berlin bereit sei, die Flügel zur Verfügung zu stellen, falls Gent die Mitteltafeln schickte.[82] Doch die Genter Geistlichkeit (die in den vergangenen hundert Jahren nicht gerade sorgsam mit dem ihr anvertrauten Meisterwerk umgegangen war) lehnte es strikt ab, die Tafeln nach Brügge zu schicken. Am Ende war der Genter Altar lediglich durch die beiden Brüsseler Tafeln mit den Darstellungen von Adam und Eva vertreten.

Von Mitte Juni bis Ende September 1902 betraten gut fünfunddreißigtausend Besucher die riesige Eingangshalle des Palais Provincial und gingen die monumentale Treppe hinauf, die beide mit mittelalterlichen Wandteppichen aus dem Besitz der Rothschilds, Somzées und anderer Privatsammler dekoriert waren.[83] Der kleine, schlecht beleuchtete Raum im ersten Stock war den Brüdern van Eyck sowie ihren unmittelbaren Vorgängern und Nachfolgern gewidmet;[84] so waren die beiden mageren Akte aus Brüssel unter den ersten Bildern, die dem Besucher ins Auge fielen. Der Eindruck war

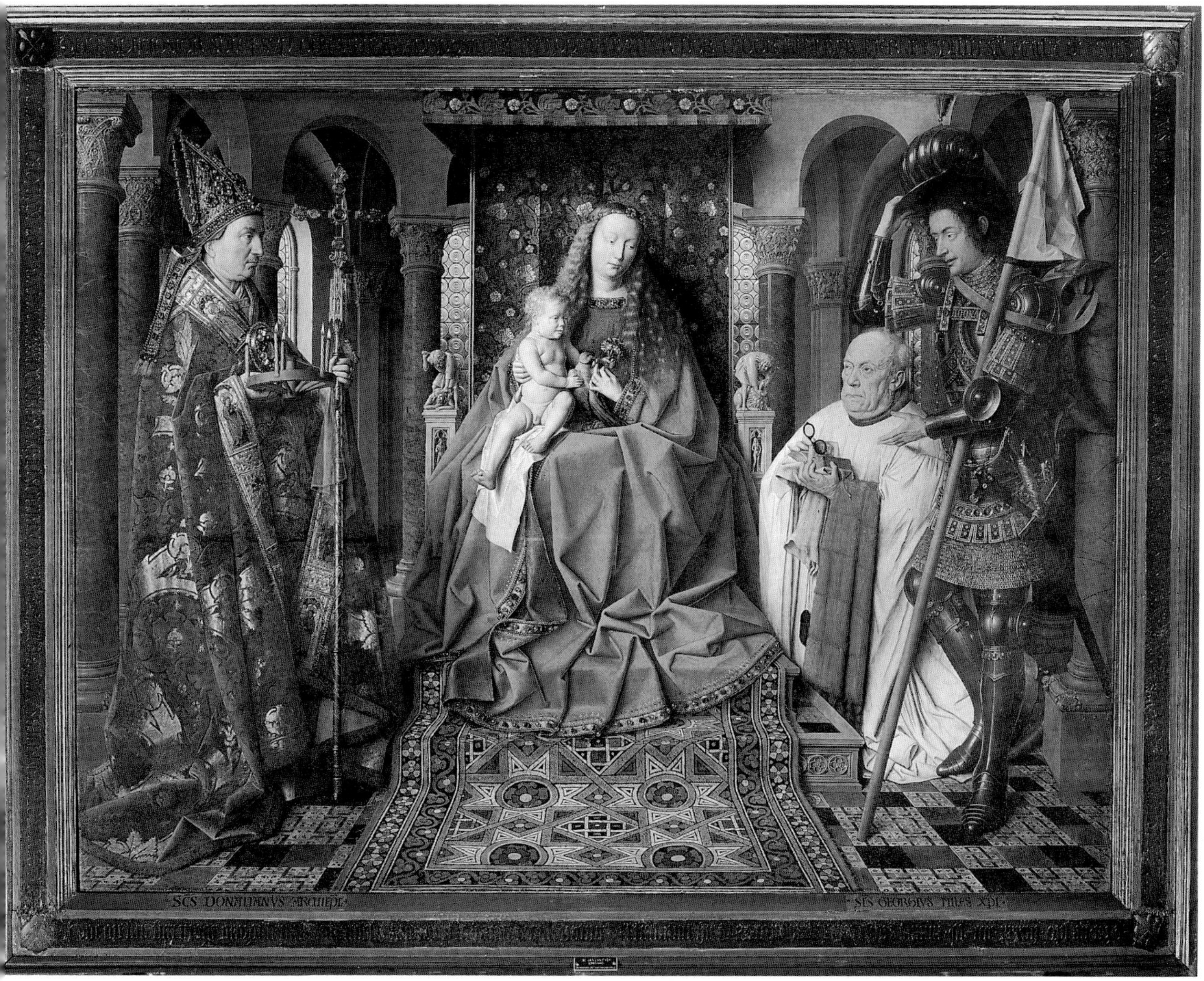

245. Jan van Eyck, Madonna des Kanonikus van der Paele; Brügge, Stedelijk Groeninge Museum

überwältigend und bestimmte noch lange die Diskussion über die altniederländische Kunst. Sie waren, wie ein Kritiker schrieb, «mit einer Aufrichtigkeit, ja Brutalität gemalt, die selbst die modernsten Realisten unserer Zeit erstaunt».[85] Auf dem Ehrenplatz ihnen gegenüber befand sich ‹die hl. Jungfrau mit den hll. Donatian und Georg sowie Kanonikus Georg von der Paele› (Abb. 245). Den größten Eindruck auf diesem in kräftigen Farben gemalten Meisterwerk hinterließ der «ernste, in sich gekehrte» Ausdruck des Priors, den selbst Dürer nicht übertroffen habe,[86] und ein Kritiker fühlte sich zu der Aussage inspiriert, das Bild sei von einem «nicht zu übertreffenden Realismus, und zwar natürlich nicht aufgrund des gewählten Sujets, sondern wegen der Kunstauffassung, die hier das Entscheidende ist. Courbet, ‹der nie einen Engel gesehen hat›, ist kein strengerer Realist als Jan van Eyck, der sie gemalt hat.»[87]

Jan van Eycks strenges Bildnis seiner dünnlippigen Frau Margareta (Abb. 257) hing im selben Raum, dazu kamen zwei Bilder aus England, denen das vorläufige Beiheft besondere Bedeutung zuschrieb. Die aus dem Besitz des Duke of Devonshire stammende ‹Inthronisation des hl. Thomas Becket› (Abb. 246) war mit Jan van Eycks Namen bezeichnet und wurde auf das Jahr 1421 datiert, womit es das früheste bekannte Werk des Künstlers gewesen wäre. Dieser Umstand wie auch die offenkundige Bedeutung, die das Bild für die englische Geschichte besaß, hatten für zahlreiche Besprechungen gesorgt. Doch schon dreißig Jahre vor der Brügger Ausstellung hatten Crowe und Cavalcaselle erklärt: «Wir können das Bild unter keinen Umständen als einen echten van Eyck aus dem Jahre 1421 anerkennen.»[88] Selbst unter dem Schmutz und trotz kräftiger Übermalung war zu erkennen, daß der Stil des Bildes auf ein weit späteres Datum

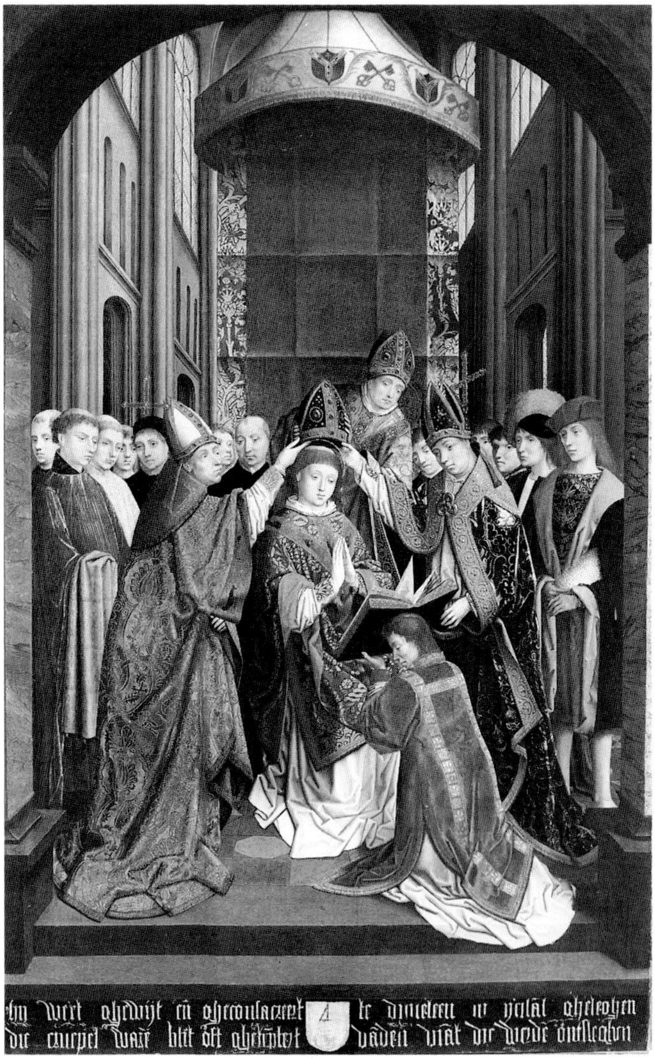

246. Meister der Jugend des hl. Romuald, Inthronisation des hl. Thomas Becket; Dublin, National Gallery of Ireland

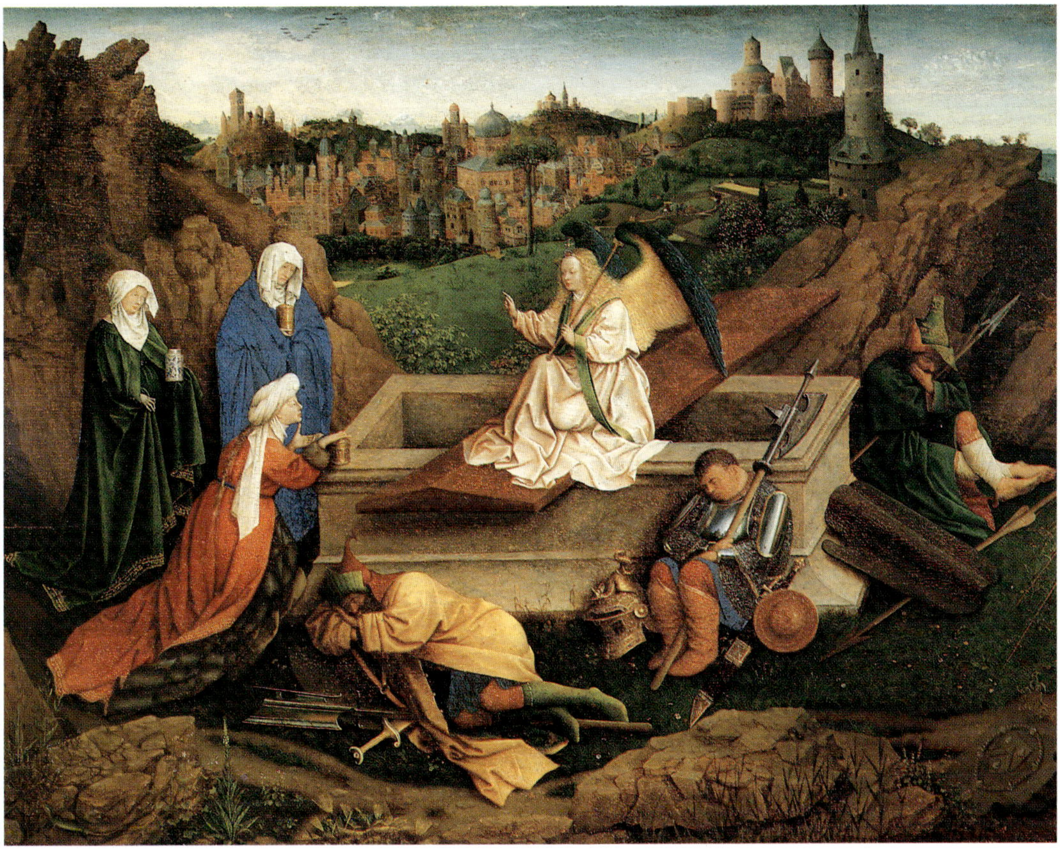

247. Hubert (?) van Eyck, Die drei Marien am Grabe; Rotterdam, Museum Boymans-van Beuningen

hinwies und die gleichförmigen, ausdruckslosen Köpfe wie auch die überfüllte Komposition kaum Ähnlichkeit mit dem Werk van Eycks besaßen. Der bereits ins Wanken geratene Ruf des Bildes als eines der Meisterwerke van Eycks überlebte die Ausstellung nicht, obwohl erst einige Jahre später bewiesen wurde, daß die Inschrift falsch war und das Gemälde in Wirklichkeit zu einer Folge von Bildern zum Leben des hl. Romuald von Malines (und Bischofs von Dublin) gehörte, das Ende des 15. Jahrhunderts in der Werkstatt Colyn de Cooters entstanden war.[89] Einige scharfsinnige Beobachter bemerkten, daß ein weiteres Bild der Folge gleichfalls in der Ausstellung zu sehen war, allerdings in einem anderen Raum und unter dem Namen Gerard Davids.

Das zweite, aus England stammende Bild in diesem Raum gehörte Sir Francis Cook und zeigte ‹Die drei Marien am Grabe› (Abb. 247); dieses Bild löste tatsächlich die erwartete Begeisterung aus, nicht nur wegen seines außergewöhnlichen Reizes, sondern auch, weil es sich so deutlich von allen anderen ausgestellten Bildern unterschied. Inmitten einer weiten, felsigen Landschaft kniet ein weiß gekleideter Engel auf einem Sargdeckel, der quer über einem leeren Sarkophag liegt. Die drei trauernden Frauen, groß und schlank, in blauem, grünem und rotem Gewand, haben sich dem Grab von links genähert, neben dem drei schlafende Soldaten sitzen oder liegen (plumpe bewaffnete Kerle, möglicherweise Bauern, die man übereilt angeworben hat). In der Ferne sieht man Menschen zu Fuß oder zu Pferde den Kuppeln und Türmen Jerusalems zustreben, während der von lockerem rosafarbenem Gewölk überzogene Morgenhimmel das ganze Gemälde mit einem zarten, aber ungleichmäßigen Licht zu füllen beginnt. Jules Helbig beschrieb das Bild in der ‹Revue de l'Art Chrétien› als ein Werk von «außergewöhnlichem Reiz und außerordentlicher Qualität», und er bemühte den Namen Shakespeares, um deutlich zu machen, wovon er sprach.[90] Tatsächlich wirkt kein Bild im Umkreis der Brüder van Eyck so ehrlich und natürlich – eine Wirkung, die zum Teil vielleicht auf gewisse Schwächen der Zeichnung und der Perspektive zurückgeht.

Zwei Jahre zuvor waren ‹Die drei Marien› in der ‹Revue de l'Art Chrétien› Jan van Eycks älterem Bruder Hubert zugeschrieben worden, einem Künstler, von dem so wenig bekannt war, daß man gelegentlich sogar an seiner Existenz zweifelte.[91] Diese Zuschreibung wurde weithin (wenngleich nicht völlig unwidersprochen) akzeptiert, und so zeigte man das Bild in Brügge unter seinem Namen – was zumindest zum Teil auf den Umstand zurückging, daß James Weale, von dem diese Zuschreibung stammte, auch für den Katalog verantwortlich war.

Der Engländer James Weale war lange Zeit der Doyen der Historiker der flämischen Malerei.[92] Er war 1832 in London geboren worden, und schon in frühen Jahren begann er, sich für Archäologie und mittelalterliche Kunst zu interessieren. Eigentlich sollte er Geistlicher werden, doch 1849 trat er zum Katholizismus über – ein Schritt, der in erster Linie mit seiner Begeisterung für farbige Glasfenster und Heiligenbilder zusammenhing und der ihn die ursprünglich geplante Karriere in Oxford kostete. Statt dessen fand er eine Anstellung an einer Armenschule in Islington, wo er bis 1855 lehrte; dann zog er mit seiner jungen Familie nach Brügge, das er wenige Jahre zuvor in Begleitung Nicholas Wisemans, des zukünftigen Kardinals, besucht hatte.[93] Dort schrieb er einen Reiseführer über Belgien und die benachbarten Regionen, der einen ausgezeichneten Beitrag zur Erforschung der nordeuropäischen Kunst darstellte, sowie eine Reihe von Aufsätzen, in denen er die gängige «Restaurierungspraxis» kritisierte. Er rekonstruierte außerdem Leben und künstlerische Laufbahn von Gerard David und anderen, weniger bedeutenden Malern, die kaum dem Namen nach bekannt waren, und rückte einige irreführende Legenden zurecht, die so bewunderte und beliebte Meister wie Memling umgaben. 1867 beauftragte ihn die Thomas- und Lukas-Gilde mit der Erstellung des Katalogs einer Ausstellung früher flämischer Kunst, die im Hauptsaal der Vereinigung stattfand und an deren Organisation er gleichfalls beteiligt war.[94] Er brachte insgesamt mehr als zweihundert Bilder zusammen (allerdings in der überwiegenden Mehrzahl Porträts von Bürgern der Stadt Brügge, die vor dem 18. Jahrhundert gelebt hatten), und sein Ansehen war bereits so groß, daß zahlreiche Kirchen und religiöse Einrichtungen, aber auch einige führende Sammler in London und Paris Bilder zur Verfügung stellten.[95] Weales Auffassung von der flämischen Kunst des Mittelalters und der Rolle, die sie immer noch spielen konnte, war eindeutig: zum ersten handelte es sich dabei nicht eigentlich um eine flämische Kunst, sondern im wesentlichen um einen Abkömmling der rheinischen Schule; und zum zweiten war er der Ansicht, daß ihre christliche Ausrichtung dazu beitragen könne, auch der modernen Kunst aus der Falle des Realismus herauszuhelfen.

1878 kehrte Weale nach England zurück und machte sich an die nahezu unlösbare Aufgabe, «so etwas wie Ordnung in den chaotischen Zustand der National Art Library in South Kensington zu bringen und die dort verborgenen Schätze den Wissenschaftlern bekannt und zugänglich zu machen».[96] Er war stets ein schwieriger, aber auch ein hochgebildeter Mann, und seine Zeit am Museum verlief stürmisch; 1897 trat er in den Ruhestand (obwohl er die Altersgrenze noch nicht erreicht hatte) und widmete sich ganz seinen Forschungen. Einige Jahre später wird er als ein «großer, hagerer Mann mit breiten Schultern» beschrieben, «leicht gebeugt, grauer altmodischer Anzug, der Gang leicht watschelnd auf nach außen gestellten Füßen, voller grauer Bart, die kurzsichtigen Augen hinter Brillengläsern, darüber eine sehr hohe Stirn unter einem schwarzen Filzhut ... genauso, wie man sich einen Altertumskundler vorstellt».[97] Weale war neunundsechzig Jahre alt und galt bei den jüngeren Deutschen als «Nestor der altniederländischen Kunsthistorie»,[98] als Baron Kervyn de Lettenhove ihn überredete, sich an der Organisation seiner geplanten, aber noch keineswegs gesicherten Ausstellung zu beteiligen. Trotz «großer Skepsis» und ständig abnehmender Sehkraft willigte Weale ein. Kervyn hatte ihn erst wenige Male getroffen, doch er war sogleich überrascht, amüsiert und gefangen von diesem exzentrischen Engländer, der «immer von einem Fieber erfaßt zu werden schien, wenn er sich in den Archiven an die Arbeit machte»; geistesabwesend hastete er umher, obwohl er kaum zwei Meter weit sehen konnte, und seine Beine, die in viel zu weiten Hosen steckten, schlugen aneinander. Die beiden Männer begannen eine umfangreiche Korrespondenz, von der erst ein Bruchteil veröffentlicht worden ist,[99] und aus diesem Briefwechsel geht hervor, daß Weale keineswegs glücklich über die getroffenen Absprachen war. Er konnte zwar selbst einige Bilder auswählen, doch mit vielen der übrigen aufgenommenen Werke war er nicht einverstanden. Auch in der Frage der Hängung stimmte er nicht mit seinen Kollegen überein. Vor allem aber gab es ernste Probleme mit dem Katalog, den er zusammenstellen sollte. Er arbeitete zwar mit Unterbrechungen schon in England daran, doch erst wenige Tage vor dem geplanten Eröffnungstermin traf er in Brügge ein, und so kann es nicht verwundern, daß der Katalog erst mit großer Verspätung erschien.[100] Außerdem mußte Weale (der immer eher Archivar als Kunstkenner war) sämtliche Zuschreibungen der Leihgeber darin aufnehmen, auch wenn er selbst davon überzeugt war, daß die Angaben falsch waren.[101] Die Aufzeichnungen des wissenschaftlichen Kongresses, den man zwei Monate nach der Ausstellungseröffnung in Brügge abhielt, um die dort aufgeworfenen Fragen zu erörtern, lassen erkennen, daß Weale sich trotz der Achtung, die ihm allseits entgegengebracht wurde, in einer höchst reizbaren Stimmung befand. Die Veranstaltung, die eigentlich der Höhepunkt seiner Karriere hätte werden sollen, schien eher zu bestätigen, daß seine Zeit zu Ende ging, daß ein neuer Geschmack und eine neue Art von Wissenschaftlichkeit in den Vordergrund traten.[102]

In seinem nützlichen und gelehrten, aber insgesamt sehr zurückhaltenden Vorwort zum Katalog verrät er mit keinem Wort, wie heftig er auf manche der Künstler reagieren konnte, über die er schreiben mußte (daß er Brueghel nicht einmal erwähnte, zeigt allerdings, wie sehr er ihn ablehnte);[103] übergangen wird auch, daß manche seiner Auffassungen inzwischen veraltet erschienen. Jan van Eyck, so hatte er ein Jahr zuvor geschrieben,

«sah mit den Augen, Memling mit der Seele. Jan studierte, kopierte und reproduzierte mit erstaunlicher Genauigkeit die Modelle, die er vor sich hatte. Auch Memling studierte und kopierte, aber er tat noch mehr; er sann und dachte nach; seine ganze Seele ging in seine Arbeit ein; er idealisierte und glorifizierte und verwandelte gewissermaßen die Modelle, die er vor sich hatte ... Viele der von ihm dargestellten Sujets hat kein anderer Maler jemals so zart und feinsinnig zum Ausdruck gebracht, ausgenommen vielleicht Fra Angelico. Verglichen mit den übrigen Meistern der niederländischen Schule ist er der poetischste und musikalischste; viele seine Bilder sind Kostbarkeiten von höchster Vollendung.»

Van Eycks Madonnen waren «stets weltlich und zuweilen abstoßend»; das Jesuskind hatte bei ihm «generell ein unansehnlich altes Gesicht», und Rogier van der Weyden gab ihm «eine magere, anmutslose Gestalt», während Memling ihm in seinen Bildern «edlere, glücklichere Züge» verlieh.[104] Nirgendwo zeigten sich van Eycks Grenzen – «seine enge Sicht, sein Mangel an religiösem und selbst poetischem Gefühl» – so deutlich wie in der ‹Madonna mit dem Kanonikus van der Paele› (Abb. 245).[105] Manchmal allerdings konnte van Eyck seine Schwächen dazu nutzen, individualistischere Porträts zu malen, doch «Memling war ein wirklicher Künstler und hatte weit mehr Gefühl als Jan van Eyck ... An seinen Bildern läßt sich leicht erkennen, daß er ein Mann von frommer, reiner Wesensart war; auch als die Kunst sich aus ihrer Stellung als Magd der Kirche zu lösen und dem Vergnügen der Menschen zu dienen begann, bewahrte er sich seine Liebe zur christlichen Tradition und malte mit ernster Schlichtheit, was ihm sein Glaube eingab.»[106]

In Passagen wie diesen geht Weale weit über die Zielsetzung des Baron Kervyn de Lettenhove und seines Komitees hinaus, die lediglich «das Flämische an der flämischen Kunst» zu feiern gedachten. In Weales Augen zählte vor allem das Göttliche an der altniederländischen Kunst; er wandte auf Memling und einige wenige andere Maler dieselben Kriterien an, die Rio und andere katholische Autoren ein Dreivierteljahrhundert zuvor im Blick auf ihre Zeitgenossen in Italien formuliert hatten.

Memling war lange der beliebteste unter den altniederländischen Künstlern gewesen, und wie wir gesehen haben, trug sein Moreel-Triptychon wie kein anderes Kunstwerk dazu bei, das Interesse an den nordeuropäischen Primitiven wiederzubeleben. Schon 1902 hatte Kervyn erkannt, daß der Erfolg – ja, das reine Faktum – einer Ausstellung, wie er sie organisierte, davon abhing, daß Memling darin angemessen vertreten war,[107] und zum Glück befanden sich nahezu alle seine Hauptwerke in den Kirchen und Hospizen von Brügge. Als die gemeinsame Kommission der zuständigen Institutionen es ablehnte, die Werke zur Verfügung zu stellen, wie sie es zwei Jahre zuvor schon bei der Anfrage aus Brüssel getan hatte, drohte Kervyn mit seinem Rücktritt. Nur unter größten Schwierigkeiten konnten schließlich alle Hindernisse aus dem Weg geräumt werden,[108] und der größte Ausstellungsraum füllte sich nun mit achtunddreißig, Memling zugeschriebenen Gemälden. Die Organisatoren behaupteten (recht selbstgefällig), damit sei mehr als die Hälfte seines gesamten Werkes versammelt; von seinen Hauptwerken fehlten lediglich drei: die ‹Kreuzigung› aus Lübeck, das ‹Jüngste Gericht› aus Danzig und die ‹Szenen aus dem Leben Mariä› aus München.[109]

Das bekannteste Werk Memlings – den Reliquienschrein der hl. Ursula (Abb. 248) – stellte man in einem Glaskasten in die Mitte des Saales, während an den Wänden ringsum seine berühmtesten religiösen Meisterwerke hingen.[110] Aus Chatsworth kam das

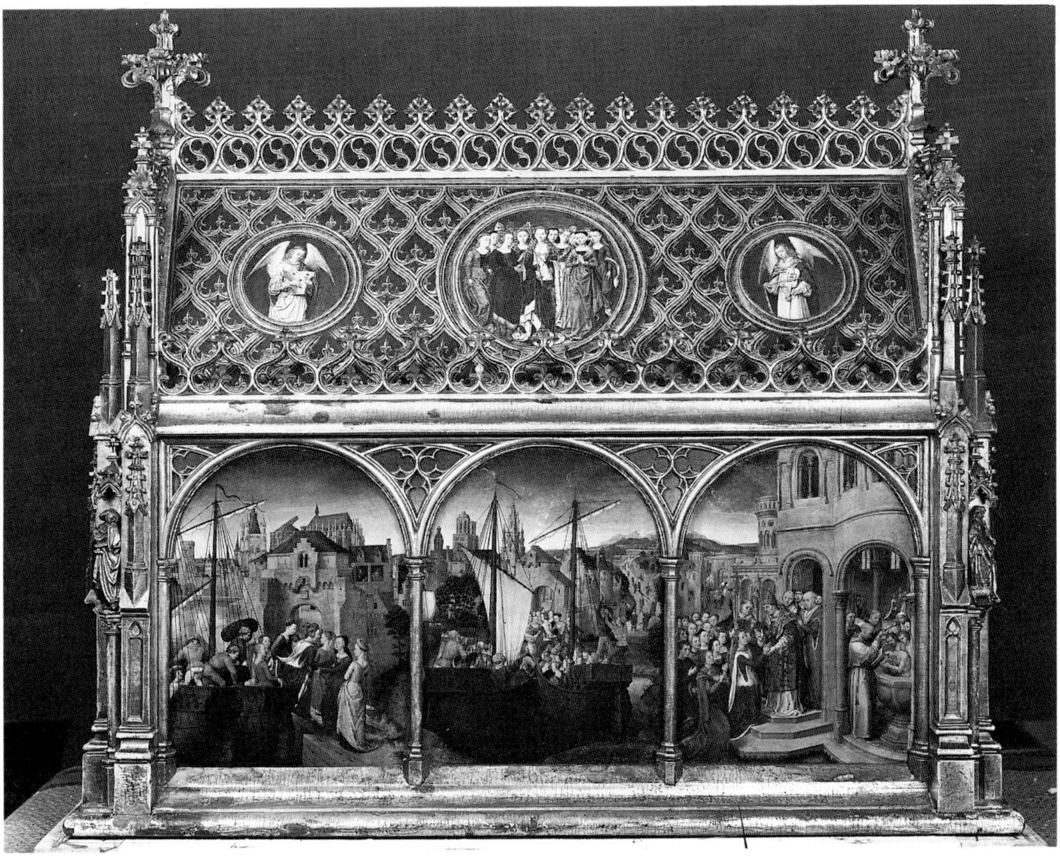

248. Hans Memling, Reliquienschrein der hl. Ursula; Brügge, Museum van het St. Janshospitaal

Triptychon, dessen Mitteltafel Maria mit dem Kind unter einem Baldachin sitzend in der Halle eines Palastes zeigt, der sich auf eine weite Landschaft hin öffnet; links und rechts weisen Heilige und Engel auf die knienden Gestalten Sir John Donnes und seiner Tochter, während auf den beiden Flügeln jeweils ein hl. Johannes dargestellt ist (Abb. 249). Fürst Doria in Rom schickte die äußerst ergreifende und zärtliche ‹Beweinung Christi›; aus Brüssel kam das ‹Martyrium des hl. Sebastian›, dessen besonderer Reiz gerade im Fehlen jeglicher Spannung und Gewalt liegen dürfte; aus Brügge selbst kamen das Moreel-Triptychon, die ‹Beweinung› und die wunderbare, stille, in der Farbgebung so harmonische ‹Mystische Hochzeit der hl. Katharina›; einer der Flügel stellt die Enthauptung Johannes des Täufers mit einer Gefühllosigkeit dar, die ans Unnatürliche grenzt, während der andere einen ausdruckslosen Evangelisten Johannes auf Patmos zeigt, der eine scheinbar höchst prosaische Offenbarung aufzeichnet.

Weitere Altar- und Heiligenbilder kamen aus Privatsammlungen in London, Paris, Wien, München, und auch wenn nicht alle diese Bilder heute als echte Memlings anerkannt werden – einige hatte Weale schon damals als unecht abgelehnt –, machte die Vielzahl der süßen, anmutigen, idealisierten Madonnen, der zarten, braven Jesuskinder, der ernsten, undurchdringlichen Heiligen und Stifter einen überwältigenden Eindruck

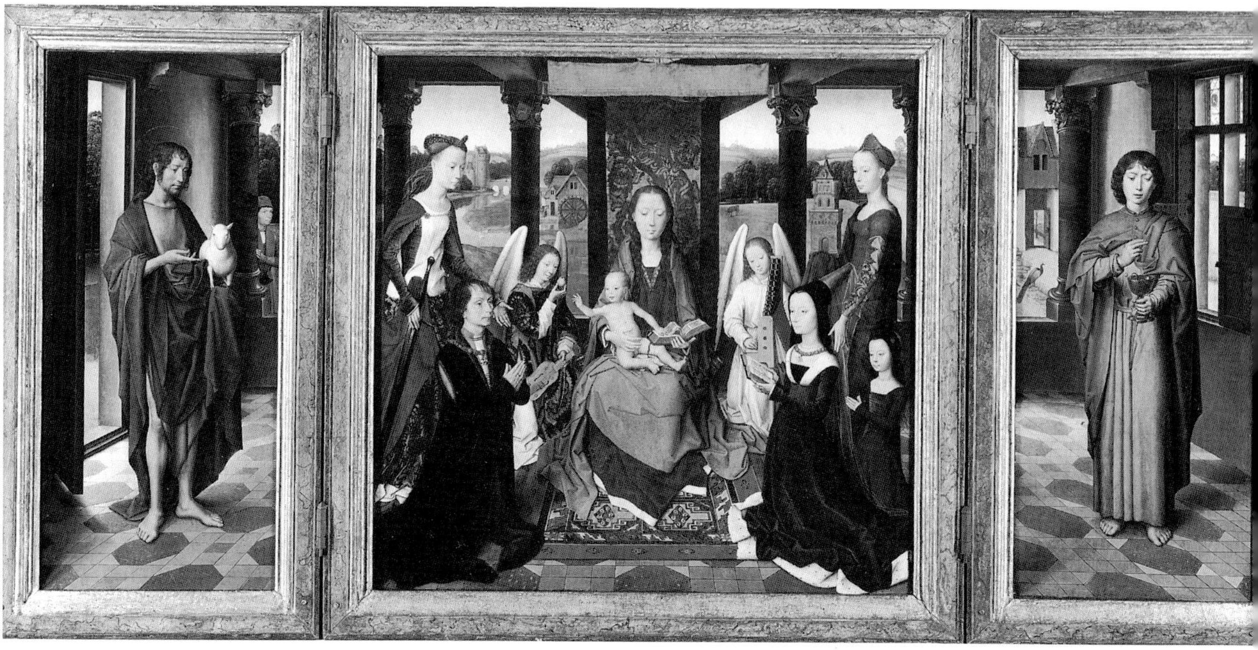

249. Hans Memling, Donne-Triptychon; London, National Gallery

auf viele Besucher, die in die Ausstellung gekommen waren, um ein wenig Trost zu finden angesichts der gottlosen Welt um sie her: «Ohne Memling den vier oder fünf Genies gleichstellen zu wollen, die das höchste Menschsein verkörpern», schrieb ‹La Quinzaine›, «können wir doch sagen, seine Seele vermochte – mehr als irgendeine moderne Seele – die Freuden des Paradieses zu erfassen... Er ist der große Primitive, er verkörpert die höchste religiöse Leistung der flämischen Malerei..., und er war der größte Maler vor Rubens.»[111]

Auch eine schöne Gruppe von Memlingporträts kam zusammen – darunter der besonders eindrucksvolle ‹Mann mit römischer Münze› aus dem Brüsseler Museum –, und sie wurden gleichfalls sehr bewundert. Ob nun aufgrund einer bewußten Politik oder weil die kleinformatigen Halbporträts weiter verstreut und weniger zugänglich waren – jedenfalls beherrschten die religiösen Bilder den Raum, der Memling gewidmet war. Und mit wenigen Ausnahmen, von denen noch kurz die Rede sein soll, neigten die Besucher zu der traditionellen Auffassung, daß Memling nicht nur der «König der Ausstellung» war, sondern auch das «sanfte Genie», das altniederländische Gegenstück zu Fra Angelico und sogar «der Raffael des Nordens, der in seinen Heiligen- und Engelsfiguren seinen zarten, anmutigen Träumen Gestalt verlieh».[112]

Der dritte Maler, dem man in der Ausstellung besondere Beachtung schenkte, war Gerard David. Einige Jahre zuvor hatte Weale geschrieben: «Es war mir vorbehalten, dem Namen dieses großen Künstlers die Stellung zurückzugeben, die ihm in der nieder-

251. Gerard David, Thronende Madonna mit Engeln und weiblichen Heiligen; Rouen, Musée des Beaux-Arts

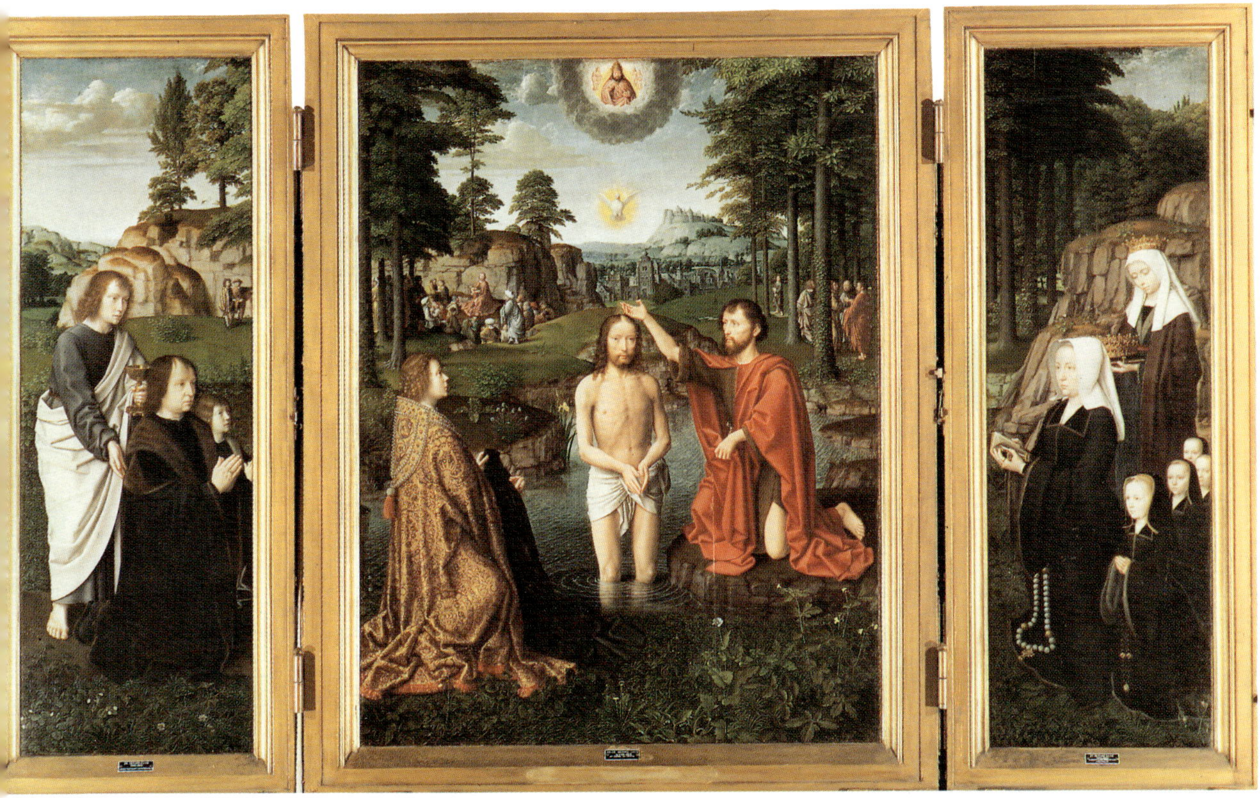

o. Gerard David, Taufe Christi mit Engel; Brügge, Stedelijk Groeninge Museum

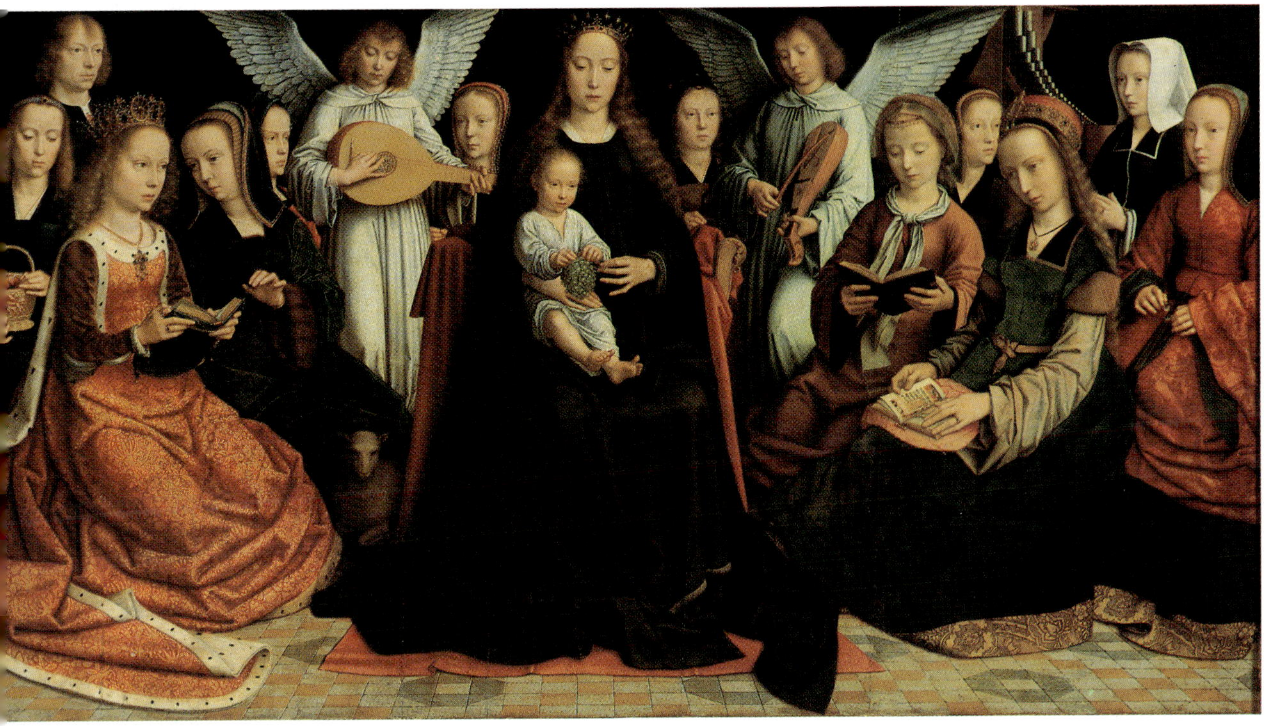

ländischen Kunst gebührt»,[113] und daß so viele seiner Bilder in der Ausstellung zu sehen waren, wirkte fast wie eine Offenbarung. Aus den gut zwanzig ihm zugeschriebenen Werken, die in Brügge gezeigt wurden, ergab sich das Bild eines sanften Nachfolgers des sanften Memling, mit dem er gelegentlich verwechselt wurde;[114] er trug dessen stille Frömmigkeit in die nachfolgende Generation hinein, ergänzt allerdings um einen eigenständigen Sinn für Farben.[115] Seine edle, feierliche ‹Taufe Christ mit Engel› (Abb. 250) aus dem Museum in Brügge empfand man als ein Bild «von unermeßlicher Schönheit»,[116] und es kann kaum erstaunen, daß Weale sich von der wunderbar lyrischen Landschaft gefangennehmen ließ, von der er sagte, etwas Schöneres könne es nicht geben.[117] Doch den größten Wert legte er auf die ‹Thronende Madonna mit Engeln und weiblichen Heiligen› (die Kervyn «das vortrefflichste, wenn nicht sogar das schönste Werk dieses ausgezeichneten Malers» nannte), und er setzte sich dafür ein, daß man es um jeden Preis für die Ausstellung beschaffte (Abb. 251). Es gehörte dem Museum in Rouen, und wahrscheinlich bereitete kein anderes Bild den Organisatoren der Ausstellung so große Schwierigkeiten wie dieses.[118]

Schöne Bilder (und natürlich auch Bilder, die nicht schön sind) können zu verschiedenen Zeiten unterschiedliche Gefühlsebenen ansprechen. Es ist leicht nachzuvollziehen, weshalb sich das Bild in Rouen bei Weale und anderen Kunstliebhabern des 19. Jahrhunderts besonderer Gunst erfreute. Zu seinem Ruf trug sicher bei, daß Gerard David (dessen Porträt oben links im Hintergrund erscheint, während seine Frau oben rechts zu sehen ist) es selbst dem Karmeliterkloster in Sion zum Geschenk gemacht hatte (wo es bis zu seinem Verkauf im Jahr 1783 blieb) und daß es sich um eines von drei Bildern handelte, die recht sicher dokumentiert waren;[119] wichtiger dürfte indessen gewesen sein, daß David (oder irgendein anderer flämischer Künstler) in keinem anderen Bild zwei zu dieser Zeit sehr geschätzte Eigenschaften so bewegend miteinander verbunden hat: die fromme «Unschuld» der mittelalterlichen Kunst und das harmonische Gleichgewicht der Renaissance. Maria mit dem Kind (das eine Traube in den Händen hält) ist frontal in die Mitte der langen horizontalen Komposition gesetzt, umrahmt von zwei geflügelten, musizierenden Engeln. Auf beiden Seiten befinden sich jeweils fünf weibliche Heilige in roten, grünen und orangefarbenen Gewändern, die wie Mägde aussehen, so unauffällig sind jene Attribute gemalt, die ihr Martyrium kennzeichnen und sie als Heilige ausweisen. Die Augen etwa, welche die hl. Lucia in der Hand hält, lassen sich kaum von kostbaren Edelsteinen unterscheiden. Die subtile Abwandlung ihrer Posen und der sanfte Ausdruck ihrer jugendlichen oder reifen Gesichter vermeiden jede Strenge und jede zwanghafte Übersteigerung.

Allen Liebhabern der stillen, frommen, sanften Tradition eines Memling, der in David seine Reinkarnation gefunden zu haben schien, bereitete die Ausstellung indessen zumindest ein ernsthaftes Problem: die große, schreckenerregende ‹Schindung des bestechlichen Richters Sisamnes› (Abb. 252), die David zusammen mit ‹Kambyses überführt den bestechlichen Richter Sisamnes› im Auftrag des Magistrats als Warnung vor Bestechlichkeit für den Gerichtssaal des Rathauses gemalt hatte. In diesem Bild «hat der Maler mit außergewöhnlicher Ruhe und Gelassenheit die realistischste Darstellung dieser äußerst blutigen Tortur geschaffen, die jemals mit solcher Genauigkeit auf der Leinwand festgehalten worden ist».[120] Daß Weale selbst Unbehagen empfand angesichts eines Werkes, das derart untypisch für den von ihm entdeckten Meister war, läßt

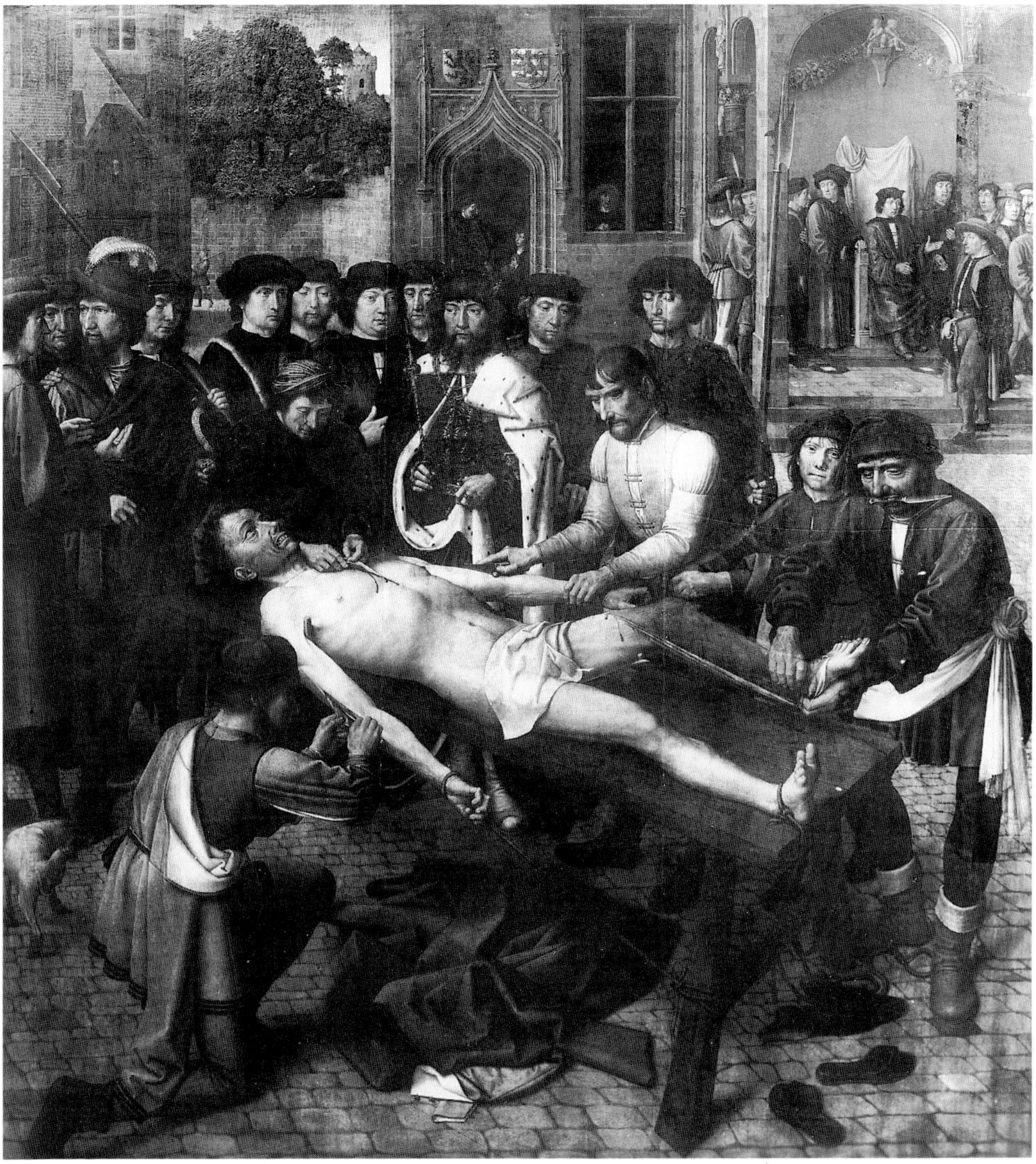

252. Gerard David, Schindung des bestechlichen Richters Sisamnes; Brügge, Stedelijk Groeninge Museum

sich am Tenor des Kommentars in seinem sieben Jahre früher erschienenen Buch erkennen: «Die Häutung eines Menschen ist ohne Zweifel kein angenehmer Anblick ...» Doch er betont: «Nicht der Maler hat dieses Thema gewählt...; wir können nur sagen, daß Gerard das bei ihm bestellte Bild vollendet ausgeführt hat».[121] Wenn der eigenwillige Dirk Bouts, ein Künstler «von hohem, unbeugsamem Charakter»,[122] Marterszenen malte, so waren sie beängstigend in ihrem Inhalt, aber nicht anstößig in ihrer Wirkung; daß sich jedoch ausgerechnet Gerard David auf solch eine Szene eingelassen hatte, war so verwirrend, daß einige Kritiker das Bild gar nicht erwähnten oder mit ein paar beschwichtigenden Worten abtaten.[123]

Van Eyck, Memling und Gerard David wurden weithin als die wichtigsten Meister dieser Ausstellung anerkannt, und ganz offensichtlich waren sie auch die einzigen, denen man systematisch nachgegangen war. Zwar wurden auch siebzehn Bilder ausgestellt, die man Rogier van der Weyden zuschrieb, doch im Katalog räumt Weale ein, daß bei keinem dieser Bilder «die Urheberschaft als gesichert gelten kann».[124] Das Urteil der heutigen Wissenschaft über diese Auswahl fällt etwas großzügiger aus, doch da es sich als unmöglich erwies, seine wichtigsten Werke zu bekommen, trat Rogier van der Weyden nicht so deutlich in den Vordergrund, wie man es hätte erwarten sollen. Dennoch fand er einige leidenschaftliche Bewunderer;[125] allerdings ist die Frage berechtigt, ob die Gewichte sich nicht vollkommen verschoben hätten, wenn es den Organisatoren gelungen wäre, seine wunderbaren ‹Sieben Sakramente› aus dem Besitz des Antwerpener Museums auszuleihen – dem Florent van Ertborn, einer der ersten und größten Kunstsammler auf diesem Gebiet, das Bild (zusammen mit zwei van Eycks und vielen anderen Meisterwerken der flämischen und deutschen Schule) schon 1841 vermacht hatte. Auch Hugo van der Goes war nicht angemessen repräsentiert; seine Werke, so kommentierte ein Kritiker, verdienten «nicht mehr als die flüchtige Anerkennung, die in den Salons unserer Zeit jenen zuteil wird, die man nur aus Höflichkeit oder als Lückenbüßer aufgenommen hat».[126] Bosch war mit sechs Bildern vertreten, darunter wenigstens zwei echten, doch er fand nicht die Aufmerksamkeit, die ihm spätere Generationen schenken sollten.[127]

Der Erfolg der Ausstellung (die vom König eröffnet wurde) übertraf alle Erwartungen. Sie wurde um drei Wochen verlängert, und ein deutscher Wissenschaftler fühlte sich an Bayreuth während der Festspielzeit erinnert.[128] Einige der an der Organisation der Ausstellung Beteiligten hatten das Gefühl, daß der Geist von ‹Bruges la morte› nun endlich gebannt sei[129] – eine Anspielung auf den Roman, den der symbolistische Dichter Georges Rodenbach einige Jahre zuvor unter diesem Titel veröffentlicht hatte; darin beschrieb er die (recht melodramatischen) Erlebnisse eines Mannes, den die melancholische Trauer um seine verstorbene Frau in diese Stadt getrieben hat. Ausländische Besucher dagegen waren entzückt, wie wenig Brügge sich in den vergangenen Jahrhunderten verändert zu haben schien.[130] Um den neugotischen Palais Provincial standen spitzgieblige Häuser aus rotem Backstein, die man zum größten Teil in Cafés und Restaurants verwandelt hatte und die dem ganzen Viertel eine lebendige, entspannte Atmosphäre verliehen.[131] Ein wenig weiter spiegelten stille Kanäle die Straßen und niedrigen Häuser, die sie säumten (und die zu einem Gutteil mittelalterlicher aussahen als im Mittelalter); auf verlassenen Plätzen sprossen Gras und Unkraut; nicht zu vergessen die Spitztürme der gotischen Kirchen – alles schien dazu angetan, die Stadt zur vollkommenen und natürlichen Umgebung für die aufrechte, geniale, anrührende Kunst der Altniederländer zu machen.[132] Kein Wunder, daß kaum einer der überaus zahlreichen Besucher, die in diesem Sinne über Brügge schrieben, die Tatsache für erwähnenswert hielt, daß sich unter den wertvollsten Besitztümern der Stadt auch die Marmorstatue einer Madonna mit Kind von einem der wenigen Künstler befand, die sich mit entschiedener Verachtung über die altniederländischen Maler geäußert hatten, nämlich Michelangelo.[133]

Kunstkenner waren natürlich begeistert von den Zuschreibungsproblemen, die eine solche Vielzahl undokumentierter und anonymer Bilder aufwarf. Eines der am meisten bewunderten Gemälde in der Ausstellung, ein kleines Bild aus Glasgow, das einen Ritter mit seinem Schutzheiligen zeigte, wurde abwechselnd Mabuse, Memling, van Eyck, Hugo van der Goes, Gerard David, dem Meister von Moulins und einigen anderen Künstlern der französischen Schule zugeschrieben;[134] der Katalog nennt den Urheber vorsichtig «unbekannt». Einige Autoren versuchten auch den Schleier der endlos wiederholten Gemeinplätze von «Glaube» und «Aufrichtigkeit» zu durchdringen und in den ausgestellten Bildern komplexere, subtilere Hinweise auf den Geist des Mittelalters zu entdecken. Zweifellos sah der Gläubige nur allzugerne, daß «der religiöse Gedanke dominierte... Nichts als Mysterien, Wunder und realistische Darstellungen von Martyrien ... Der mystische Idealismus einer gänzlich unfaßbaren Schönheit vergöttlicht all diese hagio-ikonographischen Szenen»; doch er mochte auch enttäuscht sein, wenn er den Preis erkannte, der dafür zu zahlen war:

«All diesen alten Meistern scheint Mitleid fremd gewesen zu sein, jenes Gefühl, das auf die Gesichtsmuskeln einwirkt und die Züge schärft oder entfärbt ... Das Mittelalter hatte nicht nur den Körper in einen Panzer gehüllt, auch die Seelen waren verschlossen, gelassen, kalt, ohne Tränen und Mitleid. Die mittelalterlichen Chronisten und Maler verstanden es, Metzeleien, Menschenopfer und Mord mit gleicher Offenheit und Nüchternheit zu schildern. In allen Märyrerbildern hat man den Eindruck, die Opfer wären chloroformiert, und die Folterer gehen gelassen ihrer Arbeit nach, ohne daß ein Funken Neugier ihre Augen erhellte, wie Chirurgen während einer Anatomievorlesung.»[135]

4.

Die Ausstellung ‹Les Primitifs flamands et l'Art ancien›, die im Sommer und Frühherbst 1902 in Brügge stattfand, dürfte insofern einzigartig gewesen sein, als sie das Leben von vier großen Wissenschaftlern nachhaltig beeinflußte.

Als die Wochen vergingen und der Katalog immer noch auf sich warten ließ, vermittelten bissige Kommentare in der Presse und verärgerte Nachfragen bei den Organisatoren keineswegs den Eindruck eines überwältigenden Erfolgs. Und als der Katalog dann endlich erschien, zeigte sich, daß er allenfalls als Liste der ausgestellten Bilder gelten konnte, denn Weale weigerte sich, die Gewähr für irgendeine der Zuschreibungen zu übernehmen (die ja sämtlich von den Besitzern der Bilder stammten).[136] Da man dem Katalog eine hastig zusammengestellte, mit vielen Fehlern behaftete Kompilation vorausgeschickt hatte, erklärte Kervyn sich indessen vollauf zufrieden. Doch nicht alle waren dieser Meinung, und am 4. August erschien in Gent ein ‹Catalogue critique› der ausgestellten Gemälde, der bewußt im gleichen Format gehalten war wie der offizielle Katalog, damit man beide problemlos zusammenbinden konnte.[137]

Der ‹Catalogue critique› war das Werk des vierzigjährigen Universitätsprofessors Georges Hulin de Loo, der sich bis dahin hauptsächlich mit Sozialgeschichte und Recht befaßt hatte.[138] Aber da er auch sehr an Kunst interessiert war, hatte man ihn gebeten, dem Organisationskomitee beizutreten; er war nach London und Wien gereist, um mit Sammlern über die Überlassung von Leihgaben zu verhandeln.[138] Trotz der respektvollen Höflichkeit, mit der er sich über die Meinungen Weales und seiner übrigen Kollegen äußerte, löste der polemische Inhalt seiner Streitschrift doch einige Verwunderung aus.

Hulin de Loo begann mit einer Reihe kurzer – oft nur lose oder gar nicht miteinander verbundener – Essays über anonyme Meister, deren Werk er auf der Basis dokumentarischer Quellen und stilistischer Kriterien zu rekonstruieren versuchte. Dann ging er sämtliche Einträge des offiziellen Katalogs durch, wobei er sie entweder stillschweigend akzeptierte, ihnen etwas hinzufügte oder ihnen offen widersprach. Weale hatte eingeräumt, daß die Nummer 8 – die mit «van Eyck» signierte ‹Inthronisation des hl. Thomas Becket› aus dem Besitz des Duke of Devonshire – Ende des 15. Jahrhunderts vollständig übermalt worden war; Hulin de Loo schrieb, dies sei «ein ausgezeichnetes Beispiel dafür, wie wenig selbst Signaturen und Dokumente die Echtheit eines Bildes garantieren können. Es handelt sich nicht um einen übermalten van Eyck. Weder die Originalzeichnung noch die Komposition stammen von ihm; die Kleidung gehört nicht in seine Zeit». Nummer 55 – ein Dirk Bouts, den Hofstede de Groot, der holländische Privatgelehrte und erfahrene Berater von Sammlern und Kunsthändlern, zur Verfügung gestellt hatte – wird bei Hulin der «Löwener Schule» zugeordnet. Die Einträge einer ganzen Seite, ein Meister von Flémalle, ein Rogier van der Weyden, zwei Memlings und ein Gerard David (Nr. 213–217), waren bei Hulin nur noch «unbekannt» oder allenfalls «Schule von Memling».

Der ‹Catalogue critique› begründete Hulin de Loos Ansehen für die restlichen dreiundvierzig Jahre seines Lebens und festigte seine Stellung als eine der beiden führenden Autoritäten auf dem Gebiet der altniederländischen Malerei.

Die zweite Autorität auf diesem Gebiet war der fast gleichaltrige Max J. Friedländer, von dem Hulin stets voller Bewunderung sprach.

Anders als Hulin de Loo, hatte Friedländer schon vor 1902 zahlreiche kunsthistorische Arbeiten veröffentlicht. Nach einem Volontariat im Kupferstichkabinett des Berliner Museums arbeitete er einige Jahre am Wallraf-Richartz-Museum in Köln, bevor er nach Berlin zurückkehrte. Unter Bode wurde er zunächst Kurator der Gemäldesammlung des neu eingerichteten Kaiser-Friedrich-Museums; 1908 wurde er dann Direktor des Kupferstichkabinetts, und zwanzig Jahre später übernahm er die Leitung des ganzen Museums; diese Stellung hatte er inne, als man ihn 1933 entließ, weil er Jude war.[140]

Die ersten fünfzehn Jahre seiner äußerst produktiven beruflichen Laufbahn widmete er weitgehend dem graphischen Werk der altdeutschen Künstler – Altdorfer, Cranach und vor allem Dürer. Nur fünf Aufsätze mit weniger als einem Dutzend Seiten über van Eyck und Quentin Metsys zeigten der wissenschaftlichen Welt, daß er auch auf diesem Gebiet über ein beträchtliches Fachwissen verfügte.[141] Die Organisatoren der Ausstellung in Brügge suchten häufig seinen Rat,[142] und seine lange, maßgebliche Besprechung der Ausstellung (der kurze Zeit später ein schön illustrierter Folioband zu einigen der wichtigsten dort gezeigten Bilder folgte) markierte einen Wendepunkt in seiner Karriere.[143] Danach widmete er bis zu seinem Tode im Jahre 1957 einen immer größeren Teil seiner Zeit und seiner geistigen Energie den unendlich komplexen Problemen, wie sie die altniederländischen Maler aufwarfen – ein Fachgebiet, das seinen Vertretern offenbar ein langes Leben bescherte. Die vierzehn Bände seines Werkes über ‹Die altniederländische Malerei›, die erstmals von 1924 bis 1937 erschienen, bilden bis heute die wichtigste Arbeit, die jemals zu diesem Thema veröffentlicht wurde, und zugleich die Grundlage für alle weitere Forschung.

Wie Hulin de Loo, dem er seine Dankbarkeit bekundete,[144] auch wenn er nicht alle seine Auffassungen teilte, ganz zu schweigen von dem rüden Ton seines ‹Catalogue critique›, interessierte Friedländer sich 1902 in erster Linie für die Urheberschaft der in Brügge gezeigten Gemälde und für Ähnlichkeiten mit Bildern, die dort nicht gezeigt werden konnten. Während die Organisatoren vor allem die Autonomie und die kulturelle Einheit hervorzuheben beabsichtigten, die in so vielen Beispielen der flämischen Kunst sichtbar wurden, lag die Bedeutung der Ausstellung für die strengeren Kunstkenner gerade in der Vielfalt des dort Gezeigten. Friedländer hatte kein Interesse am Realismus, an der Frömmigkeit oder an der Psychologie der ausgestellten Künstler, noch an den Aufschlüssen, die ihre Werke möglicherweise über die nordeuropäische Kultur und deren Beziehung zum Süden zu geben vermochten; ebensowenig an der Frage, ob man sie als «Primitive» bezeichnen durfte oder ob in ihnen nicht vielmehr die Wegbereiter einer neuen Kunst und damit vielleicht eines allgemeinen geschichtlichen Wandels zu erblicken seien.

Diese und noch weitere Fragen behandelte dagegen die wohl lebendigste und originellste Kritik der Brügger Ausstellung, auch wenn man im Rückblick sagen muß, daß ihr wichtigster Beitrag in der heftigen Ablehnung lag, auf die gerade ihre zentrale These stieß. Ihr Autor war Hippolyte Fierens-Gevaert, ein ehrgeiziger Kunstkritiker von zweiunddreißig Jahren, der sich bis dahin vor allem mit Theorien der zeitgenössischen Kunst befaßt hatte, über die er etwas nebulös schrieb, wobei er immer wieder das Bedürfnis nach Spiritualität beschwor und auf das Beispiel Nietzsches oder Tolstois verwies.[145] Er hatte jedoch auch einen umfangreichen Essay über die flämische Malerei «von van Eyck bis van Dyck» veröffentlicht, den er 1901 mit einigen Ergänzungen in einen dem Gedächtnis Georges Rodenbachs gewidmeten Band über «die Psychologie von Brügge» aufnahm.[146] Darin versuchte er, «das Goldene Zeitalter der flämischen Kunst» in einen internationalen Rahmen zu stellen, wobei er besonders die Bedeutung hervorhob, die sie für die Italiener gehabt hatte. Viele seiner Kommentare sind frisch und scharfsinnig; sie machen deutlich, daß er die Kunst des 15. Jahrhunderts bereits sorgfältig studiert hatte. Dennoch waren die Eindrücke, die sich ihm im Palais Provincial boten, von entscheidender Bedeutung, denn die außergewöhnliche Bildersammlung, die dort gezeigt wurde, veranlaßte ihn nicht nur, in eine höhere Tonlage zu wechseln, sondern bewirkte auch, daß er seine Meinung teilweise änderte und darüber hinaus zu neuen Anschauungen gelangte, wie es anderenfalls kaum denkbar gewesen wäre. Wenig später schrieb er ein sehr einflußreiches, wenngleich von Mängeln nicht ganz freies Buch über die Maler Flanderns, und als er 1926 starb, war er Direktor des Brüsseler Museums, Professor für Kunstgeschichte an der Universität Lüttich und eine führende Gestalt in den erlauchten Kreisen der internationalen Kunstgeschichte.[147]

Erste warnende Anzeichen, daß Fierens-Gaeverts Ansatz ungewöhnlich war, ließen sich schon früh in den drei Aufsätzen, die er der Ausstellung widmete, erkennen, doch erst als er sich Memling zuwandte, wurde seine Heterodoxie in ihrem ganzen Ausmaß erkennbar. «Es ist schon obligatorisch, angesichts der Bilder dieses reizvollen Malers in Ekstase zu geraten, und diesmal erreicht die Ekstase frenetische Ausmaße. Ich kann die vorbestimmte Begeisterung allerdings nicht teilen. Der große Künstler erscheint mir manieriert angesichts eines van Eyck, artifiziell angesichts eines van der Weyden, kraftlos angesichts eines Thierry Bouts, überladen angesichts der Nüchternheit eines Gerard David …» Dieses Urteil erschütterte die Fundamente, auf denen die Ausstellung ruhte. Einen Augenblick lang zögerte Fierens-Gevaert: Vielleicht handelte es sich nur um eine zeitweilige Reaktion aufgrund des Massenandrangs der Besucher und weil man die Altarbilder und Porträts aus den kleinen, stillen Räumen im Johanneshospital geholt hatte, in denen sie ihm einst so lieb und teuer gewesen waren. Doch dann bekräftigt er sein Urteil, obwohl er sich kaum selbst einzugestehen wagt, daß er bei Memling schon vor Jahren einen gewisen Mangel an religiöser Inbrunst bemerkt hatte: «Heute bekenne ich, daß Memling in meinen Augen nicht mehr die außergewöhnliche Bedeutung und Fruchtbarkeit eines van Eyck hat – und nicht nur eines van Eyck, sondern auch eines Rogier van der Weyden, eines Gerard David, eines Quentin Metsys.» Natürlich waren einige seiner Porträts von außerordentlicher Qualität, und er vermochte die Verzückungen der Mystik «nicht ohne Preziosität» zu vermitteln. Er tat dies indessen ohne die theologische Kraft der Brüder van Eyck und ohne die menschliche, tragische Tiefe van der Weydens, wenn auch «zweifellos mit Eleganz und einem sehr feinen Gespür für weltliche Feinheiten». Dann aber habe er sich allzusehr auf die Mitarbeiter in seiner Werkstatt verlassen, sei reich geworden und habe in Brügge ein Vermögen gemacht – «nicht daß ich die Geschmacklosigkeit besäße, ihm das vorzuwerfen». Er war, alles in allem betrachtet, der Benozzo der altniederländischen Schule, und obwohl Benozzo ein großer Maler war, hatte er doch nicht die Statur eines Angelico oder Botticelli, eines Piero della Francesca, Mantegna oder Ghirlandaio.[148]

Angesichts dieses Urteils kann es nicht erstaunen, daß Fierens-Gevaert auch Gerard David in einem anderen Licht sah. Er war der einzige Künstler, der gestärkt aus der Ausstellung hervorging, hatte sich doch gezeigt, daß er auf einer Ebene mit den größten flämischen Genies stand. Fierens-Gevaert stellt nun keine Beziehung mehr zu Memling her, sondern vergleicht David mit van Eyck und van der Weyden, schickt ihn implizit auf eine Reise nach Italien und spricht ihm das Verdienst zu, den Flamen – möglicherweise unter dem Einfluß einiger dort gesehener Werke – gezeigt zu haben, wie man große historische Kompositionen schuf: «Mit diesem zutiefst originären und bewußten Genie schließt die bewundernswerte burgundische Epoche. Brügge wird sterben; das 15. Jahrhundert geht seinem Ende entgegen; die Renaissance ist in Sicht, und schon künden die großen, fern von jeder asketischen Tradition entworfenen Figuren Gerard Davids eine Revolution der Kunst an …»[149]

Fortgesetzt wurde diese Revolution dann von Quentin Metsys – dem größten flämischen Künstler nach van Eyck und Rubens – und auch von Barendt van Orley, denn Fierens-Gevaert fand italienische Einflüsse keineswegs beunruhigend, solange sie dem Fortschritt dienten und sich dem heimischen flämischen Geschmack unterordneten, wie es etwa in der «sublimen Naivität» der Porträts Pourbus d. Ä. zu erkennen war. Natürlich lachte Brueghels Kunst den Romanisten ins Gesicht, diese Kunst, in der «die ganze Freude Flanderns» steckt, «die ganze geniale, groteske, großartige Fröhlichkeit Flanderns»; dennoch war eine neue Italienisierung notwendig, ehe ein neues Genie geboren werden konnte, das die aus dem Ausland übernommenen Qualitäten und die angeborenen Begabungen des einheimischen Menschenschlags wieder zu einer Einheit zu bringen vermochte. Eben diese Aufgabe fiel Rubens zu, und er hat sie bewältigt.[150]

Obwohl Fierens-Gevaert seinen Aufsatz mit der üblichen Verbeugung vor den Meistern des 15. Jahrhunderts beendete, «die mir teurer sind als alle anderen», und mit einer Huldigung an Brügge, das für alle Flamen «der geheiligte Schrein des Glaubens, des Vaterlandes und der Schönheit» bleibe, stellte seine Interpretation der Ausstellung die von Weale und den meisten Besuchern gehätschelte Vorstellung, wonach die flämische Kunst ihrem Wesen nach statisch sei, ganz unmittelbar in Frage. Für ihn bewiesen die Bilder im Palais Provincial vielmehr, daß Flandern ähnlich wie Italien eine Renaissance erlebt hatte. Als er drei Jahre später auf die Lehren dieser Ausstellung zurückkam, tat er dies mit ebenso viel patriotischem Eifer, aber mit einer ganz anderen Betonung. Denn inzwischen war noch ein weiterer Zweifel aufgetaucht.

Die für die moderne Kultur des 19. und frühen 20. Jahrhunderts so typische Abneigung gegen den Fortschrittsglauben, den Materialismus und viele andere Aspekte des modernen Lebens blieb nicht ohne Auswirkungen auf das Urteil über die künstlerischen Leistungen der Vergangenheit; so lehnte man zwar Gauguin und Picasso weithin ab, nicht aber die von beiden so hochgeschätzte «archaische» oder «naive» Malerei und Plastik. «Die Liebe zu den Primitiven», schrieb ein Kritiker 1904, «hat nun seit einigen Jahren ihren Reiz für unseren blasierten Geist und unsere wissenschaftliche Neugier als Historiker.»[151] Und ob man nun in der frühen Kunst (wie Courajod und Fierens-Gevaert) eine Vorhut der Renaissance erblickte oder ganz andere und höhere Werte darin verwirklicht sah, in jedem Falle errang sie eine neue und angemessenere Stellung im öffentlichen Bewußtsein. In ganz Europa bemühte man sich in nationalistischem Geiste ebenso eifrig um das Aufstöbern entfernter Vorläufer wie um die Förderung zeitgenössischer Adepten. Das Jahr 1902 erlebte Austellungen «alter Kunst» in Barcelona und in Brügge; zwei Jahre später wurden Ausstellungen über «primitive» Malerei in Düsseldorf, Siena und Paris veranstaltet. Die grobschlächtig-kraftvollen Maler und Bildhauer der Romanik und Gotik in Katalonien;[152] die «Bitterkeit» in den Altarbildern des Meisters des Bartholomäusaltars (die manche nun der überzogenen Schönheit der Madonnen bekannterer Künstler der Kölner Schule vorzuziehen begannen);[153] die Jacopo della Quercia, Vecchietta und anderen Bildhauern zugeschriebenen polychromen Holzskulpturen, die man aus Kirchen und Klöstern der Toskana zeitweilig im Palazzo Pubblico zusammenholte[154] – überall diente die Wiederentdeckung eindrucksvoller Vorväter dazu, den Nationalstolz ihrer lebenden Nachfahren zu nähren. Mit Worten, die Weale gewiß zusammenzucken ließen, verkündete Kervyn, das Hauptergebnis der andernorts in Europa organisierten Ausstellungen habe darin bestanden, «den Erfolg der Brügger Ausstellung und den Ruhm unserer Schule noch zu vergrößern ... Denn unsere Maler haben über ihre Rivalen gesiegt und unumschränkt geherrscht. Flandern hat sich dank des Genies seiner Söhne als die reichste und machtvollste unter den Nationen erwiesen.»[155] Und dann erinnerte er an seine Rede auf der Abschlußveranstaltung am 5. Oktober 1902: «Selten haben alte Ruhmestaten ein schöneres Licht auf ein Land geworfen ... Sie haben unseren Stolz auf unseren belgischen Namen vermehrt; sie haben unseren Glauben an die Zukunft gestärkt und unsere Liebe zu dem Boden, der die Asche unserer Väter birgt».[156]

Äußerungen dieser Art müssen in Frankreich einen besonders empfindlichen Nerv getroffen haben. Seit vielen Jahren schon war man dort beunruhigt darüber, daß Italien seine Renaissance, Flandern seine Primitiven, Frankreich aber anscheinend nichts Vergleichbares im Bereich der alten Kunst aufzuweisen hatte. Dennoch hatte Hulin de Loo die französischen Wissenschaftler in seinem ‹Catalogue critique› getadelt, daß sie ihr eigenes, durchaus bemerkenswertes Erbe so sehr vernachlässigten. Dabei dürfte er kaum geahnt haben, zu welcher Überkompensation es 1904 kommen sollte, als man im Louvre und in der Bibliothèque nationale eine Ausstellung über ‹Les Primitifs Français› veranstaltete. Verantwortlich zeichnete der Leiter des Kupferstichkabinetts der Bibliothèque nationale, Henri Bouchot, eine Autorität auf dem Gebiet französischer Zeichnungen und Drucke des 16. Jahrhunderts – und Veteran des preußisch-französischen Krieges. Die Ausstellung zeigte eine Reihe schöner und wichtiger Bilder, darunter auch mehrere, die zwei Jahre zuvor in Brügge zu sehen gewesen waren. Einige Maler, die bis dahin als Flamen gegolten hatten – zum Beispiel der immer noch geheimnisvolle Meister von Flémalle – erwiesen sich nun mit einem Male als Franzosen. Es häuften sich gewagte Zuschreibungen zu bereits berühmten Namen wie Jean Fouquet, und man entdeckte plötzlich, daß Frankreich im 15. Jahrhundert die Entstehung zahlreicher regionaler Schulen von höchster Bedeutung erlebt hatte. Die Ausstellung wurde ein spektakulärer Erfolg, und zweifellos bildete sie einen Meilenstein in der Erforschung der französischen Kunst. Die Motive jedoch, die hinter ihrer Ausrichtung standen, waren keineswegs wissenschaftlicher Natur gewesen; das Buch, das Bouchot zur Begleitung der Ausstellung herausbrachte, erntete (glücklicherweise) einigen Spott, aber noch heute ist seine Lektüre qualvoll. Gleich auf den ersten Seiten greift er an allen Fronten an. Da die Einwohner von Brügge französisch sprachen, könne man ihre Maler (wenigstens bis in die Mitte des 15. Jahrhunderts) zur französischen Schule rechnen, und in jedem Falle hätten die Flamen Roger de Pasture erst posthum als Rogier van der Weyden annektiert. Die «Legende einer italienischen ‹Renaissance›» habe viele Generationen aufrechter Männer hypnotisiert; in Wirklichkeit sei «unsere altfranzösische Kunst ... schon zu einer Zeit durch natürliche, menschliche und wahrhaftige Bestrebungen» gekennzeichnet gewesen, als «unsere [italienischen] Nachbarn noch lange in ihrem byzantinischen und traditionellen Dekorationsstil erstarrt blieben». Die italienischen Maler, die unter Franz I. nach Fontainebleau gekommen waren, hätten die französische Kunst auf Abwege geführt. Immerhin räumte Bouchot ein, daß an der Existenz der Brüder van Eyck kein Zweifel bestehe, doch dann bemühte er sich ein ganzes Kapitel lang, solche Zweifel zu wecken. Beim Arnolfini-Porträt in London bestünde «noch die größte Wahrscheinlichkeit», daß es von Jan van Eyck stamme, doch es stelle weder Arnolfini dar, noch bestätige es auch nur im mindesten die Zuschreibung der Madonna mit dem «angeblichen Kanzler Rolin» im Louvre (Abb. 260) und der ‹Madonna mit Kanonikus van der Paele› in Brügge (Abb. 245). Der Gedanke, die Brüder van Eyck hätten die europäische Kunst nachhaltig beeinflußt, sei absurd; die Maler von Brügge hätten nichts erfunden; der Strom der Einflüsse zwischen Flandern und Frankreich sei genau in die entgegengesetzte Richtung geflossen.[157]

Vor diesem Hintergrund kam Fierens-Gevaert auf die Frage der Altniederländer zurück. Er wollte nun nicht mehr beweisen, daß diese Meister des 15. Jahrhunderts unter dem Einfluß Gerard Davids einen Weg eingeschlagen hätten, der schließlich zu einer wirklichen Renaissance führte. Nun ging es ihm vielmehr um die positive Rolle, welche die altniederländische Kunst bei der Entstehung der europäischen Renaissance insgesamt gespielt hatte, und diese Auffassung kam schon im Titel seines Buches zum Ausdruck (der den Leser allerdings kaum auf den dort angeschlagenen Ton vorbereitet): ‹La Renaissance Septentrionale et les premiers maîtres des Flandres›.

Zur Begründung seiner Theorie übernahm Fierens-Gevaert zunächst einmal die wichtigsten Thesen aus Courajods Vorlesungen über den Ursprung der Renaissance, die erstmals 1901 erschienen, aber von den belgischen Kunsthistorikern erstaunlicherweise nicht beachtet worden waren. Die Renaissance war danach durch die Suche nach Realismus geprägt gewesen, und die ersten Schritte in diese Richtung hatten die Italiener zu Beginn des 14. Jahrhunderts unternommen. Doch Giotto und vor allem seine Nachfolger waren zu weiteren Fortschritten unfähig gewesen; dazu bedurfte es der Hilfe aus dem Norden. In der Mitte des gleichen Jahrhunderts hatte die französische Kunst, unter dem Einfluß aus Flandern eingewanderter Maler, die Herausforderung aufgegriffen – und an diesem Punkt seiner Argumentation wich Fierens-Gevaert von Courajod ab, denn er bestritt, daß die flämische Kunst ihrem eigentlichen Wesen nach jemals realistisch gewesen sei; sie war es lediglich zu diesem besonderen Zeitpunkt in der Geschichte, weil damals relativ demokratische Verhältnisse in Flandern geherrscht hatten («bevor der Naturalismus in der Kunst auftauchte, war er in den Herzen»). Doch wie das moderne Belgien, so war auch Flandern nicht groß oder mächtig genug gewesen, um alle seine Künstler zu ernähren, und so wurden viele von dem reichen Hof in Paris angezogen, wo sie ihre Reformmission erfüllten. Der Zusammenbruch Frankreichs mit der nachfolgenden englischen Herrschaft zwang die flämischen Künstler dann, in ihre Heimat oder nach Burgund zurückzukehren, und dort hatten sie schließlich die Renaissance ins Werk gesetzt. Die weitaus wichtigsten Persönlichkeiten waren die Brüder van Eyck gewesen, trotz aller französischen Versuche, ihre Bedeutung herunterzuspielen und all jene flämischen Künstler, die in Frankreich gearbeitet hatten, für sich zu vereinnahmen, und trotz der übertriebenen – und im übrigen kindischen – Ansprüche der Holländer auf die Überlegenheit des zugegebenermaßen großen Bildhauers Claus Sluter. In Wirklichkeit seien die Brüder van Eyck von internationaler Bedeutung gewesen und hätten sogar die Italiener stark beeinflußt. Auch wenn Michelangelo seine Verachtung für die flämischen Leistungen bekundete, hätten doch weder Raffael noch Leonardo jemals das Studium der Natur vernachlässigt, und in diesem Sinne könnten sie als Nachfolger der Brüder van Eyck gelten. Letztlich seien auch Velázquez, Frans Hals, Giorgione, «all die Impressionisten der Renaissance, alle Meister des 17. und 18. Jahrhunderts» und sämtliche Aspekte der modernen Schönheit «aus den Prinzipien hervorgegangen, die von den Meistern des Nordens aufgestellt worden waren. Das 14. Jahrhundert war ein feierlicher Augenblick in der Geschichte der Kunst. Und unsere besondere Liebe, unsere zärtlichste Verehrung verdienen jene beiden Männer, die den Eroberungen des Nordens ihre endgültige Gestalt verliehen, die Meister der ‹Anbetung›, die Evangelisten unserer Kunst und der modernen Kunst, die Brüder van Eyck.»

In seiner Schlußbemerkung verläßt Fierens-Gevaert dann vollends die Kunstgeschichte und begibt sich in das Reich des Dogmas und der Mystik. «Das Altarbild mit der Anbetung des Lammes ist mehr als nur das Meisterwerk einer Schule oder einer Rasse; es ist der größte Glaubensakt, den die Kunstgeschichte kennt. Es faßt die internationalen Strömungen der Schönheit zu Beginn der Moderne zusammen, und zugleich präsentiert es unsere Glaubenslehre. Wenn der Maler, wie Hegel sagt, den Mittelpunkt der christlichen Kunst bildet, dann ist das Polyptychon von Gent der Mittelpunkt der christlichen Malerei ... Und so kommt es, daß dieses Altarbild uns, durch die Wiedererweckung einer Epoche, das Antlitz Gottes enthüllt; daß die Kunst mit der Hilfe des Glaubens den Himmel auf die Erde herniedersteigen läßt.» Wie Fierens-Gevaert uns wissen läßt, beendete er die Niederschrift seines Buches am Ostersonntag des Jahres 1905.[158]

5.

Im Jahre 1943 erinnerte sich der einundsiebzigjährige Johan Huizinga (Abb. 253)[159] – er war im besetzten Holland gerade erst aus deutscher Haft entlassen worden –, daß die Ausstellung in Brügge mehr als vierzig Jahre zuvor eine «Erfahrung von höchster Bedeutung» für seine Entscheidung gewesen war, die Erforschung des Mittelalters zu seinem Beruf zu machen. Zwar hatte ihn «ein vages phantastisches Verlangen nach direkter Berührung [mit der Epoche], das mehr als durch irgendetwas anderes durch Eindrücke, die aus der bildenden Kunst stammten, Nahrung erhielt», nie verlassen, seit der Siebenjährige als Zuschauer einen studentischen Umzug miterlebt hatte, der den Einzug des Grafen Edzard von Ostfriesland in Groningen im Jahr 1505 darstellen sollte;[160] doch bis er die altniederländische Malerei im Palais Provincial sah, hatte er sich nahezu ausschließlich mit vergleichender Sprachwissenschaft und östlichen Religionen befaßt. Nun machte er sich an die Vorarbeiten für sein erstes Buch über die ‹Ursprünge von Haarlem›, und wenig später entwarf er die Grundzüge seines Meisterwerks ‹Der Herbst des Mittelalters›,[161] von dem es in der Vorrede heißt: «Das Bedürfnis, die Kunst der Brüder van Eyck und derer, die ihnen gefolgt waren, besser zu verstehen und sie im Zusammenhang mit dem Leben ihrer Zeit zu erfassen, bildete die erste Veranlassung zu diesem Buche.»[162]

Huizinga war 1872 als Sohn einer alteingesessenen Mennonitenfamilie in Groningen geboren worden.[163] Obwohl viele seiner Vorfahren Pastoren gewesen waren, hatte sein Vater den geistlichen Beruf ausgeschlagen und sich statt dessen der Medizin und der Naturgeschichte zugewandt, um schließlich Professor für Physiologie an der örtlichen Universität zu werden. Sein ältester Sohn Jacob erbte dieses Interesse, doch Johan, der zweitgeborene, zeigte keinerlei Neigung zur Naturwissenschaft. In der Volksschule wurde seine Liebe zur Geschichte, die durch die bunten Kostüme und die glänzenden Rüstungen des Studentenumzugs geweckt worden war, noch von einer guten Lehrerin bestärkt, deren Unterricht er bis an sein Lebensende verpflichtet blieb. Auf dem Gymnasium nahmen seine Studien dann eine andere Richtung, doch zwei Hobbies, die er mit seinem Bruder teilte, hielten sein Interesse an Geschichte lebendig: die Leidenschaft für die Heraldik und die Begeisterung für das Sammeln von Münzen.[164] Von Petrarca bis hin zu Burckhardt hatte allein schon die Weitergabe und Untersuchung der greifbaren Zeugnisse einer Welt, die für immer verloren zu sein schien, den Glauben genährt, die Vergangenheit sei nicht unwiederbringlich verloren, sondern lasse sich irgendwie zurückholen und zu neuem Leben erwecken. Huizinga war vielleicht der letzte große Historiker, der dem magischen Zauber solcher Relikte erlag.

Obwohl sein Herz dem Mittelalter gehörte, begann er zunächst Hebräisch und Arabisch zu lernen; er studierte Theorien der Mythologie und historische Sprachwissen-

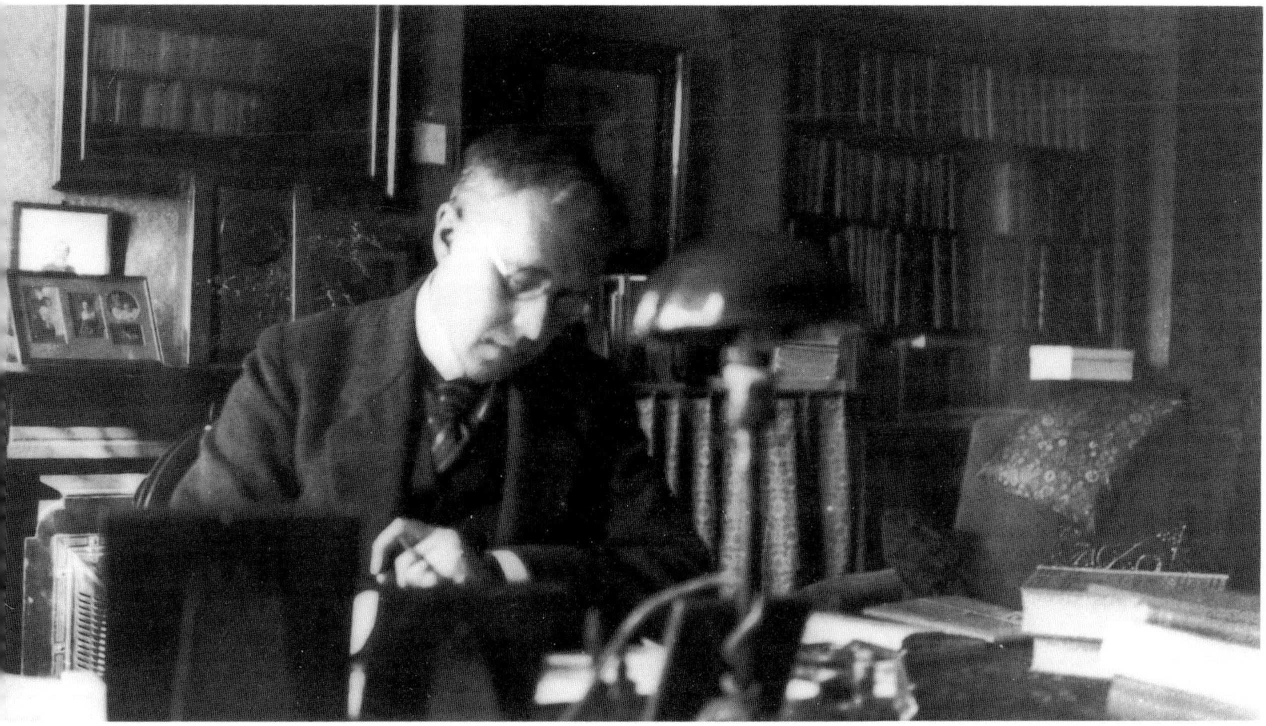

253. Porträt Johan Huizinga, Photo Anton van der Lem

schaft, befaßte sich nebenher auch mit dem Mittelhochdeutschen und dem Altnordischen. In Leipzig hörte er Vorlesungen über das Litauische, Sanskrit und das Altirische und begann Russisch zu lesen. Als er nach Groningen zurückkehrte, plante er eine Dissertation über den «Ausdruck der Licht- und Klangwahrnehmung in den indogermanischen Sprachen». Die Arbeit erwies sich jedoch als undurchführbar, und schließlich wurde er 1897 mit einer Arbeit über den Hofnarren im Sanskrittheater promoviert. Einige Monate später war er (mangels besserer Gelegenheiten) gezwungen, eine Stelle als Geschichtslehrer an der Mittelschule in Haarlem anzunehmen. Acht Jahre blieb er dort, und obwohl er weiterhin Aufsätze über indische Religion und Literatur veröffentlichte, beschränkte sich seine Lehrtätigkeit – an einer Schule, die den Naturwissenschaften weitaus mehr Gewicht einräumte als den Geisteswissenschaften und deren Schüler sich vor allem für Fußball interessierten – auf weitaus konventionellere Gegenstände: auf Ägypten und den alten Orient, auf Griechenland und Rom, auf die Französische Revolution. Später beschrieb er seinen Unterricht in einer Weise, die manche Bewunderer seiner historischen Schriften nicht sonderlich erstaunen dürfte: «Um kritische Fundierung kümmerte ich mich wenig, ich wollte vor allem die blühende, lebendige Erzählung geben.»[165] 1903 übernahm Huizinga zusätzlich die Aufgabe eines unbezahlten Lektors für altindische Kultur und Literatur an der Universität Amsterdam; doch zu dieser Zeit hatte er bereits seine Forschungen zu den Anfängen der Stadt Haarlem begonnen, und im August 1905, im Alter von dreiunddreißig Jahren, wurde er zum Professor für Geschichte an der Universität Groningen berufen.

Kurz vor seinem Tod äußerte sich Huizinga über diese frühe Phase seines Lebens enttäuscht und voller Selbstvorwürfe (obwohl jeder heutige Leser gewiß den Eindruck gewinnt, daß er außerordentlich fleißig war). Über seine Zeit in Deutschland schrieb er: «Ich war eigentlich in diesen Jahren ein recht schlechter Jünger des Studiums … Doch an Eifer fehlte es mir nicht.»[166] Und seine Lektüre nennt er eher bescheiden: «Es war da etwas Shakespeare dabei, aber noch nicht viel, dann etwas deutsche Literatur, aber nichts außerhalb der meist begangenen Pfade: Schiller, das eine und andere von Goethe, Heine, etwas Lyrik, und Französisch so gut wie nichts. Ich war kein großer Leser und bin es auch nie geworden.»[167] Vor allem aber war er ein Phantast, ein Träumer, der gerne spazierenging: «Es war eigentlich nicht Denken, was ich tat, jedenfalls nicht an bestimmte Dinge; mein Geist schweifte so ein wenig über die Grenzen des alltäglichen Daseins hinaus in einer Art ätherischer Genießung …»[168] Seine Stimmung schwankte zwischen Zeiten nahezu manischer Erregung und depressiven Phasen, die wochenlang anhalten konnten, auch wenn seine Umwelt ihn allenfalls als schweigsamer erlebte. Seine Heirat im Jahre 1902 ließ diese Symptome verschwinden – doch im Rückblick können wir erkennen (was der alte, einsame Huizinga wohl nicht zu sehen vermochte), wie produktiv der Historiker des spätmittelalterlichen Europa diese Spannungserfahrungen noch einsetzen sollte. Fragt sich doch, ob sie nicht eine gewisse Rolle spielten, wenn er das Leben im Mittelalter als ein «beständiges Pendeln zwischen Verzweiflung und ausgelassener Freude» charakterisierte.[169]

Auch wenn er vor der Berufung an die Universität Groningen Grund gehabt haben mag, mit seinen wissenschaftlichen Erfolgen unzufrieden zu sein, hatte er sich außerhalb der Schule und ihrer Lehrbücher doch zwei Quellen der Freude erschlossen, die für seine spätere Arbeit gleichfalls von großem Nutzen sein sollten: die Liebe zur Musik und die Liebe zur Kunst. Seine subtilen und profunden Thesen über Kunst und Musik als Führer zum Verständnis der Vergangenheit sollte er erst etwas später formulieren, doch schon eine oberflächliche Lektüre von ‹Der Herbst des Mittelalters› läßt erkennen, daß kein seriöses historisches Meisterwerk (im Unterschied zum romantischen Roman) jemals so spontan auf die optischen und akustischen Erscheinungsbilder früherer Gesellschaften reagiert hat. Schon die allerersten Seiten führen uns ein in «Umzüge, Schreie, Klagerufe und Musik. Der Verliebte trug das Zeichen seiner Dame, der Genosse das Abzeichen seiner Bruderschaft, die Partei die Farben und Wappen ihres Herrn». Vor allem aber in jenen Laut, «der den Lärm des geschäftigen Lebens immer wieder übertönte, der, wenn auch noch so vielfältig, doch nie verwirrend klang und alles vorübergehend in eine Sphäre der Ordnung emporhob: die Glocken».

Huizinga entwickelte und vertiefte seine Liebe zur Musik über die Jahre, sein Geschmack wandelte sich mit den Umständen, unter denen er sie hörte. Zuerst kamen Brahms und Grieg, die ihm von der Schwester seines engsten Freundes «mit ihrem sympathischen Mezzosopran in einem ebenso gefühlvollen wie natürlichen Vortrag» zu Gehör gebracht wurde. Wenn das Studium in Leipzig allzu frustrierend wurde, ging er in Konzerte und in die Oper – allerdings nur, wenn Wagner gegeben wurde. Schließlich vermittelte seine Frau ihm ihre Liebe zu Bach und Mozart, Schubert und Beethoven. Doch lernte er nie, ein Instrument zu spielen, und sagte von sich selbst, er sei «leider in der Musik immer ein vollkommener Analphabet geblieben».[170] Die bildende Kunst hat ihn sehr viel stärker gefesselt.

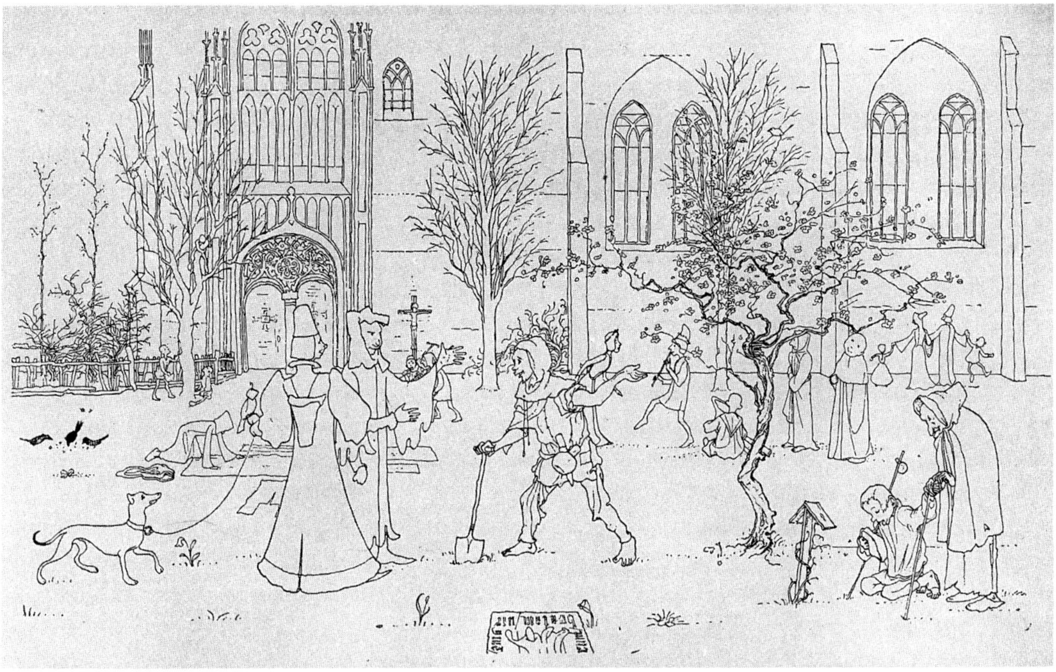

254. Johan Huizinga, 1444: In Dodewaard werdt een bloeiende appelboom gezien in Maart (1444: In Dodewaard wurde im März ein blühender Apfelbaum gesehen), aus: Huizinga, ‹Keur van gedenkwaardige tafereelen›, Amsterdam 1950

Huizinga war selbst ein überaus fähiger und lebendiger Zeichner. Schon in jungen Jahren fertigte er eine Reihe humorvoller Zeichnungen bedeutsamer oder trivialer Episoden aus verschiedenen Jahrhunderten der holländischen Geschichte an, die erst nach seinem Tode veröffentlicht wurden und zeigen, daß er eine satirische Ader besaß, die in seinem geschriebenen Werk kaum zum Ausdruck kommt (Abb. 254).[171] Weniger überraschend ist da vielleicht die Tatsache, daß er zahlreiche Skizzen von Traumsequenzen anfertigte (gleichfalls durchweg komischen Inhalts) und daß er seine Vorlesungen an der Tafel offenbar durch Zeichnungen von Kleidungsstücken und anderen Accessoirs ergänzte, die er aus illuminierten Handschriften und Bildern übernahm.[172] Doch trotz dieser Begabung und obwohl er sehr viel später von sich behauptete, er habe sich leidenschaftlich für die bildenden Künste interessiert,[173] gibt es offenbar keinen Hinweis darauf, daß Huizinga in den ersten Jahren seiner Studentenzeit besonderen Sinn für die Malerei gehabt hätte, weder für die der Vergangenheit noch für die seiner Zeitgenossen. Durch die Literatur (und ganz gewiß nicht durch die Politik, denn er las niemals Zeitung) nahm er neue Entwicklungen in Denken und Wahrnehmung auf: holländische Autoren natürlich, aber auch Rémy de Gourmont, Pierre Louys und Alfred Jarry, wobei der Eindruck, den deren «extrem einseitiges» Weltbild auf ihn machte, anscheinend gelegentlich durch den Einfluß von Edgar Allan Poe, Rossetti und Robert Louis Stevenson modifiziert wurde.

Das änderte sich aber 1895, als Huizinga mit der modernen Kunst in Berührung kam – eine Begegnung, von der er später selbst erstaunt feststellte, daß sie in engem Zusammenhang mit seinen eigenen, ganz andersartigen Forschungen stand.[174] In diesem Jahr lernte er einige Medizinstudenten kennen, die sich von Zeit zu Zeit zusammentaten, um in Groningen Ausstellungen zeitgenössischer Maler zu veranstalten. Er verpaßte zwar die ersten beiden Ausstellungen wegen seines kurzen Aufenthalts in Leipzig (eine davon war van Gogh gewidmet), doch bei der Organisation der wichtigen Ausstellung mit Werken von Jan Toorop im Jahr 1896 spielte er eine bedeutsame Rolle.[175] Diese Tätigkeit machte großen Eindruck auf ihn. Eine repräsentative Auswahl von Bildern kam zusammen, und da der nahezu vierzigjährige und weitgereiste Toorop sich von den meisten Stilen, denen er begegnet war, hatte beeinflussen lassen – von Turner und Manet, von den Realisten, den Impressionisten und den Pointillisten –, muß die Ausstellung eine bemerkenswerte Einführung in die verschiedenen Strömungen der modernen Kunst geboten haben, mit denen Huizinga ebensowenig vertraut war wie die übrigen Einwohner des abgelegenen Groningen. Diese Bilder, an die Huizinga sich noch bis an sein Lebensende erinnern konnte, waren allerdings Toorops neueste, überaus bestürzende, symbolische Arbeiten – ‹Die drei Bräute›, ‹Der Garten der Trauer›, ‹Die neue Generation› und einige andere: schwer zu entschlüsselnde Allegorien der Unschuld und der sexuellen Verkommenheit, in denen große ausdruckslose Augen den Betrachter voller Angst oder Haß anstarren, während sich auf der überfüllten Leinwand überlange, knochenlose weibliche Körper und die dürren, toten Äste zerschmetterter Baumstümpfe winden. Daß Toorops Bilder – so «modern» sie sein mochten – eher ein Ende markierten als einen Anfang, muß selbst denen aufgefallen sein, die von ihnen fasziniert waren; wenn man den Künstler um Erklärungen bat (er sah aus wie ein asiatischer Prinz, denn er war auf Java geboren, und seine Mutter war eine Halbchinesin), zeigte er nur auf die Dünen, die in vielen seiner konventionelleren Werke den Horizont bildeten, und murmelte mit seiner berückenden Stimme: «die Dünen, das Geheimnis».

Die nachfolgenden Ausstellungen scheinen allerdings eher eine Antiklimax dargestellt zu haben. Offenbar waren sie für das Publikum ohne jeden Reiz: An einem Sonntagmorgen holten Huizinga und sein Bruder sich einen alten Feuerwehrhelm und ein Signalhorn aus dem Museum, stellten sich auf die Außentreppe und bliesen, so laut sie nur konnten, ohne jedoch damit nur einen einzigen Besucher in die Ausstellung zu locken. Im Frühjahr 1897 ging die Ausstellungsreihe mit einem Lichtbildvortrag zu Ende, der von photographisch dokumentierten Kunstwerken in Italien ausging.

Unter Toorops Freunden und Bewunderern war auch der Kritiker, Kunsthistoriker und Porträtmaler Jan Veth,[176] dessen Werk sich durch einen sehr zurückhaltenden, zarten Realismus auszeichnet. Nicht lange nach der Ausstellung in Groningen begegnete Huizinga ihm, und es begann eine enge Freundschaft, die erst mit dem Tod des Malers 1925 endete.[177] Ihre Interessen ergänzten einander auf bemerkenswerte Weise, und das Haus seines Freundes war für Huizinga wie ein zweites Zuhause. Obwohl die Biographie, die er über ihn schrieb, kaum etwas zu Veths Gemälden enthielt,[178] muß der enge Kontakt mit einem Mann, der sein Leben der Ausübung und dem Studium der Kunst widmete, Huizingas Wertschätzung für die Malerei entschieden beeinflußt haben. Verstärkt wurde dies noch durch die Ausstellung in Brügge 1902 und durch seine (erste) Heirat im selben Jahr, die dafür sorgte, daß sein Geist, wie er schrieb, nicht nur in der Musik lebte, sondern «in allem, was uns nur erreichbar war auf dem Gebiet der bildenden Kunst». Diese Eindrücke waren sogar so stark, daß er zeitweilig daran dachte, seine Stellung als Lehrer aufzugeben und im Königlichen Museum für Altertumskunde zu arbeiten – doch er ließ diesen Gedanken wieder fallen, als ihm klar wurde, daß er sich dann intensiv mit griechischen Scherben würde befassen müssen.[179]

Angesichts dieser intensiven und noch ganz frischen Erfahrungen kann es kaum überraschen, daß Huizinga für seine Antrittsvorlesung, die er am 4. November 1905 an der Universität Groningen hielt, den Titel «Das ästhetische Element im historischen Denken» wählte.[180]

In diesem Vortrag schnitt Huizinga eine Reihe historiographischer Fragen an, die seit mehreren Jahrzehnten überall in Europa intensiv diskutiert worden waren, auch wenn er fast ausnahmslos auf Beiträge deutscher Autoren aus den letzten Jahren einging. In welchem Umfang war die historische Forschung durch die Entwicklung in den Naturwissenschaften beeinflußt worden, und wenn sie schon nicht hoffen konnte, ähnlich überzeugende Lösungen anzubieten, sollte sie dann nicht entweder völlig neue Methoden einsetzen – die der Soziologie zum Beispiel – oder aber den Anspruch auf Wissenschaftlichkeit fallen lassen? Wie weit sollten Historiker sich mit Individuen und wie weit mit Gruppen oder umfassenderen gesellschaftlichen Kräften befassen? Bestimmt das Handeln großer Persönlichkeiten den Gang der Geschichte, oder werden diese großen Persönlichkeiten selbst von ihrer Umwelt und den gesellschaftlichen Verhältnissen geprägt?

Huizinga behandelte diese und andere strittige Fragen ausführlich, wohl wissend, daß «jeder Schritt mit Gefahren verbunden ist, und für niemand gefährlicher als für den Unparteiischen, der sich ins Niemandsland begibt». Lamprecht hatte versucht, die Bedeutung politischen Wandels den großen Triebkräften der Kulturgeschichte unterzuordnen, die ihn in erster Linie beschäftigten, und darauf kommt Huizinga – teils mit partieller, vorsichtiger Zustimmung, teils aber auch mit entschiedener Ablehnung – immer wieder zurück: «Wir müssen uns vor dem Gedanken hüten, große Denker hätten größere historische Bedeutung als Könige, Soldaten und Diplomaten. ‹Was sind Perikles und Augustus heute denn anderes als bloße Namen, bloße Etiketten für ein Zeitalter?› hat Lamprecht ausgerufen. Welch eine anmaßende Übertreibung der Bedeutung von Literatur! Haben uns Kunst und Literatur so sehr in die Wolken gehoben, daß uns Mut und Entschlossenheit nur noch langweilen?»[181] Die Geschichtswissenschaft sei keine Kunst, eine Ehe zwischen beiden sei unmöglich, und dennoch sei die Frage nach der Kunst von zentraler Bedeutung, denn das Studium der Geschichte und die Schöpfung von Kunstwerken hätten eines gemein: die Schaffung von Bildern. Tatsächlich war Huizinga schon viele Jahre, bevor er diese Gedanken in seinem Vortrag herauszuarbeiten versuchte, zu der Überzeugung gelangt, «daß die Wahrnehmung des Historischen sich am besten umschreiben läßt als eine Sicht, besser vielleicht als eine Evokation von Bildern».[182] Allerdings könne man diese visuelle Analogie in vollem Umfang nur auf die Vorstufen historischer Forschung anwenden. Ihre Implikationen für das Thema seien dennoch von größter Bedeutung, denn was genau könne man sehen? Nur «das Leben von Menschen, und zwar von einzelnen Menschen, nicht von Gruppen und Klassen»; und er verwirft «das Dogma, wonach nur menschliche Gesellschaften, Gruppen und Vereinigungen den Gegenstand von Geschichte bilden... In diesem Falle dürfte ich mich zwar für das Mönchtum – für die Benediktiner, die Minoriten oder sogar für die Spiritualen unter den Franziskanern interessieren, nicht aber für den hl. Franziskus, weder als Vertreter seines Ordens noch als Person.»[183] Natürlich müsse der Historiker in umfassenderen Kategorien denken, doch selbst größere Entwicklungen ließen sich oft nicht ohne Bezug auf den einzelnen verstehen, und zur Illustration dieser These verweist Huizinga auf eine wunderbare Geschichte, die Michelet berichtete. Lange nach der Revolution fragte ein junger Mann den greisen Merlin de Thionville, wie er es übers Herz habe bringen können, Robespierre zu verurteilen. Der alte Mann schien seine damalige Entscheidung zu bereuen, doch dann brach es aus ihm heraus: «Robespierre», sagte er, «Robespierre. Wenn du seine *grünen Augen* gesehen hättest, dann hättest du ihn auch verurteilt.»[184] Huizinga zitiert zustimmend Michelets Vorstellung von Geschichte als Wiederauferstehung, doch er betont zugleich, daß dem ästhetischen Element bei der Stimulation historischen Vorstellungsvermögens weit größere Bedeutung zukomme, als Michelet geglaubt hatte. Eine neue Sensibilität, wie sie für das beginnende 20. Jahrhundert charakteristisch sei, zeige sich in der Tatsache, daß wir «van Eyck ebenso wie Rembrandt, das Rokoko ebenso wie Millet genießen können»; sie gebe uns die Möglichkeit, «ein Höchstmaß an Objektivität mit einem hochgradig subjektiven Empfinden» zu verbinden. Huizinga ist sogar der Ansicht, nur aufgrund solch subjektiver Empfindung könne der Historiker entscheiden, wie viele Fakten er brauche, um eine historische Persönlichkeit wiedererstehen zu lassen.[185]

Es fällt nicht immer leicht, Huizingas manchmal defensiver und gewundener Argumentation zu folgen, wenn er sie durch Bezüge auf psychologische und philosophische Theorien zu stützen versucht. Später schrieb er über seine Antrittsvorlesung, sie «war reichlich lang und schwerfällig geraten und langweilte die meisten meiner Zuhörer gewaltig».[186] Seine Zuhörer konnten nicht ahnen, wie lebendig er seinen Kunstsinn dann in seinem Buch über den ‹Herbst des Mittelalters› einsetzen sollte, das nach wenig mehr als einem Jahrzehnt erschien. Doch nicht nur das Wissen um seine weitere Arbeit macht den Schlußabschnitt seiner Vorlesung heute zu einer so anregenden und bewegenden Lektüre, sondern vor allem auch die Tatsache, daß die Thesen zur bildenden Kunst, die dieser junge Historiker vortrug, noch dazu an einer Universität, die kaum zu den berühmten Bildungsstätten Europas zählte, ebenso kühn und selbstbewußt wie neu waren. Huizinga wußte noch nicht um die Probleme, die sie für ihn aufwerfen, und noch weniger ahnte er, daß ihm gegen Ende seines Lebens heftige Zweifel an ihrer Gültigkeit kommen sollten. Darauf werden wir später noch eingehen, doch zunächst wollen wir versuchen, dem Rat, den er seinen Zuhörern gab, zu folgen und uns Huizinga einen Augenblick lang vorzustellen, wie er dort stand und erklärte: «Der ästhetischen Anschauung kommt bei der Entstehung eines allgemeinen historischen Bildes besondere Bedeutung zu. Nehmen Sie Ihr eigenes Bild von der ägyptischen Kultur. Besteht es nicht nahezu ausschließlich aus Vorstellungen, die auf der ägyptischen Kunst basieren? Und wie stark wird das allgemeine Bild des Mittelalters von der gotischen Kunst beherrscht! Oder fragen Sie sich einmal umgekehrt, wieviel wir über das 13. Jahrhundert wüßten, wenn wir zwar sämtliche päpstlichen Bullen gelesen hätten, – das ‹Dies irae› uns aber unbekannt wäre.»

Ebenso könne ein Besuch in Ravenna – er selbst war drei Jahre zuvor dort gewesen – die beste Einführung in den Niedergang der antiken Welt bieten, deren «Glanz noch in den grünen und goldenen Sprenkeln in San Vitale und dem Nachtblau im Mausoleum der Galla Placidia überlebt hat». Natürlich sei die Kunst nicht der einzige Schlüssel zum Verständnis des geistigen Klimas einer Zeit, vielmehr müßten wir «alles, was wir sonst noch über diese Zeit wissen, in ihrem Spiegel oder in ihrem Lichte» sehen. Allerdings lasse es sich kaum bestreiten, daß eine erhöhte ästhetische Sensibilität zu einem falschen Bild der Vergangenheit führen könne, da verschiedene Personen in unterschiedlicher Weise auf dieselbe Kunst reagierten. Das gelte indessen auch für alle übrigen Quellen: «Unser Bild vom Mittelalter mag sich beträchtlich von dem der Romantiker unterscheiden, doch ihre Begeisterung für die Ästhetik hat uns geholfen, unsere Sicht der mittelalterlichen Geschichte zu klären.» Ähnliche Veränderungen der Wahrnehmung dürften auch in Zukunft noch zu ähnlich eindrucksvollen Ergebnissen führen. «Wie lange ist es her, daß unsere Augen für die atemberaubende Schönheit des Werkes von Brueghel dem Älteren geöffnet wurden?» rief er aus und dachte dabei gewiß an ‹Die Volkszählung zu Bethlehem›, ‹Die Anbetung der Könige› und ‹Das Schlaraffenland›, die man erst drei Jahre zuvor auf der Ausstellung in Brügge gezeigt hatte (allerdings nur widerstrebend und als Antwort auf die Überheblichkeit seiner italienisierenden Zeitgenossen). «Erstaunt erkennen wir heute, daß er weit mehr als nur Unflätigkeiten zu bieten hat – daß sein Werk zu den größten und tiefgründigsten gehört. Dieses tiefere Verständnis verdanken wir einer systematischen Erforschung der Kulturgeschichte des 16. Jahrhunderts. Und es wird uns seinerseits helfen, das 16. Jahrhundert klarer, schärfer und farbiger, mit einem Wort: historischer zu sehen.» Obwohl Huizinga seine These ein wenig abschwächte, indem er darauf hinwies, daß zwischen den Ansprüchen der Wissenschaft und der Beschäftigung mit ästhetischen Fragen kein Widerspruch bestehen müsse, zumal die ästhetische Betrachtung letztlich nur eine Facette in der Erforschung der Geschichte bilde und stets der Ergänzung durch die Kärrnerarbeit der kritischen Forschung bedürfe, gehen doch zwei Argumente mit aller Deutlichkeit aus seiner Vorlesung hervor: Das Bild kommt zuerst, und durch das Bild sehen wir die Vergangenheit «klarer, schärfer und farbiger, *mit einem Wort: historischer*».[187]

Bilder hatten Huizinga – wie wir gesehen haben – schon gut ein Jahrzehnt angezogen, doch erst ein oder zwei Jahre nach dieser Antrittsvorlesung gewannen sie genügend Intensität, um die Vergangenheit in der von ihm behaupteten Weise zu erhellen; und gegen seine eigene Voraussage wurde er nicht von dem gerade erst «entdeckten» Brueghel zu seinen Forschungen angeregt, sondern von den schon lange in Ansehen stehenden «Primitiven» – die er allerdings in einem sehr ungewöhnlichen Licht sah. Er beschreibt selbst, wie er zu seinem Buch ‹Der Herbst des Mittelalters› angeregt wurde:

«Der Augenblick jener Konzeption ist mir von Anfang an völlig bewußt gewesen und geblieben, auch wenn er nicht in der Form eines detaillierten Erinnerungsbildes vor mir stand. Sonderbarerweise fehlt mir die genaue Zeitbestimmung jenes geistigen Vorganges, den ich am besten als ein Überspringen eines Funkens wiedergeben könnte. Es muß zwischen 1906 und 1909, wahrscheinlich 1907 gewesen sein, in den Nachmittagsstunden, als die Sorge für die kleinen Kinder die Zeit meiner Frau in Anspruch nahm, – da spazierte ich zuweilen ein Stück vor die Stadt hinaus, die damals noch auf allen Seiten unmittelbar in das weite, frische Groninger Land überging. Auf einem solchen Spaziergang längs dem Damsterdiep oder in seiner Nähe, an einem Sonntag dünkt mich, ging mir die Einsicht auf: das späte Mittelalter nicht als eine Ankündigung des Kommenden, sondern als das Absterben dessen, was dahingeht. Dieser Gedanke, wenn man von einem Gedanken sprechen darf, kreiste vor allem um die Kunst der van Eycks und ihrer Zeitgenossen, die meinen Geist zu jener Zeit ungemein beschäftigte. Gerade in jenen Jahren wurde es üblich, auf den Spuren Courajods mit Fierens-Gevaert und Karl Volz die altniederländische Kunst als eine anbrechende nördliche Renaissance zu verstehen. Dem lief meine Vorstellung schnurstracks entgegen. Es dauerte einige Jahre, bevor ich mit der Ausarbeitung begann ... In jenem Universitätsjahr [1909] hielt ich eine Vorlesung, die ich ‹Burgundische Kulturen› nannte. Während sich meine eigene Auffassung dessen, was ich geben würde, ständig verschob, hatte ich um 1910 begonnen, so viel als möglich von den burgundischen und französischen Geschichtsschreibern jener Zeit zu lesen, vor allem Chastellain.»[188]

6.

Was Huizinga an der altniederländischen Malerei, die er in Brügge (und später noch anderswo) gesehen hatte, so faszinierte, läßt sich aus seinem Aufsatz über «Die Kunst der van Eycks im Leben ihrer Zeit» erschließen, den er 1916 veröffentlichte und drei Jahre später in sein Buch ‹Der Herbst des Mittelalters› aufnahm – dem er im übrigen ursprünglich den Titel ‹Im Spiegel van Eycks› geben wollte. Es ist durchaus gerechtfertigt, diese späteren Arbeiten für die Analyse der früheren Phasen seines Denkens heranzuziehen, denn er selbst hat darauf hingewiesen, daß die burgundische Kunst seine Aufmerksamkeit auf das Wesen des mittelalterlichen Burgund gelenkt hatte, lange bevor er die übrigen Aspekte dieser Kultur zu studieren begann; allerdings muß man einräumen, daß sein Blick ein wenig von seiner «Unschuld» verlor, als seine Vorstellungen Gestalt annahmen und er nach Material Ausschau hielt, das seine Thesen bestätigen konnte.[189]

Wie die meisten sensiblen Beobachter änderte Huizinga allerdings gelegentlich seine Meinung und zeichnete nicht immer ein einheitliches Bild, wenn er seine Eindrücke zusammenfaßte; diese Inkonsistenz entsprach jedoch, wie er ausführt, einer Inkonsistenz, die auch in den Arbeiten der Meister des 15. Jahrhunderts zu finden war. Spiegelte sich in ihrem Werk nun der «lichte Glanz einfacher Heiterkeit» oder aber «Pracht und Prunk», die uns deshalb kaum auffallen, weil wir nur nach Schönheit Ausschau halten?[190] Tatsächlich war beides charakteristisch für van Eyck und seine Zeitgenossen, deren Werk sich stets an der Grenze zu Übertreibung und Disharmonie bewegte. Man denke nur an Claus Sluter. Alle Meisterwerke der Plastik, von den Büsten des kaiserlichen Rom bis hin zu den Skulpturen des 18. Jahrhunderts, haben notwendigerweise viele Gemeinsamkeiten, vor allem jenes «Optimum von Einfachheit und Freiheit ..., das wir klassisch nennen». Auf den ersten Blick gilt das auch für Sluter, doch sehen wir uns die Propheten genauer an, die um den Brunnen in der Kartause von Champmol stehen, so bemerken wir, daß ihre Gesichtszüge «allzu ausdrucksgeladen, zu persönlich» sind (Abb. 255). Der Zusammenhang zwischen Figuren und Text wird mit solchem Nachdruck betont, «etwas so Eindringliches in die Gebärde des einen, in das Antlitz des anderen gelegt, daß das Ganze die *ataraxia,* das Vorrecht aller großen Skulptur, beinahe zu verlieren in Gefahr steht». Dabei wäre die Wirkung noch stärker, wenn Sluters Monument vollständiger und in der ursprünglichen Form erhalten geblieben wäre: in leuchtenden Farben bemalt und vergoldet. In den kleinen Figuren der «*pleurants*» (der Weinenden) um das Grab Philipps des Kühnen schufen Claus Sluter und seine Schule

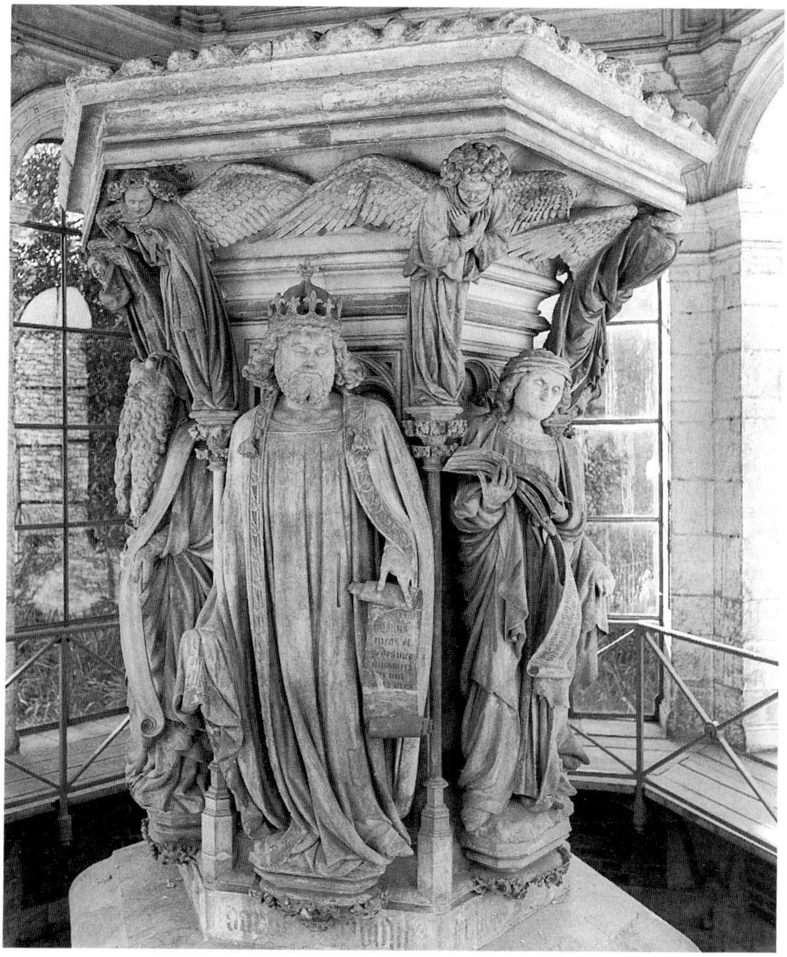

255. Claus Sluter, Mosesbrunnen; Dijon, Kartause von Champmol

256. Claus Sluter, Grabmal Philipps des Kühnen: Teilansicht mit Prozession der Pleurants; Dijon, Musée des Beaux-Arts

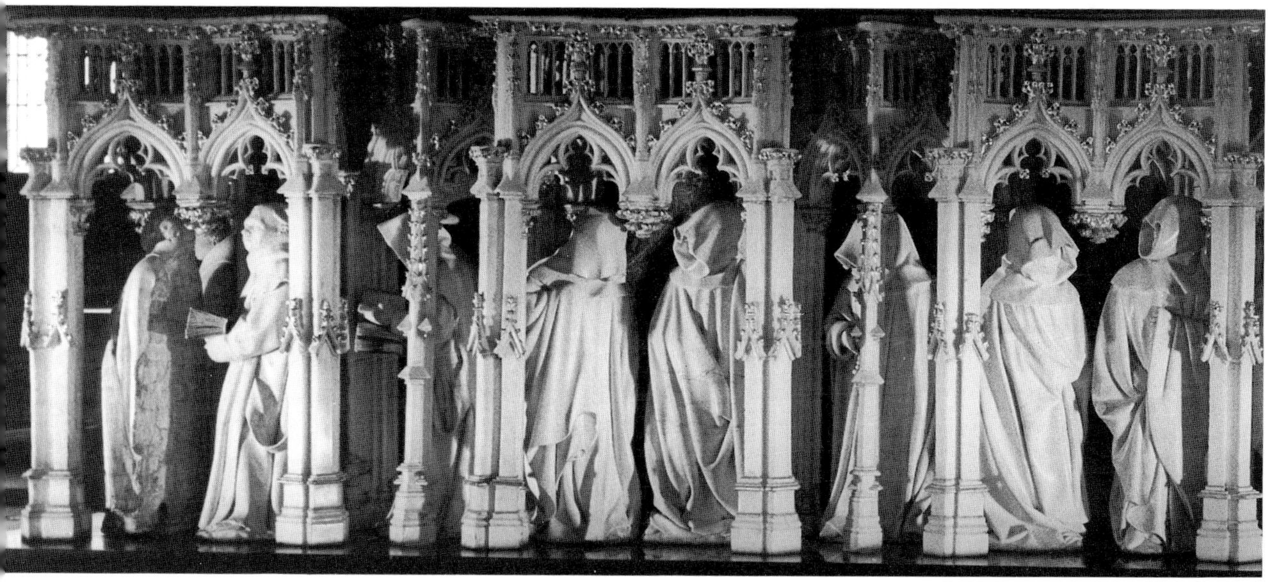

indessen «die tiefste und würdevollste Gestaltung des Schmerzes, einen Trauermarsch in Stein» (Abb. 256).[191]

Bei van Eyck, dessen Kunst stets dieselbe Frische bewahren wird wie zur Zeit ihrer Entstehung, lassen sich ähnliche Gegensätze entdecken. Nirgendwo nimmt die Kunst des 15. Jahrhunderts reinere Gestalt an als in der ‹Arnolfini-Hochzeit› in der Londoner National Gallery, und nirgendwo findet sich eine tiefere Charakterschilderung als in van Eycks Porträts: «Hier haben wir das spitze, karge Antlitz seiner Frau [Abb. 257]. Dort den starren, grämlichen Aristokratenkopf Baudouin de Lannoys. Und dort die unheimlich verschlossene Miene des Kanonikus van der Paele [Abb. 245], die kränkliche Gelassenheit des Berliner Arnolfini, das ägyptisch Geheimnisvolle von ‹Leal souvenir›.»[192] Dennoch kann derselbe Künstler (zuweilen sogar im selben Bild) ins bloß Rhetorische verfallen. Wie hohl ist etwa die Gebärde, mit der der hl. Georg den Stifter van der Paele der Jungfrau anbefiehlt, wie «deutlich hat der Künstler in diesem goldenen Panzer und dem Prunkhelm antikisieren wollen»;[193] oder man denke nur an die singenden Engel auf dem Genter Altar und ihre «schweren Gewänder, von dunklem Rot und voller Gold und funkelnder Steine, die allzu ausdrucksvollen Mienen, die etwas kleinlichen Ornamente des Musikpults» (Abb. 258).[194] In ähnlicher Weise ist van Eyck bereit, den Naturalismus mit «seiner unerreichten Vollendung in den Einzelheiten» ins Erotische abzuwandeln, als er Eva malt, die mit ihren kleinen, zu hoch sitzenden Brüsten, den langen, schlanken Armen und dem vortretenden Leib dem weiblichen Schönheitsideal der Zeit entspricht («doch wie naiv hat er das alles getan, ohne jegliche Fähigkeit oder Absicht, die Sinne zu reizen», Abb. 243).[195] Gerade diese Tafel des Genter Altars hatte die Besucher der Ausstellung in Brügge 1902 durch ihren kompromißlosen, einem Courbet ebenbürtigen Realismus beeindruckt.

Manche Künstler scheinen für Huizinga indessen gegen die Versuchungen prunkvoller Eleganz und übertriebener Verfeinerung immun gewesen zu sein: Dirk Bouts zum Beispiel, dessen Bilder aufgrund ihrer Schlichtheit und Zurückhaltung «als Ausdruck eines echt Bürgerlichen» gelten könnte;[196] und vielleicht auch Gerard David, den er nur beiläufig erwähnt und über den er ganz im Sinne von Weale, aber gewiß nicht im Sinne von Fierens-Gevaert sagt, er arbeite «formal zwar ganz im Stil der älteren Schule», zeige aber, «verglichen mit seinen Vorgängern, eine Verfeinerung des Farbsinnes».[197] Doch eben dieser «primitive» Charakter Davids sei verantwortlich für seine Hauptschwäche: die Unfähigkeit zu komponieren, die er mit nahezu allen altniederländischen Künstlern des 15. Jahrhunderts teile, von den kleinformatig arbeitenden Buchmalern bis hin zu den Malern großer öffentlicher Wandbilder.

Manchmal ließ sich dieses Problem durch den Rückgriff auf bewährte Formeln lösen. Beweinungen, Kreuzabnahmen, Anbetungen – solche ehrwürdigen Themen zwangen dem Künstler ein rhythmisches Muster auf, dem er sich kaum entziehen konnte. Nur wenige Maler, zum Beispiel Rogier van der Weyden, machten den ernsthaften Versuch, eigenständig neue formale Lösungen zu finden. In einigen anderen Fällen (etwa der Prozession, die sich auf der Mitteltafel des Genter Altars zum Altar bewegt, Abb. 241) gelang es van Eyck durch eine «rein arithmetische Koordinierung» eine rhythmische Wirkung zu erzielen. Doch wo Bewegung erforderlich war und maßstabsetzende Vorbilder fehlten, konnten die Ergebnisse äußerst häßlich ausfallen wie etwa bei den von Gerard David und Dirk Bouts gemalten Martyrien in Brügge und Brüssel

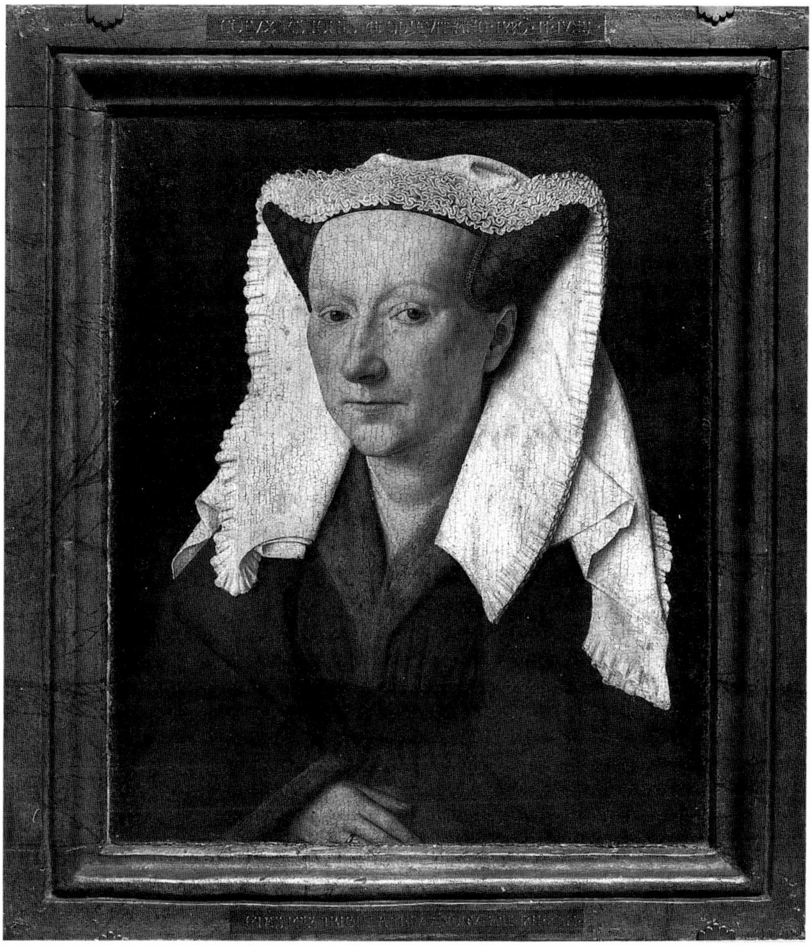

257. Jan van Eyck, Bildnis seiner Frau Margareta; Brügge, Stedelijk Groeninge Museum

oder auch absolut lächerlich wie bei einigen Buchmalereien von Jean Miélot.[198] Denn die größte Schwäche der nordeuropäischen Kunst des 15. Jahrhunderts lag in dem Umstand, daß ihr jeder echte Sinn für Harmonie fehlte.

Auf dieses Problem kommt Huizinga immer wieder zurück. Schmuck und Ornament, so schreibt er, werden nicht mehr zur Steigerung des natürlichen Schönen eingesetzt, sondern überwuchern es durch ihre Extravaganz und Fülle. An der Doppeltafel von Melchior Broederlam mit Darstellungen aus dem Leben Jesu und seiner Mutter, die man aus der Kartause von Champmol ins Museum von Dijon gebracht hatte, fällt ihm besonders die Disharmonie zwischen der Einfachheit und Ruhe der Gemälde und dem sie rahmenden, überladenen Schnitzwerk auf.[199] Ähnlich überladen waren auch die Teppiche dieser Zeit, die (anders als die Gemälde) allerdings ausschließlich dekorativen Zwecken dienten. Die größte Herausforderung an Huizingas Wahrnehmungsvermögen bildete indessen die Kunst van Eycks. Dabei konzentrierte er sich im wesentlichen auf zwei Bilder: die ‹Madonna des Kanzlers Rolin› im Louvre (Abb. 260) und die ‹Verkündigung›, die sich damals in der Eremitage befand (offenbar hatte er sie 1907 gesehen, als sie auf persönliche Anweisung des Zaren und gegen den Willen des Museumsdirektors zur Ausstellung des Goldenen Vlieses nach Brügge geschickt wurde, Abb. 259).[200]

Nach der Beschreibung des Pariser Bildes zu urteilen, muß Huizinga beängstigend nah herangegangen sein und das Gemälde mit einer kleinen, aber starken Lupe untersucht haben. Denn es fehlt jeder Überblick über das Ganze, den betenden Kanzler mit seinem Stiernacken und den brutalen, aber schönen Gesichtszügen und die Jungfrau mit ihrem wallenden roten Gewand, die ihm das segnende Kind entgegenhält. Dafür treten jedoch alle Details in kristallener Klarheit hervor: «Die peinliche Gewissenhaftigkeit, mit der die Gewandstoffe, der Marmor der Fliesen und Säulen, das Glitzern der Fensterscheiben, das Brevier des Kanzlers behandelt werden, würden wir bei jedem andern als van Eyck pedantisch nennen. In einem Detail wirkt die übertrieben feine Ausführung wirklich störend, in der Verzierung der Kapitelle in der Ecke nämlich, auf denen – gleichsam in Anführungsstrichen – die Vertreibung aus dem Paradies, das Opfer von Kain und Abel, der Auszug aus der Arche Noah und die Sünde Hams dargestellt sind. Aber erst außerhalb der offenen Halle, welche die Hauptfiguren umschließt, erreicht die Lust an der Ausarbeitung der Details ihren Höhepunkt. Da öffnet sich als Durchblick durch die Kolonnade die wunderbarste Perspektive, die van Eyck jemals gemalt hat.» Und dann zitiert Huizinga ausführlich aus der präzisen und anschaulichen Beschreibung, die Durand-Gréville von diesen Details gibt – ein Kenner der altniederländischen Kunst, der 1902 auf der Tagung anläßlich der Ausstellung in Brügge eine herausragende Rolle gespielt hatte. Trotz der Verzierungen, der feinen Ausarbeitung, der winzigen, in der Ferne gerade noch erkennbaren Figuren und Objekte, so schließt Huizinga seine Ausführungen, gehen Einheit und Harmonie nicht verloren. Doch später änderte er seine Meinung, wenn er schrieb: «Nachdem ich das Bild kürzlich wiedergesehen habe», schreibt er in einer späteren Ausgabe, «kann ich [den Verlust an Harmonie] nicht länger leugnen, wie ich es früher aufgrund meiner viele Jahre alten Erinnerung getan habe.»[201]

In der ‹Verkündigung› aus der Eremitage (die der Maler in eine Kirche verlegt hat) hat er den Eindruck, «als hätte van Eyck hier die ganze, vor nichts zurückschreckende Virtuosität des Meisters, der alles kann und alles wagt, vor Augen führen wollen», und auch hier «wieder das Wunder: bei einer derartigen Anhäufung von ausgeführten Einzelheiten geht die Einheit von Ton und Stimmung ebensowenig verloren wie bei der Madonna des Kanzlers Rolin».[202] Für Huizinga war van Eyck bei aller Genialität vor allem ein Meister der «unbegrenzten Detaillierung», der den Glanz von Perlen, Gold und Edelsteinen, von rotgoldenem Brokat oder die Zeichnung von Pfauenfedern und Fliesenmustern sichtbar machen konnte. Zugleich war er ein Meister der Anekdote. Doch keineswegs – oder nur in einem rein chronologischen Sinne – war seine Kunst primitiv.[203] Entgegen den Thesen eines Fierens-Gevaert und seiner Nachfolger bildeten van Eycks «gewissenhafter Realismus und [sein] Streben, alles so körperlich wie möglich im Bilde auszugestalten», das Ende einer alten Entwicklung und nicht den Beginn einer neuen.[204]

258. Jan van Eyck, Genter Altar: Chor der Engel; Gent, St. Bavo

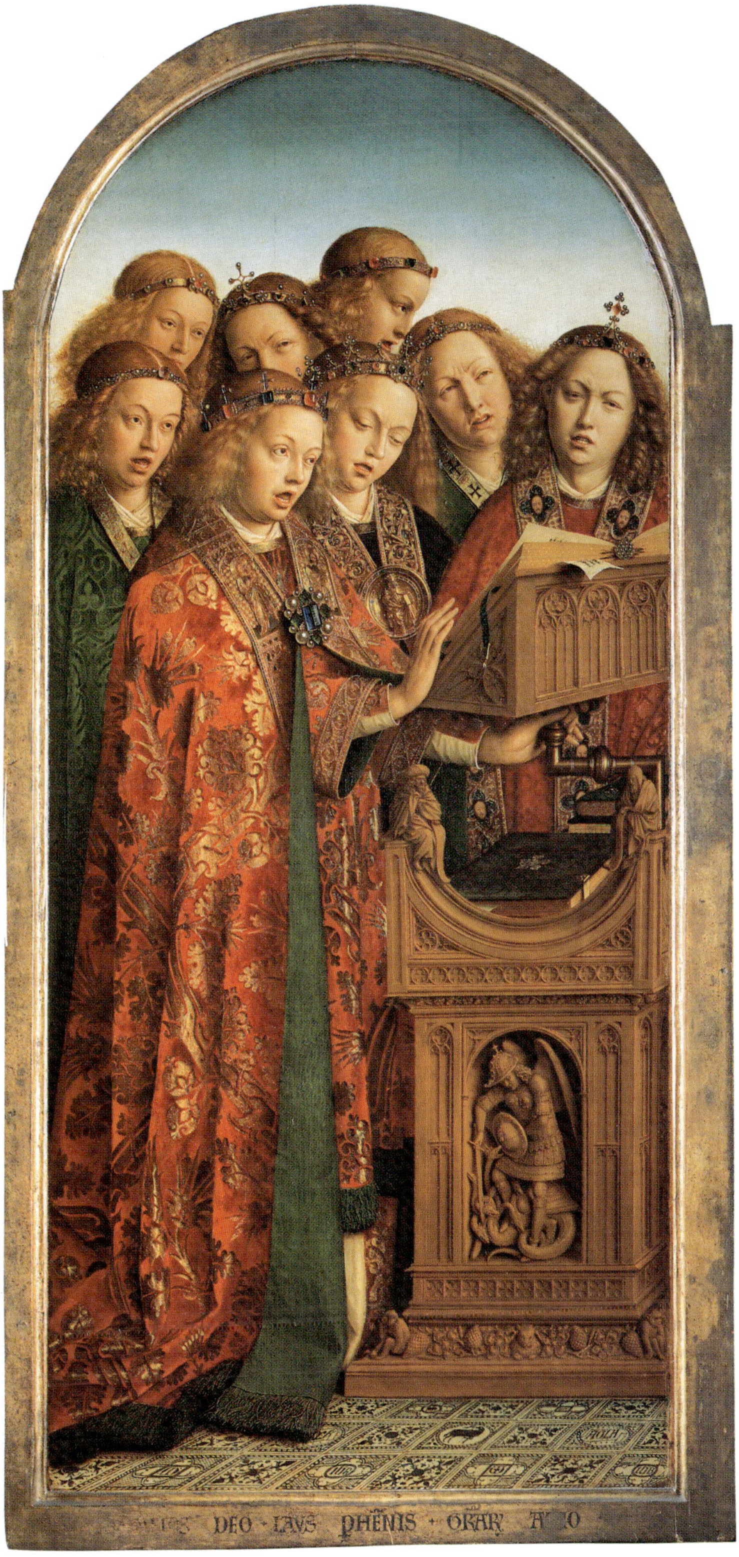
DEO · LAVS · PHENIS · ORAR

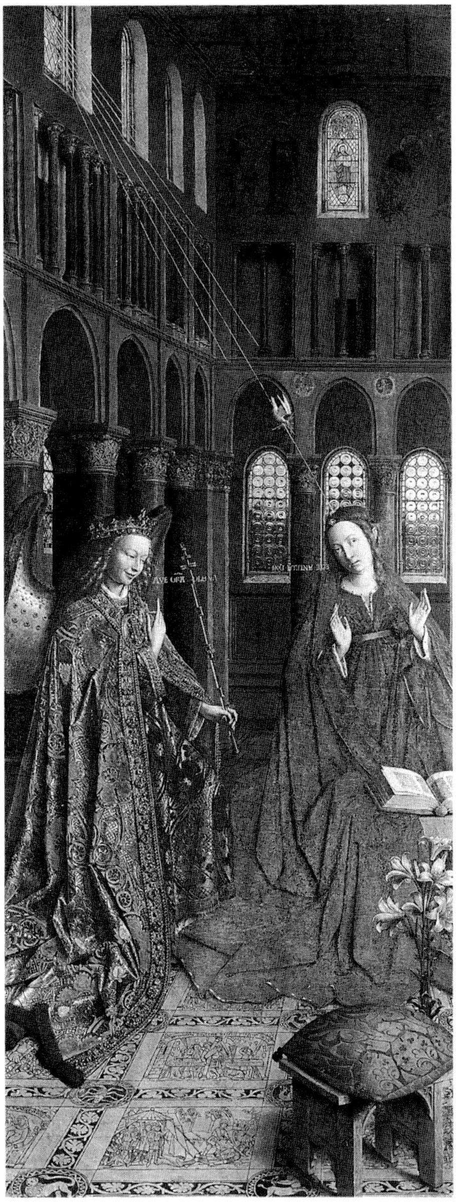

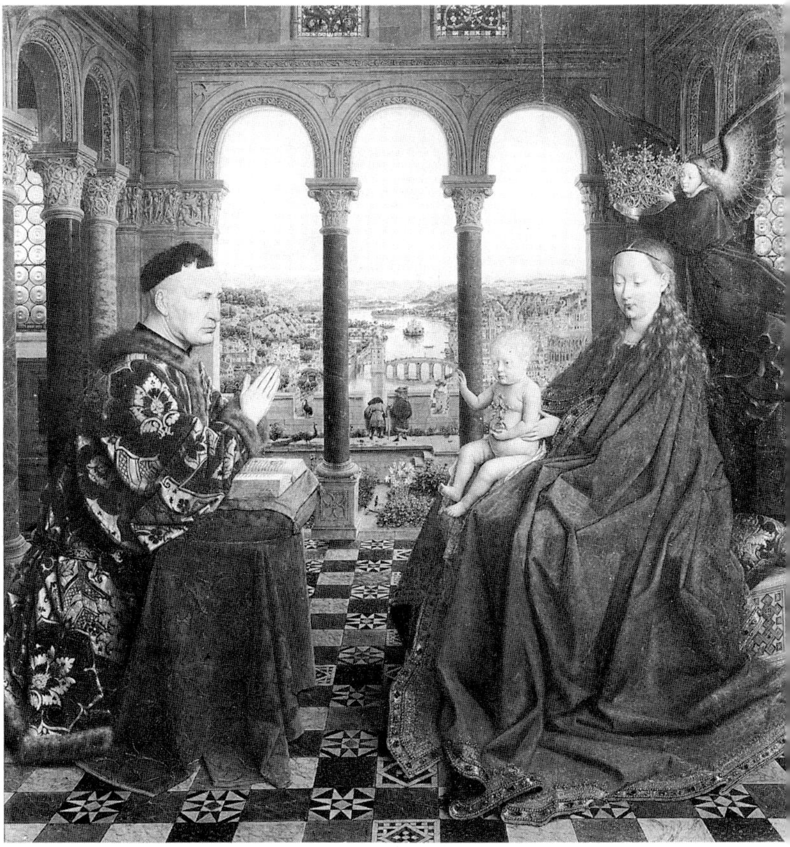

260. Jan van Eyck, Madonna des Kanzlers Rolin; Paris, Louvre

259. Jan van Eyck, Verkündigung; Washington, National Gallery of Art, Mellon Collection

7.

In seiner Antrittsvorlesung hatte Huizinga die These vertreten, Bilder (aus dem spätrömischen Reich zum Beispiel oder aus den Niederlanden des 16. Jahrhunderts) sollten den Auslöser für die historische Forschung bilden; doch er hatte nicht behauptet, sie könnten auch als Grundlage für eine tieferreichende Analyse dienen. Bei einem Spaziergang durch die offene Landschaft um Groningen war ihm plötzlich die Eingebung gekommen, seine (wenn auch ausgesprochen idiosynkratische) Interpretation der altniederländischen Kunst des 15. Jahrhunderts zeige, daß die Gesellschaft, in der sie entstanden war, gleichfalls rückwärts gewandt und im Niedergang begriffen gewesen sein mußte; aber offenbar ließ er die Sache dann für einige Jahre auf sich beruhen. Erst 1919 in ‹Herbst des Mittelalters› begann er, den Implikationen seiner Eingebung in ihrem ganzen Umfang nachzugehen. Inzwischen hatte sich seine intuitive Erkenntnis durch die aufmerksame Lektüre von Autoren der Zeit gefestigt, und wie wir noch sehen werden, gehört es zu den bemerkenswertesten Eigenheiten dieses Buches, daß es auf eindrucksvolle Weise belegt, mit welcher Vorsicht – um nicht zu sagen: mit welchem Mißtrauen – das Zeugnis der bildenden Kunst behandelt werden muß. Dennoch prägte Huizingas persönliches Verhältnis zur Kunst seine gesamte schöpferische Leistung, und dies ist nur einer unter vielen Aspekten, in denen ‹Der Herbst des Mittelalters› an ‹Die Cultur der Renaissance in Italien› erinnert.

Der – positive wie negative – Einfluß, den Burckhardts «Essay» auf Huizinga ausübte, ist vielfach betont worden – nicht zuletzt von Huizinga selbst, der sehr wohl erkannte, daß Burckhardts Arbeit der Kunst weit mehr verdankte, als dies oberflächlich zu erkennen war. «Der Bau dieses unvergleichlichen Vorbildes kulturhistorischer Synthese ist so fest und harmonisch wie ein Renaissancewerk selbst», schrieb er über Burckhardts Buch.[205] Von diesem Ideal inspiriert, legte er so großes Gewicht auf die formale Konstruktion seines eigenen Meisterwerkes, daß er gelegentlich sogar bereit war, wesentliche, aber möglicherweise störende Inhalte fortzulassen. So erklärt er mit wenigen knappen Worten, die bei seinen Kritikern einige Irritation auslösten, weshalb er Jeanne d'Arc in seinem Buch nahezu unerwähnt ließ: «Ich wußte, daß Jeanne d'Arc das Buch, das mir vorschwebte, gänzlich aus dem Rahmen heben würde. Was mich davon abhielt, sie in jenes Werk einzubeziehen, war ein Gefühl der Harmonie, gepaart mit großer Scheu.»[206]

Es war dieser Mangel an wirklicher Harmonie, den Huizinga an den Bildern der flämischen Primitiven des 15. Jahrhunderts so störend fand. Auch mag es noch einen anderen Grund geben, weshalb er Jeanne d'Arc «wohlerwogen und absichtlich» ausließ. Wenn sie nicht in die Komposition von ‹Der Herbst des Mittelalters› paßte, so nicht allein deshalb, weil sie «zu jenen wenigen Personen in der Geschichte» gehöre, «die nie etwas anderes als Protagonisten sein können, die immer Hauptsache, immer Ziel und nie Mittel sind». Wichtiger ist gewiß noch die Tatsache, daß nichts an ihrem Glauben und Handeln dem Bild der Zeit entspricht, das er vermitteln wollte (wie er in einem gesonderten Aufsatz ausführte, den er ihr widmete).[207]

Ohne Zweifel lassen sich auch in ‹Die Cultur der Renaissance in Italien› Hinweise finden, daß Burckhardt unpassende Zeugnisse gelegentlich ausließ, um ein kohärenteres historisches Bild zu zeichnen, und tatsächlich war dies einer der wichtigsten Punkte in der Kritik, die Huizinga an diesem Buch übte.[208] Denn trotz aller Bewunderung, die er für den «klügsten Mann des neunzehnten Jahrhunderts» empfand,[209] bildete Huizingas ‹Herbst des Mittelalters› sowohl eine Herausforderung als auch einen Tribut an Burckhardts «beispielloses Beispiel» – eine Herausforderung, die schon in den ersten Worten des Buches anklingt: «Als die Welt noch ein halbes Jahrtausend jünger war, hatten alle Geschehnisse im Leben der Menschen viel schärfer umrissene äußere Formen als heute.» Dieser Satz kann nur an Burckhardts berühmte (und in Huizingas Augen irreführende) Einleitung zum Abschnitt über die «Entwicklung des Individuums» erinnern: «Im Mittelalter lagen die beiden Seiten des Bewußtseins – nach der Welt hin und nach dem Innern des Menschen selbst – wie unter einem gemeinsamen Schleier träumend oder halbwach. Der Schleier war gewoben aus Glauben, Kindesbefangenheit und Wahn; durch ihn hindurchgesehen erschienen Welt und Geschichte wundersam gefärbt ...»

Huizinga lehnte Burkhardts klare Unterscheidung zwischen der mittelalterlichen Welt und der Renaissance entschieden ab; der Schleier, so meinte er ironisch, sei vielleicht ein Defekt in Burckhardts eigener Kamera.[210] Es zeigte sich indessen schon bald, daß auch in *seinem* Mittelalter Träume und wundersame Farben, Glaube, Illusion und kindliche Befangenheit keineswegs fehlten. Und wie ausgiebig machte er von den Zeugnissen der bildenden Kunst Gebrauch, um vor unseren Augen möglichst unmittelbar eine Kultur erstehen zu lassen, die zwischen wilder Begierde und Grausamkeit einerseits und übertriebener Frömmigkeit andererseits, zwischen hartherzigem Geiz und den phantastischen Träumen eines überholten Rittertums hin und her schwankte? Daß er beständig nach Bildern und Handschriften Ausschau hielt, die diese Vergangenheit sichtbar und erlebbar machen konnten, als wäre er selbst in den dargestellten Szenen anwesend, geht deutlich genug aus dem Buch hervor wie auch aus einem Aufsatz, der etwa um dieselbe Zeit entstand und in dem er aufzeigte, wie wichtig es für ein historisches Museum sei, echte Kunstwerke sowie Alltagsgegenstände und Dokumente für seine Sammlungen zu erwerben.[211] Doch auf den ersten Blick ist man überrascht, wie selten er sich auf konkrete Bilder bezieht, um bestimmte Aspekte der mittelalterlichen Gesellschaft sichtbar zu machen. Auf ganz unmittelbare Weise geschieht das nur einmal in seinem Buch. Das Kapitel über «Das Bild des Todes» ist das am stärksten visuell ausgerichtete Kapitel.[212] Darin stützt er sich in beträchtlichem Maße auf das Zeugnis von Monumenten wie dem Friedhof der Innocents in Paris und von Grabplastik, Fresken, Gemälden und Holzschnitten, um die «sehr irdische, selbstsüchtige Einstellung auf den Tod» herauszuarbeiten, die weder Mitleid noch Resignation, weder Sehnsucht noch Trost kannte. Wie außergewöhnlich diese Passage ist, läßt sich am besten ermessen, wenn wir einige auffällige Auslassungen betrachten.

Viele Generationen von Kunstliebhabern hatten in den schlicht gekleideten Stiftern und ihren Frauen auf den Flügeln von Memlings Altarbildern Hinweise darauf gesehen, daß es im Flandern des 15. Jahrhunderts eine fromme, hart arbeitende und wohlhabende Schicht von Bürgern gab. Doch Huizinga erwähnt sie kaum. Es hat den Anschein, als wäre er wie die zeitgenössischen Erzähler, auf die er sich selbstsicher stützt, um eher den Geschmack als die Realität des mittelalterlichen Lebens zu entdecken, nicht an den Gegebenheiten des alltäglichen Daseins interessiert, sondern an den Träumen und Illusionen, die Gesellschaften gerne hegen.

«Die Chronisten des 15. Jahrhunderts», so schreibt er,

«haben ihre Epoche fast ausnahmslos ungenau wahrgenommen, deren treibende Kräfte ihnen verborgen blieben ... Die nach Flandern transportierten sagenhaften Reichtümer der burgundischen Linie der Valois verdankten sich in Wirklichkeit dem Reichtum der flandrischen und brabantischen Städte. Dennoch scheint für den Historiographen Chastellain, geblendet vom Glanz und von der Pracht einer extravaganten Hofhaltung, die Macht des Hauses Burgund vornehmlich auf dem Heldenmut und den ritterlichen Idealen beruht zu haben.»[213]

Fast drängt sich einem die Erklärung auf, Huizinga habe – vielleicht sogar bewußt –

dieselbe Fehleinschätzung begangen, als er einen Bereich visueller Zeugnisse überging und (wie wir noch sehen werden) einen anderen in den Vordergrund rückte. So bot etwa der sogenannte Meister von Flémalle eine weitaus handfestere, prosaischere und weniger verfeinerte Weltsicht als van Eyck. Huizinga erkennt dies, doch nennt er nur ein einziges, ihm zugeschriebenes Werk (den Mérode-Altar), und statt die Bedeutung einer Lebenseinstellung hervorzuheben, die weit von dem preziösen höfischen Leben entfernt war, um das seine Dekadenztheorie kreiste,[214] tut er dessen Qualität in drei oder vier Zeilen ab und erwähnt lediglich die genrehaften Züge und vielleicht auch das Komische an diesem Werk.[215]

Andere Auslassungen sind nicht so leicht zu erklären. Es ist schon merkwürdig, daß Huizinga Gerard Davids ‹Schindung des bestechlichen Richters› (Abb. 252) übergeht, von der ein Besucher der Ausstellung in Brügge gesagt hatte, es sei «die realistischste und die blutigste Tortur, die je mit solcher Genauigkeit auf der Leinwand festgehalten wurde»,[216] zumal er selbst auf die große Bedeutung solcher barbarischen öffentlichen Hinrichtungen verweist; doch nicht einmal in diesem Zusammenhang kommt er auf das Bild zu sprechen. Zur Illustration der «gefährlichen Annäherung der religiösen und der erotischen Empfindungen» beschreibt er allerdings recht ausführlich[217] die «dekadente Gottlosigkeit» und «blasphemische Freimütigkeit» der ‹Maria mit Kind› von Fouquet (Abb. 261) – eines der schönsten Werke, die Florent van Ertborn 1841 dem Antwerpener Museum vermacht hatte. Es war für Etienne Chevalier, den Schatzmeister Karls VII., gemalt worden, und nach einer aus dem 17. Jahrhundert stammenden Überlieferung, die aber durchaus zutreffen mag, trug die feingliedrige, stilisierte und elfenbeinblasse Madonna, deren linke, kugelrunde Brust entblößt ist, die Züge der königliche Mätresse Agnes Sorel.[218] Als Huizinga jedoch ganz allgemein über die Zügellosigkeit spricht, erwähnt er nur nebenbei ein kleines Bild im Leipziger Museum, das «gelegentlich der Schule von van Eyck zugeschrieben wird» und das ein Zimmer zeigt, in dem ein Mädchen, nackt, wie es zur Zauberei gehört, den Geliebten durch zauberische Mittel zwingt, zu erscheinen – doch geht es ihm dabei eher darum, zu verdeutlichen, daß solche Bilder sehr selten vorkamen.[219]

Auch wenn auf diesem speziellen Gebiet nur wenige Beispiele existieren, hätte Huizinga natürlich sehr viel ausgiebiger von der Fülle der Tafelbilder und Buchmalereien Gebrauch machen können, um dem Leser die ihm wichtigen Aspekte des mittelalterlichen Lebens vor Augen zu führen. So ist es doch recht verwunderlich, daß ein Autor, der sich so sehr für Träume und für die «Psychopathologie» des Spätmittelalters interessiert, nur selten einmal auf Hieronymus Bosch eingeht, obwohl eine Reihe seiner Bilder für die angeführten Bewußtseinszustände von unmittelbarer Bedeutung sein dürften.[220] Anscheinend scheute sich Huizinga, auf ein Gebiet vorzustoßen, von dem er meinte, daß es bereits allzuviel Aufmerksamkeit auf sich gezogen hatte. In einer zurückhaltenden Besprechung des betreffenden Bandes der ‹Altniederländischen Malerei› von Friedländer zeigte er einige Jahre später, mit welcher Skepsis er die gängigen Deutungen des Künstlers betrachtete und wie sehr er vor einer eigenen Interpretation zurückschreckte. Er gratulierte Friedländer zu seiner Zurückhaltung auf diesem Gebiet, und obwohl er einräumte, daß «eine psychologische Interpretation hier nötiger ist als bei irgendeinem anderen Meister», verwarf er doch alle entsprechenden Versuche als «gefährliche Spekulation».[221]

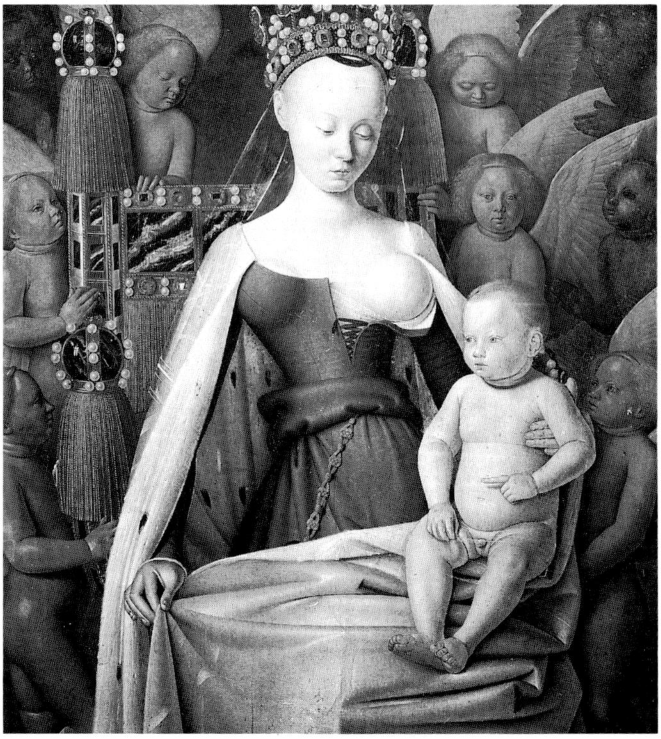

261. Jean Fouquet, Maria mit Kind; Antwerpen, Koninklijk Museum voor Schone Kunsten

Bei aller Lebendigkeit seiner Beschreibungen basieren die Offenbarungen, die Huizinga in der Kunst suchte, doch weniger auf der in den Bildern selbst auffindbaren Primärinformation als auf dem verborgeneren Zeugnis, das die darin angelegten stilistischen Unstimmigkeiten unbeabsichtigt darboten. Wollte er solche Zeugnisse deuten, mußte er diese Unstimmigkeiten erkennen – wobei keineswegs alle Kunstliebhaber seine Ansichten in diesem Punkt teilten –, und sie zugleich, als dem modernen Geschmack verpflichtet, ausscheiden. So mögen uns Sluters übertrieben ausdrucksvolle Propheten am Brunnen der Kartause von Champmol abstoßen, und mehr noch mag das für ihr ursprüngliches Aussehen gelten, bevor die Zeit ihre aufdringliche Vulgarität abwusch: die grünen Postamente, die goldenen Umhänge und ihre roten und azurblauen, mit goldenen Sternen besetzten Gewänder; die vergoldete Messingbrille auf Jeremiahs Nase; und über allem das (gleichfalls vergoldete) Kreuz, dessen Arme in kapitellähnlichen Gebilden endeten und die Wappen Flanderns und Burgunds trugen. War an alledem der schlechte Geschmack des Herzogs schuld? Müssen wir uns vorstellen, Sluter habe sich davon freikämpfen müssen, um jene monumental schlichten «Pleurants» zu schaffen, die uns heute noch so stark berühren? Sicher nicht. Ist es nicht sehr viel wahrscheinlicher, daß der Bildhauer die Vorstellungen seines Auftraggebers teilte, wonach das Bizarre ebensolche Wertschätzung verdiente wie das Schöne und religiöse Ehrfurcht ihren Ausdruck durchaus in kostbaren, prunkvollen Dingen finden konnte?[222]

Huizinga geht noch einen Schritt weiter und bezweifelt, daß der Begriff der ästhetischen Qualität im Flandern des 15. Jahrhunderts überhaupt sonderliche Bedeutung besaß; aber damit ist er natürlich auf seine eigenen Maßstäbe angewiesen. Bei der Beschreibung höfischer Feste wie des 1454 in Lille abgehaltenen Banketts, bei dem die Gäste das Gelübde ablegten, an einem Kreuzzug teilzunehmen, zeigt Huizinga sich abgestoßen von diesen «Äußerungen barbarischen Fürstenprunkes», die weit entfernt seien «von der süßen und stillen Weihe der Bilder der Brüder van Eyck, Dieric Bouts' und Rogiers van der Weyden ... Uns scheinen diese Lustbarkeiten kaum etwas anderes als ungewöhnlich abgeschmackte Schaustellung zu sein.»[223] Trotzdem gab es eine einfache Erklärung, weshalb es diesen Festen (wohl eher in seinen eigenen Augen als in den Augen jener, für die sie bestimmt waren) nicht gelang, «den Traum des heroischen Lebens bis ins Letzte» darzustellen. Das Rittertum war nur noch leere Konvention und bloße Literatur. Da es jede gesellschaftliche Funktion verloren hatte, vermochte es sich die Illusion einer Bedeutung nur durch den Rückgriff auf eine überladene Rhetorik zu sichern.[224] Und als Huizinga (auf der Grundlage schriftlicher Quellen und nicht etwa illuminierter Handschriften) die grellbunten Farben der Kostüme behandelt, die man auf Festen und Turnieren trug, nennt er genauere Gründe, warum man in ihnen jeden wirklichen Sinn für Schönheit vermisse. So beschreibt er mit besonderem Abscheu den Aufzug einer Dame «in violetter Seide auf einem Zelter mit einer blauseidenen Schabracke, geleitet von drei Männern in zinnoberroter Seide mit Kappen aus grüner Seide», und erklärt, daß man solche Farben eher ihrer symbolischen als ihrer ästhetischen Bedeutung wegen auswählte. Blau und Grün waren relativ selten, weil man sie mit Heuchelei, Untreue und Torheit verband. Ähnliche Assoziationen mögen dazu geführt haben, daß auch Braun und Gelb recht unbeliebt waren. Huizinga räumt allerdings ein, daß auch eine «ästhetische» Abneigung verantwortlich gewesen sein mag, wenn man diese Farben mied, obwohl es ihn offenbar etwas erstaunte, daß zu den ersten Künstlern, die sich durch einen verfeinerten Umgang mit der Farbe auszeichneten, Gerard David gehörte, den er (wie wir gesehen haben) im großen und ganzen für einen der letzten Primitiven gehalten hatte. Mußte man daraus schließen, daß das ästhetische Empfinden gegenüber der alles durchdringenden symbolischen Bedeutung an Boden gewann? Und wenn es so war, welche Gründe waren dafür anzuführen? «Hier liegt ein Feld vor uns, auf dem kunst- und kulturgeschichtliche Forschung noch viel voneinander zu erwarten haben.»[225]

Die Frage war deshalb bedeutsam, weil die obsessive Beschäftigung mit entleerten Symbolen in Huizingas Augen den sprechendsten Beweis für seine These darstellte, wonach das Spätmittelalter sich in der Endphase eines Verfallprozesses befunden hatte. Symbolismus und Rittertum hatten beide einst einem wirklichen Zweck gedient. Durch die Symbolik vermochte der Mensch eine scheinbar unerklärliche Welt mit Sinn zu erfüllen und ihr «eine feste Rangordnung, eine architektonische Gliederung, einen hierarchischen Aufbau» zu geben. Doch wie das Rittertum, so war auch der Symbolgebrauch schließlich «zum eitlen Spiel geworden».[226] Wenn alles als etwas anderes gesehen werden konnte, ging jeder wirkliche Zusammenhang und jeder Sinn für eine Rangordnung verloren. Außerdem hatte der übertriebene Symbolgebrauch zu einem kindischen Umgang mit Allegorien geführt, wie deutlich an den Miniaturen der weniger begabten Maler zu erkennen ist, die zwar in der Lage waren, einen Hirten und seine Herde präzise zu malen, dann aber an der Aufgabe scheiterten, Temperantia als Frau mit einer Wanduhr auf dem Kopf darstellen zu sollen.[227]

Die Sterilität der Bilder steht im Zentrum von Huizingas Vorstellung von einem

«Herbst» des Mittelalters. «Der ganze Inhalt des Gedankenlebens will sich in Verbildlichungen zum Ausdruck bringen ... Durch diese Neigung zur bildlichen Gestaltung ist alles ... fortwährend der Gefahr ausgesetzt, zu erstarren oder sich zu veräußerlichen.»[228] Zu dieser Erkenntnis gelangte Huizinga weniger durch seine Beschäftigung mit den bunten Festkostümierungen oder zweitrangigen Buchmalereien als durch seine Beobachtungen an dem naturalistischen Vorgehen der Brüder van Eyck, das er als «die treffende Darstellung des Gegenstandes und die unbegreifliche Kunstfertigkeit, die unerreichte Vollendung in den Einzelheiten, die vollkommene Naturtreue» beschrieb. Wie bereits erwähnt, hatte Huizinga entdeckt (wahrscheinlich dank der Brügger Ausstellung und seiner weiteren Studien), daß ihrer Kunst wahre Harmonie fehlte und ihre Bilder mit Details überladen waren; und während seines Spaziergangs in der Umgebung von Groningen im Sommer 1907 war ihm plötzlich aufgegangen, daß dies nicht die Anzeichen einer Erneuerung, sondern die eines Verfalls waren. Nun, nach intensivem Studium der schriftlichen Quellen zur burgundischen Geschichte, glaubte er endlich genau erklären zu können, weshalb der Naturalismus der Brüder van Eyck nicht nur für den Kunsthistoriker Bedeutung besaß, war dieser Naturalismus doch «als vollkommene Entfaltung des spätmittelalterlichen Geistes anzusprechen».[229]

Die penible Ausarbeitung jedes einzelnen Details, die für ihre Arbeit charakteristisch zu sein scheint; ihre Weigerung, durch Größenverhältnisse oder Gewichtungen zwischen Bedeutendem und Trivialem zu unterscheiden, die Heiligen nicht wie einst in majestätischer Strenge darzustellen, sondern alles Himmlische im Geiste irdischer Realität und frommer Phantasie äußerst detailgenau auszuarbeiten; ihre Neigung, Engel und göttliche Gestalten in schwere, steife, mit Gold und Edelsteinen besetzte Brokatgewänder zu hüllen, so daß Mystik und Materialismus auf eine Ebene gestellt scheinen[230] – all dies und vieles andere entspreche vollkommen der emsigen, aber erkältenden Vergeblichkeit, die alternde Glaubensvorstellungen auszeichne, in denen «alles Heilige fortwährend der Gefahr ausgesetzt [ist], zu erstarren oder sich zu veräußerlichen».[231] Diese geistige Unfruchtbarkeit zeige sich auch in den Bauten der Zeit, die gleichfalls danach strebten, «nichts ungeformt, nichts unverbildlicht oder unausgeschmückt zu lassen. Die flamboyante Gotik ist wie ein edles Orgelnachspiel; sie löst alle Formen in Selbstzergliederung auf, gibt jedem Detail seine unbeschränkte Durchführung bis ins Letzte, jeder Linie ihre Gegenlinie. Es ist ein ungebundenes Wuchern der Form über die Idee; das ausschmückende Detail greift alle Flächen und Linien an. In dieser Kunst herrscht jener *horror vacui*, den man vielleicht ein Merkmal zu Ende gehender Geistesperioden nennen darf.»[232] Diese Sicht der Architektur des 15. Jahrhunderts war Laborde schon vor siebzig Jahren geläufig gewesen;[233] doch er und spätere Besucher Flanderns hätten mit Erstaunen zur Kenntnis genommen, daß auch die Bilder van Eycks und seiner Zeitgenossen, in denen sie kühne und gesunde Alternativen zu den «übermäßig durchgearbeiteten und verzierten» Rathäusern gesehen hatten, für Huizinga lediglich den erstarrenden «spätmittelalterlichen Geist» widerspiegelten, der sämtliche Bewußtseinsebenen durchdrang, «einen Geist, der seinen Weg bis zum Ende durchmessen hatte».

8.

Huizingas Umgang mit der flämischen Kunst des 15. Jahrhunderts war originell, und die Erfindungskraft, mit der er seine Eindrücke zur Interpretation einer ganzen Kultur nutzte, war zweifellos ebenso anregend wie spitzfindig – in manchem allerdings vielleicht fehlgeleitet. Ein Meilenstein in der Geschichte der historischen Methode ist seine Leistung aber vor allem deshalb, weil er fundamentale Fragen zur Geltung seines Ansatzes mit solcher Deutlichkeit anspricht. Seine Analyse gründet gleichfalls in den Stärken und Schwächen vieler der in diesem Buch vorgetragenen Argumente; und da dies nicht angemessen berücksichtigt wurde, erwiesen sich viele spätere Untersuchungen zum Einfluß der Kunst auf das historische Denken als Enttäuschung. Deshalb steht auch Huizingas ‹Herbst des Mittelalters› – wie die Themen, die er darin behandelt – eher am Ende einer Entdeckungsreise als an deren Anfang. Huizinga selbst erkannte, daß diese Reise, an der er so eng beteiligt war, erst kurz zuvor begonnen hatte:

«Die französisch-burgundische Kultur des ausgehenden Mittelalters ist dem heutigen Geschlecht am besten in ihrer bildenden Kunst, vor allem ihrer Malerei, vertraut. Die Brüder van Eyck, Rogier van der Weyden und Memling beherrschen mit Sluter, dem Bildhauer, das Gesamtbild jener Zeit. Das war nicht immer so. Vor etwa fünfundsiebzig Jahren, als man Memling noch Hemling schrieb, kannte der gebildete Laie jene Zeit an erster Stelle aus ihrer Geschichte, zwar in der Regel nicht aus Monstrelet und Chastellain selber, jedenfalls aber aus De Barantes ‹Histoire des Ducs de Bourgogne› ... Und sollte neben De Barante und über ihn hinaus nicht vor allen Dingen Victor Hugos ‹Notre Dame de Paris› für die meisten das Bild jener Periode verkörpert haben? ... Tatsächlich ist unser Bild von allen früheren Kulturen heiterer geworden, seitdem wir uns mehr und mehr vom Lesen dem Sehen zugewandt haben, seit das historische Organ immer visueller geworden ist. Die meisten Menschen unserer Zeit haben ihre Vorstellung von Ägypten, Griechenland oder dem Mittelalter weit mehr durch die Betrachtung ihrer Monumente, entweder im Original oder in Reproduktionen, erworben als durch Lektüre. Der Wandel unseres Bildes vom Mittelalter verdankt sich weniger einer Schwächung romantischer Vorstellungen als dem Ersatz intellektueller durch künstlerische Wertschätzung.»[234]

Welche Konsequenzen hat nun eine solche Veränderung unseres «historischen Organs»? Zunächst einmal sind wir gezwungen, uns auf sehr unvollständige Quellen zu verlassen. «Denn außerhalb der kirchlichen Kunst sind es ja nur sehr spärliche Überreste. Die ganze weltliche bildende Kunst, alle angewandte Kunst fehlt fast völlig.»[235] Was wir heute noch sehen und zu verstehen versuchen – ein paar Grabmäler, ein paar Altarbilder und Porträts, zahlreiche Miniaturen sowie eine Reihe handwerklicher Erzeugnisse wie liturgische Geräte und Gewänder und Kirchenmobiliar –, ist durch bloßen Zufall erhalten geblieben.[236] Doch ganze Bereiche der schönen und angewandte Künste sind unwiederbringlich verloren gegangen – die Badestuben und Jagdszenen von Rogier van der Weyden und Jan van Eyck zum Beispiel[237] und vor allem jene «mit Hunderten von Edelsteinen überladenen»[238], mit Glöckchen und anderen aufwendigen Applikationen verzierten höfischen Kostüme, von denen wir wissen, daß sie im Leben des 15. Jahrhunderts eine so wichtige Rolle gespielt haben. In der Literatur dagegen spiegelt sich «das ganze Leben der Zeit und findet in ihr Ausdruck. Und die schriftliche

Überlieferung ist mit der Literatur keineswegs erschöpft; es gibt außerdem noch das ganze Material an Akten und Dokumenten, um unsere Kenntnis bis ins Kleinste zu vervollständigen.»[239]

Die Tatsache, daß Zeit, Umstände und menschliche Zerstörung die Reihe der Monumente so stark gelichtet haben, ist jedoch nicht allein deshalb verheerend, weil das erhaltene Material so fragmentarisch ist, sondern auch deshalb, weil diese Seltenheit zu falschen Interpretationen geführt hat. Wir sehen in der mittelalterlichen Kunst ein Mittel, «aus einem mehr oder weniger gleichgültigen Alltagstrott» herauszutreten, «um in einsamer Betrachtung aus dem Kunstgenuß Trost und Erlabung zu schöpfen», und verkennen dabei, daß die mittelalterliche Kunst «zum weitaus größten Teil angewandte Kunst» war.[240] Ob sie nun der Verherrlichung Gottes diente, die Erinnerung an Stifter wachhalten oder den Betrachter durch die Schaustellung extravaganter Pracht überwältigen sollte, in jedem Falle diente die Kunst einem praktischen Zweck, und ob sie diesen Zweck erfüllte, war immer weitaus wichtiger als die Frage ihrer Schönheit. Geschmack an künstlerischen Dingen war ein zufälliges Nebenprodukt exzessiver Produktion und entwickelte sich bewußt erst in der Renaissance.

Der originellste (wenngleich nicht immer überzeugendste) Beitrag, den Huizinga zu jener Herausforderung leistete, die sein eigener Ansatz darstellte – und damit auch die lange, aber diskontinuierliche und unsystematische Tradition, deren Höhepunkt dieser Ansatz darstellte –, resultiert indessen unmittelbar aus seinem eigenen Gefühl für Schönheit. Wie kommt es, so fragt er, daß die Kunst des 15. Jahrhunderts uns in der Regel noch immer bewegt, während die Literatur der Zeit diese Fähigkeit fast ganz verloren hat? Auf der Suche nach einer Antwort sah Huizinga sich gezwungen, das unterschiedliche Ausdruckspotential zu erkunden, das den schriftlichen und bildlichen Kommunikationsformen innewohnt. Deren Unterschiede, so zeigte er, beruhten auf den Gefühlen oder den Gedanken, die sie vermitteln sollten. Liebe zum Beispiel und ihre Komponenten (wie Frivolität, Sentimentalität oder Erotik) ließen sich in der Malerei des 15. Jahrhunderts nicht überzeugend darstellen. In den Miniaturen jener Zeit wirken die Liebenden noch in ihrer Umarmung hieratisch und feierlich, und auch im größeren Format bleiben die Mittel zur Darstellung von Liebe und Leidenschaft ausgesprochen beschränkt. So zeigte das Bildnis einer sich nach Liebe verzehrenden Frau (wie aus einer beigefügten Inschrift hervorgeht) eine Gestalt von so «strenger Würde», daß ein Autor sie noch jüngst für eine fromme Stifterin hielt. Doch daß es falsch wäre, aus solchen bildlichen Zeugnissen den Schluß zu ziehen, derartige Gefühle hätte es damals noch nicht gegeben, beweist die zeitgenössische Literatur, die sehr erfolgreich aus einer jahrhundertealten Überlieferung verliebter Beredtsamkeit in der Nachfolge Platons und Ovids schöpfen konnte.[241] Andererseits können wir in den Bildern des Geertgen tot sint Jans und den Miniaturen der ‹Cuer d'amours éspris›, der ‹Heures d'Ailly› und der ‹Très Riches Heures de Chantilly›, nicht aber in der geschraubten, konventionellen Poesie der Zeit erkennen, mit welchem Entzücken zumindest einige Menschen auf Licht, das aus dem Dunkel bricht, oder auf die frische Schönheit einer Frühlingslandschaft reagierten.[242]

Trug man diesen, für Kunsthistoriker wie Literaturwissenschaftler zentralen Sachverhalten nicht ausreichend Rechnung, so lief man Gefahr, die Darlegungen all jener zu untergraben, deren «historisches Organ», nach Huizingas Worten, «immer visueller» geworden war. Nirgends war dies wichtiger als bei den wechselnden Interpretationen der Grundstimmung des mittelalterlichen Lebens in Frankreich und Burgund. Das Bild, das der Leser 1840 bei Barante und Hugo von der Epoche gewann, schien «grell und düster, nur selten von einem Funken Heiterkeit und Schönheit erhellt». Wandte man sich aber der flämischen Malerei zu, «wies das Bild eine ganz andere Färbung und Stimmung auf. Trat bei den Chronisten selbst und in der Verarbeitung ihres Stoffes durch die Romantik des 19. Jahrhunderts vor allem das Düstere und Grauenerregende am Spätmittelalter hervor, so erschien in der Malerei nun das Traumbild keuscher und unbefangener Schönheit, religiöser Inbrunst und tiefen mystischen Friedens.»[243]

Der Grund dafür liegt in der «allgemeinen Erscheinung, daß die bildende Kunst ein helleres und glücklicheres Bild einer Zeit hinterläßt als ihre Chroniken, Urkunden, ja selbst das Wort ihrer Dichter. Denn die bildende Kunst, aus der wir vorzugsweise unsere Anschauung über die Vergangenheit schöpfen, wehklagt nicht. Aus ihr verflüchtigt sich alsbald der bittere Nachgeschmack des Schmerzes der Zeiten, die sie hervorgebracht haben. Die in Worte gefaßte Klage über das Leid der Welt dagegen behält immer ihren Ton unmittelbarer Schmerzlichkeit und Unbefriedigtheit, durchdringt uns immer wieder mit Trauer und Mitleid, während das Leid, wenn ihm die bildende Kunst Ausdruck verleiht, gleich in die Sphäre des Elegischen und des stillen Friedens hinübergleitet. Vermeint man also, aus der Anschauung der Kunst allein das vollständige Bild einer Zeit in ihrer ganzen Wirklichkeit gewinnen zu können, bleibt ein prinzipieller Fehler in der historischen Betrachtungsweise unkorrigiert.»[244]

Huizingas Kapitel über «Das Bild des Todes» legt nahe, daß er selbst nicht uneingeschränkt hinter einer These stand, die (wie wir gesehen haben) in Teilen und intuitiv schon Quinet und Ruskin erfaßt hatten, als sie die grausame Vergangenheit einer so strahlenden Stadt wie Venedig untersuchten. Jedenfalls gibt es zu denken, daß er sie auf ein unbewiesenes allgemeines Gesetz gestützt haben sollte statt auf eine Vielzahl kontingenter Umstände, für die sich eine historische Erklärung finden ließ – zum Beispiel das Patronagesystem oder die unterschiedlichen Ausdrucksformen im öffentlichen und privaten Bereich. An allgemeine Prinzipien hält Huizinga sich auch bei der Frage, was der Historiker aus Porträts ablesen kann und was nicht. Da er Jan van Eyck bewundert, in dessen Porträts «das Wunder der zu innerst ergründeten Persönlichkeit» liege,[245] fragt er sich, ob man nicht «hinter dem Antlitz des Stifters der ‹Madonna des Kanzlers Rolin› [Abb. 260] ein heuchlerisches Wesen vermuten» müsse, da der Kanzler bei seinen Zeitgenossen als habgierig, hochmütig und als Mann ohne geistige Interessen galt.[246] Bevor man darüber urteile, solle man allerdings bedenken, daß viele andere Männer dieser Zeit «Hochmut, Habgier und Unkeuschheit mit ernsthafter Frömmigkeit und starkem Glauben» verbanden. «Das Wesen solcher Naturen eines längst vergangenen Zeitalters ist nicht leicht zu ergründen.» Möglicherweise ließ sich Huizinga bei solchen Einschätzungen auch von den Auffassungen seines Freundes Jan Veth beeinflussen, der – durch Degas angeregt (dem seine Kunst viel verdankte) – wahrscheinlich der Ansicht war, daß Porträtmaler schon immer nach Enthüllungen gestrebt hätten. Es ist kaum anzunehmen, daß sowohl Rolin als auch van Eyck Porträtmalerei in diesem Sinne verstanden hätten oder daß sie sich irgend etwas anderes als einen frommen Gesichtsausdruck hätten vorstellen können in einem Bild, das den Stifter zusammen mit der Gottesmutter und dem Kind zeigte.

Doch diese Erkenntnis hätte Huizinga wahrscheinlich in noch tiefere Zweifel an seiner Beurteilung von Bildern gestürzt, als er zu diesem Zeitpunkt gewollt hätte. Als er (einige Jahre später) nochmals – und sehr viel ausführlicher – die Frage diskutiert, welche Erkenntnisse sich aus gemalten Bildnissen gewinnen lassen, wird sein Ton deutlich skeptischer. Zwar seien solche Bilder von größter Bedeutung, jedoch nur, wenn wir den Prozeß des Sehens nicht mit dem des Interpretierens verwechseln.[247] «Wir kennen nur allzugut die Phantasien derer, die aus einem Bild den gesamten Charakter eines Menschen in seiner ganzen geheimnisvollen Tiefe und in seinen feinsten psychologischen Nuancen glauben herauslesen zu können. Das ist bedenkliche Rethorik und nutzlos für die Geschichtswissenschaft.»[248] Der Irrtum dieser Methode zeige sich in der Tatsache, daß verschiedene Porträts ein und derselben Person (oder auch nur verschiedene Fassungen desselben Bildnisses) oft ganz verschieden aussähen. Zur Illustration dieser These zieht Huizinga Friedländers ‹Altniederländische Malerei› heran und vergleicht verschiedene Porträts Philipps des Guten von Burgund miteinander (Abb. 262), die in der Mehrzahl auf ein Porträt Rogiers van der Weyden zurückgehen.

Wenn Aussehen und Ausdruck des Herzogs in den verschiedenen Bildnissen so unterschiedlich ausfallen, können wir dann nicht schriftliche Zeugnisse der Zeit über seinen Charakter und seine Taten zur Klärung dieser Unterschiede heranziehen? Huizinge diskutiert einige dieser Zeugnisse, vor allem die Chronik des Hofchronisten Georges Chastellain, und stellt dabei (nicht gerade überraschend) fest, daß die literarische und die Bildquelle sich wechselseitig nur dort unmittelbar bestätigen, wo es um das Aussehen des Herzogs geht: «seine Nase ist keine Adlernase, aber lang ..., seine Lippen sind voll und von kräftiger Farbe» und so weiter. Auf allen anderen Gebieten sind natürlich die schriftlichen Zeugnisse sehr viel informativer, und am Ende seines Aufsatzes antwortet Huizinga auf die Frage, inwieweit sich daraus nun eine Bestätigung der Erscheinung des Porträtierten ergibt: «Auf diese Frage gibt es keine Antwort. Es gibt keine Methode, die es uns ermöglichte, diese beiden Ausdrucksmöglichkeiten zu verifizieren.» Und dann, im letzten Satz, erwähnt er – ganz nebenbei – das Problem, das dem Leser vielleicht als das interessanteste, ihm aber als das unlösbarste erschien: Was wäre, wenn jemand behauptete, der Philipp, den Chastellain zeichnete, sei in dem von Rogier van der Weyden gemalten Porträt gar nicht wiederzuerkennen? Huizinga beschäftigt sich allein mit dem allgemeinen Problem der unterschiedlichen Darstellungsmittel, die dem Autor und dem Künstler zur Verfügung stehen, und erwägt nicht einmal die Möglichkeit, daß Rogier und Chastellain innerhalb der Grenzen, die ihnen die verfügbaren Mittel auferlegten, den Wunsch gehabt haben könnten, ein völlig anderes Bild vom Charakter des Herzogs zu entwerfen. Es ist zwar höchst unwahrscheinlich, daß dies der Fall gewesen ist, da beide im Dienst des Herzogs standen, doch wir haben gesehen, wie oft scheinbare Widersprüche zwischen schriftlichen und Bildzeugnissen auf solchen Überlegungen beruhten, und so mutet es schon seltsam an, daß Huizinga einen für die gesamte historische Methode so bedeutenden Sachverhalt nicht behandelt.

Allerdings fanden sich Zweifel am historischen Wert künstlerischer Zeugnisse bereits in seinem ‹Herbst des Mittelalters›, das 1919 in der ersten Auflage erschien, und diese Zweifel wuchsen im Verlauf der Zeit. In einem Vortrag mit dem Titel ‹Renaissance und Realismus›, den Huizinga 1920 hielt und sechs Jahre später für die Veröffentlichung überarbeitete,[249] scheint er selbst gar nicht bemerkt zu haben, wie sehr sich seine

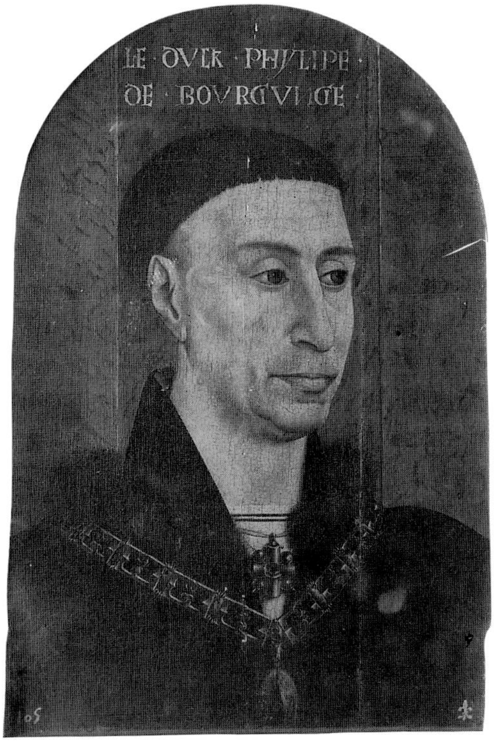

262. Rogier van der Weyden (Nachfolge), Philipp der Gute; Madrid, Palacio Real

Kritik an Burckhardts Auffassung der Renaissance auch auf seine eigene Interpretation des Mittelalters anwenden ließ. Er bestreitet, daß es einen notwendigen Zusammenhang zwischen Renaissance und Realismus gebe (wie Burckhardt und dann auch Courajod behauptet «und damit Gehör gefunden hatten bis zum heutigen Tag»). Statt dessen erklärt er: «Eine bestimmte Zeit kann realistische Kunstwerke hervorbringen, ohne daß der Zeitgeist selbst im Zeichen des Realismus steht.»[250] Und er fährt fort: «Die Van Eycks sind in ihrer Formgebung vollendete Realisten, gewiß, aber von ihrem Geist weiß man so gut wie nichts. Alles was moderne ästhetisierende Kunstliteratur in ihren Werken darüber vermutet, ist Phantasie und Paraphrase.»[251] Doch wenn dies zutrifft, sollte man sich dann nicht auch hüten, solche Thesen über den Zusammenhang zwischen ihrer peniblen Detailfülle oder ihrem Mangel an Harmonie und dem herbstlichen Verfall ihrer Gesellschaft aufzustellen, wie sie den Ansatzpunkt für Huizingas Meisterwerk bilden? Ist nicht auch dieses Meisterwerk, wie einige Kritiker behauptet haben, ein Beispiel jener Phantasie, die der «modernen, ästhetisierenden Kunstliteratur» entspringt?[252] Huizinga erkennt die Gefahr und nimmt die Erkenntnis, die ihm etwa zwanzig Jahre früher während seines Spaziergangs in der Umgebung von Groningen gekommen war, stillschweigend zurück (oder modifiziert sie zumindest): «Hier nun bietet die literarische Äußerung ein Kriterium mehr als die bildende Kunst», behauptet er nun; «sie gibt uns die Möglichkeit, mit der Form auch den Geist zu beurteilen.»[253]

9.

«Erst die Tramlinien, der Beton, der Asphalt und der Motorverkehr» haben den Zauber jener Niederlande zerstört, über deren einzigartige Kultur Huizinga sich anschickte, einen langen Essay mit dem Titel ‹Holländische Kultur im siebzehnten Jahrhundert› zu schreiben, und dies zu einer Zeit, als die «jüngeren Geschlechter» nicht mehr wissen konnten, «was sie entbehren an Schönheit, die die Älteren noch vor kurzem gekannt und genossen haben».[254] Diesen Aufsatz überarbeitete er nochmals, während die deutsche Gewaltherrschaft alles auszulöschen versuchte, was diese Kultur einmal ausgezeichnet hatte. Obwohl er die moderne Kunst nun in allen ihren Ausprägungen verabscheute,[255] veränderte sich sein feines Gespür für das Visuelle und dessen Mitteilungen nicht. So hatte er bei einem Besuch in Oxford einige Jahre zuvor seinen Gastgeber in Erstaunen versetzt, weil er sich so kenntnisreich über Bedeutung und Stil selbst weniger bekannter Monumente der Stadt äußerte und weil er «das Wahrnehmungsvermögen eines Künstlers ... mit der entschlossenen Suche nach historischer Wahrheit verband».[256] Wie in ‹Herbst des Mittelalters›, zeigt er auch in dieser letzten größeren Arbeit noch einmal, daß sich das Bild der Vergangenheit durch die neue Aufmerksamkeit für die Bilder gewandelt hatte. Die Worte, mit denen er seinen Essay beginnt, rufen jene Vorstellungen auf, die er vierzig Jahre früher in seiner Antrittsvorlesung zum ersten Mal geäußert hatte:

«Wenn man den durchschnittlichen Niederländer der Gegenwart, der über einige Bildung und über historisches Interesse verfügt, auf seine Kenntnis unsrer Kultur des siebzehnten Jahrhunderts hin prüfen wollte, dann könnte es sich wohl ergeben, daß sein Vorrat an Vorstellungen zum genannten Thema zu einem übermäßig großen Teil aus Eindrücken der Malerei bestünde ... Würde man sodann seine Prüfung in Gedanken um ein Jahrhundert zurückverlegen ..., dann würde sie zweifellos ganz anders ausfallen. Die Kenntnis der Landesgeschichte, in dem auf der Hand liegenden politischen Sinn, ist zweifellos in den Geistern von 1840 größer und bestimmter gewesen als bei den jetzt lebenden Generationen. Auch aus der Literatur waren ihnen wenigstens einige Ausschnitte zweifellos besser bekannt ... In dieser historischen Vorstellung, die den Menschen vor hundert Jahren eigen war, nahm hingegen das Element bildende Kunst noch einen sehr untergeordneten Platz ein.»[257]

Dieser Wandel der Wahrnehmung, fährt Huizinga fort (ohne zu erwähnen, wie sehr er selbst dazu beigetragen hatte), war nicht auf die Niederlande beschränkt; und inzwischen beklagte er ihn – nicht weil er ein allzu heiteres Bild früherer Kulturen vermittelte, sondern weil er ein ernsthaftes Nachdenken über diese Kulturen beeinträchtigte: «Der Geist hat allmählich so viel Stoff und Gelegenheit zu bloß visueller Aufnahme der Vergangenheit bekommen, daß er das Lesen und das Denken darüber in Verwahrlosung geraten zu lassen droht.» Der unwiderstehliche Zauber, den die sichtbare Schönheit eines Bildes auf uns ausübt, habe zu dem bedauernswerten, aber unvermeidlichen Ergebnis geführt, daß es um die Kenntnis des Politischen und Sozialen «meistens traurig bestellt» sei.[258] In seinem Essay wollte Huizinga daher versuchen, «sowohl den einseitig ästhetischen Blick von heute als den einseitig politischen von früher zu vermeiden, indem wir die Kultur in einem weiten Sinn des Worts als unser Thema betrachten.»[259]

Deshalb richtet er einen Großteil seiner Aufmerksamkeit auf die Religion und das politische Leben,[260] die Literatur und die Naturwissenschaften; aber natürlich diskutiert er auch die Leistungen der großen Maler, und einige seiner prägnanten Beobachtungen sollten Kunsthistoriker erst viele Jahre nach seinem Tod mit Gewinn aufgreifen. Die Bilder des 17. Jahrhunderts, so schreibt er, stecken «voll von verdeckten Hinweisen und Anspielungen, die wir auch mit dem genauesten Studium nicht alle enträtseln können. Im Blumenstück liegt hinter jeder Blume ein Sinnbild. Im Stilleben enthält jeder Gegenstand neben seiner natürlichen auch eine emblematische Bedeutung. Dasselbe gilt bis zu einem gewissen nicht aufzuspürenden Grade vom Markthändler, von dem Boten, der einen Brief bringt, von der musizierenden Gesellschaft ...»[261] Und wenn man liest: «Vielleicht klingt es zu kühn, wenn ich meine, daß Vermeer gerade dort, wo er ein sehr bestimmtes Geschehen von hoher Weihe zur Darstellung bringt, nämlich in den Emmausgängern, nach meinem Urteil doch eigentlich nicht ins Schwarze trifft», so kann man nur staunen, denn das berühmte Gemälde mit diesem Thema, das kurz vorher von Bredius als Vermeer gefeiert und vom Boymans-Museum gekauft worden war, konnte erst 1945 als Fälschung entlarvt werden.[262]

In ‹Holländische Kultur im siebzehnten Jahrhundert› folgt Huizinga in seiner Untersuchung zum Verhältnis von Kunst und Gesellschaft einem konventionelleren Ansatz als in ‹Herbst des Mittelalters›, wenn auch mit einer Sensibilität und einer unverhüllten Parteilichkeit, die keineswegs der allgemeinen Auffassung entsprechen. Nur einmal zieht er die Malerei zur Klärung der zeitgenössischen Glaubensvorstellungen, Sitten oder sonstigen Umstände heran – allerdings eher probeweise und so leichthin, daß man den Eindruck gewinnt, er habe kein sonderliches Zutrauen mehr zu dieser Methode. Er vergißt offenbar seine eigene Maxime, die er einmal so formuliert hatte: «Vermeint man also, aus der Anschauung der Kunst allein das vollständige Bild einer Zeit in ihrer ganzen Wirklichkeit gewinnen zu können, bleibt ein prinzipieller Fehler in der historischen Betrachtungsweise unkorrigiert», da dieses Bild stets unvollständig, zu positiv und deshalb trügerisch sei, und er fragt rhetorisch: «Ist es zu optimistisch, wenn man sagt, daß Ostade mit einigem Recht den Bauern als einen vergnüglichen Dicksack darstellt?»[263] Ein ähnlicher Ausflug auf das Gebiet der Bauformen erscheint ebenso gezwungen und eher noch verwunderlicher. So schreibt er über die Rathaustürme: «Zierlich bis ins Kapriziöse, in völliger Harmonie mit dem Glockenspiel, das in ihnen geborgen war, stellten sie gleichsam die Verkörperung von allem dar, was niederländische Volksart an Frohsinn und Leichtigkeit, an Feinheit und Anmut in sich schloß ...»[264] Zwar verweist er auf ihre innere «Verwandtschaft mit der Lyrik von Hooft und Vondel», doch nach Ton und Inhalt seines Essays zu urteilen bilden diese Türme den einzigen erkennbaren Hinweis auf Frohsinn und Leichtigkeit, Feinheit und Anmut unter den Bewohnern der Niederlande des 17. Jahrhunderts.

Die Architekten verloren ihre phantasievolle Leichtigkeit und begannen, sich nach strengen Formen zu sehnen; Rembrandt trat in das Halbdunkel seiner späten Jahre, und das große Zeitalter der niederländischen Malerei ging seinem Ende entgegen; die holländische Kultur erlebte einen raschen Niedergang.[265] Doch war es gerechtfertigt, fragte Huizinga, den Begriff des Niedergangs auf eine Gesellschaft anzuwenden, die toleranter, friedfertiger, wohlhabender war als je zuvor und die von diesen Qualitäten selbst zu der Zeit, als er dies niederschrieb (1941), noch nichts verloren hatte – «von der Kraft und dem Willen zu Taten, dem Bewußtsein von Recht und Billigkeit, von der Barmherzigkeit, der Frömmigkeit und dem Gottvertrauen», die das Land im 17. Jahrhundert groß gemacht hatten? Auf diese Frage, so scheint er sagen zu wollen, gibt es wohl keine Antwort. Konnte es sein, daß nur Kunst und Dichtung niedergegangen waren, aber nicht die niederländische Zivilisation als ganze? Oder sollte er eine der wichtigsten Vorstellungen, die seinem Buch über den ‹Herbst des Mittelalters› zugrunde lagen, erweitert und damit verzerrt haben, so daß diese nun lautete: «Es ist eine allgemeine Erscheinung, daß die bildende Kunst ein *vieldeutigeres* [statt ‹helleres und glücklicheres›] Bild ihrer Zeit hinterläßt als das Wort der Dichter und Geschichtsschreiber»? Beide Lesarten hätten sein unmittelbares Problem gelöst; und beide hätten die theoretische Grundlage dessen untergraben, woran er immer geglaubt hatte – und woran vor ihm schon Ruskin und Burckhardt, Hegel und Winckelmann, Vasari und Raffael geglaubt hatten. Ein so feinsinniger, vielseitiger, undogmatischer Historiker wie Huizinga wäre wohl nicht allzu verzweifelt gewesen. Und unsere eigene Vorstellung vom Einfluß der Kunst auf das historische Denken wäre nicht notwendig ärmer.[266]

Anmerkungen

Einleitung

1 Herodot, I, 24; II, 131.
2 Prokop, VIII, 22,5 [dt.: ‹Gotenkriege›, S. 885]. Darüber sollte sich später Scipione Maffei in seinem ‹Verona Illustrata› lustig machen; siehe Maffei 1731–1732, III, S. 206.
3 Momigliano 1950; Cochrane, 1985, S. 423 ff.
4 Vasari 1983, I, S. 28.
5 Hegel 1970, XIV, S. 227
6 Das läßt sich sehr deutlich an jenem Material erkennen, das man in den heute so verbreiteten historischen Museen und Gedenkstätten findet; mit den Ursprüngen dieses Phänomens befasse ich mich in Kapitel 11. Menschen, welche die Existenz der Konzentrationslager in Nazi-Deutschland bestreiten, sind wahrscheinlich für jede Art von Beweis unzugänglich; aber ohne Zweifel würde man eher durch Bilder als durch Worte zu überzeugen versuchen.
7 Siehe dazu die überaus interessante Analyse von Eugène Appert zur Herstellung von Photomontagen, die Ereignisse während der Pariser Kommune darstellen sollten: English. Ich danke André Jammes, der mich auf diesen Aufsatz aufmerksam gemacht hat.
8 Siehe Jaubert.
9 Siehe dazu die unterhaltsame Analyse einer (imaginären) Photographie aus dem 19. Jahrhundert in Burn, S. 26–29.
10 Trachtenberg, S. 1.
11 Lacroix (‹Vorwort›), S. 1 f.
12 Momigliano 1950.
13 Huizinga 1961, S. 10; siehe auch unten Kapitel 15.
14 Gombrich 1973, S. 168 (‹Künstler und Kunstgelehrte›).
15 Defoe, I, S. 182.
16 Colvin, S. 3.
17 Aston.
18 Wenn ich in diesem Zusammenhang den Ausdruck «ästhetisches Urteil» verwende, so will ich damit natürlich nicht sagen, daß unsere heutigen Wertvorstellungen für alle Zeiten Geltung beanspruchen sollten, sondern lediglich, daß Urteile über die Qualität eines Kunstwerks bei der Bewertung seiner Bedeutung berücksichtigt werden müssen.
19 Baxandall, S. 66–78.
20 Da ich recht ausführlich über Michelets Verwendung der Malerei zur Charakterisierung eines Zeitalters geschrieben habe, mußte ich (mit großem Bedauern) auf die Diskussion eines besonders einfühlsamen Beispiels für ein ähnliches Vorgehen verzichten, das sich an einem Ort findet, an dem man es wohl am wenigsten erwarten sollte, nämlich in einem Buch von Bernard Berenson. Auf den letzten Seiten seiner Monographie über Lorenzo Lotto, die erstmals 1895 erschien, heißt es, das Werk dieses Künstlers sei «Zeugnis für eine Geisteshaltung in Italien, die, obzwar nicht die dominierende, keineswegs selten gewesen sein kann». Er fährt dann fort: «Denn die bestimmenden Tendenzen einer Epoche sind niemals in solchem Maße vorherrschend, daß sie eine vollständige Vorstellung von ihr gäben. Wenn wir das 16. Jahrhundert wirklich kennenlernen wollen, ist es fast genauso wichtig, Lotto zu studieren wie Tizian. Tizian verleiht nur dem künstlerische Gestalt, was wir bereits über die Hochrenaissance wissen, doch Lotto ergänzt und modifiziert unsere Vorstellung von dieser Epoche.»
21 Aus solchen Rufen folgt natürlich nicht immer auch, daß die bildenden Künste Licht auf traditionellere Weisen der Annäherung an die Vergangenheit zu werfen vermöchten. Die systematischste – und in der Tat einschüchternde – Aufforderung an die Historiker, das Spektrum ihrer Quellen zu erweitern, stammt von ihren eigenen Kollegen aus der sogenannten Schule der *Annales.* Aber obwohl diese Zeitschrift einige kunsthistorische Aufsätze (und Buchbesprechungen) veröffentlicht hat, kann man nicht gerade behaupten, ihre engsten Mitarbeiter hätten besonders überzeugende Beispiele dafür geliefert, wie man Kunstwerke als historische Zeugnisse nutzen kann. Weder Lucien Febvre noch Marc Bloch haben sich in ihren wichtigsten Werken in nennenswertem Umfang auf die bildenden Künste gestützt; und auch wenn Fernand Braudel die Künste «die großen Zeugen jeder gültigen Geschichtsschreibung» nennt, sind doch seine eigenen Bezüge darauf so oberflächlich, daß man sie fortlassen könnte, ohne sein inspirierendes Werk ‹La Méditerranée et le monde méditerranéen à l'époque de Philippe II› (dt.: Das Mittelmeer und die mediterrane Welt in der Epoche Philipps II., I, S. 18, II, S. 641–651) dadurch zu beeinträchtigen. Tatsächlich hat von den Historikern der ‹Annales› nur Georges Duby den Eindrücken, die er aus den bildenden Künsten bezog, eine größere Rolle bei der Interpretation der mittelalterlichen Zivilisation zugemessen; allerdings hat man ihm den Vorwurf gemacht, in seiner Interpretation werde «der Wert eines Bauwerks an dessen Fähigkeit gemessen, einem bestimmten theologischen oder geistigen Sy-

stem Gestalt zu verleihen.... Am Schluß bleibt der Leser mit dem Gefühl zurück, die Kunst wird hier lediglich als fein ausgearbeitete Kulisse für die wichtigsten geistigen und theologischen Entwicklungen im mittelalterlichen Europa benutzt.» (M.T. Davis 1982) Weit mehr als sämtliche Historiker der ‹Annales› war sich Philippe Ariès der Bedeutung figurativer Quellen bewußt; siehe dazu seinen bahnbrechenden Aufsatz aus dem Jahre 1951, ‹L'Attitude devant l'histoire: le XVIIe siècle›, wiederabgedruckt in: ‹Le Temps de l'histoire› (dt.: ‹Zeit und Geschichte›, Frankfurt am Main 1988), und zahlreiche weitere (einflußreichere) Arbeiten aus späterer Zeit.

22 Siehe dazu insbesondere eine Sondernummer des ‹Journal of Interdisciplinary History› XVII, Nr. 1, Sommer 1986, mit dem Titel ‹The Evidence of Art: Images and Meaning in History›. Sie enthält eine Reihe interessanter Aufsätze, von denen einige unmittelbare Bedeutung für das Thema dieses Buches haben. Zu den Herausgebern zählt auch Theodore K. Rabb, dessen eigenes Buch, ‹The Struggle for Stability in Early Modern Europe›, einen kühnen (wenngleich in meinen Augen nicht ganz befriedigenden) Versuch darstellt, Zeugnisse der Kunst als historische Quellen zu nutzen. Eine weitere wertvolle Sammlung von Aufsätzen zum selben Thema ist der Band von Freedberg und de Vries. Das bei weitem ehrgeizigste Buch, das visuelle Quellen für das Studium einer früheren Zivilisation nutzt, dürfte ‹The Embarrassment of Riches› von Simon Schama sein.

23 Siehe Haskell 1977 und Haskell 1988.

24 Solch ein Titel hätte allerdings eine ausführliche Diskussion des Einflusses der Künste auf fiktionale wie auf historische Rekonstruktionen der Vergangenheit erfordert.

1 Die frühen Numismatiker

1 Weiss 1988, S. 35 f.

2 Magnaguti; Billanovich, S. 49 f.

3 Weiss 1976 – siehe aber Cunally, S. 4 und 89. Zu einem allgemeinen Überblick siehe E. Babelon und Giard.

4 Zu Annius von Viterbo siehe Ligota.

5 Z. B. Erizzo, S. 64.

6 Baudrier, IX, S. 205–207.

7 Strada; siehe vor allem von Busch, S. 193–219; sowie Jansen; Fucíková.

8 Varille, S. 453–469; Baudrier, IX, S. 229 f.

9 Guillaume du Choul: ‹Des Antiquités romaines›, das Manuskript befindet sich in der Biblioteca Reale in Turin. Ich danke Richard Cooper, der meine Aufmerksamkeit darauf lenkte und mir eine Photokopie davon zur Verfügung stellte; er bereitet zur Zeit eine kritische Ausgabe dieses Manuskripts vor.

10 Du Choul (‹Antiquités›); siehe die letzte Seite des Manuskripts: ‹Au Roy›.

11 In der Bibliothèque nationale in Paris befindet sich ein Manuskript von Guillaume du Chouls ‹Des Bains et de la Palestre›; auch darauf hat Richard Cooper mich aufmerksam gemacht.

12 Vico 1548.

13 Campori 1874.

14 Goltz 1557. Eine Reihe von Porträts fehlt, und die dafür vorgesehenen Flächen sind leer gelassen. Ich habe die lateinische Ausgabe in der Bibliothek des St. John's College, Oxford, benutzt. Siehe vor allem Dekesel 1988; aber auch die vervielfältigten Anmerkungen, die Paul Quarrie 1985 für eine Ausstellung in der Eton College Library verfaßt hat. Zu dem Porträt siehe Campbell, S. 165 f.: Sowohl das Porträt als auch das beschriftete Exemplar des Goltzschen Buches befinden sich in den Musées Royaux des Beaux-Arts in Brüssel.

15 Goltz 1563; unpaginiert, am Ende des Bandes. Siehe vor allem Palumbo-Fossati.

16 Zu Caro siehe Castellani; Ligorios numismatische Forschungen wurden von seinen Zeitgenossen häufig diskutiert; siehe zum Beispiel Agustín 1592, S. 177 und 299. Weitere zeitgenössische Publikationen sind die von Landi und Simeoni.

17 Siehe E. Babelon, S. 100, und die Kommentare von Le Pois, S. 3v. Zu Stradas Meinung über das Werk von Lazius siehe von Busch, S. 199–201. Zu möglichen Strada-Porträts von Arcimboldo siehe Hulten, S. 86 f.

18 Siehe zum Beispiel Le Pois, Lazius, Occo, Patin, Vaillant und viele andere, die bei Renauldin verzeichnet sind.

19 Vico 1555, S. 11.

20 Erizzo, S. 1–3.

21 E. Babelon, S. 101.

22 Vico 1555, S. 50 f.; Vicos Quelle ist Sueton, Tiberius, 58.

23 Patin 1674, S. 178.

24 E. Babelon, S. 96; Genesis 4, 22.

25 E. Babelon, S. 92, Anm. 1; heute ist man der Ansicht, daß die Münze, deren Vorderseite in der Tat von den 54 v. Chr. zum Gedenken an seinen berühmten Vorfahren ausgegebenen Denaren des M. Junius Brutus kopiert wurde, auf einen skytischen König namens Koson oder Kotison zurückgeht, der 29 v. Chr. starb; siehe Burnett u. a., S. 312.

26 Agustín 1772.

27 Agustín 1592, Dialog IX.

28 Spon 1673 (1974), Vorwort.

29 Siehe zum Beispiel Grant.

30 Vico 1555, S. 109 f.

31 Patin 1667 (2. Aufl.), S. 7 f. Zu Patin siehe Biasuz, Waquet und Dekesel 1990.

32 Spanheim, die letzten beiden Seiten des unpaginierten Vorworts.

33 Die Frage ist weiterhin kontrovers; siehe Wallace-Hadrill.

34 Jobert 1739, I, S. 149 und 215.

35 Addison, S. 263.

2 Porträts aus der Vergangenheit

1 Wardman.
2 Schmitt, S. 190ff.; Fittschen; Cunnally, S. 87–89.
3 Schmitt, S. 194ff.
4 Parlato, S. 73ff.; Wardrop, S. 19–33.
5 Mortoft, S. 68.
6 Fittchen, Abb. 334 und 335.
7 Fulvio; Weiss 1959; und zu einer sehr nützlichen Übersicht über Bücher des 17. Jahrhunderts, die mit Medaillenporträts illustriert sind, siehe Rave 1959.
8 Hill 1930, Nr. 1091.
9 Baudrier, IX, S. 38f.
10 Müntz, S. 254; Rave 1959, S. 123.
11 Siehe Vico 1555, S. 92 und 99, sowie die bei Rave 1959, S. 132, zitierten Kommentare von Diethelm Keller von 1558.
12 Agustín 1592, S. 19; Hill 1920, S. 11; siehe Reiskius.
13 Du Choul, ‹Des Antiquités romaines› (siehe Kap. 1, Anm. 9, unpaginiert, im Abschnitt über Octavian.
14 Diese Theorie vertrat Antoine Le Pois, S. 162r.
15 Zu Corneille siehe Groër.
16 Siehe zum Beispiel Antoine du Verdier (Au lecteur).
17 Antoine du Verdier, S. 288.
18 Vico 1555, S. 53.
19 Torsellino.
20 [Jean de Bussières].
21 Antoine du Verdier (Au lecteur).
22 Plutarch 1575: Hinweis im Harvard College Library Catalogue of French Sixteenth-Century Books, II, S. 549, Nr. 443.
23 Plutarch 1695, S. XIV.
24 Dekesel 1988, S. 101; de Bie, ‹Vrais portraits› (Le graveur au lecteur), unpaginiert.
25 De Bie, ‹Vrais portraits› (Le graveur au lecteur), unpaginiert.
26 De Bie, ‹La France métallique›, S. 4f.
27 Siehe Schnapper 1988, S. 132.
28 Patin 1674, S. 54.
29 Weiss 1988, S. 72, 80; Rom, Musei Capitolini 1988, S. 221, Nr. 67.
30 Addison, S. 264.
31 Von Busch, S. 108–219.
32 Von Busch, S. 149.
33 Siehe von Busch, S. 111f. zu Stradas 1575 geschriebener Darstellung seiner Tätigkeit. Strada verweist hier auch auf seine Arbeit für Hans Jacob Fugger, dessen Beispiel der Herzog folgte und dessen Sammlung er kaufte. Siehe auch die zahlreichen anderen Käufe, die von Busch und auch Frosien-Leinz in Weski und Frosien-Leinz, I, S. 46ff., verzeichnen.
34 Von Busch, S. 149f.
35 Siehe insbesondere Frosien-Leinz in Weski und Frosien-Leinz, I, S. 41, und von Busch, S. 140.
36 Von Busch, S. 146.
37 Siehe die bei von Busch, S. 220–225, verzeichneten Inschriften.
38 Siehe Weski und Frosien-Leinz, II, Tafel. 1–23.
39 Es ist nicht ganz klar, ob Strada wirklich mit Orsini zusammentraf, als er 1554 in Rom war (wie Frosien-Leinz in Weski und Frosien-Leinz, I, S. 35, behauptet); möglicherweise ist es bedeutsam, daß von Busch Orsini nicht unter den Altertumsforschern nennt, mit denen Strada bekannt war; von Busch, S. 197.
40 Nolhac 1884, S. 145; Nolhac 1887, S. 31.
41 Nolhac 1887, S. 112.
42 Jongkees, S. 5.
43 Jongkees, S. 6–9.
44 Jongkees, S. 44.
45 Ladner, III, S. 176–179; und zur ‹Päpstin Johanna› siehe Lusini, II, S. 149f. (mit Dokumenten).
46 Ladner, III, S. 39–51, und II, S. 160–163; de Bruyne.
47 De Bruyne, S. 2f.
48 Ladner, III, S. 198–211.
49 Passamani.
50 Zu Paolo Giovio machte ich umfangreichen Gebrauch von der unveröffentlichten Dissertation ‹The portrait collection of Paolo Giovio› von Linda Klinger, der ich für die Erlaubnis hierzu sehr dankbar bin.
51 Klinger, I. S. 23, 26f., 39f.
52 Müntz, S. 257.
53 Müntz, S. 276.
54 Klinger, I, S. 157.
55 Klinger, I, S. 116 und 147, Anm. 106.
56 Klinger, I, S. 166.
57 Klinger und Raby.
58 Klinger, I, S. 67–73.
59 Rave 1961; Klinger, I, S. 68–72.
60 Klinger, I, S. 69.
61 De Vecchi, S. 89; Klinger, I, S. 72 und 147, Anm. 106.
62 Klinger, I, S. 71 und 204.
63 Müntz, S. 273.
64 Müntz, S. 299f.
65 Klinger, II (Katalog); Scullard.
66 Klinger, II (Katalog).
67 Klinger, I, S. 92f.
68 Klinger, II (Katalog).
69 Müntz, S. 301.
70 Klinger, I, S. 173 und 210, und II (Katalog).
71 Müntz, S. 276.
72 Klinger und Raby, S. 48.
73 Müntz, S. 264, Anm.
74 De Vecchi, S. 90.
75 Müntz, S. 264.
76 Rave 1959, S. 150.
77 Klinger, I, S. 77ff.
78 Klinger, I, S. 205–208.
79 Müntz, S. 271.
80 Klinger, I, S. 227, Anm. 2, und S. 247.
81 Klinger, I, S. 219.
82 Vasari 1983, VI, S. 263.
83 Linda Klinger hat mich allerdings (in einem Brief

vom 18. März 1991) darauf hingewiesen, es gebe keinen Beleg dafür, daß Vasari Zugang zu Giovios Porträts gehabt habe, nachdem sie sich nicht mehr in Rom befanden. Sie glaubt, der Hauptgrund, weshalb Perna die Porträts von Künstlern nicht aufnahm, liege darin, daß Giovio keine Elogen dazu geschrieben hatte.

84 Zu den Porträts, die Vasari benutzte, siehe Prinz sowie Hope.

85 Adhémar 1942/1943.

86 Und zwar den ‹Codex Mendoza›, der sich heute in der Bodleian Library, Oxford, befindet; siehe Joppien. Weitere Informationen zu Thevets Leben und Werken finden sich bei Baudry.

87 Thevet, S. 44, Anm. 1.

88 Thevet, S. 613.

89 Globe, Nr. 239, Abb. 108.

90 Siehe zum Beispiel den Eintrag zum ‹Epitome des gestes› aus dem Jahre 1546 im Harvard College Library catalogue of sixteenth-century French Books, I, S. 256, Nr. 208, und Rave 1959, S. 158 f.

91 De Bie, ‹Vrais portraits›, S. 7 (leere Umrahmung).

92 ‹Ordo et effigies›.

93 So erscheint er auf Tafel 1 der ‹Cronica Breve› aus dem Jahre 1588; die gestochenen Porträts (die Francesco Franca zugeschrieben werden) sind Kopien von Holzschnitten, die François des Prez 1567 veröffentlicht hatte; Zapella, I, S. 95 f.

94 [Hofmann], unter Verwendung von Porträts, die zuvor von Boissevin veröffentlicht worden waren.

95 Larmessin 1679, Tafel 1, und 1714, Tafel 1.

96 Schnapper 1988, S. 132.

97 Zu einer expliziten Äußerung in diesem Sinne, die aus der ersten Hälfte des Jahrhunderts stammt, siehe Mascardi, S. 98 f.

98 Mézeray, I, S. 188.

99 Daniel, I, S. I–XI; siehe auch Montfaucon 1729–1733, I, S. IX.

100 Velly, Villaret und Granier, Abb. 1.

101 Le Petit.

102 Berni, Cariola, Sardi.

103 Es besteht keinerlei Ähnlichkeit zwischen den in diesen beiden Büchern abgedruckten Porträts von Tebaldo I.

104 Klinger, I, S. 175.

105 Siehe Coffin sowie Lodi (mit Hinweisen auf frühere Literatur).

106 Lodi, S. 152.

107 Lodi, S. 159–162.

108 Palazzi: unpaginiertes Vorwort an den «erodito lectore».

109 Duchesne, I, S. 377.

110 Tabourot. Ich bin André Jammes sehr zu Dank verpflichtet, daß er meine Aufmerksamkeit auf dieses Buch gelenkt hat.

111 De Piles, S. 82 f.; siehe auch Schnapper 1981 zu weiteren Kommentaren von Félibien und Saint-Simon über die Bedeutung von Porträtsammlungen. Saint-Simon machte 1719 den Vorschlag, die Gesichtszüge und die Kleidung der königlichen Personen, wie sie in der Gaignières-Sammlung dargestellt waren, sollten dem vierjährigen Ludwig XV. zur Kenntnis gebracht werden, da dies ein guter Anreiz und eine Einführung zu einem ernsthaften Studium der Geschichte sei.

112 Sansovino, S. 63.

113 Le Pois, S. 19 r.

114 Du Choul, ‹Discours›, S. 76. (Ich habe den Nachdruck von 1567 benutzt.)

115 Orsini 1606, S. 14 und Tafel 23; die Anmerkungen zu dieser posthum erschienenen Ausgabe schrieb Orsini selbst, doch dieser Kommentar kann durchaus auch vom Herausgeber stammen.

116 Clubb, S. 3–56.

117 Eine brauchbare Zusammenfassung von della Portas Theorien findet sich bei Baltrusaitis, S. 12–19.

118 Della Porta 1622, S. 17 v.

119 Della Porta 1622, S. 25 r und 144 v; Fulco, S. 120 und 132.

120 Fulco, S. 112.

121 Fulco, S. 125–129.

122 Man vergleiche Giovio 1575, S. 103, mit della Porta 1622, S. 123 v (Tamerlan); Giovio 1575, S. 41, mit della Porta 1622, S. 48 v (Ezzelino); Giovio 1577, S. 73, mit della Porta 1622, S. 54 r (Poliziano); Giovio 1577, S. 76, mit della Porta 1622, S. 172 v und 180 r (Pico); Giovio 1575, S. 201, mit della Porta 1622, S. 123 v (Cesare Borgia).

123 Della Porta 1622, S. 191 v; vgl. die Porträts in Jacopo da Bergamo, ‹De plurimis claris sceletisque mulieribus›, Ferrara 1497, abgedruckt in Rave 1959, S. 125.

124 Clubb, S. 15 ff.

125 Spon 1683, S. 357 f.

126 Tristan 1635, S. 508. Ebenso in den erweiterten Ausgaben, die 1644 und 1657 erschienen.

127 Evelyn, S. 339.

128 Genebrier, S. 92.

129 Klinger, I, S. 212.

130 Klinger, I, S. 215 f.

131 Klinger, I, S. 217.

132 Klinger, I, S. 219.

133 Klinger, I, S. 208 und 211.

134 Klinger, I, S. 221.

135 Giovio 1555, S. 1 r.

136 Chabod, S. 259–262.

137 Giovio 1555, S. 48 r.

138 Kinser, S. 80.

139 De Thou 1713. Kinser (S. 169) bestätigt die Echtheit der ‹Memoires› von de Thou, die gelegentlich angezweifelt wird; er betont jedoch, daß die französischen Übersetzungen in vielem falsch und unvollständig seien (S. 188).

140 De Thou 1713, S. 24.

141 Ich danke Antoine Coron für diese und weitere Informationen über de Thou.

142 De Thou 1713, S. 125.

143 De Thou 1713, S. 58.

144 De Thou 1713, S. 106. Dieses Bild befindet sich heute in der National Gallery in London.

145 De Thou 1713, S. 32; Kinser, S. 18, führt aus, de Thou habe dies in einem geheim publizierten anonymen Werk festgehalten.
146 De Thou 1713, S. 43.
147 De Thou 1740, S. VI und 545 (unter dem Jahr 1585).
148 De Thou 1713, S. 49.
149 De Thou 1713, S. 67.
150 Siehe Quesnel, II, S. 351 ff. und S. 531–535. Peiresc war an Kopien einiger in diesem Werk enthaltener Porträts interessiert; siehe Jaffé.
151 Gibson; siehe auch Harris, S. 374 f.
152 Gibson, S. VIII und 138.
153 Harris, S. 393.
154 Richardson 1715, S. 12 f.
155 Hearne, S. 211.
156 Hearne, S. 367.
157 Vertue, I, S. 71.
158 Morton.
159 Siehe Pinkerton, auch wenn Clarendon nicht zu den dort besprochenen Autoren gehört.
160 Sutherland Collection, Katalog.
161 W. H. Evans.
162 Mézeray, I, siehe die letzte Seite des unpaginierten Vorworts.
163 Globe, S. 56, Nr. 70, und S. 61, Nr. 104.
164 Leti, unpaginierte ‹Istruttione e dilucidattione dell'Autore per quei che leggono›. Das Porträt von Karl I. erscheint in Band I, S. 202. Ich bin Jonathan Franklin von der National Portrait Gallery, London, sehr dankbar für den Hinweis, daß es sich dabei um die Adaptation eines Drucks handelt, der Erzherzog Ernst von Österreich (1553–1595) darstellt.
165 Hearne, S. 188 (13. August 1717). Ich danke Lucy Whitaker von der Christ Church Picture Library, Oxford, für die Information, daß diese Statue im 19. Jahrhundert in die Gartenanlagen von Nuneham Park verlegt worden ist. Im Frühjahr 1992 konnte ich mir die Statue ansehen, etwas verwittert und im Gestrüpp versteckt, jedoch Hearnes Beschreibung recht gut entsprechend (siehe Abb. 59).
166 Evelyn, S. 46.
167 Defoe, II, S. 719 (1726).

3 Historische Erzählung und Reportage

1 Hinks, S. 101.
2 ‹English Romanesque Art›, S. 126, Nr. 72.
3 Siehe zum Beispiel Gaspar und Lyna, Abb. LVIII; Guenée; Sherman.
4 Magnani.
5 Siehe unten Kapitel 6.
6 Siehe Abb. 60. Zu den von Barendt van Orley entworfenen Wandteppichen mit Darstellungen der Schlacht von Pavia, die sich im Museo di Capodimonte in Neapel befinden, siehe Hale, 1990, S. 145 und 191. Die Wandteppiche mit Darstellungen der Niederlage der Armada, die Admiral Lord Howard of Effingham 1592 bei Cornelis de Vroom aus Haarlem in Auftrag gab und die von François Spierincx aus Delft gewebt wurden, waren 1596 vollendet und wurden 1834 beim Brand des Oberhauses zerstört.
7 Siehe Maccari, S. 100 f. (mit Abbildung).
8 Zu einer Diskussion dieser Frage siehe Chastel, S. 64 ff.
9 Zu diesem Abschnitt siehe Wolters, insbesondere S. 164–181; P. F. Brown 1984; P. F. Brown 1988, S. 79 ff. Von den Mosaiken, welche die Überführung der Reliquien aus Alexandria nach Venedig zeigten, sind nur jene über der Porta S. Alippio erhalten.
10 Siehe Smith sowie Pastor, XIII 2, S. 717–719; auch Nani, I, S. 648 f. (Libro X, Anno 1635).
11 Siehe den klassischen Aufsatz von Momigliano, 1950.
12 Evelyn, S. 48.
13 Evelyn, S. 158.
14 Schnapper 1988, S. 295, zitiert nach ‹Histoire de l'Académie royale des inscriptions›.
15 ‹Medailles›, S. 2.
16 Cunnally, S. 150 und 152, Nr. 5. Die von Marcus Junius Brutus ausgegebene Silbermünze, um die es hier geht, zeigt in der Tat seinen Vorfahren, den ersten Konsul, den älteren Brutus, mit seinen Liktoren. Siehe oben Kapitel 1, Anm. 25.
17 Erizzo, II, S. 110 ff. Ich danke Cathy King vom Ashmolean Museum, Oxford, für den Hinweis, daß sich Erizzo hier auf einen Kontorniat bezieht: siehe A. und E. Alföldi, Teil 1, Katalognummern 132 und 135; Teil 2, Abb. 44, Nr. 12; Abb. 45, Nr. 10–12. Eine ganz ähnliche Rückseite findet sich auf einem Kontorniat, der Alexander den Großen zeigt; siehe Tocci, Abb. LXI, Nr. 6.
18 Erizzo, II, S. 77 f.; und zu den Spintrien Simonetta und Riva. Wie kürzlich angemerkt wurde, war es möglicherweise gerade die Existenz dieser immer noch mysteriösen Spintrien (datierbar zwischen 37 und 22 vor Christus), die Sueton zu den Skandalgeschichten über Tiberius anregte; Buttrey, S. 58.
19 Sueton, siehe Sutherland 1987, S. 92 f.; Griffin, S. 120; Le Pois, S. 19 r.
20 Rushforth; Meister Gregorius, S. 32 und 83–85.
21 Frugoni, S. 12 und 20–22.
22 Siehe die Diskussion um den Brief von Lucius Verus an Fronto aus dem Jahre 165 n. Chr. bei Settis, 1988, S. 104 f.
23 Baxandall, S. 81.
24 Farinella, S. 209–237.
25 Cavallero.
26 Vasari, zitiert bei Venturoli, S. 433.
27 Haskell und Penny, S. 46 f. Raffaello Fabrettis Buch über die Säule, das 1683 erschien, kritisiert frühere Arbeiten zu diesem Thema und betont die Bedeutung der Säule als historische Quelle, doch – trotz der ehrgeizigen Ansprüche seiner eigenen Forschung – ist sein Ansatz gleichfalls im wesentlichen altertumskundlich orientiert.

28 Darauf wies mich ein Teilnehmer eines Seminars hin, das ich 1985 in der Scuola Normale in Pisa hielt.
29 Mascardi, S. 287.
30 Mascardi, S. 403 ff.
31 Mascardi, S. 9 f.
32 Mascardi, S. 177.
33 Mascardi, S. 11.
34 Mascardi, S. 190 f.
35 Zur Interpretation dieser Statue (mit Hinweisen auf frühere Literatur) siehe Haskell und Penny, S. 188 f.
36 Settis, 1981.
37 Erizzo, II, S. 519; Cohen, II, S. 156; Mattingly, IV (1940), S. 543 und Tafel 74, Nr. 11.
38 Zu alledem siehe Haskell, 1987 (‹Scholars and Images›), hier stark modifiziert.
39 Tristan 1635, S. 509–511.
40 Perrier, Abb. 21.
41 Buiatti.
42 Angeloni, S. 157, und der kursiv gesetzte Kommentar zu Abb. 43; Scipione Maffei (1825–1826, IV, S. 326) vertritt dieselbe Auffassung, allerdings noch energischer als Bellori: «Es ist undenkbar, daß eine Kaiserin in solch einem Aufzug dargestellt worden wäre ...» (non si sarebbe figurata in tal guisa un' Imperadrice). Doch noch 1807 konnten Rombesucher glauben, die Figuren stellten «Faustina mit ihrem Lieblingsgladiator Carinus» dar: d'Uklanski, II, S. 63.
43 [Raguenet], S. 30 f.
44 Siehe Henfrey.
45 Plinius, ‹Naturkunde›, XXXV, 140 (S. 103).
46 A. B. Gardiner, und die Korrekturen bei Scharloo.
47 Jones, S. 13–18.
48 ‹Tiziano›, S. 196–208; Haskell 1987 (‹Scholars and Images›), S. 515.
49 Mommsen, S. 111.
50 Pastor, IX, S. 191 f.
51 Pastor, IX, S. 195.
52 Scavizzi.
53 Pastor, IX, S. 193 f.
54 Pastor, IX, S. 196.
55 Prudentius, ‹Peristephanon›, Hymnus XI, 183–188.
56 Kelly, S. 22; Montesquieu, II, S. 725 (‹Le Spicilège›).
57 Molanus, Kap. V, S. 20 f.
58 [Bottari], I, S. 137 und Abb. XXXIV.
59 Baronius (Rinaldi), I, S. 28: Lukas 8. Baronius kommentiert auch Porträts von Petrus und Paulus, die zu ihren Lebzeiten angefertigt worden sein sollen; I, S. 132.
60 Gibbon 1837, S. 1778.
61 Zu alledem siehe Cicognara, I, S. 116.
62 Baronius (Rinaldi), I, S. 21; Scavizzi, S. 197; Sosti; Scala; Zen.
63 Scoto, II, S. 53v.
64 Baronius (Rinaldi), I, S. 184.
65 Baronius (Rinaldi), I, S. 454. Ich danke Cathy King vom Ashmolean Museum, Oxford, für den Hinweis, daß Baronius wahrscheinlich alexandrinische Münzen im Auge hatte, zum Beispiel solche von Antoninus Pius; zu einer ähnlichen Rückseite bei einer Trajansmünze siehe Dattari, II, Tafel XVII, Nr. 2643, und ebd., Nr. 925.
66 Scavizzi, S. 45.
67 Meyer, S. 292 f.
68 Gaston, S. 150 f.
69 Zu den Ansichten des Hugenotten Maximilien Misson, dessen italienisches Reisebuch 1691 erstmals ins Englische übersetzt wurde und dann zahlreiche Neuauflagen erlebte, siehe Gaston, S. 152.
70 Wilpert, S. 22 f., 49 (und Tafel XII), 78 (und Tafel XXI–XXII).
71 Bosio, S. 627–629.
72 Du Choul, S. 29.
73 Du Choul, S. 69.
74 Du Choul, S. 248.

4 Die Frage der Qualität

1 Cunnally; Schnapper 1988, S. 119–179.
2 Strada (Au lecteur): unpaginiert.
3 Vico 1555, S. 53.
4 Agustín, S. 13.
5 Panofsky 1979, S. 27 f.
6 Krautheimer, S. 307.
7 Krautheimer, S. 159–168.
8 Krautheimer, S. 357 f.
9 Bober und Rubinstein, Nr. 98 und 94 (S. 130 f. und 127).
10 Krautheimer, S. 227 f.
11 Buddensieg.
12 Zu einem frühen Hinweis auf Sylvesters Rolle siehe Meister Gregorius, S. 51.
13 Settis 1986, S. 379 f. und Abb. 349. Siehe auch Rubin, S. 106 f., zu Hinweisen bei Eusebius auf die Zerstörung heidnischer Idole durch Konstantin; zur Darstellung der Szene auf Fresken des 16. Jahrhunderts siehe Borsook, S. 38–42, insbesondere Anm. 18.
14 Ghiberti, I, S. 35.
15 Filarete, I, S. XIX.
16 Pope-Hennessy, S. 77 und 332.
17 Bober und Rubinstein, Nr. 176 (S. 206–208); Nesselrath 1988, S. 235.
18 Parlato, S. 115.
19 Filarete, I, S. 176.
20 Filarete, I, S. 176.
21 Manetti, S. 10 ff.
22 Manetti, S. 61 und 63. Sowohl SS. Apostoli als auch S. Piero Scheraggio wurden seit Manettis Tagen erheblich verändert (Paatz, I, S. 226–263, und Sanpaolesi), doch San Miniato al Monte, das etwa zur selben Zeit, Mitte des 11. Jahrhunderts, erbaut wurde, zeigt ähnliche Merkmale der «Protorenaissance» wie jene beiden Kirchen und wirft für Architekturhistoriker dieselben Probleme auf.
23 Zu der leidenschaftlichen Bewunderung für die Mo-

saiken, die Giovanni Rucellai 1450 äußerte, siehe Weiss 1988, S. 74. Das ist insofern besonders bemerkenswert, als Rucellai nirgendwo zu erkennen gab, daß er sie für heidnisch hielt. Zu weniger außergewöhnlichen Reaktionen siehe Amadio.

24 Golzio, S. 82–92.
25 Nesselrath 1986, S. 357–369.
26 Golzio, S. 85.
27 Bober und Rubinstein, Nr. 182 (S. 214–216).
28 Nesselrath 1986, S. 365. Es braucht kaum gesagt zu werden, daß weder Raffael noch irgend jemand sonst vor dem Ende des 19. Jahrhunderts auf den Gedanken kam, die spätantike Kunst könne eher eine Veränderung statt einer Verfallsform gegenüber den Normen darstellen, die im frühen Kaiserreich gesetzt worden waren.
29 Jones und Penny, S. 199–205, zu Raffaels archäologischen Forschungen.
30 Bober und Rubinstein, Nr. 176 (S. 206–208).
31 Wazbinski.
32 Obwohl Vasari diese Theorien erst in der zweiten Ausgabe voll entwickelt, scheint mir Fehl doch zu irren, wenn er kategorisch feststellt, hinsichtlich der Behandlung des Konstantinsbogens bestünden grundlegende Unterschiede zwischen der ersten und der zweiten Ausgabe: Fehl, S. 27.
33 Vasari 1983, I, S. 24 f.
34 Vasari 1983, I, S. 25–27.
35 Vasari 1983, I, S. 29.
36 Vasari 1983, I, S. 31.
37 Vasari 1983, I, S. 31; de Beer.
38 Buddensieg, S. 60.
39 Herklotz, insbesondere S. 60 ff.
40 Baronius, III, S. 86 f. (Christi, S. 312).
41 Gilio, S. 111.
42 Pintard, S. 261 f.
43 Mancini, I, S. 48 f.
44 Rubens an Peiresc, 4. September 1636 (Rubens, S. 405); ich danke Elizabeth McGrath für diesen Hinweis.
45 Der verstorbene Giovanni Previtali scheint der erste gewesen zu sein, der auf die Bedeutung von Buonarrotis Kommentaren hinwies: Previtali, S. 31 f.
46 Siehe Gallo.
47 Zitiert bei Gallo, S. 20.
48 Cristofani, S. 16–31.
49 [Buonarroti] 1698, S. 314.
50 Buonarroti 1716, S. 84 f.
51 Zu einer allgemeinen Diskussion dieses Themas siehe Gombrich 1971.
52 Marangoni, S. 77 f., mit Hinweisen auf die Ansichten des P. Lodovico Marocci.
53 Bottari, I, S. 62; II, S. v f. – und zahlreiche andere Stellen.

5 Fragen der Interpretation

1 Montfaucon 1722, I (Préface), S. IV. Ich habe durchgängig diese zweite Ausgabe benutzt.
2 Montfaucon 1722, I (Préface), S. I–III.
3 Montfaucons ‹Diarium Italicum› aus dem Jahr 1702 wurde 1709 in einzelnen Punkten von Francesco Ficoroni kritisiert, und diese Kritik Löste ihrerseits weitere Polemiken aus.
4 Montfaucon 1722, I (Préface), S. III–VII.
5 E. de Broglie, I, S. 357 f.
6 Montfaucon 1722, I (Préface), S. XIV.
7 E. de Broglie, I, S. 370.
8 Johnson, II, S. 856.
9 Montfaucon 1722, I (Préface), S. X.
10 Montfaucon 1722, I (Préface), S. XIII.
11 Rostand, S. 105.
12 Montfaucon 1722, I (Préface), S. XV ff.
13 Montfaucon 1729–1733, I (Préface), S. I f.
14 Montfaucon 1729–1733, I (Préface), S. II.
15 Montfaucon 1729–1733, I (Préface), S. VI.
16 Duplessis 1870; Schnapper 1988, S. 291–296. Philippe Ariès hat 1951 als erster auf die Bedeutung hingewiesen, die Gaignières' illustrierte Sammlung von Bildmaterial für die historische Methodologie besitzt: Ariès 1988, S. 178 ff.
17 Hugues-Adrien Joly berichtet im Juli 1782 in einem Brief an Karl Heinrich von Heinecken von einem Besuch im Kupferstichkabinett des Comte und der Comtesse du Nord (des späteren Zaren Paul I. und seiner Frau): Joly, S. 112.
18 Montfaucon 1729–1733, I, S. 55.
19 Vanuxem 1957, S. 45–47.
20 Vanuxem 1957, S. 47 ff.
21 Montfaucon 1729–1733, I (Préface), S. XI.
22 Montfaucon 1729–1733, V (Au lecteur), unpaginiert.
23 Montfaucon 1729–1733, I, S. 371; ‹Dictionnaire de Biographie Française›, XIV, S. 594 f.; Schnapper 1988, S. 297–301.
24 Lancelot 1729 (mit seinem Beitrag aus dem Jahre 1724), S. 739–755; siehe auch den Nachruf auf Lancelot, der 1740 im Alter von fünfundsechzig Jahren starb, in: ‹Mémoires de littérature tirez des Registres de l'Académie Royale des Inscriptions et Belles-Lettres›, XVI, Paris 1751, S. 257–268.
25 Huard 1913, S. 360.
26 Montfaucon 1729–1733, II, S. 2.
27 Montfaucon 1729–1733, II, S. 2.
28 Montfaucon 1729–1733, I, S. 375 (fälschlich als 735 gedruckt).
29 Werckmeister S. 535–548.
30 Montfaucon 1729–1733, I, S. 375 (fälschlich als 735 gedruckt).
31 Lancelot 1729, S. 740.
32 Wilson, S. 197, sagt lediglich, Eduard «gibt Harold anscheinend Anweisungen», und meint ebenfalls, daß «der Teppich keine Hinweise auf den Grund der Reise enthält». Andere moderne Autoren sind in diesem Punkt mindestens ebenso zurückhaltend.
33 Montfaucon 1729–1733, II, S. 3. Seine Beschreibung der Szene in Band I, S. 373, ist ein wenig vorsichtiger.
34 Lancelot 1729, S. 747.

35 Montfaucon 1729–1733, II, S. 10.
36 Lancelot 1733, S. 605.
37 Die sorgfältigste Literaturübersicht zum Teppich von Bayeux findet sich bei S. A. Brown.
38 Die beiläufige Erwähnung bei Hume fünf Jahre zuvor (Hume, I, S. 127 f.), ist in diesem Zusammenhang nicht relevant.
39 Lyttelton, I, S. 353–355.
40 Abbé de la Rue.
41 Amyot 1819, S. 197.
42 Amyot 1819, S. 205.
43 Freeman, III, S. 575.
44 Freeman, III, S. 572.
45 Amyot 1818, S. 92.
46 Freeman, III, S. 676, verweist auf die Meinung von Collingwood Bruce aus dem Jahre 1856.
47 Lomazzo, S. 154 (fälschlich als 146 gedruckt), 165 f. und 168.
48 L. B. Alberti, S. 80 f., § 42.
49 Vasari 1983, V, S. 298.
50 Lomazzo, S. 162.
51 Reynolds, S. 221 f. (Discourse XII).
52 Bulwer, Chirologia, S. 91.
53 Bulwer, Chironomia, S. 21.
54 Bulwer, Chironomia, S. 80 f.
55 Siehe zum Beispiel Gombrich 1972 und die umfangreiche Bibliographie dieses Bandes.
56 Buonarroti 1698, S. VIII f.
57 Roy, S. 102 f., verweist auch auf die strukturelle Ähnlichkeit zwischen den Abhandlungen von Lomazzo und Lairesse.
58 Lairesse 1707, gegenüber S. 54, und 1738, S. 38 f. (Tafel XII, Beispiele 1 und 2). Diesen Text habe ich benutzt.
59 Lairesse 1707, gegenüber S. 68, und 1738, S. 50 f. (Tafel XIII, Beispiel 2, und Tafel XIV, Beispiel 3).
60 Lairesse 1707, gegenüber S. 67, und 1738, S. 51 f. (Tafel XIV, Beispiel 4, und Tafel XV, Beispiel 5 und 6).
61 Lairesse 1738, S. 45.
62 Lairesse 1738, S. 46 f.; siehe auch 1787, I, S. 134 f.
63 Zu du Bos' Diskussion des sogenannten *Papirius* siehe Haskell und Penny, S. 288–291.
64 Du Bos, I, S. 86 ff. (1967, S. 29 f.).
65 Richardson 1722, S. 161 f.
66 Walpole, IV, S. 72.
67 Lichtenberg, III, S. 933; Paulson, I, S. 271 ff.
68 Graham, S. 85.
69 Graham, S. 87–101.
70 Lavater 1775, 1776, 1777, 1778.
71 Lavater 1781, 1783, 1786, 1803.
72 Lavater 1781–1803, I, S. 119.
73 Lavater 1781–1803, I, S. 167–182.
74 Lavater 1781–1803, IV, S. 186.
75 Siehe zum Beispiel das unterschiedliche Herangehen bei den Zügen von Diomedes und Odysseus (die Abbildungen stammen aus Winckelmann 1764, Widmungsblatt) in Lavater 1775–1778, S. 57, und 1781–1803, II, S. 341. Zahlreiche weitere Beispiele ließen sich anführen.
76 Lavater 1781–1803, III, S. 261. Diese Passage und die zugehörigen Abbildungen finden sich nicht in der früheren Ausgabe von 1775–1778; siehe Winckelmann 1783–1784, II, S. 351 f.
77 Lavater 1781–1803, II, S. 98 ff.
78 Lavater 1781–1803, II, S. 368.
79 Lavater 1781–1803, II, S. 80.
80 Lavater 1781–1803, II, S. 24.
81 Lavater 1781–1803, III, S. 186 f.
82 De Jorio 1832, S. 63. Doch wie er häufig betont, wurde de Jorio hauptsächlich von Engels ‹Ideen zu einer Mimik› aus den Jahren 1785/1786 beeinflußt, die 1820 ins Italienische übersetzt wurden.
83 De Jorio 1832, S. IX f.
84 Navarro.
85 ‹Annali Civili›, S. 25.
86 De Jorio 1825, S. 45.
87 De Jorio 1825, S. XII.
88 Croce, S. 280.
89 De Jorio 1832, S. VI f.
90 De Jorio 1832, S. 322–324 und Tafel II.
91 De Jorio 1832, S. XI.
92 De Jorio 1832, S. 363–366 und Tafel XVII.
93 ‹Annali Civili›, S. 25.

6 Der Dialog zwischen Altertumskundlern und Historikern

1 Eine Vielzahl von Verweisen auf Montfaucon findet sich zum Beispiel bei Vertue; zu Strutt siehe unten, Kapitel 11.
2 Siehe Lelong 1719 und 1768–1778. Der Anhang ist publiziert in Band IV, 1775; siehe auch zu Beginn desselben Bandes die ‹Éloges› auf Fevret de Fontette von Perret und Dupuy von der Académie Royale des Inscriptions et Belles-Lettres.
3 Ebd. Fevrets Sammlung, die 1770 an die Bibliothèque Royale verkauft wurde, wo bereits Gaignières' Zeichnungen und annähernd vierzigtausend gezeichnete oder gestochene Porträts von «berühmten Franzosen und Französinnen» aufbewahrt wurden, alle sorgfältig mit Anmerkungen versehen, sollte noch die besondere Aufmerksamkeit von Michel Hennin erregen, von dem unten in Kapitel 11 die Rede sein wird.
4 Zu La Curne de Sainte-Palaye siehe Gossman.
5 Sainte-Palaye, VIII, 1733, S. 528.
6 Bei Gossman finden sich einige anregende Gedanken zu dem Reiz, den die Gotik auf Gestalten der Aufklärung ausübte.
7 Sainte-Palaye, XIII, 1740, S. 574; XV, 1743, S. 615.
8 Sainte-Palaye, XIII, 1740, S. 574. Zu Montfaucons Illustrationen und Kommentar siehe Montfaucon 1729–1733, II, S. 234 und 296; zu einer neueren wissenschaftlichen Auffassung siehe Dogaer, S. 112. Das Manuskript in der Bibliothèque Nationale findet sich unter Fonds Français, Nr. 2643/2644.

9 Sainte-Palaye, XVII, 1751, S. 794, zitiert bei Gossman, S. 250.
10 E. de Broglie, II, S. 218 f.
11 Ich danke Carlo Ginzburg, daß er mir Einblick in einen Vorausabzug seines Aufsatzes über Jean Chapelains 1646 erschienenen Dialog ‹De la lecture des vieux romans› gab, in dem Chapelain mittelalterliche Romane in etwa demselben Geiste diskutiert, in dem Sainte-Palaye dann im nachfolgenden Jahrhundert die mittelalterliche Kunst untersuchte. In seinem Aufsatz verweist Ginzburg auch auf einige noch frühere Beispiele dieses Vorgehens.
12 Lalande, I, S. 98.
13 Gibbon 1961, S. 21 (5. Mai 1764).
14 ‹Turin›, I, S. 42 f.
15 Gibbon 1961, S. 22.
16 ‹Turin›, III, S. 1397 f.
17 ‹Turin›, I, S. 42–49; Romagnini; Maffei 1955, I, S. 469 ff. (1724); Caylus, III, S. 271; Franzoni 1982.
18 Siehe die häufigen Verweise auf Montfaucon bei Maffei, 1731–1732.
19 ‹Turin›, I, S. 42 f.
20 E. Wright, II, S. 396 ff.
21 Heikamp, S. 466 und 492 ff.
22 E. Wright, II, gegenüber S. 397.
23 Montesquieu, II, S. 29 (‹Pensées›).
24 Montesquieu, II, S. LII, zur Datierung der ‹Pensées›.
25 Montesquieu, II, S. 1316 f. (‹Voyage en Italie›), mit Verweis auf den Aufsatz des Abbé Nadal.
26 Montesquieu, II, S. 1315 (‹Voyage en Italie›).
27 Montesquieu, II, S. 278 f. (‹Pensées›).
28 Montesquieu, II, S. 1315 (‹Voyage en Italie›).
29 Montesquieu, II, S. 1313 ff. (‹Voyage en Italie›).
30 Eine interessante Diskussion zum Einfluß seiner Italienreisen auf sein politisches Denken findet sich bei Harder, S. 121 ff.
31 Giannone 1971, S. 24 f.; zu d'Aulisio siehe Liotta.
32 Giannone 1753, I, S. XXV.
33 Giannone 1753, I, S. XXV.
34 Giannone 1753, I, S. 367 ff.
35 Blunt 1975, S. 48 (mit Nachweisen); ‹Napoli, Città d'Arte›, I, S. 39 ff.
36 Blunt 1975, S. 36; ‹Napoli, Città d'Arte›, II, S. 296.
37 Giannone 1753, IV, S. 306.
38 Giannone 1753, I, S. 349, 367.
39 Giannone 1971, S. 25.
40 Breventano.
41 Impellizzeri und Rotta.
42 Bandur.
43 ‹Biographie Universelle› (Michaud), XXVIII, S. 183.
44 Giannone 1753, I, S. 166.
45 Bertelli, S. 407–416.
46 Muratori 1901–1922, I, S. 324 (25. Juni 1698, an Magliabechi).
47 Muratori 1901–1922, I, S. 126 und 129 (18. und 25. Januar 1696).
48 Muratori 1901–1922, II, S. 376 (1699) und S. 668 (1704).
49 Muratori 1901–1922, XI, S. 5117 (6. Dezember 1747, an Mazzucchelli).
50 Muratori 1901–1922, IX, S. 3844 f. (27. Januar 1739, an Giuseppe Bianchini).
51 Muratori 1901–1922, III, S. 1101 (12. Juli 1709, an Vallisnieri).
52 McCuaig, S. 256, Anm. 14; und S. 251–290 zu seinen Schwierigkeiten mit der Zensur.
53 Muratori 1901–1922, III, S. 1207 (24. Oktober 1710, an Filippo del Torre).
54 Muratori 1901–1922, V, S. 1829 f. (14. August 1716).
55 Bertelli, S. 286 ff.
56 Bertelli, S. 100–258.
57 Bertelli, S. 89, Anm. 161 (Zitat aus ‹Riflessioni sul Buon Gusto›).
58 Muratori 1901–1922, VII, S. 2808–2811 (5. November 1728).
59 Muratori 1901–1922, I, S. 333 (10. September 1698, an Magliabechi).
60 F. Bianchini.
61 Muratori 1901–1922, II, S. 482 (25. November 1700).
62 Campori 1866, S. 154 ff. zu Briefen von Vleughels an Grassetti aus dem Jahre 1710 mit freundlichen Botschaften an Muratori, sowie S. 556 f. zu Crespis Brief aus dem Jahre 1744.
63 Campori 1866, S. 517–549 (1703–1709).
64 Bertelli, S. 249.
65 Siehe Lazius, S. 784, und Muratori 1901–1922, XI, S. 5217 (1748).
66 Muratori 1751, I (Prefazione), unpaginiert.
67 Muratori 1751, I, S. 351 (‹Delle Arti de gl'Italiani dopo la declinazione dell'Imperio Romano: Dissertazione ventesimaquarta›).
68 Muratori 1751, I, S. 353 (‹Delle Arti de gl'Italiani›).
69 Muratori 1751, I, S. 351 f. (‹Delle Arti de gl'Italiani›).
70 Muratori 1901–1922, I, S. 324 (25. Juni 1698).
71 Grassi Fiorentino.
72 Ciampini, I, S. 63 f. (Tafel XXV).
73 Ciampini, II, S. 65–101 (mit Tafeln).
74 Bevilacqua 1975.
75 Vasari 1983, I, S. 31–33.
76 L. Alberti 1553, S. 278 r.
77 Vasari 1983, I, S. 30–32.
78 Maffei 1731–1732, III, S. 74.
79 Maffei 1731–1732, III, S. 73 f.
80 Maffei 1955, passim; und Barbieri.
81 Maffei 1825–1826, II, S. 501; in der Ausgabe 1731–1732 (I, S. 294) wird Giannone nicht als Urheber der von Maffei abgelehnten Fassung genannt.
82 Maffei 1731–1732, I, S. 69 ff.
83 Maffei 1955, I, S. 507 f. (15. Dezember 1725).
84 Maffei 1731–1732, I, S. 338.
85 Franzoni 1982 (‹L'Accademia Filarmonica›).
86 Franzoni 1982; 1985.
87 Franzoni 1974–1975, S. 562 (Zitat aus Maffei, ‹Dittico Quiriniano›, 1754).
88 Maffei 1731–1732, III, S. 59.
89 Bevilacqua.
90 Maffei 1731–1732, III, S. 57.

91 Maffei 1731–1732, III, S. 188f.
92 Maffei 1731–1732, III, S. 101f.
93 Maffei 1731–1732, III, S. 74.
94 Siehe Pomian 1987, zu diesem gesamten Abschnitt.
95 Caylus, III, S. xf., XXXIII, 42.
96 Caylus, VI, S. VIII.
97 Caylus, I, S. III f.; II, S. 22; IV, S. 19.
98 Caylus, II. S. II.
99 Caylus, I, S. 37f.; II, S. 379f.
100 Haskell 1987 (‹The Painfull Birth of the Artbook›)
101 Caylus, II, S. 56.
102 Caylus, I, S. 251; IV, S. 144.
103 Caylus, VII, S. XV.
104 Caylus, III, S. 23; VI, S. 29.
105 Caylus, I, S. v ff.
106 Caylus, III, S. VI; V, S. VI f.
107 Caylus, I, S. XI, 282; II, S. 125. Zu späteren Postulaten dieser Art von d'Hancarville siehe Vickers.
108 Caylus, II, S. 313.
109 Caylus, I, S. 81, 95; II, S. 85; III, S. 72f.
110 Caylus, IV, S. 301; VI, S. 323 und Tafel CIII, Nr. 1. Siehe ‹Pièces d'Echecs›, S. 25, Nr. 31 und Abb. 17.
111 Caylus, III, S. 225; IV, S. 75.
112 Caylus, I, S. 159, 181f.
113 Caylus, III, S. 14, 33.
114 Caylus, II, S. 305.
115 Caylus, III, S. XI.
116 Caylus, II, S. 316 und Tafel XC, Nr. III–IV; IV, S. 104f. Ein Jahrhundert später sollte Champfleury (siehe dazu unten, Kapitel 13) auf Caylus' Auffassungen zu diesen Fragen zurückkommen und zu ähnlichen Schlußfolgerungen gelangen: ‹Caricature antique›, S. 87f.
117 Caylus, II, S. 304 und Tafel LXXXVI.
118 Caylus, I, S. 92.
119 Caylus, I, S. 12.
120 Caylus, III, S. 167f. und Tafel XLIV, Nr. 1.
121 Caylus, IV, S. 69; V, S. VIII f.; VI, S. 102, 151f.
122 Caylus, VI, S. 219–228. Cicognara (1813–1818, I, S. 135) sollte diesen Gedanken später fortentwikkeln. Danach hätten die Künstler der Antike genau wie die der Gegenwart Kleidung stilisiert dargestellt und das bloß Modische eliminiert; deshalb könne das, was wir sehen, durchaus unzuverlässig sein.
123 Caylus, II, S. 313f. und Tafel XC.
124 Caylus, I, S. 171; II, S. 23f.; IV, S. 61; VI, S. 100.
125 Caylus, I, S. 3, 117f.; II, S. 43; III, S. 2; V, S. 90, 127; VI, S. 119; VII, S. 150f.
126 Caylus, II, S. 398f.; III, S. 34, 69; IV, S. 106; VI, S. IX.
127 Caylus, I, S. 101.
128 Caylus, V, S. V–XIV.
129 Caylus, V, S. 198 und Tafel LXX Nr. III.
130 Caylus, II, S. 1.
131 Seroux d'Agincourt, II (Sculpture, Renouvellement), S. 85.
132 Baridon, S. 84 (mit Nachweisen).
133 Gibbon 1984, S. 117.
134 Gibbon 1984, S. 113; Momigliano 1969.
135 Gibbon 1796, II, S. 25f.
136 Gibbon 1952, S. 104 (‹Le Séjour de Gibbon à Paris›, 1763).
137 Keynes; Gibbon 1945, S. 259 (Montfaucon).
138 Gibbon 1961, S. 122. Gibbon bezieht sich hier insbesondere auf Muratoris Diskussion des 1. Jahrhunderts n. Chr..
139 Gibbon 1837, S. 2616, Anm. Trotz seiner *boutade* hegte Gibbon große Bewunderung für Muratoris historische Forschungen.
140 Gibbon 1984, S. 100.
141 Gibbon 1952, S. 30f. (‹Journal de mon voyage dans quelques endroits de la Suisse›, 1755).
142 Gibbon 1984, S. 101.
143 Gibbon 1961, S. 179.
144 Zu diesem gesamten Abschnitt siehe Haskell 1987 (‹Gibbon and the History of Art›), S. 16–29.
145 Gibbon 1961, S. 74f. und 83. Der Domenichino ist nicht mehr auffindbar; der Veronese befindet sich im Palazzo Rosso in Genua.
146 Gibbon 1961, S. 228.
147 Gibbon 1961, S. 166. Gibbon hatte Montesquieus Aufzeichnungen natürlich nicht gesehen.
148 Gibbon 1952, S. 98 (‹Le Séjour de Gibbon à Paris›, 1763).
149 Gibbon 1961, S. 167.
150 Mansuelli, I. S. 37f., Nr. 11.
151 Gibbon 1961, S. 177f.
152 Gibbon 1961, S. 177f.
153 Gibbon 1945, S. 211–214, 254–257.
154 Gibbon 1961, S. 166f.
155 Gibbon 1961, S. 112.
156 Gibbon 1961, S. 168.
157 Gibbon 1961, S. 138. Dieses Bild gilt heute allgemein als Kopie des in der National Gallery in London befindlichen Originals.
158 Gibbon 1961, S. 168.
159 Gibbon 1961, S. 169.
160 Haskell und Penny, S. 172f.
161 Gibbon 1961, S. 170.
162 Gibbon 1945, S. 168.
163 Gibbon 1984, S. 143 (*«musing in the Church of the Zoccolanti»*).
164 Gibbon 1837, S. 2617.
165 Gibbon 1945, S. 82f. (Petrus Angelus Bargaeus, ‹De Privatorum Publicorumque Aedificiorum Urbis Romae Eversoribus Epistola›).
166 Haskell und Penny, S. 296–300.
167 Gibbon 1837, S. 2638.
168 Gibbon 1961, S. 251.
169 Gibbon 1837, S. 311.
170 Adam, S. 2.
151 Wilkes, S. 23 und 40.
172 Adam, S. 3.
173 Adam, S. 4.
174 Adam, S. 2.
175 Winckelmann 1764, II, S. 423; 1783–1784, II, S. 412f.; zu Winckelmanns großer Bewunderung für Adam siehe auch Winckelmann 1766, S. 201f.
176 Winckelmann 1764, II, S. 423; 1783–1784, II, S. 411.
177 Gibbon 1837, S. 311.

178 Gibbon 1837, S. 311, Anm. 9 (dort italienisch).
179 Zitiert bei Haskell 1987 (‹Gibbon and the History of Art›), S. 24 f.
180 Cicognara 1813–1818, I, S. 69 f.
181 Seroux d'Agincourt, I (‹Discours Préliminaire›), S. I.
182 Seroux d'Agincourt, I (‹Discours Préliminaire›), S. III.
183 Falls keine anderen Verweise angegeben, siehe Haskell 1987 (‹Gibbon and the History of Art›), S. 16–29.
184 Loyrette behauptet jedoch (S. 41), das Projekt sei zwischen 1774 und 1777 entwickelt worden.
185 Seroux d'Agincourt, I (‹Tableau Historique›), Kap. III, S. 5.
186 Seroux d'Agincourt, I (‹Préface›), S. I.
187 Seroux d'Agincourt, IV, Tafel II (‹Architecture›); V, Tafel XIV (Peinture).
188 Seroux d'Agincourt, II (‹Sculpture›, ‹Introduction›), S. 16.
189 Seroux d'Agincourt, I (‹Tableau Historique›), Kap. VI und VII, S. 16, 22.
190 Seroux d'Agincourt, I (‹Tableau Historique›), Kap. X, S. 34.
191 De Rossi, I, S. 61 f.
192 Seroux d'Agincourt, II (‹Peinture›, ‹Décadence›), S. 22.
193 Seroux d'Agincourt, I (‹Architecture›, ‹Décadence›), S. 21 ff.
194 Seroux d'Agincourt, I (‹Tableau Historique›), S. 36.
195 Seroux d'Agincourt, II (‹Peinture›, ‹Décadence›), S. 23.
196 Malamani, I, S. 27 f.
197 Cicognara 1973, S. 179 (wie er ihn beschreibt, als er 1814 von seinem Tod erfährt).
198 Malamani, II, S. 398.
199 Malamani, II, S. 397 und 399; Haskell 1982 (‹Cicognara eretico›).
200 Zu dieser Statue siehe Kapitel 4; Malamani, II, S. 399.
201 Malamani, II, S. 149.
202 Cicognara 1813–1818, I, S. 92.
203 Cicognara 1813–1818, I, S. 97.
204 Cicognara 1813–1818, I, S. 94.
205 Cicognara 1813–1818, I, S. 97; Malamani, II, S. 398.
206 Cicognara 1813–1818, I, S. 99.
207 Malamani, II, S. 398.
208 Cicognara 1813–1818, I, S. 101 f.

7 Die Geburt der Kulturgeschichte

1 Robertson, I, S. 166.
2 Voltaire 1885, I, S. 20 (1. Kap.).
3 Ferté, S. 56–61.
4 Rollin 1740.
5 Ferté, S. 338; und S. 347 (zu einer günstigeren Beurteilung durch Voltaire).
6 Ferté, S. 346 f., zu Sainte-Beuve; Michelet 1959, S. 211 (‹Mémorial›).
7 Rollin 1740, I, S. VII.
8 Ferté, S. 371
9 Bossuet, S. 948–952; siehe auch die Verweise auf Prudentius im 16. Jahrhundert: Rubin, S. 106.
10 Rollin 1740, V, S. 543 f.
11 Rollin 1740, V, S. 543.
12 Rollin 1740, IV, S. 3.
13 Rollin 1740, I, S. 13–16, 52–54, usw.
14 Rollin 1768 (An den Leser), unpaginiert.
15 Rollin 1768.
16 Fraser.
17 Siehe zum Beispiel Rollin 1740, V, S. 626 f.
18 Rollin 1740, V, S. 565.
19 Rollin 1740, V, S. 617.
20 Rollin 1740, II, S. 308.
21 Saint-Pierre, S. IV, VII f.
22 Brumfitt, S. 48.
23 Saint-Pierre, S. XXXII–XXXVI.
24 Saint-Pierre, S. 283.
25 Saint-Pierre, S. 5, 41 f.
26 Saint-Pierre, S. 28.
27 Saint-Pierre, S. 96 f.
28 Voltaire, 1885, II, S. 13, Anm. (Kap. 29).
29 Seznec 1957, S. 138, Anm. 23.
30 Voltaire 1968, S. 41 f. (‹Remarques sur l'histoire›, 1742).
31 Voltaire 1885, II, S. 81 f. (Kap. 32); du Bos dagegen hatte behauptet, daß weder Dichtung noch Malerei ihre Themen jemals erschöpfend behandelt hätten. (du Bos, II, Abschnitt XXIII).
32 Voltaire 1885, II, 347 (‹Verzeichnis der meisten französischen Schriftsteller …›).
33 Brumfitt, S. 48
34 Voltaire 1885, I, S. 42 (Kap. 2).
35 Souchal, I, S. 253–255.
36 Voltaire 1885, I, S. 509 (Kap. 28).
37 Voltaire 1968–1977, XII, S. 381 f. (D 4761), und XIII, S. 124 f. (D 4963) und S. 168 ff. (D 4997) zu den hier interessierenden Briefen zwischen Voltaire und Hénault aus dem Jahre 1752. Ich danke Christian Michel, der mich auf diese Briefe aufmerksam machte.
38 Brumfitt, S. 49, Anm. 6.
39 Voltaire 1963, II, S. 818–856 (‹Chapitre des Arts›); das Manuskript befindet sich in Sankt Petersburg.
40 Galluzzi: siehe Cochrane 1973, S. 459–462.
41 Sherman schreibt in Chandler, S. XVII f.: «Recht früh in seinem Leben entstand bei Roscoe der Wunsch, eine Biographie des Lorenzo zu schreiben. Ich nehme an, das war um 1773 …»
42 Roscoe 1797, I, S. XIX.
43 Sellers, S. 45.
44 Siehe zum Beispiel Washington Irving, zitiert in Chandler, S. XVIII.
45 Roscoe 1797, I, S. XIV f.
46 Chandler, S. 59 f.
47 Sellers, S. 45–53.
48 Roscoe 1797, I, S. I f.
49 Roscoe 1797, I, S. II.
50 Roscoe 1797, II, S. 175.
51 Roscoe 1797, I, S. III.
52 Roscoe 1797, II, S. 182.

53 Roscoe 1816.
54 G. Bianchini, S. VI.
55 Meloni Trkulja.
56 Gibbon 1961, S. 137f.
57 Zacchiroli, S. 99–108, gibt die vollständige Liste der ausgestellten Bilder.
58 Lanzi, S. 67f.
59 Compton.
60 Fuseli 1982, S. 82 (Brief an Roscoe vom 29. Mai 1792).
61 Roscoe besaß später mindestens zwei Gemälde von Füssli mit Szenen aus Lorenzos Leben, die jedoch inzwischen verschollen sind (Schiff, I, S. 648, Nr. 22, und S. 653, Nr. 77). Siehe die Briefe von Füssli an Roscoe vom 5. Mai und vom 27. Juni 1795, in: Fuseli 1982, S. 133–136.
62 Fuseli 1982, S. 125 (Füssli an Roscoe, 15. Juni 1795).
63 Fuseli 1982, S. 77 (Füssli an Roscoe, 28. November 1791).
64 Fuseli 1982, S. 319 (Roscoe an Füssli, 17. Juni 1805).
65 Fuseli 1982, S. 325–341 (Füssli an Roscoe, zwischen dem 27. September 1805 und dem 22. Februar 1806).
66 Knowles, I, S. 110–157.
67 Fuseli 1982, S. 157 (Füssli an Roscoe, 11. August 1796).
68 Roscoe 1797, S. 190. Zwar lobte Roscoe beiläufig das «große Wissen über die Tätigkeit der Muskeln», das Pollaiuolo in diesem Bild beweise, und beurteilte dessen ‹Herkules und Antäus› gnädiger, doch dies nur, weil er sich auf Vasaris Beschreibung verlassen mußte und keine Reproduktion zur Verfügung hatte. Er ist nicht der einzige Historiker, dem es leichter fiel, sich bei der Beschreibung von Kunstwerken auf schriftliche Zeugnisse zu verlassen statt auf die eigene Beobachtung.
69 Knowles, I, S. 149.
70 ‹L'Etruria Pittrice›.
71 Fuseli 1982, S. 91 (Füssli an Roscoe, 26. Februar 1794).
72 Lloyd, S. 73 ff., Nr. 24.
73 Lanzi, S. XVI f.
74 Hale 1963, S. 88.
75 Sismondi, VII, S. 290, Anm. 1.
76 De Salis, S. 83.
77 De Salis, S. 137.
78 Sismondi, VII, S. 327 ff.

8 Die Kunst als Gradmesser der Gesellschaft

1 W. M. Davis, S. 123f., Zitat: Platon, III, S. 258 (656 C).
2 Zum Beispiel Molière, zitiert bei Frankl, S. 338.
3 Turnbull, S. 44. Ich verdanke diesen Hinweis Alex Potts.
4 Shaftesbury 1981, I.1, S. 129.
5 Shaftesbury 1981, I.1, S. 129 und 131. Ernst Gombrich wies mich darauf hin, daß Tacitus in seinem ‹Dialog über die Redner› die gleiche – sehr logische – Erklärung für den Niedergang der Rhetorik gegeben hatte.
6 Winckelmann 1764, I, S. 248; 1783–1784, II, S. 139.
7 Winckelmann 1764, I, S. 25; 1783–1784, I, S. 54.
8 Winckelmann 1764, I, S. 83f.; 1783–1784, I, S. 169ff.
9 Winckelmann 1783–1784, II, S. 98f.; diese Passage findet sich nicht in der ersten deutschen Ausgabe.
10 Winckelmann 1764, II, S. 315f.; 1783–1784, II, S. 163f.
11 Siehe zum Beispiel die Kritik von Heyne in Winckelmann 1783–1784, II, S. 299–303, Anm. 1.
12 Winckelmann 1764, I, S. 28; 1783–1784, I, S. 57.
13 Siehe die Kommentare von Plutarch in Winckelmann 1783–1784, II, S. 237, Anm. a.
14 Winckelmann 1764, II, S. 345; 1783–1784, II, S. 237.
15 Winckelmann 1764, II, S. 368–371; 1783–1784, II, S. 281–284. Ich danke Alex Potts, der mich auf die Bedeutung dieser Passage aufmerksam machte.
16 Winckelmann 1764, II, S. 410; 1783–1784, II, S. 386.
17 Winckelmann 1764, II, S. 404; 1783–1784, II, S. 376.
18 E. Pommier 1989; siehe auch Haskell 1991, S. 90, zu der Wendung, die man Winckelmanns Worten gab.
19 Gillies, I, S. 505–509.
20 Berlin, S. 145–216.
21 Herder 1967, S. 24.
22 Herder 1977–1988, I, S. 116; Brief vom 22. November 1768. Ich danke Pascal Griener, der mich auf diesen Brief aufmerksam machte.
23 Herder 1877–1913, XIV, S. 75–83.
24 Herder 1877–1913, XIV, S. 151.
25 Herder 1877–1913, XIV, S. 196ff.
26 Robert T. Clark, S. 308, 348 und 356f.
27 Herder 1877–1913, XIV, S. 488f.
28 Zum Beispiel Frankl, S. 418ff.; Johann Gottfried von Herder; ‹Auch eine Philosophie der Geschichte. Une antre philosophie de l'Histoire pour contribuer à l'éducation de l'Humanité – contribution à beaucoup de contributions du siècle›, [zweispr. Ausgabe], übers. und eingel. von Max Rouché, Anbrer [o. J.], S. 20 (Einleitung).
29 Potts 1978.
30 Goethe 1981, XII, S. 14, 12.
31 Siehe unten, Kapitel 15, und Francastel.
32 Frankl, S. 481f.
33 Pugin 1836; 1841.
34 Hegel 1970, XIV, S. 374.
35 Pater, S. 175 (Winckelmann).
36 Hegel 1970, XIII, S. 465.
37 Hegel 1970, XIV, S. 293, und XV, S. 117–122.
38 Hegel 1970, XIV, S. 379.
39 Hegel 1970, XIV, S. 330.
40 Hegel 1970, XIII, S. 224.
41 Hegel 1970, XV, S. 129f.
42 Hegel 1970, XVIII, S. 73. Ich danke Michael Inwood, der mich auf diese Tatsache aufmerksam machte.
43 Hegel 1970, XII, S. 86f.; Gombrich 1969, S. 9 (mit Verweisen). Es liegt auf der Hand, wie nachhaltig Gombrichs klassischer Aufsatz und andere Texte von ihm zu diesem Thema mich beeinflußt haben.
44 Tronchon, S. 4.
45 Haac, S. 97–101.
46 Viallaneix, S. 151f.

9 Das Musée des Monuments Français

1 ‹Mercure de France›, 1803, XIII, S. 208 f., zitiert nach Poirier, S. 98.
2 Chateaubriand 1978, S. 882.
3 Réau 1959, I, S. 230.
4 Réau 1959, I, S. 13; Vidler, S. 136.
5 Siehe oben, Kapitel 7; und E. Pommier 1988, S. 175 f.
6 Stein, S. 20–26.
7 Sandoz, S. 44, Nr. 36 (‹Tod des hl. Ludwig›); S. 46, Nr. 41 (‹Ludwig XIV. nach der Krönung›).
8 Sandoz, S. 36, Nr. 28; J.-P. Babelon 1972, S. 47 ff.
9 Huard 1940, S. 189, Anm. 1.
10 Huard 1940, S. 189; Poulot, S. 503; siehe auch Lenoir 1800–1806, I, S. 4.
11 Hermant, S. 711; Vidler, S. 132.
12 Chateaubriand 1978, S. 1198 und 1200.
13 E. A. R. Brown, S. 8.
14 ‹Inventaire Général›, II, S. 102 und 148.
15 Huard 1940, S. 198–201.
16 Lenoir 1806 (Avant-Propos), S. V.
17 Huard 1940, S. 201.
18 Lenoir 1803 (Avant-Propos), S. 3.
19 Poulot, S. 504.
20 Lenoir 1806, S. 65; Kennedy, S. 89.
21 Lenoir 1806, S. 206.
22 Vidler, S. 137.
23 Mellon, S. 78 f.
24 Lenoir Ende 1795 in seinem Bericht an das Comité de l'Instruction Publique, in: ‹Inventaire Général›, I, S. 26.
25 Lenoir 1806 (Avant-Propos), S. IX.
26 E. Pommier 1989, S. 15.
27 Huard 1925, S. 113.
28 Biet, S. 2–12, Tafeln I–XII.
29 Lenoir 1806, S. 65.
30 Lenoir 1806, S. 12.
31 Lenoir 1806, S. 96; Erlande-Brandeburg, S. 50 f.; Poulot, S. 504.
32 Biet, Tafeln XIII–XVI; Lenoir 1806, S. 96 f.; Huard 1925, S. 114 und 118.
33 Vanuxem 1971, S. 146 f.
34 Lenoir 1803, S. 129; Foucart, S. 228.
35 Greatheed, S. 23 und 119.
36 Kotzebue, S. 149.
37 Lenoir 1806, S. 96 f., Anm. 1. Lenoir behauptete gelegentlich, Bonaparte habe diese Bemerkung in der «Salle du 14ème siècle» gemacht; siehe Foucart, S. 228.
38 Huard 1925, S. 115–119; Vanuxem 1971, S. 147.
39 Erlande-Brandenburg, S. 51.
40 Lenoir 1800–1806, I, S. 19 f.
41 Poulot, S. 509. Viele Jahre später sollte Burckhardts Phantasie noch von diesem Monument angeregt werden; Kaegi, II, S. 266 f.
42 «‹Gotique› retrouvé», S. 84.
43 Lenoir 1806, S. 86 ff.
44 Poulot, S. 507.
45 Lenoir 1800–1806, V, S. 202.
46 Lenoir an den Innenminister, 8. November 1805, in: ‹Inventaire Général›, I, S. 323 f.
47 Greene, S. 216.
48 «‹Gotique› retrouvé», S. 77.
49 Huard 1940, passim.
50 Lenoir 1806, S. 84.
51 Foucart, S. 225; Greene, S. 218.
52 Huard 1932, S. 171 f. («‹Gotique› retrouvé») S. 77; E. A. R. Brown, S. 15 ff.
53 Vanuxem, zitiert bei Foucart, S. 225.
54 Einen Eindruck von der Größenordnung des Lenoirschen Unternehmens vermitteln seine ‹Observations sur l'Elysée› und die zugehörigen Illustrationen in Lenoir 1800–1806, V, S. 171–204.
55 Vanuxem 1971, S. 145 und 147; Foucart, S. 228; Poulot, S. 499.
56 Cicognara 1813–1818, II, S. 198.
57 Poulot, S. 512 ff.
58 Schneider.
59 Deseine.
60 Chateaubriand 1978, S. 936, Anm. A.
61 Poulot, S. 514.
62 Haskell 1983.
63 Lenoir in einem überlieferten Gespräch, siehe Poulot, S. 515.
64 Poirier, S. 102 f.
65 E. Pommier 1986, S. 454.
66 E. Pommier 1986, S. 459.
67 Poulot, S. 516.
68 J. Evans, S. 225.
69 Zu der angeblich Karl den Großen darstellenden Bronzestatue, die sich heute im Louvre befindet, siehe ‹Karl der Große›, S. 42 f.; zu den Porträtzeichnungen siehe unten, Kapitel 10.
70 Laviron und Galbaccio, S. 275.
71 Schlegel 1959, S. 104. Schlegel bewunderte jedoch die Glasfenster und einige Bilder, vor allem ein russisches Marienbild, «welches in der Tat aus der frühesten Zeit zu sein scheint» und das aus unerfindlichen Gründen auch dann noch im Museum verblieb, nachdem Lenoir die meisten nichtfranzösischen Objekte an andere Institutionen abgegeben hatte.
72 Trotz seiner Kritik hielt Cicognara es für unerläßlich, in den Petits Augustins zu arbeiten; siehe seinen Brief an Canova vom 9. August 1813, in Cicognara 1973, S. 48.
73 A. du Sommerard, I, 1838, S. V. Die Worte stammen aus der Voranzeige für das Buch und müssen daher schon früher veröffentlicht worden sein. Sehr viel später äußerte Courajod denselben Gedanken; Courajod 1899–1903, II, S. 1–18.
74 Auch wenn Stephen Bann betonte, grundsätzliche Unterschiede zwischen beiden Sammlungen erkennen zu können; Bann, S. 77–92.
75 Delécluze, S. 242–245.
76 Pupil.
77 ‹Observations sur l'état actuel du Musée des Monuments français›, 1809 dem Innenminister übersandt, in: ‹Inventaire Général›, I, S. 390.

78 Arago, zitiert bei Poulot, S. 511.
79 Zitiert bei Poulot, S. 520f.
80 Mellon, S. 76.
81 Thierry 1840, I, S. 230 [in die deutsche Übersetzung, Bern 1938, nicht aufgenommen, d. Ü.].
82 Ernest Vinet, zitiert bei Poulot, S. 531, Anm. 62.
83 Reizov, S. 243f.
84 «‹Gothique› retrouvé,» S. 78; Poulot, S. 524.
85 Montalembert, S. 289–293.
86 Michelet 1952, II, S. 538f., Anm. [die Fußnote wurde in die deutsche Übersetzung nicht aufgenommen; zum Musée des Monuments Français siehe Michelet 1929–1930, Bd. 8, S. 266, d. Ü.]
87 Michelet 1965, S. 65 (an Edgar Quinet).

10 Michelet

1 Michelet 1952, II, S. 538f.
2 Vorwort zur Ausgabe der ‹Histoire romaine› von 1866 (‹Œuvres complètes›, II, S. 335); siehe auch den Brief von Victor Duruy an Madame Michelet vom 28. April 1884, zitiert bei Michelet, ‹Œuvres complètes›, I, S. 64.
3 Michelet 1959–1976, I, S. 501 (25. März 1843); siehe auch I, S. 489, 492 (29. Dezember 1842 sowie 5. und 7. Januar 1843).
4 Michelet 1959, S. 194 (‹Mémorial›).
5 Michelet 1959, S. 109 (‹Journal›, 1. September 1820). Diese Bilder sind verzeichnet und abgebildet in Landon, Tafeln 8, 12, 26. Davids ‹Socrates› wurde dem Musée du Luxembourg wahrscheinlich vom Marquis de Vérac geliehen, siehe Sterling 1955, S. 192–196. Pauline bewunderte auch einen nicht identifizierten ‹Romulus›. Die Skulptur der ‹Venus auf einer Ziege›, die Michelet so anzog, war Pierre Juliens ‹La Baigneuse›, siehe Landon, Tafel 58.
6 Siehe Michelet, ‹Discours sur l'unité de la science› (‹Œuvres complètes›, I, S. 249–255).
7 Michelet 1959, S. 235 (‹Journal des idées›), November 1825.
8 Michelet 1959, S. 236 (‹Journal des idées›), Dezember 1825.
9 Michelet 1959, S. 238f. (‹Journal des idées›), 12. Februar 1826.
10 Diesen Kommentar gab Michelet 1871 (Michelet, ‹Œuvres complètes›, II, S. 217).
11 Michelet, ‹Introduction à l'Histoire universelle› (‹Œuvres complètes›, II, S. 242).
12 Michelet 1959–1976, I, S. 62 (7. April 1830).
13 Michelet, ‹Histoire romaine›, Kap. I (‹Œuvres complètes›, II, S. 349).
14 Michelet 1959–1976, I, S. 64 (12. April 1830). Die beiden Köpfe befinden sich immer noch im Braccio Nuovo der Vatikanischen Museen.
15 Michelet 1833–1867, I (1833), S. 171f.
16 Michelet 1833–1867, II (1833), S. 663.
17 Michelet, Brief an Lenormand vom Dezember 1833, zitiert in: ‹Œuvres complètes›, IV, S. 7.
18 Michelet 1833–1867, II (1833), S. 659f.
19 Michelet 1959–1976, I, S. 79–102 (August 1831).
20 Brisac und Léniaud.
21 Michelet 1833–1867, II (1833), S. 661.
22 Abbé Douhaire (in: ‹L'Univers›, 1. Januar 1834); siehe Michelet, ‹Œuvres complètes›, IV, S. 728–732.
23 Désiré Nisard (in: ‹Le National›, 31. Januar 1834); siehe Michelet, ‹Œuvres complètes›, IV, S. 750.
24 Baron d'Eckstein (in: ‹Revue Eurpoéenne›, August 1834); siehe Michelet, ‹Œuvres complètes›, IV, S. 843.
25 Siehe Burtin.
26 Baron d'Eckstein (in: ‹Revue Européenne›, März 1834); siehe Michelet, ‹Œuvres complètes›, IV, S. 784f.
27 Michelet 1833–1867, I (1833), S. 87.
28 Baron d'Eckstein (in: ‹Revue Européenne›, Februar 1834); siehe Michelet, ‹Œuvres complètes›, IV, S. 761.
29 Michelet 1833–1867, II (1833), S. 673f., 677, 679, 692 usw.
30 Michelet 1833–1867, II (1833), S. 682.
31 Seznec 1977; Białostocki, S. 101; Michelet 1959–1976, I, S. 441 und 457f. (21. Juli 1842).
32 Michelet 1833–1867, II (1833), S. 305f.
33 Michelet 1833–1867, III (1837), S. 443f.
34 Michelet 1833–1867, IV (1840), S. 155f.
35 Michelet 1959–1976, I, S. 265 (24. Juli 1838).
36 Maffei 1731–1732, III, S. 78.
37 Michelet 1833–1867, IV (1840), S. 158f. Mit größter Wahrscheinlichkeit hatte Michelet recht mit seiner Annahme, daß es sich um das Grabmal von Cangrande II. handelte, der 1359 von seinem Bruder ermordet wurde.
38 J. Babelon 1927, S. 17f. und 58f.
39 Watelet zum Beispiel, wie bei Lenoir 1806–1807, III, S. 134, verzeichnet.
40 Ebd.
41 Babelon 1927, S. 58.
42 Michelet 1833–1867, X (1856), S. 306.
43 Siehe Jean Pommier 1961, der viel Interessantes über Michelets Verwendung von Porträts zu sagen hat, aber die Quellen seiner Zitate nicht angibt.
44 Jean Pommier 1961, S. 11; Michelet 1833–1867, XVII (1867), S. 115ff.
45 Michelet 1833–1867, XVI (1866), S. 333, und XVII (1867), S. XIf.
46 Michelet 1833–1867, X (1856), S. 18.
47 Siehe unten, Anm. 59.
48 J. Babelon 1927, S. 63, Nr. 14 (Tafel XL).
49 Zu einem weiteren Beispiel für diese einseitige Interpretation königlicher Porträts siehe Michelet 1833–1867, IX (1856), S. 182.
50 Monod, I, S. 265.
51 Moreau-Nélaton 1924, II, S. 30f.
52 Moreau-Nélaton 1924, II, S. 8.
53 R. de Broglie 1970, unpaginiert.
54 Moreau-Nélaton 1924, II, S. 8; und R. de Broglie 1970, unpaginiert.
55 Moreau-Nélaton 1924, II, S. 33ff.
56 Moreau-Nélaton 1924, II, S. 43–49.
57 ‹Les Clouet›, S. 33.
58 Bei der Besprechung dieser Register erwähnt Le-

thève, daß Taines Name sich vor 1800 nicht darin findet, obwohl wir wissen, daß er ein regelmäßiger Besucher war; Lethève, S. 108. Vielleicht kamen Michelet und Taine nur an ‹offenen Tagen›, das heißt dienstags und freitags.
59 Moreau-Nélaton 1924, II, S. 49 f.
60 Michelet 1833–1867, X (1856), S. 472 und passim.
61 ‹Les Clouet›, S. 10, 33; zum Inhalt dieses und anderer Alben siehe Adhémar 1973.
62 ‹Les Clouet›, S. 9; Ainsworth.
63 Michelet 1833–1867, IX (1856), S. 180 f.
64 ‹Les Clouet›, S. 47, Nr. 88 (Tafel XIX).
65 Michelet 1833–1867, X (1856), S. 472.
66 Michelet 1833–1867, IX (1856), S. 380.
67 Michelet 1833–1867, II (1833), S. 103.
68 Michelet 1833–1867, II (1833), S. 3.
69 Michelet 1833–1867, II (1833), S. 10–15.
70 Michelet 1833–1867, XI (1857), S. 454 f.
71 Michelet 1833–1867, VIII (1855), S. 228–233.
72 Michelet 1833–1867, VII (1855), S. II.
73 Febvre, S. 719 f.
74 Monod, II, S. 153.
75 Febvre, S. 722–729.
76 Michelet 1959–1976, I, S. 480, 489 usw. (Oktober, Dezember 1842).
77 ‹L'Artiste›, 1835 (2), 1ère série, Bd. X, S. 66 f.
78 Lenoir 1800–1806, III, S. 29.
79 Aulanier, S. 95–97.
80 De Ghilhermy.
81 Michelet 1833–1867, VII (1855), S. 57 f.
82 Monod, II, S. 49 f.
83 Michelet 1833–1867, VII (1855), S. LXIII.
84 Michelet 1833–1867, VII (1855), S. LXXXI.
85 Michelet 1833–1867, VII (1855), S. LXXXVII.
86 Angoulvert.
87 Quinet 1857–1858, VI, S. 351–363.
88 Michelet 1833–1867, VII (1855), S. LVIII–XCI.
89 Michelet 1833–1867, VII (1855), S. XCII.
90 Michelet 1833–1867, VII (1855), S. 216 f.
91 Michelet 1833–1867, VII (1855), S. 218-242.

11 Museen, Illustrationen und die Suche nach Authentizität

1 Michelet 1952, S. 538 f.
2 Zu diesem ganzen Abschnitt siehe Zygulski.
3 Die interessanteste Nachahmung des Museums der Prinzessin Czartoryski schuf gleichfalls ein polnischer Artistokrat – Graf Wladyslaw Broel-Plater. Das Museum wurde 1870 eröffnet, und da es ebenfalls als «Museum polnischer historischer Erinnerungsstücke» konzipiert war, ähnelten seine Bestände denen, die einst in Pulawy besichtigt werden konnten und von denen viele inzwischen nach Paris gebracht worden waren. Diese «Zufluchtstätte für die eingeborenen Götter Polens» befand sich allerdings in einem Schloß in der Nähe von Zürich, da ihr Gründer seine Heimat nach dem Aufstand von 1830 hatte verlassen müssen; Pomian 1991, S. 171 ff.
4 Gaehtgens, S. 61 f.
5 Gaehtgens, S. 79 und 382.
6 Soulié, I (‹Avertissement›), S. VII und X.
7 Gaehtgens, S. 206 und 229.
8 Veit, S. 19.
9 Burian, S. 127.
10 Veit, S. 15.
11 Kahsnitz 1977, S. 161 f.
12 Kahsnitz 1978, S. 951.
13 Burian, S. 128.
14 Siehe den ‹Anzeiger für Kunde der deutschen Vorzeit – Organ des Germanischen Museums›, der von Juli 1853 an monatlich in Nürnberg erschien. Außerdem gaben der für Altertümer zuständige Kurator des Museums und sein Sekretär die ‹Zeitschrift für Deutsche Kulturgeschichte› heraus.
15 Veit, S. 25.
16 Siehe zahlreiche Beiträge in Deneke und Kahsnitz 1977.
17 Fusco, S. 456. Unter den großen Gestalten der italienischen Kultur, deren in Santa Croce in Florenz gedacht wurde, befanden sich tatsächlich einige, die nicht unmittelbar mit der Stadt verbunden waren, und Canovas berühmtes Denkmal für Alfieri zeigte Italia, die um ihn trauerte. Dennoch war diese Kirche – zumindest bis zum Risorgimento – nicht als Nationalheiligtum mit politischen Implikationen gedacht, die denen der Museen in Pulawy, Versailles oder Nürnberg vergleichbar gewesen wären.
18 Kahsnitz 1977, S. 168 und Abb. 74.
19 Thierry 1935, S. 13–73; zu seiner besonderen Bewunderung für Chateaubriand siehe Thierry 1835, S. XIII f. und S. 124–133, sowie 1840, I, S. 18–22. Scotts geniale Fähigkeit, sich selbst und seinen Lesern, darunter auch viele seriöse Historiker, das Leben früherer Jahrhunderte plastisch vor Augen zu führen, war in der Tat eindrucksvoll; doch trotz der Relikte, die er in Abbotsford zusammentrug, ließ er sich in seiner eigenen historischen Phantasie offenbar eher von literarischen als von visuellen Quellen anregen.
20 Thierry 1935, S. 21 f. (Brief I).
21 Ein Jahr zuvor hatte derselbe Michelet die Forderung erhoben, historische Werke sollten ausschließlich mit visuellen Dokumenten illustriert werden, die aus derselben Zeit stammten wie die dargestellten Ereignisse, zum Beispiel mit Abbildungen von Medaillen, Kleidungsstücken und Bauwerken; Monod, I, S. 24.
22 Dares: Ich habe die Faksimileausgabe in der British Library dieses äußerst seltenen Buches benutzt (nur zwei Exemplare sind bekannt), das im Katalog der Harvard College Library, I, S. 205 f., unter Nr. 164 aufgeführt ist.
23 Panofsky 1979, S. 90.
24 Samek Ludovici.
25 Zu alledem siehe C. Michel, insbesondere S. 55 und 121 ff.
26 Strutt 1773, S. III und 21 sowie Tafel 32. Ich danke Janet Backhouse von der British Library, die mir berichtete, daß diese flämische Handschrift für Edu-

ard IV. angeschafft wurde; so war Strutts Datierung in die Regierungszeit Heinrichs VI., der 1461 abgesetzt wurde, aber 1470 nochmals für ein Jahr an die Macht kam, bevor er wiederum abgesetzt und ermordet wurde, bemerkenswert genau.
27 Strutt 1775–1776, I (Preface), S. 1f.
28 Strutt 1775–1776, III (Preface), unpaginiert.
29 Strutt 1777–1778, I, S. IV; II, S. 227; I, Tafel XVIII.
30 Huck und Green, S. 2, 4, 6, 8. Im British Museum befindet sich ein vollständiger Satz dieser Drucke. Ich danke David Alexander und Timothy Clayton für die Hilfe, die sie mir in dieser Angelegenheit zuteil werden ließen.
31 Dyer, S. VI.
32 Barante 1826, I, S. 1–99.
33 Barante 1842. Zu einer Diskussion dieser Fragen siehe Bann, S. 43 ff.
34 Prescott 1964, S. 178f. (Brief vom 27. Oktober 1841 an Pascual de Gayangos).
35 C. H. Gardiner, S. 41, 116, 151, 165, 246, 309. Der Stich eines Halbfigurporträts Philips II., der als Frontispiz zu Band I der ‹History of the Reign of Philip the Second, King of Spain›, 2 Bde., London 1855, dient, wurde mit allergrößter Wahrscheinlichkeit nach dem (Ganzfigur-)Bildnis von Tizian im Prado angefertigt (Wethey, II, Nr. 78), auch wenn beträchtliche Unterschiede zwischen beiden Darstellungen bestehen. Ganz ähnlich dürfte das Bildnis des Herzogs von Alba (in Band II, gegenüber S. 137) als recht freie Nachbildung eines Gemäldes angefertigt worden sein, das sich im Palast der Familie Alba befindet und heute als das Werk eines flämischen Malers gilt. Tizians Bildnis des Herzogs war beim Brand des Jahres 1604 zerstört worden; Wethey, II, Nr. X 3 und L 1. Prescotts Besprechung der von ihm benutzten Porträts stimmt nicht genau mit dem überein, was in den beiden Bänden zu sehen ist. Das Frontispiz zur ‹History of the Reign of Ferdinand and Isabella, The Catholic, of Spain›, 2 Bde., London 1854, gibt Parmigianinos Bildnis des Bartolomeo Sanvitale wieder (Neapel, Museo die Capodimonte), von dem man damals glaubte, daß es Christoph Kolumbus darstelle.
36 Bordier und Charton, I (Avant-propos), S. v f.
37 Simon.
38 Duplessis 1877–1884, V, S. I–VI.
39 Hennin, I, S. 269–274.
40 Hennins erster Band kam 1856 heraus, der zweite ein Jahr später.
41 Hennin, I, S. 10f. und 344–349.
42 Hennin, I, S. 45f.
43 Hennin, I, S. 12.
44 Hennin, I, S. 88–90.
45 Hennin, I, S. 411.

12 Die historische Bedeutung des Stils

1 Thierry 1835, S. XXVII f.
2 Krieger, S. 89–94; siehe auch die Notizen zur Kunst in seinen Tagebüchern: Ranke 1964, S. 190–231.
3 Ranke 1869–1890, XXXIII, S. 214.
4 Ranke 1869–1890, XXXVII, S. 322 ff.
5 Paret, S. 11–60.
6 Weitere Zeugnisse dieser Sensibilität finden sich in seinen ‹Tagebüchern›, Ferdinand Gregorovius, Römische Tagebücher, 1852–1889, hg. von Hanno-Walter Kruft und Markus Völkel, München 1991.
7 E. Curtius, II, S. 586f.
8 Er benutzt diesen Ausdruck tatsächlich in Briefen an Madame Michelet aus den Jahren 1881 und 1885 (Renan, X, S. 853 und 933), und wir haben allen Grund zu der Annahme, daß er Michelet wirklich sehr bewunderte.
9 Renan, III, S. 233–243; siehe auch Renan, X, S. 66 (Brief an Victor Cousin vom 17. Februar 1850) und S. 73 (Brief an Charles Daremberg vom 3. März 1850).
10 Renan, III, S. 311.
11 Renan, II, S. 378f. (‹Vingt jours en Sicilie›).
12 Renan, II, S. 1134. Es trifft natürlich zu, daß diese Interpretation der Kunst Tiepolos von seinem Wunsch inspiriert war, einer ähnlichen «Amoralität» das Wort zu reden, wie man sie in Flauberts ‹Versuchung des heiligen Antonius› findet.
13 Renan, II, S. 440–460 (‹Examen de quelques faits relatifs à l'Impératrice Faustine, femme de Marc Aurèle›); siehe insbesondere S. 445 ff.
14 Launay, S. 111–114.
15 Stephens, I, S. 83; und L. Stephen, S. 216.
16 Creighton, I, S. 135f.
17 Kenyon, S. 223.
18 Dunn, II, S. 290–295.
19 H. Adams, S. 346.
20 Ruskin 1956–1959, II, S. 437 (8. September 1849).
21 Ruskin 1903–1912, IX, S. XXI.
22 Clegg, S. 171–180.
23 Ruskin 1903–1912, XXIV, S. 203 (Vorwort zu ‹St. Mark's Rest›).
24 Clegg, S. 75.
25 Ruskin 1903–1912, XXIV, S. 277.
26 Ruskin 1903–1912, IX, S. 3, Anm. 3. Siehe auch Clegg.
27 Ruskin 1903–1912, XI, S. 254f.
28 Ruskin 1903–1912, XI, S. 4; Unrau, S. 29.
29 Unrau, passim; Hewison, passim.
30 Unrau, S. 30.
31 Siehe den bemerkenswerten Brief an seinen Vater vom 2. Juni 1852; Ruskin 1955, S. 293.
32 Ruskin 1903–1912, IX, S. 3–5.
33 Ruskin 1903–1912, IX, S. 38.
34 Ruskin 1903–1912, X, S. 327, Anm. 1; Ruskin 1955, S. 261 ff. (Brief an seinen Vater vom 26. April 1852).
35 Ruskin 1903–1912, IX, S. 4.
36 Ruskin 1903–1912, IX, S. 53.
37 Clegg, S. 73.
38 Ruskin 1903–1912, IX, S. 21, Anm. 5; Luciani, S. 110. Dieses Buch erzürnte Cicognara ganz besonders; Malamani, II, S. 225.
39 Daru, I, S. 5.
40 Daru, VI, S. 149.

41 Zu alledem siehe «Notice sur M. Daru», von M. Viennet, wiederabgedruckt in Bd. I der vierten Ausgabe (1853) der ‹Histoire›; zahlreiche Verweise auch in Stendhal, ‹Œeuvres intimes›; Luciani.
42 Daru, I, S. 211.
43 Daru, I, S. 116.
44 Ruskin 1903–1912, IX, S. 21.
45 Clegg, S. 86 f.
46 Ruskin 1903–1912, IX, S. 98.
47 Daru, II, S. 270.
48 Ruskin 1903–1912, IX, S. 22 f.
49 Ruskin 1903–1912, IX, S. 4.
50 Selvatico, S. 108.
51 Ruskin 1903–1912, XI, S. 99; Daru, II, S. 164.
52 Ruskin 1903–1912, XI, S. 100 und 257.
53 Ruskin 1903–1912, IX, S. 21.
54 Selvatico, S. 147 f.; da Mosto, S. 107 f.; Lorenzetti, S. 348.
55 Ruskin 1903–1912, IX, S. 48, Anm. 1.
56 Ruskin 1903–1912, IX, S. 48.
57 Ruskin 1903–1912, XI, S. 102.
58 Ruskin 1903–1912, XI, S. 81 und 289–307.
59 Michelet 1833–1867, IV, S. 158 f.
60 Ruskin 1903–1912, XI, S. 89 f.
61 Ruskin 1903–1912, XI, S. 103–105.
62 Ruskin 1903–1912, IX, S. 49–52.
63 Ruskin 1903–1912, XI, S. 111.
64 Ruskin 1903–1912, IX, S. 24.
65 Ruskin 1903–1912, X, S. 359.
66 Ruskin 1903–1912, X, S. 363.
67 Ruskin 1903–1912, X, S. 425–428.
68 Romanelli.
69 Ruskin 1903–1912, XI, S. 428.
70 Ruskin 1903–1912, IX, S. 31 f.
71 Ruskin 1903–1912, IX, S. 31, Anm. *.
72 Ruskin 1903–1912, X, S. 345 f.
73 Es ist äußerst schwierig, die genauen Implikationen von Cicognaras Beobachtungen zu ergründen, da sie nicht immer konsistent sind. Ich bin hier stets den Interpretationen von Arslan, S. 138, gefolgt.
74 Selvatico, S. 109.
75 Arslan, S. 138 f.
76 Ruskin 1903–1912, IX, S. 3.
77 Ruskin 1903–1912, IX, S. 47.
78 Ruskin 1903–1912, IX, S. 53.
79 Zanotto, I, S. 66; siehe Arslan, S. 169, Anm. 25, wo allerdings statt 1853 fälschlich 1835 steht. Die Ausgaben, die ich eingesehen habe, besitzen zwei verschiedene Titelseiten, die eine nennt als Erscheinungsjahr 1842, die andere 1853, und gelegentlich verweisen sie auf Ruskin. Es läßt sich daher nur schwer sagen, wann er erstmals die stilistischen Unterschiede zwischen den beiden Gruppen von Kapitellen bemerkte.
80 Ruskin 1903–1912, IX, S. 54 f.
81 Ruskin 1903–1912, X, S. 352.
82 Ruskin 1903–1912, IX, S. 58.
83 Ruskin 1903–1912, X, S. 352, Anm. 1.
84 Ruskin 1903–1912, XI, S. 145 ff.
85 Ruskin 1903–1912, IX, S. 30.
86 Daru, I, S. 521–524.
87 Ruskin 1903–1912, X, S. 340–343.
88 Ruskin 1903–1912, X, S. 307 f.
89 Ruskin 1903–1912, IX, S. 185 f.
90 Ruskin 1903–1912, X, S. 18.
91 Ruskin 1903–1912, X, S. 25.
92 Ruskin 1903–1912, X, S. 20, Anm. 1.
93 Zu alledem siehe Ruskin 1903–1912, X, S. 17–35, und die nützliche Kritik bei Clegg, S. 107–111.
94 Ruskin 1903–1912, X, S. 145.
95 Ruskin 1903–1912, X, S. 171 f.
96 Ruskin 1903–1912, X, S. 109.
97 Ruskin 1903–1912, X, S. 172–175.
98 Kaegi 1947–1982, III, Tafel I und S. XVII.
99 Kaegi 1947–1982, III, S. 49–138.
100 Kaegi 1947–1982, II, S. 475 f.
101 Kaegi 1947–1982, III, S. 347.
102 Kaegi 1947–1982, II, S. 501.
103 Kaegi 1947–1982, II, S. 465.
104 Kaegi 1947–1982, III, S. 169 f.
105 Kaegi 1947–1982, III, S. 287 f.
106 Burckhardt 1929–1933, II, S. 211–220.
107 Burckhardt 1929–1933, II, S. 286 f.
108 Burckhardt 1929–1933, II, S. 332.
109 Burckhardt 1929–1933, II, S. 289.
110 Burckhardt 1929–1933, II, S. 113.
111 Kaegi 1947–1982, III, S. 419.
112 Kaegi 1947–1982, III, S. 426.
113 Kaegi 1947–1982, III, S. 452.
114 Kaegi 1947–1982, III, S. 458 f.
115 Burckhardt 1855, S. 417, Anm. 1.
116 Burckhardt 1855, S. 94 f.
117 Burckhardt 1855, S. 155.
118 Burckhardt 1855, S. 124.
119 Burckhardt 1855, S. 366 und 676.
120 Burckhardt 1860, S. 2; 1869, S. 2; 1990, S. 19.
121 Burckhardt 1987, S. XV–XVIII (Einleitung von Peter Murray).
122 Burckhardt 1869, S. 2.
123 Burckhardt 1860, S. 7; 1990, S. 23.
124 Burckhardt 1855, S. 167.
125 Burckhardt 1860, S. 290 f.; 1855, S. 311; 1990, S. 191.
126 Burckhardt 1860, S. 327–347; 1990, S. 213–225.
127 Burckhardt 1860, S. 310 f. und 353; 1990, S. 203 und 229.
128 Burckhardt 1860, S. 29 f.; 1990, S. 36 f.
129 Burckhardt 1855, S. 919.
130 Burckhardt 1855, S. 916.
131 Burckhardt 1860, S. 402; 1990, S. 257.
132 Burckhardt 1860, S. 171; 1990, S. 120.
133 Burckhardt 1855, S. 793 f.
134 Kaegi 1947–1982, III, S. 82 f.
135 Burckhardt 1860, S. 2 f.; 1990, S. 19 f.
136 Burckhardt 1855, S. 796.
137 Burckhardt 1855, S. 833.
138 Burckhardt 1855, S. 935.
139 Burckhardt 1855, S. 169 f. und 180, Anm. 1. Siehe auch Kaegi 1947–1982, III, S. 126 und 128–131.
140 Burckhardt 1855, S. 169.
141 Burckhardt 1855, S. 178.

142 Ruskin 1903 1912, IX, S. 44, und XI, S. 14; Burckhardt 1855, S. 155.
143 Kaegi 1947–1982, III, S. 35.
144 Burckhardt 1855, S. 109f.
145 Siehe oben Anm. 102.
146 Burckhardt 1855, S. 177.
147 Ghelardi, S. 5. Bei anderer Gelegenheit benutzte Burckhardt den Ausdruck «Gewaltmensch», um so unterschiedliche Künstler wie Alberti, Murillo und Guido Reni zu charakterisieren; siehe Kaegi 1947–1982, III, S. 273.
148 Kaegi 1947–1982, III, S. 35.
149 Kaegi 1947–1982, III, S. 465; Burckhardt 1855, S. 596f.; und ‹Donatello›, S. 348–362.
150 Burckhardt 1855, S. 596f.
151 Burckhardt 1860, S. 453ff.; 1990, S. 288f.
152 Kaegi 1947–1982, III, S. 35 und 459; Burckhardt 1855 S. 670f.
153 Burckhardt 1855, S. 676.
154 Burckhardt 1855, S. 601.
155 Burckhardt 1855, S. 596.
156 Cicognara 1813–1818, S. 77–80.
157 Burckhardt 1855, S. 605.
158 Burckhardt 1860, S. 10; 1990, S. 25.
159 Burckhardt 1855, S. 174.
160 Burckhardt 1860, S. 171; 1990, S. 120.
161 Kaegi 1947–1982, III, S. 763.
162 Kaegi 1947–1982, V, S. 352, 583 und andere.
163 Roe, S. 10.
164 Roe, S. 49; Taine 1872, S. 355–361.
165 Taine 1902–1907, II, S. 293–297 (Brief an seine Mutter vom 19. April 1864).
166 Taine 1902–1907, II, S. 296–302 (Brief vom 29. April 1864).
167 Léger.
168 Taine 1894, S. 213–233 (der Aufsatz selbst stammt aus dem Jahr 1888).
169 Hinweise auf Taines eigene Sammlung finden sich bei Taine 1902–1907, II, S. 282 und 333f.
170 Taine 1902–1907, II, S. 25f., 32, 126f.; Adhémar 1981, S. 54, diskutiert die Bedeutung der Drucke für Taine und andere Historiker.
171 Taine 1902–1907, II, S. 126f. (Brief an Edouard de Suckau vom 23. November 1855).
172 Goncourt, I, S. 1255 (29. März 1863).
173 Taine 1902–1907, II, S. 35–42 (Brief an Edouard de Suckau vom 8. Mai 1854), S. 106–110 (Brief an Guillaume Guizot vom 5. August 1855), S. 153 und 171; Léger, S. 270.
174 ‹Georges de La Tour›, S. 95f. und 198–203; Taine 1897, S. 51ff.
175 Taine, 1902–1907, I, S. 323f.; II, S. 43, 113f.; Léger, S. 289, 306.
176 Léger, S. 160.
177 Taine 1897, S. 30, 90, 220, 229ff.
178 Taine 1902–1907, II, S. 31 (Brief an Edouard de Suckau vom 30. Januar 1854).
179 Goncourt, I, S. 1242 und 1247 (1. und 14. März 1853). Edmond sollte sich später heftig gegen ihn wenden.
180 Goncourt, II, S. 13 (18. Januar 1864).
181 Taine 1965, I, S. 58, 133f. und 159ff.; Arnould, S. 37 und 39f.
182 Goncourt, II, S. 247 (21. Februar 1866).
183 Taine 1965, I, S. 28; II, S. 90.
184 Taine 1965, II, S. 12 und 133.
185 Lepschy (S. 111–120) diskutiert Taines Einstellung zu Tintoretto, behauptet aber nicht, sie sei möglicherweise durch die Lektüre von Ruskin beeinflußt gewesen.
186 Taine 1965, II, S. 186ff.
187 Taine 1965, I, S. 128ff.
188 Taine 1965, I, S. 207–218.
189 Kaegi 1947–1982, II, S. 529.
190 Das Exemplar dieses Albums, das ich eingesehen habe (Oxford, Department of the History of Art, Hope VI J), trägt keinen Titel und enthält vierundvierzig Lithographien mit Ansichten aus Antwerpen, Brüssel und anderen belgischen Orten, die jeweils mit englischen und französischen Legenden versehen sind. Alle wurden von L. Granello veröffentlicht. Viele der Kanzeln waren schon zuvor in Descamps' berühmtem Führer aus dem Jahre 1769 abgebildet worden. Der Hinweis auf ihre ‹Einzigartigkeit› findet sich auf S. XVII.
191 Victor Hugo, III, S. 188.
192 ‹Patrimoine … de la Belgique›, V, Teil 2, S. 520–523.
193 Baudelaire, II, S. 951f. (‹Pauvre Belgique›).
194 Proudhon, S. 92f.
195 Taine 1965, I, S. 248.
196 Taine 1965, I, S. 248–258 bezüglich seiner Kommentare zur Kirche Il Gesù.
197 Platenga, S. 83–91, und ‹La Sculpure au siècle de Rubens›, S. 277 (mit Literaturhinweisen).
198 Taine 1965, I, S. 253f. Nicht lange vor seiner Italienreise hatte Taine bereits auf den «jesuitischen Geschmack» der Kirchen in Besançon hingewiesen, «mit Kragsteinen an den Fassaden, großen vergoldeten Tabernakeln und emphatischen Säulen im Innern», Taine 1897, S. 143.
199 Galassi Paluzzi.
200 Taine 1965, II, S. 267.
201 Taine 1965, II, S. 253.
202 Taine 1965, II, S. 14f.
203 Taine 1965, I, S. 182.
204 Taine 1965, I, S. 112.
205 Taine 1876–1894, I, S. 260.
206 Taine 1965, I, S. 237. Wahrscheinlich meinte Taine die Nr. 30, heute betitelt ‹Bildnis einer Dame, anonymer venezianischer Künstler des 16. Jahrhunderts›, oder – wegen des tiefen Ausschnitts wahrscheinlicher noch – die Nr. 225, die heute Scipione Pulzone zugeschrieben wird, auch wenn die abgebildete Frau unbekannt ist; siehe Safarik. Der ‹Catalogo dei quadri esistenti nella Galleria del Principe Doria Pamphili› aus dem Jahre 1851 (tipografia di Clemento Puccinelli) erwähnt einen «Ritratto di Lucrezia Borgia di Paolo Veronese», beschreibt das Bildnis jedoch nicht näher.
207 Valéry, III, S. 72.

13 Das trügerische Zeugnis der Kunst

1 Ruskin 1903–1912, x, S. 6.
2 La Chau und Le Blond, i (‹Préface›). Ich danke Pascal Griener für diesen Hinweis.
3 Quinet 1857–1858, vi, S. 300 (‹Allemagne et Italie›, erschienen 1836).
4 Quinet 1875, S. 27f. (xi: ‹Départ d'un Proscrit›).
5 Quinet 1857–1858, iv, S. 5 (‹Les Révolutions d'Italie›, ‹Avertissement›, datiert vom 27. September 1857).
6 Guerrini, S. 4ff.
7 Quinet 1839, i, S. 169f.
8 Guerrini, S. 58.
9 Quinet 1857–1858, iv, S. 192 (‹Les Révolutions d'Italie›).
10 Guerrini, S. 58.
11 Quinet 1857–1858, iv, S. 348–375 (‹Les Révolutions d'Italie›).
12 Lasinio 1833, S. 25f.
13 Gluck, S. 65.
14 Van Gennep, iii, S. 14–18; Gluck, S. 66, Nr. 111.
15 Marolles 1672, S. 57, Nr. cxxvii f.
16 Champfleury [1872], S. 138, Anm. 1.
17 Malcolm, S. 13, 40, 54, 89, 158 sowie Tafeln iii (Abb. 3) und x.
18 Jaime.
19 Jaime, 1. Heft, S. 1 (von P. Paris).
20 Zum Beispiel Ebeling und T. Wright.
21 Panofka, S. 6.
22 Panofka, S. 1; siehe auch Champfleury [1879], S. 195–198.
23 Champfleury [1879] (Vorwort zur 1. Auflage von 1865), S. xiii–xvii. In Wirklichkeit hatte Winckelmann selbst eine obszöne Vasenmalerei abgebildet, die er einem etruskischen Künstler zuschrieb, und dieses Bild gewann – in einer stark gereinigten Fassung – bei späteren Autoren, die über das Groteske schrieben, Beliebtheit; siehe Winckelmann 1764, i, S. 116, und 1767, i, Abb. 190; ii, S. 254f.; sowie Champfleury [1879], S. 112. Ich danke Claire Lyons für den Hinweis, daß die Vase, die diese Darstellung trägt, sich heute in den Vatikanischen Museen befindet und dem Maler Asteas (um 350–340 v. Chr.) zugeschrieben wird: Trendall, S. 46, Nr. 65.
24 Flögel 1862, S. vii.
25 Champfleury [1872], S. 136.
26 T. Wright [1866?], S. xxxii f. (Anm. von Amédée Pichot).
27 Dorson, i, S. 41–51.
28 Champfleury [1872], S. vii f.
29 Champfleury [1872], S. viii.
30 Champfleury 1867, S. 400.
31 Champfleury [1879] (Vorwort zur 1. Ausgabe von 1865), S. xi f.
32 Champfleury [1872], S. vii.
33 Champfleury [1879], S. 87ff., 187–190.
34 Champfleury 1869, S. S. xi f.
35 Chesnau, S. 3f.
36 Champfleury 1869, S. xiii.
37 Champfleury 1869, S. 58.
38 Noel, S. 146.
39 Champfleury [1876], S. 24f.
40 Adeline, S. 265–402 (Bibliographie) und 138–141 (Zitate aus ‹Notre-Dame de Paris›).
41 Siehe Champfleurys Spott über diesen Kommentar: Champfleury [1876], S. 119ff.
42 Adeline, S. 302; Champfleury [1876], passim.
43 T. Wright 1865, S. 56–60.
44 Champfleury [1876], S. 60, 174, 72, 83, 231.
45 Champfleury [1879], S. 191.
46 Champfleury [1879], S. 150f.
47 Champfleury 1867, S. 10.
48 Champfleury 1869, S. xiii, xxiii.
49 Champfleury [1879], S. 151.
50 Siehe die Zitate bei Champfleury, 1867, S. 22f.
51 Asfour, S. 182. Für einen neueren, reich illustrierten Überblick siehe Garnier.
52 Champfleury 1867, S. 5, vi.
53 Champfleury 1867, S. ix.
54 Champfleury 1867, S. 26, 34.
55 Champfleury 1867, S. 42, Anm. 2, und 37.
56 Goncourt, i, S. 849 (16. Dezember 1860), iii, S. 997 (30. Juni 1889).
57 Champfleury 1867, S. 40, 43; Boilly, S. 6–13, Nr. 13 und 14.
58 Champfleury 1867, S. 54.
59 Champfleury 1867, S. 10, 256ff.
60 Champfleury 1867, S. 316; Asfour, S. 181.
61 Champfleury 1867, S. 102–105.
62 Champfleury 1867, S. 133ff., 194ff.
63 Champfleury 1867, S. 117, 137.
64 Champfleury 1867, S. 136–139.
65 Champfleury 1867, S. 313–318; Asfour, S. 183. Ein solcher Teller befindet sich im Gruthuus Museum in Brügge.
66 Champfleury 1867, S. 321–331.
67 Zitiert bei Goldwater, S. 43, Anm. 7.
68 Sämtliche Informationen über Warburgs Gedanken und seine Entwicklung stammen, sofern nicht anders angegeben, aus Gombrich 1970.
69 Ebenso Gombrich 1970, S. 30–37; siehe Popper, sowie Weintraub, S. 161–207.
70 Zu Lamprechts Laufbahn und Veröffentlichungen siehe Bücher.
71 Weintraub, S. 186, Anm. 76.
72 Lamprecht 1882, S. 1f.
73 Warburg 1905, S. 3 und 10–13.
74 Warburg 1932, i, S. 93–126 (‹Bildniskunst und Florentinisches Bürgertum›, 1902); die zitierten Passagen finden sich S. 96, 101, 100, 118 und 100.

14 Kunst als Prophetie

1 Champfleury [1876], S. 157–163; Besson, S. 205 ff.; Weber; ‹Tobias Stimmer›, S. 263 f., Nr. 157, 157a.
2 Siehe die Reproduktionen in Strauss, i, S. 183, iii, S. 991.

3 Fischart, S. 423–428.
4 Besson, S. 193 ff.
5 Zu Nass' Widerlegung von Fischart siehe Scheible, S. 1178–1184; ich danke Pascal Griener für seine Hilfe bei diesen Texten.
6 Champfleury [1876], S. 164–168.
7 Evelyn, S. 335. Das Dreifachporträt befindet sich heute in der Royal Collection.
8 Strong, S. 32–43. Falls Bernini diese von Evelyn berichtete Äußerung wirklich getan hat, könnte man sich vorstellen (wie Nicholas Penny mir vorgeschlagen hat), daß dies während des Gesprächs geschah, das er am 22. Oktober 1683 mit Nicholas Stone dem Jüngeren führte, und daß Stone diese Geschichte in Umlauf brachte, als er fünf Jahre später nach England zurückkehrte. Andererseits weist in den Notizen, die Stone über sein Gespräch anfertigte, nichts auf eine entspechende Äußerung Berninis hin. Stone starb 1646, also vor der Hinrichtung Karls I., aber nachdem diesem bereits manches «Unheilvolle und Unglückliche» widerfahren war; siehe Stone, S. 170.
9 Bulstrode, S. 66.
10 Da Bulstrode bereits 87 Jahre alt war, als Evelyns ‹Numismata› erschienen, darf man wohl davon ausgehen, daß er seine Memoiren bereits abgeschlossen hatte, so daß er der erste gewesen sein dürfte, der diese höchst aufschlußreiche Geschichte aufzeichnete. Andererseits wissen wir, daß seine ‹Memoirs›, als sie 1721 posthum erschienen, auch Material enthielten, das sein Herausgeber hinzugefügt hatte – darunter auch Episoden aus Clarendons ‹History› von 1702–1704 (siehe Firth). Es läßt sich daher nicht genau klären, wann Berninis Äußerung zu van Dycks Porträt erstmals schriftlich festgehalten wurde.
11 D'Israeli, III, S. 112, 116.
12 Richardson 1715, S. 174 f. Dieses Porträt befindet sich heute in Windsor; siehe Millar, I, S. 95 f., Nr. 145. Ich danke Sir Oliver Millar für seine Hilfe bei diesem Gemälde.
13 D'Israeli, III, S. 111 ff.
14 Siehe ‹The Queen's Image›.
15 Wiedmann 1986, S. 83 f.
16 Schiller 1943, S. 201–214.
17 Schiller 1979, S. 199 f. (Brief an Körner vom 9. Februar 1789).
18 Garland, S. 133.
19 Wildenstein, S. 18.
20 ‹Jacques-Louis David›, S. 167.
21 Wildenstein, S. 21.
22 Zur Anordnung der Bilder im Salon von 1785 siehe den Stich von P.-A. Martini, ‹Coup-d'oeil exact de l'arrangement des Peintures au Salon du Louvre en 1785› (Abb. 220 in diesem Band).
23 ‹Espion›, S. 41 (Deloynes, XIV, Nr. 337).
24 ‹Espion›, S. 39 (Deloynes, XIV, Nr. 337). Das Bild befindet sich heute in Stockholm.
25 ‹Aristarque›, S. 16 (Deloynes, XIV, Nr. 340).
26 ‹Supplément du peintre anglais›, S. 2 (Deloynes, XIV, Nr. 328); ‹Frondeur›, S. 17 (Deloynes, XIV, Nr. 329) über Barthélémys ‹Manlius Torquatus›, heute im Musée des Beaux-Arts, Tours.
27 ‹Supplément du peintre anglais›, S. 3 (Deloynes, XIV, Nr. 328); ‹Frondeur›, S. 67 (Deloynes, XIV, Nr. 329); ‹Critès›, ‹Troisième Promenade›, S. 36–40 (Deloynes, XIV, Nr. 335); ‹Observations sur le Sallon›, S. 5 (Deloynes, XIV, Nr. 339); ‹Avis Important›, S. 30 (Deloynes, XIV, Nr. 344).
28 ‹Avis Important›, S. 29 (Deloynes, XIV, Nr. 344); ‹Observations sur le Sallon›, S. 4 (Deloynes, XIV, Nr. 339); ‹Aristarque›, S. 15 (Deloynes, XIV, Nr. 340); ‹Avis Important›, S. 31 (Deloynes, XIV, Nr. 344).
29 Siehe seine Autobiographie aus dem Jahre 1793 in Bordes, S. 174 f.
30 Bordes, S. 26, 27, 30.
31 Bordes, S. 48, 148–151.
32 Siehe seine Autobiographie aus dem Jahre 1793 und seine Äußerung aus dem Jahre 1794 in Bordes, S. 174 f. und 107, Anm. 182. Die endlos debattierte Frage, ob er wirklich solche Absichten hatte, ist hier (glücklicherweise) irrelevant.
33 Bordes, S. 100, Anm. 86.
34 Bordes, S. 53, bei Anm. 180.
35 Bordes, S. 53, bei Anm. 181.
36 Bordes, S. 178.
37 Bordes, S. 28 (und S. 192 zur Entstehungszeit seiner Memoiren).
38 David war nicht der einzige Künstler, der in diesen turbulenten Zeiten von dem Ruf profitierte, ein Prophet zu sein. In einem offiziellen Bericht des Jahres 1798 heißt es, Joseph-Benoît Suvées ödes Bild ‹Cornelia, Mutter der Gracchen› (heute im Louvre), das «während des Ancien régime entstand, ist ein republikanisches Gemälde». Tatsächlich war das Bild vom Comte d'Artois, dem jüngeren Bruder Ludwigs XVI., vor dessen Emigration (kurz nach der Erstürmung der Bastille) in Auftrag gegeben, aber erst kurz vor 1795 vollendet worden; siehe ‹De David à Delacroix›, S. 613 f., Nr. 170, und Montaiglon (Hg.), XVII, S. 168.
39 Hunt, S. 11–20; Bénichou, S. 288.
40 D. O. Evans, S. 137, 166.
41 Hunt, S. 24, 83 ff.; Bénichou, S. 289; zu ‹Le Gymnase› siehe Guyon.
42 ‹Le Producteur›, III, 1826, S. 252–264 (siehe insb. S. 254 f., 258). Der Autor zeichnet mit ‹J. A.› Antoine Schnapper hat mich freundlicherweise darauf aufmerksam gemacht, daß sich der Hinweis nur auf das unfertige Bild beziehen kann, das sich heute in Versailles befindet.
43 ‹Le Producteur›, III, 1826, S. 258.
44 ‹Le Producteur›, III, 1826, S. 260 f., 263.
45 ‹L'Organisateur›, 25. Dezember 1830, Nr. 19, 2. Jahrgang, S. 145–150 (siehe insbesondere S. 148).
46 D. O. Evans, S. 44; siehe auch Balzacs Artikel in ‹La Silhouette› vom 25. Februar 1830 (Verbraeken, S. 129, Anm. 24), wiederabgedruckt in Balzac, XXVI, S. 218.
47 ‹L'Artiste›, 1837, 1. Folge, XIII, S. 14.

48 ‹L'Organisateur›, 25. Dezember 1830, Nr. 19, 2. Jahrgang, S. 145–150 (siehe insbesondere S. 147).
49 Bürger, S. 320 f.
50 Ruskin 1903–1911, x, S. 242 f.
51 Ruskin 1903–1911, xi, S. 50.
52 Mrs Lecky, S. 84, 105, 174.
53 Hyde, S. 42 (Brief vom 11. September 1861).
54 Auchmuty, S. 41.
55 Hyde, S. 49.
56 Hyde, S. 72 (Brief vom 2. September 1868).
57 Lecky 1885, S. 123, Anm. 1.
58 Brisac und Léniaud, S. 37.
59 Lecky 1885, S. 45, 15, 37, Anm. 1.
60 Lecky 1885, S. 154.
61 Lecky 1885, S. 120, 123 f., 125, 138, 136.
62 Lecky 1885, S. 138, Anm. 2.
63 Lecky 1885, S. 151; vgl. Lecky 1904, I, S. 252.
64 Lecky 1885, S. 153 f.
65 Lecky 1885, S. 142.
66 Lecky 1885, S. 40.
67 E. R. Curtius, S. 274–355 (die hier zitierte Passage S. 345).
68 Friedländer 1967, S. 53.
69 Friedländer 1921, S. 44.
70 Thausing, S. 198.
71 Bialostocki, S. 267–275.
72 Dvořák 1928, S. 275 f.
73 Siehe Bialostocki, S. 267–275.
74 Dvořák 1928, S. 193–202.
74 Siehe Gombrich, zitiert in Białostocki, S. 285–287.
75 Im Jahre 1899 veröffentlichte Vollard Odilon Redons Album ‹L'Apocalypse›; zu den Vorlesungen, die Rudolf Steiner 1908 in Nürnberg über das Thema hielt, zu Andrej Belyjs 1905 erschienenem Aufsatz «The Apocalypse in Russian Poetry» und zu Kandinskys zahlreichen Darstellungen des Themas siehe Washton-Long, S. 28–35, 82–85.
76 Lankheit, S. 316.
77 Van Gogh, IV, S. 40 (Brief an Theo vom 5. Mai 1888).
78 Apollinaire, S. 314/315 (La jolie rousse / Die hübsche Rothaarige).
79 Roskill.
80 Chipp, S. 292 f.
81 Mondrian, S. 14 f.
82 Washton-Long, S. 13.
83 Bowlt, S. 124, 126. Siehe ‹Malevich›, S. 70, Tafel 42.
84 Siehe neuestens Eliel.
85 Siehe Ludwig Meidner, Anleitung zum Malen von Großstadtbildern, in Grochowiak, S. 78 ff.
86 Roethel und Benjamin, I, S. 473 f. (wo die englische Übersetzung von Kandinskys ‹Über das Geistige in der Kunst› allerdings fälschlich dem Vater zugeschrieben wird statt dem Sohn).
87 Sadler, S. 19.
88 Grochowiak, S. 65.
89 Zitiert in Bowlt, S. xxxiii.
90 ‹Paris – Berlin›, S. 48.
91 Zu einer knappen Zurückweisung dieser Vorstellung siehe Wiedmann 1979, S. 213 f.
92 Sadler, S. 237 ff.
93 Sadler, S. 19.
94 Sadler, S. 5.
95 Bazin, S. 12. Zwar bezieht Bazin sich äußerst vage auf Tintorettos Wandgemälde im Dogenpalast, die in der Mehrzahl nach dem Brand des Jahres 1577 entstanden, und nicht auf ein bestimmtes Werk, doch höchstwahrscheinlich dachte er an ‹Das Paradies›.
96 Bazin, S. 29–32.
97 Réau 1932, S. 185 (Brief 151).
98 Baudelaire, S. 760 (‹L'Œuvre et la Vie d'Eugène Delacroix›) und S. 440 f. (Salon de 1846).
99 Sadler, S. 7: «anscheinend» deshalb, weil der Satz so kryptisch ist, daß er geradesogut auch das Gegenteil bedeuten könnte.

15 Huizinga und die «flämische Renaissance»

1 Zu einer ausführlichen Diskussion Huizingas siehe die Abschnitte 5–8 dieses Kapitels.
2 Waagen, zitiert in Białostocki, S. 223.
3 Sulzberger.
4 ‹Notice des tableaux des écoles française et flamande, Exposés dans la grande Gallerie du Musée Central des Arts ...›, Paris, An VII (1799), S. 43–111. Die beiden Claessens zugeschriebenen Szenen aus dem ‹Urteil des Kambyses› (Nr. 206 und 207) sind die in Brügge befindlichen Gemälde von Gerard David.
5 Siehe Schlegel 1979, S. XI–XXII, und Schlegel 1984, S. 207 f.
6 Schlegel 1959, S. 42 f. Der «van Eyck» war in Wirklichkeit ein Gerard David aus der Sammlung des französischen Königs, und der «Holbein» war die «Madonna des Bürgermeisters Meyer», die später als Kopie der in Darmstadt befindlichen Fassung identifiziert wurde (Schlegel 1984, S. 188).
7 Schlegels Diskussion dieser Frage ist nicht ganz schlüssig und zuweilen etwas verwirrend.
8 Natürlich waren die Zuschreibungen häufig ungewiß. Schlegel bespricht ausgiebig und mit Begeisterung eine im Louvre befindliche ‹Kreuzigung› von «Dürer», die heute einem in Frankreich arbeitenden flämischen Maler des 16. Jahrhunderts zugeschrieben wird (Schlegel 1984, S. 48 f. und 189).
9 Descamps, S. 301.
10 Schlegel 1959, S. xx f.
11 Schlegel 1959, S. 137.
12 Schlegel 1959, S. 139–143.
13 Schlegel 1959, S. 152.
14 Sulzberger, I, S. 74.
15 Goethe 1981, XII, S. 156 (Kunst und Altertum am Rhein und Main).
16 Kugler 1847, I, S. 228 ff.
17 Bickendorf.
18 Waagen, S. 169–172. Die zweite Ausgabe, die zwei Jahre später erschien, berücksichtigt die Inschrift,

die man am Genter Altar entdeckt hatte und die auf Hubert hinwies.

19 Siehe zum Beispiel Crowe und Cavalcaselle 1857, S. 311 f.; Crowe und Cavalcaselle 1872, S. 345–360.

20 Siehe die Diskussion bei Dehaisnes, S. 585–598.

21 Kugler 1847, II, S. 92 ff. und Kugler 1846, II, S. 54–57.

22 Laborde 1849, I, S. CXII f.

23 Laborde 1849, I, S. XCIX.

24 Chennevières, IV, Kap. II, S. 42–68; Laborde 1849, I, S. CXXXVII; Laborde 1855, S. V f.; sowie den unpaginierten ‹*Avis*› am Ende des Bandes.

25 Laborde 1830.

26 Chennevières, S. 57 f.

27 Laborde 1849, I, S. LXXI.

28 Laborde 1855, S. VII.

29 Laborde 1855, S. 596–607, 645 ff.

30 Laborde 1849, I, S. LXXIII–LXXV.

31 Laborde 1849, I, S. XCV–XCVIII.

32 Laborde 1849, I, S. 153, 336, 330, 163, 328, 217, 249, 482.

33 Laborde 1849, I, S. XVII.

34 Chennevières, S. 47, 55.

35 Laborde 1849, I, S. XCVIII f.

36 Laborde 1849, I, S. XLVI f.

37 Laborde 1849, I, S. XCVIII f.

38 Kaegi 1947–1982, VI, S. 468 ff.

39 Burckhardt 1855, S. 795. Auch Michelet hatte über diese Periode der flämischen Malerei geschrieben: «Die Malerei kennt auch Rückfälle», und auf den kraftvollen van Eyck sei «eine Frau» gefolgt: Memling.

40 Courajod 1899–1902, II, S. 23 (‹Les Origines de la Renaissance en France›).

41 Courajod 1884, S. 62; Courajod 1899–1903, II, S. 213 ff. und anderswo.

42 A. Michel 1896, S. 208; und zahlreiche Literaturhinweise bei Courajod 1899–1903.

43 A. Michel 1896, S. 211, 209; siehe vor allem die drei Bände, die er 1878 und 1887 Lenoir widmete.

44 Eine Liste dieser Veröffentlichungen findet sich in Courajod 1899–1903, III, S. XX–XXXV.

45 A. Michel 1896, S. 204; Courajod 1899–1903, III, S. VIII.

46 Vitry, S. 62–65; Verne, S. 12; Vaudoyer, S. 72; ich danke Dominique Ponneau und Bertrand Meyrab für diese Hinweise.

47 A. Michel 1896, S. 207, 215 ff.

48 Courajod 1899–1903, II, S. 30.

49 Courajod 1899–1903, II, S. 136.

50 Courajod 1899–1903, II, S. 303 ff.

51 Renan, VIII, S. 595–783 (‹Discours sur l'état des Beaux-Arts en France au quatorzième siècle›).

52 Courajod 1899–1903, II, S. 289.

53 Courajod 1899–1903, II, S. 12.

54 Courajod 1899–1903, II, S. 26.

55 A. Michel 1896, S. 216.

56 A. Michel 1896, S. 213.

57 Vitry, S. 62.

58 Courajod 1899–1903, II, S. 307–313.

59 Courajod 1899–1903, II, S. 289–305.

60 Wytsman; Kervyn 1906, S. 11.

61 Académie Royale de Belgique, ‹Biographie Nationale›, XXXIX, Supplement XI, 1976, S. 522–531 (Nicolas N. Huyghebaert: ‹Kervyn de Lettenhove›).

62 Kervyn 1906, S. 15.

63 Kervyn 1902, S. 6; Kervyn 1906, S. 73–83, 115.

64 Kervyn 1902, S. 11; Kervyn 1906, S. 69 ff.

65 Siehe zum Beispiel Germiny, S. 99; Weale 1903, S. 42; Uzanne, S. 173; Dülberg, S. 50.

66 Kervyn 1906, S. 14, 29, 85.

67 Kervyn 1906, S. 23 f.

68 Kervyn 1906, S. 24 f.

69 Kervyn 1906, S. 37–41; ‹Dictionary of National Biography›, 2. Supplement, I, 1920, S. 586 f. (Edward VII).

70 Kervyn 1906, S. 61–68.

71 Kervyn 1906, S. 27–34.

72 Brügge: ‹Compte Rendu›, 1902, S. 51.

73 Brügge: ‹Compte Rendu›, 1902, S. 46–52.

74 Helbig, S. 370.

75 Brügge: ‹Compte Rendu›, 1902, S. 48.

76 Die beiden ersten, die sich in der National Gallery in London und der Alten Pinakothek in München befinden, waren Leihgaben von Privatsammlern; das dritte Bild befand sich bereits im Besitz des Königlichen Museums in Brüssel.

77 Wauters, S. 30.

78 Siehe zum Beispiel Buschmann, S. 352 f.

79 [Weale] 1902 (Catalogue), S. XXVI.

80 Guicciardini, zitiert in Friedländer 1924–1937, VIII (‹Jan Gossaert und Bernart von Orley›), S. 10.

81 [Weale] 1902 (Catalogue), Nr. 225; Friedländer 1967–1976, VIII (‹Jan Gossaert and Bernart von Orley›), Tafel 40, Nr. 49.

82 Kervyn 1906, S. 45 f.

83 Kervyn 1906, S. 71 ff.

84 Siehe den Plan bei Wauters.

85 Buschmann, S. 333.

86 Deprez, S. 350.

87 Bricon, S. 692

88 Crowe und Cavalcaselle 1872, S. 90; schon 1857, S. 109–113, hatten sie erhebliche Zweifel daran.

89 Vogelaar, S. 53–62, Nr. 1380 und 1381. Ich danke Lorne Campbell für die Hilfe bei diesen Bildern.

90 Helbig, S. 371.

91 Weale 1900, S. 253.

92 Académie Royale de Belgique, ‹Biographie Nationale›, XXX, Supplement 2, 1959, S. 809–818 (O. de Sloovere: ‹Weale›); Kervyn 1926.

93 Tal.

94 Weale 1867, S. V–VIII; Galichon.

95 Die «Memlings», die er bei den Sammlungen Fuller Russell und Moreau-Wolsey auslieh (Weale 1867, Nr. 15 und 9), stammten beide aus der Werkstatt von Rogier van der Weyden – das ‹Dyptichon mit der Kreuzigung Christi und Jeanne de France als Stifterin› (Musée Condé, Chantilly) und das sogenannte Sforza-Tryptichon (Königliches Museum

Brüssel); siehe Friedländer 1967–1976, II (‹Roger van der Weyden and the Master of Flemalle›), Tafeln 107 und 109. Ich danke Burton Fredericksons vom Getty Provenance Index für diese Information. [Die Abbildungen sind im deutschen Original des Werkes nicht enthalten; siehe die Beschreibung in Friedländer 1924–1937, II, ‹Rogier van der Weyden und der Meister von Flémalle›, S. 120f., Nr. 88 und 93, d. Ü.]

96 Weale, 1901, S. VI.
97 H. P. M., S. 241; zu Kervyns Beschreibung siehe Kervyn 1926, S. 520.
98 Tschudi, S. 229
99 Huyghebaert, S. 188.
100 Huyghebaert, S. 199 (Brief von Weale aus London, 15. Mai 1902, in dem er seine Ankunft in Brügge für die folgende Woche ankündigt); Kervyn 1906, S. 90, 112f.; Kervyn 1926, S. 520.
101 Einige Kommentare zu ausgestellten Bildern siehe Weale 1903.
102 Brügge: ‹Compte Rendu›, 1902.
103 Das bestätigt auch Weale 1903, S. 42.
104 Weale 1901, S. 79–82.
105 Weale 1903, S. 48.
106 Weale 1901, S. 90.
107 Kervyn 1906, S. 56.
108 Kervyn 1906, S. 55–60, 87f.
109 Kervyn 1902, S. 9; Kervyn 1906, S. 89; Wauters, S. 16.
110 Siehe die Photographien in [Weale] 1902 (Katalog).
111 Rouvre, S. 110f.
112 Durand-Gréville, S. 15.
113 Weale 1895, S. 7.
114 Hymans, S. 294f.
115 Frantz, S. 30; Helbig, S. 368.
116 Uzanne, S. 177.
117 Weale 1895, S. 23.
118 Kervyn 1906, S. 34ff.
119 Friedländer 1924–1937, VI, b (‹Hans Memling und Gerard David›), S. 127f.
120 Uzanne, S. 177.
121 Weale 1895, S. 13.
122 Hymans, S. 285.
123 Buschmann zum Beispiel, der die Titel der Gemälde (S. 348) erwähnt, meint lediglich, David habe «seine italienisierenden Tendenzen inzwischen abgelegt», während Forceville nur Davids «feine Beobachtung» (S. 83) lobt und meint, er habe erreicht, was seine ganze Schule anstrebte: das Leben der Seele in den Dingen zu zeigen. Bricon (S. 701) widmet diesen Szenen zwei Zeilen; er räumt ein, die Henker seien die grausamsten Figuren der Ausstellung, doch «sie richten einen Schuldigen». Uzanne (S. 79f.) beschreibt die grausigen Einzelheiten, gelangt dann aber zu dem Schluß: «Nichts stört die Schönheit der Haltungen, die Harmonie, die Klarheit, die feine Durcharbeitung des Bildes, das übermenschlich bleibt, über dem Leid und dem Schrecken.»
124 Weale 1903, S. 202.
125 Durand-Gréville, S. 6–9.
126 Rouvre, S. 102.
127 Siehe zum Beispiel Durand-Gréville, S. 16; Deprez, S. 356f., schreibt jedoch begeistert sowohl über Bosch als auch über Brueghel.
128 Dülberg, S. 49.
129 Kervyn 1902, S. 14; Kervyn 1906, S. 128; siehe auch Germiny, S. 101, und Buschmann S. 331.
130 Siehe die Literaturhinweise bei Kervyn 1902, S. 12ff.
131 Fierens-Gevaert 1902, S. 105.
132 Durand-Gréville, S. 1; Frantz, S. 27; Bricon, S. 689f., 705; Le Brun, S. 145; Buschmann, S. 331; Deprez, S. 348f.; Forceville, S. 76f.; Germiny, S. 100f.
133 Siehe jedoch Bricon, S. 690.
134 Buschmann, S. 336; Hymans, S. 281; Helbig, S. 367; Fierens-Gevaert 1902, S. 116.
135 Uzanne, S. 179.
136 [Weale] 1902 (Katalog), S. XXX.
137 Kervyn 1906, S. 111–115 (der offenbar fälschlich annimmt, dieser sei vor Weales Katalog erschienen); Hulin de Loo, S. III.
138 Académie Royale de Belgique: ‹Bibliographie Nationale›, XXXII, Supplement IV, S. 310ff. (Jacques Lavalleye: ‹Hulin de Loo›.
139 Kervyn 1902, S. 5; Kervyn 1906, S. 42.
140 Winkler.
141 Blumenreich.
142 Kervyn 1906, S. 23.
143 Friedländer 1903 ‹Meisterwerke›.
144 Friedländer 1903 («Die Brügger Leihausstellung»), S. 66.
145 Fierens-Gevaert 1903 (1. Auflage 1897).
146 Fierens-Gevaert 1901, S. I–III. Er erläutert, einige Jahre zuvor habe Rodenbach ihn gebeten, an einem großen illustrierten Band über Brügge mitzuarbeiten (der dann niemals erschien), und sein eigener Beitrag habe Memling gelten sollen. Das Kapitel über flämische Maler hatte seinen Ursprung in einem Vortrag, den er am 8. November 1899 in Brüssel hielt und der dann in modifizierter Form in der ‹Revue des Deux-Mondes› vom Juni 1900 erschien.
147 Bautier 1927; Bautier 1928; Puyvelde.
148 Fierens-Gevaert 1902, S. 177–180.
149 Fierens-Gevaert 1902, S. 181f.
150 Fierens-Gevaert 1902, S. 435–444.
151 Marguillier, S. 265.
152 Zum Inhalt dieser Ausstellung siehe den von Carlos de Bofarull y Sans herausgegebenen Katalog; zu deren Bedeutung für Picasso siehe Richardson 1991, S. 246f. Ich danke Enriqueta Harris für den Nachweis eines Exemplars in der Bibliothek des Victoria and Albert Museums.
153 Marguillier, S. 268, 270.
154 Mason Perkins; Logan.
155 Kervyn 1906, S. 131f.
156 Kervyn 1902, S. 12.
157 Bouchot; siehe insbesondere S. 6, 10, 17, 240.

158 Fierens-Gevaert 1905, S. 2, 3, 10, 11, 12, 15, 16, 17, 173 ff., 214 f.
159 Huizingas Gesammelte Werke (‹Verzamelde Werken›) erschienen 1948–1953 in neun Bänden in Haarlem, und auf diese Ausgabe verweisen Wissenschaftler in der Regel, wenn sie sich mit seinen Büchern und Aufsätzen befassen. Für alle, die wie ich kein Holländisch lesen können, ist das leider nicht möglich, obwohl ich (dank der Hilfe von Marion Koninck und Raymond Klumper) einiges Material habe einsehen können, das nicht übersetzt worden ist.
160 Huizinga 1947, S. 45 f., 10 f.
161 Der Text von ‹Herfsttij der Middeleeuwen›, der erstmals 1919 erschien, bereitet dem nichtholländischen Leser einige Schwierigkeiten, zumal ihm von dem offenbar ausgezeichneten Stil des Originals vieles entgeht. [Der Autor benutzt die englische Übersetzung von Hopman und zieht gelegentlich die französische Übersetzung von Bastin heran; im vorliegenden Text wurden sämtliche Zitate der deutschen Übersetzung von Kurt Köster (Stuttgart 1975) entnommen, die auf der niederländischen Ausgabe letzter Hand (von 1941) und der älteren Übersetzung von T. Wolff-Mönckeberg (1923) basiert; d. Ü.].
162 Huizinga 1975, S. XIII.
163 Soweit nicht anders vermerkt, siehe zu allen Hinweisen auf Huizingas Biographie Köster sowie Kaegi 1946.
164 Huizinga 1947, S. 11–15.
165 Huizinga 1947, S. 39.
166 Huizinga 1947, S. 29.
167 Huizinga 1947, S. 20.
168 Huizinga 1947, S. 29, 23 f.
169 Huizinga 1947, S. 10.
170 Huizinga 1947, S. 24, 28, 43; Köster, S. 17.
171 Huizinga 1950; siehe auch Valkenburg.
172 Ein Teil dieser Zeichnungen ist im Katalog der Ausstellung abgebildet, die Huizinga 1991/92 in Leiden gewidmet wurde. Andere, die seiner Familie gehören, hat mir freundlicherweise Anton van der Lem gezeigt. Köster verweist (S. 18) auch auf anatomische Zeichnungen von ihm.
173 Huizinga 1947, S. 23.
174 Huizinga 1947, S. 31–35.
175 ‹Toorop› 1989, S. 150. In diesem Katalog und in Toorop, 1977, sind viele der 1896 ausgestellten Bilder abgebildet; Toorop war damals übrigens fast vierzig und nicht, wie Huizinga schreibt, sechsunddreißig.
176 ‹Toorop›, 1989, S. 17, 149.
177 Huizinga 1947, S. 54 f.; Huizinga sagte, sie seien seit mehr als fünfundzwanzig Jahren befreundet.
178 Köster, S. 33. Ich danke Anton van der Lem für die Bestätigung dieses Urteils.
179 Huizinga 1947, S. 43, 46.
180 Ich habe die englische Übersetzung benutzt, die in Huizinga 1968 erschienen ist; auch die Diskussion des Vortrags bei Oestreich hat mir sehr geholfen.
181 Huizinga 1968, S. 220, 224, 233.
182 Huizinga 1947, S. 50.
183 Huizinga 1968, S. 232, 232.
184 Huizinga 1968, S. 233; Michelet 1952, II, S. 60, Anm.
185 Huizinga 1968, S. 237, 238.
186 Huizinga 1947, S. 51.
187 Huizinga 1968, S. 240–243 (Hervorhebungen von mir).
188 Huizinga 1947, S. 55 f.
189 Gombrich 1969, S. 28–31, meint, Huizinga habe von Anfang an so reagiert: «Er wußte einfach zuviel über van Eyck, als daß es ihm leicht gefallen wäre, seine Eindrücke von den Bildern mit der Stimme der Dokumente in Einklang zu bringen. Er hatte eher das Gefühl, den Stil des Malers so umdeuten zu müssen, daß er zu dem paßte, was er von der Kultur wußte.» Diese Ansicht wäre gewiß nur dann haltbar, wenn man zeigen könnte, daß Huizinga seine Leser bewußt oder unbewußt getäuscht hätte, als er erklärte, die Bilder hätten seine Sicht der Zeit geprägt, lange bevor er etwas über die Kultur wußte.
190 Huizinga 1975, S. 357, 365. Allerdings ist nicht ganz klar, ob er sich in beiden Fällen auf dieselbe Art von Werken bezieht.
191 Huizinga 1975, S. 374–377.
192 Huizinga 1975, S. 404. Van Eycks Bildnis seiner Frau befindet sich im Stedelijk Groeninge Museum in Brügge, Baudouin de Lannoys in Berlin und ‹Leal Souvenir› in der National Gallery in London.
193 Huizinga 1975, S. 432.
194 Huizinga 1975, S. 416.
195 Huizinga 1975, S. 388, 452.
196 Huizinga 1975, S. 384.
197 Huizinga 1975, S. 400.
198 Huizinga 1975, S. 456; zu der Handschrift, auf die Huizinga sich hier bezieht, siehe unten Anmerkung 227; zur Werkstatt des Jean Miélot in Lille, der im Dienste Philipps des Guten stand, siehe ‹Siècle d'Or de la Miniature Flamande›, S. 76–79.
199 Huizinga 1975, S. 366. Zum Verhältnis des geschnitzten Altars von Jacques de Baerze und den von Broederlam gemalten Tafeln siehe Panofsky, 1953, I, S. 78 f. und 86–88.
200 Kervyn 1926, S. 527 f.
201 Huizinga 1975, S. 406 f. [Die spätere Aussage ist in der deutschen Ausgabe nicht enthalten; siehe Huizinga 1955, S. 279 f., d. Ü.]
202 Huizinga 1975, S. 408 f.
203 Huizinga 1975, S. 386.
204 Huizinga 1975, S. 401 f.
205 Huizinga 1930 (‹Das Problem der Renaissance›, erstmals veröffentlicht 1920), S. 104 f.
206 Huizinga 1930 (‹Bernard Shaws Heilige›, erstmals veröffentlicht 1925), S. 207.
207 Huizinga 1930, S. 171–207, insbesondere S. 207.
208 Huizinga 1960, S. 260 f.
209 Huizinga 1948–1953, VII, S. 486.

210 Huizinga 1960, S. 260.
211 Huizinga, 1948–1953, II, S. 559–569 (‹Het Historisch Museum›); siehe auch die Anmerkungen von Gerson, S. 209.
212 Huizinga 1975, S. 190–208.
213 Huizinga 1975, S. 74f.
214 Huizinga 1975, S. 439.
215 Gerson, S. 212, wirft Huizinga vor, er habe die wahre Bedeutung dieses Künstlers in seiner Besprechung des betreffenden Bandes von Friedländers ‹Die altniederländische Malerei› nicht erkannt (siehe Huizinga 1948–1953, III, S. 492f.). In Wirklichkeit war Friedländer wie nahezu alle Kunsthistoriker seiner Zeit so besessen davon, die Identität dieses Meisters zu klären (der gewöhnlich mit Robert Campin identifiziert wird), daß er kaum Interesse daran hatte, auf weitergehende Fragen des Stils und der Sicht einzugehen.
216 Uzanne, S. 177.
217 Huizinga 1975, S. 220.
218 Reynaud, S. 18–22.
219 Huizinga 1975, S. 452. Das Bild ist im Katalog des Leipziger Museums (1967, Tafel 6) abgebildet und wird einem Maler der niederrheinischen Schule zugeschrieben. Huizinga erwähnt nebenher, daß der Akt eine wichtige Rolle in den ‹tableaux vivants› besaß.
220 Siehe zum Beispiel Huizingas Hinweis (1975, S. 283f.) auf die Visionen des Alain de La Roche, in denen die verschiedenen Sünden als Ungeheur mit abscheulichen Geschlechtsteilen dargestellt sind, «aus denen ein feuriger und schwefeliger Strom hervorbricht, der mit seinem Rauch die Erde verfinstert ...»
221 Huizinga 1948–1953, III, S. 501–503.
222 Huizinga 1975, S. 377f.
223 Huizinga 1975, S. 367f.
224 Huizinga 1975, S. 370.
225 Huizinga 1975, S. 396–400.
226 Huizinga 1975, S. 291, 295.
227 Huizinga 1975, S. 456f.; Huizinga bezieht sich hier auf Jean Miélots Miniaturen für Christine de Pisans ‹Epitre d'Othéa à Hector› (siehe auch Huizinga 1975, S. 517, Anm. 19).
228 Huizinga 1975, S. 209.
229 Huizinga 1975, S. 388.
230 Huizinga 1975, S. 386, 389.
231 Huizinga 1975, S. 209.
232 Huizinga 1975, S. 365.
233 Laborde 1849, I, S. CXVIIf.
234. Huizinga 1975, S. 357f. [Die beiden letzten Sätze sind in der deutschen Übersetzung nicht enthalten; siehe Huizinga 1955, S. 244f., d. Ü.]
235 Huizinga 1975, S. 359.
236 Huizinga 1975, S. 363f.; es ist erstaunlich, daß Huizinga so wenig auf die Teppiche eingeht.
237 Huizinga 1975, S. 364.
238 Huizinga 1975, S. 367.
239 Huizinga 1975, S. 359.
240 Huizinga 1975, S. 360.
241 Huizinga 1975, S. 451.
242 Huizinga 1975, S. 422; siehe auch S. 456.
243 Huizinga 1975, S. 357f.
244 Huizinga 1975, S. 358f.
245 Huizinga 1975, S. 404.
246 Huizinga 1975, S. 386.
247 Huizinga 1948–1953, II, S. 216–237 (‹La physiognomie morale de Philippe le Bon›, 1932).
248 Huizinga 1948–1953, II, S. 219.
249 Huizinga 1930, S. 140–164.
250 Huizinga 1930, S. 142.
251 Huizinga 1930, S. 150.
252 Siehe zum Beispiel das entschieden feindselige Vorwort von Garin zur italienischen Übersetzung aus dem Jahre 1940 und auch die Kommentare von Jacques Le Goff in Huizinga 1980, S. XI.
253 Huizinga 1930, S. 150.
254 Huizinga 1961, S. 52.
255 Siehe die gequälten Kommentare von Gerson, S. 219f.
256 Huizinga 1952, S. VII–X (Vorwort von G. N. Clark).
257 Huizinga 1961, S. 9f.
258 Huizinga 1961, S. 63.
259 Huizinga 1961, S. 10.
260 Colie ist einer der zahlreichen Kritiker, die ihm vorwarfen, politischen Fragen zu wenig Aufmerksamkeit zu schenken.
261 Huizinga 1961, S. 113. Hätte er vorausgesehen, in welchem Maße diese Konzepte übernommen (und mißbraucht) werden würden, wäre er vielleicht vorsichtiger gewesen – denn zwei Absätze zuvor (S. 112) warnt er: «Der Betrachter von heute muß sich vor der Verleitung hüten, die ihm sein modernes Bewußtsein nahelegt, in der Darstellung des Gegenstandes mehr und etwas anderes zu sehen, als der Künstler beabsichtigt haben kann.»
262 Privat äußerte er offenbar gegenüber Freunden, er glaube nicht, daß der ‹Vermeer› ein Bild aus dem 17. Jahrhundert sei; das berichtet Gerson (S. 207 und Anm. 3), der seinem Ansatz eher kritisch gegenübersteht, weil er ihn für allzu kulturhistorisch hält.
263 Huizinga 1961, S. 22.
264 Huizinga 1961, S. 134.
265 Huizinga 1961, S. 138–149.
266 Nach Abschluß des Kapitels über Huizinga habe ich von Professor Bram Kempers aus Amsterdam einen Aufsatz erhalten (siehe Bibliographie), dessen Titel in freier Übersetzung lautet: «Die Verführung durch das Bild. Das Visuelle als ständige Inspirationsquelle in Huizingas Werk». Professor Kempers hat mir freundlicherweise eine englische Zusammenfassung seines äußerst interessanten Aufsatzes zukommen lassen, und mit großer Befriedigung habe ich festgestellt, daß meine Aussagen sich in den Grundzügen mit seinen Schlußfolgerungen decken, die (anders als die meinigen) in einer genauen Kenntnis der Originalquellen gründen.

Quellen und Literatur

Adam, Robert, *Ruins of the Palace of the Emperor Diocletian at Spalatro in Dalmatia,* London 1764.

Adams, Henry, *Novels: Mont Saint-Michel. The Education,* The Library of America, New York 1983.

Addison, Joseph, ‹Dialogues upon the Usefullness of Ancient Medals. Especially in relation to the Latin and Greek Poets› (1726), I, S. 253–355, in: *The Works of Joseph Addison,* hg. von Richard Hurd, 6 Bde., London 1901.

Adeline, Jules, *Les Sculptures grotesques et symboliques (Rouen et environs),* Vorwort von Champfleury, Rouen o. J.

Adhémar, Jean, ‹André Thevet – Collectionneur de portraits›, in: *Revue Archéologique,* 6. Reihe, XX (Juli–Dezember), 1942–1943, S. 41–54.

–, ‹Les portraits dessinés du XVIe siècle au Cabinet des Estampes›, in: *Gazette des Beaux-Arts,* 1973, II, S. 121–198, 327–350.

–, ‹Enseignement par l'image – II›, in: *Gazette des Beaux-Arts,* September 1981, S. 49–60.

Agustín, Antonio, *Dialoghi intorno alle medaglie inscrittioni et altre antichità tradotti di lingua spagnuola in italiana da Dionigi Ottaviano Sada,* Rom 1592.

–, *Antonii Agustini Opera Omnia,* VII, S. 231–63: Lettere italiane di Antonio Agostini a Fulvio Orsini, Lucca 1772.

Ainsworth, Maryan, ‹«Paternes for phiosioneamyes»: Holbein's portraiture reconsidered›, in: *Burlington Magazine* CXXXII, 1990, S. 173–186.

Alberti, Leandro, *Descrittione di tutta Italia,* Venedig 1553.

Alberti, Leon Battista, *On painting and On Sculpture.* The Latin Texts of ‹De Pictura› and ‹De Statua›, hg. und ins Englische übersetzt von Cecil Grayson, London 1972.

–, *Kleinere kunsttheoretische Schriften,* hg. von Hubert Janitscheck, Wien 1877.

Alföldi, A. und E., *Die Kontorniat-Medaillons,* 2 Bde., Berlin 1976.

Amadio, Adele Anna, *I Mosaici di S. Costanza,* Rom (*Xenia* Quaderni 7) 1886.

Amyot, Thomas, ‹Observations on an Historical Fact supposed to be established by the Bayeux Tapestry›, Vortrag vom 26. Februar 1818, in: *Archaeologia* XIX, 1821, S. 88–95

–, A Defence of the early Antiquity of the Bayeux Tapestry, Vortrag vom 11. März 1819, in: *Archaeologia* XIX, 1821, S. 192–208.

Angeloni, Francesco, *L'Historia Augusta da Giulio Cesare a Costantino il Magno* [enthält Angelonis Text von 1641 mit Anmerkungen von Bellori], Rom 1685.

Angoulvert, P.-J., *L'église de Brou,* Paris o. J.

Annali Civili del Regno delle due Sicilie, Cenni Necrologici: Canonico Andrea Jorio, LIII, Januar–April 1855, S. 24–28.

Antoni, Carlo, *Dallo Storicismo alla sociologia,* Florenz 1940 [deutsch: *Vom Historismus zur Soziologie,* übers. von W. Goetz, Suttgart 1950].

Apollinaire, Guillaume, *Œuvres poétiques,* Paris (Pléiade) 1956 [deutsch: *Poetische Werke. Œuvres poétiques,* hg. von Gerd Henniger, Neuwied 1969].

Ariès, Philippe, *Le Temps de l'histoire,* Vorwort von Rogier Chartier (2. Auflage), Paris 1986 [deutsch: *Zeit und Geschichte,* Frankfurt a. M. 1988].

L'Aristarque moderne au Sallon (Deloynes XIV, Nr. 340), Paris 1785.

Arnould, Louis, *Un voyage à Rome: Le paganisme d'Hippolyte Taine en* 1864, Poitiers 1927.

Arslan, Edocardo, *Venezia Gotica,* Mailand 1970.

Asfour, Amal, ‹Champfleury, 1821–1889: A Collection of Ceramics from the Revolution of 1789›, in: *Journal of the History of Collections* I, Nr. 2, 1989, S. 179–185.

Aston, Margaret, ‹English Ruins and English History: The Dissolution and the sense of the past›, in: *Journal of the Warburg and Courtauld Institutes* XXXVI, 1973, S. 231–255.

Auchmuty, James Johnston, *Lecky: A biographical and critical essay,* Dublin and London 1945.

Aulanier, Christiane, *Histoire du Palais et du Musée du Louvre,* VIII: *Le Musée Charles X,* Paris 1961.

Avis important d'une femme sur le Sallon de 1785 par madame E. A. R. T. L. A. D. C. S. (Deloynes XIV, Nr. 344), Paris 1785.

Babelon, Ernest, *Traité des monnaies grecques et romaines,* I: *Théorie et doctrine,* Paris 1901.

Babelon, Jean, *Germain Pilon,* Paris 1927.

Babelon, Jean-Pierre, *L'Eglise Saint-Roch à Paris,* Paris 1972.

Baltrusaitis, Jurgis, *Aberrations: quatre essais sur la légende des formes,* Paris 1957.

Balzac, Honoré de, *Œuvres complètes,* hg. von La Société des Études Balzaciennes, 27 Bde., Paris 1956–1962.

Bandur, Matteo, *Numismata imperatorum Romanorum,* 2 Bde., Paris 1718.

Bann, Stephen, *The Clothing of Clio: A study in the representation of history in nineteenth-century Britain and France,* Cambridge 1984.

Barante, Prosper de, *Histoire des ducs de Bourgogne de la maison de Valois* 1364–1477; 4. Auflage, 2 Bde., Paris 1826; 6. Auflage, 6 Bde., Paris 1842.

Barbieri, Franco, ‹Scipione Maffei storico dell'arte›, in: *Miscellanea Maffeiana,* Verona 1955.

Baridon, Michel, *Edward Gibbon et le mythe de Rome: Histoire et Idéologie au Siècle des Lumières,* Paris 1977.

Baronius, C., *Annales Ecclesiastici,* III, (neue Ausgabe), Antwerpen 1598.

–, *Annales Ecclesiastici tratti da quelli del Cardinal Baronio per Odorico Rinaldi,* 2 Bde., Rom 1683.

Baronio e l'arte: Atti del Convegno Internazionale di Studi, Sora 10–13 ottobre 1984, hg. von R. de Maio, A. Borromeo, L. Gulia, G. Lutz, A. Mazzacane, Sora (Centro di Studi Sorani ‹Vincenzo Patriarca›) 1985.

Baudelaire, Charles, *Œuvres complètes,* hg. von Claude Pichois, 2 Bde., Paris (Pléiade) 1975–1976.

Baudrier [Le Président], *Bibliographie Lyonnaise,* 12. Bde., Paris 1895–1921 (Reprint 1964).

Baudry, Jean, *Documents inédits sur André Thevet, cosmographe du roi,* Paris 1982.

Bautier, Pierre, ‹Hippolyte Fierens-Gevaert (1870–1926)›, in: *Gazette des Beaux-Arts,* 1927, 1. Halbjahr, S. 121–124.

–, ‹Notice biographique sur Fierens-Gevaert (1870–1926)›, in: *Bulletin de l'Académie Royale d'Archéo*logie de Belgique, 1927 (einzige Lieferung), 1928, S. 117–119.

Baxandell, Michael, *Giotto and the Orators,* Oxford 1971.

Bazin, Germain, *Le Crépuscule des images* (2. Auflage), Paris 1946.

Beer, E.S. de, ‹Gothic: Origin and Diffusion of the Term; The Idea of Style in Architecture›, in: *Journal of the Warburg and Courtauld Institutes* XI, 1948, S. 143–162.

Bénichou, Paul, *Le Temps des prophètes: Doctrines des l'âge romantique,* Paris 1977.

Berenson, Bernard, *Lorenzo Lotto* (2. Auflage), London 1956.

Berlin, Isaiah, *Vico and Herder: Two studies in the History of Ideas,* London 1976.

Berni, Francesco, *De gli eroi della serenissima casa d'Este, ch'ebbero il dominio in Ferrara, Memorie di Francesco Berni, al serenissimo signor duca Francesco d'Este, duca di Modona, Reggio, etc.,* [Ferrara 1640].

Bertelli, Sergio, *Erudizione e Storia in Ludovico Antonio Muratori,* Neapel 1960.

Bertheroy, Jean, ‹Les Primitifs flamands à Bruges›, in: *Revue Hebdomadaire,* 27. September 1902, S. 414–429.

Besson, O., *Étude sur Jean Fischart,* Paris 1889.

Bevilacqua, A., ‹Scipione Maffei, Storico e Critico d'Arte›, in: *Archivio Veneto* CVI, Nr. 139, 1975, S. 95–138.

Białostocki, Jan, *Dürer and his Critics, 1500–1971: Chapters in the History of Ideas, including a Collection of Texts,* Baden-Baden 1986.

Bianchini, Francesco, *La Istoria Universale provata con monumenti, e figurata con simbolo de gli antichi,* Rom 1697.

Bianchini, Giuseppe, *Dei Granduchi di Toscana della reale casa de' Medici Protettori delle Lettere, e delle Belle Arti, Ragionamenti Istorici,* Venedig 1741.

Biasuz, Giuseppe, ‹Carlo Patin medico e numismatica›, in: *Bollettino dei Musei Civili di Padova,* 1957/1958, S. 67–116.

Bickendorf, Gabriele, *Der Beginn der Kunstgeschichtsschreibung unter dem Paradigma ‹Geschichte›: Gustav Friedrich Waagens Frühschrift ‹Über Hubert und Johann van Eyck›,* Worms 1985.

Bie, Jacques de, *Explication ou description sommaire des medailles contenues en l'oeuvre de la France metallique,* Paris 1636.

–, *Les Vrais portraits des Rois de France tirez des ce qui nous reste de leurs Monumens, Sceaux, Médailles, ou autres Effigies, conservées dans les plus rares & plus curieux Cabinets du Royaume – seconde Edition – Augmentée de nouveaux Portraits, & enrichie des Vies des Rois, par le R. P. H. de Coste, Paris Relig. de l'Ordre des Peres Minimes,* Paris 1636.

Biet, J.-E., *Souvenirs du Musée des Monumens Français* [Text von J.-P. Brès], Paris 1821–1826.

Billanovich, Giuseppe, ‹Nella Biblioteca del Petrarca›, in: *Italia Medioevale e Umanistica* III, 1960, S. 1–58.

Biographie Universelle Ancienne et Moderne (Michaud), 42 Bde., Paris 1842–1865.

Blumenreich, Leo, *Verzeichnis der Schriften Max J. Friedländers,* Berlin 1927.

Blunt, Anthony, *Neapolitan Baroque and Rococo Architecture,* London 1975.

–, *Kunst und Kultur des Barock und Rokoko. Architektur und Dekoration,* Freiburg 1979.

Bober, Phyllis Pray und Ruth Rubinstein, *Renaissance Artists and Antique Sculpture,* Oxford 1986.

Bofarull y Sans, Cárlos de, *Catálogo de la Exposición de Arte Antiguo, publicado por la junta municipal de Museos y Bellas Artes. Redactado por Don Carlos de Bofarull y Sans, Director del Museo Arqueológico Municipal,* Barcelona 1902.

Boilly, 1761–1845: Un grand peintre français de la Révolution à la Restauration, Musée des Beaux-Arts, Lille 1988/1989.

Bordes, Philippe, *Le Serment du Jeu de Paume de Jacques-Louis David,* Paris 1983.

Bordier, Henri, und Edouard Charton, *Histoire de France depuis les temps les plus anciens jusqu'à nos jours d'après les documents originaux et les monuments de l'art de chaque époque,* 2 Bde., Paris 1859–1860.

Borsook, Eve, *The Mural Painters of Tuscany from Cimabue to Andrea del Sarto* (2. Auflage), Oxford 1980.

Bos, Abbé du, *Réflexions critiques sur la poésie et sur la peinture* (7. Auflage), 3 Bde., Paris 1770 (Reprint Genf 1967).

Bosio, Antonio, *Roma Sotterranea: opera postuma ... compita, disposta, & accresciuta dal M. R. P. Giovanni Severani da S. Severino,* Rom 1634 [entgegen der Jahresangabe 1632 auf der Titelseite].

Bossuet, Jacques Bénigne, ‹Discours sur l'histoire universelle›, in: *Œuvres,* hg. von Abbé Velat und Yvonne

Champailler, Paris (Pléiade) 1961, S. 665–1027 [deutsch: *Die Universalgeschichte vom Anfang der Welt bis auf das Kaiserreich Karls des Großen*, Teilübersetzung, Würzburg 1826].

[Bottari, Giovanni Gaetano], *Sculture e pitture sagre estratte dai cimiterj di Roma pubblicate già dagli autori della Roma sotteranea ed ora nuovamente date in luce colle spiegazioni per ordine di N. S. Clemente XII felicemente regnante*, 3 Bde., Rom 1737, 1746, 1754.

Bouchot, Henri, *Les Primitifs Français 1292–1500. Complément documentaire du catalogue officiel de l'Exposition*, Paris 1904.

Bowlt, John (Hg. und Übers.), *Russian Art of the Avant-Garde: Theory and Criticism 1902–1934*, New York 1976.

Braudel, Fernand, *La Méditerranée et le monde méditerranéen à l'époque de Philippe II* (2., überarbeitete und erweiterte Ausgabe), 2 Bde., Paris 1966 [deutsch: *Das Mittelmeer und die mediterrane Welt in der Epoche Philipps II.*, 3 Bde., übers. von Grete Osterwald, Frankfurt a. M. 1990].

Breventano, Angelo, *De Langobardorum Origine ac Regibus compendiosa narratio*, [Rom] 1593.

Bricon, Étienne, ‹Bruges et l'art primitif flamand›, in: *La Grande Revue*, 1. September 1902, S. 689–705

Brisac, Cathérine und Jean-Michel Léniaud, ‹Adolphe-Napoléon Didron, ou les média au service de l'art chrétien›, in: *Revue de l'Art* LXXVII, 1987, S. 33–42.

Broglie, Emmanuel de, *Bernard de Montfaucon et les Bernardins 1715–1750*, 2 Bde., Paris 1891.

Broglie, Raoul de, *Inventaire des Collections Publiques Françaises – Institut de France*, I: *Chantilly, Musée Condé, Peinture de l'École Française, XVe-XVIIe siècle*, unpaginierte Einleitung, Paris 1970.

Brown, Elizabeth A. R., ‹The Oxford Collection of the Drawings of Roger de Gaignières and the Royal Tombs of Saint-Denis›, in: *Transactions of the American Philsophical* Society, LXXVIII, Teil 5, 1988, S. 1–74.

Brown, Patricia Fortini, ‹Painting and History in Renaissance Venice›, in: *Art History* VII, Nr. 3, September 1984, S. 263–294.

–, *Venetian Narrative Painting in the Age of Carpaccio*, New Haven und London 1988.

Brown, Shirley Ann, *The Bayeux Tapestry: History and Bibliography* (mit einem Beitrag von Michael W. Herren), Bury St. Edmunds (The Boydell Press) 1988.

Brügge: *Comptes rendus des traveaux de la quatrième section du XVIe Congrès de la Fédération Archéologique et Historique, tenu à Bruges du 10 au 14 août 1902: Les Primitifs de l'Exposition et la Congrès de Bruges*, Brügge 1902.

Brumfitt, J. H., *Voltaire Historian*, Oxford 1958 (Reprint 1970).

Bruyne, Luciano de, *L'Antica Serie di Ritratti Papali della Basilica di S. Paolo fuori le Mura*, Rom 1934.

Buddensieg, Tilmann, ‹Gregory the Great, the destroyer of pagan idols›, in: *Journal of the Warburg and Courtauld Institutes* XXVIII, 1965, S. 44–65.

Bücher, Karl, ‹Worte zum Gedächtnis an Karl Lamprecht›, in: *Berichte über die Verhandlungen der Königl. Sächsischen Gesellschaft der Wissenschaft zu Leipzig: Philologisch-historische Klasse*, 67. Bd., 1915, 3. Heft, Leipzig 1916, S. 93–119.

Bürger, W., *Trésors d'Art en Angleterre*, (3. Auflage) Paris 1865.

Buiatti, A., ‹Francesco Angeloni›, in: *Dizionario Biografico degli Italiani* III (1961), S. 241 f.

Bulstrode, Sir Richard, *Memoirs and Reflections upon the Reign and Government of King Charles the I^st and King Charles the IInd*, London 1721.

Bulwer, John, *Chirologia: or the Naturall Language of the Hand* und *Chironomia: or, the Art of Manuall Rhetoricke*, London 1644.

[Buonarroti, Filippo], *Osservazioni istoriche sopra alcuni medaglioni antichi*, Rom 1698.

–, *Osservazioni sopra alcuni frammenti di vasi antichi di vetro ornati di figure trovati ne' cimiteri di Roma*, Florenz 1716.

Burckhardt, Jacob, *Der Cicerone: Eine Anleitung zum Genuß der Kunstwerke Italiens*, Basel 1855.

–, *Die Cultur der Renaissance in Italien: Ein Versuch*, Basel 1860.

–, *Die Cultur der Renaissance in Italien* (2., durchgesehene Auflage), Leipzig 1869.

–, *Gesamtausgabe*, hg. von Hans Trog, Emil Dürr u. a., 14 Bde., Stuttgart 1929–1933.

Burian, Peter, ‹Das Germanische Nationalmuseum und die deutsche Nation›, in: Bernward Deneke und Rainer Kahsnitz (Hg.), *Das Germanische Nationalmuseum Nürnberg 1852–1977*, München und Berlin 1978, S. 127–262.

Burn, W. L., *The Age of Equipoise*, London 1964 (Reprint 1968).

Burnett, Andrew, Michel Amandry und Père Pau Ripolles, *Roman Provincial Coinage*, London und Paris, I, 1992.

Burtin, P. M. Nicolas, *Un semeur d'idées au temps de la Restauration: le Baron d'Eckstein*, Paris 1931.

Busch, Renate von, *Studien zu deutschen Antikensammlungen des 16. Jahrhunderts*, Tübingen 1973.

Buschmann, P., Juniore, ‹L'esposizione dei primitivi fiaminghi a Bruggia›, in: *Emporium*, November 1902, S. 331–358.

[Bussières, Jean de], *Flosculi historici delibati nunc delibatiores redditi, sive Historia Universalis* ... (2. Auflage), Köln 1656 [die erste Auflage erschien in Lyon 1649].

Buttrey, T. V., ‹The *Spintriae* as a Historical Source›, in: *The Numismatic Chronicle*, 1973, S. 52–63.

Campbell, Lorne, *Renaissance Portraits: European Portrait-Painting in the 14th, 15th and 16th Centuries*, New Haven und London, 1990.

Campori, Giuseppe, *Lettere artistiche inedite*, Modena 1866 (Reprint Bologna 1975).

–, ‹Enea Vico e l'antico museo estense delle medaglie›, in: *Atti e Momorie delle RR Deputazioni di Storia patria per le provincie modenesi e parmensi*, VII, 1874, S. 37–45.

Cariola, Antonio, *Rittrati de Ser^{mi} Principi d'Este Sig^{ri} di Ferrara – con l'aggionta de loro fatti più memorabili. Ridotti in sommario dal Sr Antonio Cariola. Al Ser^{mo} Alfonso IV Principe di Modona,* Ferrara 1641.

Castellani, Giuseppe, ‹Annibale Caro numismatico›, in: *Rivista italiano di numismatica* XV, 1907, S. 311–331.

Cavallero, Anna, ‹Gli affreschi delle ‹historie di Traiano› nel palazzo Santorio presso S. Maria in Via Lata – Precisazioni sulle fonti›, in: *Storia dell' Arte,* 1983, S. 163–167.

Caylus, Comte de, *Recueil d'Antiquités Egyptiennes, Etrusques, Greques et Romaines,* 7 Bde., Paris 1752, 1756, 1759, 1761, 1762, 1764, 1767.

Chabod, Federico, ‹Paolo Giovio›, in: *Scritti sul Rinascimento,* Turin 1974, S. 241–267.

Champfleury, *Histoire des faiences patriotiques sous la Révolution* (2. Auflage), Paris 1867.

–, *Histoire de l'imaginaire populaire,* Paris 1869.

–, *Histoire de la caricature moderne* (2., stark erweiterte Auflage), Paris [1872].

–, *Histoire de la caricature au moyen-âge et sous la renaissance* (2., stark erweiterte Auflage), Paris [1876].

–, *Histoire de la caricature antique* (3., stark erweiterte Auflage), [Paris 1879].

Chandler, George, *Wiliam Roscoe of Liverpool,* Einleitung von Sir Alfred Sherman, London 1953.

Chastel, André, *Le sac de Rome,* 1527, Paris 1984 [englisch: The Sack of Rome, 1527, Washington D.C. 1983].

Chateaubriand, *Génie du Christianisme,* hg. von Maurice Regard, Paris (Pléiade) 1978 [deutsch: *Die Schönheiten des Christentums oder Religion und Gottesdienst der Katholiken,* Solothurn 1820 (Teilübersetzung)].

Chennevieres, Philippe de, ‹Le Comte Léon de Laborde›, in: *Souvenirs d'un Directeur des Beaux-Artes* IV, S. 42–68, Reprint Paris 1979.

Chesneau, Ernest, *Les Nations Rivales dans l'Art,* Paris 1868.

Chipp, Herchel B., *Theories of Modern Art,* Berkeley 1968.

Choul, Guillaume du, *Discours de la religion des anciens romains ... illustré de médailles & figures retirées des marbres antiques qui se treuvent à Rome, & par nostre Gaule,* Lyon 1567.

–, *Des Antiquités romaines. Premier Livre faict par le Commandement du Roy par M. Guillaume Choul, Lionnoys Conseillier du dict Seigneur et Bailly des Môtagnes du Daulphine,* MS Biblioteca Reale, Turin.

–, *Des Bains et de la Palestre,* MS Bibliothèque Nationale, Paris.

Ciampini, Giovanni, *Vetera Monimenta in quibus paecipue musiva opera sacrorum, profanarumque aedium structure, ac nonnulli antiqui Ritus, Dissertationibus, Iconibusque illustrantur,* 2 Bde., Rom 1690, 1699.

Cicognara, Leopoldo, *Storia della Scultura dal suo risorgimento in Italia,* 3 Bde., Venedig 1813, 1816, 1818.

–, *Lettere ad Antonio Canova,* hg. von. Gianni Venturi, Urbino 1973.

Clark, Robert T., Jr., *Herder – His Life and Thought, Berkeley und Los Angeles,* 1955.

Clegg, Jeanne, *Ruskin and Venice,* London 1981.

Les Clouet & la Cour des Rois de France, Ausstellungskatalog, Paris (Bibliothèque Nationale) 1970.

Clubb, Louise George, *Giambattista Della Porta Dramatist,* Princeton 1965.

Cochrane, Eric, *Florence in the forgotten centuries, 1527–1800,* Chicago und London 1985.

–, *Historians and Historiography in the Italian Renaissance,* Chicago und London 1985.

Coffin, David R., ‹Pirro Ligorio and decoration of the late sixteenth century at Ferrara›, in: *Art Bulletin* XXXVII, 1955, S. 167–185.

Cohen, Henry, *Description historique des monnaies frappées sous l'Empire Romain,* 8 Bde., Paris und London 1880–1982.

Colie, R. L., ‹Johan Huizinga and the Task of Cultural History›, in: *The American Historical Review* LXIX, Nr. 3, April 1964, S. 607–630.

Colvin, H. M., ‹Aubrey's Chronologia Architectonica›, in: *Concerning Architecture: Essays presented to Nikolaus Pevsner,* hg. von John Summerson, London 1968, S. 1–12.

Compton, Michael, ‹William Roscoe and Early Collectors of Italian Primitives›, in: *The Liverpool Libraries, Museums and Arts Committee Bulletin,* Walter Art Gallery, IX, 1960/1961, S. 27–51.

Courajod, Louis, *Alexandre Lenoir – Son Journal et le Musée des Monuments Français,* 3 Bde., Paris 1878–1887; II, S. 1–18: ‹L'Influence du Musée des Monuments français sur le développement de l'art et des études historiques pendant la première moitié du dix-neuvième siècle›.

–, Besprechung von Burckardts ‹Cicerone›, in: *La Chronique des Arts,* 1884, S. 62.

–, *Leçons professées à l'École du Louvre (*1887–1896), hg. von Henry Lemonnier und André Michel, 3 Bde., Paris 1899, 1901, 1903.

Creighton, Mrs., *Life and Letters of Mandell Creighton,* 2 Bde., London 1904.

Cristofani, Mauro, *La Scoperta degli Etruschi – Archeologia e Antiquaria nel '700,* Rom 1983.

‹Crités›, *Troisième Promenade de Critès au Sallon* (Deloynes XIV, Nr. 335), Paris 1785.

Croce, Benedetto, ‹Il «Linguaggio dei Gesti»›, in: *Varietà di Storia Letteraria e Civile,* 1. Folge, Bari 1935, S. 271–280.

Cronica Breve de i fatti illustri de' Re di Francia, con le loro Effigie dal naturale, cominciando da Faramondo ..., Venedig 1588.

Crowe, J. A. und G. B. Cavalcaselle, *The Early Flemish Painters: Notices of Their Lives and Works,* London 1857; 2. Auflage London 1872 [deutsch: *Geschichte der altniederländischen Malerei,* bearbeitet von Anton Springer, Leipzig 1875].

Cunnally, John, *The Role of Greek and Roman Coins in the Art of the Italian Renaissance,* Diss. Univ. of Pennsylvania 1984.
Curtius, Ernst, *Griechische Geschichte,* 3 Bde., Berlin 1857–1867.
Curtius, Ernst Robert, *Französischer Geist im zwanzigsten Jahrhundert,* Bern 1952.
Daniel, Père G., *Histoire de France depuis l'établissement de la monarchie françoise dans les Gaules,* 3 Bde., Paris 1713.
Dares Phrygius, *L'Histoire veritable de la guerre des Grecs, et des Troyens,* übers. von C. de Bourgueville aus der lateinischen Übertragung des C. Nepos, Caen 1572.
Daru, Pierre-Antoine, *Histoire de la République de Venise* (2., durchgesehene und überarbeitete Auflage), 8 Bde., Paris 1821 [deutsch: *Geschichten der Republik Venedig* (Teilübersetzung), Leipzig 1854].
Dattari, G., *Monete Imperiali Greche – Numi Augg. Alexandrini,* 2 Bde., Kairo 1901.
David, Jacques-Louis, Ausstellungskatalog von Antoine Schnapper, Paris (Grand Palais) 1989/1990.
De David à Delacroix – La peinture française de 1774 à 1830, Ausstellungskatalog, Paris (Grand Palais) 1974/1975.
Davis, Miles T., Besprechung der englischen Übersetzung von Georges Duby ‹The Age of the Cathedrals: Art und Society, 980–1420›, in: *Journal of the Society of Architectural Historians* XLI, Nr. 2, Mai 1982, S. 156–158.
Davis, Whitney M., ‹Plato on Egyptian Art›, in: *The Journal of Egyptian Archaeology,* 1979, S. 121–127.
Defoe, Daniel, *A Tour thro' the whole Island of Great Britain,* hg. von G. D. H. Cole, 2 Bde., London 1927 (I: 1724, II: 1725, III: 1727).
Dehaisnes, M., *Histoire de l'Art dans la Flandre, l'Artois & le Hainaut avant le XVe siècle,* Lille 1886.
Dekesel, C. E., *Hubertus Goltzius – The father of ancient numismatics,* Gent 1988.
–, *Charles Patin – A man without a country* (kommentierte und illustrierte Bibliographie), Gent 1990.
Delécluse, E.-J., *Louis David, son école et son temps,* Paris 1855.
Deloynes, *Catalogue de la collection de pièces sur les Beaux-Arts ... recueillie par ... M. Deloynes,* hg. von Georges Duplessis, Paris 1881.
Deneke, Bernward und Rainer Kahsnitz (Hg.), *Das kunst- und kulturgeschichtliche Museum im 19. Jahrhundert – Vorträge des Symposiums im Germanischen Nationalmuseum Nürnberg,* München 1977.
–, (Hg.), *Das Germanische Nationalmuseum Nürnberg,* 1852–1977, München und Berlin 1978.
Deprez, Eugène, ‹L'Exposition des primitifs flamands à Bruges›, in: *Le Correspondant,* 25. Juli 1902, S. 348–358.
Descamps, J. B., *Voyage pittoresque de la Flandre et du Brabant, Avec des Réflexions relativement aux Arts et quelques Gravures,* Paris 1769.
Deseine, *Opinion sur les Musées où se trouvent retenus tous les objets d'arts qui sont la propriété des temples consacrés à la religion catholique,* Paris 1801; wiederabgedruckt in Deseine, *Notices Historiques sur les anciennes académies royales de peinture, sculpture de Paris, et celle d'architecture,* Paris 1814, S. 233–312.
D'Israeli, Isaac, *Commentaries on the Life and Reign of Charles the First, King of England,* 3 Bde., London 1830.
Dogaer, Georges, *Flemish miniature painting in the 15th and 16th centuries,* Amsterdam 1987.
Donatello, *Omaggio a Donatello, 1386–1986: Donatello e la Storia del Museo,* Florenz (Museo Nazionale del Bargello) 1985.
Dorbec, Prosper, ‹De l'École de Droit à l'École du Louvre vers 1895›, in: Henri Verne u. a. (Hg.), *1882–1932 l'École du Louvre,* Paris 1932, S. 81–84.
Dorson, Richard M., *Peasant Customs and Savage Myths,* 2 Bde., London 1968.
Duchesne, François, *Histoire de tous les Cardinaux Français de naissance ... enrichie de leurs armes et de leurs portraits,* 2 Bde., Paris 1660.
Dülberg, Franz, ‹Die Ausstellung Altniederländischer Meister in Brügge›, in: *Zeitschrift für bildende Kunst, mit dem Beiblatt Kunstchronik,* 1903, S. 49–57, 135–142; 1904, S. 187–194.
Dunn, W. H., *James Anthony Froude – A Biography,* 2 Bde., Oxford 1963.
Duplessis, Georges, ‹Roger de Gaignières et ses collections iconographiques›, in: *Gazette des Beaux-Arts,* 1870, I, S. 468–488.
–, *Inventaire de la collection d'estampes relatives à l'histoire de France léguée en 1863 à la Bibliothèque Nationale par M. Michel Hennin,* 5 Bde., Paris 1877–1884.
Durand-Greville, E., ‹L'Exposition des Primitifs Flamands à Bruges›, in: *Journal de St. Petersbourg,* 1902, S. 1–17.
Dvořák, Max, *Kunstgeschichte als Geistesgeschichte,* München 1924.
Dyer, Charles George, *Biographical Sketches of the Lives and Characters of Illustrious and Eminent Men, Illustrated with whole length portraits,* London 1819.
Ebeling, Friedrich W., siehe Flögel, Karl Friedrich.
Effigies regum francorum omnium, a Pharamundo, ad Ludovicum XIII, usque, ad vivum quantum fieri potuit, expressae, Francofurti, In Bibliopolio Jacobi de Zetter, Anno 1622.
Eliel, Carol, *The Apocalyptic Landscapes of Ludwig Meidner,* Los Angeles (County Museum of Art) 1989.
English, Donald E., ‹Political Photography and the Paris Commune of 1871: the Photographs of Eugène Appert›, in: *History of Photography* VII, Nr. 1, Januar 1983, S. 31–42.
English Romanesque Art 1066–1200, Ausstellungskatalog, London (Hayward Gallery) 1984.
Epitome des Gestes de cinquante huict roys de France, depuis Pharamonde iusque au present très Chrestien François de Valoys, A Lyon, par Balthazar Arnoullet, 1546.

Erizzo, Sebastinao, *Discorso sopra le medaglie de gli antichi* (neue, vom Autor überarbeitete und erweiterte Ausgabe), Venedig o.J.

Erlande-Brandenburg, Alain, ‹Le Musée des Monuments français et les origines du Musée de Cluny›, in: Deneke, Bernward, und Rainer Kahsnitz (Hg.), *Das kunst- und kulturgeschichtliche Museum im 19. Jahrhundert,* München 1977, S. 49–58.

L'espion des peintres de l'Académie royale Année 1785 (Deloynes XIV, Nr. 337), Paris 1785.

L'Etruria Pittrice ovvero storia della pittura toscana dedotta dai suoi monumenti che si esibiscono in Stampa dal secolo X fino al presente, 2 Bde., Florenz 1791 und 1795.

Evans, David Owen, *Le socialisme romantique – Pierre Leroux et ses contemporains,* Paris 1948.

Evans, Joan, *A History of the Society of Antiquaries,* Oxford 1956.

Evans, Wilfred Hugo, *L'Historien Mézeray et la conception de l'Histoire en France au XVIIe siècle,* Paris 1930.

Evelyn, John, *Numismata,* London 1697.

Fabretti, R., *De Columna Traiani Syntagma,* Rom 1683.

Farinella, Vincenzo, ‹Jacopo Ripanda a Palazzo Santoro – un ciclo di storia romana e le sue fonti classiche›, in: *Studi Classici e Orientali* XXXVI, Università degli Studi di Pisa 1986.

Febvre, Lucien, ‹Comment Jules Michelet inventa la Renaissance›, 1950, wiederabgedruckt in: *Pour une Histoire ‹à part entier›,* Paris 1962, S. 717–729.

Fehl, Philipp P., ‹Vasaro and the Arch of Constantine›, in: G. C. Garfagnini (Hg.), *Giorgio Vasari – tra decorazione ambientale e storiografia artistica,* 1985, S. 27–44.

Ferté, H., *Rollin – Sa vie, ses œuvres et l'université de son temps,* Paris 1902.

Ficoroni, F., *Osservazioni di Francesco de' Ficoroni sopra l'Antichità di Roma; descritte nel Diario Italico Publicato in Parigi l'anno 1702 Dal M. Rev. padre D. Bernardo de Montfaucon, nel fine delle quali s'aggiungono molte cose antiche singolari scoperte ultimamente tra le rovine dell' antichità.* In Roma Nella Stamperia di Antonio de' Rossi alla Piazza di Ceri, 1709.

Fierens-Gevaert, H., *Psychologie d'Une Ville – Essai sur Bruges,* Paris 1901.

–, ‹L'exposition des Primitifs Flamands à Bruges›, in: *Revue de l'Art Ancien et Moderne,* 1902, S. 105–116, 173–182, 435–444.

–, *Essay sur l'Art Contemporain* (2. durchgesehene Auflage; 1. Auflage 1897) Paris 1903.

–, *Études sur l'Art Flamand. La Renaissance Septentrionale et les premiers maîtres des Flandres,* Brüssel 1905.

Filarete, *Treatise on Architecture,* übersetzt und kommentiert von John R. Spencer, 2 Bde., New Haven und London 1965.

Firth, C. H., ‹The ‹Memoirs› of Sir Richard Bulstrode›, in: *English Historical Review,* 1895, S. 266–275.

Fischart, Johann, *Werke – eine Auswahl,* hg. von Adolf Hauffen, 3 Bde., Stuttgart 1895.

Fittschen, Klaus, ‹Sul ruolo del ritratto antico nell'arte italiana›, in: Salvatore Settis (Hg.), *Memoria,* II, S. 383–412.

Fleming, John, *Robert Adam and his Circle in Edinburgh and Rome,* London 1962.

Flögel, Karl Friedrich, *Geschichte des Grotesk-Komischen* (neu bearbeitet und erweitert von Friedrich W. Ebeling), Leipzig 1862.

Forceville, E. de, ‹Les Primitifs Flamands à Bruges›, in: *Études – revue fondée en 1856 par des Pères de la Compagnie de Jésus,* 5. Oktober 1902, S. 76–84.

Foucart, Bruno, ‹La fortune critique de'Alexandre Lenoir et du premier Musée des Monuments Français›, in: *L'Information d'Histoire de l'Art,* November–Dezember 1969, S. 223–232.

Francastel, Pierre, *Frontières du Gothique* (2. Auflage), Paris 1971.

Frankl, Paul, *The Gothic – Literary Sources and Interpretations through Eight Centuries,* Princeton 1960.

Frantz, Henri, ‹L'Exposition des Primitifs Flamands à Bruges›, in: *Les Arts,* August 1902, S. 27–34.

Franzoni, Lanfranco, ‹Il Diomede in metallo corinzio già nel museo maffeiano di Verona›, in: *Aquileia Nostra* XLV–XLVI, 1974/1975, S. 552–564.

–, ‹Le origine della raccolta epigrafica dell'Accademia Filarmonica›, in: *L'Accademia Filarmonica di Verona e il suo teatro,* Verona 1982, S. 63–88.

–, ‹Origine e storia del Museo Lapidario Maffeiano›, in: *Il Museo Maffeiano riaperto all pubblico,* 1982, S. 29–72.

–, ‹Il Museo Maffeiano secondo l'ordinamento di Scipione Maffei›, in: *Atti del Convegno Scipione Maffei e il Museo Maffeiano* (Verona 1983), Verona 1985, S. 207–232.

Fraser, T. L., *Ancient Greek Painting – being a Translation from Rollin's Ancient History,* London 1901.

Freedberg, David, und Jan de Vries (Hg.), *Art in History – History in Art – Studies in Seventeenth-Century Dutch Culture,* Getty Center for the Arts and Humanities 1991.

Freeman, Edward A., *The History of the Norman Conquest of England, its causes and results,* 6 Bde., Oxford 1867–1879 (III, S. 563–575: ‹The authority of the Bayeux Taestry›).

Friedländer, Max J., ‹Die Brügger Leihausstellung von 1902›, in: *Repertorium für Kunstwissenschaft* XXVI, 1903, S. 66–91, 147–175.

–, *Meisterwerke der niederländischen Malerei des XV. u. XVI. Jahrhunderts auf der Ausstellung zu Brügge* 1902, München 1903.

–, *Albrecht Dürer,* Leipzig 1921.

–, *Altniederländische Malerei,* 14 Bde., Berlin (ab Bd. XII: Leyden) 1924–1937 [engl.: *Early Netherlandish Painting,* 14. Bde., Leyden-Brüssel 1967–1976 (mit erweitertem Bildteil)].

–, *Erinnerungen und Aufzeichnungen,* Mainz 1967.

Le Frondeur ou Dialogues sur le Sallon par l'auteur du Coupe-de-patte et du Triumvirat – 1785 (Deloynes XIV, Nr. 329), Paris 1785.

Frugoni, Chira, ‹L'antichità: dai ‹Mirabilia› all propaganda politica›, in: Salvadore Settis (Hg.) *Memoria,* I, S. 5–72.

Fučiková Eliška, ‹Einige Erwägungen zum Werk des Jacopo und Ottavio Strada›, in: *Leids Kunsthistorisch Jaarboek,* 1982, S. 339–353.

Fulco, Giorgion, ‹Per il «Museo» dei Fratelli della Porta›, in: M. C. Cafisse (Hg.), *Rinascimento Meridionale e altri Studi: raccolta di studi pubblicata in onore di Mario Santoro,* Neapel 1987, S. 105–107.

Fulvio, Andrea, *Illustrium Imagines,* Rom 1517, (Reprint hg. von Roberto Pello mit Vorwort von Roberto Weiss, Rom 1967).

Fusco, Maria Antonella, ‹I musei della storia›, in: *Prospette Settana* IV, 1984, S. 454–459.

Fuseli, Henry (Johann Heinrich Füssli), *The Collected English Letters,* hg. von David H. Weinglass, New York, London und Liechtenstein 1982.

Gaehtgens, Thomas W., *Versailles – de la Résidence Royale au Musée Historique: La Galerie des Batailles dans le Musée Historique de Louis-Philippe,* Antwerpen 1984.

Galassi Paluzzi, C., *Storia Segreta dello Stile dei Gesuiti,* Rom 1951.

Galichon, Emile, ‹Exposition de Tableaux Primitifs à Bruges›, in: *Gazette des Beaux-Arts,* 1867 (2), S. 483–488.

Gallo, Daniela (Hg.), *Filippo Buonarroti e la cultura antiquaria sotto gli ultimi Medici,* Ausstellungskatalog (Casa Buonarroti), Florenz 1986.

Galluzzi, Jacopo Riguccio, *Istoria del granducato di Toscana sotto il governo dela casa Medici,* 5 Bde., Florenz 1781.

Gardiner, Anne Barbeau, ‹The Medal that provoked a War – Charles II's lasting indignation over Adolfzoon's Breda Medal›, in: *The Medal,* Nr. 17, 1990, S. 11–15.

Gardiner, C. Harvey, *W. H. Prescott – A Biography,* Austin/Texas und London 1969.

Garland, H. B., *Schiller,* London 1949.

Garnier, Jacques, *Faïences patriotiques* (Bd. II von *Rue de la Révolution: Images populaires de la Révolution française. Faïences et Estampes*), Ausstellungskatalog, Nevers 1989.

Gaspar, Camille, und Frédéric Lyna, *Les principaux manuscrits à peinture de la Bibliothèque Royale de Belgique,* 2 Bde., Paris 1937.

Gaston, Robert W., ‹British Travellers and Scholars in the Roman Catacombs›, in: *Journal of the Warburg and Courteauld Institutes* XLVI, 1983, S. 144–165.

Genebrier, Claude, *Histoire de Carausius, Empereur de la Grande-Bretagne, collègue de Diocletien et de Maximien. Prouvée par les Médailles,* Paris 1740.

Gennep, Arnold van, *Manuel de folklore français contemporain,* 4 Bde. in 9, Paris 1937–1958.

Germiny, L. de ‹Une visite à l'exposition de Bruges›, in: *Les Echos de Sta Chiara,* Nr. 20, 1902, S. 93–102.

Gerson, H., ‹Huizinga und die Kunstgeschichte›, in: *Johan Huizinga 1872–1972,* S. 206–222.

Ghelardi, Maurizio, *La scoperta del Rinascimento: L'‹Età di Raffaello› di Jacob Burckhardt,* Turin 1991.

Ghiberti, Lorenzo, *Denkwürdigkeiten (I Commentarii),* hg. von Julius von Schlösser, 2 Bde., Berlin 1912.

Ghilhermy, Ferdinand de, ‹Musée du Sculpture au Louvre›, in: *Annales Archéologiques* XII, 1852, S. 14–23, 84–96, 239–249, 294–299; XIII, 1853, S. 125–133, 249–256; XIV, 1854, S. 17–24, 88–94, 249–262, 316–328, 353–360.

Giannone, Pietro, *Istoria Civile del regno di Napoli ... Con accrescimento di Note, Riflessioni, Medaglie, e moltissime Correzioni, date e fatte dall' Autore, e che non si trovano nella Prima Edizione,* 4 Bde., Den Haag 1753.

–, ‹Vita di Pietro Giannone scritta in Savoia nel castello di Miolans da lui medesimo e continuata nella Liguria nel castello di Ceva›, in: *Opere di Pietro Giannone,* hg. von Sergio Bertelli und Giuseppe Ricuperati, Mailand und Neapel 1971, S. 3–346.

Giard, Jean-Baptiste, ‹Critique de la Science des Monnaies Antiques›, in: *Journal des Savants,* 1980, S. 225–245.

Gibbon, Edward, *Miscellaneous Works,* hg. von Lord Sheffield, 2 Bde., London 1796.

–, *History of the Decline and Fall of the Roman Empire,* hg. von J. B. Bury, 7 Bde., London 1896–1898. [deutsch: *Gibbon's Geschichte des Verfalls und Untergangs des römischen Weltreiches,* hg. von Johann Sporschil, Leipzig 1837].

–, *Le journal de Gibbon à Lausanne, 17 août 1763–19 avril 1764,* hg. von Georges Bonnard, Lausanne 1945.

–, *Miscellanea Gibboniana* [«Journal de mon voyage dans quelques endroits de la Suisse», 1755 – nach dem unveröffentlichten Originalmanuskript hg. von G. R. de Beer und G. A. Bonnard; ‹Le Séjour de Gibbon à Paris du 28 janvier au 9 mai 1763› – drei Stükke vom Ende des vierten Heftes seines Tagebuches, hg. von Georges A. Bonnard; ‹La Lettre de Gibbon sur le gouvernement de Berne›, hg. von Louis Junod], Lausanne 1952.

–, *Journey from Geneva to Rome: His Journal from 20 April to 2 October 1764,* hg. von Georges A. Bonnard, London 1961.

–, *Memoirs of my Life,* hg. und eingeleitet von Betty Radice, Harmondsworth 1984.

Gibson, Robin, *Catalogue of Portraits in the collection of the Earl of Clarendon,* Privatdruck des Paul Mellon Centre for Studies in British Art, London 1977.

Gilio, Giovanni Andrea, *Degli errori e degli abusi de' pittori circa l'istorie* (Camerino 1654), in: Paola Barocchi (Hg.), *Trattati d'Arte del Cinquecento,* Bari 1961, S. 1–115.

Gillies, John, *The History of Ancient Greece, its colonies, and conquests; From the Earliest Accounts till the Division of the Macedonian Empire in the East. Including the History of Literature, Philosophy, and the Fine Arts,* 2 Bde., London 1786.

Ginzburg, Carlo, ‹Fiction as Historical Evidence: A

Dialogue in Paris 1646›, in: *Yale Journal of Criticism* v, Nr. 2, 1992, S. 165–178.
Giovio, Paolo, *La prima parte delle historie del suo tempo, Tradotte per M. Lodovico Domenichi,* Venedig 1555.
–, *Pauli Jovii Novocomensis Episcopi Nucerini, Elogia Virorum bellica virtute illustrium, Septem libris jam olim ab Autore comprehensa, Et nunc ex eiusdem Musaeo ad vivum expressis Imaginibus exornata,* Basel 1575.
–, *Pauli Jovii Novocomensis Episcopi Nucerini, Elogia Virorum literis illustrium, quotquot vel nostra vel avorum memoria vixere. Ex eiusdem Musaeo (cuius descriptionem una exhibemus) ad vivum expressis Imaginibus exornata,* Basel 1577.
Globe, Alexander, *Peter Stent – London Printseller circa 1642–1665,* Vancouver 1985.
Gluck, Denise, ‹L'Académie Celtique et le Musée des Monuments Français: l'idée de sauvegarde›, in: *Hier pour demain – Arts, Traditions et Patrimoine,* Ausstellungskatalog, Paris (Grand Palais) 1980, S. 65 f.
Goethe, Johann Wolfgang von, *Von deutscher Baukunst (1772),* in: *Goethes Werke,* hg. von Erich Trunz, 14 Bde., München 1981, xii, S. 7–15.
Gogh, Vincent van, *Sämtliche Briefe,* hg. von Fritz Erpel, 6 Bde., Berlin 1965.
Goldwater, Robert, Primitivism in Modern Art (überarbeitete Auflage), New York 1967.
Goltz, Hubert, *Vivae Omnium fere Imperatorum Imagines, a. C. Julio Caes. usque as Carolum V et Ferdinandum eius fratrem, ex antiquis veterum numismatis … adumbratae,* Antwerpen 1557.
–, *C. Julius Caesar sive historiae Imperatorum Caesarumque Romanorum ex antiquis numismatibus restitutae,* Brügge 1563.
Golzio, Vincenzo, *Raffaello nei documenti, nelle testimonianze dei contemporanei e nella letteratura del suo secolo,* Vatikanstadt 1936.
Gombrich, E. H., *Meditations on a Hobby Horse and Other Essays on the Theory of Art,* London 1963 [deutsch: *Meditationen über ein Steckenpferd. Von den Wurzeln und Grenzen der Kunst,* Wien 1963].
–, *In Search of Cultural History,* Oxford 1969.
–, *Aby Warburg – An intellectual biography,* London 1970 [deutsch: *Aby Warburg,* Frankfurt a. M. 1981].
–, *The Ideas of Progress and their Impact on Art,* New York 1971 [deutsch: *Kunst und Fortschritt. Wirkung und Wandlung einer Idee,* Köln 1978].
–, ‹Action and Expression in Western Art›, in: R. A. Hinde (Hg.), *Non-Verbal Communication,* Cambridge 1972, S. 373–393.
Goncourt, Edmond und Jules de, *Journal – Mémoires de la vie littéraire,* 4 Bde., Paris 1956.
Gossman, Lionel, *Medievalism and the Ideologies of the Enlightenment. The World and Work of la Curne de Sainte-Palaye,* Baltimore 1968.
Le ‹Gothique› retrouvé avant Viollet-le-Duc, Ausstellung im Hôtel de Sully, Paris 1979/1980.
Graham, John, *Lavater's Essay on Physiognomy – A Study in the History of Ideas,* Bern 1979.
Grant, Michael, *Roman History from Coins – some uses of the Imperial Coinage to the Historian,* Cambridge 1968.
Grassi, Fiorentino S., ‹Giovanni Giustino Ciampini›, in: *Dizionario Biografico degli Italiani* xxv, 1981, S. 136–143.
Greatheed, Bertie, *An Englishman in Paris:* 1803, hg. von J. P. T. Bury and J. C. Barry, London 1953.
Greene, Christopher M., ‹Alexandre Lenoir and the Musée des monuments français during the French Revolution›, in: *French Historical Studies* xii, Frühjahr 1981, S. 200–222.
Gregorius, Magister, *Narracio de mirabilibus urbis Rome.* Ed. par Robert Burchard Constantijn Huygens, Leiden 1970. (Siehe auch Rushforth).
Griffin, Miriam T., *Nero: The End of a Dynasty,* London 1984.
Grochowiak, Thomas, *Ludwig Meidner,* Recklinghausen 1966.
Groër, Anne de ‹Nouvelles recherches sur Corneille, à la lumière du Portrait de Pierre Aymeric›, in: *La Revue du Louvre,* 1978, S. 36–42.
Guenée, Bernard, ‹Les grandes chroniques de France: le Roman aux roys (1274–1518)›, in: Pierre Nora (Hg.), *Les Lieux de Mémoire,* ii (La Nation*), Paris 1986, S. 189–214.
Guerrini, Isa Angrisani, *Quinet e l'Italia,* Genf und Paris 1981.
Guyon, B., ‹Une revue romantique inconnue: «Le Gymnase»›, in: *Revue de Littérature Comparée,* 1931, S. 314–321.
Haac, Oscar A., *Les principes inspirateurs de Michelet,* Paris 1951.
Hale, J. R., *England and the Italian Renaissance,* London 1963.
–, *Artists and Warfare in the Renaissance,* New Haven und London 1990.
Harder, Hermann, *Le Président de Brosses et le voyage en Italie au dix-huitième siècle,* Genf 1981.
Harris, R. W., *Clarendon and the English Revolution,* London 1983.
Harvard College Library, Department of Painting and Graphic Arts, *Catalogue of Books and Manuscripts, part 1: French 16th-Century-Books,* zusammengestellt von Ruth Mortimer unter Leitung von Philip Hofer und William A. Jackson, 2 Bde., Cambridge/Mass. 1964.
Haskell, Francis, ‹The Uses and Abuses of Art History›, in: *The New York Review of Books,* 17. März 1977, S. 6–10.
–, ‹Cicognara eretico›, in: Guiliana Mazzi (Hg.), *Japelli e il suo tempo: Atti del Convegno Internazionale di Studi,* 1977, 2 Bde., Padua 1982, S. 217–225.
–, ‹Les musées et leurs ennemis›, in: *Actes de la Recherche en sciences sociales* xlix, September 1983, S. 103–106.
–, *The Painful Birth of the Art Book,* London 1987 [deutsch: *Die schwere Geburt des Kunstbuchs,* übersetzt von Matthias Fienbork. Berlin 1993].
–, ‹Scholars and images in France and Italy›, in: *‹Il se*

rendit en Italie›: études offertes à André Chastel, Rom und Paris 1987, S. 515–519.
–, ‹Gibbon and the History of Art›, wiederabgedruckt in: *Past and Present in Art and Taste,* New Haven und London, 1987, S. 16–29 [deutsch: ‹Gibbon und die Kunstgeschichte›, in: *Wandel der Kunst in Stil und Geschmack,* Köln 1990, S. 39–61].
–, ‹Visual Sources and the Embarrassment of Riches›, in: *Past and Present,* Nr. 120, August 1988, S. 216–226.
–, ‹Winckelmann et son influence sur les historiens›, in: Edouard Pommier (Hg.), *Winckelmann: la naissance de l'histoire de l'art à l'époque des lumières,* cycle de conférences … au Louvre, Paris 1991, S. 85–99.
–, und Nicholas Penny, *Taste and the Antique,* (2., korrigierte Auflage) New Haven und London 1982.
Hearne, Thomas, *The Remains of Thomas Hearne – Reliquae Hearnianae. Being extracts from his MS diaries, compiled by Dr. John Bliss* (überarbeitet von John Buchanan-Brown), London 1966.
Hegel, Georg Wilhelm Friedrich, *Werke in zwanzig Bänden,* Frankfurt a. M. 1970.
Heikamp, Detlef, ‹La Galleria degli Uffizi descritta e disegnata›, in: Paola Barocchi und Giovanni Ragionieri (Hg.), *Gli Uffizi – quattro secoli di una galleria: Atti del Convegno Internazionale di Studi,* 1982, 2 Bde., Florenz 1983, II, S. 461–541.
Helbig, Jules, ‹Les anciens maîtres flamands à l'Exposition de Bruges›, in: *Revue de l'Art Chrétien,* September 1902, S. 365–373.
Henfrey, Henry William, *Numismata Cromwelliana: or, The Medallic Illustrations of Oliver Cromwell,* London 1877.
Hennin, M., *Les Monuments de l'Histoire de France – catalogue des productions de la sculpture, de la peinture et de la gravure relatives à l'histoire de la France et des Français,* 10 Bde., Paris 1856–1863.
Herder, Johan Gottfried von, *Sämtliche Werke,* 33 Bde., Berlin 1877–1913.
–, *Auch eine Philosophie der Geschichte zur Bildung der Menschheit,* Frankfurt a. M. 1967.
–, *Briefe,* hg. von Wilhelm Dobbek und Gunther Arnold, 9 Bde., Weimar 1977–188.
Herklotz, Ingo, ‹*Historia Sacra* und mittelalterliche Kunst während der zweiten Hälfte des 16. Jahrhunderts in Rom›, in: *Baronio e l'Arte,* S. 21–74.
Hermant, Daniel ‹Destructions et Vandalisme pendant la Révolution Française›, in: *Annales,* Juli–August 1978, Nr. 4, S. 703–719.
Herodot, *Geschichten und Geschichte,* 2 Bde., München 1973.
Hewison, Robert, *Ruskin and Venice,* London 1978.
Hill, George Francis, *The Medallic Portraits of Christ – the false shekels – the thirty pieces of silver,* Oxford 1920.
–, *A Corpus of Italian Medals of the Renaissance before Cellini,* 2 Bde., London 1930.
Hinks, Roger, *Carolingian Art,* Ann Arbor 1962.
[Hofmann], *Der Könige in Frankreich, Leben, Regierung und Absterben: aus bewehrten Franzozischen Geschicht-Schreiben ubersezet und bis auf instehendes 1671 Jahr continuirt und samst ihren Bildnissen nach Boissevins Conterfaten, zu finden bey Johann Hofmann Kunst-Handlern,* Nürnberg 1671.
Hope, Charles, ‹Historical Portraits in the «Lives» and in the frescoes of Giorgio Vasari›, in: *Giorgio Vasari tra decorazione ambientale e storiografia artistica: Atti del Convegno di Studi,* Arezzo 1981/Florenz 1985, S. 321–338.
Huard, Georges, ‹Quelques Lettres de Bénédictins Normans à Dom Bernard de Montfaucon pour la documentation des «Monumens de la Monarchie Françoise»›, in: *Bulletin de la Société des Antiquaires de Normandie* XXVIII, Caen 1913, S. 343–375.
–, ‹La Salle du XIIIe siècle du Musée des Monuments Français à l'École des Beaux-Arts›, in: *Revue de l'art Ancien et Moderne,* 1925, S. 113–126.
–, ‹Le tombeau de Gabrielle d'Estrées au Musée des Monuments Français›, in: *Bulletin de la Société de l'Histoire de l'Art Français,* 1932, S. 166–174.
Huck, J. G. und Valentine Green, *Acta Historica Reginarum Angliae. Twelve original drawings, formed on the History of the Queens of England, Executed by J. G. Huck, and engraved by Valentine Green … with an historical account, illustrating each subject, in English and French,* London 1792.
Hugo, Victor, *Les Miserables,* hg. von Maurice Allen, Paris 1951 [deutsch: *Die Elenden,* 3 Bde., Berlin 1983].
Huizinga, Johan, *Herfsttid der Middeleeuwen,* 2. Auflage, Haarlem 1921 [deutsch: *Herbst des Mittelalters. Studien über Lebens- und Geistesformen des 14. und 15. Jahrhunderts in Frankreich und in den Niederlanden,* Stuttgart 1975; engl.: *The Waning of the Middle Ages,* Harmondsworth 1955; franz.: *L'Automne du Moyen-Age,* mit einer Einleitung von Jacques Le Goff, Paris 1980; ital.: *Autumno del Medio Evo,* mit einer Einleitung von Eugenio Garin, Florenz 1940].
–, *Wege der Kulturgeschichte. Studien,* Amsterdam 1930.
–, *Mein Weg zur Geschichte,* übersetzt von Werner Kaegi, Basel 1947.
–, *Verzamelde Werken,* 9 Bde., Haarlem 1948–1953.
–, *Keur van gedenkwaardige tafereelen uit de vaderlandsche historien. Volgens de beste bronnen bewerkt en naar tifdsorde gerangschikt,* Amsterdam 1950.
–, *Erasmus,* übersetzt von Werner Kaegi, Bern 1951.
–, *Geschichte und Kultur. Gesammelte Aufsätze,* Stuttgart 1954.
–, *Men and Ideas … History, the Middle Ages, the Renaissance,* London 1960.
–, *Holländische Kultur im siebzehnten Jahrhundert,* Basel/Stuttgart 1961.
Johan Huizinga, 1872–1972. Papers delivered to the Johan Huizinga conference, Groningen 11–15 December 1972, hg. von W. R. H. Koops, E. H. Kossmann und Gees van der Plaat, Den Haag 1973.
Johan Huizinga. Een zweven over de tuinen van den geest: Leven en werk van Johan Huizinga. Catalogus van de tentoonstelling gehouden in het Acade-

misch Historisch Museum te Leiden, Ausstellungskatalog, 1991/1992.
Hulin de Loo, Georges, *Bruges 1902 – Exposition de Tableaux Flamands des XIVe, XVe et XVIe siècles. Catalogue Critique – Précédé d'une Introduction sur l'identité de certains Maîtres Anonymes,* Gent 1902.
Hulten, Pontus, u.a., *The Arcimboldo Effect – Transformations of the face from the sixteenth to the twentieth century,* Mailand 1987.
Hume, David, *The History of England from the Invasion of Julius Caesar to the Accession of Henry VII,* 2 Bde., London 1762.
Hunt, H.J., *Le Socialisme et le Romantisme en France,* Oxford 1935.
Huyghebaert, N., ‹Quelques lettres de James Weale relatives à l'Exposition des Primitifs Flammands de 1902›, in: *Annales de la Société d'Emulation,* 1977, S.187–206.
Hyde, Montgomery (Hg.), *A Victorian Historian: Private Letters of W.E.H. Lecky 1859–78,* London 1947.
Hymans, Henri, ‹L'Exposition des Primitifs Flamands à Bruges›, in: *Gazette des Beaux-Arts,* 1902 (2), S.89–100, 189–207, 280–306.
Impellizzeri, S. und S. Rotta, ‹Matteo Bandur›, in: *Dizionario Biografico degli Italiani,* V, 1963, S.739–750.
Inventaire Général des Richesses d'Art de la France, ‹Archives du Musée des Monuments Français›, 3 Bde., Paris 1883–1897.
Jaffé, David, ‹Peiresc's Famous Men Picture Gallery›, in: *L'Été Peiresc – Les Fioretti II, Nouveaux mélanges,* S.132–142.
Jaime, E., *Musée de la Caricature ou recueil de caricatures les plus remarquables publiées en France depuis le XIVe siècle jusqu'à nos jours avec un texte historique et descriptif,* 2 Bde., Paris 1838.
Jansen, Dirk Jacob, ‹Jacopo Strada (1515–1588): Antiquario della Sacra Cesarea Maestà›, in: *Leids Kunsthistorisch Jaarboek,* 1982, S.57–69.
Jaubert, Alain, *Le Commissariat auc Archives: les photos qui falsifient l'Histoire,* Paris (Musée d'Art Moderne de la Ville de Paris), 1986/1987 [deutsch: *Fotos, die lügen. Politik mit gefälschten Bildern,* Frankfurt am Main 1989].
[–], *La Science des Medailles – nouvelle edition, avec des remarques historiques et critiques [par M. Bimard Baron de la Bastie]* (die erste, weniger umfangreiche Ausgabe stammt von 1692), 2 Bde., Paris 1739.
Johnson, Edgar, *Sir Walter Scott,* 2 Bde., London 1970.
Joly, Hugues-Adrien, *Lettres à Karl-Heinrich von Heinecken,* 1772–1789, hg. von W. McAllister Johnson, Paris 1988.
Jones, Marc, *Medals of the Sun King,* London (British Museum) o.J.
Jones, Roger und Nicholas Penny, *Raphael,* New Haven und London 1983 [deutsch: *Raffael,* München 1983].
Jongkees, J.H., *Fulvio Orsini's Imagines and the Portrait of Aristotle,* Groningen 1960.
Joppien, Rüdiger, ‹Études de quelques portraits ethnologiques dans l'œuvre d'André Thevet›, in: *Gazette des Beaux-Arts,* April 1978, S.125–135.
Jorio, Andrea de, *Description de quelques peintures antiques qui existent au cabinet du Royal Musée-Bourbon,* Neapel 1825.
–, *La mimica degli antichi investigata nel gestire napoletano,* Neapel 1832.
Kaegi, Werner, *Historische Meditationen.* II, Zürich 1946 (S.7–42: ‹Johan Huizinga zum Gedächtnis›; S.243–286: ‹Das historische Werk Johan Huizingas›).
–, *Jacob Burckhardt – eine Biographie,* 8 Bde. in 7, Basel 1947–1982.
Kahsnitz, Rainer, ‹Museum und Denkmal›, in: Bernward Deneke und Rainer Kahsnitz (Hg.), *Das kunst- und kulturgeschichtliche Museum im 19. Jahrhundert,* München 1977, S.152–175.
–, (Hg.), ‹Texte zur Geschichte des Museums›, in: Bernward Deneke und Rainer Kahsnitz (Hg.), *Das Germanische Nationalmuseum Nürnberg 1852–1977,* München und Berlin 1978, S.951ff.
Karl der Große, Werk und Wirkung, Ausstellungskatalog, Aachen 1965.
Kelly, J.N.D., *Jerome – His Life, Writings and Controversies,* London 1975.
Kempers, Bram, ‹Der verleiding van het beeld. Het visuele als blijvende bron van inspiratie in het werk van Huizinga›, in: *Tijdschrift voor Geschiedenis* CV (1992), S.30–50.
Kennedy, Emmet, ‹Remarks on Stanley Mellon's «Alexandre Lenoir: The Museum versus the Revolution»›, in: *The Consortium on Revolutionary Europe – Proceedings,* Athens/Georgia 1979, S.89–91.
Kenyon, John, *The History Men,* London 1983.
Kervyn de Lettenhove, Baron H., *Discours prononcé ... à la Séance de clôture de l'Exposition,* 5 octobre 1902, Brügge 1902.
–, ‹Des Primitifs à Bruges, en 1902›, Brügge 1906, Separatdruck aus: *Annales de la Société d'Emulation,* 1906 (2).
–, ‹W.H. James Weale, Esq., «Souvenirs»›, in: *La Revue Belge,* 15.Juni 1926, S.518–534.
Keynes, Geoffrey, *The Library of Edward Gibbon,* London 1940.
Kinser, Samuel, *The Works of Jacques-Auguste de Thou,* Den Haag 1966.
Klinger, Linda Susan, *The Portrait Collection of Paolo Giovio,* Dissertation, unveröffentlichtes Manuskript, 2 Bde., Princeton University 1991.
– und Julian Raby, ‹Barbarossa and Sinan: a portrait of two Ottoman corsairs from the collection of Paolo Giovio›, in: *Venezia e l'Oriente Vicino (a cura di Ernst J. Grube), Arte Veneziana e Arte Islamica,* Venedig 1989, S.47–59.
Knowles, John, *The Life and Writings of Henry Fuseli, Esq., M.A.R.A.,* 3 Bde., London 1831.
Köster, Kurt, *Johan Huizinga,* 1872–1945, Taunus 1947.
Kotzebue, August von, *Erinnerungen aus Paris im Jahre* 1804, Berlin 1804, wiederabgedruckt in: ders., *Ausgewählte Prosaische Schriften,* Bd. XL, Wien 1843.

Krautheimer, Richard, *Lorenzo Ghiberti,* Princeton 1956.
Krieger, Leonard, *Ranke – The Meaning of History,* Chicago 1977.
Kugler, Franz, *Handbuch der Geschichte der Malerei seit Constantin dem Großen,* zweite Auflage, unter Mitwirkung des Verfassers umgearbeitet und vermehrt von Dr. Jacob Burckhardt, 2 Bde., Berlin 1847.
–, *Handbuch der Kunstgeschichte,* 2 Bde., Stuttgart 1856.
Kunst der Reformationszeit, Ausstellungskatalog, Berlin 1983.
Laborde, Léon de, *Voyage de l'Arabie Pétrée par Léon de Laborde et Linant,* Paris 1830.
–, *Les Ducs de Bourgogne – études sur Les Lettres, Les Arts et l'Industrie pendant le XVe siècle et plus particulièrement dans les Pays-Bas et le Duché de Bourgogne,* zweiter Teil, I, Preuves, Paris 1849.
–, *La Renaissance des Arts à la cour de France, Études sur le seizième siècle,* Zusätze zum ersten Band, Paris 1855.
La Chau, Abbé de und Abbé Le Blond, *Description des principales pierres gravées du cabinet de S. A. S. Monseigneur le Duc d'Orléans, premier prince du sang,* 2 Bde., Paris 1780 und 1784.
Lacroix, Paul, *Les Arts au Moyen-Age et à l'époque de la Renaissance ... Ouvrage illustré de dix-neuf planches chromolithographiques ... et de quatre cent gravures en bois,* 3. Auflage, Paris 1871.
Ladner, Gerhart B., *Die Papstbildnisse des Altertums und des Mittelalters,* 3 Bde., Vatikanstadt 1941–1984.
Lairesse, Gerard de, *Het Groot Schilderboek,* Amsterdam 1707 [deutsch: *Großes Malerbuch ...,* Nürnberg 1818–1819; engl.: *The Art of Painting ...,* London 1738; franz.: *Le Grand Livre des Peintres, ou l'Art de la Peinture ...,* Paris 1787].
La Lande, Jérôme de, *Voyage en Italie* (2., durchgesehene und korrigierte Auflage), 7 Bde., Yverdon 1787–1788.
Lamprecht, Karl, *Initial-Ornamentik des VIII. bis XIII. Jahrhunderts,* vierundvierzig Steindrucktafeln, meist nach rheinischen Handschriften, nebst erläuterndem Text, Leipzig 1882.
–, *Deutsche Geschichte,* 15 Bde., Berlin 1909–1921.
Lancelot, [Antoine], ‹Explication d'un monument de Guillaume le Conquérant› (21. Juli 1724), in: *Memoires de littérature tirez des Registres de l'Académie Royale des Inscriptions et Belles-Lettres* VIII, Paris 1733, S. 602–668.
–, ‹Suite de l'Explication d'un Monument de Guillaume le Conquérant› (9. Mai 1730), in: *Memoires de littérature tirez des Registres de l'Académie Royale des Inscriptions et Belles-Lettres* VIII, Paris 1733, S. 602–68.
Landi, Costantino, *In veterum numismaticum romanorum miscellanea explicationes,* Lyon 1560.
Landon, C. P., *Musée Royal du Luxembourg, recrée en 1822,* et composé des principales productions des artistes vivans, Paris 1823.
Lankheit, Klaus (Hg.), *Der Blaue Reiter,* Dokumentarische Neuausgabe, München 1965.
Lanzi, Luigi, *La Real Galleria di Fierence accresciuta e riordinata per comando di S. A. R. l'Arciduca Granduca di Toscana,* Pisa 1782 (Reprint Florenz 1982).
Larmessin, Nicolas de, *Les Augustes Representations de tous les Roys de France depuis Pharamond, jusqu'à Louis XIIII, dit le grand, à present regnant,* Paris 1679 (spätere Ausgabe 1714).
La Rue, Abbé de, ‹Memoir on the celebrated Tapestry of Bayeux. Communicated [to the Society of Antiquaries] by the Translator, Francis Douce, Esq. F. A. S., with a letter to the Secretary, Nicholas Carlisle, Esq., read 12th November 1812›, in: *Archaeologia* XVII, 1814, S. 85–109.
Lasinio, J. P., *Peintures à fresque du Camposanto de Pise, dessinées par Joseph Rossi et gravées par le Prof^r Chev^r J. P. Lasinio fils,* Florenz 1833.
La Tour, Georges de, Ausstellungskatalog, Paris 1972.
Launay, Élizabeth, *Les frères Goncourt collectionneurs de dessins,* Paris 1991.
Lavater, Johann Kaspar, *Physiognomische Fragmente, zur Beförderung der Menschenkenntnis und Menschenliebe,* 4 Bde., Leipzig und Winterthur: I: 1775; II: 1776; III: 1777; IV: 1778 [franz.: Lavater, Jean Gaspard, *Essai sur la Physiognomie destiné à faire Connoitre l'Homme & à le faire Aimer,* 4 Bde., Den Haag: I: 1781; II: 1783; III: 1786; IV: 1803].
Laviron, G. und B. Galbaccio, *Le Salon de 1833,* Paris 1833.
Lazius, Wolfgang, *De aliquot gentium migrationibus,* Basel 1572.
[–]: *Fischarts Beschreibung lateinischer Quellen. Fischarts Übersetzung von Wolfgang Lazius' ‹De gentium migrationibus›,* Reichenberg i. B. 1923.
Le Brun, Giorgio, ‹L'esposizione dei primitivi fiamminghi›, in: *Rassegna d'Arte,* Oktober 1902, S. 145–147.
Lecky, William Edward Hartpole, *History of the Rise and Influence of the Spirit of Rationalism in Europe,* 2 Bde., London 1865 (Neudruck 1904) [deutsch: *Geschichte des Geistes der Aufklärung in Europa, seiner Entstehung und seines Einflusses,* Heidelberg 1885].
Lecky, Mrs., *A Memoir of the Right Hon. William Edward Hartpole Lecky by his Wife,* London 1909.
Leger, François, *La Jeunesse d'Hippolyte Taine,* Paris 1980.
Lelong, Jacques, *Bibliothèque historique de la France,* Paris 1719.
–, *Bibliothèque historique de la France, contenant le Catalogue des Ouvrages, imprimés & manuscrits, qui traitent de l'Histoire de ce Royaume, ou qui y ont rapport; avec des notes critiques et historiques:* par feu Jacques Lelong, Prêtre de l'Oratoire, Bibliothèque de la Maison de Paris. (Nouvelle Édition, revue, corrigée & considérablement augmentée par M. Fevret de Fontette, Conseiller au Parlement de Dijon), 5 Bde., Paris 1768–1778.
Lenoir, Alexandre, *Musée des Monumens Français,* 5 Bde., Paris 1800–1806.
–, *Description historique et chronologique des Monumens de Sculpture, réunis au Musée des Monumens Français* (7. Auflage), Paris 1803.

–, *Description historique et chronologique des Monumens de Sculpture, réunis au Musée des Monumens Français* (8., durchgesehene und erweiterte Auflage), Paris 1806.

Le Petit, Jean-François, *La Grande Chronique ancienne et moderne, de Hollande, Zelande, Westfrise, Utrecht, Frise, Overyssel & Groeningen, jusques à la fin de l'An 1600. Receuillee tant des histoires desdites Provinces, que de divers autres Auteurs, par Jean François le Petit, Greffier de Bethune en Artois,* 2 Bde., Dordrecht 1601.

Le Pois, Antoine, *Discours sur les médailles et gravures antiques, principalement Romaines,* Paris 1579.

Lepschy, Anna Laura, *Tintoretto Observed. A documentary survey of critical reactions from the 16th to the 20th century,* Ravenna 1983.

Lethève, Jacques, ‹Le public du Cabinet des Estampes au dix-neuvième siècle›, in: *Humanisme actif – Mélanges d'Art et de Littérature offerts à Julien Cain,* 2 Bde., Paris 1968, II, S. 101–111.

Leti, Gregorio, *Teatro Belgico o vero ritratti historici, chronologici, politici, e geografici delle sette Provincie Unite,* 2 Bde., Amsterdam 1690.

Lichtenberg, Georg Christoph, ‹Ausführliche Erklärung der Hogarthischen Kupferstiche›, in: *Schriften und Briefe,* 3 Bde., München 1972, III, S. 657–1060.

Ligota, C. R., ‹Annius of Viterbo and Historical Method›, in: *Journal of the Warburg and Courtauld Institutes* L, 1987, S. 44–56.

Liotta, F., ‹Domenico d'Aulisio›, in: *Dizionario Biografico degli Italiani* IV, 1962, S. 584–587.

Lloyd, C. H., *Art and Its Images, an exhibition of printed books containing engraved illustrations after Italian Painting,* Oxford 1975.

Lodi, Letizia, ‹Immagini della genealogia estense›, in: *L'Impressa di Alfonso II, Saggi e documenti sulla produzione artistica a Ferrara nel secondo Cinquecento,* Bologna 1987, S. 151–162.

Logan, Mary, ‹L'Exposition de l'ancien art siennois›, in: *Gazette des Beaux-Arts,* 1904 (2), S. 200–214.

Lomazzo, Gio. Paolo, *Trattato dell' Arte de la Pittura,* Mailand 1584.

Lorenzetti, Giulio, *Venezia e il suo estuario – Guida Storico-artistica,* Rom 1956.

Loyrette, Henri, ‹Séroux d'Agincourt et les origins de l'histoire de l'art médiéval›, in: *Revue de l'Art* XLVIII, 1980, S. 40–56.

Luciani, G., ‹Un complément inédit à «l'Histoire de la République de Venise» de Daru: la correspondance de P. Daru avec l'Abbé Moschini›, in: *Revue des Études Italiennes,* 1959, S. 105–148.

Lusini, V., *Il Duomo di Siena,* 2 Bde., Siena 1939.

Lyttelton, George Lord, *The History of the Life of King Henry the Second, and the Age in which he lived, in five books: to which is prefixed, A History of the Revolutions of England from the Death of Edward the Confessor to the Birth of Henry the Second* (3. Auflage), 5 Bände, London 1769.

M, H. P., ‹The late Mr. W. H. James Weale›, in: *Burlington Magazine* XXX, 1917, S. 241–243.

Maccari, Patrizia Giusti, *Pietro Paolini pittore lucchese 1503–1681,* Lucca 1987.

Maffei, Scipione, *Verona Illustrata,* 4 Teile in einem Band, Verona 1731–1732 (Faksimile Bologna 1974, mit Registerband 1975).

–, *Verona Illustrata,* con giunte, note e correzioni inedite dell'autore, 5 Bde., Mailand 1825–1826.

–, *Epistolario* (1700–1755), hg. von Celestino Garibotto, 2 Bde., Mailand 1955.

Magnaguti, Alessandro, ‹Il Petrarca numismatico›, in: *Rivista italiana di numismatica* XX, 1907, S. 155–157.

Magnani, Luigi, *La Cronaca Figurata di Giovanni Villani,* Vatikanstadt 1936.

Malamani, Vittorio, *Memorie del Conte Leopoldo Cicognara,* 2 Bde., Venedig 1888.

Malcolm, J. P., *An Historical Sketch of the Art of Caricaturing, with graphic illustrations,* London 1813.

Malevich, Kazimir, Ausstellungskatalog, Washington D. C., Los Angeles und New York 1990/1991.

Mancini, Giulio, *Considerazioni sulla Pittura,* hg. von Adriana Marucchi, 2 Bde., Rom 1957.

Manetti, Antonio di Tuccio, *The Life of Brunelleschi.* Einleitung, Anmerkungen und kritische Textausgabe von Howad Saalman, University Park und London 1970.

Mansuelli, Guido A., *Galleria degli Uffizi – Le Sculture,* 2 Bde., Rom 1958.

Marangoni, Giovanni, *Istoria della Capella di Sancta Sanctorum di Roma,* Rom 1747.

Marguillier, Auguste, ‹L'Exposition des Maîtres Anciens à Düsseldorf›, in: *Gazette des Beaux-Arts,* 1904 (2), S. 265–286.

Marolles, M. de., *Catalogue de Livres d'Estampes et de figures en taille-douce,* Paris 1672.

Mascardi, Agostino, *Dell' Arte Istorica – trattati cinque,* hg. von Adolfo Bartoli, Florenz 1859.

Mason Perkins, F., ‹The Sienese Exhibition of Ancient Art›, in: *Burlington Magazine* V, April–September 1904, S. 581–587.

Mattingly, Harold, *Coins of the Roman Empire in the British Museum,* 7 Bde., London 1923–1962.

McCuaig, William, *Carlo Sigonio – The changing world of the late Renaissance,* Princeton 1989.

Médailles sur les principaux événements du règne de Louis le Grand avec des explications historiques, Paris 1702.

Mellon, Stanley, ‹Alexandre Lenoir: The Museum versus the Revolution›, in: *The Consortium on Revolutionary Europe – Proceedings,* Athen/Georgia 1979, S. 75–88.

Meloni Trkulja, Silvia, ‹Istituzioni Artistiche Fiorentine 1765–1825: Dalla Reggenza al Granducato di Petro Leopoldo›, in: Francis Haskell (Hg.), *Saloni, Gallerie, Musei e loro influenza sullo sviluppo dell'arte dei secoli XIX e XX,* Bologna 1979, S. 9–13.

Meyer, Wendel W., ‹The Variable Climate of Rome: British Travellers to the Roman Catacombs in the Seventeenth Century›, in: *Studi Secenteschi,* 1985, S. 279–296.

Mézeray, F. de., *Histoire de France, depuis Faramond jusqu'au regne de Louis le Juste. Enrichie, de plusieurs belles & rares Antiquitez, & de la vie des Reynes. Des portraits au naturel des Rois, des Reines, & des dauphins, tirez de leur Chartes, Effigies, & autres Originaux. Et d'un recueil des medailles qui ont esté fabriquées sous chaque Regne; & de leur explication servant d'eclaircissement à l'Histoire* (neue Ausgabe), 3 Bde., Paris 1685.

Michel, André, ‹Louis Courajod›, in: *Gazette des Beaux-Arts,* 1896 (2), S. 203–217.

Michel, Christian, *Charles-Nicolas Cochin et le livre illustré au XVIIIe siècle,* Genf 1987.

Michelet, Jules, *Histoire de France,* 17 Bde., Paris (I und II: 1833; III: 1837; IV: 1840; V: 1841; VI: 1844; VII und VIII: 1855; IX und X: 1856; XI: 1857; XII: 1858; XIII: 1860; XIV: 1862; XV: 1863; XVI: 1866; XVII: 1867).

–, *Histoire de la Révolution Française,* 2 Bde., Paris (Pléiade) 1952 [deutsch: *Geschichte der französischen Revolution,* 10 Bde., Wien/Hamburg/Zürich 1929–1930].

–, *Écrits de jeunesse – Journal (1820–1823) – Mémorial – Journal des idées,* hg. von Paul Viallaneix (3. Auflage), Paris 1959.

–, *Journal,* hg. von Paul Viallaneix und Claude Digeon, 4 Bde., Paris 1959–1976.

–, *Le Peuple,* hg. von Robert Casanova, Paris 1965 [deutsch: *Das Volk,* Mannheim 1846].

–, *Œuvres complètes,* hg. von Paul Viallaneix, Paris 1971.

Millar, Oliver, *The Tudor, Stuart and Early Georgian Pictures in the Collection of Her Majesty the Queen,* 2 Bde., London 1963.

Molanus, *De picturis et imaginibus sacris, liber unus: tractans de vitandis cicra eas abusibus, & de earundem significationibus. Authore Joanne Molanus Lovaniensi, Sacrae Theologiae Licentiato, & Lovanij ordinario Professore,* Löwen 1570.

Momigliano, Arnaldo, ‹Ancient History and the Antiquarian›, in: *Journal of the Warburg and Courtauld Institutes,* Nr. 3–4, Juli–Dezember 1950, S. 285–315, wiederabgedruckt in: *Studies in Historiography,* London 1969, S. 1–39.

–, *Gibbon's Contributions to Historical Method* (1954), wiederabgedruckt in: *Studies in Historiography,* London 1969, S. 40–55.

Mommsen, Theodor, *Tagebuch der französisch-italienischen Reise 1844/1845,* nach dem Manuskript herausgegeben von G. und B. Walsen, Bern und Frankfurt a. M. 1976.

Mondrian Piet, *The New Art – The New Life: Collected Writings,* London 1987.

Monod, G., *La Vie et la Pensée de Jules Michelet (1798–1852),* 2 Bde., Paris 1923.

Montaiglon, Anatole de (Hg.), *Correspondance des directeurs de l'Académie de France à Rome avec les Surintendants des Bâtiments,* 18 Bde., Paris 1887–1912 (VI–XVII zusammen mit Jules Guiffrey).

Montalembert, Comte de, *Mélanges d'Art et de Littérature,* Paris 1861.

Montesquieus, *Œuvres complètes,* hg. von André Masson, 3 Bde., Paris 1950–1955.

Montfaucon, Bernard de, *Diarium Italicum sive Monumentorum Veterum, Bibliothecarum, Musoeorum, & c. Notitiae singulares in Itinerario Italico collectae. Additis schematibus ac figuris,* Paris 1702.

–, *L'Antiquité expliquée et representée en figures* (2., durchgesehene und korrigierte Ausgabe), 10 Bde., Paris 1722, und 5 Ergänzungsbde., Paris 1724.

–, *Les Monumens de la Monarchie françoise, qui comprennent l'Histoire de France, avec les figures de chaque regne que l'injure des tems a epargnées,* 5 Bde., Paris 1729–1733.

–, *Griechische und römische Alterthümer ... in deutscher Sprache herausgegeben von Joh. Jak. Schatz ...,* Nürnberg 1757.

Moreau-Nélaton, Étienne, *Les Clouet et leurs émules,* 3 Bde., Paris 1924.

Mortoft, Francis, *His Book – being his travels through France and Italy* 1658–1659, hg. von Malcom Letts, Harkluyt Society, 2. Folge, Nr. 57, Jahrgang 1925.

Morton, Morris, ‹The case of the missing Woodcuts›, in: *Print Quaterly* IV, Nr. 4, Dezember 1987, S. 352.

Mosto, Andrea da, *I Dogi di Venezia con particolare riguardo alle loro tombe,* Venedig 1939.

Müntz, Eugène, ‹Le Musée de Portraits de Paul Jove›, in: *Mémoires de l'Académie des Inscriptions et Belles-Lettres* 36, II, 1900–1901, S. 249–343.

Muratori, Lodovico Antonio, *Dissertazioni sopra le antichitá italiane, già composte e pubblicate in latino dal proposto Lodovico Antonio Muratori, e da esso poscia compendiate e trasportate nell' Italiana favella. Opera postuma data in luce dal Proposto Gian-Francesco Soli Muratori suo nipote,* 3 Bde., Mailand 1751.

–, *Epistolario,* hg. von Matteo Campori, 14 Bde. in 7, Modena 1901–1922.

Nadal, Abbé, ‹Du Luxe des Dames Romaines›, in: *Memoires de littérature tirez des Registres de l'Académie Royale des Inscriptions et Belles-Lettres* IV, Paris 1723, S. 227–263.

Nani, Battista, *Historia della Republica Veneta,* 2 Bde., Venedig 1662.

Navarro, Gaetano, *Biografia del Canonico della Metropolitana di Napoli D. Andrea de Jorio,* Neapel 1853.

Napoli – città d'arte, 2 Bde., Neapel 1986.

Nesselrath, Arnold, ‹Raphael's archaeological method›, in: *Raffaello a Roma – Il Convegno del 1983,* Rom 1986, S. 357–371.

–, ‹Simboli di Roma› und verschiedene andere Einträge im Ausstellungskatalog *Da Pisanello alla nascita dei Musei Capitolini – L'Antico a Roma alla vigilia del Rinascimento,* Rom 1988.

Noel, M.-F., ‹Les premiers musées d'ethnographie›, in: *Hier pour Demain: Arts, Traditions et Patrimoine,* Ausstellungskatalog, Paris 1980, S. 146–148.

Nolhac, Pierre de, ‹Les collections d'antiquités de Fulvio Orsini›, in: *Mélanges d'Archéologie et d'Histoire,* École Française de Rome, 4. Jahrgang, 1884, S. 139–231.

–, *La Bibliothèque de Fulvio Orsini,* Paris 1887.

Observations sur le Sallon de 1785: extraits du *Journal général de la France* ... (Deloynes XIV, Nr. 339), Paris 1785.

Oestreich, Gerhard, ‹Huizinga, Lamprecht und die deutsche Geschichtsphilosophie: Huizingas Groninger Antrittsvorlesung von 1905›, in: *Johan Huizinga, 1872–1972*, S. 1–28.

Ordo et effigies regum Franciae cum numero annorum quibus singuli regnaverunt. Serie e ritratti de gli Re di francia col numero degli anni che chiascheduno ha regnato, o. O. [um 1600].

[Orsini, Fulvio], *Imagines et Elogia Virorum Illustrium et Eruditor ex Antiquis Lapidibus et nomismatib. expressa cum annotationib. ex Biblioteca Fulvi Ursini*, Rom 1570.

–, *Joannis Fabri Bambergensis, Medici Romani in Imagines Illustrium ex Fulvio Ursini Bibliotheca, Antwerpiae a' Theodoro Galloeo expressas, Commentarius*, Antwerpen 1606.

Paatz, Walter und Elisabeth, *Die Kirchen von Florenz*, 6 Bde., Frankfurt am Main 1940–1954.

[Palazzi, Giovanni], *Aquila Saxonica sub qua Imperatores Saxones ab Henrico Aucupe, Usque ad Henricum sanctum Occidentis Imperatorem XV. Elogiis, Hieroglyphicis, Numismatibus, Insignibus, Symbolis, Imaginibus Antiquis ad vivum exhibentur exculpi, & longa historiarum serie exarati* ..., Venedig 1673.

Palumbo-Fossati, Isabella, ‹Il collezionista Sebastiano Erizzo e l'inventario dei suoi beni›, in: *Ateneo Veneto*, 1984, S. 201–218.

Panofka, Theodor, *Parodien und Karikaturen aus Werken der klassischen Kunst*, Berlin 1851.

Panofsky, Erwin, *Early Netherlandish Painting: Its origins and character*, 2 Bde., Cambridge/Mass. 1953.

–, *Renaissance and Renascences in Western Art*, New York und London 1972 [deutsch: *Renaissancen der europäischen Kunst*, Frankfurt a. M. 1979].

Paret, Peter, *Art as History*, Princeton 1988 [deutsch: *Kunst als Geschichte. Kultur und Politik von Menzel bis Fontane*, München 1990.

Paris-Berlin, Rapports et Contrastes, France-Allemagne 1900–1933, Ausstellungskatalog, Paris 1978 [deutsch: *Paris-Berlin, 1900–1933. Übereinstimmungen und Gegensätze*, München 1979].

Parlato, Enrico, ‹Il gusto all'antica di Filarete scultore›, in: *Da Pisanello alla nascita dei Musei Capitolini – L'Antico a Roma alla vigilia del Rinascimento*, Ausstellungskatalog, Rom 1988, S. 114–134.

–, ‹L'inconografia imperiale›, in: *Da Pisanello alla nascita dei Musei Capitolini – L'Antico a Roma alla vigilia del Rinascimento*, Ausstellungskatalog, Rom 1988, S. 73–79.

Passamani, B., ‹Giovanni Battista Cavalieri›, in: *Dizionario Biografico degli Italiani* XXII, S. 673–675.

Pastor, Ludwig von, *Geschichte der Päpste seit dem Ausgang des Mittelalters*, IX, Freiburg i. Br. 1923; XIII.2, Freiburg i. Br. 1929.

Pater, Walter, *The Renaissance: Studies in Art and Poetry*, Text von 1893, mit Anmerkungen von Donald L. Hill, Berkeley und Los Angeles 1980 [deutsch: *Die Renaissance. Studien zu Kunst und Poesie*, übersetzt von W. Schölermann, Leipzig 1902].

Patin, Charles, *Introduction à la Connissance des Médailles* (2., durchgesehene und erweiterte Ausgabe), Paris 1667.

–, *Relations historiques et curieuses de voyages, en Allemagne, Angleterre, Hollande, Boheme, Suisse etc.*, Lyon 1674.

Le Patrimoine monumental de Belgique, V (in zwei Teilen): Province de Namur, Lüttich 1975.

Paulson, Ronald, *Hogarth's Graphic Works* (1. vollständige Ausgabe), 2 Bde., New Haven und London 1965.

Penny, Nicholas, siehe Haskell und Penny sowie Jones und Penny.

Perrier, François, *Segmenta nobilium signorum et statuarum* ..., Rom und Paris 1638.

Pièces d'Échecs, Ausstellungskatalog, Paris (Bibliothèque Nationale: Cabinet des médailles et antiques) 1990.

[Piles, Roger de], *De L'Idée du Peintre Parfait*, veröffentlicht als Bd. IV von: André Félibien, *Entretiens*, Trevoux 1725 (Reprint 1966).

Pinkerton, John M., ‹Richard Bull of Ongar, Sussex›, in: *The Book Collector* XXVII, Frühjahr 1978, S. 41–59.

Pintard, René, *Le Libertinage Érudit dans la première moitié du XVIIe siècle* (2. Auflage), Genf und Paris 1983.

Plantenga, J. H., *L'Architecture religieuse dans l'ancien duché de Brabant depuis le règne des Archiducs jusqu'au Gouvernement Autrichien (1598–1713)*, Den Haag 1925.

Platon, ‹Die Gesetze›, in: *Sämtliche Werke*, 3 Bde., Köln 1967, Band III.

Plinius, *Naturkunde*, lateinisch-deutsch, hg. v. Roderich König, Bd. XXXV, München 1978.

Plutarch, *Große Griechen und Römer*, 5 Bde., Zürich und Stuttgart 1959–1960; s. auch *Les vies des hommes illustres grecs of romains*, Lausanne 1575 und *Les Vies des hommes illustres de Plutarque traduites en François avec des remarques par M^r et Me Dacier*, Paris 1695.

Poirier, Alice, *Les Idées artistiques de Chateaubriand*, Paris 1930.

Pomian, Krzysztof, ‹Maffei et Caylus›, wiederabgedruckt in: *Collectionneurs, amateurs et curieux, Paris, Venise: XVIe–XVIIIe siècle*, Paris 1987, S. 195–211.

–, ‹Musée, nation, Musée national›, in: *Le Débat*, Nr. 65, Mai–August 1991, S. 166–175.

Pommier, Edouard, ‹Naissance des Musées de province›, in: Pierre Nora (Hg.), *Les Lieux de Mémoire*, II (La Nation**), Paris 1986, S. 451–495.

–, ‹La Théorie des Arts›, in: Philippe Bordes und Régis Michel (Hg.), *Aux Armes & Aux Arts! Les Arts de la Révolution* 1789–1799, Paris 1988, S. 165–199.

–, ‹Winckelmann et la vision de l'Antiquité classique dans la France des Lumières et de la Révolution›, in: *Revue de l'Art*, Nr. 83, 1989, S. 9–20.

Pommier, Jean, *Michelet interprète de la figure humaine,* London 1961.

Pope-Hennessy, John, *Italian Renaissance Sculpture,* London 1958.

‹Popper, Annie M., ‹Karl Gotthard Lamprecht›, in: Bernadette Schmitt (Hg.), *Some Historians of Modern Europe,* Chicago 1962, S. 217–239.

Porta, Giovanni Battista della, *De humana physiognomonia,* Vico Equense 1586 (Reprint Neapel 1986).

–, *Della Fisonomia dell' Huomo – Libri Sei tradotti di Latino in Volgare, e dall' istesso Auttore accresciuti di figure, & di passi necessarij à diverse parti dell' opera: Et hora in questa Terza, & ultima Editione migliorati in più di mille luoghi, che nella stampa di napoli si leggevano scorrettissimi ...,* Padua 1622.

Potts, Alex, ‹Political attitudes and the rise of historicism in art theory›, in: *Art History* I, Nr. 2, Juni 1978, S. 191–213.

Poulot, Dominique, ‹Alexandre Lenoir et les Musées des Monuments Français›, in: Pierre Nora (Hg.), *Les Lieux de Mémoire,* II (La Nation**), Paris 1986, S. 497–531.

Prescott, William Hickling, *History of the Reign of Philip the Second, King of Spain,* 2 Bde., London 1855 [deutsch: *Geschichte Philipps des Zweiten,* übersetzt von Johannes Scherr, Leipzig 1856–1859].

–, *The Papers,* ausgewählt und hg. von C. Harvey Gardiner, Urbana 1964.

Previtali, Giovanni, *La Fortuna dei Primitivi dal Vasari ai Neoclassici,* Turin 1964.

Prinz, Wolfram, ‹Vasaris Sammlung von Künstlerbildnissen – mit einem kritischen Verzeichnis der 144 Vitenbildnisse in der zweiten Ausgabe der Lebensbeschreibungen von 1568›, in: *Mitteilungen des Kunsthistorischen Institutes in Florenz,* Beiheft zu Bd. XII, 1966.

Prokop, *Werke,* griechisch-deutsch, hg. von Otto Veh, München 1961–1970 [‹Gotenkriege›: Bd. II, 1966].

Proudhon, Pierre-Joseph, *Du Principe de l'art et de sa destination sociale,* Paris 1865 [deutsch: *Von den Grundlagen und der sozialen Bestimmung der Kunst.* Übersetzt und eingeleitet von Klaus Herding, Berlin 1988].

Prudentius, *Œuvres,* hg. und übersetzt von M. Lavarenne, 4 Bde., Paris 1943–1951.

Pugin, A. Welby, *Contrasts; or, A parallel between the noble edifices of the fourteenth and fifteenth centuries, and similar buildings of the present day; showing the present decay of taste: Accompanied by appropriate text,* London 1836 (2. Auflage 1841).

Pupil, François, *Le style Troubadour,* Nancy 1982.

Puyvelde, Leo van, ‹Hippolyte Fierens-Gevaert›, in: *Liber Memorialis – L'Université de Liège de 1867–1935, Notices Biographiques publiées par les soins de Léon Halkin,* I, Faculté de Philosophie et Lettres, Faculté de Droit, Lüttich 1936, S. 44f.

The Queen's Image, A Celebration of Mary, Queen of Scots, von Helen Smailes und Duncan Thomson, Ausstellungskatalog, Edinburgh (Scottish National Portrait Gallery) 1987.

Quesnel, Joseph, ‹Portraits de differents grandeurs, peints par d'habiles Maistres servant d'ornement au dessus des Tablettes de la Bibliothèque›, in: *Catalogus Bibliothecae Thuanae,* 2 Bde. in I, Paris 1679, II, S. 531–535.

Quinet, Edgar, *Allemagne et Italie. Philosophie et poésie,* 2 Bde. in I, Paris 1839.

–, ‹Des Arts de la Renaissance et de l'Église de Brou›, 4. Dezember 1834, in: *Mélanges,* veröffentlicht in *Œuvres complètes,* VI, S. 351–363.

–, *Œuvres complètes,* 10 Bde., Paris 1857–1858.

–, *Le Livre de l'Exilé,* 1851–1870, Paris 1875.

Rabb, Theodore K., *The Struggle for Stability in Early Modern Europe,* Oxford 1977.

–, und Jonathan Brown (Hg.), ‹The Evidence of Art: Images and Meaning in History›, in: *The Journal of Interdisciplinary History* XVII, Nr. I, Sommer 1986.

[Raguenet], *Les Monumens de Rome, ou descriptions des plus beaux ouvrages ... qui se voyent à Rome,* Rom 1700.

Ranke, Leopold von, *Sämtliche Werke,* 54 Bde. in 44, Leipzig 1869–1890.

–, *Tagebücher,* hg. von Walther Peter Fuchs, München und Wien 1964.

Rapin de Thoyras, Mr., *The History of England,* aus dem Französischen übersetzt (und beträchtlich erweitert) von N. Tindal (2. Auflage), 4 Bde. in 5, London 1732, 1733, 1744, 1745, 1747.

Rave, P. O., ‹Paolo Giovio und die Bildnisvitenbücher des Humanismus›, in: *Jahrbuch der Berliner Museen* I, 1959, S. 119–154.

–, ‹Das Museo Giovio zu Como›, in: *Miscellanea Bibliothecae Hertzianae zu Ehren von Leo Bruhns, Franz Graf Wolff Metternich, Ludwig Schudt,* München 1961, S. 275–284.

Réau, Louis, *Correspondance artistique de Grimm avec Catherine II,* Paris 1932.

–, *Histoire du Vandalisme – Les monuments détruits de l'art français,* 2 Bde., Paris 1959.

Reiskius, Joannes, *Exertitationes historicae de imaginibus Jesu Christi,* Jena 1685.

Réizov, B., *L'Historiographie Romantique Française,* Moskau o. J.

Renan, Ernest, *Œuvres complètes,* hg. von Henriette Psichari, 10 Bde., Paris 1947–1961.

Renauldin, L. J., *Études historiques et critiques sur les médecins numismatistes, contenant leur biographie et l'analyse de leurs écrits,* Paris [1852].

Reynaud, Nicole, *Jean Fouquet,* Ausstellungskatalog, Paris (Louvre) 1981.

Reynolds, Sir Joshua, *Discourses on Art,* hg. von Robert A. Wark, New Haven und London, 1975.

Richardson, Jonathan, *An Essay on the Theory of Painting,* London 1715.

Richardson, Mr., Sen. und Jun., *An Account of Some of the Statues, Bas-reliefs, Drawings and Pictures in Italy, etc.,* London 1722.

Richardson, John, *A Life of Picasso,* I: 1881–1906, New York 1991 [deutsch: *Picasso, Leben und Werk,* München 1991].

Robertson, William, *The Works* (to which is prefixed an account of his life and writings, by Dugald Stewart), neue Ausgabe, 12 Bde., London 1817.

Rodenbach, Georges, *Bruges la morte* (Text der Erstausgabe 1892), Brüssel 1986 [deutsch: *Das tote Brügge*, Leipzig 1910].

Roe, F.C., *Taine et l'Angleterre*, Paris 1923.

Roethel, Hans K., und Jean K. Benjamin, *Kandinsky, Catalogue Raisonné of the Oil Paintings*, I: *1900–1915*, New York 1982 [deutsch: *Kandinsky. Werkverzeichnis der Ölgemälde. Erster Band 1900–1915*, München 1982].

Rollin, Charles, *Histoire ancienne des Egyptiens, des Carthaginois, des Assyriens, des Babyloniens, des Medes et des Perses, des Macédoniens, des Grecs*, 6 Bde., Paris 1740.

–, *The History of the Arts and Sciences of the Ancient*, Übersetzung aus dem Französischen (2. Auflage), 3 Bde., mit 52 Kupfertafeln, London 1768 (Bd. I: *Agriculture, Sculpture, Painting, Music, the Art of Military*).

Rom, Musei Capitolini, *Da Pisanello alla nascita dei Musei Capitolini – L'Antico a Roma alla vigilia del Rinascimento*, Ausstellungskatalog, Rom 1988.

Romagnini, Gian Paolo, ‹Il «parere» di Maffei per l'Università di Torino e la sua opera per il lapidario›, in: *Nuovi Studi Maffeiani, Atti del Convegno Scipione Maffei e il Museo Maffeinao*, Verona 1983, S. 311–329.

Romanelli, Giandomenico, ‹Ritrattistica dogale: ombre, imagini e volti›, in: G. Benzoni (Hg.), *I Dogi*, Banca Cattolica del Veneto, 1982, S. 125–161.

Roscoe, William, *The Life of Lorenzo de' Medici, called the Magnificent* (3., korrigierte Ausgabe), 2 Bde., London 1797.

–, *Catalogue of the Very select and valuable library of William Roscoe, Esq. which will be sold by auction, by Mr. Winstanley, at his rooms in Marble Street, Liverpool, on Monday the 19th of August*, London 1816.

Rosenberg, John D., *The Darkening Glass: A portrait of Ruskin's genius*, New York und London 1961.

Roskill, Mark, *The Interpretation of Cubism*, Philadelphia 1985.

Rossi, G.B. de, *La Roma Sotterranea*, 3 Bde., Rom 1864–1877 [deutsch: *Roma Scotterranea. Die Römischen Katakomben ...*, bearbeitet von Franz Xaver Kraus, Freiburg i. Br. 1879].

Rostand, André, ‹La documentation iconographique des ‹Monumens de la Monarchie Françoise› de Bernard de Montfaucon›, in: *Bulletin de la Société de l'Histoire de l'Art Français*, 1932, S. 104–149.

Rouillé, Guillaume, *La Première partie du Promptuaire des médailles des plus renommées personnes qui ont esté depuis le commencement du monde*, Lyon 1553.

Rouvre, Charles de, ‹Bruges et les Primitifs›, in: *La Quinzaine*, 1. November 1902, S. 95–111.

Roy, Alain, *Gérard de Lairesse (*1640–1711*)*, Paris 1992.

Rubens, Peter Paul, *The Letters*, übersetzt und hg. von Ruth Saunders Magurn, Cambridge, Mass., 1955 [deutsch: *Die Briefe des P. P. Rubens*, übersetzt und eingeleitet von Otto Zoff, Wien 1918].

Rubin, Patricia, ‹The Private Chapel of Cardinal Alessandro Farnese in the Cancellaria, Rome›, in: *Journal of the Warburg and Courtauld Institutes* L, 1987, S. 82–112.

Rushforth, G. McN., ‹Magister Gregorius De Mirabilibus Urbis Romae: A New Description of Rome in the twelfth century›, in: *Journal of Roman Studies* IX, 1919, S. 14–58.

Ruskin, John, *The Works*, hg. von E.T. Cook und Alexander Wedderburn, 39 Bde., London 1903–1912 [deutsch: *Ausgewählte Werke*, Leipzig und Jena 1903–1906 (Bd. XIII–X: Die Steine von Venedig)].

–, *Letters from Venice*, hg. von John Lewis Bradley, New Haven 1955.

–, *Diaries*, Auswahl und Anmerkungen von Joan Evans und John Howard Whitehouse, 3 Bde., Oxford 1956–1959.

Sadleir, Michael, *Michael Ernst Sadler (Sir Michael Sadler K. C. S. I.) 1861–1943: A Memoir by his Son*, London 1949.

Sadler, Michael Ernest, *Modern Art and Revolution*, London 1932.

Safarik, Eduard A., *Breve guida della Galleria Doria Pamphilij in Roma*, Rom 1988.

Saint-Pierre, Abbé de, *Annales politiques (1658–1740)*, Neuausgabe nach den Manuskripten, mit Einleitung und Anmerkungen von Joseph Drouet, Paris 1912.

Sainte-Palaye, J.-B. de La Curne de, ‹Memoires Concernant la Vie & les ouvrages de Rigord & de Guillaume le Breton› (12. Dezember 1727), in: *Memoires de litterature tirez des Registres de l'Académie Royale des Inscriptions et Belles-Lettres* VIII, Paris 1733, S. 528–548.

–, ‹Jugement de l'Histoire de Froissart› (1. Juli 1735), in: *Memoires de litterature tirez des Registres de l'Académie Royale des Inscriptions et Belles-Lettres* XIII, Paris 1740, S. 555–579.

–, ‹Memoire concernant les premiers monuments de l'Histoire de France, avec la Notice & l'Histoire des Chroniques de Saint-Denys› (15. April 1738), in: *Memoires de litterature tirez des Registres de l'Académie Royale des Inscriptions et Belles-Lettres* XV, Paris 1743, S. 580–616.

–, ‹Memoire concernant la lecture des anciens Romans de Chevalerie› (13. Dezember 1743), in: *Memoires de litterature tirez des Registres de l'Académie Royale des Inscriptions et Belles-Lettres* XVII, Paris 1751, S. 787–799.

Salis, Jean-R. de, *Sismondi, 1773–1842: La vie et l'œuvre d'un cosmopolite philosophe*, Paris 1932.

Samek Ludovisi, Sergio, ‹Gli Illustratori dei «Rerum Italicarum Scriptores»›, in: *L. A. Muratori Storiografo: Atti del Convegno Internazionale di Studi Muratoriani*, Modena 1972/Florenz 1975, S. 139–150.

Sandoz, Marc, *Gabriel François Doyen, 1726–1806*, Paris 1975.

Sanpaolesi, Piero, ‹San Piero Scheraggio – I›, in: *Rivista d'Arte*, 1933, S. 129–150.

Sansovino, Francesco, *L'Historia di Casa Orsina,* Venedig 1565.
Sardi, Gasparo, *Libro delle historie ferraresi,* Ferrara 1646.
Scala, Mirella, ‹Aspetti teorici della committenza negli «Annales Ecclesiastici» di Cesare Baronio›, in: *Baronio e l'arte,* S. 261–287.
Scavizzi, Guiseppe, *Arte e architettura sacra – Cronache e documenti sulla controversia tra riformati e cattolici (1500–1550),* Reggio Calabria 1981.
Schama, Simon, *The Embarrassment of Riches: An Interpretation of Dutch Culture in the Golden Age,* New York 1987 [deutsch: *Überfluß und schöner Schein. Zur Kultur der Niederlande im Goldenen Zeitalter.* München 1988].
Scharloo, Marjan (mit einem Kommentar von Peter Barber) ‹A peace medal that caused a war?›, in: *The Medal,* Nr. 18, Frühjahr 1991, S. 10–22.
Scheible, J., *Das Kloster,* x, Teil 2: *Fischart und Murner,* Stuttgart und Leipzig 1848.
Schiff, Gert, *Johann Heinrich Füssli,* 1741–1825, 2 Bde., Zürich und München 1973.
Schiller, Friedrich von, *Gedichte, 1776–1799,* hg. von Julius Petersen und Friedrich Beißner, Weimar 1943 (= *Schillers Werke,* Nationalausgabe, hg. von Julius Petersen und Gerhard Fricke, I).
–, *Briefe* 1788–1790, hg. von Eberhard Haufe, in: *Schillers Werke,* Nationalausgabe, xxv, Weimar 1979.
Schlegel, Friedrich, ‹Gemäldebeschreibungen aus Paris und den Niederlanden›, in: ders., *Kritische Neuausgabe. Ansichten und Ideen von der christlichen Kunst,* hg. und eingeleitet von Hans Eicher, Darmstadt 1959 (= Kritische Friedrich Schlegel-Ausgabe, hg. von Ernst Behler, IV), S. 2–152.
–, *Gemälde Alter Meister,* mit Kommentar und Nachwort von Hans Eichner und Norma Lelless, Darmstadt 1984.
Schmitt, A., ‹Zur Wiederbelebung der Antike im Trecento›, in: *Mitteilungen des Kunsthistorischen Institutes in Florenz* XVIII, 1974, S. 167–218.
Schnapper, Antoine, ‹The Position of the Portrait in France at the End of the Reign of Louis XIV (1680–1715)›, in: *Largilliere and the Eighteenth-Century Portrait,* Ausstellungskatalog, Montreal (Montreal Museum of Fine Arts) 1981.
–, *Le géant, la licorne et la tulipe – collections et collectionneurs dans la France du XVIIe siècle – 1: Histoire et histoire naturelle,* Paris 1988.
Schneider, R., ‹Un ennemi du Musée des Monuments Français›, in: *Gazette des Beaux-Arts,* 1909 (2), S. 353–370.
Scoto, Andrea, *Itinerario overo nova descrittione de' Viaggi principali d'Italia . . .,* Venedig 1610.
Scullard, H. H., ‹Hadrian's Elephants›, in: *Numismatic Chronicle and Journal of the Royal Numismatic Society,* 6. Reihe, VIII, 1948, S. 158–168.
La Sculpture au Siècle de Rubens, dans les Pays-Bas méridionaux et al principauté de Liège, Ausstellungskatalog, Brüssel (Musée d'Art Ancien) 1977.
Sellers, Ian, ‹William Roscoe, the Roscoe circle and Radical Politics in Liverpool, 1787–1807›, in: *Transactions of the Historic Society of Lancashire and Cheshire,* CXX, 1968, S. 45–62.
Selvatico, P., *Sulla architettura e sulla scultura in Venezia dal medio evo sino ai nostri giorni – studi di P. Selvatico per servire di Guida estetica,* Venedig 1847.
Seroux d'Agincourt, J.-B.-L.-G., *Histoire de l'art par les monumens, depuis sa décadence au IVe siècle jusqu'à son renouvellement au XVIe,* 6 Bde., Paris 1823.
Settis, Salvatore, ‹Roma 1513: Il gioco delle parti›, in: *Storia d'Italia* (Annali 4: *Intellectuali e Potere*), Turin 1981, S. 701–708.
– (Hg.), *Memoria dell'antico nell'arte italiana,* 3 Bde., Turin 1985–1986.
–, ‹Continuità, distanza, conoscenza. Tre usi dell' antico›, in: Settis (Hg.), *Memoria,* III, S. 375–486.
–, ‹La Colonna›, in: Settis u. a., *La Colonna Traiana,* Turin 1988, S. 45–255.
Seznec, Jean, *Essai sur Diderot et l'Antiquité,* Oxford 1957.
–, ‹Michelet in Germany: a journey in self-discovery›, in: *History and Theory* XVI, Nr. 1, 1977, S. 1–10.
Shaftesbury, Anthony Earl of, *Characteristics of Men, Manners, Opinions, Times,* hg. und mit Anmerkungen versehen von John M. Robertson, mit einer Einleitung von Stanley Grean, 2 Bde. in 1, Indianapolis und New York 1974.
–, *Selbstgespräch oder Ratschlag an einen Autor,* in: *Sämtliche Werke, Standard Edition,* Bd. I.1, Stuttgart-Bad Cannstadt 1981.
Sherman, Claire Richter, *The Portraits of Charles V of France (1338–1380),* New York 1969.
Le Siècle d'Or de la Miniature Flammande – Le mécénat de Philippe le Bon, Ausstellungskatalog, Brüssel und Amsterdam 1959.
Simeoni, Gabriele, *Illustratione de gli epitaffi et medaglie antiche,* Lyon 1558.
Simon, Jules , ‹Notice sur la vie et les travaux de M. E. Charton›, in: *Mémoires de l'Académie des Sciences Morales et Politiques de l'Institut de France* XVIII, 1894, S. 73–119.
Simonetta, Bono und Renzo Riva, *Le tessere erotiche romane,* Lugano 1981.
Sismondi, J. C. L. Simonde de, *Histoire des républiques italiennes du moyen-âge* (neue Ausgabe), 10 Bde., Paris 1840.
Smith, Graham, ‹A Drawing for the Sala Regia›, in: *Burlington Magazine* CXVIII, 1976, S. 102–106.
Sommerard, M. du, *Les Arts au moyen-âge en ce qui concerne principalement le Palais Romain de Paris, l'Hotel de Cluny issu de ses ruines et les objets d'art de la collection classée dans ce hôtel,* 5 Bde., Paris 1838–1846.
Sosti, Stefano, ‹Le fonti per l'arte negli «Annales Ecclesiastici» di Cesare Baronio›, in: *Baronio e l'arte,* S. 247–260.
Souchal, François, *French Sculptors of the 17th and 18th Centuries – The Reign of Louis XIV,* 3 Bde., Oxford 1977–1987.

Soulié, Eud., *Notice du Musée Impérial de Versailles* (2. Auflage), 3 Bde., Paris 1859–1861.
[Spanheim, Ezekiel], *Les Césars de l'Empereur Julien, traduits du Grec, avec des Remarques & des Preuves illustrées par les Médailles, & autres anciens Monumens,* Paris 1683.
Spon, Jacob, *Recherche des antiquités et curiosités de la ville de Lyon,* Lyon 1673 (Reprint Genf 1974).
–, ‹De l'utilité des médailles pour l'étude de la physionomie›, in: *Recherches curieuses d'antiquités contenues en plusieurs dissertations, sur les Medailles, Bas-reliefs, Statues, Mosaiques, & Inscriptions antiques; enrichies d'un grand nombre de Figures en Taille douce,* Lyon 1683, S. 353–396.
Stein, Henri, *Le peintre G. F. Doyen et l'origine du Musée des Monuments Français,* Paris 1888.
Stephen, Leslie, *Letters of John Richard Green,* London 1901.
Stephens, W. R. W., *The Life and Letters of Edward A. Freeman,* 2 Bde., London 1895.
Sterling, Charles, *The Metropolitan Museum of Art: A Catalogue of French Paintings, XV–XVIII centuries,* New York 1955.
Tobias Stimmer, 1539–1584, Ausstellungskatalog, Basel (Kunstmuseum) 1984.
Stone, Nicholas (the Younger), *Diary,* hg. von der Walpole Society, VII, London 1918–1919, S. 158–200.
Strada, J., *Epitome du Thrésor des Antiquitez, c'est à dire, Pourtraits des vrayes Medailles des Empp. tant d'Orient que d'Occident. De l'estude de Jacques de Strada Mantuan Antiquaire traduit par Jean Loueau d'Orléans,* Lyon 1553.
Strauss, Walter L., *The German Single-Leaf-Woodcut* 1550–1600, 3 Bde., New York 1975.
Strong, Roy, *Van Dyck: Charles I on Horseback,* London 1972.
Strutt, Joseph, *The Regal and Ecclesiastical Antiquities of England: containing, in a compleat series The Representations of all the English Monarchs, from Edwart the Confessor to Henry the Eighth ... The Whole carefully collected from Ancient Illuminated Manuscripts,* London 1773.
–, *Horda, Angel-cynnan: or, A compleat view of the Manners, Customs, Arms, Habits, & of the Inhabitants of England from the arrival of the Saxons, till the reign of Henry the Eighth,* 3 Bde., London 1775–1776.
–, *The Chronicle of England or, a compleat history civil, military and ecclesiastical, of the ancient Britons and Saxons, from the landing of Julius Caesar in Britain to the Norman Conquest. With a compleat view of the Manners, Customs, Arts, habits & of the people,* 2 Bde., London 1777–1778.
Sulzberger, Suzanne, *La réhabilitation des Primitifs Flamands,* 1802–1867, 2 Bde., Brüssel 1961.
Supplément du peintre anglais au Salon 1785 (Deloynes, XIV, Nr. 328), Paris 1785.
Sutherland, Humphrey, *Roman History and Coinage* 44 BC–AD 69, Oxford 1987.
Sutherland Collection, Katalog, 2 Bde., London 1837.
[Tabouret, Etienne], *Icones et eiptaphia quatuor postremorum Ducum Burgundiae ex augustissima Valesiorium familia – Les Pourtraits des quatre derniers Ducs de Bourgogne de la Royale maison de Valois,* Paris 1587.
Taine, Hippolyle, *Histoire de la Littérature Anglaise,* 4 Bde. Paris 1863–1864 [deutsch: *Geschichte der englischen Literatur,* Leipzig 1878–1880].
–, *Notes sur l'Angleterre* (2., durchgesehene und korrigierte Ausgabe), Paris 1872 [deutsch: *Aufzeichnungen über England,* übersetzt von Ernst Hardt, Jena und Leipzig 1906].
–, *Les Origines de la France contemporaine,* 6 Bde., Paris 1876–1894 [deutsch: *Die Entstehung des modernen Frankreich,* bearbeitet von Leopold Katscher, Leipzig 1877–1893].
–, *Derniers Essais de Critique et d'Histoire,* Paris 1894.
–, *Carnets de Voyage – Notes sur la Province,* 1863–1865, Paris 1897.
–, *Sa Vie et sa Correspondance,* 4 Bde., Paris 1902–1907 [deutsch (Auszüge): *Sein Leben in Briefen,* hg. von G. W. Rothschild Mendelssohn Bartholdy, Berlin und Leipzig 1911].
–, *Voyage en Italie* (1866), 2 Bde., Paris 1965 [deutsch: *Reise in Italien,* übersetzt von Ernst Hardt, Leipzig 1904].
Tal, ‹James Weale›, in: *Revue de l'Art Chrétien,* 1902, S. 519–521.
Taylor, Gerald, ‹The Siege and Battle of Pavia›, Appendix I zu: *Tradescant's Rarities – Essays on the Foundation of the Ashmolean Museum,* 1683, with a catalogue of the surviving early collections, Oxford 1983, S. 318–326.
Thausing, Moriz, *Dürer, Geschichte seines Lebens und seiner Kunst,* Leipzig 1876.
Thevet, André, *Pourtraits et vies des hommes illustres grecz, latins, et payens recueilliz de leurs tableaux, livres, medailles antiques et modernes,* Paris 1584.
Thierry, Augustin, *Lettres sur l'Histoire de France* (2. Auflage 1827), Reprint Paris 1935.
–, *Dix ans d'études historiques,* Paris 1835.
–, *Récits des Temps Mérovingiens précédés de Considérations sur l'Histoire de France,* 3 Bde. in 1, Brüssel 1840 [deutsch: *Könige und Königinnen der Merowinger,* übersetzt von C. F. Meyer, Bern 1938].
Thou, Jacques-Auguste de, *Memoires de la vie de Jacques-Auguste de Thou ...* (nouvelle édition enrichie de Portraits, & d'une Pyramide fort curieuse), Amsterdam 1713.
–, *Histoire Universelle (avec la suite par Nicolas Rigault),* 11 Bde., Den Haag 1740.
Tiziano nelle Gallerie Fiorentine (presentazione di Mina Gregori), Ausstellungskatalog, Florenz 1978–1979.
Tocci, Luigi Michelini, *I Medaglioni romani e i Contorniati del Medagliere Vaticano,* Vatikanstadt 1965.
Toorop, Jan, 1858–1928, Impressioniste, Symboliste, Pointilliste, Ausstellungskatalog, Paris (Institut Néerlandais) 1977.

Toorop, Jan, Ausstellungskatalog von Victoria Hefting, Den Haag 1989.
Torsellino, Orazio, *Ristretto dell'historie del mondo,* Rom 1634.
Trachtenberg, Alan, ‹Albums of War: On Reading Civil War Photographs›, in: *Representations,* Nr. 9, Winter 1985, S. 1–32.
Trendall, A.D., *Phylax Vases* (2. Auflage), London 1967.
Tristan [Jean], *Commentaires historiques, contenants en abregé les vies, éloges et censures des Empereurs, Imperatrices, Césars et Tyrans de l'Empire Romain, iusques à Pertinax, & diverses observations sur leur noms, familles & naissances. Le Tout illustré de l'exacte explication des revers enigmatiques de plusiers centaines de medailles ... le tout representé en dix-huit planches de tailles douces,* Paris 1635 (weitere Ausgaben 1644 und 1657).
Tronchon, Henri, *Le Jeune Edgar Quinet ou L'Aventure d'un Enthousiaste,* Paris 1937.
Tschudi, Hugo von, ‹Brügge, Ausstellung altniederländischer Gemälde›, in: *Repertorium für Kunstwissenschaft* XXV, 1902, S. 228–232.
Turin: Cultura figurativa e architettonica negli Stati del Re di Sardegna, 1773–1861, Ausstellungskatalog, hg. von Enrico Castelnuovo und Marco Rosci, 3 Bde., Turin 1980.
Turnbull, George, *A Treatise on Ancient Painting, containing Observations on the Rise, Progress and Decline of that Art amongst the Greeks and Romans,* London 1740.
Uklanski, Baron d', *Travels in Upper Italy, Tuscany, and the Ecclesiastical State, in a series of letters, written to a friend in the years 1807 and 1808: to which are added, a few occasional poems,* 2 Bde., London 1816.
Unrau, John, *Ruskin and St. Mark's,* London 1984.
Uzanne, Octave, ‹The Exhibition of Primitive Art at Bruges›, in: *The Connoisseur,* 1902, S. 172–180.
Valery, M., *Voyages historiques, littéraires et artistiques en Italie* (2. durchgesehene Auflage), 3 Bde., Paris 1838.
Valkenburg, C.T. van, *J. Huizinga: zijn leven en zijn persoonlijkheid,* Amsterdam und Antwerpen 1946.
Vanuxem, Jacques, ‹The Theories of Mabillon and Montfaucon on French Sculpture of the 12th Century›, in: *Journal of the Courtauld and Warburg Institutes* XX, 1957, S. 45–58.
–, ‹Aperçus sur quelques tableaux représentant le Musée des Monuments Français de Lenoir›, in: *Bulletin de la Société de l'Histoire de l'Art Français,* 1971, S. 145–151.
Varille, Mathieu, ‹Antiquaires Lyonnais de la Renaissance›, in: *Revue du Lyonnais,* 1923, S. 420–469.
Vasari, Giorgio, *Le Vite de' più eccelenti architetti, pittori, et scultori italiani, da Cimabue insino à tempi nostri (1550),* hg. von Luciano Bellosi und Aldo Rossi, Turin 1986.
–, *Le Vite de' più eccelenti pittori scultori ed architetti (1568),* in: *Opere,* hg. von G. Milanesi, 9 Bde., Florenz 1906 (Reprint 1973) [deutsch: *Leben der ausgezeichnetsten Maler, Bildhauer und Baumeister,* 6 Bde., Worms 1983 (Reprint der Ausgabe Stuttgart und Tübingen 1832–1849)].
Vaudoyer, Jean-Louis, ‹Souvenirs d'un «auditeur»›, in: Henri Verne u. a. (Hg.), *1882–1932: L'École du Louvre,* Paris (Bibliothèque du Louvre) 1932, S. 71–76.
Vecchi, Pier Luigi De, ‹Il Museo Gioviano e le «Verae Imagines» degli Uomini Illustri›, in: *Omaggio a Tiziano – La cultura artistica milanese nell' età di Carlo V,* Mailand 1977, S. 87–93.
Veit, Ludwig, ‹Chronik des Germanischen Nationalmuseums›, in: Bernward Deneke und Rainer Kahsnitz (Hg.), *Das Germanische Nationalmuseum Nürnberg 1852–1977,* München und Berlin 1978, S. 11–124.
Velly, Villaret und Garnier, *Histoire de France depuis l'établissement de la monarchie jusqu'au règne de Louis XIV – Tome treizième, seconde partie, contenant les Portraits gravés de la plus grande partie des Hommes Illustres, dont il est fait mention dans cette Histoire, depuis Pharamond, jusqu'au Roi Jean,* Paris 1778.
Venturoli, ‹Nota su Jacopo Ripanda e il giovane Baldassare Peruzzi›, in: *Storia dell'Arte* IV, 1969, S. 432–439.
Verbraeken, René, *Jacques-Louis David jugé par ses contemporains et par la postérité,* Paris 1973.
Verdier, Antoine du, *La Prosopographie des personnes insignes, enrichies de plusieurs effigies, & reduite en quatre livres,* Lyon 1573.
Verne, Henri, ‹L'École du Louvre: De 1882 à 1932›, in: Henri Verne u.a. (Hg.), *1882–1932: L'École du Louvre,* Paris (Bibliothèque de Louvre) 1932, S. 1–39.
Vertue, George, *The Notebooks,* hg. von der Walpole Society, 7 Bde. (XVIII, XX, XXII, XXIV, XXVI, XXIX, XXX), London 1930–1955.
Viallaneix, Paul, *La voie royale: Essai sur l'idée de peuple dans l'oeuvre de Michelet,* Paris 1959.
Vickers, Michael, ‹Value and Simplicity: Eighteenth-century taste and the study of Greek vases›, in: *Past and Present* CXVI, 1987, S. 98–137.
Vico, Enea, *Le Imagini con tutti i riversi trovati et le vite de gli Imperatori tratte dalle medaglie et dalle historie de gli antichi,* Venedig 1548.
–, *Discorsi sopra le medaglie de gli antichi,* Venedig 1555.
Vidler, Anthony, ‹Grégoire, Lenoir et les «monuments parlants»›, in: Jean-Claude Bonnet (Hg.), *La Carmagnole des Muses: L'homme de lettres et l'artiste dans la Révolution,* Paris 1989, S. 131–154.
Vitry, Paul, ‹Louis Courajod et André Michel›, in: Henri Verne u.a. (Hg.), *1882–1932: L'École du Louvre,* Paris (Bibliothèque de Louvre) 1932, S. 61–70.
Vlaminck, Maurice de, *Tournant dangereux,* Paris 1929.
Vogelaar, Christiaan, *Netherlandish fifteenth- and sixteenth-century painting in The National Gallery of Ireland – a complete catalogue,* Dublin 1987.

Voltaire, *Le Siècle de Louis XIV*, hg. von René Groos, 2 Bde., Paris 1947 [deutsch: *Das Zeitalter Ludwigs XIV.*, 2 Bde., Leipzig 1885].

–, *Essai sur les mœurs et l'esprit des nations*, hg. von René Pomeau, 2 Bde., Paris 1963 [deutsch: *Über den Geist und die Sitten der Völker*, übersetzt von K.F.Wachsmuth, Leipzig 1867].

–, *Œuvres historiques*, hg. von René Pomeau, Paris (Pléiade) 1968.

–, *Correspondance and Related Documents*, hg. von Theodore Besterman, 51 Bde., Genf und Oxford 1968–1977.

Waagen, Gustav Friedrich, *Über Hubert und Johann van Eyck*, Breslau 1822.

Wallace-Hadrill, Andrew, ‹Image and Authority in the coinage of Augustus›, in: *Journal of Roman Studies* LXXVI, 1986, S.66–87.

Walpole, Horace, *Anecdotes of Painting in England*, 4 Bde., Strawberry Hill, 1762–1771.

Waquet, Françoise, ‹Guy et Charles Patin, père et fils, et la contrabande du livre à Paris au XVIIe siècle›, in: *Journal des Savants*, 1979, S.125–148.

Warburg, Aby, ‹Delle «Impresse Amorose» nelle più antiche incisioni fiorentine›, in: *Rivista d'Arte* VII–VIII, 1905, Anhang.

–, *Gesammelte Schriften*, hg. von Gertrud Bing, 2 Bde., Leipzig und Berlin 1932.

Wardman, A.E., ‹Description of personal appearences in Plutarch and Suetonius: The use of statues as evidence›, in: *Classical Quarterly* XVII, 1967, S.414–420.

Wardrop, James, *The Script of Humanism*, Oxford 1963.

Washton-Long, Rose-Carol, *Kandinsky: The Development of an Abstract Style*, Oxford 1980.

Wauters, A.-J., *Exposition des primitifs flamands à Bruges: 15 juin–15 septembre 1902. Première Section: Tableaux – coup d'oeil historique et énumération chronologique des principales oeuvres exposées*, Brüssel 1902.

Wazbinski, Zygmunt, ‹L'Idée de l'Histoire dans la première et la seconde édition des Vies de Vasari›, in: *Il Vasari Storiografo e Artista: Atti del Congresso Internazionale del IV Centennario della Morte*, Florenz 1976, S.1–25.

Weale, W.H.James, *Gilde de Saint Thomas & Saint Luc – Tableaux de l'Ancienne École Néerlandaise exposés à Bruges dans la Grande Salle des Halles, Septembre 1867*, Ausstellungskatalog, Brügge 1867.

–, *Gerard David – Painter and Illuminator*, London 1895.

–, ‹Exposition de peintures des maîtres néerlandais antérieurs à la Renaissance à la New Gallery de Londres›, in: *Revue de l'Art Chrétien*, 1900, S.252–258.

–, *Hans Memlinc*, London 1901.

[–], *Exposition des Primitifs flamands et d'Art ancien, Bruges – Première section: Tableaux*, Ausstellungskatalog, Brügge 1902.

–, ‹The Early Painters of the Netherlands as illustrated by the Bruges Exhibition of 1902›, in: *Burlington Magazine* I. 1903, S.41–52, 206–217, 329–336.

Weber, Bruno, ‹«Die Welt begeret allezeit Wunder» – Versuch einer Bibliographie der Einblattdrucke von Bernhard Jobin in Straßburg›, in: *Gutenberg Jahrbuch*, 1976, S.270–290.

Weintraub, Karl J., *Visions of Culture*, Chicago und London 1966.

Weiss, Roberto, ‹Andrea Fulvio Antiquario Romano (c. 1470–1527)›, in: *Annali della Scuola Normale Superiore di Pisa – Lettere, Storia e Filosofia*, Folge 2, XXVIII, 1959, Hefte I–IV, S.1–44.

–, ‹The Study of ancient numismatics during the Renaissance (1313–1517)›, in: *Numismatic Chronicle*, 1976, S.177–187.

–, *The Renaissance Discovery of Classical Antiquity*, (2. Auflage) Oxford 1988.

Werckmeister, O.K., ‹The political ideology of the Bayeux Tapestry›, in: *Studi Medievali*, Folge 3, XVII, II, 1976, S.535–595.

Weski, Ellen und Heike Frozien-Leinz (Hg.), *Das Antiquarium der Münchener Residenz: Katalog der Skulpturen*, 2 Bde., München 1987.

Wethey, Harold E., *The Paintings of Titian*, 3 Bde., London 1969–1975.

Wiedmann, August, *Romantic Roots in Modern Art*, Old Woking 1979.

–, *Romantic Art Theories*, Henley-on-Thames 1986.

Wildenstein, Daniel und Guy, *Documents complémentaires au catalogue de l'œuvre de Louis David*, Paris 1973.

Wilkes, J.J., *Diocletian's Palace, Split: residence of a retired Roman Emperor*, Sheffield 1986.

Wilpert, Joseph, *Die Katakombengemälde und ihre alten Copien*, Freiburg i.Br. 1891.

Wilson, David M., *The Bayeux Tapestry*, London 1985 [deutsch: *Der Teppich von Bayeux*, Frankfurt a. M. u.a. 1985].

Winckelmann, Johann Joachim, *Geschichte der Kunst des Alterthums*, 2 Bde., Dresden 1764.

–, *Monumenti Antichi Inediti*, 3 Bde., Rom 1767.

–, *Storia delle Arti del Disegno presso gli antichi*, übersetzt, verbessert und erweitert von Carlo Fea, 3 Bde., Rom 1783–1784.

–, ‹Versuch einer Allegorie, besonders für die Kunst›, 1766, in: *Sämtliche Werke*, 12 Bde., 1825–1829 (Reprint 1965), IX, S.3–270.

Winkler, Friedrich, ‹Max J.Friedländer, 5.6. 1867–11.10. 1958›, in: *Jahrbuch der Berliner Museen* I, 1959, S.161–167.

Wolters, Wolfgang, *Der Bilderschmuck des Dogenpalastes*, Wiesbaden 1983.

Wright, Edward, *Some Observations made in travelling through France, Italy, etc. in the years 1720, 1721, and 1722*, 2 Bde., London 1730.

Wright, Thomas, *A History of Caricature and Grotesque in Literature and Art*, London 1865.

–, *Histoire de la Caricature et du Grotesque dans la littérature et dans l'Art*, autorisierte Übersetzung von Octave Sachot, mit einer Einleitung von Amédée Pichot (neue, durchgesehene und verbesserte Ausgabe), Paris o.J.

Wytsman, P., *A propos de l'Exposition d'Œuvres des Écoles primitives de peinture en Belgique et aux Pays-Bas à Bruges,* Brüssel 1902.

Zacchiroli, François, *Description de la Galerie Royale de Florence,* Florenz 1783.

Zanotto, Francesco, *Il Palazzo Ducale di Venezia,* 4 Bde., Venedig: I: 1853 oder 1842; II: 1858; III: 1853 oder 1859; IV: 1861.

Zapella, Giuseppina, *Il ritratto nel libro italiano del Cinquecento,* 2 Bde., Mailand 1988.

Zen, Stefano, ‹Civiltà cristiana e committenza eroica›, in: *Baronio e l'arte,* S. 289–327.

Zygulski, Zdzislaw, *The National Museum in Cracow – The Czartoryski Collection. A Historical Outline and Selected Objects,* Warschau 1978.

Abbildungsverzeichnis

Falls nicht anders angegeben, stammen die Vorlagen von den betreffenden Institutionen bzw. sind nachfolgenden Publikationen entnommen.

Antwerpen, Koninklijk Museum voor Schone Kunsten 261
Basel, Universitätsbibliothek 188
Brügge, Stedelijk Groeninge Museum 239, 245
Brüssel, Institut Royal 248, 252, 257, 260
Buffalo, Albright-Knox Art Gallery 236
Cambridge, Fitzwilliam Museum 33
Champmol, Kartause 255 (David Finn)
Dijon, Musée des Beaux-Arts 256 (David Finn)
Dresden, Staatliche Kunstsammlungen 86, 238
Dublin, National Gallery of Ireland 246
Fermo, Biblioteca Comunale 12
Florenz, Alinari 63, 76, 87, 88, 89, 90, 91, 118, 153, 184, 185, 186, 187, 189, 190, 191, 192, 193, 194, 195, 196, 197, 201, 212, 215, 217. Santa Croce 85. Sant' Apollonia 30, 32. Scala 202, 203, 241, 242, 243, 250, 258
Fort Worth, Kimbell Art Museum 232
Greifswald, Ernst-Moritz-Arndt-Universität 60
Köln, Rheinisches Bildarchiv 240
Kopenhagen, Statens Museum for Kunst 147
Krakau, Czartoryski Museum 163
London, British Library 61. British Museum 26, 36, 74, 75, 224, 225, 226, 227, 228, 229. Courtauld Institute Galleries 122. Hazlitt, Gooden and Fox 1984 160. National Gallery 129, 137, 249. The Royal Collection, St. Jame's Palace 218 (A.C. Cooper). Tate Gallery 231
Los Angeles, Los Angeles County Museum of Art 234, 235
Lucca, Palazzo Orsetti 62
Madrid, Palacio Real 262 (MAS)
Marburg, Foto Marburg 199
Minneapolis, Institute of Arts 106
Montpellier, Musée Fabre 93 (O'Sughrue)
München, Bayerische Staatsgemäldesammlungen 151, 244. Bayerische Verwaltung der staatlichen Schlösser, Gärten und Seen 22. Bruckmann Verlag 21
New York, Metropolitan Museum of Art 155. Museum of Modern Art 230, 233
Nürnberg, Germanisches Nationalmuseum 164, 165, 166
Oxford, Ashmolean Museum 1, 8, 9, 17, 45, 68, 72, 130, 213. Bodleian Library 5, 53, 66, 101, 102, 108, 109, 110, 111, 119, 171. St. John's College Library 6
Paris, Bibliothèque Nationale 94, 95, 156, 157, 158. Musée Carnavalet 143, 145, 149 (Bulloz). Place des Sceaux 135 (François Souchal). RMN 73, 124, 139, 142, 144, 148, 154, 159, 219, 221, 222, 237
Rom, Vatikan, Pinakothek 27, 29, 223. Vatikan, Sala Regia 65. Vatikanische Bibliothek 11. Vatikanische Museen 71, 138, 150 (Renan Pollès)
Rotterdam, Boymans van Beuningen Museum 247 (Tom Haartsen)
Rouen, Musée des Beaux-Arts 251
Siena, Dom 24 (Lensini Fabio)
Sonthofen, Lala Aufsberg 151, 152
Turin, Biblioteca Reale 4
Venedig, Museo Correr 64. Santa Maria dei Frari 181 (Osvaldo Böhm), 183 (Osvaldo Böhm). SS. Giovanni e Paolo 179 (Osvaldo Böhm), 180 (Osvaldo Böhm), 182 (Osvaldo Böhm)
Washington, National Gallery of Art 259
Wien, Kunsthistorisches Museum 2
Windsor Castle, Royal Collection Enterprises Schutzumschlag
Zürich, Zentralbibliothek 216

Adam, Robert, *Ruins of the Palace of the Emperor Diocletian*, London 1764 131
Adeline, Jules, *Les Sculptures grotesques*, Rouen o.J. 207
Barante, Prosper de, *Ducs de Bourgogne*, 6. Auflage, Paris 1842 175
Baronius, Cesare, *Annales Ecclesiastici*, Bd. II, Rom 1683 79
Bellori, G.P., *Columna Antoniana Marci Aurelii*, Rom o.J. 69
Bellori, G.P., *Colonna Traiana*, Rom o.J. 70
Berni, Francesco, *De gli eroi della serenissima casa d'Este*, Ferrara 1640 43
Bie, Jacques de, *La Françe métallique*, Paris 1636 20
Bordier, Édouard, und Édouard Charton, *Histoire de France*, Bd. II., 2. Auflage, Paris 1862 177
Bosio, Antonio, *Roma Sotterranea*, Rom 1634 80
Bottari, Giovanni, *Sculture e pitture sagre estratte dai cimiterj di Roma*, Bd. I, Rom 1737 77, 78
Buonarotti, Filippo, *Osservazioni sopra alcuni Frammenti di vasi antichi*, Florenz 1716 92
[Bussière, Jean de], *Flosculi historici delibati*, Köln 1656 19
Cariola, Antonio, *Ritratti de Ser[enissi]mi Principi d'Este Sig[no]ri de Ferrara*, Ferrara 1641 44
Cavalieri, Giovanni Battista de', *Omnium Romanorum Pontificum Icones*, Rom 1595 25
Caylus, *Recueil*, Bd. II, Paris 1756 126. Bd. III, Paris 1759 127. Bd. IV, Paris 1764 125, 128
Champfleury, *Faiences patriotiques*, 2. Auflage, Paris 1867 208, 209, 210, 211

Register

Buchanzeigen